中医名家名师讲稿丛书
第三辑

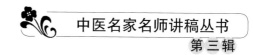

张廷模临床中药学讲稿

张廷模　编著

人民卫生出版社

图书在版编目（CIP）数据

张廷模临床中药学讲稿/张廷模编著 . —北京：
人民卫生出版社，2010.7
（中医名家名师讲稿丛书）
ISBN 978-7-117-12970-1

Ⅰ . ①张… Ⅱ . ①张… Ⅲ . ①中药学—研究
Ⅳ . ①R28

中国版本图书馆 CIP 数据核字（2010）第 107831 号

门户网：www. pmph. com	出版物查询、网上书店
卫人网：www. ipmph. com	护士、医师、药师、中医师、卫生资格考试培训

中医名家名师讲稿丛书 • 第三辑
张廷模临床中药学讲稿

编　　著：张廷模
出版发行：人民卫生出版社（中继线 010-59780011）
地　　址：北京市朝阳区潘家园南里 19 号
邮　　编：100021
E - mail：pmph @ pmph. com
购书热线：010-59787592　010-59787584　010-65264830
印　　刷：北京汇林印务有限公司
经　　销：新华书店
开　　本：710×1000　1/16　印张：36.5　插页：4
字　　数：657 千字
版　　次：2010 年 7 月第 1 版　2025 年 1 月第 1 版第 25 次印刷
标准书号：ISBN 978-7-117-12970-1/R • 12971
定　　价：59.00 元

打击盗版举报电话：010-59787491　E-mail：WQ @ pmph. com
（凡属印装质量问题请与本社市场营销中心联系退换）

作者简介

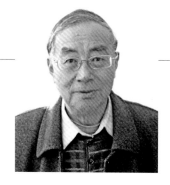

　　张廷模(1944年—)，毕业于原成都中医学院，医学硕士。现为成都中医药大学教授，博士生导师；教育部国家级精品课程《中药学》和四川省精品课程《中药学》负责人，四川省首届高等教育教学名师；教育部国家级《中药学》重点学科、国家中医药管理局《临床中药学》重点学科学术带头人之一，国家中医药管理局重点学科建设专家委员会委员，国家食品药品监督管理局新药评审专家；成都中医药大学师德标兵；享受国务院特殊津贴。

　　他在《中药学》教材建设方面成绩突出，保持了该教材的创新性和先进性。近年来他主编或副主编的各类教材和学术专著有：

　　1. 网络课程《中药学》(含中药标本馆)，主编，高等教育出版社2005年出版。

　　2. 普通高等教育"十五"国家级规划教材、新世纪全国高等中医药院校七年制教材《临床中药学》，主编，中国中医药出版社2004年出版。

　　3. 面向21世纪课程教材《中药学》，主编，高等教育出版社2002年出版。

　　4. 全国成人教育统编教材《中药学》，主编，湖南科学技术出版社2002年出版。

　　5. 新世纪全国高等中医院校规划教材《中药学》，副主编，中国中医药出版社2002年出版。

　　6. 全国高等教育自学考试指定教材《中药学》，主编，中国中医药出版社2000年出版。

　　7. 《对外教育精品双语教材》，主编，高等教育出版社2008年出版。

　　8. 全国普通高等教育中医药类精编教材《中药学》，主编，上海科学技术出版社2006年出版。

9. (第 2 版)新世纪全国高等中医院校规划教材《中药学》,副主编,中国中医药出版社 2007 年出版。

10. 全国高等中医院校"十一五"规划教材《中药学》,主编,高等教育出版社 2010 年出版。

11. 新世纪全国高等中医院校规划教材《中药学习题集》,副主编,中国中医药出版社 2003 年出版。

12. 全国高等教育自学考试指定教材《中药学自学辅导》,主编,中国中医药出版社 2001 年出版。

13. 全国高等教育自学考试指定教材《中药学同步练习题》,主编,上海科学技术出版社 2003 年出版。

14. 普通高等教育"十五"国家级规划教材《临床中药同步练习册》,主编,中国中医药出版社 2006 年出版。

15.《汉英双解中医名词术语词典》,主编,人民卫生出版社 2003 年出版。

16.《中华临床中药学》,主编,人民卫生出版社 1998 年出版。

17.《中药新制剂开发与应用》,编委,人民卫生出版社 2000 年出版。

18. 国家执业药师资格考试应试指导《中药学专业知识(一)》,主编,人民卫生出版社 2004 年出版。

19.《实用中药学》,副主编,中国中医药出版社 2006 年出版。

近年来,他发表了中药学学术论文及教改文章 30 余篇,负责或参与国家科技部"973"项目、四川省科技厅等各级科研课题十余项,是国家科技部"973"项目中药药性理论研究专家组成员,多次获科研和教学成果奖。

他出生于中医世家,从事中医临床与教学 40 余年,其中承担《中药学》教学 30 余年,继承与创新并重,学术造诣精深,临床与教学经验丰富,传授的信息量大,知识面广,深入浅出,颇受学生喜爱,在国内外具有很高的知名度。多次被台湾、法国等地区和国家邀请讲授《中药学》等课程,2004 年被国家中医药管理局遴选为示范性教学的专家,面向同行教师全程讲授《中药学》,其讲课光盘及所主编的《中药学网络课件》,广为流传,对发挥国家级重点学科和精品课程的示范、带动和辐射作用,作出了重大贡献。

出版者的话

自 20 世纪 50 年代始,我国高等中医药院校相继成立,与之相适应的高等中医教育事业蓬勃发展,中医发展史也掀开了崭新的一页,一批造诣精湛、颇孚众望的中医药学专家满怀振兴中医事业的豪情登上讲坛,承担起传道、授业、解惑的历史重任。他们钻研学术,治学严谨;提携后学,不遗余力,围绕中医药各学科的建设和发展,充分展示自己的专业所长,又能结合学生的认识水平和理解能力,深入研究中医教学规律和教学手段,在数十年的教学生涯中,逐渐形成了自己独特的风格,同时,在不断的教学相长的过程中,他们学养日深,影响日广,声誉日隆,成为中医各学科的学术带头人,中医教育能有今日之盛,他们居功甚伟,而能够得到各位著名专家的教诲,也成为莘莘学子的渴望,他们当年讲课的课堂笔记,也被后学者视为圭臬,受用无穷。

随着中医事业日新月异地发展,中医教育上升到新台阶。当今的中医院校中,又涌现出一大批优秀教师。他们继承了老一辈中医学家的丰富经验,又具有现代的中医知识,成为当今中医教学的领军人物。他们的讲稿有着时代的气息和鲜明的特点,沉淀了他们多年的学术思想和研究成果。

由于地域等原因的限制,能够亲耳聆听名家、名师授课的学生毕竟是少数。为了惠及更多的中医人,我们策划了"中医名家名师讲稿丛书",分辑陆续出版,旨在使后人学有所宗。

第一辑(共 13 种):

《任应秋中医各家学说讲稿》　　《任应秋内经研习拓导讲稿》

《刘渡舟伤寒论讲稿》　　　　　《李今庸金匮要略讲稿》

《凌耀星内经讲稿》　　　　　　《印会河中医学基础讲稿》

《程士德中医学基础讲稿》　　　《王绵之方剂学讲稿》

《王洪图内经讲稿》　　　　　　《李德新中医基础理论讲稿》

《刘景源温病学讲稿》　　　　　《郝万山伤寒论讲稿》

《连建伟金匮要略方论讲稿》

第二辑(共 8 种):

《孟澍江温病学讲稿》　　　　　《颜正华中药学讲稿》

《周仲瑛内科学讲稿》　　　　　《李鼎针灸文献讲稿》

《张家礼金匮要略讲稿》　　　　《费兆馥中医诊断学讲稿》

《邓中甲方剂学讲稿》　　　　　《张之文温病学讲稿》

第三辑(共 12 种)：

《张伯讷中医学基础讲稿》　　　《李培生伤寒论讲稿》

《陈亦人伤寒论讲稿》　　　　　《罗元恺妇科学讲稿》

《李飞方剂学讲稿》　　　　　　《孟景春内经讲稿》

《王灿晖温病学讲稿》　　　　　《杨长森针灸学讲稿》

《刘燕池中医基础理论讲稿》　　《张廷模临床中药学讲稿》

《王庆其内经讲稿》　　　　　　《王永炎中医脑病学讲稿》

丛书突出以下特点：一是权威性。入选名家均是中医各学科的创始人或重要的奠基者，在中医界享有盛誉；同时又具有多年丰富的教学经验，讲稿也是其数十载教学生涯的积淀。入选名师均是全国中医药院校知名的优秀教师，具有丰富的教学经验，是本学科的学术带头人，有较高知名度。二是完整性。课程自始至终，均由专家们一人讲授。三是思想性。讲稿围绕教材又高于教材，专家的学术理论一以贯之，在一定程度上可视为充分反映其独特思想的专著。四是实践性。各位专家都有丰富的临床经验，理论与实践的完美结合能给读者以学以致用的动力。五是可读性。讲稿是讲课实录的再提高，最大限度地体现了专家们的授课思路和语言风格，使读者有一种亲切感。同时对于课程的重点和难点阐述深透，对读者加深理解颇有裨益。

在组稿过程中，我们得到了来自各方面的大力支持，许多专家虽年事已高，但均能躬身参与，稿凡数易；相关高校领导也极为重视，提供了必要的条件。在此，对老专家们的亲临指导、对整理者所付出的艰辛努力以及各校领导的大力支持，深表钦佩，并致以诚挚的谢意。

人民卫生出版社

2008 年 12 月

2

前　言

　　本书虽然以"讲稿"为名,实际上它并不是人们印象中的讲稿。从字面上理解,讲稿应该是教师为讲授教材准备的文字稿,而本"讲稿"则是据课堂讲课的录音整理而成的。

　　纸质讲稿因受字数所限,很难将知识深入地细化。因此,不可避免地有教科书翻版之嫌。本人从教30多年,深感讲课之不易,但慢慢体会到要让听者有所收获,而且通过听课学好教材,首先必须使学生掌握这门学科每个章节和具体知识点的学习方法。对于具体的知识,教材一般只有结论,往往缺乏过程,如果照本宣科,学生仍然是知其然而不知其所以然,收益当然有限。

　　本"讲稿"基于以上个人的体会,力求注重总结学习方法,剖析难点和疑点的所以然。书中专门安排了"中药学的学习方法"一讲,着重介绍了学习《临床中药学》时:在概述部分,要抓住各章节药物在功效、主治、性能、用法和病证禁忌等方面的共性,这样可以减少重复,突出规律,执简驭繁;在具体药物部分,要抓好药物个性,尤其是要掌握药物的"一个中心,三个特点",即以药物的功效为中心,以各药在同类药中的特殊应用、特殊用法和特殊使用注意为重点,这样不但事半功倍,而且容易掌握各药的精要。

　　阐释教材中有关结论的所以然,也是我讲授中的又一着力点。教科书受教材性质和体例等因素限制,力求文字言简意赅,很多知识点不可能介绍其结论的缘由,需要老师在讲授时加以说明。例如在泻下药概述中的配伍应用,教科书虽然强调了该类药要注意与行气药同用,但没有告知这样配伍使用的意义何在。讲到这一内容时,老师就应当从增效、治疗气滞的兼症、减轻腹痛等不良反应等方面加以发挥。又如苍耳子的用法中,只有"炒去硬刺用"的要求,没讲为什么,也必须由老师从增效、减毒、便于配方等方面予以解释。只有这样才能让学生加深认识,学以致用,这是讲稿有别于教材的最大之处。

　　目前《中药学》教材的版本较多,百花齐放,一些内容和观点存在分歧,在所难免。为了求同存异,拓展学生的学术视野,培养创新性思维;也为了让学生能适应日后的全国性考试,本讲稿也力求对这些分歧点和学科自身的不足之处逐一评述,并十分注意术语的规范化建议。这次讲课以本人为主编,分别以高等教育出版社出版的《中药学》、上海科学技术出版社出版的《临床中药学》为蓝本,同时结合其他教材,尽量取长补短,全面兼顾。因此,所讲的内容可供学习各版本中药学教材时参考。

　　由于个人水平所限,管窥之见和谬误肯定难免;加之讲稿是从课堂录音的100余万字中摘取整理而成,语句和字词既不可能精练,前后也会有衔接不当之处;讲课时是有板书相辅的,本讲稿则不能再现板书,遗憾也就无法弥补;再因学时等的限制,仍有一些涉及面广的所以然尚未解释……诸多不足,谨盼读者谅解和赐教。

成都中医药大学　　张廷模

2010 年 1 月于成都

2

目　录

总　论

各　论

3

4

总 论

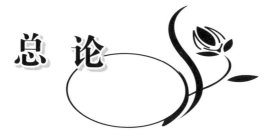

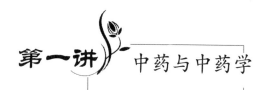

第一讲 中药与中药学

《临床中药学》分为总论和各论两部分,我们使用的这个教材,对总论内容的安排作了较大的调整,现在一共只分了四章。第一章为中药与中药学,其中第一节重点介绍中药及相关术语的含义,同时简单说明中药的名称和分类;第二节介绍中药学的含义,重点介绍中药学的发展概况。第二章为中药的功效,这是在教材中首次增加的内容,功效是中药理论和应用知识的核心,过去由于对功效理论缺乏应有关注,因而功效理论发展滞后于性能,给中药学的发展带来很大的负面影响。这一讲中第一次对功效的含义进行了界定,并对功效的分类情况予以较详细的阐述。这些内容是本教材独有的,因此教学大纲未作要求,但了解这些内容,对于学好中药学会有很大帮助,希望大家重视这一章。第三章为中药的性能,在原有的基础上作了不少补充,并分项阐述,条理更加清楚,能方便教学。第四章为影响中药临床效应的因素,把原来分散的内容集中在一起,同时做了大量充实。

一、中药的含义

学习中药,首先要明白什么是中药。中医临床使用的传统药物,在古代一直简称为药,或者叫毒药。"中药"一词出现于一百多年前的清代中后期,是在西医药学全面传入我国后,为了与西药相区别,于是将传统的药物称为中药。

早在汉代,就将我国传统的药物界定为"治病之草"。那中药的含义又应当怎样界定呢?至今对此已有过一些讨论,虽然还没有完全一致的结论,但已有倾向性的观点。不过长期以来,有人说中药是中医使用的药,也有人说是中国出产的药,更多的人将中药等同于天然药。以上的说法都不全面,因为都没有揭示中药的本质特征。

在明代中期以前,西医药尚未传入我国,那时的中药的确都是中医使用的,但在今天并不尽然,西医使用中药,尤其是使用中成药的大有人在,所以,今天的中药已不再是完全由中医使用了。

中药的发现和使用,反映了我们祖先的聪明才智。因此不能否认,中药绝大多数都原产于中国,但早至秦汉之际,中药就有外来之品。如活血止痛的乳香、没药,一直以东非的索马里等为主产地,中国至今仍不出产。以后我们要学的药,还有不少舶入之物。反过来看,产于中国的麻黄,当其被提炼为西药的原料麻黄素,它已不需要用中医药理论指导其使用了,它尽管产于中国,但已不再是中药了。所以,中药的"中"字,不完全是一个地域概念。因此,将中药理解为中国出产的药,不但于今有问题,就是在古代也不完全符合实际。

至于目前所说的天然药物,则是与化学合成药相对而言的。事实上中药历来不但不排斥化学药,而且最早利用炼丹术的方法和理论制备化学合成药,如《周礼》中提到的"五毒"之药,就是非常古老的化学药,至今像轻粉、铅丹、冰片等中药,都是化学合成的。同时,西药也有不少药来自天然产物,所以天然药物与化学药物,不是区分中药与西药的本质所在,但中药的确是以天然产物为主要来源的。

那中药的含义究竟是什么呢? 目前一般认为:中药是在中医药理论指导下认识和使用的药物。不管由谁使用,不管产自哪个国度,也不管是天然的或是化学合成的,只要符合这个标准,它就是中药,反之,即使是产自中国的天然药物,也不一定是中药。

下面简单说一下中药材、饮片和中成药这些与中药有关的名词术语。

1. 中药材　中药除极少数人工制品外,绝大多数来源于天然的植物、动物和矿物。这些刚从自然界收集起来,只是经过产地洁净、干燥等简单处理,没有经过特殊加工炮制,还不能直接用于配方和制剂的中药资源,统称为中药材。

2. 饮片　中药在古代主要是煎煮制成汤剂后饮用,由此出现了"饮片"这一称谓。历来是根据中药材的性质和临床用药的需要,对其进行必要的再次加工处理,使之成为薄片、节段、块状或颗粒等不同形状,或经过特殊的炮制,可以直接用于制剂,或供药房配方之用。饮片在古代也叫"咀片",这与古代没有切削等加工器械而用口将药材咬碎有关。

3. 中成药　中成药是临床应用安全、有效而且普适性又较好的优良处方,可以是经方,可以是古代的验方,也可以是现代的经验方,并考虑方中药物的特性,如有效成分是否可溶于水,干燥后是否可以粉碎等因素,还结合临床对该处方的要求,如疗效的快慢等,选择适合的剂型,最终制成丸剂、膏剂或现代的片剂、胶囊剂等,以方便贮存、携带和服用,这样的制剂就叫做中成药。中成药有中药做成的现成药品的意思。中成药的生产必须符合药品管理的法律法规。目前的中成药有经过国家食品药品监督管理局注册并允许生产后上市销售的企业产品和医疗单位按标准制备并只能在本医院内使用的产品两种。

二、中药学的含义

中药学的含义是什么？在教材上说："中药学是研究和介绍中药基本理论和具体中药的来源、采制、性能、功效及临床应用等知识的一门学科。"这个界定在过去是完全正确的，在目前也基本如此，但有必要重新讨论。

为什么说目前基本如此呢？因为随着中药学的发展，尤其与现代科学相结合而进行了学科分化以后，出现了广义的中药学和狭义的中药学。广义的中药学已经成为与中医学并列的一级学科，一切研究和介绍与中药有关的理论、知识和技术，都属于中药学的范畴，其中包括了专门研究中药基源、鉴定、化学、炮制、制剂、药理及临床、应用等系列二级学科。狭义的中药学，既是中医学下面的一门二级学科，也是中药学下面的一门二级学科，它是一门以临床安全、有效和合理使用中药为目的，主要研究和介绍中药传统理论及中药性能、临床应用知识的学科。为了与广义的中药学相区别，目前逐渐将狭义的中药学称为临床中药学。

我们以后要学的就是临床中药学。这门学科是沟通医学与药学，使中医理、法、方、药成为一个有机整体的桥梁，也是联系中药学各二级学科，使之分别以中药效用为核心开展深入分化研究，并不断综合发展的纽带。

对于中医临床专业的同学，临床中药学是一门重要的专业基础课程，在你们前期学过的《中医学基础》、《中医诊断学》和以后将要学的《方剂学》等临床学科之间，起一个承前启后的作用。明代著名的医药学家陈嘉谟将中医的基础和临床知识比喻为人的一只眼，将中药学的知识比喻成另一只眼，这只眼如果出现了弱化和缺失，就不可能成为合格的临床医师，更谈不上成为一方名医了。

学习《临床中药学》的重要性我不多讲了，一句话，希望大家重视，重视了就一定能学好。学过中药学的人都认为中药学不太好学，因为它的内容多，系统性和规律性不太强，加之一些理论较为深奥古朴，与我们今天学习数、理、化时所习惯的思维与表述方式存在着一些差异。今后大家有机会读清代汪昂的《本草备要》，在该书的序例中汪老先生说："本草一书，读之率能使人如睡如卧者"，意思是学习中药书，因为上述原因，加之古代的书可读性更差，不能激发学习积极性，因此容易使人产生想睡觉的感觉。现在的中药学教材，在系统性、规律性和可读性等方面，虽然比起清代初年已有了极大的发展和改变，但其内容也更加丰富，信息量更大，这本《中药学》要在这90来个学时内学好，只靠认真还不行，学习方法也很重要，后面我会介绍学习方法。只要大家掌握了正确的学习方法，加上必要的工夫，我相信大家是会学好的。

下面说一下什么是本草。

5

简单地说,本草就是中药学的古代称谓。换句话说,就是古人把中药学称为本草。这种观点认为本草与中药学没有区别,只是使用的时代存在差异。

但是,还有两种不同的观点。第一种是说本草指的是具体的中药。只要稍稍留意一下,很容易就可以发现古代的本草都是一部一部的书,并没有人将人参、大黄等药物称为本草。说本草指的是具体的中药,与古今事实不符,这是显而易见的。第二种说法,认为本草是古代的中药学,因为中药学引入了现代植物分类学等知识来确定药物的来源等,所以应该有别于古代的本草。但是古代的本草从产生之日开始,一直都在不断发展,在每一个历史时期,都是与当时最先进的科学技术紧密结合的,今天当然也不能例外,因此不应将本草和中药学截然区分。还有一个事实需要注意,十多年前,由国家中医药管理局组织,全国数以百计的专家参与,编写了一部当代最全面、最先进的综合性的中药学巨著,该书叫《中华本草》,由此可见,本草和中药学可以通用互换,这是已经得到公认的。

本草一词,出现于西汉。为什么叫做本草,古今有多种说法,其中唐末后蜀人韩保升在《蜀本草》中说:"药有玉石、草木、虫兽,而直云本草者,为诸药中草类最众也。"此说最为可信,并广为流传。

三、中药知识的积累和中药学的发展概况

中药知识的初步积累和中药学的发展,在教学大纲里只要求作一些常识性的了解。

如何了解中药知识的初步积累呢?中药知识来源于我们祖先生活和生产的实践,通过神农尝百草的传说,反映了其来源于实践,而且在实践过程中有着很多艰辛,付出了惨重的代价,每天遇七十毒,这些毒是以身试药后才认识到的。通过口尝,慢慢地发现了中药,口尝就意味着实践。发现了"药"以后,这些知识的积累是从零星的、分散的、口耳相传的沿用,逐渐发展为一门比较集中的、系统的、文字记载的学科。

在学习中药学的发展时,主要要求了解每一个历史时期有代表性的本草著作。了解到什么程度呢?你能说出它在哪一个历史时期成书就可以了,比如说《新修本草》,就了解它是唐代的,不要求具体的 659 年或显庆四年。这个要求是很简单的,如果有作者应对上号。本草著作的主要学术价值,一般就是那么两三条,有文献方面的价值,有实用方面的价值,或者理论方面的价值。这一节的内容基本就这样要求。

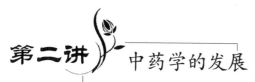

第二讲 中药学的发展

——秦汉、三国、魏晋南北朝时期

秦汉时期有代表性的著作是《神农本草经》，简称《本经》或者《本草经》。该书具体成书在什么时候，学术界一直有争论，教科书认定它不晚于公元 2 世纪，就是在东汉的末年。为什么这么讲呢？因为《神农本草经》经过了一个漫长的发展过程，不是一个人，也不是在一个时期形成的，但是它不会晚于《伤寒杂病论》，因为张仲景使用的很多常用药物，如生姜、豆豉、竹叶等，《神农本草经》没有收载，如果它在《伤寒杂病论》以后成书，张仲景使用的药物，肯定要收载其中，所以它应该早于张仲景，那也就是在公元 2 世纪末以前。

《神农本草经》的作者是谁？不知道，神农是假托的，正如《淮南子·修务训》所说的，当时"世俗之人，多尊古而贱今，故为道者必先托之于神农、黄帝，而后始能入说。"在著书立说的时候，不署自己的名，假托传说当中的一个人物，是当时的社会风气。《神农本草经》假托的就是古代的神农，所以这个作者无法得知。

《神农本草经》分总论和各论，各论收载了 365 味药，按照毒性的大小和补虚与祛邪的功用，分为上、中、下三品，也就是分为三卷。上品药 120 种，一般是没有毒的，是不是真正没有毒，只是当时的认识，里面有的是有毒的，如丹砂。认为这 120 种药可以长期服用，是扶正补虚的，故称为上品。下品一般是有毒的，主要用于祛邪治病的，有 125 种。介于这两者之间，可能有毒，可能没有毒，既可以扶正，又可以祛邪的 120 种，作为中品。当时认识的药物并不止 365 种，因为是受道家和方士的影响，为了与周天之数相应，就是地球绕太阳一圈为一年 365 天，每一天与一味药相应，所以只收 365 味药。

《神农本草经》相当于总论的部分，称为"序例"，一共只有 13 条。序例讲述的是《中药学》的一些基本理论，我们后面还要讲这 13 条序例的有关内容。

至于具体药物，先是药名，下面有性味、功效、主治。主要是主治，功效比较少，而且很不具体，反映了当时对药物功效的认识还比较肤浅。这些内容，是写在木简上的，所以文字比较精练，就是书上说的"言简意赅"。

《神农本草经》的学术价值是什么呢？第一是文献学方面的，就是教科书上所说的"本书是我国现存最早的药学专著"。既然是现存最早的药学专著，不但是研究当时药物情况最珍贵的文献资料,而且因为《神农本草经》的药物下面,还有很多疾病的名称,这些内容对于研究当时医学的情况,也是非常珍贵的历史资料。

大家要注意理解"现存最早的药学专著"这一句话。既然讲是我国现存的,也就是说它并不是我国历史上真正最早的,在《神农本草经》以前,还有更早的药学专著。如文献里面记载淳于意得到的《药论》,肯定是一部药学专著,它是早于《神农本草经》的,至于这些书的内容是什么,我们无从知道,现在只知道书名,也就是说没有保存下来。所以在前面就加了修辞来说明《神农本草经》只是我国保存下来的本草文献当中成书最早的。还要注意的是"药学专著",至于记载有不少中药品种的书,在《神农本草经》之前也不少,如《山海经》、《诗经》,还有《五十二病方》等。尤其是《五十二病方》,记载的药物有 200 多种,数量也很大,但它不是中药学专著,也就是说它不是本草书,它是一个方书,其余的与医药关系不大。

第二是"初步奠定了药学理论的基础"。这主要体现在《神农本草经》的序例里面,药物的"采造时月",就是要求注意采收加工的时间性;药物的"真伪陈新",就是要注意药物的品种来源是否正确,药品储藏也需要注意保证质量。

尤其是总结了中药基本理论,就是第三章要学的性能。中药的性能现在一般要讲五个方面的内容:四气、五味、归经、升降浮沉、毒性或者有毒无毒。这样的五个方面,在《神农本草经》中已总结了核心三种:一是提到了四气,药物都有寒、热、温、凉四气,而且在每味药的后面,都标明了四气的寒热,不过没有出现凉性,只有寒性或微寒、温性或热性,以及较多的平性。书中也标明了药味,到底这药是酸味的、苦味的,还是甘味的……用以指导临床用药。另外,又明确其有没有毒性,注意到了用药还必须安全。

还有两种性能理论,归经和升降浮沉,应该是发端于《神农本草经》,又经历了很长的时间,最后成熟于金元时期。所以,在这里只是说初步奠定了理论基础,它只是把主要的三种理论提到了,对这一点也要有比较深刻的理解。

另外,提出了配伍法度,也就是概括了配伍关系。《神农本草经》提到了中药七情,说的是中药在配合起来以后有七种情况,可能是增加疗效,也可能是降低疗效,还有可能是降低毒副作用,甚至是增加毒副作用,尽管当时的文字比较古朴,但是现在药的配伍还没有超越《神农本草经》所总结的那几种情况。药与药之间同用以后,要么是增毒减毒,要么是增效减效,或者互不影响,只有这么几种关系,应该说《神农本草经》的概括具有很高的科学性。2000 多年了,到现在包括西药,药与药之间的配伍关系也不过如此,只不过表述的文字不同而已,但内容的实质是一样的。

书中还谈到了药物对剂型的选择,药物有宜丸者,就是有的适合用于丸剂;有宜酒渍者,就是有的药适合用酒来浸泡;有适合于汤煮者,就是作为水煎剂;有的是兼宜者;有的是不适合作丸剂的,有的是不合适作酒剂的,有的是不适合作汤剂的。用现在的观点来说,就是药剂学当中药物对剂型的选择,比如说有些药的有效成分,既能溶于水,又能溶于酒精,那它既可以作为汤剂,用水来作为溶媒,也可以泡酒,作为酒剂,用酒来作为溶媒。但是中药里面有很多的药,有效成分不溶于水,它是非水溶性的,比如甘遂、大戟、青黛、琥珀等,有效成分不能溶于水,它不能作为汤剂。这对现在的制剂,包括临床医生处方,都非常有指导价值。现在如果有一个处方,要研制成中成药,那首先要分析它主要的化学成分是什么,然后根据有效的成分是哪一类的,是水溶的、醇溶的或者能否粉碎等性质,来确定它的剂型和提取的工艺。进行工艺的筛选,现在也是新药开发中很重要的任务。但是《神农本草经》里提到的只是药物的理化性质对于剂型有选择。另外患者病情轻重缓急对剂型的要求也不一样,后来陶弘景在《本草经集注》中就作了补充,选择剂型时考虑到了病情。

现在很多医生处方的时候,还没有完全遵守这些原则,希望同学们以后要搞清楚,有的药是不能作为汤剂的,如前面说的清热解毒药青黛,它的有效成分是不溶于水的,作汤剂那就是浪费了药材,但是现在把青黛作为汤剂煎煮的比比皆是,当然它有客观的原因,我们在介绍青黛的时候再讲这个客观的原因,这是亟待解决的问题。另外,开窍药中有一味药叫做苏合香,有的说它不入汤剂,只宜作丸、散。苏合香是不能入汤剂的,也不能作散剂,因为它有效成分是非水溶性的,它不能入汤剂这是对的,苏合香可以作丸剂,也可以作酒剂,因为它能够很好地溶解在醇里面,但是它不能作散剂。为什么它不宜作散剂呢?是因为苏合香的药材是半流体状的,不容易干燥,没办法粉碎,干燥后它的药性就失掉了。这些基本理论是由《神农本草经》奠定的,所以我们说它的第二个价值是初步奠定了药学理论的基础,这是理论上的价值。

第三是《神农本草经》记载的药物"朴实有验,历用不衰",经过近2000年,多数药物的功效主治现在仍沿用它当时的记载,且临床应用依旧非常有效,我们后面要学的解表药,大概有27味药,只有7味药是后来的本草收载的,其余20味都出自于《神农本草经》。我们《临床中药学》,在要学的320味左右的药中,至少一半以上都出自《神农本草经》,可见它的实用价值不一般。

《神农本草经》记载丹参能够"除烦满",即治疗胸中满闷、心烦,现代用丹参来治疗冠心病,当初就是根据这几个字发掘出来的,现在丹参是临床治疗冠心病、胸中烦闷这些病症很常用的药物;至于书中记载的黄连治疗痢疾,麻黄平喘

9

止咳,茵陈治疗黄疸,半夏止呕,苦楝驱蛔虫等,我们今后通过具体药物的学习,理解就会更深。

所以,《神农本草经》的学术价值:一是文献价值,是我国现存最早的本草专著;第二是理论价值,它初步奠定了中药理论的基础;第三是实用价值,它收载的药物大多朴实有验,历用不衰,一直用到现在都非常有效。

我再补充一些问题,供大家参考。一是关于《神农本草经》的版本问题,因为它是写在木简或者竹简上的,竹木简不便于保存,所以在北宋初年,原书基本上就亡失了。我们现在见到的《神农本草经》,是南宋一个叫王炎的人从古代的文献里面,把《神农本草经》的资料收集起来,重新整理辑复的。王炎的影响不大,后来明代卢复辑复的版本,也没有很大的影响。有影响的辑复本出于清代,顾观光、王阎运、孙星衍等人都有辑本,尤以孙星衍的最为突出。国外以日本森立之的辑本最好;现代曹元宇、王筠默、马继兴等,也进行了辑复和注释。由于他们各人占有的资料、审视的角度、学术观点或者辑复古代文献的水平不同,这些辑本有一定的差异,内容有一定的出入。故从事中药研究如要引用《神农本草经》的原文,一定要注明它的版本。

二是因为写在木简或者竹简上,文字不能多,必须精练,要正确对待其中一些比较古朴的文字,比如说有一味药叫做莨菪子,是一种茄科植物;另外有一味药叫做麻蕡,就是火麻仁的幼嫩的花穗或者果穗。在这两味药下面有"多食,见鬼"等文字。过去常常有人就用这样的内容来批评中医中药,说它不科学,其实这是非常珍贵的本草文献资料,它是在说服用这两种药过量后的中毒表现——产生幻视。因为当时没有"幻觉"、"幻视"这一类的语言来描述,只能说量用大了要令人见鬼,看到了一些不实的、虚无的东西,这是对这两个药物毒性反应的最客观的记录,应该说是非常珍贵的资料,不但不应该谴责,我们还应该加以发掘。像这样的例子,要正确对待。

当然我们也要承认它有不足的地方,有它的历史局限性,因为《神农本草经》受到了道家和方士思想的影响。首先,东汉时期临床用药远远不止365味,为什么只收365味,就是因为受了道家和方士思想的影响,要"应周天之数",这就是一个局限性。另外,由于受方士的影响,当时很多的矿物药,都认为能够补虚,对身体有好处,没有发现它们的毒性,造成了一些很消极的影响。《神农本草经》上品的第一味药是丹砂,就是朱砂,它的主要成分是硫化汞,是一种有毒的矿物药,但当时认为是无毒的,而且排在上品之首,这些都是由于历史的局限性。

三国两晋南北朝时期的代表著作是《本草经集注》。该书作者陶弘景在当时是一个很有名的人物,他不但是医药学家,也是政治家,在佛教、道教方面都有很深的研究。《本草经集注》收载的药物是在《神农本草经》的基础上,再来一个周天之数,就是730味。在其序例部分,他对《神农本草经》详细加以注释,增加了很多制药、炮制、配方、药材识别方面的内容,使中药学的内容更加翔实,更加丰富。

比如《神农本草经》里只强调了药物对剂型的选择,陶弘景觉得不够,就加上了病证对于剂型的选择,如果病情比较急的,适合选用汤剂;一些慢性病,最好使用丸剂。对于药材鉴别,陶弘景非常有功劳,比如说苍术与白术,功用怎么区分?形态怎么样来鉴别,都很实用;当时有人用皮蛋的蛋白部分来制造假的琥珀,把它反复地煮反复地晒,有那种类似于金属的光泽,亮亮的又像玻璃,实际上是假的,陶弘景就指出了怎么来鉴别它是假的——水一煮假的琥珀就变软了。尤其可贵的是在当时有两味矿物药,硝石与朴硝,一般认为朴硝是现在的芒硝,又叫水硝,它的化学成分是硫酸钠;另外一个硝石又叫火硝,它的化学成分是硝酸钾。从外观上二者很难鉴别,当时从名称和实物都常常发生混乱,陶弘景就指出怎么鉴别,即"强烧令紫焰起者",强烧就是用很高的温度来烧灼,能够发出紫色火焰的,就是硝石,这个在当代的化学上,都是很重要的焰色反应,在当时陶弘景就已经掌握了。像这样的化学鉴别技术,在世界化学史上,应该说都是值得大书一笔的,在当时的历史情况下,像这样的内容,在对于药材真伪的鉴别方面,既补充了《神农本草经》的不足,又有很大的实用性。

《本草经集注》由三部分的内容组成。第一部分为《神农本草经》的全部内容,它是用红色来抄写的,就是他本人说的"朱书《本经》";第二部分为用黑色书写《名医别录》,该部分是从《神农本草经》形成以后,到三国魏晋南北朝时候,很多医药学家在已有的基础上又增加的内容,就是文献上说的"附经为说","附经"就是依附于《神农本草经》,"为说"就是发挥自己的观点,这些增补的内容,后来陶弘景把它整理出来就叫做《名医别录》。"墨书《别录》",以此把它与"朱书《本经》"区分开来。

我们今后如果翻阅《经史证类备急本草》(简称《证类本草》)转录的《本草经集注》,《神农本草经》的内容是白的字,即阴文,《名医别录》的内容是黑体字,夹在这二者中间有很多小字,为第三部分,那主要是陶弘景的注释,还有一些雷公《药对》的内容。所以他前面所谓的朱书的部分,就是《证类本草》的白的大字,它是阴文,就像图章把字的部分刻掉,再把它印出来,周围是黑的,字显出来是白的。下面黑色的大字是《名医别录》的内容,夹在这两个部分当中的,如果是讨论药物配伍内容的,是属于雷公《药对》的内容,其余的内容是陶弘景的。今后引用《本草经集注》,不能都说是陶弘景怎么说,如果是书中的阴文,应该是《神农本草

11

经》怎么说；它的黑大字，就应该是《名医别录》怎么说；中间有的是雷公《药对》内容，有的是陶弘景增补的内容，不能全部都加在陶弘景的头上，这是使用《本草经集注》时需要注意的一个问题，很多人都因不注意而出了错。

《本草经集注》的学术价值有两点：第一点，就是我们书上谈到的，它"首创了按自然属性分类药物的方法"，它将所载的730种药物分为玉石、草木、虫兽、果、菜、米食及有名未用七类。在中国按照自然属性来分类一些事物，历史非常悠久，最典型的就是我们的汉字，金属的就是金字旁，非金属的就是石字或土字旁，草本植物就是草字头，木本植物就是木字旁，这个就是很典型的按自然属性分类，但把自然属性分类的方法用到本草学上，首开先河的是陶弘景。这种分类的方法，对于一些大型的古代药学著作，因为收载的药很多，功效只有那么二三十种，分类起来很困难，常常交叉；而对于现在的《药用植物学》，或者《药材学》，或者《中药鉴定学》等，用自然属性分类有它的优势，所以现在一直沿用。这种按自然属性分类的方法，对以后的大型本草著作产生了深远的影响，唐代的《新修本草》、宋代的几本大型的本草，一直到明代的《本草纲目》、当代的大部头本草，都在沿用这种方法，当然该方法也在不断地发展完善。这种方法是在中药分类上的一个成就，首创了按药物来源的自然属性分类。

二是"确立了综合性本草的基本模式"。这种综合性本草的合理模式，为后世本草学家所沿习使用。严格地讲，《神农本草经》不能算综合性的本草，只能算是临床药物手册，因为它主要介绍的只是药物的性能与功效主治，而中药学应该记载的内容非常丰富，例如我们前面所讲，在每一本本草书总论部分，应该有本草学的历史，讲本草或中药学的发展，但《神农本草经》里没有，而《本草经集注》一开始，就讲了本草的发展概况，从上古一直写到了魏晋南北朝时期，其总论的内容非常丰富。各论对药物的记载有两大版块的内容：一个版块就是药物的性能功效、应用，怎么使用这个药；另外就是对于药物本身的研究或者描述，这个药物的形态、它的产地、怎么样去鉴别，这样的一些内容，在《神农本草经》里也没有。对药材本身的一些研究内容，《本草经集注》增加了很多内容，后来的综合性本草几乎都沿用这个体例编纂。

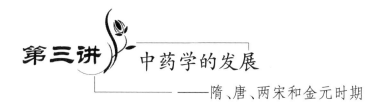

第三讲 中药学的发展
——隋、唐、两宋和金元时期

隋唐时期最有代表性的本草专著是《新修本草》，它的成书时间是在唐代显庆四年，就是公元 659 年。关于这本书的作者，在古代的文献上有不同的提法，因为这本书的参加者有 23 人。最初领衔的是一个皇亲国戚，叫长孙无忌，因为他是英国公，所以《新修本草》又叫《英公本草》。后来长孙无忌因为谋反的问题，又由李勣来领衔主编，他就是一些历史小说里面所说的徐世勣，因为他是唐代开国有功之臣，所以皇帝赐他跟皇帝一个姓，就改为姓李，那么就成了李世勣；又因为李世民的名字中有世字，不允许他再用世字，所以他就成了李勣。这两个人都是高官，是领衔的人，实际上没有参与真正的编撰，因为他们不懂医药，那么究竟谁是主要编撰者呢？负责具体编纂的人是苏敬，所以我们一般把作者定为苏敬，并没有提长孙无忌或者李勣，就是这个原因。又由于在后来宋代有一个皇帝的父亲叫赵敬，别人的名字也不能用敬字，所以历史上有的把他叫做苏恭，恭者，敬也，恭敬两个字是同义的，所以我们现在见到的苏恭之名，就是指的苏敬，他才是《新修本草》的主要作者。

这本书收载的药物，按照作者自己的说法，是在《本草经集注》的基础上增加了 114 味药，730 和 114 相加，就是 844，所以很多书都认为《新修本草》的载药数是 844 种。但由于有一些药物分条，比如说《神农本草经》的术，后来分为苍术、白术，芍药分成了赤芍、白芍，所以又有人统计共为 851 种。近年尚志钧先生在辑复《新修本草》的时候，他统计的是 853 种，这些都应该有自己的依据。

该书的学术价值也有两点：第一点是教科书上说它是"我国历史上第一部官修本草"，由国家组织编修，代表了国家水平。编修《新修本草》最初是由皇帝下的诏书，由当时全国的各个"道"，把当地产的药采集实物标本，然后绘上药图，并附上文字说明，送到京城去，由苏敬等二十多人最后编撰成为《新修本草》，所以整个编纂工作是一个国家行为，是全国都参与而最后形成的，此举在历史上是第一次，所以把它叫做官修本草。《新修本草》也叫《唐本草》，是唐王朝所编修的。

对于《新修本草》，在有的中药教材上面，提的是"世界上的第一部药典"。我们这个教科书回避了这个问题，应该说这两种说法都不错。但是称为第一部官修本草更准确,不会有争议,因为它是代表了国家水平,是由皇帝下诏书来组织编修的,这是名副其实的官修,也是历史上的第一次。如果把它称为第一部药典,在学术上会有一定的争议。

为什么会有争议呢?我们讨论一下什么叫药典?药典有两个本质的属性,首先,它是由国家编修,代表这个国家当时的最高药学水平,这是药典的第一个特征或者第一个本质属性。《新修本草》完全符合这一个特征,具有这个属性,它是由国家出面整合了全国的资源,代表了当时国家药学的最高水平,而且这个《新修本草》编出来以后,就作为教科书,是宫廷医学教育必读的书,很快传到日本和现在的朝鲜半岛,并都把它作为医药人员的必修课,尤其是在日本它有很大的影响,这一点是符合药典的属性的。药典的第二个本质特征,是要对药品进行质量标准的规定,而且具有法律的约束力,它规定的质量标准具有法律的约束力,全国必须遵照执行,这是药典最重要的特征。从第二点来说,《新修本草》可能就不完全吻合。因为当时本草的编修并不是为了制定药物标准,而且中国古代是一个封建社会,法律很不完善,要求《新修本草》具有法律的约束力并不现实。如果只从第一点看,那么它也可以称为药典;如果还要用后一条来衡量,它就不具有这样的属性,并不完全具有药典的性质和特征。为了避免不必要的争论,所以在编《临床中药学》的时候,就把称它为药典的说法改了。这一改动,又引出了一个问题,因为在现行的教科书上,有的说它是第一部官修本草,有的说是世界上的第一部药典,全国性的考试怎么办?我想最好的办法是命题时回避,或者这两个观点并存,如果在各种考试当中出现,都应该算正确的答案。关于药典的第二个属性,我们的《中华人民共和国药典》收载的中药部分,到 20 世纪起步时还说不上有真正的标准,近二三十年来才慢慢具有这样的一个特征。要建立真正可控的药品质量标准,可以说目前都还没有完全达到,那是一个我们努力的方向。因为中药材和中成药质量标准的建立,是一个系统工程,基础的研究任务重,工作量很大,要求很高。现在真正能体现中药药性和功用特点的,即质量标准比较完善的药物品种,在《中华人民共和国药典》里面也不是很多。

国家在完善这个质量标准方面,最近几年抓得很紧,做了很多工作,也作了很大的投入。但是在药典的体例上还存在着一定的问题,比如说我们现在的药典一部,就是收载中药的部分,把药物的性味、归经、功能主治及用法、用量、使用注意都写在药典的正文里面,很多人就把这一部分的内容作为药品的标准。这一部分能不能作为标准呢?不能!比如麻黄的性能是辛、微苦,温,归肺、膀胱经;它的功能是发汗解表,宣肺平喘,利尿消肿,用量 3~6 克。如果有一本书把麻黄的味写为辛、苦,少掉了一个微字,就说它违反了药典,不符合标准等,显然不对,所以说判定一个事物是否符合标准,首先要看这个标准它本身是否标准。又如麻黄的功效现在写的是宣肺平喘,如果我们把它改写为平喘止咳,那么平喘止咳就不标准,麻黄本身有很好的止咳作用,怎么会错呢,所以说这样会带来许多负面问题。尤其是它的用量为 3～6 克,那么用 7 克是否违规?用 8 克违没违规?现在医疗纠纷日渐增多,发生医疗纠纷后,有的人就把药典对中药剂量的规定作为打官司的一个依据,说药典用 6 克,你用 10 克,所以我吃了你的药有不良反应你要给我赔偿。

应该按照世界编写药典的惯例,药典的正文只收载质量标准,至于这个药有什么功效、性能,该怎么用,用多少等,另外编一本《临床用药须知》,它不是国家的法典,只是指导用药的参考,这样就可避免很多纠纷。全世界的药典都是这样处理的,我们收载西药的《中华人民共和国药典》二部,也是这样处理的。

第二个价值就是开创了本草编写图文对照的先例,就是书上说的"这种图文对照的方法,开创了世界药学的先例"。《新修本草》在编的时候,全国各地送了很多药图,包括原植物或者动物的图和它们的药材图,最后到了京城里面又专门找绘画技巧很好的人,每一味药都画了图,按照《新修本草》孔志约的序所说:"丹青绮焕,备庶物之形容",丹青绮焕就是说是彩色的,而且色影很鲜艳、很艳丽;备庶物之形容,是说准确反映了这个药物的形态特征,而且画得很好。整个药图是 25 卷,对这个图又有文字说明,这些文字部分,就叫做图经,图经就是对药图的文字说明,有 7 卷。整个《新修本草》的正文是 20 卷,目录是 2 卷,药图和图经共 32 卷,总量远远超过了正文。

本草增绘药图有什么好处?因为《神农本草经》提出来的药材真伪,一直是困扰中药的一个难题,为了澄清这些混乱的品种,前人想了很多方法,如果单靠文字说明,在古代很不现实,一是古代写在竹木简上,或写在丝绸上,容量有限,不可能很详细地描述,就是允许细致地描述,要表述清楚也很困难。但如果旁边有一幅彩图,可能用很少的文字,一看就知道是什么药材。这对于解决中药的品种混乱,应该是事半功倍的一个便捷方式。这种方法在《新修本草》最先普遍采用,所以对于中药学的发展,产生了深远影响,以后很多药书都有图,都是由此开始的。这有利于混乱品种的澄清,保证中药品种的正确使用。

《新修本草》当时是写在丝绸上的,故称为卷,现在它的图经和彩图部分,可能完全亡佚了,已不知道它的内容,保留下来的是正文和目录,而且是现代人从古代文献中辑复出来的,主要是尚志钧先生辑的《新修本草》。古代的抄本和《本草经集注》一样,都只有些残卷流失在海外。在日本有当时传过去后的手抄本,还保留了一些内容。

宋和金元这两个时期,由于有很多相似的地方,我们把它合并在一起来介绍。在宋代的早期,由于经济的发展、科学技术的进步,又因为受当时皇帝赵匡胤比较喜好医药的影响,国家也成立了医书的专门校订机构,再加上当时雕版印刷术的发明,有利于大部头书的编辑、出版。所以宋代问世了不少大部头的书,在本草学方面,宋代初年就有《开宝本草》。《开宝本草》刚刚编好就发现有些问题,又重加修订,所以又有《开宝重定本草》,然后还有《嘉祐本草》和与《嘉祐本草》配套的《本草图经》,或者叫《图经本草》,前者相当于《新修本草》正文的部分,《图经本草》相当于药图和图经的内容,是相辅相成的。这四部本草都是官修本草。

在宋代,最有影响、最有价值的不是这些官修的本草,而是由个人编纂的《经史证类备急本草》,简称《证类本草》。因为它吸收了宋代初年那些官修本草成功的经验,又补充了很多新的内容,它又把分别刊行的《嘉祐本草》和《图经本草》合二为一,便于查阅,所以它的影响超过了宋代初年的官修本草。

《证类本草》成书于北宋年间,作者是唐慎微,四川成都人。这个本草收载的药物数量,在不同的文献里面,说法也不一样,有的说1558种,有的说1774种,有的说1748种,这是因为它的版本不同。因为《证类本草》成书以后,要雕刻大量的木版来印刷,作者没有这个经济实力,所以后来有不同的版本,载药的数量不一样,比较早的《大观本草》,是宋代大观年间出的,其载药1558种,可能比较接近于作者最初成书时的数量。后来的1700多种,是因为版本不同,分别有所增加而造成的。

《证类本草》既有文字,又有药图,有的药下面,还有好几幅图,是不同地方送来的图,这个主要是《本草图经》里面保留下来的900多幅图,具有很高的研究价值,尤其对于药材的考证,是很重要的资料。今后这个《证类本草》是一定要翻阅的,从事中医或者中药方面的研究,都应认真研究之,因为这是古代保存下来原貌的第一部本草,在这之前的本草,原书已经亡佚,都是后人从文献里面辑复的。这个《证类本草》是原样保存到现在,这种影印本就是当时的状况,所以是很难得的很珍贵的医药文献资料。但是《证类本草》在本草文献里面的体例,又是最为复杂的,要查阅《证类本草》,首先对于它的序例当中有关体例的17条,要好好地阅读,因为它为了节省文字,有很多引文出处,它是用符号来表示的。比如说对于《本草经集注》的处理,其中《神农本草经》的文字,它用的是阴文,刻版的时候是把字画的部分刻掉,印出来的时候是白体字;《名医别录》的内容,用的是阳文,是把字画周围的部分刻掉,把字保留下来,印出来是黑体的字。

至于引用《新修本草》、《开宝本草》、《嘉祐本草》、《图经本草》等书的内容,

16

《证类本草》则分别用"今按"、"今注"、"新按"、"新注"等简单的两个字来表示。另外，唐慎微自己增加的内容，就用一个所谓的黑盖子分隔开，凡是黑盖子中间的文字，就是唐慎微新加的内容，书中并没有说唐慎微曰怎么怎么，他就是用那么一个符号来加以区别。

唐慎微把宋代以前的很多本草和方书，都分解保留在这个《证类本草》里面了，它的体例比较复杂，所以我们引用《证类本草》的时候，不能说都是唐慎微说怎么怎么，必须要分出来哪些部分是归谁的，引用的时候要交待清楚是谁说的，这样引用《证类本草》才比较客观。该书主要是汇集文献，在《证类本草》里面，唐慎微自己的论述，即有黑盖子的内容并不多，这是使用《证类本草》时尤其要注意的一个问题。

《证类本草》的学术价值主要也是两点：第一点，也是最重要的一点，就是它的文献价值。就是我们书上所说的，"尤其可贵的是，唐氏转引用了大批北宋以前的方药资料，而这些原书其后大都已亡佚，全凭该书摘录而得以流传后世，故具有极高的文献价值。"所以这个《证类本草》最珍贵的就是文献价值。李时珍对唐慎微的高度评价也在于此。李时珍有这样几句话："使诸家本草及各药单方，能够垂之千古，而不致沦没者，皆其功也。"宋以前的大量的本草文献，也包括很多的方剂书，能够保存下来，能够流传到今，全靠唐慎微的《证类本草》。我们前面讲的《神农本草经》很多辑本，不管是古代的、现代的、国内的、国外的辑本，主要的资料都来源于《证类本草》。如果说没有唐慎微的功劳，那么宋代以前的很多本草和方书的内容，我们就见不到了，所以说《证类本草》对后世的最大的贡献就是保留了古代文献，就是文献方面的价值。

另外一个学术价值比较次要，也是我们书上说的"附有单方三千余首，在本草学当中开创了大量附方的先例"，在过去的本草书里面，提到的方不多，这种在药后大量附方的做法，首先开始于唐慎微。因为中药的应用，主要是使用复方，所以很多中药的知识是与复方联系在一起的，我们现在的中药学，要讲某一个药有什么样的特征，临床上怎么应用，都要说在什么方里它是怎么用的，都要用方来佐证，这是我们研究中药的一个重要的方法，在《证类本草》当中，就已经附列了3000多个方剂，开了一个良好的开端。

第四讲 中药学的发展

——明代、清代

在明代，本草书很多，可能有两三百种，但最有价值、最有影响的是《本草纲目》。这个《本草纲目》大家非常熟悉，不需要过多地介绍。它的作者是李时珍。《本草纲目》载药是 1892 种，这 1892 种药又分为 60 类，主要是按照自然属性分类，这个分类就比陶弘景先进了很多。《本草纲目》不管从它的规模、体例，都把本草学发展到了一个新的高峰。其学术价值，在很多地方都有介绍，也出版了不少专著，我们只要求大家简单地掌握两点。

第一点是书上有的，"该书集我国 16 世纪之前药学成就之大成"。编写《本草纲目》，李时珍参考了 800 多种古代文献，并进行了加工整理和创新，而且亲自到民间去考察和收集，加上李时珍本人的实践，花费了他毕生的精力，写书的时间用了 27 年，以后还修改完善，"稿凡三易"。所以不论规模之大、内容之广、体例之新、见地之高，都是光前裕后的，是以前各种本草不能相比的，所以它主要是总结和创新了本草学，我国 16 世纪以前的药学成就通过《本草纲目》基本上都反映出来了，这是它的第一大价值。

第二点价值，就是"被国外的学者誉为 16 世纪中国的百科全书"，据说这一句话是达尔文讲的，因为李时珍在编《本草纲目》的时候，他的宗旨就不完全拘泥于完成本草著作，它的定位是"虽命医书，实骸物理"，他实际上是把它作为一个百科全书来完成的，其他学科很多知识都被收录在里面了，所以它的成就不仅仅在医药方面的，在其他自然科学，以及在语言、文字、训诂这些方面都有很高的造诣，都有突出的贡献，这方面的例子是不胜枚举的。

我举一些小小的例子予以说明，《本草纲目》分类的排列，"由微至巨，由贱至贵"，就体现了生物发展、进化这么一个观点，所以达尔文评价《本草纲目》是百科全书。该书的自然属性分类，是把很多现在是同科属的药放在一起，比如把川芎、当归、白芷、蛇床子这些不同功用的药归在一起，为什么放在一起呢？李时珍说它们的花似蛇床子花，现在看它们都是伞形科植物。另外又比如把甘遂、大戟、续随子、泽漆这些药放在一起，原因是它们的茎叶有白汁，而且这些植物结的果实里面都有三枚种子，这也是大戟科的典型特征。

在文字训诂方面，今后我们在利水渗湿药当中要讲一个药，叫做石韦，石韦的韦字，现在很多中医处方、中药书中都加了一个草字头，加了草字头是一个错别字，画蛇添足。李时珍在《本草纲目》里面，他有一个释名部分，是用来训释药名来历的。为什么叫石韦呢？这种蕨类植物，它喜欢附生在石上，尤其喜欢长在森林里面的石头上，"其叶如韦"，它的叶片像"韦"一样，什么是韦？就是经过加工的皮革，故有"生革熟韦"的说法，没有加工的皮就称为革，加工了的叫韦。汉字"册"字中间那一横就是韦，就是用加工了的皮革把木简或者竹简穿起来。有一个成语叫"韦编三绝"，形容古人读书很用功，反反复复地读书，因为当时书是写在木简或者竹简上的，中间的牛皮筋由于反复地翻折都磨断了，三绝指不是一次而是多次被磨断了。对于这个石韦，李时珍用短短的几个字，就描述了它的生态环境，它喜欢长在阴暗潮湿的森林中的石头上，这个植物的叶片比较柔韧，好像那种加工了的皮革，用手去摸，有像我们穿的皮衣一样的那种感觉，现在在植物学里面，要描述石韦这一类叶片的质地时，也要用"呈革质"这样的术语来描述。所以"坚韧不拔"这个成语中，"韧"字就是韦字旁加一个刃字，再一个就是革字旁加一个刃字，这两个字是异体字，是同音同义的。这个石韦的命名，就是抓住了这个叶片的质地特征，所以称为石韦。如果加了草字头，就是芦苇的苇了，古人分得很细，芦苇的三个不同生长阶段有不同的称呼，在芦苇的笋子阶段就叫蒹葭，如《诗经》里面讲的"蒹葭苍苍，白雾为霜"，就是说芦苇嫩的时候。芦苇叶片长出来了但还没有开花时，就称为芦。开了花以后就叫苇，就用草字头的苇，苇者，伟也，大也，它长大了。这个苇和石韦的韦不是同一个字，这两个字的训诂，《本草纲目》写得清清楚楚，非常准确，但是现在把"韦"字写错的人很多。

如果认真地钻研《本草纲目》，这方面的内容是非常丰富的，一定会受益匪浅，由于时间关系我就不多讲了。

下面讲一些关于在使用《本草纲目》时应当注意的问题：一要注意《本草纲目》的版本。《本草纲目》最先出版是在1593年，就是李时珍刚去世的时候。当时该书刊刻快成的时候，李时珍"忽值数尽"，没有看到它刊刻发行，这个版本称为金陵本。1603年，在江西再一次刊刻出版，叫做江西本，江西版和金陵版只有一点区别，就是金陵版没有他儿子李建元写的《进本草纲目疏》，江西版加了李建元的《进本草纲目疏》，这两个版本都反映了《本草纲目》的原貌。金陵版最早，但是现在存世的不多，据说只有四五部，有的还不很完整。比较常见的是江西版，尤其是在20世纪70年代，有北京大学刘衡如先生校点的《本草纲目》，由人民卫生出版社出版，那就是以江西版为底本进行校点的，是最好又易得的版本。后来在清代，又有钱氏版和合肥张绍棠的张氏版，钱氏版把《本草纲目》的图改绘了几百幅;合肥的张绍棠版又把《植物名实图考》里绘得很精美的一些药图,移植到《本草纲目》里面,看来那个图很好看,但是严重地失真。因为《本草纲目》中的图是李时珍的二儿子李建木所绘,而李建木不是专门绘画的,绘画的技术不是很好,所以看起来不是很美观,但它是李时珍认可了的,后来改绘或置换了的药图,那就严重失真了。比如威灵仙,在金陵本或江西本都是一个须根状的,叶是轮生的一种小草本,据现代的植物学家观察,应该是玄参科婆婆纳属的一种草本植物,但是到了这个合肥版的时候,张绍棠就把《植物图实名考》里面毛茛科的一种植物移植到了威灵仙的下面,导致我们现在使用的威灵仙就是毛茛科的植物,所以这种威灵仙是不是威、是不是灵、是不是仙就不见得了,临床医生都有体会,这肯定与品种有关,像这一类的问题我们要注意,查阅和引用《本草纲目》时要优选并注明它的版本。

第二,引用《本草纲目》中前人的文献时,凡是能够查到原著的,不要通过《本草纲目》来转引,因为李时珍在编纂的时候,经过了再加工,把有的相类似的内容糅合在一起并加以删减,有的文献上八九十个字的内容,他可能把它压缩到了一二十个字,那就不是真正的原文了,也就不能说原文如何说了;查不到原文的,应该说是《本草纲目》引用谁的内容。《本草纲目》尽管是李时珍花了毕生的精力所完成,但毕竟是个人著述,难免千虑一失,加上一些资料有限,也有主观上不严谨的改动。比如说在《本草纲目》里面有一味药,本来前人的主治是"眠中出汗",就是入睡了以后盗汗,因为过去的那种书可能是木刻版,有些笔画印出来不明显,汗字那个干上面的一横就没有了,就成了"眠中出汁",李时珍百思不得其解,最后干脆把眠字改为眼字,眼中出汁就是流眼泪,这就和原来的本义相去甚远了。像这类的例子在《本草纲目》上还是能举出较多的,所以一定要查对原文,以免误引。

在清代270多年的时间里,严格讲没有出过一部大部头综合性本草,这有其深刻的历史原因。在清朝的中前期,经济及不少其他方面的发展还是比较好的,如果要在康乾盛世编撰一个大部头综合性本草,以其编撰《四库全书》或者《医宗金鉴》的实力来看,应该是没有问题的。但是在清代中前期,没有这个必要,也没有这个可能,因为《本草纲目》在17世纪初才开始刊刻发行,到清王朝的建立也就二三十年的时间,所以在当时的历史条件下,《本草纲目》的传播、普及需要一个过程,如果在清代的中前期要超过《本草纲目》的规模和水平几乎是不可能的,由于没有那个必要性和可能,所以在中前期就没有形成一个大部头的本草专著。

在清朝中前期,本草书很多,是什么样的本草呢?很多书是在传播《本草纲目》的学术思想,可以叫做《本草纲目》的后续著作;有的是把《本草纲目》的某一个专题汇集起来,比如说把附方收集起来就叫《本草万方针线》,把释名的部分收集起来,那么就叫做《本草释名》,更多的则以《本草纲目》最有学术价值的正误和发明这两个部分,再加上自己的观点编辑成书,如《本草汇》、《本草洞诠》、《本草求真》、《本草备要》、《本草从新》等,这类属于《本草纲目》后续著作者,占了清代中前期本草很高的比例。

另外一方面,就是受考据风气的影响,出现了以辑复《神农本草经》为主的古本草之风,其中对《神农本草经》注释并加以学术思想发挥的,也大量出现,如《神农本草经读》、《神农本草经百种录》、《本草崇原》等。

清代初年,由于人口的增多,医药从业人员增加,需要大量的启蒙读物,所以便读类的、歌括类的本草书在清朝有一二百种。

到了清后期,临床有了很大发展,急需高质量的大部头中药书,本草学也有了很大的发展,原有本草有很多需要充实的地方,但朝不保夕的清统治者已经顾不上组织编修本草了。所以清代没有一部像样的官修本草,在民间也没有出现大型的本草,这是有历史原因的。相对来讲这一时期的综合性本草就是《本草纲目拾遗》,该书其实是小型本草,就只有那么三四十万字,而且体例也不是很规范,翻阅不是很方便。但是对清代的综合性本草来说,不得不谈到《本草纲目拾遗》。

大家要注意《本草纲目拾遗》的名称,在唐代有个《本草拾遗》,这两本书不同,《本草拾遗》是对《新修本草》进行增补,《本草纲目拾遗》是对《本草纲目》进行增补,不能混为一谈。《本草纲目拾遗》的作者是赵学敏,最大的学术价值从书名就知道了,对《本草纲目》作了重要的订正和补充。前面我谈了《本草纲目》,虽然把本草学发展到了一个很高的高峰,但是个人总会千虑一失,也有一些失误的地方。比如《本草纲目》里面认为铅粉是没有毒的,马钱子也是没有毒的,实际上铅粉、马钱子都是毒性很大的药物。《本草纲目拾遗》就予以纠正,指出铅粉有毒,而且说明了中毒的表现和解救方法,像这样对《本草纲目》进行增补和订正的,在《本草纲目拾遗》里面有三四十条,这都是一些很珍贵的资料。

清代还出现了一大批过去没有收载的草药,在《本草纲目拾遗》里面都收录进去了,这些草药中有些在临床上比较重要的,如用以治胆结石的金钱草等。

古代本草,就只要求了解前面这六种。教科书上还有民国时期和中华人民共和国成立以后的本草,这个原则上同学们自己看,因为这些内容大家都比较熟,一看就能明白。

在民国时期,一是中药的现代研究开始起步,从20世纪20年代开始,对一些药物进行了药理学和化学成分的研究,这也是我们现在中药研究工作的重要内容,这标志着中药开始了现代研究。另外,比较规范的中药正规教材也在民国时候开始出现,为我们现在的教材提供了一些范例,这些都相对次要。比较重要的是在民国时期出现了中药大型词典,就是陈存仁先生主编,1935 年出版的《中国药学大词典》,其内容非常丰富,虽然错误的内容也不少,但这仍是在民国时期很有名的中药著作,现在也可以参考。

中华人民共和国成立以后,中药专著数以千计。我们需要了解《中华人民共和国药典》,这是国家的法典,今后不管是从事临床、科研、生产或销售工作,凡是《中华人民共和国药典》有的药,必须以《中华人民共和国药典》中的名称作为正名,必须遵守,因为它具有法律的约束力。比如说过去有一个中药叫刺蒺藜,历来都以其作为正名,现在《中华人民共和国药典》把刺字删掉了,所以我们这个教材也相应地改变了。过去的白豆蔻,现在《中华人民共和国药典》叫豆蔻,今后写处方的时候也注意不要写"白"字,不必管它这个改变是不是有道理,作为一个国家的法典,一旦定下来,我们要遵照执行。如果你不同意,可以提意见,但要尊重药典的权威性。我们在使用的时候,就不能随便使用其他名称;我们进行科学研究时也最好用《中华人民共和国药典》里面收载的品种,这样才能够得到承认,如果不是国家标准或者地方标准,那么你还要证明它是一个药,要证明它的安全性、有效性,要花很多的人力、物力。

中药大型的参考书,一个是 20 世纪 70 年代江苏新医学院编的《中药大词典》,它收集了很多中药的文献和现代资料,对于中药学的研究提供了很多的方便。在这个基础上,近年又出版了《中华本草》,它是在《中药大词典》的基础上,增加了总论部分的内容,《中药大词典》里面没有基本理论。《中药大词典》载药是 5757 种,《中华本草》是 8000 多种药,内容更加丰富,对于我们查阅中药资料十分方便。

另外,在发展过程当中,有些重要的历史事实也可以给予一些关注。比如说魏晋南北朝时期,《雷公炮炙论》是在中药学里面第一次出现的分支学科,就是中药学开始了学科分化,中药学从大中药学开始有了二级学科。唐代的《本草拾遗》提出把药物分为十类,就是后来的十剂。但是过去有的书上说十剂说是出于徐之才,这是李时珍《本草纲目》造成的一个误解,后来沿用了。其实提出十剂的是陈藏器,后来是宋徽宗把十类改为十剂,这是经过考证弄清楚了的,所以今后看到十剂的出处,应该是唐代的陈藏器,而不是南北朝时候的徐之才,像这一类的本草事实也是比较重要的,大家可作常识性的了解。

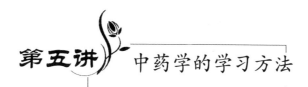

第五讲 中药学的学习方法

下面介绍中药学的学习方法,这对于学好这门课十分重要。

中药品种为数众多,性能功效互异,配伍变化难测。性能功用相似的同一类药物,也各有其个性特征。为了反映中医学的整体性,在中药学中除了自身的学科知识外,还要涉及中医基础、方剂学和临床各科的一些内容。因此,中药学的信息量大,知识面广,要在有限的教学时间内完全掌握比较困难。但是,中药学存在很多规律性和趣味性,只要学习方法正确,这些困难是可以克服的。

下面提出几点学习中药学的方法,以供参考:

一、学习中药学必须以中医理论为指导

中药学是中医学的重要组成部分,中药是在中医理论指导下认识和使用的药物。所以,中药学与中医理论紧密联系,是不可分割的统一整体。

中医理论有阴、阳、表、里、寒、热、虚、实等辨证纲领,中药学才有四气、补泻等相应的药性理论。中医学有脏腑经络学说,中药学才有与这一特殊病证定位方法相适应的归经内容。中医学有脏腑气机升降出入的生理和病理体系,中药学则归纳出药物作用的升降浮沉趋向等。中药的功效也是完全与中医理论的病因、病机相对应的:病因有风、寒、暑、湿、燥、火、痰饮、瘀血,病机有阴阳失调、气血失常、风气内动等,中药的功效遂以祛风、散寒、解暑、除湿、润燥、泻火、化痰、活血、滋阴、助阳、养血、益气、行气、潜阳、息风等一一呼应。

由于在学习中药学之前,大家已经完成了对中医基础理论的学习,应把这些课程中掌握的有关中医理论,融会贯通于中药学的学习之中。例如,在上述课程中,我们已经初步明确了表证是六淫邪气经皮毛、口鼻入侵人体肺系时产生的证候,以发热恶寒、头身疼痛、舌苔薄白、脉浮等症为主要临床表现,外邪尚有由表入里之势,且有表热证和表寒证等区别,这就很自然地认识到发散风寒药主治风寒表证,症见发热较轻,恶寒及身痛较重,无汗、脉紧等;在性能方面,其药性偏温,多具辛味,主要归肺经,并具有升浮的作用趋向,该类药应慎用于多汗及热病后津液亏耗者;相反,辛凉解表药主治风热表证等均可以不言而喻。

由此可见,牢固掌握中医基础理论,并灵活加以运用,是学好中药学的先决

条件。

二、学习中药学必须处理好中药学与各相关课程的关系,抓住要点,循序渐进

为了体现中药学及各味药物的完整性和临床实用性,在中药学教材中,必须涉及与其他相关课程的联系,使之在中医基础和临床学科之间起到纽带作用。只有将这些内容分辨清楚,并抓住中药学本学科的重点,狠下工夫,才能牢固掌握。对于只供参考的药学内容,或属于其他课程的内容,不可能也没有必要在学习中药学时完全掌握。

在各药概述部分,对于医学专业的学生,只需作常识性了解。其中各药的炮制,一般应当明确其炮制方法与性能功用的关系。

药物的应用部分,是初学中药时觉得最为繁杂难记,又最易混淆的内容,这主要是未能处理好各课程内容的关系而造成的。其中,各种适应病证的具体临床表现及其病因、病机、辨证论治原则等,有的要结合《中医基础理论》和《中医诊断学》去理解记忆,有的则待日后在临床学科中学习。为便于说明药物的应用情况而列举的有关方剂,则为方剂学的重要内容,学习药物时不必去记忆各方的组成、功效与主治及方义特点,否则就混淆了中药学和方剂学的特点和任务。

中药学的内容,不但与其他中医课程相互交叉,而且自身的课程内容,也前后交叉。如在解表药中,其配伍就涉及后面的补虚药、理气药、清热药、化痰药与止咳平喘药等,而且一味中药又有多种功效。但在学习解表药时,只应着重掌握各药解表的特点,而对麻黄的平喘、桂枝的温阳、桑叶的清肝明目等,不可能在该章的学习中一次完成到位,只有通过有关章节的学习,反过来再复习比较,才能真正弄清其功效含义、作用特点和应用规律等,这是一个不断积累、逐步深入、循序渐进的过程。

用上述方法分解和归类后,中药学本学科的核心内容就显现出来了,而且这部分内容并不太多,也不繁杂。因此,就容易学习和掌握了。

三、学好章(节)概述,是掌握各类药物共性和要点的关键

中药学是按药物的主要功效进行分类的。其各论章(节)的概述部分,是以该类药物的功效为核心而概括出来的共性。理解和掌握了这些内容,就抓住了各类药物具有普遍性的规律。在学习该章(节)各种药物时,就只需比较其差异,了解其个性。这样就避免了相同内容的重复学习,在很大程度上减轻了各具体药物的学习负担,可以收到提纲挈领、执简驭繁的捷效。

在各论每一章（节）的概述中，都有以下五个方面的内容：

一是该类药物的含义。在叙述各类药物的含义时，基本上有一个通用的模式，即：凡以什么为主要作用（或功效），用以治疗什么病证的药物，称为什么药。例如，凡以发散表邪为主要作用，用以治疗表证的药物，称为解表药。只要密切联系中医基本理论，各类药物的含义都是很容易理解和掌握的。

二是功效与主治。概述中介绍的功效与主治，是决定这些药物归类的依据，也是该章（节）所有药物具有的主要功效与主治。记住这些内容，也就掌握了这一类药物重点中的重点。如芳香化湿药，都具有化湿的功效，皆可用于湿阻中焦所致的脘腹痞满、恶心呕吐、食少体倦、大便溏薄、舌苔白腻等症。而在各具体药中就不必重复记忆这些内容，而应着重掌握各自的特点和相互差异。

中药的同一种功效，大多可以用几种不同的术语来表述。如同为辛温解表药，有言发汗解表者，有言散寒解表者，有言发表散寒者，有言祛风解表者，有言散风寒者……因初学中药学时很难明白这些名词术语的内在联系及细微区别，故只好死记硬背，结果花了大量工夫，反而事与愿违。其实，同一章（节）药物的相同功效，是可以用一种说法统一表述的。如辛温解表药的功效皆可用"发散风寒"四字统之。在初步明确共性的基础上，再逐步认识各种相似术语之间的细微差别。这样首先掌握主要功用，然后再记兼有功效；先识其同，后求其异，对于初学中药学的人来说，是行之有效的方法。

三是性能特点。中药的性能是对中药作用的基本性质和特征的高度概括，主要功效相同的药物，一般都具有相同的性、味及归经、升降浮沉趋向等。一旦判断和掌握了这部分共性，各类药的基本性质和特征也就随之明确了。这对于进一步认识该章（节）内各药物的性能，同样可以收到事半功倍之效。例如：中药的寒热药性，是与所治病证的寒热性质相对而言的，所以清热药、发散风热药、利尿通淋药、利湿退黄药、凉血止血药、清化热痰药、补阴药等均为寒凉之性；而温里药、发散风寒药、补阳药等，均应为温热之性。根据"辛能散能行"及辛可表示芳香之气的"五味"理论，则解表药、行气药、活血药、祛风湿药、化湿药、开窍药、温里药等，一般都具有辛味。又根据血由心所主，并归藏于肝这一中医基础理论，则活血药、凉血药、止血药等主治血分病证的药物，应主要归心、肝二经。对于一些性能规律性不太强的章（节），可以在了解其主要倾向性的基础上，着重记忆其少数例外的药物。如祛风湿药、活血化瘀药以偏于温性者居多，不必逐一死记，一旦抓住其中少数寒性之品，其药性就比较容易掌握了。有的章（节）中各药物的某些性能，还可能没有明显的规律性，如补阴药和收涩药的归经，对其可以再分组归纳总结，如将收涩药分为止汗药、敛肺止咳药、涩肠止泻药、固涩肾精药等,其相应的归经便清楚了。

应当注意,一味中药具有多种功效,同一章(节)的药物,除有上述共性外,由各药兼有功效的性质和特征概括出来的性能,则相互差别很大,如补虚药一般为甘味,而白术燥湿、天冬清热而又有苦味,续断行血脉、淫羊藿祛风湿而有辛味。又如解表药皆归肺经,因麻黄兼能利尿,又可归膀胱经;紫苏兼能行气宽中,又可归脾(胃)经,菊花兼能明目、平肝,又可归肝经……各药性能方面的个性差异,则不属于概述介绍的范围,须联系其兼有功效加以论定。

四是配伍原则。在章(节)概述中介绍的配伍原则,是根据各类药物主要功效的主治病证的病因、证型及症状而总结出来的,主要涉及寒热虚实四个方面。如祛风湿药主治风湿痹病,其病因、证型有风、寒、湿、热偏盛及久病入络、正气虚衰等不同,故应分别配伍祛风、散寒、除湿、清热及活血通络、扶正补虚之药。又如补气药主治肺气虚证和脾气虚证,前者常有喘、咳、痰多、自汗等症状,故可因症配伍平喘、止咳、化痰、固表止汗之药;后者常有食少、腹胀、便溏或浮肿、失血等症状,则又宜因症配伍开胃消食、行气、止泻、除湿、止血之药。

只要真正掌握了中医基础理论,就可以举一反三,达到不必死记而完全掌握的境界。

五是使用注意。概述中所强调的使用注意,主要是该类药物共有的应用禁忌。这些内容是根据其主要功效,并结合中医治则和治法原理而确定的。如发散风寒药具有辛温之性和发汗作用,故风热表证不宜,表虚多汗及热病伤阴津液不足者忌用或慎用;反之,固表敛汗药又不可用于表邪未解者。祛风湿药、化湿药、温里药、补阳药,性多温燥,容易助火伤津,故热证及阴虚证不宜;补阴药则性寒而滋腻,故虚寒证、脾虚便溏及湿盛者不宜。

此外,有的使用注意是由该类药的性状特点所决定的。如芳香性的解表药、化湿药不可久煎,或不能入煎剂(如多数开窍药);潜阳药多矿石、介壳类质重之品,宜先煎久煎等。了解这些规律后,各类药的使用注意自然就掌握了。

四、学习具体药物时,只有以功效为核心,将性味、归经和应用有机地联系起来,才能全面理解和记忆

功效是中药治疗和预防疾病的基本作用,药物性能只是对功效性质和特征的进一步概括,主治和应用则是各种功效相适应的病证及用药方法。功效既是总结性能的基础,又是指导各药临床应用的依据。所以,功效一项是记述药物的核心内容,也是联系其他项目的纽带,掌握了这一内容,就抓住了学习该药的肯綮。

记忆功效,首先应理解各种功效术语的含义,才能运用自如,避免按图索骥或张冠李戴。从构词特点看,功效术语都是动宾结构之词,其动词使用灵活,变化多端。有时动词不同,含义迥异,如祛风与息风,化湿、燥湿、胜湿与利湿,绝不可混用。有时动词改变,其含义极为相似,甚至完全相同,如化瘀、祛瘀、散瘀、消瘀、行瘀、逐瘀、破瘀是一种功效的不同称谓,仅少数用语稍有作用强度等方面的差异,一般可以相互代替。又如清热解毒与清解热毒,平肝抑阳和平抑潜阳,其含义并无二致。完全拘泥于教材上所用之字词,就很难记住这些功效。若先以一种术语统称,如前述各种辛温解表药的功效先用"发散风寒"四字统之,以后再逐步认识其同中之异,就可达到提纲挈领,先略后详的目的。

其次,要注意中药功效存在的层次性,不能满足于对笼统的功效术语的掌握,应进一步分化,并认识其更具体的功效内容。如石膏之清热泻火,可分化为清气分热、清肺热与清胃热;牡蛎的收敛固涩,可分化为止汗、固精;麦冬之养阴,可分化为养肺阴、养胃阴与养心阴。忽视了中药功效的这一特点,临床就不能准确用药。

掌握功效以后,再上推性能,下联主治,将此三者有机结合起来,其理解和记忆就比较容易了。至于有的药物的性能存在分歧,可留待日后去研究。

应用部分,文字最多,涉及基础和临床的面最广,但只要在统一掌握各类药物共有的主治病证基础上,弄清楚其个性特征和典型配伍,就达到了学习的要求。如发散风寒的药物,都能主治外感风寒,有恶寒、发热、头痛身疼,脉浮紧等症。其中麻黄发汗力较强,又有平喘之功,宜于风寒表实无汗,或风寒感冒而有喘咳者;紫苏叶兼能行气宽中,宜于感冒风寒而兼气滞,胸脘满闷不舒者;羌活雄烈而善除肩背之痛,外感风寒而头痛及肩背酸楚者尤宜;荆芥药性平和,风寒与风热表证都可广泛应用……只有这样,才算真正掌握了各药的功效。

中药极少单味入药,主要是组成复方使用,熟悉各药的配伍应用,自然也是学习中药学的重要内容。由于这方面的知识在方剂学中还要详细和系统地讲授,所以,在本学科内只要求掌握具有典型的配伍关系,以及随寒热虚实等证型的配伍规律,其实这部分内容并不繁杂,需要掌握的文字也不太多。

五、药物的毒性、特殊的用量、用法和使用注意,必须专门记忆

中药以植物药为主,而且以无毒之品居多,这些药的用量幅度变化也较大,所以只需根据总论中提出的药物用量确定原则从总体上把握,其具体用量不必一一记忆。

中药的给药途径,以作汤剂内服为主。但有的药物或因有特殊气味(如芦

荟、穿心莲),或有效成分不耐煎煮(如雷丸、钩藤),或有效成分不溶于水(如青黛、琥珀)等,而不可入煎剂。或因其他多种原因,有同类药共有的,有某药单独具有的。前者,应在学习概述时一并解决。如芳香化湿药有温燥、挥发之性,故热盛及阴虚证不宜,且不可久煎。但因各药的偏性不一,在教材中有的药下再次特别强调,有的药下则并未重申。对此,不论各药下是否说明,均全部适用,一般不宜久煎。对于后者,如消食药中的麦芽对授乳妇女不宜使用等特有的注意事项,则是不容忘记和错记的。

尽管如此,中药的数量毕竟很多,有了正确的学习方法,还须付出辛勤的劳动,课后及时复习,更应在后期课程的学习中和用药实践中,反复深化、理解和记忆,才能把中药学真正学好。

28

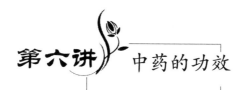

第六讲　中药的功效

中药的功效这一内容,是自有中药学教材以来第一次增加的,现行的其他中药教材上都没有这样一章,基于这样一个现状,我们把它作为参考。但是其中有些问题对学好中药学也至关重要,所以我简单地加以说明。

中药的功效分为两节阐述。第一节主要说明两个问题:第一个问题是关于中药的作用。我们今后学习中药的时候,每一味药下面都有"功效"这样一个栏目,而没有"作用"这个栏目,但是西药的药物学,往往写的是"作用",中药为什么不用"作用"而用"功效",下面就这个问题说明一下。

前面讲本草学发展概况的时候说过,古代的本草,像《本草纲目》是比较典型的,它是作为百科全书来编撰,没有完全局限在药学专著。中药不管是植物药、动物药,或者矿物药,它作为一种物质,除了医疗作用以外,它还有其他的非医疗作用,这些非医疗作用,古代的本草文献中也加以记载。比如《神农本草经》,说什么药能使铁变为铜,实际讲的是镀铜的一种方法,属于冶金学上的一种工艺,它不属于医疗的作用。有的中药古代也作为染料,比如说茜草、大青叶等,在古代的本草中也有详细的记载。在医疗作用当中,有针对人的作用,也有针对其他动物的作用,在古代有时把这些作用混在一起介绍,而由于种属的不同,药物在人和动物产生的效应是不一样的。比较典型的如常山:人服用了以后就有严重的恶心呕吐,常山用酒来炒,就是为了降低它的涌吐作用;但少量的常山对牛或羊这类反刍类动物,服用了就不能说是涌吐,而是作为健胃药,促进它们的反刍,有利于食物的咀嚼,帮助消化吸收。这些作用不是中药学要讨论的,但古代本草中包罗了这些内容。所以,中药的作用有医疗的作用,也有非医疗的作用,在医疗的作用里面,就是对于人体而言,它有毒性作用,也有副作用。毒性作用、副作用是作用的一个部分,但它不属于中药的功效范畴。为了更好地区别有利的治疗作用与有害的不良作用,把有利的治疗作用作为功效来研究,有害的不良作用放在使用注意当中加以讨论,提醒临床医生加以注意,所以在中药学当中就形成了一个特殊的术语,叫做"功效"。

由上可知,中药的功效只是中药作用的一个部分,它和作用并不能完全相等。其实这样处理非常有道理,所以我首先要说明这一问题。既然中药的这一

29

部分作用称为功效，为何又提到了一个中药的基本作用呢？这也是不得已而为之，因为现在的每一版中药教材，在讨论中药的性能之前，都提到了中药的基本作用，为了和其他的教材保持内容的一致性，所以我们在这里也简单地谈了中药的基本作用。这些功效高度概括起来，要么祛邪，要么扶正，要么是调整脏腑功能，这就是中药的基本作用。因为人体的病理变化，要么是六淫外邪引起的，能够针对六淫——风、寒、暑、湿、燥、火的药，有祛风解表的、散寒的、清热的、解暑的、润燥的、除湿的，那就是祛邪的；要么针对人体正气的虚衰，那就是补虚药；人体有的病理变化，表现出来没有明显的邪气，又没有明显的正气亏虚，我们就把它概括为脏腑功能失调，这个较次要，严格地讲与祛邪扶正都有一定的联系，只不过历来的中药学都是这样讲的。

下面重点讲中药的功效。人们对中药医疗作用的认识是逐步发展的，在中药学发展的过程中，本草有 2000 多年的历史，但是早期的本草没有明确地提出功效这个概念，在记载药物的时候，往往是功效和主治混杂在一起。

从《神农本草经》开始，一直到明清的很多本草书，基本上都是这种状况，功效和主治的概念区别是不清楚的，在记载药物的时候，在药名和性味之后，有的是功效，有的是主治，如《神农本草经》中的麻黄，说它能够发汗，这是一个功效；后面接着又说疗伤寒寒热，那是主治；治癥瘕积聚，又是一个主治；主咳逆上气，也是主治。

前面说过，清代初年的本草学家汪昂在他的《本草备要》序例里面说："最能使人如睡如寐者，莫过于读本草"。为什么呢？因为没有可读性。为什么没有可读性呢？条理不清楚。条理最不清楚的就是功效、主治混杂在一起，这样经历了 1000 多年的时间，严重地影响了中药学的发展。在本草当中，首先有把功效和主治区别开来这个意图的人，应该是明末的贾九如，在他编著的《药品化义》这本书里面，有一个栏目叫做"力"，下面记载的内容完全是功效。比如说槐花，力是凉血，主治后面才是什么吐衄、咳嗽有血等。他把功效和主治分得很清楚，但是没有使用功效这个术语，只是有了把功效和主治明确区别开来的体例。

我们现在对于药物的具体功效，一般都很清楚，比如说人参能够补气，大黄能够泻下，麻黄能够解表，但是从总体上对功效理论来进行探讨，目前还很少有人触及。功效理论也是一个广阔的天地，内容丰富，对中药学的发展至关重要，所以我们在教材里面就增加了功效这个内容，这是为了引起注意，这一部分的内容还要不断地充实，要成为中药基本理论当中比性能更重要的内容。

1. 功效的含义　中药的功效是在中医药理论指导下，对于药物治疗和保健作用的高度概括，是药物对于人体医疗作用在中医学范畴内的特殊表述形式。

简单地说,功效就是中药对人体的治疗和保健作用。

但是有些问题需要说明。第一,我们现在认识的中药功效,是在传统的给药途径下认识的。传统的给药途径主要是汤剂口服,或药物的局部使用,是在这样的情况下总结出来的功效。如果把中药改为其他给药途径,比如改成注射剂,它还有没有原来的功效? 它和原来的功效是不是一样? 比如说芒硝口服能泻下,那么经过静脉注射还能不能泻下? 当然不能泻下。现在中药有了新的剂型,这种新的剂型在古代是没有的,可能会具有一些新的功效。如研究发现枳实能够升高血压,能够治疗休克;天花粉能够用于中期引产。但是这些功效必须用注射的途径给药,口服则没有这些功效。我们研究中药,尤其是现代剂型发展以后,新的给药途径导致功效与原来的不一定相同,这是需要注意的。

第二,中药的功效,是直接的治疗作用或者保健作用,不能把间接的作用当作独立的功效,现在很多中医药文献当中,把一些间接的作用列为功效。清代的一个本草学家叫黄宫绣,他在《本草求真》里面就对此提出了批评,这是"隔二隔三,以为附会"。隔二隔三就是把间接效果牵强附会地作为一种功效,比较典型的如我们教科书上厚朴这味药,其功效是行气、燥湿、去积、平喘,其中的去积就不是一个直接作用,它就不应该是一个独立的功效。它去什么积? 如果去气积,它应该是行气消积,行气才是直接作用,才是功效;如果它治疗的是湿积,那么它燥湿去积,治疗的是水湿停滞,燥湿才是直接作用;如果治疗饮食积滞,它发挥的基本作用也是行气消胀,去的仍然是气积,它不能够消食积。像这类把间接效果作为功效的不妥之处,我们今后要注意。

第三,功效是单味药的作用,而不是复方的。复方的作用与单味药是有区别的,但是现在的很多书,把中药复方的作用等同于单味药的功效,比如有的中药书上讲桂枝能够发汗解肌,这个解肌不是桂枝单味药的功效,我讲到桂枝的时候还要讲。因为解肌本身是一个随意性很大的术语,从张仲景、陶弘景开始一直到张元素、陶节庵及明清的一些温病学家,每个人使用解肌的内涵不一样,张仲景有"桂枝本为解肌"之语,是说桂枝汤的功效是解肌;陶弘景有"麻黄疗伤寒为解肌第一要药",是将发汗解表称为解肌;张元素、李时珍、陶节庵等对解肌均有他们自己的理解,有的人把石膏清阳明热也称为解肌,那又是另外一个问题了。有的书上说柴胡和解退热,和解是小柴胡汤的功效,单味柴胡并不能和解,这也是比较典型的例子。此外,淡豆豉的除烦,鹤虱的驱绦虫都是复方的作用,讲到具体药物的时候,还能够举出更多例子。

2. 功效的分类 按照主治病症的病因病机分,中药的功效有祛邪、扶正和调理脏腑功能三类;如按照药政管理分,功效有治疗功效和保健功效两类,我们目前要学的基本上都是治疗功效。但中医药的保健是一个优势,由于理论的限制,没有办法总结出保健功效。所以就给现在的药政管理出了一个难题,要么一放就乱,要么一管就死,现在国家取消了保健药,基本理论的局限也是原因之一。所以,中药保健功效的研究和总结,是中药学面临的一个重要的课题。

建立于阴阳学说基础上的中医临床医学,都是针对"阴阳失调"的病理状态而论治的。人体"阴平阳秘"时生理功能正常,使用有偏性的中药,反而会引起阴阳的偏盛偏衰。基于这种理论用药并从中总结出来的功效,当然应该属于"治疗"功效,因而中药的治疗功效历来占绝大多数。

中药治疗功效的总结,既依赖于药物临床实践,又依赖于中医理论。随着临床用药经验的积累,主治范围的扩大,以及中医病因病机学说和辨证理论的进一步深入,中药治疗功效也向纵深发展,从而逐渐形成了纵向的多系统和横向的多层次。如在纵向方面,除治疗和保健外,又有对因治疗功效系统和对症治疗功效系统之分;前者是药物功效在于消除疾病发生的原因,即治本作用,而后者是药物功效在于减轻或消除疾病症状,即治标作用;此外,与六经、卫气营血、奇经八脉等辨证系统相对应,还有不同的功效术语系统。在横向层次方面,由于中医辨证体系的多层次性,如虚证有气虚、血虚、阴虚、阳虚的不同,气虚又有在肺、在脾、在心等的差异,故相应的补虚功效,可分化为第二层次的补气、补血、补阳和补阴;补气又可再分化为第三层次的补肺气、补脾气等。又如石膏的清热泻火,包括了清气分热、清肺热与清胃热;牡蛎的收敛固涩,包括了止汗、固精;麦冬养阴,包括了养肺阴、养胃阴、养心阴等。这些药物功效的层次分化越细致,对其个性的认识越深入,临床选用就越准确。这些系统和层次,组成治疗功效的立体网络结构,成为临床辨证用药的主要依据。

中医学的病因学说认为,人生病不外乎是邪气外犯,正气内虚,引起生理性失调,故中药治疗功效相应的基本作用应是祛邪、扶正,调理脏腑功能,以纠正人体阴阳偏盛偏衰的病理现象,使之在最大程度上恢复到原有相对平衡的正常状态。

1. 对证治疗功效 "证"是中医学的特有概念,是对疾病所处一定阶段的病因、病性、病位等作出的综合性概括,是对患者就诊时病情本质作出的诊断。对证功效是针对中医所特有的"证"发挥治疗作用的功效。如清热燥湿,主要针对"湿热证"发挥治疗作用;活血化瘀,主要针对"瘀血证"发挥治疗作用等。由于对证功效与证紧密相联系,中医辨证施治中才使理法方药成为一个有机的整体。

辨证论治是中医学的显著特征,通过这种医疗实践而产生的中药对证治疗功效,不但最为主要,而且为数最多,在各类功效中居主导地位,也是临床中药学研究和介绍的重点。

对证治疗功效既是各药性能产生的基础，又是临床用药的主要依据。如掌握了麻黄发散风寒的功效，既可推演其药性为辛温，归肺经；又可确定其主治为风寒表证。由此表明，对证功效是性能理论与临床应用联系的肯綮，同时又具有直接的临床用药实践指导意义，不但理论价值重大，而且还是学好临床中药学的关键。

为了使药物的治疗功效与证候有机地联系，必须使对证功效在层次上不断细化。所以，对证治疗的中药功效具有多层次性，并与不同层次的证相对应。如八纲辨证有热证，中药功效则相应有清热；而卫气营血、脏腑等不同层次的辨证，又可辨出气分、血分或心、肺等不同层次的热证，中药功效亦相应有清气分热、清血分热、清心热、清肺热等不同层次的概念。对证功效的分化是随着实践和理论的发展而深入的，从对证功效层次的分化程度可以透视出对药物功效认识发展的水平，这在很大程度上反映出临床中药学的学术水平。

中药对证治疗功效的应用必须以正确认识证候为前提。由于中医有各种不同的辨证方法，诸如八纲辨证、脏腑辨证、六经辨证、三焦辨证、卫气营血辨证、气血津液辨证等，因而就有各种不同的证型，这些证型均从不同的角度反映了疾病当时的不同本质，为对证功效的概括奠定了基础。如石膏一药，在六经辨证中，是用以主治阳明经热证的，相应具有清阳明经热的功效；在卫气营血辨证中，主要是用以主治气分热证的，相应具有清气分热的功效；而在脏腑辨证中，又主要主治肺、胃热证，则相应有清肺热、清胃热的功效。

2. 对病治疗功效 "病"是对某种特定疾病全过程的特点与规律所作出的概括，代表着该病种的基本矛盾。对病功效就是针对中医的"病"发挥治疗作用的功效。如截疟、驱蛔虫等，分别针对疟疾、蛔虫病发挥治疗作用。体现了中医临床亦常辨病施治的特色。

任何一种疾病，在其病变的发生和发展过程中，其证候和症状虽然可以千变万化，但总有其基本矛盾贯穿于疾病的始终，只要能抓住这一基本矛盾，予以有针对性的药物进行对病治疗，皆可收到较好的疗效。因此，清代徐灵胎《医学源流论》说："欲治病者，必先识病之名……一病必有主方，一病必有主药。"可见，对病施治历来就在中医学中占有一席之地，并通过该医疗实践总结出了若干对病治疗功效。

对病治疗和对证治疗是相辅相成的，不可偏废。然而，长期以来，不少人习惯认为，对证治疗功效的应用似乎完全不受病种的限制，凡病异证同者，皆可选用同一对证治疗功效的药物进行治疗，这便是中医"异病同治"的治疗法则。其实，在"异病同治"中结合不同病种的特点给药，较单纯对症与单纯对证论治，常常可提高疗效。对病治疗功效则不然，其应用一直是受到对证给药的制约。如丹波元坚《药治通义》所云:"然病虽一,而其证不均,倘啻云治某病,则浅学无所下手"。由于病同证异者,治疗时是以对证治疗为主,对症为辅,以致经常忽略对病选药,所以,对病治疗功效的中药不多。但认识中药的对病治疗功效,在"同病异治"和"异病同治"时都是十分重要的,在总结和研究药物功效时不应被忽视。

由于在中医文献中对"病"的概念较模糊,常常病证不分,或以症为病。如"痹"应该是一个病名,而书中多称痹证;"咳嗽"是一个症状,而多作病名看待。因此,对病治疗功效的确定也显得不够规范,常常与对证功效、对症功效相混淆,这对指导临床辨病用药具有很大的局限性。再则,多数疾病都有一个漫长的病变过程,在这个过程中,每个阶段的病理变化是不尽相同的。每个病演变过程的一般规律往往可以体现为不同的证。因此,疾病治疗最终的归属往往落实到对证治疗功效的药物。事实上单纯应用对病治疗功效的药物,有时也是难以收到较好疗效的。

3. 对症治疗功效   除对证和对病的功效外,在中药治疗功效中还存在一类能消除或缓解患者某一自觉症状或临床体征的"对症治疗功效"。这一作用,无论是从医药文献的记录、临床应用的实例,还是现代药理研究,均可得到肯定。如麻黄之平喘,生姜之止呕,延胡索之止痛,三七之止血,皆属"对症"之功效。认识这些功效,同样具有重要的临床意义。虽然,中医对疾病的治疗主要是着眼于病证机制的区别,所谓"证同则治亦同,证异治亦异",即从"证"来确立相应的治法,又从治法选用相应的方药,这个意义上看,对因治疗功效已能满足治疗理论的需要。而由于证候是由若干症状和体征构成的,不少证候还常常有一种突出的主症,使患者十分难受,需要首先予以处理,以尽快缓解患者的最大痛苦。所以中医在治疗上还强调"标本兼治"或"急则治标",说明辨证用药需要对症用药补充,并使二者紧密配合。实际上在临床实践中,一般是以对证治疗功效的中药为主,少佐对症之品,即对症中药的使用前提是必须以辨证施治为指导。但在一些特殊情况下需要"急则治标",则暂时又应以对症治疗功效的中药为主。可见,对症治疗功效无论在中药功效构成上,还是在治疗理论及临床应用上均有其存在的价值,应当加以重视。

明清时代以来,由于启蒙性本草歌括类读物的广为流行,习惯于将一些对因功效和对症功效组合在一起,形成了若干复合的功效术语,如凉血止痛、化瘀止血、温经止痛,清胃止呕、养血安神等。在这些功效中,前二字是对证的,后二字是对症的,二者主要是并列关系。从治病来讲,病因去则症状除,二者虽存在一定的因果关系,但在分类中药功效时后者相对较为次要。学习和应用这类功效,应认真加以理解。

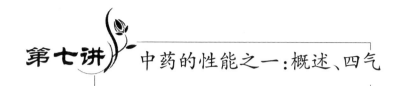

第七讲 中药的性能之一：概述、四气

一、中药性能的概述

主要从四个方面介绍。

首先，介绍中药基本作用。中药对人体有益的治疗作用称为功效，功效是中药作用的重要组成部分。因为中药有多方面作用，有医疗作用，也有非医疗作用；而医疗作用又包括医疗、保健及毒、副作用等。中药的功效可以针对相应的证候、疾病或症状发挥治疗效果。以后我们在学习具体药物时，会了解大量的功效，内容十分丰富。但进一步加以概括，只是扶正、祛邪和调理脏腑功能三大方面。

第二，简单谈一下性能的内容。性能的内容主要有四气、五味、升降浮沉、归经和有毒无毒或者称为毒性。这五个方面只是主要的，很多人学了中药以后都产生了错觉，误认为中药的性能只有这五个方面。因为一般的中药书上都只介绍了这五种，但这仅仅是主要的，还有次要的，次要的性能更多，而且有的在指导临床用药的时候意义还非常重要。譬如补泻、润燥。尤其是润燥，我们今后在讲化湿药、补阳药、温里药、行气药，都说它们是偏燥的或是偏于温燥的，对于津液不足者就不适合使用；补血药、滋阴药、凉血药，就比较滋腻，就有润性，湿浊内盛一般就要慎用或不适合使用。润燥在指导认识中药或使用中药时，是很常用的一种性能，但没把它放在主要性能里面，所以，我们要有一个基本的认识，中药性能的内容是非常丰富的，但历来只重点强调了这五个方面。

第三，讲性能的含义。古人认为药能以偏纠偏，性能就是药物能治病的这些偏性。当人体阴阳失调的时候，阴阳产生了偏胜偏衰，可用药物的偏性把它纠正过来，恢复到原来正常的相对平衡的状态，因此各种药物都存在偏性。

目前认为，性能是用来概括药物作用的性质或特征的，是从不同的角度对作用，但主要是对功效的一种提炼，因为毒性只是性能，而不是功效。这是中药药理的基本内容，是解释药物为什么能发挥这种功效，为什么能够起到这种治疗作用的基本理论，这种基本理论也就是中药的药理。药理二字是中药学里面固有的，因为现在西药学里面也要强调药理，其实是借用了中药当中传统的术语。最

35

早提出药理二字的是北宋的皇帝宋徽宗赵佶,当时编了一部很大的方书,叫《圣济总录》,总论是由皇帝亲自写的,《圣济经》就相当于总论。《圣济经》一共有十章,第九章就叫做药理篇,这就是中药传统的药理,只是它解释的方法不是用现代药理的理论,是按照中医中药的理论,主要用药材性状来解释药理的内容,后人又将其称为"法象药理学"。

再补充一点,中药的四气、五味、毒性这些内容,是从《神农本草经》就开始总结的,但是这样的理论应该叫什么名称,古代一直没有统一,没有人来命名。一直到20世纪50年代,中医药的高等教育开始起步,要编中药学的教材,从那时开始,就把中药的四气、五味、归经、升降浮沉、毒性这些内容归在一起,用了一个特殊的术语来概括,就叫性能。经过了半个多世纪,已经约定俗成,一提到性能,大家都知道主要是这五个方面,如果今后参加考试,考试题里面涉及了中药的性能,主要就从这五个方面来考虑。但是这个"性能"作为一个词汇,出现的时间很早,在汉代就有。那么文字工具书怎样解释"性能"的词义呢?说事物的性质和功能统称叫性能。而在中药学里面,功能就是功效,已经独立出来了,所以尽管用的是性能这个词,但是它已经不包括功效了。功效相对于性能是一个低层次的概念,是概括药物对于人体疾病的治疗或对于亚健康状态的保健作用。通过提炼功效的性质或特征,才产生性能,性能不是具体的功效。所以在中药学里面的性能,不包括功效,只是代表药物功效的性质或特征。但是近年来出版的一些中药书,把中药的性能改换了一个术语,叫做药性,内容仍然是四气、五味、归经、升降浮沉、毒性,即把这一章叫做中药的药性。目前对这部分的内容,主流还是用了半个世纪约定俗成的性能,但是有人称为药性。称为药性好不好?称为药性不好。为什么不好?因为药性虽然在中药学里面出现了2000多年,但是在使用过程当中,药性的含义从来没有规范过,它具有很大的随意性,不同的书籍里面或是不同的医药学家的心目当中,对于药性的含义是不一样的。可能没有学过中药的人也会知道,药性指的是寒热温凉,比如说人参的药性是偏温的,大黄的药性是寒性的,它这时的含义非常局限。含义最广的时候,中药所有的知识都可称为药性,历史上有很多本草就叫药性本草或是药性论,凡是与中药有关的理论或应用知识,全部都包括在里面,无所不包、无所不指,这个时候药性的含义就非常的宽泛。在20世纪90年代初,中国中医科学院高晓山先生有一本专著就叫《中药药性论》,这里的药性指的也是所有有关中药的理论和知识。中药学当中药性还有其他很多不同的含义,比如我前面说《神农本草经》的序例有十三条,其中有一条是:药性有宜丸者,宜散者,宜酒浸者,宜水煮者。此处药性谈的是药材的水溶性、醇溶性等,主要指的是物理性质。到了陶弘景编写的《本草经集注》

里,又有"药性所主"的论述,这个药性指的则是功效。所以,在历代的中医药文献当中,药性二字从来都没有规范过,因为应用的时候没有一个约定,大家都是随意使用。那么现在再把性能叫做药性,反而引起了不必要的混乱,因此我个人的观点是不赞同把性能改成药性。

还有一个问题:性能与性状。在中药学中很早就对性能、性状有所区分。尤其在明代末年,有一部本草书叫《药品化义》,对后世有很大影响,如《本草备要》把功效和主治分开,使本草的学术性和可读性大为提升,主要就是受它的影响。该书作者对每味中药从两大类的八个方面来论述:第一类中一是药物的体。指用感觉器官来感受药材,主要讨论药材的质地,如轻重润燥等;二是药材的颜色,红黄黑白等;三是气嗅,用嗅觉闻到的;四是滋味,用口尝到的。另外一类:一是形,是指药物的阴阳五行。二是性,主要指的是四气;三是能,指的是升降浮沉的作用趋向等;四是力,主要是药物的功效。作者认为前四者是"天地产物生成之法象",这句话是说中药的体色气味是药材与生俱来的自然特征,如胡萝卜天生是红的;后四者是"医人格物推测之义理",是医生通过中医药理论分析出来的理论。前面四种为药材自然特征,便是性状,现在《中药鉴定学》就有性状鉴定。性能是对药物功效的进一步提炼,它是用来描述药物作用基本的特性,是通过医药学家归纳整理的基本理论。它们的观察对象有什么不同呢?性状是观察药材本身,用感觉器官去感觉;性能则是医生观察病人吃药后的身体变化。为什么我要把这个问题提出呢?因为古代常把性能性状混淆,由此在中药学产生了法象药理学理论。法象药理学在《圣济经》里就形成,经过金元医家的发展,对现在有很大影响。若这个问题不搞清楚,无法学好《本草备要》等古代本草,因为书里面很多理论是法象药理学的内容,简单地说就是用药物的自然特征解释药物的医疗作用。例如丹参是一种活血化瘀的药,法象药理学说因为它是红的,属于五行的火、属心。心是主血脉,所以丹参就能够以红入心,而活血化瘀治疗心脉闭阻。这样解释中药机制的理论就是法象药理。这种解释方法在当时对于药学是有推动的,因为它把药学的自然特征和作用联系起来,深化了认识,也能帮助学习。但是这种药理学不能解释中药作用的真正机制,性状和作用只是部分吻合,不可能是普遍规律。更重要的是我们今天应正确地看待该理论,前人的法象药理,是在确定了药物功效后,对它进行说明分析。所以药物功效认识在先,法象药理解释功效在后,不能颠倒。如丹参,是已经知道能治疗心脉淤阻,再联系红色来解释它为何能主治心脉淤阻,这是有先后顺序的。我们不能凡是看到红色的东西,就说它入心,这样就违背了前人本意,这不属于法象药理学。但是很多人犯这个毛病,把因果颠倒了。古人是已经确定功效之后,仅仅用此作为一种解释方法。

37

若不理解这些,就会认为只要见到中药的颜色气味就能知道它有什么作用,事实上没那么简单。

下面我们讲性能的五个主要方面。

二、四气

从《神农本草经》开始,历代本草在每一种中药后面都要标明其药性的寒热,我们将这些内容称为四气。

四气的含义:四气是用以反映药物作用对人体寒热或阴阳变化的影响。为什么要说影响阴阳呢?因为阴阳的变化最终都会反映为寒热变化。阴胜则寒,阳胜则热。四气是药物的寒热温凉四种药性,所以又叫做四性。

这里补充一点:为什么四气又叫四性?《神农本草经》序例说"药有寒热温凉四气",但一直没有人解释为何要叫四气。后来明代有个本草学家李中梓,他认为是"以四时为喻"。四时是春、夏、秋、冬。春天是温暖的、夏天是炎热的、秋天是凉爽的、冬天是寒冷的。药物应用后就像春夏秋冬对人体产生的影响。但也有人说气是中医学对于物质世界的概称,药物为什么会对人体有寒热温凉的影响呢?它有不同的精微物质,所以产生了四气之说,这也有道理。古人写书时不加注解,到底这个气指的是精微物质,还是借用春夏秋冬的寒热温凉对人体影响为喻,我们现在不必讨论,只是知道从《神农本草经》就叫做四气。后来宋代有个叫寇宗奭的本草学家,他在《本草衍义》中指出药物寒热温凉应是性不是气,气应该是嗅觉闻到的,这样容易混淆,应该改称四性,对四气说提出了质疑。但是本经是经典,不能轻易改动。到了李时珍也赞成四性更为恰当,但是他还是主张"姑从旧尔",沿用四气。从此之后,两种称谓都有人采用,两种说法并存。

四性之外还有平性。有的药物对人体的寒热变化基本没影响,有寒热的人用了没有明显反应,正常人用了影响也不明显,因寒热偏性不显著,故称其为平性。有人说平性是作用较缓和,这种说法是值得商榷的。作用缓和与平性没有直接关系,例如:水蛭、三棱,是作用很强的活血化瘀药,但它们都是平性的。

此外,后人在寒热温凉的基础上,又加入了大热、大寒等不同层次的区分。其实四气就是寒热两分,温和热、寒和凉只是程度的差别,分级越多越难认定。如果用阴阳区分,温热属于阳、寒凉属于阴。这就是四气最基本的内容。

中药的四气是如何确定的呢?药物的寒热温凉是从药物作用于机体所发生的反应概括出来的,能够减轻或消除热证的药物一般属于寒凉性;反之,减轻或消除寒证的药物一般属于温热性。

我再补充一个问题,就是应当怎样正确对待中药四气在记载中的分歧现象。

对于具体药物寒热温凉的记载,在不同历史时期,可能有的不一致;就是在同一时期的不同中医药书籍,对于某一药物的药性,它的记载也可能不完全一样。对于这种分歧现象,我们应该正确对待。其中有一部分分歧是一种正常的现象,是不可避免的。因为人们对中药四气的认识有一个发展过程,可能开始不完全正确,后来慢慢地加以修正,使它逐渐准确,所以就出现了在不同的历史时期,有些药物的药性是不一样的。譬如解表药中的薄荷,现在是辛凉解表药的第一味药,它的药性是凉性,也就是偏寒。薄荷是一种外来药,唐代的《新修本草》开始收载,在当时薄荷是温性的,而现在变成寒凉了,就有分歧。因为从先秦到隋唐,对于感冒重点是认识了风寒感冒,所以一般认为治疗感冒的药物都是温性的药物。薄荷从国外引进以后是作为治风寒感冒的药,所以也就认为它是温性的,这是基于当时的医疗实践。到了金元以后,逐渐发现感冒有风寒感冒和风热感冒之分,或者是温热病的初起,不完全要用温性的药物,后者应该用寒凉的药物,其中薄荷也是比较常用的。所以从金元开始就把薄荷改成了凉性,这种差异是不可避免的,也是正常的。

有的人认为《神农本草经》记载的药物药性不能变,现在也必须这样,那不一定。当时有的药性未必正确,比如枳实定的就是寒性,现在也解释不清楚枳实为什么是寒性药物,在古代枳实的来源主要是枸橘,而枸橘在古代本草里面是温性的,为什么它作枳实用就是寒性了?因为《神农本草经》就这样写的,对它定寒性是不是恰当,值得考虑。又如人参在《神农本草经》中标的是微寒,后来从明代开始改成微温;斑蝥现在也由《神农本草经》的寒性改为了温性,都更加符合实际。我们要有这个基本思想,药性根据临床的应用是可以变的,只要言之有理,持之有故,就可以去改动。

另外,有的药物有不同的炮制品,比如地黄,直接将地里面的块根挖起来晒干或鲜用,则是寒性的药物,作凉血用。但是反复蒸晒后就变为熟地,熟地就不是寒性而是温性的药了,如果仅仅说地黄,那可能就会出现争论。类似的情况古代文献中不少,开始人参定的是微寒,因为明代以前用的是生晒参,没有经过加工炮制的,它的药性偏寒是对的。但是明、清以后,很多人参是经过加工的红参,红参就偏温了,所以有的书上写人参偏温,应该是红参,如果没有写明是红参或是生晒参,药性当然会出现分歧。人参的药性有寒热两种不同的表述没什么奇怪的,要是编中药书的人没有把它搞清楚,那就不正常了。

出现分歧更多的原因,还在于中药的药性本质是建立在阴阳理论之上,就是寒热两分法。后人在这寒热两分之中还要区分层次,还要再分大寒、微寒,大热、大温、微温等很多等级。其实对药物要分清寒热,只能起一个定性的作用,这个等级太多了已经是定量的范畴了。中药的寒热定不了量,因为临床用药,这个人用量多一点,那个人少一点,如黄芩是寒性的药,有的用15克、有的用12克、有的用9克,这样产生的效果会一样吗?不同的季节或地域都是有不同影响的,影响的因素很多,定不了量,只能定性。所以中药寒热的等级越多,麻烦就越多,也会更容易出现认识上的差异。再举个例子,清热药石膏,很多书上写的是大寒,是因为它治疗温热病的气分热证,气分热证在临床当中是一个很严重的热证,属于大热证,它能治疗大热证,而且是白虎汤的君药,当然就是大寒,这是相对于大热证它是大寒了。有的医生和本草学家就不同意,中医理论认为产妇是不适合寒性太强的药,主张产前宜凉产后宜温,产后气血耗伤一般要偏于温补或者温通,所以宜温。大寒的药产后一般不适合,但是石膏对产妇没什么不良的影响,只要需要都可以用。民国初年河北名医张锡纯先生就反对石膏是大寒,说石膏是微寒,因为产妇用了都很安全,不能说他不对,他是从另外的角度总结药性,也有道理。于是有的人就说,你们也不要争了,可不分它大寒还是微寒,就将它定一个寒性吧。所以在不同的书上,石膏有时候是微寒的,有时候是大寒的,有时候只是寒性的。当然以说大寒的居多,因为和所治病证相对而言,它治疗的是大热证,这个道理要充分一些。尽管产妇用了没有什么问题,但是我们对中药四气的决定,没有说是按照不良反应来确定的,所以它不符合确定四气的依据,今天赞成微寒的人也不占主流,当然主张不要争论的折衷派为数也不少。这种情况就是定量惹出来的麻烦,我们也要有正确的评判,知道了它产生分歧的原因,自然就可以理解和容许有不同的内容。

中药的药性是相对而言的,参照物不同,它也可能出现一些差异。大家应该对生姜很熟悉,人人都吃过,有感性的认识;另外有一种药叫紫苏,有芳香气味,也可作调味品用。生姜和紫苏都是解表药,很多书上生姜的药性是微温,紫苏的药性是温性,如果我们仔细想一下,生姜的温性肯定比紫苏强,吃很多紫苏都不会上火;生姜稍微吃多一些,就要上火,口干舌燥的。那为什么生姜是微温,而紫苏是温性,这两者没有可比性。因为参照对象不同,在姜的家族里面,干姜一般是标热性;又有炮姜,炮姜是温性;生姜的温性不如炮姜,相对于炮姜,它就应该是微温了。在姜的家族里面,干姜、炮姜、生姜相比较,生姜的微温就是顺理成章的。紫苏的温性是和紫苏梗,就是它的茎相对而言,茎的温性不明显,一般就定为微温,这是最低的一个层次;紫苏叶的温性要比紫苏梗强一点,所以紫苏叶就只好写一个温性。如果把紫苏叶定为微温,那么紫苏梗怎么写?生姜和紫苏参照对象不同,不是它们之间相比,所以就出现了这种现象,这也是产生分歧的一个原因。现在有人把生姜改为了温性,但问题又出来了,炮姜也是温性,那炮姜和生姜就没有区别了,这也是麻烦。另外,一味中药有很多功效,功效不同它产生药性的反应不完全一样,对此以后再说。

学习药物寒热温凉有什么意义?书上提到了"疗寒以热药、疗热以寒药";或者《黄帝内经》所说的"寒者热之,热者寒之"是中医用药的基本原则。临床上首先要辨出证候的寒热,然后选择相应的药物来治疗。区分中药四气后,对"寒者热之,热者寒之"才能提供药物依据。具体内容书上写得比较清楚,自己看一下,先有一个初步印象,通过以后的学习自然就掌握了。

41

第八讲 中药的性能之二：五味

五味，是性能理论中形成相对最早的，因为，药物入腹才知其性，而入口便知其味，加之五味与烹饪也有密切关系，所以它出现较早。

五味的含义是什么呢？课本中说："味的概念，不仅表示味觉感知的真实滋味，同时也反映药物的实际性能。"就是说药物的五味，它既表示药物的真实滋味，也表示药物的性能。它表示怎样的性能呢？主要是表示药物的作用在补泻敛散等方面的性质或特征，不过它只表示了一部分药物作用的特征。所以中药的五味，它既是性能的内容，也是性状的组成部分，有两重性。

五味最早是通过口尝认识的，药物通过口服，一进入口腔，味觉器官就会感受到它的真实滋味，最初产生了一个错觉，认为相同的味具有相同的作用。譬如说酸的药物肯定有收涩的作用；甜味的药物肯定有补虚的作用，当时的认识完全是一种简单的对应关系。后来由于药物品种增多、药物作用范围不断扩大，渐渐发现不是这样一回事。有的药物有甜味但是不一定能补虚，有的能补虚的药物不一定有甜味；有的味酸药物不一定能收敛，能收敛的药物又不一定都是酸的，出现了矛盾，不统一了。后来在本草学中，有的重视真实滋味，譬如山楂本身很酸，但是山楂没有酸味性能的作用特征，它不能收敛，它是活血化瘀药、帮助消化的药。因为强调山楂的真实滋味，所以我们书上的山楂是酸味药，它是一种性状的味，是它的物理特征，这不是性能，与它的作用没有关系。

但是有的药物有这个作用，又没有这个味道。又如赭石，它是含铁的矿物药。我们可以想象，一个含铁的矿石用口来尝是什么味？既不酸、不苦，也不甜、不咸，没有味。但是它可以凉血、止呕、潜阳，它符合我们下面马上要学的"苦味"的作用特征，古人为了表示赭石的作用特征，就给它加了一个苦味。从《神农本草经》起，到我们的书上，赭石都写了一个苦味。古人没有愚昧到连代赭石是不是苦的都不知道，那没有苦味为什么要写苦味？因为赭石的这个苦是作为性能来表示它的作用特征。因此五味就产生了分歧，有的是代表性状，有的是代表性能。但是，绝大多数中药的性状、性能的味是统一的，单纯表示性状的或单纯表示性能的为数不多。

要学好具体药物的味，这个基本思想必须牢固地建立起来：绝大多数药物的性状、性能的味是统一的;少部分的药物,如山楂有酸味而没有相应的作用特征,它仅仅代表真实滋味,属于性状的味,与性能没有关系;有一部分的药,如赭石,它有这样的作用特征,没有这样的真实滋味,加上了这个味,这是属于性能的味,与真实滋味无关。

今后学习具体药物,要通过药物的功效来分析它应该具有什么样的性能的味,不应死记硬背。如果我们分析功效而得的味与书上不一致,那么书上记载的味可能为药物的真实滋味。我们初学时,不可能去尝每一味药,只要书上的味与性能不统一,基本上是表示它的真实滋味。

五味代表药物的作用特征。这个问题是本节的重点,下面我逐一作简单的介绍:

1. 辛　有发散和行血、行气作用。即前人说的"辛能行、能散"。"辛能散",是说辛作为一种性能,辛可用以代表该药物有发散方面的作用特征;同样的道理,"辛能行"就可以代表药物具有行气或活血的作用特征。

但必须说明几点:

(1)"辛能散、能行"作为一种性能,可代表药物有发散和行气、活血的作用特征,所以,凡是功效中具有解表及行气、活血的药物,其药味中都可以定一个辛味。但是,不能反过来将真实滋味为辛味的药物,认为都能发散或行气、活血。辛作为一个真实滋味,一是指芳香、辛香,我们用鼻能闻出的;另外,口尝的辛是辣,如辣椒、胡椒、生姜等的味道。不能认为辛香、辛辣的药物,都能发散或行气、活血。要把这个关系弄清楚,不能想当然,否则推出来的功效可能是错的。

(2)辛能散、能行,除了行气、活血、解表以外,有的药物如化湿药、温里药、开窍药、祛风湿药等,都有能散能行的作用特征,所以这些药物一般也都有辛味。所以辛能散能行不能局限在行气、活血、解表,化湿、温里、开窍、祛风湿一般也都是辛味的。

(3)《本草备要》等书中,除了辛能散、能行,还谈到"辛能润",这是《黄帝内经》提出来的:以辛润之。辛能润不是辛味的直接作用特征,它是间接的收效。为什么呢?《黄帝内经》没有解释。实际上是说当气血阻滞时,人体的津液就不能正常地输布。如果人体皮肤出现了干燥,是因为气血不通,阴液不能输布、滋润皮肤,治疗上首先是要让气血流通,就需要用到辛味的药来行气活血,行气活血的结果就间接收到了滋润皮肤的效果,所以辛润是一种间接的效果,在现代的五味理论中,没有保留的必要。

(4)辛能行、能散只是作用的特征,它不是具体的功效,有的书上说这部分内容是药物的作用,值得商榷。因为这里的作用就是功效,功效和性能是不同层次的理论,性能主要是反映功效特征的,二者不能相混,其他的味和其他的性能也如此。

2. 甘 有补益、缓急、和中的作用特征,也就是"甘能补、能缓、能和"。所以一般的补虚药,不管它有没有甜味,都可以定为甘味。补虚,包括了补气、补阳、补阴、补血;另外健脾、生津、润燥,包括润大肠,都属于补虚的范畴,见到了有这些功效的药,都可以加上甘味。

甘能缓,主要是缓急止痛,根据中医学的理论,我们为什么会出现疼痛,最主要的是不通则痛,什么不通?气血不通,譬如说瘀血阻滞、气机凝滞,或者寒凝血瘀等,因为通则不痛,所以就要通,通则不痛。另外还有一类疼痛,它不是不通,是人的筋脉、肌肉、脏器处于一种挛急的状态,或者又称为拘急,这种状态也会痛,这样的痛就不能用通的方法来治疗,就要用缓急止痛的方法治疗。甘草等甜味的药就能治疗这种疼痛,其相应的作用就称为缓急止痛。

甘能和,我们书上说的是和中。中焦不调和更多的是由于饮食积滞,那么通过帮助消化,中焦就会调和。所以今后学的消食药,一般都有甘味,反映消食和中。前面提过甘能和毒,甘味的甘草、大枣可降低药物的毒副性。另外,甘还能和味,调和滋味。开中药处方有时会加点甘草,其中有一个目的就是为了和味,让药不会那么苦。甘草含有一种甘草甜素,如果把它分离出来,它的甜度是白糖的 500 倍,所以它能和味。可见甘能和的含义是非常广的。

甘能补、能缓、能中,甘能补是主要的,因为能缓、能和的药,绝大多数都是补虚药,主要是指甘草、大枣、蜂蜜、饴糖。

3. 酸与涩 有收敛、固涩的作用,就是"酸能收、能涩"。"酸能收"指的是收敛,收敛的本意就是把分散的东西集中起来,秋天是收敛的季节,就把分散在田地里的粮食收集起来。它引申的意义是增强约束力。收敛就是增强机体的约束力,约束什么?约束气血津液,不要让气血津液随便地散失。如果不是因为夏天炎热、也不是因为劳动等而出汗,就是津液失去了约束,用一点药使出汗减少,那就是收敛的作用。

涩是不流利、不流畅。机体向外的通道不流畅、不滑利了,津液也就不容易跑掉,所以固涩和收敛是相似的,因此收敛、固涩两者常常并提。

能够收敛固涩的药都可以加上酸味,它的范围很广,今后我们学收敛固涩药有减少出汗、减轻腹泻、减轻出血、减轻气喘、减少小便等作用。

涩味与酸味一样,也是能收能涩。其实酸味和涩味口感是不一样的。酸味大家都知道,如吃乌梅那是很酸的;涩味则如吃没有成熟的柿子、香蕉时,口腔里面会有一种不舒服的感受,那就是涩味,与酸味明显不同,但是两者代表的作用特点是一样的。不同的是,在中药理论中,酸能够生津,尤其是与甘味结合时,《黄帝内经》里就提出了"甘酸化阴",酸有生津液的作用,这是涩味所没有的。那么我们在具体标定时,一般来说如果药物本身是酸的,譬如乌梅、五味子,口尝很酸,那药味就以酸为主;有的口尝没有酸味,则定为涩味,譬如龙骨、牡蛎口尝不酸,但它们有收敛固涩作用,我们就只说它有涩味,这是考虑到真实滋味。

4. 苦 有泄和燥的作用特征。在各种味当中,苦相对比较复杂,因为苦能泄表示了三种情况。

一是清泄,就是清热泻火,或者说就是清泄热邪,所以一般的清热药,如果作为一种性能来表示它的作用特征,都可以写上苦味。我前面举的赭石,为什么它没有味还要给它写上苦味,就是因为它有凉血止血的作用,属于清泄的范畴,所以它没有苦味也给它写一个苦,表示它的作用特征。

二是降泄,包括降肺气,肺是主肃降的,肺不肃降就是指肺气上逆,出现咳嗽、气喘,那么能降肺气就是能止咳、平喘,一般止咳平喘药我们会强调它的苦味,哪怕尝起来没有什么苦味。另外是降胃气,胃是主和降的,胃气上逆会致恶心呕吐,能够降胃气主要就表现在止呕,所用的药物也多标为苦味。

三是通泄,主要是通泄大便,攻下大便的药,一般都有苦味,用苦味来表示它们在泄方面的作用特征。

苦能燥,燥指的是燥湿,燥湿就是使湿干燥,能够燥湿的药物,一般也用苦味来表示它的作用特征。为什么会出现这样一个理论呢?没有文献记载,据说是因为木炭吸潮的能力很强,把树木烧成炭后,能吸很多的水,又因为这个烧焦的东西尝起来是苦的,就从这样的生活常识当中,逐渐地演变出苦味的理论。所以在中药里,凡是功效有燥湿,一般就有苦味。有的是温性,就叫苦温燥湿;有的是寒性,叫苦寒燥湿,也叫清热燥湿。

书上还谈到了"苦能坚阴",也可以叫"泻火存阴",这是苦能清泄的一种特殊情况。有的药物能治疗肾阴虚而引起的虚火亢旺。肾阴虚而虚火亢旺时,就会耗伤肾的阴津,这个时候用一些特殊的清热药来清这个虚火,虚火不亢旺了,阴津得到了保存,所以称做坚阴,或者叫泻火存阴,它是清热泻火这种清泄产生的一种特殊现象。习惯上只是把滋阴降火的药物,如知母、黄柏认为是坚阴的,它不是一个特殊理论,所以把它附在苦能泄的后面。

5. 咸 咸有软坚散结、泻下的作用,也就是"咸能软、能下"。坚与结指的是人体内出现了坚硬的结块,体内为什么会出现坚硬的结块?按照中医的理论,主要的原因第一是瘀血,或者是气滞血瘀;第二是痰,痰可凝聚成坚硬的痰核、痰块。所以凡是体内有坚硬的结块,一般都归于痰或瘀,或者是痰瘀互结引起的。

从这个角度来讲,能够治疗坚硬结块,就是活血化瘀以及化痰这两种方法。而活血化瘀的作用特点已用辛味来表示了,化痰特点在五味里面没有包括,我们今后学化痰药,它是从另外一个角度表示的味,并不一定从咸味来考虑。在五味当中,咸能软比较局限,局限在什么地方呢? 这个药要能治疗坚硬的结块,但是它本身又没有活血的功效,也没有化痰的功效,这样的药物一般才与咸能软联系在一起,如果它有活血的功效,就与辛联系在一起了,就是辛散、辛行了,所以咸能软相对来说应用的面不广。

咸能下中的"下"是泻下,我们刚刚讲了苦能通下,通泄大便,这里又来个咸能下,是不是重复了? 泻下通便主要是用苦味来表示这种作用特征,那为什么这里要用咸味来表示? 它是"因人设官",那么咸能下是为了谁而设? 为了芒硝。泻下药当中有个芒硝,芒硝用口尝时味道是跟盐一样的,它的化学成分是硫酸钠,我们吃的盐是氯化钠,味道一样很咸的。芒硝的泻下很强,它是一种很特殊的泻下作用,现在西药里对芒硝的泻下作用也是一个特殊的理论,这些我在讲到芒硝时会提到。所以咸能够泻下,更加局限,就为芒硝而有这个理论,所以适用的面更加狭窄。

6. 淡　淡能渗湿、利尿,也就是"淡能渗、能利"。渗湿和利水其实是相似的,那么湿和水有什么区别? 分散的、无形的一般就称为湿,譬如我们说空气很潮湿,是看不见的。地上有积水,是看得见的,已经有形可征了。在中医学里面也是这样,散漫无形的称为湿,有形可见的称为水,即"湿为水之渐,水为湿之积",湿集中了就是水,水分散了就是湿,为同一种邪气,所以常常水湿并提。渗湿就是让分散的水气慢慢地集中,再逐渐渗入膀胱,最后通过利尿排出体外。

前面讲的几种味,后面的我就没有再重复,因为讲辛的时候我就强调了,辛能行能散是说明能行能散的药可以用辛来表示它的作用特征,不能说有口尝辛味的药都能行能散,以后的每种味都是这样,有这种作用就用这种味来表示,不能说有这种味的都有这样的作用特征,这是要注意的第一个问题。

我们数一下上面一共是几种味,辛、甘、酸、涩、苦、咸、淡七种,为什么这一节叫五味不叫七味? 因为中国的文化受五行学说的影响很深,很多东西人为地都要纳入五行学说,翻阅汉语辞典就会发现以五开头的词很多:五花八门、五体投地、五音不全、五光十色……其实不管颜色或声音都不只限于五,前人也知道,但是受五行学说的影响,人为地都要把它纳入五味理论称为五。前人煞费苦心终于想出了解决的办法,怎么解决? 我们现在吃口香糖,刚开始嚼时很甜,嚼到后来是不是就淡而无味了? 所以提出"淡为甘之余味,附于甘",淡是甘的附属味。古人没有口香糖,但是有甘蔗、玉米的茎、或者是一些有甜味的草根,开始时很甜,嚼久了就淡而无味了,所以从日常生活中就找到了解决办法。淡为甘之余味,它不是主体的味,所以在五味中就不考虑它了。另外,质量优良的水果是酸甜可口的,如果没有成熟的或者是质量不好的水果,就是涩口的、有涩味,因此就认为"涩为酸之变味,附于酸",涩味也不能独立存在,只能附于酸。所以淡味和涩味的问题就解决了,去掉两种味刚好剩五味,所以形成了五味理论。

要正确对待五味的分歧。在中药的性能当中,五味的分歧是最严重的,产生分歧主要的原因,其实我一开始就说了,有的味是表示性状的,有的味是表示性能的,但是很多的药物它既表示性能也表示了性状的味。譬如黄连,它本身是苦的,也是清热泻火的药,真实滋味苦,作用特征也苦泻,这是吻合的,吻合的占绝大多数。因有的要尊重真实滋味,有的要强调性能的味,这样它们的表示就不一样。更重要的一个原因,药物是多功效的,一种功效可以用一个味来表示它的作用特征,那么有的药物就要定两个味、三个味,甚至更多的味,五味子还认为五味俱全,由于取舍的度不一样,同一种药有的人要保留三个味,有的人只保留两个味,这就产生了分歧;加上功效不断在变化,味也可能发生改变。所以五味的分歧大多是一个正常的现象,不足为怪。只要我们理解了性状、性能的味是什么意义,对于五味的分歧自然也能够明白。

五味理论有什么意义呢? 五味的临床指导价值,随着功效的完善,越来越低了。因为在古代药物功效不完善,当时用药就要靠味来把握。如《神农本草经》里面能够治疗咳逆上气的药,有三十多种,古人只知道这些药能治疗咳嗽气喘,怎么来用? 他就用辛味药来治疗外感咳嗽,用甘味药治疗肺气虚,用苦味药治疗肺气上逆,用酸味药治疗肺气不敛。但是随着功效的完善,譬如说麻黄是宣肺止咳平喘、杏仁是苦降肺气止咳平喘、人参是补气止咳平喘,麦冬是补肺阴来治疗咳嗽气喘,那么通过功效就更加准确了,所以五味的意义就不大了。但是五味又不能取消,因为它是古老的理论,牵一发而动全身,所以就保持现状。对五味应该正确看待,它能够指导临床,但是比古代降低了。

47

第九讲 中药的性能之三：升降浮沉、归经

一、升降浮沉

什么是升降浮沉？升降浮沉是用以反映药物作用的趋势。这个趋势是怎么确定的？它是和人体的病势趋向相对而言的，所以药物就产生了作用趋势。因为病证一般都有病势趋势，感冒的病势趋势，它的邪气是由外向内的，那么治疗感冒的药的作用趋势就是由人体内使邪向外而出。病势趋势是由外向内，那么药物的作用趋势就是由内向外。又如止咳的药，咳嗽的病势趋向是向上的，止咳的药改变了这个病势趋向，所以它的作用趋势就是向下的。因此，药物的作用趋势是和病势趋向相对而言的。

升降浮沉怎么反映药物的作用趋势？升是上升，降是下降，浮是发散，沉是收敛闭藏。

一度认为沉表示泄利，值得商榷，或者说它是不对的。沉应该表示收束闭藏。升是上升、向上的，降是下降、是向下的，浮是发散、向外的，沉就应该表示向内，也就是收束、闭藏，这是从字面来讲。

我们要回到升降浮沉理论的产生背景，大家在学中医基础理论的时候学过，中医认为物质世界是由气构成的，这是中医的基本观点，世界是物质的，这个基本的物质就是气，气又处在运动的状态当中，气的基本运动形式是升降出入。《黄帝内经》提到"升降出入，无器不有"，这是中国古代非常著名的一个哲学观点，也是中医理论的一个基本观点。升降出入，大到天体日月星辰、四季更替，小到人的生老病死、脏腑功能，都可以用气的升降出入来解释。这个升降出入的理论应用到中药学当中，就变成了升降浮沉，所以浮就是出，沉就是入。从理论基础来看，沉也不是泄利。所以现在的中药学都改过来了，沉不再表示泄利，沉是表示收束、向内的趋势，泄利是向下的，产生腹泻本身也是从上到下，它和降就重复了。所以从任何一个方面来讲，沉表示泄利都有必要纠正。

升降浮沉的确定。从理论上来讲，应从患者服用药物后，他的病势趋向改变当中来加以认识。但我们学习的时候，不可能让患者来吃这些药，然后再看它的作用趋向。那怎么办？现在也是通过功效来认识，譬如说具有解表功效的药物，

就是浮散的;具有止呕作用的、具有止咳平喘作用的,就是沉降的。这些我在不同的章节中,讲不同药物的作用趋向时会介绍。

关于升降浮沉的临床意义。药物升降浮沉这种性能,可以纠正机体功能的失调,使之恢复正常,或因势利导,有助于祛邪外出。一般对于实证,有邪气的,就是因势利导;对于功能失调的,属于虚证的,就是让它恢复正常功能。大家记住这两句话,应用起来也不难。

还有两个小的知识点:如果按阴阳来分,升浮是属阳性的作用趋向,沉降是属阴性的。另外,由于升浮和沉降很难截然区分,所以在使用时往往升浮和沉降并提。如麻黄是解表药,所以说它的作用是升浮的;大黄是泻下药,作用是沉降的。

还有一个问题,就是影响药物升降浮沉的因素。目前的中药学,强调的影响因素主要是两点:一是通过配伍,二是通过炮制。

配伍的影响是什么意思? 就是说一个沉降的药物,如果和大量升浮的药物一起使用时,它的沉降就会受到制约,不一定会表现出来,整个方的作用是升浮的。譬如凉膈散,它治疗膈上有热,是偏于上部的证候,方里面用了大黄,但是这个方有大量升浮的药,大黄在这里面沉降的性质就被约束了,整个凉膈散是治疗上焦的,这就是通过配伍来控制药物的升降浮沉。

通过炮制,有的沉降药的沉降性质不那么强了。如大黄,生用时泻下作用很强,如果用酒来制,它沉降的作用就被制约了,就成了活血化瘀药。有的通过炮制,升降浮沉的趋向完全改变了,如荆芥生用时是解表药,解表是升浮的,如果把荆芥炒炭,它就成了止血药,是收敛性的,变成了沉降,它完全改变了作用趋向。所以,影响药物升降浮沉的因素,就是配伍和炮制。

从《本草备要》到目前的一些书里面,影响药物升降浮沉的因素很多,而且对于炮制和配伍强调不够。李时珍对于炮制和配伍的强调非常到位,李时珍说:"升降在物,尤在人也。"意思是药物的升降浮沉趋向,是药物本身具有的、客观存在的,但是我们通过人为办法,可以调控或改变,主要就指配伍和炮制。

对于影响药物升降浮沉的因素,有些书还强调气味厚薄,这是引自《黄帝内经》的话,但没有说是怎么来确定药物的气味厚薄。气怎样才称为薄? 怎样称为厚? 怎样的味称为薄? 怎样的味称为厚? 味还好一点,淡的、辛的可以称为薄,苦的、酸的可以称为厚。但是气怎么分厚薄? 本身就不好掌握。但由于《黄帝内经》有这样的一个观点,所以认为它也是影响升降浮沉的一个因素。另外是入药的部位,说药有根和梢,根是接近茎的地方,是升浮的;下面往地下长的部分叫梢,是沉降的;又说药物的外皮,它作用在人体的皮肤,就是升浮的。如连翘的壳

49

就是发散风热的,连翘的心就是清心火的,是向内的。这实际上是受到法象药理学的影响,从法象药理学的角度来讲,有一定的道理,但是从药效的观点,它不一定正确,所以我们现在把它淡化了。除了药材的入药部位,还有药材的轻重,药材轻它就是升,重的就沉降,所以由此就产生了"诸花皆升"之说,花是轻的,它长在植物的顶端,作为一个自然现象,花是升浮的没有错,但是作为药物的作用它不一定是升浮的,我们把《临床中药学》学完后,就会知道大部分的花都是沉降的。所以"诸花皆升"在中药的药效学里面是不对的,在峻下逐水药当中有芫花,它引起腹泻非常剧烈,它肯定是沉降的;槐花凉血止血、清热泻火,也是沉降的;款冬花止咳平喘,也是沉降的;旋覆花是止呕的等。所以,大多数花类药从药效学来说主要是沉降的,"诸花皆升"只有在法象药理学中是有道理,因为它的自然特征是升浮的,但是作用特征不一定是升浮的。

二、归经

归经是用以反映中药功效对于人体作用部位的一种性能。归经的归,是指药物作用的归属,讲这个药在机体什么地方显现临床疗效。归属不是药物本身,也不完全是有效成分到达的地方,而是药物的疗效、药物的作用显现的地方。经,是人体的具体部位,这个部位与古代的人体解剖有密切的关系,与解剖学上的真实部位有相关性,但它又是建立在中医学脏象学说、经络学说理论基础上,往往又不是解剖学上的真实部位,而主要是中医学的脏腑或者经络。

例如菊花,能够治疗眼病,根据中医脏象学说,眼是属于肝的系统,肝开窍于目,眼是肝的外窍。所以认为菊花的归经是肝经,这个肝就不是解剖学上的肝脏,两者有很大的差异,这个作用部位要和解剖学的肝区分开来。归经也是一种很重要的性能,这种性能是反映药物作用对于人体部位的选择性。四气是反映药物作用对于人体寒热变化影响,五味是反映药物的补泻敛散等作用特征。升降浮沉是反映药物作用的趋向,归经反映了药物作用对人体部位的选择性。

归经理论萌芽很早,在《黄帝内经》中提到的酸入肝,苦入心等,实际上属于归经的范畴,但是一直都没有形成系统的理论。归经理论的系统化是在金元时期,所以它比四气五味晚一些,升降浮沉也形成于金元时期。归经的术语,在形成和发展的过程当中,由不统一到统一,经过很多变化。在《黄帝内经》中有的叫走,有的叫入,另外,有时候叫通,有时候叫行,还有一些文献上,称某某为某某经药,例如麻黄为太阳经药,它说的也是归经。到了清代的中后期,有一个本草学家叫做沈金鳌,他编了一本本草叫做《要药分剂》,在书中他建议叫做归经,因为比较合理,受到医药界的普遍赞同,沿用至今。

　　归经的形成,主要是为了临床上用药的需要。临床上发现有很多药的功效和其他性能是相同的,但是发挥疗效的部位不一样,譬如有人上火以后就要清热,用了清热药,效果有的好,有的不好,主要是没有掌握所用药物的最佳清热部位。如黄芩、黄连、黄柏的性、味与功用都相似,但黄芩清肺热的效果比较好,黄连清心热比较好,黄柏是清下焦肝胆热、或者降肾中的虚火比较好。同样是清热药,如果不掌握作用部位,就不能收到预期疗效。又如在临床中阴虚要补阴,很多药都能补阴,但有的是肺阴虚、有的是胃阴虚、有的是心阴虚、有的是肝阴虚、有的是肾阴虚。如果是肺阴虚,要用补肺阴的药,比如用麦冬、沙参,就能收到补阴的效果。如选择龟甲或者女贞子,用了收效就不明显,因为它们主要是补肝阴、补肾阴,对于肺、胃阴虚当然效果不好。这样就逐渐地把各种药的作用部位总结出来了,形成了归经理论。

　　要注意对归经的理解,例如麻黄的功效是解表、利尿、平喘,根据脏象学说,它的主要疗效应在肺与膀胱,但这并不意味着在肺和膀胱以外麻黄就没有疗效,只是没有这两个脏腑明显罢了,所以我们对归经的理解,是相对的,不能把它绝对化,凡是标明了归某一经或者某几经,只说明这个药物对于这一经或者这几经的作用相对比较主要,对于没有标明的部位,不是完全没有效,对于绝大多数药来说,可能对于全身都会有作用,只是强弱而已。

　　1. 归经的含义　归经是药物作用对于机体某部分的选择性作用。或者说,归经是指药物作用对人体部位的选择性。这两种表述,应该说后者要准确一些。为什么呢?因为我们对性能有一个定义,是药物作用的性质和特征,所以归经强调的也应是药物作用的选择性特征,并不是对机体的选择性作用,所以二者有区别。

　　2. 归经的确定　对于现在每一味药后面的归经是怎么产生的这个问题,大家要掌握一句话:"归经是以脏腑经络理论为基础,以所治具体证候为依据而确定的。"从理论上来讲,归经的确定就是这么简单,这句话容易记也容易理解,关键是今后学具体药物时,要会运用这一句话来指导学习每一味药物的归经内容。说明白一点,就是日后学归经的时候,要知道这个归经是用脏腑经络的理论,结合药物功效和主治病症分析出来的。例如前面说的菊花,所治的目赤肿痛、见风流泪或视力降低,根据脏象学说眼属于肝,所以菊花就是归肝经。今后学的任何一味药,都能通过它的主治,结合中医脏象或经络学说,把归经推导出来,不需要大家去死记硬背。

　　3. 归经的临床意义　归经的临床的意义,主要是丰富了或者进一步完善了中药的性能理论,增强了临床用药的准确性。尤其是对于性味、升降浮沉的性能完全相同,功效也完全相同的药物,能增强准确性。譬如解表药中的羌活、白芷,药性都是温性,药味都是辛味,作用趋向都是升浮,功效都能祛风止痛,但是掌握了羌活归经主要是太阳经,对于太阳经的巅顶或者项背痛疗效就好。白芷是阳明经药,阳明经起于鼻的两旁,一方面要入齿中,另一方面沿鼻上行,经过额部,例如鼻窦炎引起的前额疼痛,用白芷好。又如前面说的清热药,黄芩长于清肺火,黄连长于清心火,黄柏清下焦热、泻相火,掌握了这三个药的归经,使用的时候,就非常准确。以上就是这三个基本问题,每一个问题都只掌握最基本的一句话,很好理解和记忆。

以后要学好、应用好归经的理论,有一些问题要补充,供大家学习时参考。

一是关于归十二经的问题。很多古代的文献,例如《本草备要》,认为甘草、附子都是通行十二经,但现在的书上没有一个药是归十二经的。因为现在不主张这样没有区别地对待。如果全身无处不到,就失去了归经的意义,它就没有选择性了。实际上不可能全身每个地方都一样,它应有主次。现在的中药学强调主要的归经,不是普遍性的归经。可能很多药都能通行十二经,即使《本草备要》通行十二经的只有几种药,其实并不然。譬如甘草,现在认为主要是归心,能补心气;归脾,能补脾气;也能归肺,能够止咳祛痰平喘。对肝、肾也有作用,但是不重要,所以淡化了,这样更符合归经理论的定义。又如附子以回阳救逆、补火助回为主要功效,主要归肾经和心经,对于其他经相对来说显得比较不重要,所以要正确对待归十二经的说法。

二要明白归经的定位与临床辨证定位的关系。这是学好归经的关键,因为掌握归经理论是为临床用药服务的,归经的形成也是从临床用药当中总结或发展起来的,所以非常依赖临床辨证的定位方法。中医有很多种辨证的方法,目前最常用的是脏腑辨证,例如咳嗽气喘属于肺,感冒属于肺,能治感冒和咳喘的药,就归肺经,它表示的是脏腑。但是在早期,主要是经络辨证,所以在古代文献当中,具体药物后面所标明的归经,往往不是脏腑,而是经络。如羌活是治感冒的,感冒是属肺的病变,依照脏腑辨证,羌活是归于肺经的;按照经络辨证,感冒是属于太阳经,因为太阳膀胱经是一身的藩篱,所以过去羌活的归经是膀胱经。实际上是一回事,但是归经的表述不同,一个写的是膀胱,一个写的是肺,就出现了麻烦。如今后要学的解表药中,麻黄的归膀胱经是建立在脏腑辨证基础上的,因为麻黄能利尿,排尿是增强膀胱的气化,所以它归膀胱经;羌活写的也是归膀胱经,但这个膀胱不是脏腑而是经络中的足太阳膀胱经,它是建立在经络辨证的基础上的。可以告诉大家,现在中药学里面,95%以上的药的归经都是脏腑内容,只有个别药物的归经有经络内容。为什么要保留经络,因为它能反映药物的个性

52

特征,例如羌活能止太阳膀胱经的疼痛,能够指导临床应用,所以保留了少量以经络辨证而产生的归经。除了脏腑、经络辨证以外,还有六经辨证。如果按照六经辨证,药物的归经又不一样。譬如在伤寒论当中,柴胡是治疗少阳证的代表药,所以按照六经辨证,柴胡是归少阳经的药;如果用经络辨证,柴胡治疗厥阴肝经循行的胁肋、少腹疼痛,那么它归厥阴经;如果按照脏腑辨证,柴胡作为解表药,归肺经的。所以在不同的辨证理论体系当中,就会有不同的归经含义。而温病学的卫气营血辨证,治疗卫分证的药物,可以说它归卫分;治疗气分证的药物,可以说它归气分;治疗血分证的药物,可以说它归血分。有些文献上还有一些具体部位的归经,例如《名医别录》,什么药归目、归鼻、归骨、归皮等,那也是归经的范畴,了解这些内容,有利于学习古代文献的归经。

为什么古代本草的归经不好学、不好记?因为它没有统一的体例,有的药物有,有的药物没有,有的归经是经络,有的归经是脏腑。完全是引用他人的文字,没有经过自己再加工,所以学习起来,只有看背功的好坏,没有学习水平的高低。

三是对待归经理论的正确态度。简单说:既要重视,又不拘泥。为什么要重视?掌握归经能增强用药的准确性,对于其他性能和功效相同的药物,尤其如此。清代著名的本草学家和医经大家徐灵胎说:"不知经络而用药,其失也泛。"这里的经络实际上代表的是归经,意思是不了解归经理论,临床上选择药物的时候,就不准确,比如只知道选清热药,而不知道要选清哪一个脏腑的药,其失误就过于宽泛,所以我们必须高度重视。

为什么又说不必拘泥?因为人是一个统一的机体,脏腑之间相互联系、相互影响,在临床上见到某一个脏腑发生了病变,往往与其他脏腑有关。有的时候是其他脏腑的原因,影响这一脏腑出现了病变。例如咳嗽气喘,表现肯定在肺,清代的陈修园说:"咳不离乎肺,但不止乎肺。"它一定是肺的病变,但不一定仅仅在肺。如肺气虚的久咳虚喘,往往是脾气虚导致的,这叫土不生金。这时候要补脾气来促进肺气健旺,这种治疗方法叫做补土生金。有的咳嗽可能是肝火旺所致,就是木火刑金,这时候就要在治肺的同时又要清泄肝火。有的咳喘是肾虚导致肺虚,那么这时候就要补肾,同时也要治肺。所以徐灵胎接着又说:"执经络而用药,其失也泥。"将二者结合起来,既要重视又要不拘泥,这是我们对待归经的正确态度。

四是归经理论也有局限性。任何一个学科都要不断发展,只有正确认识自己的不足,这个学科才能进步。与前面的性能比较,归经理论相对来说局限性比较小,它也有分歧。不同的时代,或者同一个时代不同的作者,对于同一个药物,归经的内容可能不一样。病证定位方法不一样,就会造成差异,这是最常见的。

53

例如防风,五版教材是归膀胱经,新教材是归肺经,出现了分歧。这种分歧应该说是比较正常的,辨证的理论体系不一样,自然出现了差别。

再一种情况是中药大都是多功效的,一般都是几种功效。不同的功效,往往就有不同的归经。譬如桂枝解表就该归肺经,桂枝又能温助阳气,治疗阳虚诸证,最主要的是肾阳虚,其次还有心阳虚、脾阳虚,那么桂枝是不是还应该归肾、归心、归脾?桂枝还能够温经散寒、温通血脉,还能归肝经。编教材的人认为肝不重要,就把肝经省略了;如果另外一个人来编书,他说肾阳是全身阳气的根本,肾阳虚往往会导致心阳虚或是脾阳虚,抓住了根本,其他的问题就好解决,在写归经的时候就写肺和肾,把心和脾也淡化了,这样就会出现归四经和归两经,各有各的道理,谁最好可能很难区分出来,这是见仁见智,对于初学者来说会感到茫然。

另外,有少数中药很难确定归经,尤其是治疗皮肤病的外用药,肺主皮毛,皮肤用药都归肺经,那就没什么意思了。再有一些情况,有的药历来有归经,但是这归经没有什么意义。譬如驱虫药治疗肠道的寄生虫,就认为归小肠。但归经的定义是药物作用对人体部位的选择性,理想的驱虫药,不管是中药或是西药,都不希望它作用于人体,因为驱虫药都是有毒性的,如果驱虫药对于人体毒副作用为零,那它就是最理想、最好的驱虫药,但是现在没有,人体或多或少都要吸收,所以人体都会产生一些不良反应或中毒反应。那么现在说驱虫药都归小肠,显然不符合归经的定义,它是归虫体,不希望它作用于人体。但是为了归经体例的完整性,所以也标了它的归经,但是这个归经,严格来讲是没有什么意义的。

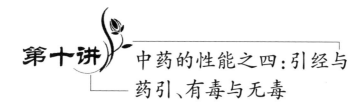

第十讲 中药的性能之四：引经与 药引、有毒与无毒

一、引经与药引

今后学方剂，经常会碰到某个药是引经药的说法，引经药的作用就叫引经，什么叫引经和引经药？历来没有人对此解释或说明，所以一直比较混乱。我这里也是一些个人的观点，仅供大家参考。引经是建立在归经基础上的，归经是对单味药而言的，引经是针对配伍而言的，这是主要区别。羌活归太阳经，这是羌活单味药的最佳作用部位，从经络辨证的角度来说，是太阳膀胱经。而引经呢，是羌活与另外一个药物配伍用，另外一个药物可能对膀胱经不是很典型，但是和羌活合用以后，它也主要归膀胱了，羌活对于另外这种配伍的药来讲，就起一个引经的作用，羌活就是被配伍的那个药的引经药。

对于引经，历来争议比较大，有的人非常重视，说"用药不用引，如隔万重山"，达不到治病效果；但是也有不少医家不以为然，说这个药把另外一个药引到这里来，是不可能的，不可理解，持否定态度。如《药治通义》就专门有"引经报使之谬"的论述。但是历来赞同者居多，所以一直到现在对方剂还有影响。我个人认为，引经对于部分药物是存在的，但不一定具有普遍性。

最后说一下药引或者药引子。

药引或者药引子的说法，出现在宋代。因为宋代主要是使用中成药，如用龙胆泻肝丸、五味异功散、藿香正气散等。成药最大的优点是便于服用、便于携带；最大的缺点，就是很难个体化给药。譬如说同样是内有湿浊、外有风寒，应该用藿香正气丸，但是这些患者之间不可能完全一样，有个体差异，要因人辨证施治。使用成药，就没有办法随证加减，尤其是该减的减不出来，加还是有办法加的，基于这种用药的实践，就出现了药引子。

在宋代，开一个固定的成方，然后再根据不同的患者，医生另外再开一味药或者几味药，叫患者回家煎汤，与制成的中成药同时服用。这个临时开的几味药，就叫引子药，或者叫药引子，这是为了体现个体化给药，使这个方能够和治疗的病证相吻合，增强疗效。所以当时的药引子，可多可少，可以是一味药，也可以

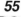

是几味药；可贵可贱，可以是常见的不值钱的药；也可能是名贵的，人参也可以成为药引子。例如感冒了，如果要用败毒散，对本有气虚又加外感风寒者，需要用人参，现代有人参败毒散，如果当时没有，人参就煎汤，和败毒散一起服用，那这个人参就成了这类患者的药引子，所以可贵可贱，不拘一格。现在的中成药，事先制备好了，根据不同的患者，例如用四君子颗粒，治疗脾虚有气滞者，还应加入行气的陈皮之类，用陈皮来煎汤，这个陈皮就叫做药引子；如果脾虚湿浊内盛，就可以加薏苡仁；如果腹泻，还可加渗湿止泻的车前子，或收涩的乌梅等，那车前子和乌梅也是药引子。

宋代以后，又以汤剂为主。明清以来，药引子发生了变化。这个时候医生开的处方中有的药在药店没有，而患者又很容易找到，这些自己添加的药，叫做药引子。例如开桂枝汤的时候，药房里面没有生姜，就叫患者回去加生姜，这个生姜就成了药引子了。在今天应该说这个药引子双重意义都有。

二、有毒与无毒

毒性是什么样的性能？它是反映药物安全性的一种性能。

临床用药不但要有效，而且要安全，如果不安全，那就失掉了治疗的意义。药物的毒性，也是认识很早的。因为古人对毒性不了解，完全靠口尝身受，肯定发生了很多中毒遭遇，付出了惨痛代价。"神农尝百草，一日遇七十毒"就是实践过程中发生中毒的真实写照。

1. 含义　毒药有广义和狭义之分。广义的毒药，泛指一切药物，就是药物的代称。古人常将毒性与偏性联系在一起，凡是药物都有偏性，所以都有毒性。《周礼·医师章》中说，"医师聚毒药以共医事"。是说当时医生还有收集或储藏药物的职责。在古代很多文献当中，就把中药叫做毒药，所以《药治通义》说"毒药是概括药饵之词"，意思就是药都可以叫做毒药，这就是广义的毒药。这个观点有它的合理性。因为毒性作为中药的一种性能，本身就具有普遍性。民间说"凡药三分毒"，这是从长期实践中获得的经验之谈，这是符合实际的。现代的《普通毒理学导论》里面有这样的一句话："一般的药物，对于健康的人体，或者非适应的人体，都具有毒性，从这一点来说，药物都具有毒物的特征。"

狭义的毒药，就是安全性不高，容易对人体脏腑器官或功能造成伤害的药物。《神农本草经》把药物分成上中下三品，上品是无毒的，中品可能有毒可能无毒，下品一般是有毒的，这是狭义的毒药。今后我们要学三百来味药，其中有几十味药，明确写了有毒、有大毒、有小毒，这也是狭义的毒。

这两种观点，互有利弊。如果强调广义的毒药或者毒性，对于使用药物的安全是有积极意义的,对于避免盲目地用药、过多地用药,有一种警示的作用;但是它的不足在什么地方呢?药物之间的安全性差异是不一样的,对于狭义的毒性药和其他药都一样看待,那就容易导致使用狭义的毒药出安全问题。

如果过分强调狭义的毒药,对狭义的毒药应用非常小心谨慎,就避免了这些药物的不安全性;但是对于没有标明毒性的药物,很多人就会盲目地认为是没有毒性的。我们经常听到有人说中药是没有毒性的,那是欺人之谈,没有毒性的药是不存在的。所以这两种观点都有存在的必要。

毒药对于人体的伤害性就叫做毒性,这种毒性对人体造成的伤害就叫中毒。短时间之内,由于药物的量太大,很快出现毒性反应者,就叫做急性中毒;少量长时间的服用,慢慢引起的伤害,就叫做慢性中毒。

2. 影响中药毒性的因素　药物中毒,最关键的因素是用量。就是狭义毒性最大的药物,只要控制用量,也不会发生中毒。在中药当中,所谓没有毒性的中药,如果用量过大了,也会中毒。人参服用量过大造成中毒的,也时有发生。水喝多了也会中毒,引起水中毒。

另外的影响因素还有很多。是否中毒,与辨证是否准确,也有一定的相关性,如果辨证正确,用药合理,同样的药同样的剂量,也不容易中毒。反之,药不对证,同样的剂量,也容易中毒。譬如附子,对于虚寒证,用了不容易中毒;如果是热证,尤其是实热证,误用附子,哪怕量不大,也很容易出现中毒反应。

药物品种的来源不正确,也容易中毒。前几年对中医中药造成很大伤害的关木通事件,就是典型的例子。在导赤散、龙胆泻肝丸、八正散等古方里面,用的木通是木通科植物。到了清代中期,又用了毛茛科的川木通,这两种木通都没有毒性,都没有出现过安全事故。20世纪中期,东北地区的一些药材公司把一种马兜铃科的植物错误地收购作为木通使用,因为产在山海关外的东北地区,故叫做关木通,后来一些生产中成药的厂家,在有木通的处方中误用了关木通,长期使用便造成了肾功能的损伤,造成很大的安全事件。

有时药材的品种是对的,但因为质量因素也可能导致出现毒性。例如桑寄生,如果寄生在没有毒的乔木上,就没有毒性;如果寄生在有毒植物上,就有毒性。又如蜂蜜,一般很安全,而在森林里面成片的有毒植物开花,譬如黄色的杜鹃花,毒性是很大的,如果是这种花粉酿的蜂蜜,就是有毒的。在保存的过程中,蜜蜂变质了,酸败了,也可能产生一些有毒成分。现在一些人为的因素,在药物种植、生产、采收、保管的过程中,混入有毒成分,也会影响药材的质量。

另外,有毒药物炮制火候不够、制剂加入的辅料有毒、配伍涉及十八反十九畏等情况,还有剂型、给药途径等,总之,影响毒性的因素是很多的,但最主要的

57

因素是用量！

3. 怎样正确对待有毒的中药　首先，有毒的药存在利用价值。就是毒性极大的砒石，也有治疗急性白血病等多方面的应用价值；附子的毒性是比较强的，但是治疗亡阳证，没有什么中药可以代替。为什么还要介绍有毒的药？因为用好了它们会有特殊的疗效。

其次，在开处方的时候，始终要"有毒观念，无毒使用"，要注意药物的广义毒性，使用过量了都会有毒，但对于任何患者都要做到无毒用药，一定要确保用药安全。

再者，要防止两种片面性的观点。一是对于狭义的毒药，胆小慎微，处方量越来越小，把用量降到有效量以下，根本达不到应有的疗效。比如只用1克附子，不可能有效。另外一种观点，对于所谓的无毒药，盲目增加用量，大到一定程度就出问题了，比如我前面说的人参，就是因为这个原因。在广东地区民间有个习惯，新生儿降生的时候，父母希望以后能够身体强健、不容易患病，就喂人参水，量用多了，常发生人参中毒事件。

此外，对于文献记载药物的毒性，有待进一步深入研究，重新评价。古代文献记载了不少药物的毒性，这些记载，很多是从急性中毒的反应当中发现的，过去的检测和认识手段有限，对于一些慢性中毒的药物毒性认识不足。所以现在临床使用中药的时候，尤其要注意慢性毒性！古代文献上有些药物没有记载它有毒，现在发现有毒性。例如解表药中的细辛，清热药中的山豆根，新版的中药教科书上都标明有小毒。

反过来，古代文献上记载的一些药物，历来认为有毒，现在看来则不一定有毒，我们是不是还要拘泥这些药是有毒的呢？如蕲蛇，它本身是一种毒蛇，毒性是很强的，但是药用的时候不是毒药。因为蛇毒是在毒腺里边，毒液新鲜的时候进入人体的血液，肯定是有毒的。中药用的蕲蛇，去掉了头部，没有毒腺；即使有的人用没有去头部的蕲蛇，已经是干燥了的，毒性已经很低了；再加上是经过口服，这个蛇毒一般都不明显；就是把活蛇的蛇毒挤出来，通过口服，毒性也很小，甚至没有毒性。广东人吃蛇是有名的，蕲蛇也是他们的美味佳肴，没有人中毒。当然保护动物是不应该吃的。从唐代起，蕲蛇一直写着有毒，新的教科书去掉了，这也是与时俱进的表现。具体的研究与评价，当然要十分审慎，不能盲目。

最后我再补充一个问题，仅供大家参考。今后学习有毒的药时，不会说解毒或解救的方法。中医治疗中药中毒，与西医治疗西药中毒的基本原则一样，首先是清除毒物。中药主要是通过口服，口服怎么清除？催吐、洗胃，或者是用点泻下的药尽快把它排出去。中毒如果是通过皮肤吸收，就马上冲洗皮肤；如果通过呼吸道中毒,如硫黄产生的二氧化硫,应马上脱离现场。二要减少吸收,马上喝些牛奶、豆浆或者鸡蛋清,一方面保护胃黏膜,一方面把毒物稀释,吸收减少了,毒性作用也能减低。刚刚吃下去的,赶快吐出,残留的尽量不让它吸收。已经吸收了的怎么办?多喝水,利尿或是输液,以加速排泄。中药的特效解毒药很少,一般都是用甘草、绿豆、金银花这些药煎汤服,都有一定的作用。

第十一讲 影响中药临床效应的因素之一：中药材的品种、产地、采集与贮存

因为中药是以原生植物药材为主，所以药材品种的来源、产地、采集和贮存，是影响中药疗效很重要的因素，自古以来，医药界对此都高度重视。

这部分的内容在《临床中药学》的教材当中历来都有。对于中药学专业的同学来讲，这些内容今后还有相应的专业课程，肯定有机会全面学习。对于中医专业的同学来讲，以后没有专门的课程来系统学习之，而要成为一个很好的临床医生，对于药材的品种、产地、采集和贮存等方面的基本知识，应该给予充分的关注。所以，教学大纲对这方面知识的要求，总体上是作为了解的内容，主要是同学们自己学习。

在其他的中药教材当中，只有中药的产地和采集这两个部分。这次教科书上增加了中药材的品种和贮藏。对于产地和采集方面的要求比较低，可能在有的考试当中会涉及一些比较简单的内容，我可以作一个稍微详细的介绍。

一、中药材的品种

中药用的植物、动物或者矿物，大多是以一些原生的药材入药，这就涉及一个品种来源的问题。因为古代的中药在我国广阔的土地上不同的地方同时使用，每一个地方可以根据这种植物或者动物的不同特征，从不同的角度进行命名。

中药的品种是多样的，而命名的方式相对来说非常简单，或者从植物的形态特征，或者从它的生长特点，或者从它的颜色气味，或者从它的功用等某些方面的特点进行命名。和众多的品种相比，命名的方式就显得比较简单，所以很容易出现同物异名和同名异物现象，而且自古以来就非常严重。

所谓同物异名，就是因为命名的角度不一样，同一种植物或者动物，在不同的地区，对它有不同的称谓。很常见的一些食品，比如旋花科的番薯，有的叫做红薯，有的叫红苕，有的地方叫地瓜，实际上它是同一个东西，这就是一种同物异名现象。教科书以麦冬作为例子，过去叫做麦门冬，由于《中华人民共和国药典》

最近把门字去掉了,所以才叫麦冬。三国时候的《吴普本草》,收载了它的不同名称;这种植物是常绿的,所以又有忍冬、忍凌、不死药之名;又因为它的叶片像韭菜,在秦汉时期,属秦的地区把它叫做乌韭,属楚的地区叫做马韭,吴、越之地把它叫做羊韭,齐地又叫它爱韭、禹韭;或者因其可充饥,而叫禹余粮;此外还有其他很多的名称,这种现象在中药当中是普遍存在的。

又如虎杖,因为这种植物的茎上有虎皮上的那种斑纹,它的茎的粗细可如手杖大小,所以叫做虎杖;同样从这种命名的角度,有的地方就把它叫做大虫杖,因为虎又叫大虫;它的滋味是苦的,有的又叫苦杖;它的茎上有这种斑纹,有的把它叫斑杖,有的叫花斑竹。它的味是酸的,有的地方把它叫做酸杖,根据酸味,除了酸杖以外,有的地方把它叫做酸桶笋,有的叫做酸杆,有的把它叫做酸通。又由于它在功效方面类似于地榆,可以治疗烧烫伤,可以治疗血热引起的出血证,所以有的地方把它叫做土地榆。因为它清热解毒,可以治疗蛇伤,所以有的地方把它叫做蛇总管,或者叫大叶蛇总管。又因为它有活血化瘀的作用,有的地方把它叫做大活血,有的把它叫做活血丹。它在清热方面又类似于黄连,有的又把它叫做野黄连。据不完全统计,虎杖有将近 40 个别名。因为别名引起了用药上的这些问题,《本草纲目》总结了一物二名,一物三名、一物四名和一物五名,这都是同物异名情况。

另一种情况,在命名过程当中,因不同品种的植物,具有某一相同特征,这些不同品种的植物,可能命名是相同的,即同一种名称实际上是不同的植物,也就是不同的药物。这种情况叫同名异物。像《中药大辞典》里面,被称为过山龙的就有 20 多种不同的植物,称为土黄连的也有 20 多个品种。当然这些品种的功效主治都不会一样,是不能互相代替使用的。

所以在中药当中,长期以来就存在着这种同名异物,或者同物异名的情况,经常引起用药的混乱。在本草文献当中,药物的名称随着历史时代的不同,很多品种也发生了一些变化,也就是说名称相同,在不同的历史时期,可能用的是不同的药材。比如现在常用的解表药荆芥,在古代文献的正名中就没有这个名称,从《神农本草经》开始,它的正名叫做假苏。香附在古代的文献里面也不叫香附,叫做莎(suō)草根。如果我们不搞清楚,在查阅古代文献的时候会很不方便。

另外,在文献中名称虽然相同,而药材可能又发生了变化。如前面举的木通,在清以前用的是木通科的一种藤本植物的茎,现在一般把这种木通叫做白木通;有的地方用的是毛茛科的川木通;也有的地方用的是马兜铃科的关木通,由于关木通造成肾功能损伤,已经引起了世界性的关注,有关部门已经对关木通的使用作出了限制。所以名称和实物的关系不搞清楚的话,有时候就会造成严重

61

后果。另外，《伤寒论》有个当归四逆汤，里面用的通草，就是现在的白木通，而宋代之后的通草，又是不同的药材，并非现代的白木通。像这样的一些药材名称变化，在常用药当中也是经常出现的。

书上还提到了青木香，青木香出自陶弘景《本草经集注》，是指优质的木香。古代的木香主要通过广州进口，以广州为集散地，叫做广木香。后来国内引种了，主要引种在云南，又叫云木香。所以云木香、广木香就是古代的木香，这种木香如果质量比较好，它是乌黑色的，颜色比较深，所以又叫做青木香。今后学习一些古方，比如说苏合香丸，方里面的青木香实际上是要用比较优质的木香。但是明代《本草蒙筌》之后的青木香，是指马兜铃科植物马兜铃的根。它和木香的性能功效都有很大的区别，如果处方的时候，仍然在苏合香丸里面写上青木香，药房配方的时候，就会给马兜铃的根，就会造成用药上的错误，不仅达不到预期的目的，还容易引起肾功能损害。

虽然我们不是专门研究中药材品种的，但对这方面要给予一定的关注，尤其是一些常用的药物，要注意名称的变化和名实之间的关系。

为什么中药的计量单位称味呢？因为很多同一名称的中药，它不止一种来源，尤其是植物药，有的来源很多。比如清热解毒药当中的贯众，据过去的文献介绍，大概来源于六七个不同的科的 30 多种不同的蕨类植物，在"八五"期间，国家资助对贯众的品种来源进行研究，它来源的植物远远不止 30 多种。过去认为贯众有驱绦虫的作用，但只有其中的一种有，其他的作用都不明显，介绍该药的时候再说。

据统计，在第 6 版《中药学》教材中，多基原的中药有将近三分之一，就是说在常用药当中，有三分之一的中药来源不止一个品种，有的来源的科、属完全不一样，所以它们的性能、功效存在明显的差异。

前面讲的木通，白木通来源于木通科，川木通来源于毛茛科，关木通来源于马兜铃科，功效性能有明显不同，至于毒性，关木通对肾功能的损伤就很明显。又如麻黄有中麻黄、木贼麻黄、草麻黄之分。但是木贼麻黄的有效成分主要是挥发油和生物碱，含量明显要高些，所以质量要好一些。我们在用药的时候，如果知道这些情况，肯定对临床疗效会有好处，尤其我们在进行科研，或新药的开发研究的时候，所使用的药物是哪个品种，首先要找中药鉴定的专家把品种确定下来。

二、中药材的产地

中药材主要来源于植物或者动物，尤以草本类植物最多，所以叫做本草。我们都知道植物或者动物,在它们的生长过程中,对生态环境有特殊的要求,某个地方的生态环境,可能只适合某种植物的生长,这种植物可能就在这个地方出产。比如冬虫夏草,它是植物和动物的一种复合体,它只产在我国西部高原海拔4000米左右的一个小范围内。主要是四川西部、西藏、云南或者青海的少数地区,其他地区的生态环境就不适合它的生长。不仅植物有很强的地域性,动物也是如此,像北极熊,它只能生长在北极圈内,在其他的地方就很难生存。中药当中使用的一些动物药,也有类似的情况。

矿物药有没有地域性呢? 应该也有。因为矿物在形成的时候,它里面主要的化学成分,可能在某一个地方含量特别高,而且杂质或者有害的物质非常少,或者没有。这样的矿物药,也因为地域造成了优劣之分。有效成分含量高,有害杂质含量少的,这个药材就比较好,相反,药材就不好,或者根本不能作为药材使用。比如石膏,湖北应城产的比较好,不但含水硫酸钙的成分含量高,更主要的是里面砷的含量、铝的含量非常低。而有些地方的石膏含杂质较高,作为石膏使用就不妥当。所以,中药材都有明显的地域性,以植物的地域性最为突出。

作为临床医生,要有这么一个概念,中药材有很突出的地域性,有些药材,全国各地都有分布,由于生态环境的不同,它在不同的生态环境下,它的内在成分有明显的差异。如清热药当中的青蒿,因光照和温度不同,青蒿素的含量有明显不同,在南方气候比较炎热,温度比较高,青蒿素就明显偏高,纬度比较高的北方,或者气温比较低的地方,其含量就要低一些,质量当然就要差一些。

所以中药材的地域性,是中药当中的一个突出问题,从《神农本草经》开始,就强调了药材的产地。历代的本草都对此给予了高度的关注,我们书上引用了《千金方》的"用药必依州土",强调的也是产地;陈嘉谟的《本草蒙筌》也指出:"地产南北相殊,药力大小悬隔",意思是同一个品种产在不同的地方,它的药效是不同的,药力的大小是悬殊的。

在这个部分,大家要重点了解"地道药材"这个术语。简单地讲,地道药材,就是具有明显地域性的优质药材。这个药材对生长环境的要求比较严格,只有生长在某个特定地域,它的质量才好、疗效才高。同一个品种,到其他地方去栽培,形态可能一样,但是它的内在质量较差,所以疗效也就不高。比如活血化瘀药川芎,从唐宋以来,就认为四川的都江堰地区是它的道地产区,这个地区的川芎质量很好。有人把川芎引种到甘肃,形状就发生了变化,四川产的川芎是一种不规则的团块状,而甘肃种的变成了直根状,气味也比较淡,就是说甘肃不适合川芎的生长繁殖,所以质量就要差很多。

所谓地道药材,详细地讲,就是书上说的:是指具有明显地域性,因其品种优良,生长环境适宜,栽培或养殖及加工的方法合理,生产相对集中,而产量比较大,其质量优于其他产地的药材。

地道药材还因为它的品种可靠,是一个优良的品种,是经过长期栽培或者变化形成的品种,而且该地方的生态环境,适合于这种植物的生长,在当地又有长期栽培或驯养的经验。川芎从唐代起,当地在栽培方面有一套特殊的方法。川芎在古代是有性繁殖,它的根茎很小,而且有的就是直根状。后来四川当地药农发现了无性繁殖,用它的茎节来繁殖,根茎增大了,产量提高了,质量也好了。而且这个茎过冬要求比较低的温度,当地有一个青城山,海拔较高,比较凉爽,把这个茎节放在山上的洞中过冬,能避免品种的退化。当地也积累了很多栽培、田间管理和加工的经验。由于种植相对集中,所以产量很大,影响也很广,慢慢就形成了这种地道药材。地道药材这种说法,最早见于戏剧《牡丹亭》里面的唱词,应该说在药材中使用肯定比这个时间早。

为什么要称为地道药材呢?因为早在汉代就把少数民族居住地的行政区域称为地道,到了唐代,最初把全国分为十个道。比如说四川等地叫剑南道,山西一带叫河东道,后来或十三个道或十五个道,比现在的省管辖的范围还要宽一些,这个道就是行政区域的地域划分。可见道地就是产地的区域,尤其是《新修本草》的编写,要求每一个道把当地产的药材,要采集实物标本,并绘上彩图,再加上文字说明,一起送到京城。比如说剑南道的川贝母、川芎、附子等是比较有名的,逐步就形成了地道药材的概念。当然具体形成的时间不是很清楚,估计与唐代《新修本草》编写时的行政区域以道为名有关,也可能还可以上溯到汉代少数民族聚集地以道来称谓,但都还缺乏直接的证据。

中药书上经常会讲到一些常用地道药材的产区在什么地方,应该记住教科书上列举的:四川的黄连、附子、川芎、川贝母,东北的人参、细辛、五味子,河南的地黄、山药、牛膝,甘肃的当归,山东的阿胶,山西的党参,宁夏的枸杞子,广东的砂仁,广西的肉桂,江苏的薄荷,辽宁的人参,云南的三七,江苏茅山的苍术,浙江于潜的白术等。

还要讲一个问题,怎样正确对待地道药材?一要高度重视。因为地道药材是在长期的用药实践当中自然形成的。它有坚实的实践基础,对于地道药材,它不存在品种混乱,而且药材质量是可靠的,也比较稳定。所以我们要大力发展地道产区的生产,尽量生产地道药材,保证临床对地道药材的需要。二要有所发展。地道药材的产区并不完全是一成不变的,有的时候可能会发生变化。比如比较名贵的三七,在明代它的道地产区在广西的田州,就是现在的百色地区,所以又叫做田七,后来发现云南的生态环境同样适合三七的生长,云南就大量引

64

种,而且质量也比较好,产量也比较大,就后来居上,所以现在一般都说云南三七、滇三七,云南成了一个新的道地产区。三要注意科学性。对植物药来说,需要异地引种;对于动物药来说,需要人工驯养或者驯化繁殖。但是异地引种,或人工对动物的驯养,要注意科学性。要以保证临床疗效为目的,现在有的地方引种的砂仁,没有砂仁原来那种辛辣芳香的气味,出现了苦甜的味道;有的地方引种的人参,个头很大,但是内在质量很差。不能保证质量就不能保证疗效,那就不能保存地道药材的优势。

三、中药材的采集

中药材的采集主要是讲植物药的采集,植物药有一定的生长规律,在其生长周期的某一阶段,它的入药部位可能质量最好,也就是它有效成分的含量最高。我们就要在这个时候及时采收。我们书上分全草类、叶类、花类、果实或者种子类、根或根茎类、树皮或根皮类,介绍了它们采收的一般规律,大家自己看一下,初步掌握这些规律。

全草入药的一般在花前期或者刚刚开花时,也就是在植物生长的全盛时期,最繁茂的时候,质量比较好一些。

叶类药:一般也是在这个时候,和采集全草的时间基本上一样。

花类:是根据需要在开花的时候依次采集,有的花类药材只能用花蕾,已经开放了的花冠,质量就会明显降低,就要在花蕾的时候及时采收。比如说今后要学的凉血止血药槐花,实际上它宜用花蕾,已经开放了的花,质量就很差。

果实或者种子类:种子一般要成熟;果实则根据不同的需要,有的要在成熟后采收,有些是接近成熟采收,有的要在幼嫩的时候采收。

根和根茎:它们的采收,一是早春,一是晚秋,就是古人说的:"春宁宜早,秋宁宜晚"。在早春的时候,它还没有发芽,也就是没有消耗地下部分的养分;秋后它地上部分开始枯萎,也不再消耗它的养分,或者说它的有效成分贮藏在地下,所以这个时候根、根茎或者块根的质量相对就好一些。

树皮:一般是在四到六月,就是春末夏初采收,这时容易剥皮,而且质量也比较好。

这些是一般的规律,但是每一类药材还有一些特殊的品种。比如叶类的桑叶,冬天的质量就好一些,而且它又不和养蚕发生矛盾,夏天桑叶要用来养蚕,冬天不再养蚕了,而且质量更好,这就是特殊性。全草也有,书上举的茵陈,过去就认为要采幼苗,李时珍的《本草纲目》说:"三月茵陈四月蒿,五月六月当柴烧"。但是现在研究有不同的发现,我们讲茵陈的时候再说。果实类中的诃子是成熟了的或者是接近成熟的,比较嫩的果实采下来是藏青果,是两种不同的药,性能功效也有区别。树皮类的肉桂,不在春末夏初采,要在十月采,在秋后它容易剥皮,而且质量好。又如天麻、冬麻、春麻的问题。三七的春三七和冬三七的问题,采收的时间不同,对它的质量有一定的影响。这些特殊性我们可以适当地了解。

动物也有生长周期,也有一定的采收规律,只不过这个规律它没有植物药这么明显。它难分类别,只是某一种动物药,需要在什么时候采收集。比如制阿胶用的驴皮,冬天皮比较厚,质量比较好;鹿茸一般在春天没有骨质化的时候才能作为鹿茸用,不然就变成了鹿角;桑螵蛸,就是螳螂的卵鞘,应在卵还没孵化成幼虫的时候及时采收。

矿物药的采收比较随意,因为它埋藏在地下,质量相对比较固定,不容易变化,所以什么时候采收都可以。

四、中药材的贮存

植物或动物类中药都有一定的季节性和地域性,不可能都用新鲜的,所以一般在采收以后都要干燥,都需要一定的储存条件,在储存的过程中,对中药材的质量会有明显的影响。老鼠、昆虫或者微生物的破坏;温度、湿度、光照等,都会影响药材的内在质量。所以在储存中,要避免虫蛀、霉变、变色或走油。

有时候药材的外观没有出现以上变化,但是它的内在质量降低了,对于绝大多数药材来说都会发生这种情况。比如芳香的药材,一般都含有挥发油,储存时间越长,它挥发得越多,它的含量就越少。开窍药石菖蒲,有人测定过它的挥发油损耗,储存一年,损耗将近50%。挥发油是芳香类药物的重要有效成分,含量减少就会明显影响它的质量,对此大家容易理解。

有些非芳香药,如含苷类化学成分的药材,一般都同时含有能够让这种苷类水解的酶类成分。如果在储存过程当中,空气中的湿度偏大,这些药材就会吸湿,吸湿以后在一定的温度下,酶类都会造成苷类化学成分的水解,使其含量和疗效降低。如人参,其药材有两大类,一类是挖起来清洁了以后,直接晒干,这叫生晒参。另一类要经过蒸煮,然后变成了一种带有淡红色的红参。红参经过了高温处理,生晒参是直接晒干,没有经过高温处理。二者除了药性效用有区别,另外还有一个很重要的区别。就是生晒的人参不利于储藏,红参相对来说有利于储藏。因为生晒参没有经过加热处理,没有破坏相应的酶。人参的主要有效成分是人参皂苷,在储存的过程中,这个酶会造成人参皂苷的水解,使有效成分的含量有所降低,所以它保存的时间就不应该太久,而且要注意储藏的方法。红参因为经过了蒸煮,加热的时候酶失去了活性,利于保存。

在南北朝的本草文献里面,根据《神农本草经》药有关于"陈新"的记载,对少数药物提出了宜用比较陈久的,要多储藏一段时间。最早提出来的是六味药:狼毒、枳实、陈皮、半夏、麻黄、吴茱萸,后来又有一些补充。前人没有讲为什么这些药要用比较陈久的,其后有人说,储藏一段时间后,会使它的燥性或者毒烈之性降低。这"六陈"里面狼毒有一定的毒性,吴茱萸、麻黄、半夏、陈皮有一定的燥性,认为储藏一段时间后再使用在这方面会有所缓和。

现在也有人对其中的一些品种进行过一些研究。结果表明,半夏放置以后,祛痰止咳作用有增强的倾向。陈皮里面含有的陈皮苷是其主要有效成分,不容易挥发而损耗,比较稳定,很耐贮存;而它里面含的芳香性挥发油往往不是主要有效成分,放了一段时间以后,非有效成分的芳香成分被挥发掉一部分,则有效的陈皮苷类成分相对含量有所增高。有的还谈到,槐花放置久一点以后,它里面的芸香苷可以转化成鞣质,有利于它的止血之效。这些都只是从一定的角度,初步解释了这些药物要储藏一定时间的道理,但是理由并不充分。

当然我们也不能认为这些药放得越久越好。前人说的这些药宜陈,陈到什么程度,现在没有定论,所以我也没有办法回答大家。陈皮采收以后,1 个月算陈呢?还是 2 个月、1 个季度、半年、1 年、2 年才算陈?这个都没有准确答案,但是有一点可以肯定,不管什么药不是放得越久越好。这个时间限度,需要进一步研究,前面那些回答,也不能完全令人满意。槐花用陈久者鞣质的含量增高了,但是如果用它来清肝火就不合适了,因为现在发现清肝火、降血压或者降低血管的脆性,用于心脑血管疾病作为辅助治疗药,需要的不是鞣质,而是芸香苷,放久后它的含量降低了,反而影响疗效。所以要一分为二地看待,可能久放对某些作用有好处,可能对某些作用也不一定有好处。新鲜陈皮,不是有效成分的挥发成分高一点,那有什么害处呢?前面这个说法并不能完美地解释。陈皮何时需要用陈久的,是不是各种功用都需要用陈久的,如果有条件可以对此进行一些研究。

67

第十二讲 影响中药临床效应的因素 之二：中药炮制的目的

炮制的含义。炮制是中药特有的一种制药方法，就是中药材在制备成各种制剂之前，根据临床用药的目的以及储存、配方或制剂的不同要求，并结合药材的自身特点，进行必要的加工处理，使之尽量满足医疗需要，这些加工处理方法统称为炮制。这种解释说得比较详细，简言之，炮制就是中药材在制备成各种制剂之前的各种加工处理方法。

因为中药材大都是原生的天然品，在制成制剂之前，最常见的制剂就是汤剂，自己把药拿回家，放在药罐里面煎汤服用，这也是一种制剂。现在的中成药则有很多剂型，有丸剂、片剂、胶囊剂、注射剂等，那是在药厂生产的。在进入药厂的生产车间并提取它的有效成分以前，都是制剂以前。这些药材大多数要经过一些特殊的加工处理，这个过程就叫做炮制。

炮制的不同称谓，最早称炮炙。"炮"字是火字旁加一个包字，古代把食物用东西包上，放在火里面去烧，称为炮。"炙"字上面是一个肉字，现在的肝、肺、脾，左边偏旁实际上不是一个月字，月字里面并列的是二横，这个肉字内不是二横，把这个变形的肉字斜写，下面加上一个火字，意思是把肉放在火上烤。所以，炮炙最初与用火来烧烤食物有关。古代用这个术语为多，如魏晋南北朝时期的《雷公炮炙论》，书名用的就是炮炙。"修事"或者"修治"，在以后的本草文献里面也是炮制的意思。如在清代有一本书就叫《修事指南》，它把《本草纲目》有关炮制的内容全部集中起来，再加上作者张仲岩本人的一些观点，这部炮制著作书名用的是"修事"。李时珍在《本草纲目》每一味药下面，分了很多栏目来介绍，其中有一项专门介绍炮制，栏目名称就是修治。

在古代，炮炙、修事、修治和炮制，应该是同位语，可以互相代替、相互混用的。也就是说古代的炮制有不同的用语，它可称为炮炙，也可以称为修事或修治。但是在当代，这些术语的内涵发生了一些微妙的变化：炮制一般作为各种加工方法的总称；炮炙一般是说用火来加工炮制药物的方法，因为两个字都有火旁，后面讲炮制方法的时候，有火制或者水火共制，凡是与火有关的制法都用这个炮炙；修事或修治多用来称一些不用火来加工处理的炮制方法，比如有的药要洗一洗,要淘一淘,有的要把皮刮掉,有的要把里面的心挖掉,有的要捣碎,有的要把它切片等,但是这些用法没有法定的规定,也没有权威要求,只是一个不成文的习惯。

炮制的重要性。历代对中药高度重视炮制,但要适中,太过了不行,不炮制也不行,这些都是供大家参考的。在概述部分,只要求掌握有关术语的问题。要求掌握炮制的目的、炮制的方法。炮制的目的比较简单,就几条,容易记。炮制的方法对于临床医生来讲,不需要自己操作,但一些重要的炮制方法又必须熟悉,因为在开处方的时候你要告诉药房,你需要的药是生用还是需要什么样的炮制品。比如大黄,有生的,有酒炒的,有蒸制的,有炒焦的,医生开处方的时候要写清楚,药房再根据医生的要求来进行配方。你不知道炮制的方法,书写处方就有一定的困难,所以对一些重要的炮制方法,临床医生应该知道它是怎么一回事。

炮制的目的。书上概括为六个方面。对于具体的药物来讲,用一种方法来炮制,它的目的并不都是单一的,往往有多方面的目的。比如磁石,为四氧化三铁的矿石,它的炮制方法是醋淬。因为磁铁矿非常坚硬,配方很不方便,一般一个处方要 30 克左右,而磁石一大块有几千克,要把它敲碎,耽误时间,但醋淬以后它就变得比较酥松,容易打碎,为配方提供了方便,这是一种炮制目的。而且它还有另外的目的,醋淬可以增强它的一些疗效,使它的化学成分发生了改变。在淬的时候部分四氧化三铁和醋会发生反应,生成醋酸铁。醋酸铁的水溶性要比四氧化三铁强,它在水中溶解多了,对疗效就有所帮助,这样它就又有了第二个目的。有的药材可能还有第三、第四个目的,这里是为了大家便于学习,所以把这些炮制的目的一一列出来记忆。

在一些过去的中药书上,尤其是在一些启蒙的读物中,常常编有一些歌诀,以帮助背诵。在那些歌诀中,炮制的目的都很单一。比如《本草蒙筌》说的:酒制升提,姜制发散等。其实辅料相同,对于不同药材,它的意义往往是不一样的。比如说酒制,酒大黄会降低它的苦寒沉降性质,酒川芎能增强活血化瘀或活血止痛的作用,可能与升提还有一定的关系。而涌吐药用常山酒炒,并不是让它升提,而是让常山引起呕吐的这种副反应降低,它不但不是升提,反而还使常山的升提作用减弱了,可见酒炙并不是单一地为了升提。对于姜炙、醋炙的情况也是同样的道理,所以今后见到这类炮制歌诀的时候,要从前人比较局限的思维方法当中跳出来,我们要建立一个新的观点:某一味药炮制后可能有多方面的目的,但有一种目的是最主要的,还有其他比较次要的目的。炮制时加的辅料对药物造成的影响实际上是多样的。只有这样才能学好中药的炮制理论。

69

学习总论只是从理论上把炮制的基本理论作了初步的了解,在今后学习各论的时候,很多药物都需要炮制,它怎样炮制,用什么辅料,这种方法炮制的药物在临床上有什么意义,再结合总论的内容,把前后融合在一起,就会加深理解。

炮制的目的

1. 增强药物作用,提高临床疗效 这是炮制最重要的目的,下面要学很多炮制方法,这些炮制方法几乎都与增强药物作用、提高临床疗效的目的有关。炮制药物时会添加很多辅料,加入这些辅料炮制药物的目的,也基本上都是为了增效。简单地说,其目的就是"增效"两个字。我们知道很多中药材都需要切片,当然切片它可以方便配方,比如说茯苓,个头很大,有的一个几千克,配方的时候不方便,把茯苓切成薄片,不但是为了方便配方和美观,更重要的目的还是为了增效。为什么呢? 因为茯苓常常作为汤剂,切片以后可以让茯苓和水更充分地接触,它的有效成分才能很好地溶出在药汤里面,才能够发挥茯苓的医疗作用。有人做过实验,把茯苓切成边长1厘米的立方体,就是长宽高都是1厘米,把它放在水里面去煎煮,煎煮1小时后用刀切开,它的中心部分仍然是干的,水分还没有进去,水分没有进去,茯苓里面的有效成分当然不可能通过水的对流交换出来,有效成分就没有溶解到药汤当中。如果把茯苓切成2毫米厚的薄片,煎半个小时就基本煎透了,所以切片能增效。

前面说的磁石,要把它捣碎,也是为了让它充分和溶媒接触,以有利于有效成分的溶出,这些最常见的炮制方法都是可以增效的。有的药要加蜂蜜制,有的要加姜制,有的加酒制,在绝大多数情况下,都是为了增效。我前面说的含有苷类的药,容易水解而降低它的有效成分,如果经过加热的炮制方法,有利于保存,也可以说是属于增效的范畴。书上也举了一些例子,在今后的学习中,还会有更多的例子。

2. 降低或消除药物的毒性或副作用,保证用药安全 为了便于记忆,简单地讲就是"减毒",这里的减毒,还包括了消除或降低副作用。毒性作用和副作用的问题,我们今后要讲,毒性作用是对人体的伤害性,会对人体的组织器官或功能造成比较严重的损害。副作用是在药物使用的过程中,出现了不需要的一些反应。比如使用大黄,大黄有清热的作用,又有泻下的作用,有的人里热比较重,可以用大黄来清热泻火,但是患者并没有便秘,在使用大黄清热的同时,可能会造成比较轻微的腹泻,这种腹泻是由大黄的治疗作用所产生的,但又不为治疗目的所需要,这个就叫做副作用。副作用一般比较轻,往往不需要特殊的处理,停药以后都会消除。

要注意书上在这里用了两个并列的词组,"降低或者消除"药物的毒副作用。这样并列是有道理的,因为在中药当中,有的药物有明显的毒性,如化痰止咳的半夏或者天南星,都是天南星科的植物,它们都有比较强的毒性,这种毒性主要就是对口腔、咽喉造成很强的刺激,如果有生活经验的同学,就会知道食物当中天南星科的植物芋头,吃的也是块根,生的时候也是有毒的,对口腔、咽喉黏膜造成很强的刺激。我们烹饪的时候,就要把它的毒性消除,炮制半夏或者天南星是同样的道理。另外一种天南星科的植物叫蒟蒻,有的地方叫魔芋,它的形状类似于天南星,毒性和天南星也不相上下,对口腔黏膜的刺激性也很强,接触后手的皮肤就要发麻、发红、发肿甚至起水疱,它们的毒性其实都是同一类的。芋头或者蒟蒻,又都是很好的保健食品。其毒性成分,没有什么营养和保健价值,是一种苛辣性成分,经过高热煎煮,可让它完全破坏,就是让毒性完全消除,食用就非常安全。为了用药的安全,半夏、天南星也要对毒性进行处理,其产生毒性的化学成分,和芋头、蒟蒻是一类的,与医疗作用之间也没有关系,所以应当把它完全消除,使其不发生毒性反应。

但是有的毒药就不一样。比如说泻下药当中的巴豆,毒性成分是里面所含的巴豆油,它又是巴豆产生泻下的有效成分,如果把巴豆油全部去掉,当然它的毒性消除了,但是如果要把巴豆作为泻下药物,它又不会收到预期的临床效果。像这种情况,就是药物的毒性成分和有效成分不能截然分开,甚至完全是一体的时候,我们就只能适当地降低,降到一定的范围内来保证用药的安全。关于巴豆的炮制,有过一些研究。巴豆里面的脂肪油一般可能含到百分之四五十,炮制时使其降低应保证其含量在百分之十五到二十这样一个范围,如果完全消除了,就不能作为泻下通便药使用。

中药里面有毒性的药很多,不同毒性的药,采用的炮制方法不同,在各论当中,我们再一一地介绍。关于副作用的问题,这就更加普遍,中药的化学成分非常复杂,每一味中药它都有多种功效,只有一种功效的中药非常少见,一般少则二三种,多则五六种。一味中药的众多功效,对于某一个患者来说,不可能完全都是有用的,有的功效是不需要的,如麻黄既有发汗解表的功效,又有平喘止咳的功效。如果是外感风寒,表实无汗,又有咳嗽气喘,麻黄可以通过它的发汗解表来散在体表的风寒邪气,又可以通过止咳平喘的作用来缓解由于风寒外感引起的咳嗽气喘这个症状,两个功效同时发挥,相辅相成,是非常理想的一个药物。但是有的咳喘不是风寒引起的,而是由于肺热壅盛所引起的。这一类患者,不但有热,往往还有出汗。麻黄是温性的药,又有发汗的作用,对于已经有汗的这种喘咳会加重出汗,更加伤津液,于有汗之证不利;它的温性对肺热也是不利的,有矛盾。我们通过炮制就可以解决。麻黄发汗，主要是它里面有挥发油，如果用蜂蜜来炮制，就降低了它的挥发油，这样不但用蜂蜜增加了止咳平喘的作用，麻黄的发汗作用也降低了，它也变得更加温和了。对于肺热喘咳，蜜炙麻黄就比生麻黄更能适合临床应用。这就属于降低副作用，这种情况可能一般的药物都存在。这是两个不同的概念，要注意理解。

3. 改变药物性能功效，使其更加适应病情或扩大应用 改变药物性能，除了毒性以外，有时虽然可以影响归经、作用趋向或药味，但最主要的是改变寒热之性。临床使用药物时，经常会有作用对症，而药性不符的情况，就可以通过炮制改变其药性，使之全面符合证情，这就是用药中的"去性存用"。

以麻黄为例，麻黄性温，能止咳平喘，最适合风寒引起的咳喘。如果是肺热引起的咳喘，它的温性对这个病情就不适合，但止咳平喘仍然对咳喘有效。我们用蜂蜜炮制以后，它温性降低了，对于肺热的喘咳就更加适合，这就扩大了应用范围。祛风湿药豨莶草，药性偏寒，用黄酒拌蒸以后则变为温性，就适合于治疗风湿寒痹。

通过炮制改变性能功效，有时还可以使一种药变成另外一味药。比如解表药中的荆芥，生用的时候主要是祛风解表，把荆芥炒成荆芥炭以后，祛风解表的作用就基本上不存在了，而成为一个收敛止血药，主要用于出血证。荆芥和荆芥炭仅仅是通过了一种炮制方法，功效就改变了。功效不同，当然功效相应的基本特征也就不一样了，所以性能也发生了改变。荆芥是辛温的，而荆芥炭的性能是苦涩平。又如生地和熟地，生首乌和制首乌等，都属于改变性能和功效后扩大了应用范围，从一味药变为了另外一味药的典型例子。后面我们会学到，生地黄是清热凉血药，而熟地黄是补血药；生首乌是润下药，而制首乌是补精血药。

4. 改变药材的某些性状 注意这里指的是性状，前面谈的是性能，性能是中药的基本理论，它是描述功效基本特征的，性状是药物与生俱来的物理特征。改变药材的性状有什么用呢？便于储存或者制剂。很多中药鲜品作用虽然很好，但保存困难，把鲜的变成干的，就是改变了它的性状。不过有的药材很难干燥，如清热解毒药马齿苋，它的茎和叶都是肉质的，非常嫩，里面的水分很多，要想直接把它晒干很难，但如果把新鲜的马齿苋焯一下，就是放在开水里面去烫一下，马上把它捞起来，就容易晒干，就是炮制方法当中的焯法，改变了它的性状就便于保存。

有的是便于制剂。如磁石很硬，制成散剂或丸剂时要粉碎，但把它加工成粉末状很不容易，经过醋淬以后，它就比较松脆，就容易制成粉末，也就容易制剂。

5. 使药材纯净，保证药材质量和称量准确 因为中药材中不管是植物药、动物药甚至矿物药,采收后并不是整个植物、动物或者矿物都可以直接入药,其中有的是非药用部分。如枳壳,是一种柑橘类的果实,药用的是它的果壳,里面的果瓤是非药用部分,就要把果瓤清除干净,里面这个果瓤有一定的重量,如果称 10 克枳壳,果瓤可能会占掉 1～2 克,实际上药用部分只有 8 克,这样不但称量不准确,还会影响枳壳除痞消胀的作用。

目前有的药材质量很差,为了牟取暴利,一些药材经营者有意地在药材里面添加杂质。比如动物药全蝎,我们一般为了避免腐烂,在加工的时候,就是烫死它的时候,可以加少量盐在水里面,用的时候要把它漂掉。但现在有的加盐过多,1 斤全蝎,可能要拌和 1～2 斤盐在里面,你在处方中开 3 克全蝎,可能就只有 1 克是全蝎,2 克是盐,所以要去盐后称量。更有甚者,三四天不给全蝎喂吃的,让它非常饥饿,然后要水烫的时候,把这个活虫放在很稀的水泥浆里面,在很饥饿的状态下它就大量地吃水泥浆,市场上买的全蝎,有的肚里面全是水泥块,肯定不能作为药用。类似的药材必须炮制,才能保证质量,称量也才准确。

另外,有的药很苦,有的很臭,患者难以服用,加一点酒或醋来炒,就不那么臭了,或味道不那么苦了,容易服用一些。

炮制的目的就这六个方面。前面三点为主,是为了增效、减毒、扩大使用范围;后三者也与增效有关,但主要是为了便于保存、制剂和服用。

73

第十三讲 影响中药临床效应的因素 之三:中药炮制的方法

炮制的具体操作方法是药学专业的基本功,在《中药炮制学》里面专门有这方面的实验操作;对于医学专业的同学来讲,一些常用的炮制方法只要求作为名词术语,能够解释就达到了学习的目的。中药的炮制方法非常多,有几十种,目前一般分为了五类:修治、水制、火制、水火共制、其他制法。

对这种分类方法也有不同的看法。我在讲炮制含义的时候,已经讲过修治,凡是不用火的都可以包括在内,水制也属于修制的范畴,所以第一种和第二种可以合并在一起,统称为修治,然后有火制、水火共制和其他。当然还有其他分类方法,这个分类是人为的,是相对的,就作常识性的了解。了解到什么程度?水制法当中要了解水飞;火制法当中的炒、炙、煅、煨都要求了解;水火共制当中要求淬和焯,一共要求了解的名词术语就是七种。

一、修治和水制

修治和水制的具体方法很多,但很简单,浏览后就能理解。水制里面大家应知道什么叫水飞。简单地讲水飞就是在水当中来加工很细的药材粉末的一种炮制法,但是有一个前提,这个药能够在水当中粉碎,一般的植物药和动物药,在水中都有吸水性,韧性反而增加,不可能在水当中粉碎,能够在水中进行粉碎的是矿物药,但也不是所有矿物药都能够水飞。我们虽然对矿物药不熟悉,但是对矿物类的一些物质应该是很熟悉的,比如说食盐也是一个矿物药,当然它不能水飞,因为它的水溶性很强,在水里面就完全溶解了。今后要学的芒硝,为什么前人把它叫消,是因为前人没有"溶解度"这样的一些语言,是说它放在水里面就不见了,遇水则消,它也是不能够水飞的,所以能够水飞的矿物药必须是非水溶性的,这也是一个前提。

有的动物药类似于矿物,主要是一些海产动物的贝壳,像牡蛎、石决明、珍珠母,它们的主要成分是碳酸钙,和很多矿物没有两样,它虽然来源于动物,但理化性质和矿物是一样的,所以也可以进行水飞。

书上说水飞是将不溶于水的矿物药或贝壳类的药材敲碎到一定的程度,再加适量的水,在乳钵里面用力地研磨,研磨到比较细的时候,再加比较多的水来搅匀,很细的粉末就悬浮在上面,然后把上面悬浮有药粉的药液倾倒出来,由于它不溶于水,静置一段时间以后,水里面的矿物细粉就慢慢地沉淀在容器的底部,然后把上面的清水倒掉,再把剩下的很细的矿物药晒干。能够悬浮在水当中的粉末,一般都非常细,剩下来的再研磨,再加水,经过多次,主要的药材都变成了很细的粉末。这样得到的药粉就便于服用或制剂。

另外,有些动物的贝壳或者矿物药里面还含有一些水溶性的非药用的成分,甚至是有害的成分,比如外用药当中的雄黄主要是硫化砷,里面还有氧化砷,而氧化砷就是砒霜,水飞雄黄的时候,氧化砷在水里面能够溶解掉绝大部分,这样就使毒性降低。又如石膏里面有的也含有害成分,除了铅还有砷化物,在水飞的过程当中也会溶解一些,可以降低毒性,或使它更加纯净。如果是干的状态粉碎呢?尤其是在大工业生产的时候,粉尘容易飞扬,人体吸入以后对身体也有危害,水飞则可避免之。所以说水飞有多方面的意义:一是便于加工成很细的粉末,便于制剂;二是有利于除掉一些水溶性的有害成分或者无效成分;三是避免粉尘飞扬吸入后对人体造成损伤。药房里面用的是小乳钵,人工研磨比较慢,工业化生产用的是球磨机,也是在有水的情况下磨粉,产量大又能环保,可避免粉尘飞散。

二、火制

1. 炒法 火制当中的炒法,大家都很熟悉。炒是烹饪当中很常见的方法,中药炮制当中的炒和烹饪中的炒,基本操作方法是一样的,就是把药物放在锅里面加热并不断地翻动。

中药炮制当中的炒又分两类,一类叫清炒,另一类叫辅料炒。

清炒,就是把药材直接放在锅里面,不加任何辅料直接地翻炒。根据火候的不同,清炒又有炒黄、炒焦和炒炭三种方法。一般药材炒到表面微微带黄色为度,称为炒黄;炒到药材表面焦黑,但是里面还有原来药材的颜色,叫做炒焦;炒炭就是让它表面基本上炭化,但是里面还要"存性",就是还有原来的颜色或气味,也就是还有原来的药性。这是三种不同的程度,根据药材的不同需要,要掌握这三种不同的火候。

哪些药材需要炒黄,哪些需要炒焦,今后会涉及很多的具体药物。如荆芥一般就是炒炭,当然这个炭也不是完全炭化,所以有的医生处方的时候写焦荆芥,实际上它是介于焦和炭之间的,这就是一个例子。又比如说焦栀子,是把这个药的果皮炒焦,但是里面的果仁并没有变焦。

辅料炒,不是只放药物在锅里面,而是要加药物以外的一些原料,这些原料统称辅料。常用的辅料有沙、土、米、麦麸、海蛤粉、滑石粉等颗粒或粉末。加这些辅料的目的主要是这些辅料的温度会加热到很高,药物放在里面去共炒,就能够使受热均匀,表面又不会变焦。比如穿山甲,它是动物的一种角质甲壳,如果温度低了,达不到炮制的要求,如果把沙放在锅里面炒至温度很高后,再把穿山甲放在里面炒,它就会膨胀,变成金黄色,卷曲成圆球状,就叫甲珠,或者叫做山甲珠。

土炒、米炒都是同样的道理。大家应当注意到,辅料炒选用的沙、土、米、麦麸、海蛤粉、滑石粉等都是固体的,所以说辅料炒的辅料都是固体辅料。固体辅料除了能使药物保持很高的温度,以达到炮制的要求外,有的辅料本身还有一定的药用价值,比如用土炒,可能会增加药物的止泻或温中止呕效果;加米炒,能增加和胃健脾的作用,也含有增效的因素。但是相对来说,辅料的增效作用是次要的,增加药物的温度且受热均匀,达到炮制的要求,这是最主要的。

2. 炙法 炙也是把药物放在锅里面,也要加辅料拌炒,但是加的辅料与辅料炒用的固体辅料不同,它加的是液体辅料,所以书上说"以液体辅料拌炒药物,叫做炙"。加进去的辅料是液体,如酒、醋、姜汁、盐水、童便等。蜂蜜在冬天可能有一定的形状,不是液体,但是放在锅里面受热以后它是液体状的,盐可以作为固体拌炒药物,也可以把它化成盐水炙药物,这两种情况都可以用,就看它是以固体状态加热药材,还是以液体状态让它进入药材,它分别属于两类不同的炮制方法。

这些液体辅料中,蜂蜜、酒、醋、姜汁、盐水、童便都是传统的中药,本身有一定的药效作用,它有自己的功效,和被炒的药物之间往往要产生协同增效的作用,就是炮制目的的第一点,当然也有少数情况,在于降低毒性或者副作用,比如常山用酒炒,是用来减轻其引起呕吐的作用。

关于炙法需要说明两点。第一点,在处方的时候,凡是用蜂蜜来拌炒的药物,可以把这个辅料的名称省掉,只写炮制的方法,如炙麻黄、炙百部、炙冬花,都是指的蜜炙,所以今后见到只写一个"炙"字,没有写明辅料名称的,一般指的是蜜炙。其他的在处方的时候要写清楚辅料的名称,如处方用姜汁拌炒厚朴,要写姜汁炙,或者姜厚朴;川芎用酒炙,应写明酒炙川芎,或者酒川芎、酒炒川芎。炙制的药有时候也可以称为炒,如酒炒川芎,用的炮制方法也是炙法;盐杜仲,实际上用的是盐水拌炒,那也不是炒法,是炙法。

第二点是关于炙法的归类,炙法一直被放在火制当中,但严格地讲,炙应该是水火共制,因为它加的辅料是液体,它不但用火炒,也有辅料中的水,所以它的归类就有一定的问题。现在我们《临床中药学》,已经把炙法放在水火共制里了,这样可能更加严谨一些,当然放在火制法里面,也没有什么不可以,它主要是用火。

3. 煅法 煅又分两种,一是直接煅,另一个是间接煅。直接煅就是把矿物药或者动物的骨骼、甲壳暴露在空气当中,没有用容器装上,直接放在火上煅烧,比如我们把磁石或者牡蛎放在炭火上灼烧,这就叫直接煅,也叫做明煅。这样煅的目的,有的是去掉里面的有机成分,有些土类的药材,比如炉甘石这一类,可能里面的有些有机物煅烧了以后会被破坏;另外也可能让它的化学成分改变,比如含碳酸钙的动物贝壳,煅烧了以后成了氧化钙,就更容易粉碎,而且药效作用也发生了一些变化,所以它的目的是多方面的。另外一种煅叫间接煅。就是把药材放在一个容器当中,再把容器密闭起来,药材间接加热,不直接和火接触,这种煅又叫焖煅。一些动物药和植物药,直接煅会完全成为灰烬,失去药物价值,如止血药中的血余炭、棕榈炭,就必须采用间接煅的方法。棕榈就是用它的叶柄或者叶鞘纤维,清洗干净晒干以后,放在一个容器当中,把这个容器密闭起来加热,隔绝了氧气,不让它氧化,避免它成为灰烬。同样的道理,把人的头发清洗干净晾干,然后放到密闭容器当中,在隔绝氧气的情况下加热,让它变成炭,就是血余炭。头发没有止血效果,煅炭以后就有了止血作用,性能功效都改变了。

4. 煨法 煨就是用湿润的纸或者湿润的面粉把药物包裹起来,放在火灰里面去烧烫。过去做饭用的是柴或者草类,会有很多的火灰,放在火灰里面煨出来效果更好,但是现在已不用柴来做燃料,只有一些偏远山区还可能烧柴,所以煨这种方法,现在就和传统有些区别了,可以用湿润的面粉或者纸包裹药物放在火炉上面烧,也可以达到相似的目的;也可以在锅里面把麦麸等炒烫后,把包好的药埋在里面,必要时再翻动,直至外面的包裹物焦黄时,将药取出,这更接近传统的煨法。

要煨的药,如葛根、生姜、木香、肉豆蔻,其目的根据药物不同而不完全相同,但是很多是降低刺激性,有利于止泻,肉豆蔻和木香都是属于这种情况。

三、水火共制

1. 淬 淬来源于金属煅铸,与工业上的淬火是一回事,先把药物烧红,其实是经过了明煅的阶段,然后把明煅了的矿物药或者动物甲壳、骨骼,马上放在冷的液体当中去,让它马上受冷、收缩,它就产生很多裂口,会破碎崩解,就便于把它捣碎,便于制剂。可见淬是两个过程,是煅了以后再放在冷的液体当中,用得最多的是醋淬,比如磁石,放在火上烧红后,马上放在醋里面,磁石就裂成很多小块,很容易捣碎,它含的四氧化三铁就部分变成了醋酸铁,溶解性增加,所以作用也增强。动物药中的贝壳也可以淬,但是比较少,比如说龟甲、鳖甲,但它主要不是为了粉碎,而是为了增强作用。

2. 焯 这个焯字,有的书上是水字旁的,但是经过考证,应该是火字旁的,这是中药学当中一个特殊的字,一般的工具书上都很难查到。我建议以后这个字应逐步改为火字旁。现在炮制学好像已经改了,中药学也改过来了。焯法,是在大量的沸水当中,放少量的药物烫煮一下,马上把它捞起来。比如前面说的马齿苋,焯一下它容易干燥;像桃仁、杏仁焯了以后容易去皮,去掉非药用的部分。

这个焯法,也用在烹饪当中,有的把菠菜焯一下,然后拌来吃,也是同样的方法。有的地方就是说把这个菠菜焯一下,那是在烹饪里面常用,中药炮制里面不这样讲。也有的说在水里面氽一下,就是一个入字下面一个水字,氽也是放在开水里面很快地捞起来,但也是在烹饪学里面使用。

其他的方法自己看一下,如制霜、发酵等。

中药的剂型和给药途径,书上写得很清楚,这些也是临床医生必须具备的专业知识,我们自己的处方应该知道选择什么剂型。《神农本草经》就已经总结了药物对剂型有选择,书中说:"药性有宜丸者,宜散者,宜水煮者,宜酒渍者,宜膏煎者,亦有一物兼宜者,亦有不可入汤酒者",意思是水溶性好的就入汤剂,醇溶性好的就入酒剂,易于粉碎的就可作丸、散等。其后,陶弘景又补充了患者病情对剂型的选择,他说:"病有宜服丸者,服散者,服汤者,服酒者,服膏煎者"。

对于水溶性好的药,汤剂比丸剂起效快,适合于外感等新起之急性病;不能溶于水的药,用于汤剂那就不如用于丸、散了;慢性久病或体虚者,宜服丸、散或膏煎剂等。给药途径也是如此,有的药的某一功效,只有在特定的给药途径下才有效,如乳香生肌必须外用。这些内容今后在各论和方剂学、药理学中还会涉及。

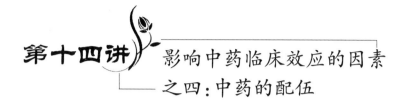

第十四讲 影响中药临床效应的因素 之四：中药的配伍

这一讲要介绍的第一个问题是中药的七情。大家学过中医基础，在里面有一个七情，是指人的喜怒忧思悲恐惊七种情志变化，这与中药的七情没有关系。有的教材上说："前人把单味药的应用同药与药之间的配伍关系总结为七个方面，称为药物的七情"，即中药的七情就是药物的单用和六种配伍关系的总称。实际上，中药的七情都是指的中药配伍，一共是七种情况，《神农本草经》序例当中就把它称为七情，一直沿用了两千多年，关于这个具体的内容，在下面将进一步地介绍。

一、单行与配伍

1. 单行 一般认为，单行就是用单味药治病。中药最早是使用单味药，但单味药的使用有很多局限，例如有的作用不强，不能够满足临床对于药物作用强度的需要，加大用量又容易产生毒副反应。另外，人的疾病是非常复杂的，虽然每一味中药都有多方面的功效，但是在临床上一般都不能满足用药的需要，也就是对人体的疾病没有全面的针对性，只能针对其中某些方面病因病机或者是症状，后来就开始把两种或两种以上的药物组合在一起使用。可以说使用单味药是中药应用的初级阶段，进一步的发展才有了药物互相组合。尽管单味药是中药使用的初级阶段，但后来的临床医家有时候还是选择某一种药来治疗某种证候或某种疾病，比如说治元气虚脱，就单独用优质的人参一味药来益气救脱，就叫做独参汤；又如病情比较轻，病机比较单一，而且临床表现不复杂的风邪上犯引起的头痛，尤其是前额头痛，就用一味白芷来祛风止痛，叫做都梁丸；轻微的肺热咳嗽，单独使用黄芩一味药来清泄肺热，叫做清金散。

李时珍对单行作了一个解释："单行者，单方不用辅。"就是用一味药来治病不必配伍。因为李时珍的《本草纲目》对后世的影响很大，所以以后就普遍沿用李时珍的观点，直到第7版教材也是持这种观点。所以，从明代以来，这个说法好像是公认的，今后在参加有关考试涉及单行时，说是单味药治病，不会有问题。

单行是《神农本草经》提出来的，但是《神农本草经》的本意，单行不是单味药

79

治病,也是讲的一种配伍关系。这个观点在今天很多人还不认可,他们没有去钻研《神农本草经》的原文。《神农本草经》在序例里面说:药有单行、相须、相使、相杀、相恶、相反、相畏七情,且要"七情合和视治之,宜用相须相使者,不用相恶相反者"。"合和"就是配伍,所以《神农本草经》的本意,单行也是一种配伍关系;另外,与《神农本草经》成书年代相同的《汉书》里面可以找到例证,证明这个单行不是独行其事,《汉书》记载:汉武帝"分遣使者,微服单行"。在同一时间用的单行,含义应该是一样的,皇帝既然是分别派遣,那肯定不只派一个人,而是派了两个或是更多的人分别到各个地方去微服单行。所谓的微服单行,他们只跟皇帝反映情况,这些使者之间互相都不知道完成的是同一个任务。那这种配伍应该怎样理解?就是两个药在组成的方剂里面,互相不干扰,作用既不增强也不减弱,毒副反应既不增强也不减弱——各自发挥自己本来的治疗功效。这样理解,应该是符合《神农本草经》本意的。

我讲这个问题,只供大家参考。这样理解有什么好处呢?第一,符合前人的原意;第二,教科书的这一节叫中药的配伍,如果单行不是配伍,那前面的标题是不是涵盖不了下面的内容,这一节是不是该叫做中药的七情,而不应该叫中药的配伍。如果单行不是配伍,而这一节又叫中药的配伍,这就产生了矛盾;如果单行也是一种配伍,那矛盾就不存在了。从古到今,流传了很多所谓的单方,所谓的单方,就是组方不复杂,药味不多,两三味,三五味,而且多在民间流传,这叫单方,它们绝大多数都不是单味药,可见单味使用也不能等同于单方。

2. 配伍 将两味或两味以上的药物组合使用或是配合使用就叫做配伍。在有的教材中,在配伍的定义中,还加入了"根据临床的需要"等文字,没有必要,那是方剂研究的配伍,中药学也要讨论临床不需要的相恶和相反。

为什么要配伍使用?主要的目的有三:第一、第二和炮制的目的是完全一样的。简单地讲,第一个目的是增效,就是增强药物的作用,提高临床疗效。这是炮制的最主要目的,配伍也是这个目的。因为单味药使用的作用是有限度的,当然在一定的范围内,可以通过增加单味药的用量来增强药物的作用。但是通过增加用量来增强作用是有限的,不能无限制地增加用量,无限制地增加用量,很容易产生毒副反应,所以讲毒性的时候,特别强调影响毒性的第一因素就是用量。有人对近50年来中药中毒的文章作了统计,其中百分之七十的中毒临床报告所用的药物是没有毒的药,也就是说大家对所谓无毒的药,用得很放心,任意加大用量,最后就出现了中毒反应,从古至今都写明了有毒的药,一般人都非常审慎,绝大多数没有用够量,这不容易引起中毒。而用单味药时无限度地把用量增大,就会出现毒副反应,有的会发生逆转。有的利尿药物,当剂量大到一定程度的时候不但不利尿,反而使尿量减少甚至无尿,因为对肾功能造成了影响或者损伤。在临床上把功用相同或相近的药物组合在一起,作用就会明显增强,而且可以避免因为用量过大而产生毒副反应,譬如麻黄可以发汗解表,桂枝也能发汗解表,如果单独用这两味药中的一味药来治疗风寒感冒,用量加大后,都容易出现不良反应;如果这两个药组合在一起,发散风寒的作用明显增强,同时避免了这两味药因为剂量偏大而可能会导致的不良反应,这些不良反应我们在讲具体的药时都会提到。所以应当通过配伍来增强作用提高疗效。第二个目的是减毒,降低毒副反应。中药当中有一部分药安全性不很高,在常用的有效量的情况下,都可能会导致不良反应,通过配伍,利用另外一个药来制约这个药的毒副反应,在相同用量的情况下可以使毒副反应变得很轻微,甚至不产生毒副反应,这就提高了用药的安全性,这是配伍的第二个目的,也是炮制的第二个目的。第三,是配伍所特有的了——全面适应证情。单味药的功效虽然多,最多也就三五种功效。人体证候的病因病机和症状往往是十分复杂的,单味药不能全面切中证型,所以要通过配伍来解决。如麻黄有很好的平喘的作用,但是它没有祛痰作用,感冒后很多患者的咳嗽气喘都是因为有痰引起的,痰浊停滞在肺窍,影响了肺气的宣、降,所以肺气上逆。这个时候单纯止咳平喘,效果非常有限,应该同时祛痰,所以定喘汤这样的方剂里面既用了麻黄还用了半夏这样的祛痰药。

81

二、配伍关系

1. 相须　相须是指性能功效相类似的药物配合使用,可增强其原有疗效。为了简化,一般限定在两种药物之间,如果药味多,关系更复杂,两种比较简单。所以一般说的相须,是两种性能功效相似或相同的药物,组合使用能明显提高疗效。这是按照李时珍的说法,就是"相须者,同类不可离也"。同类就是性能和功效相同或相似,怎么样理解不可离?就是组合在一起,作用力明显增强,疗效明显提高,我们现在判断某两味药是不是相须的,要有有名的古方作为支撑,在现代的中药学里面,一般在同一章节,因为有相同的功效分在同一章节,性能也基本相似或者相同。如第一章的麻黄和桂枝,在麻黄汤里面是相须的;辛凉解表药的桑叶、菊花,在桑菊饮里是相须的;在银翘散里,银花、连翘是相须的;大承气汤当中,同一章的大黄和芒硝是相须的。这些都是很有名的古方,这些配伍目前一般都视为是相须的。

这里说相须是同类不可离,是从李时珍开始,一直沿用下来。相须是《神农本草经》提出来的,书中没有解释什么叫相须,只提到了类似于相须的一些药物,如说某药得某药良。但是现在保留在《神农本草经》里的这些相须药都不同类,陶弘景在《本草经集注》中,明确提出了"相须不必同类"。可见对相须的认识,不可离才是关键,这两味药要组合在一起治疗某种证候,疗效不是一加一的关系,而是一加一大于二的关系,二者互相需求,另外的药不可取代。所以在古代认定相须的条件很严,相须的药就很少。由于这种相须很难认定,临床往往不是只用这两味药,还要组成大的复方,所以不好认定。李时珍提出的方法,简化了这个困难,虽然说不可离,但是同类就很简单,尤其是按功效来分类的药书,在同一个章节,在有名的方剂里面,只要是作为主药,即君药或臣药的两种药,都可视为相须,就把这个问题简化了,也得到了普遍认可。我为什么要补充这个呢?因为一个优秀的临床医生,不可能不去查阅古代文献,我们现在学的教科书,只是入门性的,古代文献有很多有待于发掘的东西,那时大家会看到古代书籍中,相须是不必同类的。大家还是要注意一点:分类是人为的,比如麻黄现在放在解表药里,能不能放在平喘药里?能不能放在利尿药里?也能!如果把麻黄放在平喘药,那就和桂枝不同类了。其实这个同类是相对的,教科书的分类不是唯一的。所以现在有的药不在同一章节,也谈到了相须为用,比如说今后学知母、黄柏,知母是清热泻火药,黄柏是清热燥湿药,治疗阴虚火旺,知母和黄柏相须为用,它们不在同一节但是还在同一章,还可以说是同类的。又如在平胃散中,苍术和厚朴,是相须为用,苍术在芳香化湿药,严格地讲厚朴是行气药,它最强的作用是行气,不少书把它放在行气药里面,不能因为厚朴不在化湿药里,就认为它跟苍术不同类,其实在燥湿这方面是同类的。

2. 相使 相使指在性能功效方面有某种共性的药物配合使用,而以一种药物为主,另一种药物为辅,来提高疗效。它们的共性比较小,仅仅在某个方面相似。这怎么理解?当两味药配伍的时候,对于甲药可能用的是最主要的功效,针对证候的主要病因病机;而对于乙药,可能用的就不是主要的功效或起次要的治疗作用,这两味药在方中组合在一起,以前者为主体,后者为辅助。如书上说的黄芪和茯苓,如果用于气虚水肿,用来补气利尿,那么黄芪最主要的功效是补气,同时也有利尿的作用;茯苓能够利尿,有一点健脾的作用,补气不明显。它们主要在利尿上面有共性,但利尿不是黄芪最主要的功效,茯苓对这种情况,只能作辅佐。所以李时珍对于相使的解释是"我之佐使也"。这个"我",就是以主体药而言的,站在主药的立场上,以我为核心,被配伍的另外一个药,和我这个主体虽有一点相似,配伍了以后也能协同奏效,但相对次要,也往往可以用同类药取代,所以这种配伍最为普遍。一般的方剂里面,只要和主药有一种相同功效的都可以是相使,譬如辛温解表药治疗风寒感冒,麻黄和紫苏、麻黄和香薷、麻黄和生姜、麻黄和细辛等都是相使的;麻黄治疗风寒喘咳,配伍其他止咳平喘药,如麻黄和杏仁也是相使的。

3. 相畏 相畏是针对有毒的药而言的:一种药物的毒性反应或副作用,能够被另外一种药物减轻或是消除的配伍叫相畏。绝大多数是减轻,要通过配伍来把毒副作用消除,这个难度很大,所以完全消除的情况比较少见。有毒的药相对于解毒的药而言,称为相畏。比如半夏是有毒的,生姜能降低半夏的毒性,那么半夏对于生姜就称为相畏。附子和干姜,附子是有毒的,干姜能降低附子的毒性,附子对于干姜是相畏的,附子畏干姜。对于有毒的药物来说,李时珍也有解释:"受彼之制也。"什么受到了对方的制约? 毒副作用受到对方的制约,这就叫相畏。

4. 相杀 相杀就是把相畏倒过来,解毒的药对于有毒的药而言的。是一种药物能减轻或消除另一种药物的毒性或副作用的配伍,比如前面说的生姜和半夏,附子和干姜,就叫做生姜杀半夏毒,干姜杀附子毒。解毒的药对于有毒副作用的药而言,这个关系就是相杀,所以相畏和相杀是同一种配伍,是以不同的药作为主体而概括的。

为什么要把这种关系一分为二? 因为中药的治疗作用和毒副作用是相对的,需要的时候就是治疗作用,不需要的时候就是副作用。比如大黄的泻下作用能够导致腹泻,需要大黄来泻下的时候就是一种治疗作用,如果不需要泻下,像有时候要用大黄来活血调经,妇女的大便完全正常,不需要泻下,用大黄来调经以后却出现了腹泻,那这个腹泻就成了一种不良反应,所以相畏、相杀和后面的相恶,互相有交叉,所以前人将其分开也不是没有道理。李时珍说相杀者"制彼之毒也"。相畏是受彼之制,相杀是制彼之毒,二者相对而言。

5. 相恶 相恶就是两种药物配合使用以后,一种药物的作用被另外一种药物影响而降低或者消失。李时珍说"相恶者,夺我之能也。"能,就是功效,或治疗作用。夺我之能就是使功效减弱,降低了治疗作用。

在配伍关系当中,相恶是比较复杂的,也是普遍存在的。一般来讲,性能相反,或者作用相反,都可能会相恶。比如,温热药和寒凉药有可能相互影响;升浮药和沉降药,作用趋向不同可能相互影响,这是从性能的角度来讲;从具体功效来说,发汗药和止汗药、泻下药和止泻药,都可能出现互相影响,所以相恶是广泛存在的。但是,这样的两味药组合以后,一般不可能是全面拮抗。如麻黄和石膏配伍,麻黄辛温发汗的性能和功效,受石膏的制约。当麻黄作为发汗解表药,治疗外感风寒表实无汗的时候,需要的正是麻黄辛温发汗,如果和石膏同用,这方面作用受到了制约,力量有所减弱,那么这时麻黄对于石膏来讲,是相恶的。但麻黄平喘的功效,不因为和石膏配伍而制约,可能利尿的功效也没有影响,所以

83

作用降低,只是其中的一个方面,或者几个方面,一般不会是全面降低或者消失。

相恶的两味药,一般也不是两败俱伤,有时对另一方反而还有利。如果没有这种观点,在本草学中,在方剂学中,很多现象就没有办法解释;有了这种正确的思维和理解方法,就可以得到正确的答案。比如《本草经集注》里面陶弘景说:牛黄恶龙骨,而龙骨得牛黄良。二者配伍在一起后,可能对牛黄息风止痉等功效有影响,但是可能增加了龙骨平肝、安神的作用。另外清代的《本草新编》说人参恶莱菔子,这在中药中医界影响非常深远,一般书上多以此作为相恶的一个例子。《本草新编》的作者是陈士铎,他在人参下面说"人参恶莱菔子"。但在莱菔子后面,又说"莱菔子得人参,其功更神"。有的人觉得不可思议,认为作者头脑不清醒,怎么人参下面说这两个药不能同用,而在莱菔子下面又主张这两个药一起使用?实际上陈士铎非常清醒。人参是补气药,尤其是治疗元气虚脱,又没有饮食积滞尤为适用,但莱菔子是耗气的,如果同时用了莱菔子,就会加重气虚,而且也会降低人参的补气作用,达不到急救的效果,所以强调人参恶莱菔子。如果是脾气虚弱,又有饮食积滞,这时候单纯用人参,饮食得不到消化,停滞在胃脘,还会产生危害;单独用莱菔子,会进一步耗气,更要影响脾胃的功能。在这个时候,人参和莱菔子配伍,人参补虚而不碍邪,不影响饮食的消化;莱菔子消食,于正气不伤,于脾胃不伤,这时莱菔子的不足之处就被人参弥补了。所以莱菔子作为消食药,用于饮食积滞,且脾气亏虚的患者,自然是得人参其功更神了;这时或许对人参有一定影响,但对证候是有利的,所以说关键要看用于什么证候。前面说的麻黄和石膏,如果用于外感风寒表实无汗,对于麻黄来说是相恶的,如果是用于肺热咳喘,不需要麻黄的温散发汗,麻黄的温性会加重肺热,麻黄的发汗会加重出汗伤阴,这时候正需要制约麻黄的辛温发汗,所以张仲景的麻杏石甘汤治疗肺热咳喘就是千古名方。同样的配伍,是不是相恶,是由所治的证候来判断,当需要这种功效的时候就是相恶;当不需要时又是一种什么配伍关系?譬如莱菔子和人参配伍用于脾胃虚弱的饮食积滞,麻黄配石膏用于肺热咳喘,这时又变成了相畏的配伍关系。降低的是不良反应,降低麻黄的辛温发汗,有利于阴津的保存;降低莱菔子的耗气作用,有利于脾胃气虚的治疗。两味药没有变,但是应用的证候变了,配伍关系就发生了变化,就从相恶变成了相畏。所以,中药配伍是复杂的,是相对的,不能把它绝对化。书上说人参恶莱菔子,不是放诸四海而皆准,其实是有条件的,有前提的。又如很多书举例子说,黄芩是恶生姜、干姜的。因为干姜、生姜是温热性的药,黄芩是寒性的,温热药和寒性药,当然可能互相影响,甚至于两败俱伤,两者间可能存在相恶的配伍关系。但是对于寒热错杂,既需要温里散寒,又需要清里热的时候;尤其是寒热的部位不同时,譬如说热在肺,寒在脾,用黄芩清肺热,用生姜、干姜来温脾胃,这时可能就不会相恶。今后大家要学的张仲景的几个泻心汤中,黄芩和姜同用为什么不相恶?因为不是寒热错杂,就是寒热的部位不一样,二者的归经是不同的,所以不至于相恶,故不能把某药恶某药认为是在所有的情况都不能配伍。

总之,相恶是普遍存在的,药性相反、作用相反的药,都可能相恶;但是相恶的药又是相对的,而且这个配伍关系也是复杂的,有时候一对相恶的药,如果用于需要的证候,它就不相恶了。要理解好这些内容是有些困难的,以后大家就能慢慢体会到。

6. 相反 相反总的说来就是毒性增加,安全性降低。毒性增加,可能是单方面的,某一个药的毒性增加了,或者副作用增加了。这个单方面的药可能本身是有毒副作用的,配伍后只是更大了;也可能是没有毒副作用,配伍了以后产生了;也可能是双方的毒性都增加了。李时珍说"两不相和也"。由于相恶和相反在第二节还要讲,所以其他就不多说了。

三、如何对待配伍关系

书上在相反后面有一段文字,说相须和相使是协同增效,医师处方的时候就要充分利用。对于相畏和相杀,它局限在毒副反应比较明显的药物,可以降低毒副反应,要注意利用。相恶和相反,降低的是治疗作用,或者增强了毒副作用,原则上是不能用的。所以《神农本草经》说:当用相须相使者良,勿用相恶相反者。大家注意,不要用是指这两味药配伍以后降低了疗效的时候,这时的关系才是相恶。所以配伍关系的概念是固定的,但是这个配伍关系对于同一个药对来说,它是可变的。

第十五讲 影响中药临床效应的因素之五：用药的禁忌与剂量

用药禁忌，就是在临床医生开处方的时候，或者患者在服药的时候，不要一起用或不要一起吃的。有的书上只介绍了三个方面的禁忌，实际上有四个方面的禁忌。

一、配伍禁忌

配伍禁忌，就是医生处方的时候，同一个处方里面，不能开在一起的药，或者叫配伍禁忌药。《神农本草经》原则上提出了配伍禁忌为相恶、相反。但是从金元以来，更加强调十九畏和十八反，所以大家就要记住十九畏和十八反的内容，对于有可能在同一个处方里写出来的药，尤其要注意。因为十九畏、十八反的内容，从古到今是公认的，所以是要求记住的。尤其是刚刚从事临床医生的，不能使用。因为这个在药典中是认可的，如果处方里出现了十八反、十九畏，一旦出了医疗事故，是要负医疗法律责任的。所以原则上，我们要遵照执行。

1. 十九畏 十九畏就是十九种属于配伍禁忌的药物。这十九种属于配伍禁忌的药，分为九组，是每组之间的二者，最多的一组是三者之间，不能够一起用。书上讲硫黄畏朴硝，朴硝就是没有精制的芒硝，今后泻下药要学的。水银畏砒霜，是两个外用药。狼毒畏密陀僧，密陀僧是碱式碳酸铅，现在很少用。巴豆畏牵牛，丁香畏郁金，川乌、草乌就是乌头畏犀角，当然现在犀角不允许用，在国际上都是不允许交易的，是犯法的行为。牙硝是芒硝的结晶体比较大的，也就是芒硝。官桂，泛指肉桂，古代的官，是指比较优质的肉桂，但是从20世纪40年代起药材商人把最差的肉桂称为官桂。

必须注意，十九畏指的是同组两两之间不能同用，组间并不交叉。比如说官桂畏石脂，但官桂与人参、五灵脂、三棱、牙硝……没有配伍禁忌，川乌、草乌和犀角，也是川乌和草乌分别与犀角忌用，川乌、草乌之间也不存在配伍禁忌。

学习十九畏，第一要记内容，这个内容里面最容易被忽略的有两种情况，一种情况是双方都没有毒性的，官桂与石脂、人参与五灵脂、丁香与郁金、牙硝和三棱，这四组八味药都是无毒的药，所以就很容易忽略；其他的药是有毒的，又很不常用,或是现在不内服,又没有同用的机会。另外,牵牛子和巴豆都是有毒性的药,但这两个药在同一节,都是峻下逐水药,一般来说在同一节的药,都能够配伍,配伍以后又都能够增效,但是这两个药比较特殊,同类的药又不能够同用。

第二要正确理解十九畏的"畏"是配伍禁忌的代名词,不是配伍关系的相畏,二者不能混淆。相畏是有毒药的毒副反应能够被另外的药降低或是消除,不属于配伍禁忌。相畏的配伍总有一方是有毒的,上面四组要双方都没有毒,不存在谁解谁的毒。不存在相互降低毒性,所以不是相畏。

那么十九畏到底是什么配伍关系?严格地讲,十九畏绝大多数属于相恶的配伍关系,而且包括了相反,以相恶为主。在本草学中,经常是"畏"和"恶"互相混用。古人为什么要混用?在汉字当中,畏和恶是可以互训的,互相解释,古人常用这个字来解释另外一个字的字义,一些工具书说"畏者恶也,恶者畏也"。它们可以通用,所以这是一个原因。更主要的原因是,相畏和相恶不是绝对的,是可变的。如人参和莱菔子,麻黄和石膏,可能是相恶的,在可以用的时候又是相畏,所以在本草文献里面,某药畏某药,有的时候又是某药恶某药。

2. 十八反 十八反有三个组,第一组是甘草反甘遂、大戟、海藻、芫花。第二组乌头反贝母、瓜蒌、半夏、白蔹、白及。第三组藜芦反人参、沙参、丹参、玄参、细辛、芍药。每一组前面的一味药,分别和后面的药物存在相反的配伍关系。比如说第一组药中,甘草分别与甘遂、海藻、大戟、芫花存在相反的配伍关系,以后的两组也是这样,前面的一味药分别和后面的每一味药存在相反配伍。后面的所有药在一起也是和前面的药相反,比如甘遂、大戟、芫花加在一起和甘草也是相反的,这就是张仲景的十枣汤,这三味药不能配伍甘草,就改用大枣来保护胃气。各组后面的药之间均不存在配伍禁忌,比如说甘遂和大戟,甘遂和海藻,都能互相配伍。

这三组药当中,最重要的是前面两组。因为甘草是很常用的一个解毒药,很多有毒的药物和甘草同用,毒性都会降低,但是和甘遂、大戟、芫花同用,不但不能降低反而要增强毒性,所以尤其要注意。第二组后面的瓜蒌、贝母、半夏很常用,乌头也比较常用,也要注意。第三组药中,藜芦毒性很大,不会用它来内服,虽然后面的药比较常用,但是因为藜芦内服的可能性并不存在了,所以处方不会失误。在初学的时候记忆十八反,前人编成了歌诀可供参考。另外,大家在玄参的后面加上苦参,从《神农本草经》开始,苦参和藜芦就是相反的。加上去以后这三组药不是十八味,而是十九种。其实《神农本草经》提出相反的药,一开始就是十九种,为什么称为十八反?在韩保升编《蜀本草》时对《神农本草经》的配伍关系做了一个统计,他统计相反者十八种,数数的时候没有数清楚,是个低级错误,把十九种数成了十八种,后来编歌诀的人就把这歌诀叫做十八反歌,广为流传。由于十八反的药物很多都一分为二了,比如说瓜蒌,分为瓜蒌壳、瓜蒌仁,乌头分成川乌和草乌,芍药分成白芍和赤芍,那就有 20 多种了;加上历代还有增加,到了明清时候有些书上十八反里面多达四五十种药了,所以十八反就成了药相反的同谓语,所谓十八反就是相反的药物,大家不要拘泥于十八种。

另外,十八反和十九畏是相对的配伍禁忌,不是绝对的。如果作为相恶,在需要的证候中,可能会成为相畏而加以利用。即使增强的是毒性,这个毒性再大也不会超过砒霜,砒霜在临床也有存在的价值,可以利用。如果这个毒性有特殊的治疗作用,那当然还是可以应用,关键是我们现在还不清楚毒性增大以后,究竟有怎样的特殊作用,所以要求大家原则上遵照执行。但从古至今都有一部分临床医家在使用,那是他们有了独到的临床经验,所以古方里面,十八反、十九畏应用的例子很多。不过古代是没有什么法律法规来约束临床医生的,出了问题一般都认为病该如此,不会找医生理论,现在的患者不一样了,如果他知道了按照规定不能用的药你用了,那肯定有医疗纠纷。

二、妊娠禁忌

书上举了一些妊娠禁忌药,没有必要去背哪些药是妊娠禁忌,因为背不了那么多。清代有一个医生叫周学霆,他有一个观点,对于妊妇来讲,该用就用,不该用就不用,没有一定之药,没有一定之方,用不着去背。但是书上又提了一个原则,大家首先应掌握这个原则。什么原则?妊娠禁忌药一般可分禁用和慎用两类。禁用的一般是毒性强的,或是药性比较峻猛的药。对于孕妇原则上是绝对不能用的。慎用的就是通经去瘀,以及辛热的药,必要时可非常审慎地用。

妊娠期间,用药务必要小心谨慎,确保胎儿和孕妇的安全。一般说来,凡是不利于胎儿在妊娠期间生长发育,以及出生以后生长发育的,对于孕妇有不良影响,对分娩过程有不利影响的,都是属于孕妇禁忌的药。过去很多人学习孕妇禁忌药,产生了误解,把孕妇禁忌药误认为堕胎药,这是不对的。孕妇禁忌药决不是堕胎药,使用孕妇禁忌药堕胎,既不可靠也不安全。

三、饮食禁忌

服药时的饮食禁忌,又叫忌口,也叫食忌。今后大家临床时,很多患者会问:医生我吃药的时候哪些东西不能吃?这就是忌口。对于忌口,中医有很大的优势,也是很科学的。在西医学当中其实也有很多忌口,比如说高血压,一般要低盐,水肿的患者要低盐,糖尿病患者不要吃甜食或大量淀粉类的食物等。原则上说,病了以后脾胃的功能减弱了,不容易消化的食物都要注意。另外,任何食物,和中药一样,都有性能,这个食物的性能或作用,与患者的病是相宜的,比如说痰热咳嗽,梨能清肺润肺,梨就适合吃;燥热证,胡椒、辣椒就不适合吃。凡与病不相宜者,就应禁忌,这些都是非常科学的。

现在有两种趋向:一种趋向是盲目否定;另外一种是把忌口扩大化。文献记载的忌口,有的是特殊体质的特殊不良反应,譬如说有的人对于鱼虾,很容易诱发气喘,后来就扩大了,凡是有咳喘的都说不能吃鱼虾,这是不对的。文献中也有一些误传、误记,我们要澄清,比如很多文献当中有吃了蜂蜜就不能吃葱,不然会产生毒性的记载,最早可能是有人因为不适,碰巧是吃了蜂蜜又吃了葱,以后的人不敢以身试药,就这样传下来,但可能是蜂蜜保存中产生了酸败,或是蜂蜜本身就是有毒的蜂蜜,或根本就是巧合,因此就认为葱和蜂蜜是相反的,现在经过观察并不如此。

四、证候禁忌

另外还有一种禁忌,就是证候禁忌。任何一味药,有适合的证,就一定有不适合的证,所以在用药禁忌当中,更重要、更常见的是证候禁忌。有的教材总论里面看不到证候禁忌,是因为这些内容分散在每一章节和具体药物中,以后讲的时候,都要强调证候禁忌。证候禁忌的内容虽然多,但是很容易理解,很容易掌握,譬如说清热药,寒证不能用;温热药,热证不能用;泻下药,便溏腹泻的人不能用;很容易类推。

五、中药的剂量

中药的剂量,是医师开处方的时候,每一味药究竟该用多少量?在这一节里面,介绍三个问题。

1. 含义   剂量又叫用量,或者叫用药量。书上说:是指每味药的成人一日量。总体上是这样,是成人的一日量,但还有几个前提:首先这个药,是干燥的,不是指新鲜的,新鲜的一般都要加量,至少要加一倍以上;其次这个药,准确地说应该是饮片。饮片是经过了加工炮制,可以直接制剂的药材,比如该洗的,该去掉非药用部分的,该炒、该蒸,制好了以后,放在药房的药柜里面可以直接进行配伍,可以直接做汤剂,这才是饮片。第三,是在汤剂之中的量,这个很重要,若做丸剂或散剂的量是另外一回事,一般要小些。凡是中药书上的用量,都是这样的一个概念。以后我们说某药用多少,必须是经过了加工炮制过的饮片,在做汤剂的时候,成年人1天的有效量,是新鲜的药量要增加,儿童用量必须要减少;做丸、散，也应该要减少。

2. 单位 现在一般都是用公制，用多少克，但是古代用的是传统衡量单位，就是斤、两、钱、分、厘。1斤500克，500克是16两，所以，1两就是31.25克。现在都是用近似值，1两约等于30克，这是为了称量方便，计价方便。因为中药的用量本身就有一定的伸缩性，所以就取整数，就以1两等于30克，1钱等于3克，1分等于300毫克，以此类推。

古代文献还有一些特殊的，不是很准确的计量方法。比如"刀圭"，古人腰间都佩了一把刀，这个刀的刀柄两边都是凹陷的，有一个槽，古人吃药的粉剂，就把腰间的刀拿出来用刀柄来量，装满那个凹陷的槽，就是一刀圭。另一个"方寸匕"，就是1立方寸，长宽高都是1寸，因为唐、汉、明、清不完全一样，有一点出入，反正是当时的1立方寸，是一个容量单位。另外古代还有"钱匕"的说法，在古代的铜钱，就像现在的硬币，用这个钱币量药的粉末，装满不掉下来，就叫1钱匕。古代的钱上有四个字，譬如唐玄宗的开元通宝，有开元通宝这四个字，装满了就叫1钱匕，药粉遮住了两个字不掉下来叫半钱匕，遮住了一个字不掉下来，就叫"一字"。

3. 决定剂量的依据 是这一节的重点。在书上提到了四个方面的依据。

（1）药物方面的依据：首先是毒性的有无，有毒的，要严格地控制在安全范围内，不能超量，而且从小剂量开始，因为有个体差异，所以《神农本草经》用毒药，主张先起如黍粟，病去即止，不去倍之，不去十之，取去为度。《黄帝内经》也强调：大毒治病十去其六，常毒治病十去其七。

对无毒的药，要考虑质地的轻重，气味的厚薄，作用的猛缓等因素。质地轻的，用轻一点；质地重的，偏重一点。质地轻者一般有效成分容易溶出来，有效成分的利用率都比较高；比较重的，一般是矿物药，或者动物骨骼，一般有效成分不易溶出，利用率都比较低。轻的药如通草、竹叶，体积比较大，如果药量很多，很大的锅都装不了，煎煮时要把这个药淹住，要很多的水，煎液就是一大锅，喝不完。重的药材，如石膏、龙骨、牡蛎、石决明，用量应偏大。对于气味的厚薄：气味薄的，可以开重一点；气味厚的，药味重的，比如说苦参、黄连，非常苦，不能用到20多克，太苦了一般人都不愿意吃。另外作用猛的，用轻一点；作用缓的，用重一点。而且还要考虑到质量优劣，如果药材质量比较好，可以用轻一点；药材质量差一点，用量会重一点。用量不等，但实际有效成分的量是相等的。

（2）应用方面的依据：应用方面，首先确定这个药是单味用还是复方用。如黄芩治疗肺热咳嗽，单用清金散，用量就要比较重；如在复方清气化痰丸里面，有很多味清肺热的药，黄芩的用量就应减少。同时要考虑它是主药还是辅药。一般作为君药,用量要偏大,作为辅药的时候用量要偏小。比如甘草,如果要用张仲景的炙甘草汤,可能会用到 30 克或者更多,但是一般的方剂当中甘草作为使药,转为次要,一般就用 3 克,同样的一个药,用量十倍的差异。在应用方面,还要考虑到用药的目的。用这个药的哪一个功效?比如槟榔,如果作为行气药,一般用 6～10 克就差不多了;但是槟榔要作为驱虫药,如果低于 60 克,可能只是隔靴搔痒,驱不了虫,这时候可以用到 100 多克,6 克和 100 多克,相差十几倍。又比如说柴胡,如果要用来解表退热,一般可能用到 10～20 克;如果用来升阳气,李东垣的方里面仅用 1～2 克。

另外,还要看选用什么剂型,或者什么给药途径。如果作为汤剂,在口服的时候,用量就要大一些;作为丸散剂,百分之百都吞到胃里面了,用量就要小一些。有的成分在汤剂中溶解不好,利用不完全,有的成分可能只利用了百分之三四十。所以丸散剂的量就要小一些,汤剂的量就要大一些。外用的用量也比较大。如苦参可以用 100～200 克来外治皮肤瘙痒,这个用量就很大;如果要口服,治疗湿热痢疾,可能一般只用几克。

(3)患者方面的依据:患者的年龄,壮年的时候,可能用量是最大的。老年人的耐受性比较低,容易有不良反应,同一个药,要比壮年人用量少一些。

两三岁的儿童用成人的四分之一,这是个理论数据,儿科医生不会这样开处方,做汤剂的时候,一般都比这比例大,为什么?相对的剂量大一些,煎出来的药汤会浓一些,儿童就可以少喂一点。儿童的量,关键是父母给他喂进去了多少,比如说处方用量比成人的还大,但是每一次只服了一汤匙,可能吃进去的不到二十分之一,依据我个人的体会,儿科处方量可以适当地大一点,比如 3 岁左右,开成人一半的量,一点都不大,因为他父母喂量都较正常用量少。

另外,要考虑性别,在同年龄段,女性患者的用量要低于男性患者,因为男性一般来说体重、身高都比女性大一些,当然也有例外。对女性来说还要考虑到她的特殊生理期。比如在月经期、妊娠期,一般来说用量都比非月经期和妊娠期用量少一些,避免产生不良影响。还要考虑他身体的基本状况。要考虑病患体质、病情、病程。刚刚开始患病,用量可以重一点,尽快解决问题,如果病是慢性病,长期吃药都不容易好,那就不能够急于求成,前人说治疗慢性病,如理乱丝,用药量要小,病患的病程和病情都需要考虑。还要考虑职业特点、生活习惯等。比如,做体力劳动的,他的耐受性就比较大,用药应该要重点。一般白领,耐受性差,用量就要轻一点。

(4)地域和季节气候:即中医所谓的因地制宜、因时制宜。炎热季节和炎热地区,用寒凉药一般要偏重;用温热药,该用的也要轻。反过来说,在寒冷季节,在寒冷地区,用清热药相对要轻一点,用温热性的药相对就要重一点。干燥的地方,用滋润药物,用量要重一点;潮湿的地方,滋润药的量就要轻一点,反之,用燥性的药物,在湿气重的地方,要多用一点,干燥的地方就要轻一点。中医说的因人制宜、因时制宜、因地制宜,有很多的奥妙,日本人说中医不传之秘在于用量。这不是不传,是不好传!每个个体都不一样,医生全凭经验来伸缩用量,而经验是要慢慢积累的。

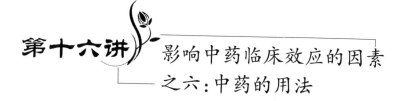

第十六讲 影响中药临床效应的因素之六：中药的用法

中药的用法,主要是两个问题。前面谈方剂的煎法,后面谈服用方法。为什么只谈中药的煎法? 是临床医生开饮片处方的时候,患者问得最多,也需要医生向患者交代清楚,是临床医生的责任,要不厌其烦地跟患者说清楚药怎么煎。所以汤剂药物煎服法,是临床医师必备的知识。

一、汤剂的煎法

（一）煎药器具

最好的是沙锅和陶瓷,因为传热比较慢比较保温,适合于中药的煎煮,这些器具都不和中药发生化学反应。煎药的用具不能用铝锅、铁锅、铜锅,这些都是比较活泼的金属,很多中药的成分都会和它们发生化学反应,有的时候可能还会产生有毒的化学成分。现在不锈钢也可以用,因为不锈钢的化学活动性也是比较弱的,但还不理想,它传热快。

（二）煎药用水

古人对煎药的用水,非常考究,但放在现在不可行。比如李时珍《本草纲目》什么病要用雪水,什么病要用春雨的雨水,什么病要用露水,什么病要用甘澜水……那只是理论上的要求,比如在台北,什么地方来雪水? 什么地方来露水? 没有! 所以现在淡化了,只要是清洁、可以饮用的水都可以使用,污染过的水不行。

1. 加水量 这是患者一般要问的。理论上来讲,中药是干燥的,药渣要吸水,加上煎煮过程中蒸发掉的水,再加上患者要吃进去的水,加水总和就加这么多。比如说人参败毒散,十几味药要吸多少水;煎煮20分钟,多少水变成了水蒸气;然后,患者一般一天内吃600～700毫升大致差不多了,当然有的可能多喝一点。取直径比较小的砂锅,把药放在里面,然后用筷子,或者木片,把药压住,然后加水,第一次加的水高出药2～3厘米。吸水性强的,煎煮时间久的,会超过3厘米;吸水性差的,煎煮时间比较短的,可能就在2厘米左右。为什么压住? 不压的话,轻的药会水涨船高,水已经加满了,水还没超过这个药,看不见水。压住

93

能够准确判断,这是第一次。以后,药不会浮起来了,就用不着加压,水刚刚超出了药表面,有 0.5 厘米左右,也就差不多了。第一次为什么要多加些水?因为第一次药要吸水,以后药不再吸水了,所以少加点就够了。

2. 浸泡 这个很多医生不交代,患者回去也不注意的。中药在煎之前,一般都要加水先泡。一般泡半小时到一个小时。太长了有的会变味了。冬天时间长一点,夏天时间短一点。泡就是要让植物药和动物药恢复到新鲜的状态。让它们的组织吸水以后膨胀,这样水容易进去,有效成分容易出来。很多植物药表面都有淀粉类的成分,如果放在锅里面马上就开火煎,两三分钟水就开了,表面的淀粉就糊化了,就堵塞了药材的毛细管道,水液进不去,有效成分也出不来,这样药效不好。所以一般中药煎前要泡至药材膨胀,基本恢复到新鲜的情况,再放在火上煎,大家一定要注意。

3. 煎药火候 一般来说先大后小,也可以说先武后文。所谓大火又叫武火,开足火力,一两分钟、两三分钟就让里面水沸腾,然后把火调到最小,保持药锅里的水基本上在开的状态。如果火调不小,可以把距离垫高一点,把高度升高,上面的火力就可以小一点。

4. 煎煮时间 一般水溶性差的或滋补类的药,煎煮至水开了以后维持半小时,或者更多一些时间,解表药和其他芳香、化湿、理气药,温里药当中的辛香药,水开了以后,维持 15~20 分钟,久了有效成分会挥发。

5. 及时过滤 药煎好后要注意及时过滤,马上把药汤分离出来,因为很多中药成分的溶解度与温度有关,温度降低了,一些有效成分会沉淀或吸附在药渣里面出不来了,影响疗效;另外有的中药煎液,随着温度的降低,黏稠性要增加,比如车前子含黏液质,冷了后,就像比较浓稠的米汤,和药渣混合在一起,汤液不易滤出来,所以要及时地过滤。

6. 绞渣取汁 将药渣倒入干净的纱布或干净的布里面,两边用力来绞,把药渣里面的水尽量挤或压出来。陶弘景在《本草经集注》里面就提到了,如果是两副药渣都绞尽药汤,加起来就等于一副新药。现在有人做过试验,把药的主要成分进行定量分析,如果只把药渣里面的水榨出来,有效成分的量至少占一剂药量的三分之一。所以我们只简单把水倒出来,一剂药最多吃了三分之二,还有三分之一或更多的成分没有利用,这点是一般人没有做到的。

7. 煎煮次数 一剂药煎几次,患者也是要问的。一般来说,煎 2~3 次,凡是饮片比较厚而且药味比较浓的,要煎三次,饮片非常薄的,像桑叶、菊花这些味道比较淡的,煎两次就够了。不管煎两次或三次都应混在一起,再分三次服用。

二、特殊煎煮方法

1. 先煎　指一剂药由多味药组成,其中有一两味,必须先煎 30～60 分钟,然后再把其他泡好的药加进去再煎。有效成分溶出很慢、溶出困难的药,像矿物、贝壳类和一些补虚药,大多要先煎;另外,一些药有毒,但随着煎煮时间的延长,毒性会降低,比如附子、川乌、草乌,煎煮时间越久,毒性越低,这也要先煎。

2. 后下　指同一处方里面,其中有一两味药,不能久煎,比如,三仁汤里面有白豆蔻,不需要久煎,不能像半夏、薏苡仁的煎煮时间那么长,医生处方的时候就要写"后下",药房会把它单独包起来,药快煎好时放进去,再煎三五分钟就够了。后下的也有两种情况:一种是芳香的,如果久煎,有效成分就挥发掉了,煎煮的时间越长,挥发油中的有效成分量越少;另外一种情况,虽不芳香,但有效成分不耐高温,煎煮时间长了会破坏掉,比如钩藤,没什么气味,但是它的有效成分煎 15 分钟左右就开始分解破坏,为了充分保留它的有效成分,也需要后下。

3. 包煎　指有的药需要用纱布或者干净的布包住再和其他药同煎。包煎有三种情况,一种是容易混汤的药,易使汤混浊,比如五灵脂就是这种情况;第二种情况,细小的颗粒状的药,不包煎悬浮在药汤当中,喝药的时候满口都是药渣,吞不下去;此外,有毛状物的药,毛状物混在汤里面可能刺激咽喉,包了以后毛状物就不能混在汤里面了,比如辛夷、旋覆花这类药。

4. 另煎　这类药不和其他药一起煎,要单独煎汤,再将两种煎液混在一起服。一般来说名贵药材需要另煎。如人参、西洋参。人参败毒散中人参本身量就不大,且人参的成分容易被荆芥、薄荷、羌活这些药吸附进去,对于它来说是一种浪费,只好另煎。为了充分保证名贵药的量,所以一般要单独煎。

5. 烊化　这是一个地方性的用词。烊化就是熔化的意思,使固体变为液体状,主要是用于胶类药,比如阿胶、鹿角胶、龟甲胶。把胶类药放入一个小碗,小碗里面加一点水,然后放在锅里面加热,让它慢慢融化,调匀在煎好的药汤里面,然后一起喝掉,这就叫烊化服。

6. 冲服　一些液体药,比如说竹沥,直接和煎好的药汤调匀,再一起服用;或者水溶性很好的药,比如芒硝,放在水里面就溶解了,这叫做冲服。

在有的情况下,把有些散剂,就是很细的粉末,先倒进嘴里,用其他的药汤把它送下去,也可以叫做冲服。所以冲服的药可能是液体,也可能是粉末状的,或者是可以在水当中溶解的固体药,如现在的免煎颗粒。所以它所指比较宽泛一些。

95

三、服药的方法

药煎好了以后，患者怎么服用，涉及服药的时间、服药的多少和服药的冷热这三个方面。

1. 服药的时间 一般来讲所有药都应避免和食物同时服，在饭前、饭后的半小时到一小时，一般的药物都可以这样用，要求并不那么严格。只是有一部分药，比如说驱虫药，或者说泻下药，一般要求早晨起来在清晨空腹的时候服。这样的好处是因为清晨胃肠道的食物都已经全部消化了，胃肠道处于一种空虚的状态，这时服的药物容易吸收发挥作用。

更重要的是，驱虫药或泻下药都会产生腹泻，从服药到腹泻中间有一个过程，一般可能都要 8 小时左右，甚至还要多一点，如果在晚上服用，夜间可能就要腹泻，影响睡眠。早上起来服，一般在下午，可能就达到了驱虫或者泻下的目的，就避免了患者在夜间因反复解便，而导致对睡眠的影响。所以，一般来说这些药物要求在清晨服用。在清晨，其他的药物也可以服用，便于吸收，能更好地发挥作用。

饭后服，是因一些药物容易对胃或者胃肠有刺激，这样的药物在饭后服，可以减轻药物对胃肠的刺激。比如说有的容易引起恶心的祛痰药，或者容易引起恶心呕吐的药，一些会刺激胃的药，如乳香、没药这一类的药，都可以在饭后服用。

另外，书上谈到了一些特殊的药，如帮助消化的消食药，可以在进食以后 1 小时服，这样可能有利于帮助消化。还有就是安神药，一般在睡前服，如果是早上起来就服安神药，作用比较强的，就影响白天的工作。当然中药不是很明显，如果是西药就更加明显了，这也是要注意的。

其余的如缓下药，涩精止遗药，或者截疟药，这些药有的不常用，有的也不是要求那么严格，可以供参考，所以服药的时间，大家适当地关注一下。

2. 服药的多少 因为我们前面讲的剂量，1 付药就是 1 剂药，一般是分三次，在一天内把它服完。如果病情比较急重，一天也可以吃两剂、三剂，都是可以的。有的病情非常缓慢，不一定一天就要吃完一剂，也可以三天服用两剂，甚至于两天服用一剂。

3. 服药的冷热 一般的药都是在温热状态下服用，对于汤剂患者容易接受一些。但是有的药会有特殊情况，比如说发散风寒的药，一般都会有发汗的作用，这时候就让它稍微热一点，那就是热服。而且有的热服还不够，可能服用后还应该叫患者马上躺在床上，盖比较厚的被子，实际上是促进发汗，有利于排邪气。

另外就是中医所谓的从治法,就是顺从病情的假象,这样的给药方法,叫做从治法。一般的治疗方法,是与疾病的寒热表现相反,就是前面说的"寒热温凉逆之",如果病情表现出来是热性的病证,一般这个药可以稍微凉一点服;如果表现出的是寒性的病证,服的汤液稍微温热一点。

但是有的患者病情很重,出现了一些假象,本身是一个虚寒证,但是他出现了一些假热的症状,如烦躁、颜面发红、口渴不欲饮等,这个就是真寒假热证。真寒假热的时候,本身它的治疗原则也是逆之。因为它本身是寒证,要用温热药,但是在这个时候,药物太温了服用进去,有的患者容易发生呕吐的现象,临床把这种现象叫做格拒。一旦产生格拒的现象,应适当地把药放冷一点,就不容易发生格拒,这是前人服药的一种经验。

这就是所谓的从治法,它顺从的是假象,寒性的病证仍然是用温热药来治疗的,只不过是对于真寒假热证,服药可以稍稍凉一点;反过来讲,真热假寒,服药的时候,可以让它稍微温一点,服用的仍然是清热药。

97

各论
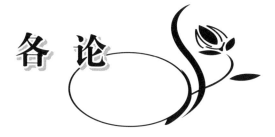

第十七讲 各论体例和内容提要

在各论里面,书上一共介绍了 400 多味药。对于中药,你要说一种药、一样药或一个药,并没有错,但比较专业的说法是一味药。为什么中药的计量要用"味"为单位,历来没有权威的解释,估计是在中药里面有不少多基源的药物,如麻黄有中麻黄、木贼麻黄和草麻黄三种植物等同入药,它们代表物质基础的"味"相同,所以表现出来的性用也相同,这只是我个人的推测,仅供参考。这 400 多味药是按照它们的主要功效,分为 22 类,也就是有 22 章。每一章的药都有相同的作用,就是有一个主要的共有功效。这 400 多味药有一部分是供大家参考,那是不讲的。《临床中药学》中要求掌握的药是 140 味,要求熟悉和了解的各是 90 味,属于考核的共有 320 味药左右。剩下的包括附药在内,可能有 100 种以上的药,大家还是应该看一看,因为今后在学方剂、临床各科的时候,涉及的一些方里面可能有这样的一些药。

采用功效分类,我们就会先有一个初步的印象,至少知道这个药是属于哪一类的,不但有利于功效记忆,也有利于日后对方剂和临床各科的学习。

各论有的章下面还分了节,在每一章或者每一节的前面,都有一些过渡性的文字,然后才开始涉及具体药物,这样的一些文字习惯上把它叫做概述。如果是在章下面的,一般称为章的概述,在节下面称为节的概述。根据编写体例的安排,在章的概述当中,每一章都介绍了五个方面的问题,现在的教科书有五个标题,这样条理比较清楚。

一是含义。介绍为什么叫这样的药物,如解表药,就是解答什么叫解表药;对清热药,就是什么叫清热药,对它下一个定义。这部分是作一个常识性的了解。

二是功效与主治。首先介绍每味药共同具有的,也是最基本、最主要的功效,这个功效原则上可以适用于这章的每一味药,或者这节的每味药。共有主治就是这个功效相对应的主治证候、疾病或者症状。比如说,我们下面介绍发散风寒药这一节,每一味药的功效都可以用发散风寒这四个字来表述,它对应的就是风寒表证,风寒表证都有恶寒发热,而且恶寒比较重,发热一般都比较轻;另外有头身疼痛比较明显,脉浮紧这样一些症状。它们都用于风寒表证恶寒、发热、头

101

身疼痛、脉浮紧者,这就是基本的主治病证。这一节的每一味药,用这几句话都是适用的。

整个概述部分都是解决共性的问题,在介绍了主要的功效和它相对应的主治以后。每一个章节往往还有一些兼有的功效,有的兼有功效还非常重要,可能还带有普遍性。比如攻下药,基本功效是攻下大便,具有泻下通便作用,都可以用于便秘证。这类药它既然是苦寒的,因此又是清热药,所以攻下药除了泻下作用以外,普遍都兼有清热作用。它还有相应的主治,又可用于不同的里热证。又如开窍药,以开窍为主要功效,同时还兼有止痛作用,都是带有普遍性的,还可以用于其他的疼痛证。

但是有的章节的兼有功效不这么明显,可能只是其中的少数几味药兼有某种功效,但是这种兼有功效在临床应用的时候,与它的基本功效,就是作为分类依据的功效,在使用时往往可能有很密切的联系。通常把这两个功效结合起来考虑,以发挥它的综合效应。如清热泻火药,会把生津作为兼有功效。至于说在某一个章节里面,只是其中极少数药物除了主要功效外,还有其他功效,而这些功效和主要的功效在临床用的时候,可能关系不是很紧密,这种功效就不作为兼有功效考虑。如介绍消食药,就不会把山楂的活血作为兼有功效要求。所以在功效主治这个问题里面,今后大家学的时候就要注意,首先要掌握的是每味药都有的基本功效主治,然后再考虑兼有功效和它相应的主治。

我们的教材是第一次在统编或规划教材中,在功效主治这个部分,先把一类药的功效主治作介绍,然后把这一类药物的基本功效作为一个名词术语,简单地作一些解释或者说明。因为中药功效的术语使用比较混乱,缺乏比较有权威,或者大家比较认可的一种解释的方法。到目前为止,在所有中医药工具书里,都没有对中药功效进行解释,这是至今缺少的一部分内容。有的词书则是作为一种治法,如《简明中医词典》里有发散风寒、清热等词条,但它是作为治法来解释的,没有作为功效术语。作为治法和功效,它们使用的术语的文字相同,但是它们的内涵是有微妙区别的。所以,我们首先把这些功效作了一些解释说明,是为了帮助大家理解。

因为很多中药的功效很难解释,解释的方法到现在也没有统一的标准,或者没有统一的格式,所以这些文字只是仅供参考,写这部分的意图就是这些,如果不成功,以后可以慢慢地改进,但是基本上做到了每一章主要的功效都加了这样一点说明,我想学习的时候是有好处的,在其他教材里面,现在还没有这样一个内容,应当引起重视。

三是性能特点。这个性能特点是以前面的主要功效为基础而提炼出来的。

各　　论

这里说的性能特点，主要是性味归经，当然也可以包括升降浮沉或者毒性，但是重点的是性味归经。由于每一章收载的药物，除了基本功效和相应主治以外，还有兼有功效，甚至还有一些功效项内都没有纳入的功效，所以落实到具体的药物，它的性味归经就比这里讲的更复杂。我们这里解决的是共性，就是这种性、味与归经，对于该章节的药物，原则上是都可以适用的，记住了这个共同点，对于以后的每一味药物，大家就用不着重复来记忆，主要就解决这样一个学习方法问题。

为什么把性能特点放在功效主治之后，而没有放在功效主治之前？对于这种顺序，我们在编写的过程当中也是经过了反复的思考、推敲，最后还是觉得性能放在功效后面好。因为功效是总结性能的基础，为了讲解的时候更便于表述。比如说我后面要讲发散风寒药，发散风寒药治疗的是风寒表证，风寒表证属于寒性病证，根据四气的确定依据，能够减轻或治疗寒证的药就是偏于温热的，发散风寒药治疗风寒表证，风寒表证属于寒性病证，所以相对来说，它的药性就是偏温的。

另外，这一类药能发散风寒，它的作用趋向性特点是使邪气由里向外而出，具有散的作用特征，所以它应具有辛味。从升降浮沉来说，它们可以说是偏于升浮的。按照脏腑辨证，表证属于肺系统的病证，所以均归肺经。这样讲，同学们就容易知道，为什么这一节的药它应该是温性的，应该是辛味的，应该是以归肺经为主的。

如果把性味放在前，你先说发散风寒药性味辛温，同学们就不知道为什么该辛温，这辛温怎么来的。但是也有人不同意这样处理，就说我们现在已经知道了它辛温，我们现在是应用这些性能理论，因为性能是一个高层次的内容，应该放在前面。在教学当中，我通过反复的实践发现这样讲有毛病，应该改一下。尤其是初学时，对于先介绍功能主治，然后从功能主治来分析性能特征，同学们特别欢迎，因为这样子最容易记住，所以第三点才讲性能特点。

四是配伍应用。只是这一类药的共有功效，在临床上应用的时候，常常需要和哪类的药配伍在一起使用。在后面不同的章节里面有不同的内容，但是一般地来讲，这个内容不外乎就是寒热虚实。所以每一个章节，大家在学习配伍应用内容的时候，都可以寒热虚实为纲，思考可以配伍哪类的药物。

此外，这一类药的主治证，常常会有什么主要症状，针对症状还可以有怎样的配伍？我们现在就告诉大家这个思路，在配伍应用这部分内容里面，每一章都按照寒热虚实这种配伍关系，和它主治病证的主要症状，从这两个方面来考虑。所以随着章节学习的增多，以后完全不要按照教科书，自己都能够发挥，自己都

103

能阐述,可能有的阐述出来比教科书上的还要完整。我们一定不能死记教科书,教科书只是提一些主要的、常见的一些配伍原则,这些配伍的方式,只起一个示范作用,它不是完全不能改变的,它可以增加,也可以减少。

所以大家学了以后,要把知识变成一种活的知识,不能读死书,死背书,这样子是不行的。我们就按照这种思维方式来理解,学多了以后,每一章我们都这样思考一下,大家就知道怎样灵活处理了。

最后一点,使用注意。就是这一类药在临床应用时候,需要注意哪些方面:一般有三个注意方面,可以说以后每一章都适用。一是因证选药。所谓因证选药,就是根据不同的证候选适合的药物。每一章都可以说一个需要注意因证选药,但每一章的因证选药内容是不一样的。二是证候禁忌。每一类药有它适合的证候,就一定会有其不适合的证候。如清热药都宜用于里热证,自然不可用于寒证。另外一个是中病即止。每一类药要用得恰到好处,不要不及,也不要太过,太过了会引起不同的副作用,也是每一类药都有不同的内容。

这三个方面,在我们以后学的这些章节里面,书上可能有的章节没有全面涉及这三方面的内容,但是在理解的时候,关注了这三个问题,可能更加完整,比教科书的质量还要高。

此外,有的因为药材特殊,如芳香的药物不适合久煎;有的章节矿物药和动物甲壳比较多,则需要先煎;有的章节毒性药比较多,它们的配伍、用法、用量,需要引起注意,但是这类章节,在整个章节当中占的比例很少,大概不到三分之一,所以根据药材来决定的使用注意,只见于少数章节。

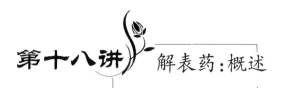

第十八讲 解表药:概述

解表药的概述分五个方面介绍。

1. 含义 什么叫解表药? 书上的第一行文字:"以发散表邪为主要功效,常用于治疗表证的药物,称为解表药"。这就是对什么叫什么药的一种表述方式,它的基本结构就是以什么为主要功效,常用于什么病证或者什么证候,就称为什么药。其实对于每一个章(节)都可以用这样一个模式来处理,如什么叫发散风寒药,以发散风寒为主要功效,常用于治疗风寒表证的药物。什么叫清热药? 以清热为主要功效,常用于治疗里热证的药物等。在我们的教科书上有一些章节把功效具体化了,加了一点说明,实际上它的本质没有改变。比如什么是泻下药? 它不是说以泻下为主要功效,而是说能够引起腹泻或滑利大肠,促进排便的药物叫做泻下药。是把泻下功效具体化了,这个具体化有好处,不具体化也并不要紧。

为了更好地理解解表药的含义,这里讲一下书里面谈到的发散表邪,表邪并不是另外有一种特殊的邪气,而是六淫外邪在其侵犯人体,从皮毛或者口鼻而入在引起表证阶段,通称为表邪。因此表邪就是引起表证的六淫外邪,但是在引起表证的六淫外邪当中,最主要的是风,所以是以风邪为主的六淫外邪,在引起表证的时候,统称为表邪。

表证就是以恶寒、发热、脉浮为最基本的症状。下面讲到的每一个药,它都治疗表证,表证都有这些症状。

对于解表药,根据它的药性和主治之证的不同,一般分为发散风寒药和发散风热药两部分,在过去又叫辛温解表和辛凉解表,我们现在把它叫做发散风寒和发散风热。解表药这种说法主要是来源于中医治法当中的八法理论。八法当中,有汗、吐、下、和、温、清、消、补等,解表药是体现汗法的,汗法是治疗表证的,那么就要用解表药,这种叫法就沿习到现在。但是严格讲来,这一章的药,最好叫祛风药,为什么这样讲呢? 因为解表主要是祛除风邪,在六淫邪气当中,其他的几种邪气,都有相对应的治疗药物:火热邪气有清热药,湿邪有诸如利湿、燥湿、化湿的药物;寒邪有温里散寒的药物;那么能够治疗风邪的呢? 主要是解表药,当然与祛风有一点关系,但是在这些药的功效中,治疗风邪是比较次要的。

105

表证是由风邪引起,所以严格讲叫做祛风药更加准确。

还有一个问题,把这一类药称为解表药,常常使我们学到的知识比较局限,认为这类药就只是治疗表证的。因为中医的病因学,应该说比较简单,或者说比较笼统,同一种邪气,它可以引起多种病证。比如风邪,风邪除了引起表证以外,风邪上犯,常常引起头昏、头痛、头风,或者目赤肿痛、发痒、见风流泪的眼科疾病,有时候还可以引起鼻塞不通这一类的鼻病;风邪郁闭于肌表,又可引起皮肤瘙痒。因而,通过祛风,可以解表,对皮肤瘙痒还可以祛风止痒;对风邪上扰清窍所引起的头昏、头痛,咽喉痒痛,它可以达到清头目、利咽喉的效果。如果我们认为这类药只是解表,其他的一些应用就不好处理,如果把这一章药物称为祛风药,它通过祛风可以治疗表证,可以治疗皮肤瘙痒,可以治疗头风痛,可以治疗风邪上犯引起的头昏,或者见风流泪;或者风邪郁闭引起的咽喉不利,它就有多方面的应用。在现在的教科书上,解表药的止痒、清头目、利咽喉等作用,都是少数药的兼有功效,一般认为发散风寒药当中,只有荆芥、防风这样少数几味药才能够祛风止痒,其实发散风邪的药一般都能祛风止痒,这具有普遍性,像麻黄治疗因为风邪引起的皮肤瘙痒,不亚于荆芥、防风,更不亚于白芷;治疗鼻塞不通也不亚于苍耳子、辛夷。就是因为这个问题,认为麻黄是单纯的解表药,而忽略了它的祛风作用在临床主治方面的广泛性。

这两类药过去称为辛温解表药、辛凉解表药,也是同样的问题,认为它们就是治疗表证的,其实除了表证以外,对于头风或者皮肤瘙痒等,它们都能治,所以我们现在把它改为发散风寒、发散风热,那么它们对风寒引起的表证、皮肤病以及其他病证,自然就都是它的主治了,这样学习起来,系统性、规律性就更好一些。之所以不称为辛温解表和辛凉解表,一方面辛温、辛凉不是功效,是一种性能,《临床中药学》分类依据是功效,夹杂性能分类就不恰当。更主要的是解表和祛风有差异性,我们把这一类药改为祛风药,很有必要。

2. 功效与主治 解表药最基本的功效就是解表,最基本的主治就是表证。所以这一章里面的每一味药,它们都具有解表的功效,都可以用于表证,有恶寒、发热、脉浮等。这就是共性。

下面又分了两节,第一节的药,它们的功效是发散风寒,就用于风寒表证。风寒表证的临床表现多见恶寒比较重,且头身疼痛比较明显,口不渴,舌质比较淡,舌苔薄白、脉浮紧等。每一味发散风寒药,它都可以治疗这样的一种风寒表证,这就是第一节药的共性。除了能发散风寒,治疗风寒表证以外,风寒还会引起其他一些病证,它也属于发散风寒这个功效的主治,比如说风寒引起的头风痛、鼻塞不通、皮肤瘙痒等,也都属于发散风寒的主治。

至于兼有功效,两类药物的兼有功效有明显的区别,发散风寒的药,很多兼有止痛、祛风湿、止咳平喘这样一些功效;而发散风热的药的兼有功效,多数是透疹或一些清热的功效,有很多它本身就是清热药。

所谓解表就是辛散的药物,有外散表邪,解除表证的治疗作用,又称为发表。疏表或者发散表邪、疏散表邪,它有不同的用语,其实是一个意思,可以比较灵活地使用。在解表的功效当中,有的药物温性比较明显,当然温就能够针对寒邪,在祛风的同时,又有散寒的作用,所以其中性温而能散寒的,主要用于治疗表寒证的药就称为发散风寒,也可以叫做散寒解表,或者叫辛温解表,所以发散风寒、散寒解表,解表散寒、辛温解表是一个意思。但是并不否认,使用发汗解表这个术语,是指在发散风寒的药中,它具有比较明显的发汗作用,属于发散风寒下面的一种特殊情况。

在具体的药物当中,有的药物写的是发汗解表,也可以把它改为发散风寒,这个并不错;又因在发散风寒的药当中,有的温性比较弱,就说明它的散寒作用不强,它重点在祛风,重点不在散寒,这样的药物,习惯上就叫祛风解表。可见祛风解表是在散寒解表当中,对温性不强的药的发散风寒的一种特殊表述。如果我们在一开始,笼统地把它记为发散风寒,认识到它温性不强,再来说这个药是祛风解表,也未尝不可,分为两个步骤来记也是可行的。

在解表药中,有的药性偏于寒凉,就称为发散风热,或者叫疏散风热、疏风热、散风热都可以。这就是这一章药物的功效术语的使用情况,为了便于记忆,可以先记笼统的,然后再来把它加以区别,循序渐进,这也是学习的一个方法。

3. 性能特点 分列在这一章的药物,都具有解表的作用,上面讲了解表有由里向外的透散特征,所以这一类药物都应当定辛味,过去有的解表药没有辛味,后来都人为地加进去了,比如麻黄、菊花这一类药,在很长的时间里,本草文献里面没有说它们是辛味的,我们认为它们有发散的作用,可以用辛来表示它们的作用特征,因此都可以加上辛味。所以这一章的药,不管是发散风寒的或者是发散风热的,药味基本上都有辛味。

另外在发散风寒的药当中,有一部分药能够燥湿,苦能燥;而在发散风热药当中,有很多药能够清热泻火,苦能清泄,所以除了辛味,在解表药当中,很多药同时还有苦味,其他的味就比较少了,比如甘味,就只有个别的一两种药有,咸味或者酸涩味、淡基本上没有,因为没有关系。

关于药性,第一节的药治疗的是寒证,都是偏温的,其中有的温性强一点,有的温性弱一点,而有的温性很不明显,我们把它作为个性特征,在介绍具体的药物的时候,再来一一说明,但原则上都是偏温的,所以过去也叫辛温解表药。分

107

在第二节的药都是偏于寒凉的,但习惯上并不都标为凉性,只有个别的药称为凉性,可能和感觉有关,这也只是一种推测,一般都标为寒性或者微寒,反正总的是偏于寒凉。所以从药性来说,第一节是偏温的,第二节是偏于寒凉的。

归经方面,如果从脏腑辨证看,表证都是肺系的病,这章从第一味药到最后一味药的主要归经都是肺。在六经辨证方面,表证称为太阳证,而在经络辨证中,认为足太阳膀胱经主一身之表,所以有个别的药物立足于六经、经络辨证,还认为归膀胱经,不过这是少数的药,如果你记不清楚了,你写上了归肺经,应该说也不是错误,只是说从经络这个角度,有它的特殊性,有它的实用性。

这一类的药都是偏于升浮的,辛能发散,作用趋向是针对于向内的病势趋向,都是发散的,因此都是升浮的。

至于毒性方面,这一章的药从狭义的毒性看,只有两味,一个细辛,一个苍耳子。

4. 配伍应用　上面我说了每一个章的配伍应用,第一要考虑它的寒热虚实,第二要考虑主治证的主要症状。解表药是治疗表证的,表证当中又有风寒和风热之分,本身就涉及寒热,但是它可以兼有里寒或者里热,在配伍的时候,如果兼有明显里寒的,可以配伍温里药;兼有里热的,可以配伍清热药,尤其是发散风热的药,用于温热病,更常常和清热药,尤其是清热解毒药配伍在一起,这样寒热的问题就解决了。

虚实方面。常有一些正气虚衰的患者,感受外邪,成了体虚感冒,那么应针对正气虚衰的不同,分别可以配伍补气、补阳、补血、补阴的药物,今后大家学《方剂学》,分有助阳解表,养血解表,滋阴解表、益气解表,那就是解表药分别和不同的补虚药配伍使用。因为正气虚衰的患者,如果单纯地使用补虚的药来补助正气,容易影响邪气的祛除,容易碍邪,邪气内入得不到有效的治疗,对人体会进一步地造成不良的损害,所以不能对邪气不管,不能专门扶正;如果专门祛邪呢?本身正气虚,解表又要伤正气,那么正气可能更虚,更不利于祛邪。所以这时要攻补兼施,要扶正祛邪,因此解表药,用于体虚外感的病人,要针对它的正气亏虚的不同,分别和不同的补虚药配伍。

至于实主要指的是邪气,邪气除了寒热还有暑、湿、燥,对于表证,如果兼有暑热的,可以配伍清暑热的药;兼有湿邪的,可以配伍祛湿的药,尤其常用化湿的药;兼有燥邪的,可以配伍润燥的药。除了这些以外,当然还有其他的邪气,但是都与表证的关系不大,如表证有饮食积滞,可加一点消食药,这就是关于实的配伍。

除了寒热虚实,另外就是针对症状,感冒的症状不但恶寒发热,有时候还会有咳嗽、气喘、痰多,或者鼻窍不通等一些症状,可以配伍止咳平喘和祛痰的药物,有鼻塞不通的,可以配伍通鼻窍的药物,这就是根据所治病证的症状配伍。这样比教科书上更完善、更全面,所以根本不需要按照书上的一条一款来记,但是我们在刚刚开始的时候,还没有这个分析能力,书上把一些主要的归纳了,大家可以以这个为框架,记忆的时候,至少能提供一些方便。等中医药基础理论扎实了以后,完全可以离开教科书来考虑配伍,从虚实和症状来分析,但是有的章节,比如说清热药,不可能配温里药,一般来说是这样,但也有寒热错杂,如果说寒热错杂要配温里药也是可以的,但是它并不重要,这只是一个思路。所以以后每一章都这样来思考,就可以慢慢地离开书本,从完全依赖书,到离开书,到最后可以对书本进行补充,这样学习,才是真正地把《中药学》学成自己的知识了。

5. 使用注意 我上面说了有共性的三个使用注意。一是要注意因证选药,因就是根据,证就是证候,就是根据不同的证候,选适合的药物。那么对于解表药来说,风寒表证注意选发散风寒药,或者主要选用发散风寒药。风热表证,主要选用发散风热的药。当然还可以加入其他的内容,比如说外感风寒,如果是表实无汗的,那么选发汗作用比较强的;有汗的,那要注意选发汗作用比较缓和一些的药。疼痛比较剧烈的,就选兼有止痛作用的解表药;兼有咳嗽气喘的,选能够止咳平喘又能够解表的药物。这里面的内容是非常的丰富,对于不同的章节,它有不同的内涵,有不同的内容来阐述,这一点,书上虽然没有,我们也可以有这样的考虑。这是个普遍规律,用药的时候都应该注意因证选药,在以后有的章节比较强调,有的章节没有强调,但我们可以一律地强调因证选药。

顺便说一下关于因时、因地、因人制宜,如因时就是注意季节,如果是在夏天,气候炎热,即使要使用发散风寒的药,一般用量应轻一点;反之,在冬天,比较寒冷的季节,用发散风寒的药,可能就要用稍重一点。对发散风热的药,同样如此也可以加上它相应的内容。对于这个因地、因时的制宜,其他的章节也可以有这样的内容,就不一一地表述了。

对于解表药的中病即止怎么来理解呢?前人说的就是微似汗出,尤其是使用发散风寒的药,都有发汗的作用,并不是说汗出得越多越好,"微似汗出",就是好像出了一点汗,又没有明显的出汗,这样就达到了中病的效果。如果汗出太多,那么很可能会造成亡阳亡阴,因为汗是人体的津液,在阳气的作用下施泄于外而形成的,如果过汗,不但损伤阳气,也损伤阴津,严重的大汗淋漓,可以亡阳,也可以伤津,所以应中病即止,不可过汗。

至于证候禁忌,解表药主要适合于表证,有它不适合的病证。它主要是通过发汗来解表,那么平素汗多的,就不宜使用,即使感冒了要用,也要慎用,所以平素汗多者不宜。因为汗是人体的津液所化生的,凡是津液耗伤的,如久患疮疡、热病、淋证等患者,要慎用,为什么呢?因为这些患者就是耗伤了津液,就不应当过分地发汗,所以就是不宜使用的。

然后就是药材方面,可决定使用注意。解表药一般都是芳香的,含芳香性的挥发油,不能够久煎。以上共有五个方面,就是这一章的使用注意。我们以后学习其他章节,都是这个思路,这样记起来很方便,这也是一种学习的方法。

解表药的第一节是发散风寒药,这一节的药物以发散风寒为主要功效,主要用于风寒表证或风寒感冒,有时又称感冒风寒,都是一样的。这种表证的临床表现就是恶寒发热,恶寒比较重,头身疼痛比较明显,舌苔薄白、口不渴,或者有的兼有咳嗽气喘、脉浮紧等。每一味药都有这样的功效,都有这样的主治,从麻黄到后面的辛夷,都可以把这几句话写上去,这就是共性。这一类的药常常还兼有止痛的功效,如羌活、防风、白芷、细辛、苍耳子、藁本这些药,除了表证疼痛,还可用于头风痛,或者其他的一些疼痛证;有的兼能够祛风湿,还能够治疗风湿痹痛;有的药还兼有止咳、平喘、祛痰,或利尿的作用,可以用于咳嗽气喘或者水肿,但是不管是头痛或者是咳嗽、气喘、水肿,都以兼有风寒表证的为最适合,因为它是以发散风寒为主的。

这一类解表药的药性,都是偏温的,药味都是辛味,有的兼有苦味,趋向于升浮。关于归经,一般都可认为归肺经,但羌活等少数药,保留了经络辨证定位的膀胱经,不过要注意其与香薷等药利尿而归六腑的膀胱不同。

各药的体例和学习方法:

在正式介绍具体药物之前,还要说一下各药的体例和学习方法。

对于具体药物先有一个药名,比如第一味药麻黄,这个就是麻黄的正名。现在对药典收载的药,或者地方标准收载的药,都要求要使用正名,这样可以避免在用药时出现错误,有的人喜欢标新立异,用一些别名,故弄玄虚。处方是给配方的人看的,也是告诉患者的,患者应该知情,他吃了什么药,有时候药房也不知道名称的话,可能配方还会出现错误,所以这个名称指的是正名。不过有的药物还有些常用的别名,在一些古方里面还经常出现,可能在讲的时候,就要顺便地说一下,这个药常用的别名还有什么,这个作为常识性的了解。这类药不多,对于这种别名是便于大家今后学习、研究和交流。

在药名后面有一个本草名,就是这个药在本草书里的最早记载、最早出处。比如说麻黄后面是《神农本草经》,那么就是说麻黄,最先记载是《神农本草经》,把它写上是为今后大家查阅麻黄的资料提供方便。因为我们现在介绍的麻黄,只是麻黄的一部分,就拿功效来说,这个麻黄介绍了三个功效,其实麻黄除了这三个功效以外,还有其他的功效,只不过比较次要一些。我在讲的时候,还要谈到这一方面的问题,对于这些功效,我们不可能一一都讲,有的时候可以通过查阅古代的文献来补充。在这个讲义上,对各个药的功效记载都不全面、不完整,只是最重要的、最常用的,其他的可以通过古代的文献查看。麻黄就可以从《神农本草经》往下查,一般都能查到。如果说某一个药是《新修本草》收载的,那《新修本草》以前的本草书就不要去查,查就是白费工夫。例如在《本草经集注》、《神农本草经》里面去查薄荷,薄荷是《新修本草》收载的,那就不可能查到有关资料,这对大家查阅可提供方便。要说明这是本草学的最早出处,可能在这个本草以前的其他书籍上,包括方剂或者临床学科的一些书籍上,完全可以出现,大家应该知道这一约定。比如洋金花,在本草学里面,它是《本草纲目》最先收载的,这指的是本草学,但在它的临床应用上,现在能够查到的是《世医得效方》,元代就开始使用洋金花,但是当时的本草书没有收载,所以在洋金花的后面,不能写《世医得效方》,因为它不是本草专著,所以只能写它最早收载的本草专著《本草纲目》。

然后在这个药名和出处的下面,有药物的概述,其中包括药物的品种、来源,比如说麻黄,来源于草麻黄、木贼麻黄、中麻黄这三个种,它们都可以作为麻黄用,是作为同一味药。这部分内容对医学专业的同学不要求,这些对于药学的同学因为专门要学《药用植物学》、《中药鉴定学》,那时还要加深这方面的知识,但我们在进行科研时,比如说有的药要临床观察,用的是哪一种,最好能够把它鉴定清楚,这样得出来的科研结论,就更加有科学性。比如研究所用的是木贼麻黄,它对什么病证的治疗,得到什么样的效果,也许其他两种麻黄可能会更好,或者疗效比本品更差,这都是有可能的。如果不认识这种品种,可以请懂这方面的老师协助。品种后面就是产地,主要产在河北、山西、内蒙古等地,中药学这部分内容,作为一个临床医生,不重要。对于医学专业的同学要求知道道地产地,其他的不要求,像麻黄,不要求它以山西为主,因为这个地道性不强,尽管过去有这种强调。要求这个产地的药不多,比如人参,主要产于东北吉林;三七,主要是在云南;川芎、附子,主要在四川。像这样的药可能有那么二三十种,大家也只作常识性的了解。

再后面的内容是药材的简单加工,比如说麻黄是秋季割下嫩枝、阴干,然后再来切段使用,了解即可。但是其中有一部分是谈炮制的,对临床用药十分重要,凡是用法里面提到了炮制的,就要掌握。所以在概述部分一个是地道产区,另外还有少数几个药物的品种,它们的药材来源相差很大,是完全不同的科属,因为它们的药效有明显的区别。比如说牛膝,有怀牛膝和川牛膝,防己有木防

111

己、汉防己,这个在中药里面越来越少,因为有些已经把它分成两种药了,比如沙参分成了南沙参和北沙参,贝母分成了川贝母和浙贝母,芍药分成了赤芍药和白芍药等。

下面有性味归经、功效、应用、用法用量、使用注意,和参考文献共六个栏目。其中参考文献不讲解,仅供参考。剩下来的五个部分,都是学习的内容,这些学习的内容,首先要抓住功效,是学好这个药物的关键,记住了功效,往上可以联系、推导或者分析性味归经,帮助理解和记忆它的性味归经,这样就可以避免对性、味、归经的死记硬背。记住了功效以后,对于应用部分,它有这个功效就有对应的主治,譬如说某药能够发汗解表,对应的主治就是风寒表实证,平喘对应的主治就是喘咳证,利尿对应的就是水肿,这就是主治。应用下面的大量文字,是它的配伍应用情况,在这些配伍应用情况中,重点理解和记忆它的个性特征。这个个性特征,有的药有,有的药没有,有的药重要,有的药不重要。比如说主要功效都是发散风寒的解表药,主要有麻黄、桂枝、紫苏、香薷、荆芥、羌活等,而在发散风寒药当中,它们有什么不同,它与其他药有什么不同,这就是在应用当中需要重点掌握的。比如麻黄在发散风寒药中,个性特点是它的发汗作用比较强,所以它主要用于表实无汗的外感风寒表证,这就是它很重要的一个个性特征,这一点上,它和其他同类的发散风寒药,有明显的区别,这个也是在临床中重点要区分的,这就是在应用部分主要要掌握的个性特征。

另外,还有一些重要配伍的意义要掌握,重要配伍是属于相须、相畏、相杀的,而且又非常重要的,这个数量不多,对一些重要药物,比如说麻黄和桂枝的配伍关系,可能会适当地要求。那么剩下来还有很多文字,有的是叙述风寒表证,或者风寒表实证的表现;有的是为了说明麻黄的个性特征举的方剂的例子。而方剂治疗什么病证,还要配伍一些什么药,它不是中药学的基本知识。其中什么证候的临床表现,有哪些症状,如麻黄用于外感风寒,有恶寒发热或者头身疼痛等,那是属于中医诊断学或者今后要学的中医内科学的知识。在临床中药学里面,是通过其他学科把这些知识联系起来。有关知识我们在临床中药学教材里面只作简单的要求。我在前面讲了,要理解麻黄和桂枝配伍的临床意义,这个是很典型的相须配伍,但是我们在讲临床中药学时,不会管麻黄汤出在什么地方,麻黄汤里面究竟有什么药,药与药之间又有什么关系。如果说我在讲中药的时候,把麻黄汤有四味药组成,什么是君药,什么是臣药,治疗什么病,为什么这样组方,那是方剂学的内容,它不属于临床中药学的知识范畴。如果把这些内容也排除开来,应用部分看起来文字很多,实际上要真正理解、记忆的东西并不多。对于这个主治,知道了功效,相应的主治就迎刃而解。一般的情况下,记住了功效就能够知道主治,只有少数的情况,如一个功效对应的不止一个主治,我们学习的时候要适当地加以关注;或者有的是将该药的几个功效,在一个主治当中是综合应用,那又是一种情况,这都是不难理解的。

前面说的个性特征,是同一主治中不同于其他药之处,尤其是第一功效的特长,这也是一个重点。在应用这部分,最重点的就是掌握个性特征。

下面的用法、用量和使用注意,都是掌握特殊的,不特殊的都是在概述当中的共性。比如说麻黄的使用注意,汗多的或者伤津液的不宜用,这一节每一种药都可以这样写,这就是共性的问题。

对于麻黄,另外剩下来的注意,如它能升高血压、兴奋中枢等,可能就是特殊的要求,其他药不一定有,这就是特殊的使用注意、特殊的用法。又如中药一般是入汤剂,某一味药它不能作汤剂;或者生用它是这种功效,炮制以后又有了区别,那么这就有它的特殊性了。在用法用量和使用注意当中,也只是特殊的,共性的问题都是在概述当中一次性地解决了。上面说的也是学习具体药物的基本方法。

在前面我曾谈到了学习《中药学》各论的时候,在概述部分要很好地掌握这一类药的共性问题。同时我也介绍了具体药物的学习方法,就是要以功效为核心,然后在具体的药物下面,我们重点掌握这味药的个性特征。然后把药物的个性特征和概述当中共性的特点结合起来,这样对一些具体药物就掌握得非常准确了。在学习具体药物的时候,我们还要很好地区别在教材的文字当中,哪些是《中药学》的基础知识、基本内容,哪些是其相关学科的知识。我们重点学的是中药学自身的知识,至于其他学科知识是为了很好地表述中药的完整性。比如说临床应用而涉及的中医学基础,或者方剂、临床的一些知识,主要要在其他学科学习的时候,才能全部地完成,我们这里只作一个常识性的了解,就按照这样的学习方法来学习具体的药物。

113

第十九讲 发散风寒药:麻黄

发散风寒中的第一味药是麻黄。药材微微地带一点很淡的黄色,这是通过颜色来命名的,为什么叫麻呢?这个很少看到有人解释,明代有一个本草学家讲过这么一句话,说这个麻黄"如麻",就是说麻黄的草质茎纤维,和麻类的纤维非常相似。后面要谈到炮制,可以制麻黄绒,就是用麻黄的草质茎捣绒,真正像一团乱麻,所以应该说这个"麻"是形容它的纤维特征的,黄是它的颜色,这就是解释它名字的来历。当然有的药名很有意思,有的药意义不大,或者我们现在还不清楚,如麻黄一般都没有解释。

在学习麻黄的时候,我们是以功效为核心,所以首先就要记功效。在书上麻黄的功效是三个方面,发汗解表、平喘、利尿。

麻黄第一个功效发汗解表。前面我们讲了,这一类药可以统称为发散风寒药,它们的共性在功效方面是都能够发散风寒,如果从掌握共性的角度来讲,发汗解表可以改为发散风寒,改为发散风寒突出的是它的共性。这样在我们初学的时候,记忆就非常方便,这一节的药,从第一味麻黄,到最后一味药辛夷,每一味药我们都认为它是这个功效,这样记起来非常方便,非常省事。但是这样子记也有它的局限性,就是这些不同的发散风寒的药,它的个性特征没有显现出来。

前面我在讲功效的时候讲过,在发散风寒药当中,如果发汗作用比较明显的药,它主要是通过发汗来驱除风寒邪气,这一类药往往又把发散风寒的作用,称为发汗解表,麻黄就属于这种情况。所以说发散风寒,是从共性的角度来提出的功效。发汗解表是从个性角度来提出的功效,两者互有利弊。但是对于初学者,前者记忆起来更方便。

发汗解表功效针对的主治证是风寒表实证。麻黄首先是一个发散风寒的药,它和其他的发散风寒药一样,都可以治疗风寒表证。风寒表证的临床表现,有恶寒发热,而且恶寒比较重,头身疼痛,有的鼻塞、流涕、咳嗽,舌苔薄白,舌质比较淡,口不渴,脉浮紧,对于风寒表证,麻黄完全可以使用。它和其他发散风寒药一样,在一些古方当中,如在《太平惠民和剂局方》的十神汤中,麻黄和紫苏叶等发散风寒药同用。当代很有名的临床专家蒲辅周先生,他有一个走马如胜汤,治疗四季常见的普通风寒感冒,就只两味药,麻黄配伍甘草,是一个治一般风寒表证的方。甚至还有人把它和牛蒡子这样一些疏散风热药配伍在一起,组成辛平的解表方,伤风而寒热不明显者都可以用。

但我们书上强调它用于风寒表实证,大家要有正确的理解,不能误认为表实证以外的普通风寒表证,麻黄不能用。麻黄同样适用,而且可以广泛地和其他发散风寒药组成辛温解表的方剂,这个是共性问题了。

麻黄的个性正如教材上所讲的,在发散风寒的药当中,相对而言,它的发汗作用最为明显。前人为了突出它的个性特点,就说它长于"开泄腠理,透发毛窍",这主要是说它有比较明显的发汗作用。有的书上直接说"麻黄是发汗解表的第一要药",都是在表述它的个性特征。

有这样的个性特征,相对而言,麻黄在临床上主要就用于风寒表证当中的表实证。这种表实证就是无汗,而且一般的解表药,不容易达到发汗的效果,临床把它称为外感风寒的表实证。但是麻黄单用,虽然发汗作用相对而言比较强,但它的强度仍然非常有限。对于这样的外感风寒表实证,在一般常用的剂量内用单味麻黄,很难收到明显的发汗解表效果,所以往往是和桂枝相须为用的。

桂枝,是我们下面要介绍的第二味发散风寒药,在发汗解表方面,它们能够互相协同增效,都是同类的,性能功效相似,组合在一起能够明显增强发汗解表,或者说发散风寒的效果,有一个互补的优势,就是麻黄和桂枝治疗外感风寒表实证,相须为用。所以《本草正义》强调"麻黄与桂枝并行,乃为散寒之用",意思是说麻黄必须要和桂枝配伍,发散风寒或者发汗解表的作用才比较强,"若不与桂枝并行,其不专主散寒发汗也",这是一个很精辟的论述。如果要把麻黄作为一个发散风寒的发汗解表药,就必须和桂枝同用,否则,它不专主散寒发汗,对于一些有汗的病证,同样可以使用。应当注意,前人常说麻黄是"发汗的峻剂",作用比较峻猛;或者说"有汗不得用麻黄",这样的一些说法,其实指的是麻黄汤,不是指单味麻黄,而是把这个汤字省略掉了,都是指麻黄配伍了桂枝以后的作用。

今后在《方剂学》当中要学的麻黄汤,肯定是一个发汗峻剂,有汗的患者当然不能轻易用,如果把"麻黄汤不可轻用"理解为剂量要重用,那就闹笑话了,而且还会出问题,单味的麻黄并不如此。在第一个功效方面,我就讲这些内容,把它概括起来很简单,就是说它的发汗解表功效,也可以叫发散风寒,一般的风寒表证,可以和其他的解表药同用,应该是比较广泛的。但它很重要的一个特征,就是与其他的发散风寒药比较,它长于发汗。所以,它主要用于风寒表实证,这是麻黄作为一个解表药的个性特征。

第二个个性特征就是结合它的第二个功效——平喘止咳的功效。外感风寒,外邪郁闭,很容易造成肺的清肃下降功能失调,引起肺气壅遏而气喘咳嗽,所

115

以在风寒表证当中，经常兼有咳喘的症状。如果是这种表实无汗，又兼有咳喘，那么麻黄既可以发散风寒，发汗解表，同时又可以通过它的止咳平喘作用，缓解喘咳这个症状，这也是它的最佳适应证。所以《伤寒论》麻黄汤主治的外感表证，就是这样一个证候，这就是麻黄治疗表证的第二个个性特征。

这两个个性特征，第一个是由它解表的强度，发汗的强度所决定的，这个很难通过推理的方式把它记住，这就要下工夫来记忆；第二个个性特征是利用它的兼有功效，把它另外的功效和主要功效结合起来共同而体现的。我们在记住了功效以后，像这种特征就很容易分析推断出来。

我前面讲过，在应用部分不要记主治，一般来说，具有了相应的中医学基础知识，是很容易对应起来的。解表是治表证，发汗解表治表实证，很容易对应，这个记忆理解都不困难，重点是要认识它的个性特征。个性特征当中，尤其是用功效推导不出来的，比如麻黄的发汗作用强，它是本身客观存在的，这就是在应用里面要重点记忆的。除了这个特征以外，还要掌握典型的配伍，如麻黄治疗风寒表实证是和桂枝相须为用的，就是很典型的。该配伍的临床意义，就是共同来增强发散风寒，或者发汗解表作用，主要用于风寒表实证。

麻黄的第二个功效，书上是止咳平喘，对于这个功效，还可以有另外的表述方式，不少中药书把它称为宣肺平喘。因为麻黄是一个发汗解表作用很强的药，发汗解表其实就应当具有宣肺作用倾向。因为外邪郁闭，肺主宣发的功能不能正常地发挥，所以一般的解表药都有宣肺的作用，不能因为只有麻黄在功效里面提到了宣肺，就认为只有麻黄能够宣肺，其他的解表药不能宣肺，这个就绝对化了。

尽管只提到了麻黄宣肺平喘，这也正如麻黄的发汗作用一样，是相对而言，它和其他的解表药比较，宣肺作用可能更突出一些，但并不意味着只有麻黄能宣肺，而其他的解表药不能宣肺。因此，在麻黄的平喘功效前面加不加宣肺二字，都应该是允许的。加了这句话，突出了它的个性特征；没有加，我们也应该知道任何解表药，它都有宣肺的作用。

麻黄的平喘，对应的是用于咳喘证，是外感风寒、邪气外束影响了肺的宣发功能，而导致肺气上逆，不能清肃下降，通过宣肺有利于咳喘的减轻。可见，宣肺和平喘又有一个因果关系，通过它的宣散肺气的作用，有利于缓解咳喘的症状。但是，麻黄的平喘作为一种功效，它在宣散为主的同时，又应把它理解为一个直接的作用。我们前面讲功效的时候说过，中药的功效是直接的作用，一般不是间接的效果，或者不完全是间接的效果。平喘作为一个直接的功效，它直接能够肃降肺气，所以麻黄在宣发当中，对肺气上逆这个症状，又直接有肃降的作用，它不是百分之百的宣发,治疗气喘它不完全是只通过宣肺,而且也靠它肃降肺气这个平喘的作用。

基于这一点,也可以不那么过分地强调宣肺。所以,这个功效的表述,宣肺平喘与只写平喘,没有本质的区别,关键大家要理解。这两种表述,都是正确的,不能说哪一个就是错误的,甚至于二者是没有明显的优劣之分。

另外一种表述方法,就把麻黄的第二功效叫做平喘止咳,在过去的中药书上,尤其是教材上,这种表述比较少,但是现在逐步地增多了。因为麻黄除了平喘这个功效以外,本身也有止咳作用。麻黄的止咳作用,从《神农本草经》就开始记载,就有麻黄“主咳逆上气”,咳逆上气中的咳指的就是咳嗽,上气就指气喘、喘息,所以麻黄同时具有平喘和止咳两方面的针对肺气上逆的治疗作用,这在《神农本草经》就有了,历代的本草中,也是很多人强调麻黄的止咳作用。有的方里麻黄不是平喘,而主要是止咳的。比如在国家的新药当中,有一个成药叫做千金止咳丸,就是以麻黄为最主要的君药。麻黄在这个方里面的用量,比其他的药量大得多,它主要是治疗咳嗽的,不是治疗气喘的。现代药理学的研究,麻黄不但能够平喘,而且能缓解支气管平滑肌的痉挛,表现出很好的平喘作用,其实也表现出良好的止咳作用,所以从古至今,从文献到临床或者现代的药理学的研究,麻黄的止咳作用都是客观存在的,有必要加以肯定。

在过去的中药书上,虽然没有明确地提出麻黄具有止咳作用,但是从来在它的主治里面提到的都是喘咳证,并没有只说麻黄用于气喘,都没有回避它能够用于咳嗽,为了前面的功效和后面的主治能够很好地呼应,把麻黄的第二个功效写成平喘止咳有好处,更加符合实际,也更加严谨,我认为麻黄的第二个功效,把它叫做平喘止咳,可能比写为宣肺平喘还更有实用价值,更便于学习、理解和记忆。当然临床上一般就是用于咳喘证,就已经包括了气喘和咳嗽。大家注意,这个喘是指气喘,中医的气喘指哮喘,是支气管平滑肌痉挛出现的症状。但是在中医药学当中的喘比较广义,正如《说文解字》中训释的“喘,疾息也”,就是呼吸喘促。所以有的时候把呼吸节率加快也叫做气喘,这就是比较广义的喘。

麻黄治疗的咳嗽和气喘,都是由于肺气壅盛或者一般说的肺气壅遏,或者说不能宣肃下降。因为各种邪气影响了肺主宣发和肺主肃降的生理功能,肺气不能宣肃下降而上逆,出现了咳嗽气喘,这一般都是偏于实证的。所以麻黄的平喘止咳是在宣发当中有一定的肃降之性,有这样一个特征。麻黄在药味里边不但有辛味,这个辛表示能散,止咳平喘,又可以降肺,这是一种表现为降的作用。所以它是以辛味为主的,在宣发的同时,也有苦降的特点,能够降泄。实际上止咳平喘就是一个苦降泄肺气,所以它又有苦味。为什么称为微苦呢?如果从性能的味来讲,它和辛比较,是比较次要一点的味。当然也不排除真实滋味,苦的滋味是非常微弱的,不很典型,也是言其微苦的缘由。其实麻黄本身的真实滋味,辛味也不明显,是后人加进去的,它是一个代表性能的辛。所以它既能辛散,又能苦降肺气,主要是用于肺气不宣降的咳喘实证。结合麻黄的第一功效发散风寒,所以对于风寒外感而引起的咳喘,或者以咳喘为主症兼风寒邪气,是麻黄止咳平喘的最佳主治。

之所以说麻黄止咳平喘首选的最佳主治证是咳喘而兼有风寒外感,它一方面直接止咳平喘,更能够发散风寒,祛除外邪,这时两个方面的功效同时发挥治疗效果,标本同治,所以是最佳的。但是麻黄的平喘止咳作用很强,尤其是平喘,在我们要学的药物里面,作用的强度都是屈指可数的,后面要学一章止咳平喘的药,和那些药比较起来,麻黄平喘一点都不逊色。

麻黄因为有很好的平喘作用,所以对于气喘不是风寒引起的,是因为肺热壅盛而肺气不能清肃下降,也可以使用。但是肺热壅盛的咳喘证是热证,麻黄本身是一个温性的药,又有发汗作用。肺热壅盛的喘咳可能常常有出汗,再用辛温发汗就不利,可能就成为一种副作用。在这时我们可以通过配伍清热药,来制约它辛温发汗的作用,让它也能充分发挥平喘的功效,这就要以清泄肺热的药物为主,麻黄和清泄肺热药同时使用,整个方就成了清肺平喘的方,或者清泄肺热,止咳平喘的方。所以对于肺热壅盛的咳嗽气喘,同样可以使用,但是要注意配伍,最有代表性的就是张仲景的麻杏石甘汤,麻黄和大剂量的石膏配伍用,石膏主要清泄肺热,又用以制约麻黄的温散,对肺热喘咳能够完全合拍。所以麻黄的第二项应用,在书上就只是说用于咳喘,实际上它是用于肺气郁闭,或肺气壅遏不宣的咳喘,寒热均可。这样的咳喘,基本上是一个实证,但它最宜用于由风寒所致的。

不管是风寒引起的,或是肺热引起的,常常都配伍杏仁。杏仁也是一个止咳平喘药,书上说"麻黄常常以杏仁为臂助",就是杏仁作为麻黄的使药,相使的配伍关系不重要;就是配伍石膏也不重要,因为肺热喘咳张仲景是用石膏,我们把它改为黄芩、桑白皮,治疗热喘咳行不行呢?其实临床上很多医生都是这样用的,因为麻杏石甘汤是一个经典方,历代高度重视,充分肯定,这也是有道理的。但不是说麻黄治疗肺热喘咳,只能配伍石膏,石膏以外的清泄肺热药,如鱼腥草,清泄肺热的临床效果也相当好,所以我们主要掌握它这个配伍方法,这种原则。现在的《中药学》在药物应用当中的表述,过去有一个不良倾向,就是偏重以方来论述药。比如麻黄,说它可用于肺热喘咳,如《伤寒论》麻杏石甘汤,本品与石膏、杏仁同用。那就会给大家造成一种错觉,好像它就只能这样用,只能配伍石膏,就局限在这个方的配伍里面,这样学出来的知识就比较死板、思维比较僵化。

所以我们现在的表述,对于肺热喘咳,首先针对它的病因病机,要配伍清泄肺热的药物,和麻黄一起组成清肺平喘方;或者清泄肺热,止咳平喘的方剂,麻杏石甘汤仅仅是例子之一,这样来认识,这样来对待,才比较客观公正,才比较全面。所以,这是一个思维方法,不仅是一种表达方式,它的效果完全不一样。

另外要说明一点,麻黄用于咳嗽气喘,而咳喘往往是由于痰多而引起的,麻黄本身没有明显的祛痰作用,所以如果是咳喘痰多的,在方里面还要加上祛痰药,这就属于一般的配伍常识,有痰当然就要治痰。痰是引起咳喘的根本原因,当然要配伍祛痰药,所以这个很容易理解和记忆。我们书上所以又举了有痰的要加半夏这一类药,这就是告诉大家,痰多的时候它并不是一个很理想的药。

麻黄的最后一个功效是利尿,也可以称利水。在中药的功效里面,尿和水是相同的意思,但其他地方的尿和水是完全不同的,通过利尿或者说利水消退的是水肿,所以叫利尿消肿、利尿退肿、利水消肿、利水退肿都可以,两个字可以,三个字,或四个字也可以,这是比较自由的。麻黄有一定的利尿作用,但是利尿作用并不强,所以在临床上它可用于水肿,但是一般的水肿很少使用。

在怎样的情况下才用麻黄的利尿功效呢?它主要治疗水肿兼有表邪或者说兼有表证,这种水肿在中医学当中叫做风水。从《金匮要略》开始就一直叫风水,因为它本身兼有表邪,即兼有风邪,肺的宣肃功能就不能正常发挥。另外我们在中医学基础里面,也学了肺能通调水道,为水之上源,宣发功能不能正常发挥,通调水道的功能也会受到影响,所以,风水小便也不会通畅。麻黄对于风水:第一,它可以发散表邪——风寒,它可以配伍辛温解表药,比如紫苏、荆芥;如为风热者,其实也常配伍牛蒡子,或者其他的辛凉解表药也是可以用的,它还可以祛除表邪,缓解表证,或者消除表证;第二,可以通过它宣发和通调水道的功能,有利于出汗,有利于利尿。另外麻黄有发汗的作用,通过发汗可以使泛溢于肌肤的水湿,通过汗液外出,也可以减轻水肿,这也是排除水湿的一个途径。所以,它对风水的病因病机有很全面的针对性。

在临床上麻黄主要是用于风水,不是风水的水肿用麻黄的很少,因为它的利尿作用并不强,它没有优势,利尿作用很强的药很多。

在教科书上的此外中,还谈到了利用它发散风寒的作用,还可以用于治疗风寒郁闭引起的疮肿、皮肤瘙痒、鼻塞不通,或者流涕不止。所以麻黄在临床上也用于一些过敏的皮肤病,用于鼻渊,即鼻窦炎;鼻炎,尤其是过敏性鼻炎,用得非常广泛。治疗过敏性鼻炎,西药里面也有麻黄素滴鼻液可以用。所以我前面讲这类药称为祛风药比称为解表药好,这就是个例子。利用它温通的性质,还可以

119

用于因寒邪凝滞经脉引起的痹病等。

下面还有一个用法用量，我前面讲用法用量时说过了，只记特殊的，不特殊的在总论或者在概述当中已经谈到了。中药最通常的用法是作汤剂，凡是没有说明要特殊使用的，都是作为汤剂。麻黄不是狭义有毒的药，量也不特殊，这些都不用多记。只是在用法里面要求了它的炮制品，麻黄一般是生用的。因为麻黄长在沙质地里，它的叶片就包裹在草质茎的节上，已经退化成一个薄膜状了，这在植物学里面叫做鳞叶，只有两三毫米大，这样可以减少水分的蒸发，所以书上没有要求去叶，实际上用的已是草质茎，直接把它采下来，阴干，能保证它的质量；把它切成一段一段的，这样生用，它的发汗作用就比较强。现在研究它的发汗作用与它含的挥发油关系最为密切，生用挥发油没有受到破坏，发汗的物质没有减少。

麻黄如果用蜂蜜来拌炒，就叫炙麻黄或者叫蜜炙麻黄。在炒的时候它里面的挥发油，有一定的损耗，相对来说，它发汗解表的作用就减弱了，它的平喘止咳作用就相对增强了。而且蜂蜜本身有一定的平喘止咳作用，所以没有外感风寒，比如肺热咳喘，一般就宜用蜜炙麻黄。

麻黄直接用草质茎时的作用比较峻猛。如果把麻黄捣绒，就像乱麻一样，它的药性就变得相对缓和一些。捣绒主要就是把它茎髓里面的一些成分，因很容易变成粉末状，然后就被去掉了，剩下来的就以外部的纤维为主，这样它发汗的有效成分去掉了很多，而且其他各方面的作用都有所缓和。所以一般就认为适合于儿童，或老年人。

但有的人提出，既然把很多有效成分丢掉了，就不能直接减少用量吗？不用那么多，它自然就不峻猛了，也比较缓和了。当然这是一个值得研究的，很有意思的一个问题。麻黄绒和减少用量以后，是不是完全相同，有待于进一步的研究。

概述当中我还讲了证候禁忌，对于发汗解表药来说，汗多的不能用，辛温药一般热证要慎用。汗是人体的津液所化生，津液耗伤的人，一般使用麻黄要小心谨慎，以上这些都是属于共性的问题。还有我在讲使用注意的共性时还说解表药原则上不宜久煎，但是今后在《伤寒论》里面，大家会发现麻黄都要先煎，其实麻黄相对于其他的解表药来说，它的成分溶出比较缓慢，而且它的挥发油相对比较稳定，它与很多解表药相对而言，是可以适当先煎的，但是对于真正需要先煎的药，那麻黄还是不能先煎的，所以对于麻黄一般不强调，回避了不宜久煎这个问题。到底先煎或者不先煎的问题，它是介于很多药之间的，和典型的解表药比，它可以适当地久煎。对于典型要久煎的药，它又比不上，就不必先煎了。

麻黄使用注意的特殊地方,过去认为它是峻药,不能轻用。现在发现它的主要不良反应,一个是能够收缩血管,升高血压。另外,它能兴奋中枢,对于失眠患者它可以加重失眠。所以我们书上主要就强调了对高血压和失眠的患者,在临床使用的时候要慎用。这是其他解表药没有而麻黄特有的注意事项,我们就只记这一些个性的、特殊的。

前面以麻黄为例,讲的内容多一点,是为了说明在学习具体药的时候,哪一些是特殊的,是个性的,哪一些是共性的,怎样把概述内容和药物内容结合起来,怎样来区别哪些是中药的知识,哪些是其他学科里面的知识。

第二十讲 发散风寒药:桂枝

　　桂枝是樟科植物肉桂树的枝条,后面在温里药当中要介绍一味药,叫肉桂,二者来源于同一植物。这是一种高大的乔木,在我国主要生长在广西,最好的是出产在越南的清化省。把当年生的幼枝条割下来,直接切片,就是肉桂树的幼嫩枝条,所以称为桂枝。枝是它的入药部位,桂是它的植物来源。

　　桂枝发汗解表,这和麻黄一样,也可以叫做发散风寒,它也有发散风寒药的共性,也可以广泛用于一般的风寒表证。桂枝作为一个发散风寒药的个性特征,就是我们书上讲的,它的发汗作用较麻黄温和,在临床上风寒表实证和表虚证都可以使用,这是桂枝解表功效最基本、最主要的特征。

　　对于外感风寒的表实证,桂枝作为麻黄的辅助药相须为用。为什么相须为用呢? 前人认为麻黄主要在于开泄腠理,透发毛窍,就是把汗孔打开,让它容易出汗。而桂枝呢? 它可以畅旺营血,使营血能够畅旺于肌表,人体的汗液是营阴在阳气的作用下化生的,并排泄于外,桂枝可为汗液提供物质基础。就像我们用的储水水缸,有个水龙头,麻黄主要把龙头拧开,桂枝主要是往水缸里面加水,增加水的压力,使水源泉不断,就这么个意思。所以这里就互相取长补短,相须为用,两个药配伍在一起,对于外感风寒的表实无汗,是一个很常用的配伍药对,大家就记住这一点就行了。对于外感风寒表实证,它和麻黄不管说它发散风寒也好,说它发汗解表也好,都是相须为用。今后在《方剂学》要讲麻黄汤,《中医内科学》要讲麻黄汤,尤其是《伤寒论》要讲,那时再去掌握详细机制。

　　对于外感风寒的表虚证,什么叫做表实和表虚? 这里的“实”和“虚”不是我们八纲辨证当中的虚实,这里讲的是肌表的状态,两种不同的状态分别把它称为表虚或者表实。如果按照虚实辨证,表实证和表虚证都是属于实证的,都不是虚证。我们举一个不很恰当的例子,比如说这里有一个门,这个门现在关得非常严密,就说门关闭得严实,没有一点缝隙,就如同肌表的腠理、毛孔的一种状态,闭合得很紧,是因为寒邪收引,那毛孔就闭合,这时就很严实。如果门有一个缝的时候,说这个门是虚掩着的,同样是关闭状态,没有本质区别,只是它的状态和前面有一点不一样,没有关紧,不是完全封闭,类似我们讲的表虚证。表实和表虚以是不是有汗为主要判断,不容易出汗,就叫表实证。如果外感风寒其他症状完全相同,但是患者有自汗,自己觉得好像在出汗,这个时候肌表就处于一种不固密的状态,称为表虚证,实际上它也是一种实证,因为邪气盛则实,这种外感风寒的表虚证,也是邪气盛的,它本质上是实证。所以不能误认为这个虚就是虚证。表实是实证,表虚也是实证,都是邪气盛的病证。

对于外感风寒的表虚证,桂枝则是和白芍配伍使用,这也是比较特殊的配伍。在这个配伍当中,桂枝仍然是发散风寒,或者说发汗解表,祛除郁闭于肌表的风寒邪气,起祛邪的作用,和治疗风寒表实证没有本质的区别。但是这个外感风寒的表虚证,是由于营阴不能固守,才引起汗自出的。白芍能够敛阴止汗,是用来减轻自汗症状的。

表虚证的病理机制,在中医学里面叫做营卫不和,二者失掉了调和的状态,卫气不能固护营阴,营阴外泄导致自汗。如果营卫调和,它就不应该有自汗的症状,有自汗的症状就是营卫失掉了调和的正常状态,故称为营卫不和。桂枝配伍了白芍,能够治疗营卫不和的外感风寒表虚证。调和营卫,就是桂枝配伍白芍以后或者说桂枝汤这个复方的功效,不是桂枝单味药的功效。所以不能说桂枝能够调和营卫,也不能讲白芍能够调和营卫,而是桂枝配伍了白芍这个特殊的配伍,或者说桂枝汤,可以调和营卫。

大家在中药学里就简单记住,调和营卫是对于外感风寒表虚证的治疗作用。更多的在以后《伤寒论》、《方剂学》里面要讲。在《伤寒论》里面,张仲景就把调和营卫用一个特殊的术语来表示,叫做解肌。《伤寒论》有一条经文说的是桂枝汤,这里不是说桂枝这一味药,"桂枝本为解肌",是说桂枝汤具有解肌的作用,也就是说具有调和营卫的作用,"其人恶寒发热而无汗者",那是表实证,"不可与之也"。外感风寒表实证适合的是麻黄汤,如果用桂枝汤,显然是不对证的,所以不可与之也。很明显,张仲景的本意是桂枝汤能够解肌,能够调和营卫。

在很多文献里面,把桂枝的功效叫做发汗解肌,不叫做解表,首先有违张仲景的原意,张仲景讲的不是桂枝单味药能解肌,而是讲的复方能解肌。再加上解肌这一术语在中药的功效术语里面随意性非常大,至少在我们教材里面还会涉及葛根的解肌、石膏的解肌等。上一次我还说过,陶弘景认为发汗就是解肌,他说"麻黄疗伤寒,为解肌第一要药"。陶弘景认为麻黄是最好的解肌药,因为它发汗作用最强。这个解肌和张仲景的解肌,内涵完全不同。所以,我建议在桂枝的功效里面,不要称为发汗解肌,只能叫做发汗解表,或者叫做发散风寒。

另外,桂枝还有一个特征,是由它能够温助阳气所决定的,如果阳气虚弱者感受了风寒,那么桂枝一方面发散风寒,另一方面又有利于扶持人体已经亏虚了的阳气,所以在一些助阳解表方里面,适当加上桂枝有好处。在桂枝解表方面,

123

也可以看成是比较次要的一个特征,这个特征也是由于它的兼有功效所决定的。

桂枝的第二个功效,温通经脉,也可以把它说成温经散寒、温里散寒或温经通脉,都是一个意思,都是对经脉受寒病证的治疗有效,由此而概括出来的一种作用。对桂枝而言,温通经脉的功效,或者说温经散寒的功效,在临床上的主治主要有两个方面:一个方面是用于寒凝血瘀证,寒邪凝滞在血脉当中,《黄帝内经》就谈到了血液的一个特征是遇寒则凝,血脉受寒了,最容易凝结而成为瘀血,所以寒凝血瘀在血分证中是很常见的一种情况。桂枝本身不是活血化瘀药,但是它有助于消散血脉当中的寒邪,使血脉流畅,所以它常常配伍活血化瘀药,治疗寒凝血瘀引起的月经失调、痛经,或者癥瘕,甚至跌打损伤等瘀血证。大家就应当清楚这一点,它本身没有活血化瘀功效,主要是驱逐了血脉当中寒邪,有助于增强活血化瘀药的活血化瘀效果,所以常常和活血化瘀药组成复方。今后大家在方剂里面,会发现这种情况比较多,为什么很多治疗瘀血证的方中加了桂枝,它又不是活血化瘀药,那主要就是取其温通血脉的作用。

另外,该功效也用于风寒痹病。痹病就是风寒湿邪凝滞在人体的关节、经络这些部位。桂枝本身也不是祛风湿药,但是它和祛风湿药同用,能够增强祛风湿的效果,所以在治疗风寒痹病的很多方当中,也有桂枝。需要注意它这个温经通脉又叫温经散寒,它的主治或者说它的应用是两个方面,瘀血证和寒痹病。它本身不是活血化瘀药,也不是祛风湿药,所以治疗这两个病证时,要分别和活血化瘀药、祛风湿药同用。

桂枝的第三个功效,温助阳气。温助阳气这个功效,在很多中药学书上都把它叫做温阳化气,其实这两种表达方法的内涵宽窄不一样。温助阳气,内涵比较宽;温阳化气,内涵比较局限。这两者比较起来,应该说温助阳气要更为准确一些。因为桂枝本身就是一个温阳药,或者助阳药,我们书上说的温助阳气,实际上就是一个不典型的温补阳气,主要是因为桂枝的作用比较温和,比较微弱,是相对于它的干皮,就是后面要学的肉桂而言的。肉桂是一个补阳的药,能够温补阳气,桂枝温补阳气的作用要微弱一些,所以在文字上就加以区别,它仅仅是一个温助,不是温养,也不是温补。不典型的温补阳气,因此称为温助阳气。阳气虚在人体的表现是多方面的,在脏腑辨证里面我们学过,与阳气虚衰有关的脏腑主要是肾,肾阳为阳气的根本,元阳之所在;另外还有心阳、脾阳亏虚的病证。尽管桂枝不典型,但是对于各种阳虚证,它可以在相应的治疗方当中使用。

比如说治疗肾阳虚,肾阳虚有很多病理变化,这个我们在讲补阳药的时候再讲。因为肾阳本身就有很多生理功能,肾阳虚了,相应的生理功能可能都会受到影响,比如肾主生殖,肾主生长发育,肾能主骨,肾能主水等。一旦阳气虚了,这

124

些生理功能可能都会降低,都会表现出不同的肾阳虚证,尽管桂枝的温阳作用不如肉桂,但是对于各种肾阳虚证,桂枝也是可以用的,常和其他补阳药同用。比如金匮肾气丸,这个方里面就用了桂枝,一般的肾阳虚证都广泛使用。心阳虚引起了心脉淤阻或者胸痹疼痛、心悸这样一些病证,桂枝也是能用的,包括张仲景也在使用。脾阳虚脘腹冷痛,大便溏泄,食欲减少,消化不良等,桂枝也能温助脾阳。凡是人体阳气亏虚的病证,桂枝都适合使用。所以我们书上笼统提的是用于阳虚证,这个阳虚是泛指,在下面接着就明确地提出了:"本品甘温可助心肾脾之阳气,其温煦之力虽较肉桂缓和,但仍常用于以上三脏的阳虚证。"再下面还举了心、脾阳虚有怎么样表现,可以怎样配伍这些具体内容,大家只需要记它对心脾肾的阳虚证,原则上都可以用这一要点就可以了。它和肉桂只有强弱之分,没有本质的区别。这就是我们把它称为温助阳气的理由,如果把它这个功效改为温阳化气,那就局限在肾与膀胱虚寒了,膀胱的气化不行,可引起痰饮、水肿,或者《伤寒论》上的蓄水证,所以有的中药书说桂枝温阳化气,举的主治就是痰饮、蓄水或者水肿,那就把桂枝的温阳作用局限了。造成理解偏差的原因,就是在表达的时候,他只是以张仲景的五苓散为核心,或者以《金匮要略》的苓桂术甘汤为核心,把桂枝的温阳作用给局限在肾与膀胱这两方面了。

从古到今,桂枝的应用包括了温阳化气,对肾与膀胱虚寒,气化不行而引起的水肿、痰饮,或蓄水证,是都有阳虚的,桂枝完全可以用,但它只是阳虚诸证里面的一些特殊例子。以上这两种表述方法,现在的教材上都有,大家自己可以来判断,怎么记都可以。认为是温阳化气,那它主要是用于痰饮、水肿,未尝不可,它本身就有这个作用,也有疗效;认为它温助阳气,那就可以用于各种阳虚证。不过这二者,肯定还是有一个准确与不准确的差异问题。

至于性能,其辛温和麻黄是一样的,它也是治寒证的,所以是温性的药;也是发散的药,同样是辛味的药;为什么桂枝又有甘味?这是因为助阳属于补虚的范畴,所以桂枝的味就是辛甘,实际上桂枝的真实滋味也带一点微甜的味,但是这里主要是强调作为性能的味。之所以一直要把甘味保留下来,就是由于它有这个功效,助阳属于补虚的范畴,甘能补,体现了五味的理论。归经呢?解表是归肺经,寒凝血瘀主要是肝心经,温助阳气主要在肾,当然加上脾也完全可以。所以,桂枝的归经比较多,五脏都有,但其中主要的是肺、肾、心,其次才是肝和脾。

桂枝的用法、用量有一点特殊性,就是药材很芳香,相对于麻黄来说,尽管教材上没有写不宜久煎,但它是含芳香性挥发油的,久煎也会影响药效,这也是这一章药的共性。在使用注意当中,它和麻黄一样,因发汗解表,汗多的不宜用,津液受伤的也不能用;是个温性的药,热证要避免使用,这都是属于共性的。桂枝

125

在使用注意当中有一点属于它的个性,就是书上谈到的血热妄行,它更容易动血,所以尤其要忌用。桂枝在发散风寒药中,温通血脉,是长于入血分的药,其他的很多药都是以入气分为主的,或者入血分都不典型,桂枝是以入血分为主,那么入血分的温性药,而且温性还是比较强的,所以它就容易动血,血热妄行的就会加重出血症状。所以在发散风寒药当中,桂枝的这一个知识点,就是它特殊的使用注意。

麻黄和桂枝是很经典的两味药,其中有一些问题,可能以后大家会碰到,我说一下,供大家参考。一是在张仲景的著作当中,麻黄均有"去节"的要求,就是《伤寒论》《金匮要略》方中,凡有该药的在其后面都有去节二字,麻黄的草质茎是有节的,一般这个节间可能就2~3厘米,这两个节间就是属于节的部位。有的人认为去节就是把这个地方去掉。因为麻黄草质茎的直径,就那么2~3毫米粗,是很细的,要去掉这个地方是非常费时的,一个人一天可能去不了多少这种节。现代研究麻黄的这个节,占整个麻黄药材总的重量,约为百分之三,而且这个节的化学成分,和节间的化学成分没有质的区别,只是含量要少一点。基于这样的原因,一个是很难去,很费人工;另外,它又不会影响疗效,所以当代的处方一般不去节了。如果在临床上照张仲景的方写上麻黄去节,可能药房也不会理会你,实际他给你配的药仍然是有节的。

但是张仲景的去节,是不是就真正要求去这个节呢?可能还有另外的角度来考虑。在唐、宋代的一些书上,认为是去"根节",这可能是张仲景的原意。因为麻黄是灌木状植物,它的木质茎或者根茎,有的时候就是横的长在地下,草质茎就在地表,长在横生的根茎上面,由于草质茎被反复一次又一次地割取来作为药用,最后在木质茎和草质茎连接的地方就膨大了,就形成很多节状,有的人在采收药材的时候,为了增加重量,因为草质茎部分很轻,就把膨大的木质茎混杂在里面。因为它是横生的,古人误认为那是根。所以要把那个重量大,又不能作为麻黄使用的根节,去除干净,那就是我讲炮制的意义当中提到的,去掉非药用的部分,保持药材的纯净,有利于称量准确。反正一句话,如果是去这个草质茎的节,没有必要,混到里面的根茎、根节,应该去掉,也很容易去掉,因为很粗,颜色也不同。

另外,麻黄在煎煮的时候,张仲景要求"去上沫",为什么要去上沫呢?原书没有讲,后来有人讲这个沫"令人心烦"。那去了以后,还有没有令人心烦的情况呢?有人就对这个问题专门做过实验,就专门吃麻黄煎熬的沫,结果他说没有心烦。我是这样理解的:第一,任何药,不光是麻黄,在煎中药的时候,当水快要沸腾时,上面都有很多泡沫,沫浮在上面,药就会溢出在药罐外面,一般都要把它去掉,而且沫看上去好像很脏,因此,有的人看见那种比较脏的外形,觉得有一点心烦,其实不只是因为麻黄的沫才令人心烦,而是其他所有类似的沫对这类的人,都要心烦。但是不是真正有人服用了麻黄沫会心烦呢?我前面讲麻黄使用注意时说过,它会使中枢兴奋,失眠的患者服用后加重了心烦不眠,在古代找不到真正原因,就认为麻黄沫吃进去了,引起了心烦,这是我的理解,对不对,只能供参考。

还有桂枝在张仲景的方中都有"去皮"的要求。我曾经提到过,从张仲景的时代,一直到明清,桂枝药材用的是比较大的肉桂树的枝皮,把它剥下来作为桂枝用,这在古书上说得很清楚。实际上张仲景用的桂枝是枝上之皮。比较大的枝皮表面上就有栓皮,就是比较粗糙的部分,把它刮掉,并不是把现在的桂枝的树皮剥掉,现在有的人望文生义,说是要把桂枝外面的树枝皮全部去除,只用里面的木质部分,其实桂枝的药用价值主要在树皮,木质部分的有效成分含量非常低,如果去掉了树皮,光用木质部分,估计与朽木无殊,它的作用是很微弱的,所以这个去皮去的是栓皮。因为药材发生了变化,现在的桂枝不需要再去栓皮,因为当年生的嫩枝条上面,已经没有栓皮。为什么认为是栓皮呢?因为陶弘景就有解释:"所谓去皮者,乃是去皮上虚软甲错处",皮上指的是表面,虚软甲错指的就是栓皮。比如松树、柏树,表面都有一些很轻的、很空疏、很粗糙的皮,一般的皮类药材都要把它去掉。如果张仲景是把树皮去掉,那么在张仲景的方中,有一个桂枝加厚朴杏子汤,桂枝后面有去皮,厚朴后面也要求去皮,厚朴本身是用皮,再把皮又去掉了,那该用什么?那显然不是把真正的树皮去掉,这就是张仲景的方当中自身就能证明,它不是去树皮,因为厚朴本身就用皮,用皮再去皮那也只能是去栓皮,因为以后会涉及上述问题,所以我在这里说一下。

127

第二十一讲 发散风寒药：紫苏叶、生姜、香薷、荆芥

紫苏叶 是唇形科的植物，它的叶和茎都是紫红的颜色。这个苏与舒畅气机的舒同义，是它功效的作用特征。

紫苏叶作为发散风寒的药，也常常用于治疗风寒表证，在发散风寒的药当中，紫苏的作用不强，比较温和，因为它本身就是一个调味品，有的地方吃生鱼片时，就用紫苏叶包上；有的在肉汤中也加一点紫苏，就像用藿香一样。所以它的作用是比较温和的，也就是说发散、发汗的作用不会强，教科书上因此没有用发汗二字，仅仅说它发散风寒。

在发散风寒药中，它的个性特征是什么？风寒感冒兼见咳嗽或是胸闷不舒者，往往首先选用紫苏。胸闷不舒主要是因为脾胃气机阻滞，是一种气滞的表现，教材讲是胸闷不舒，有的书上是胸脘满闷，但主要不是胸部，而是上腹部，也就是胃脘部胀满不舒。紫苏又是行气药，所以临床治疗胸脘满闷的感冒，香苏散就是一个代表方，是一个理气解表的代表方，既能够发散风寒，又能够调畅脾胃气机。这是感冒中很常见的一种情况，西医把它叫做胃肠型感冒，这时首先可以考虑用紫苏。

咳嗽有痰的也优先考虑紫苏。在化痰止咳平喘药当中，要讲一种药叫做紫苏子，就是这种植物的成熟果实。紫苏叶类似于它的种子，略有化痰止咳平喘的功效，所以感冒风寒以后出现了痰、咳、喘，本品既能够发散风寒，尽管它发散风寒的作用不强，但是它能够兼顾有痰的咳喘，参苏饮里面用紫苏叶就是这个道理。

对于感冒，紫苏往往就只能用于比较轻的证候。在民间，有的人感受了一点风寒，有一点感冒的症状，就用紫苏煎汤加红糖，也可见效。

紫苏又是行气药，第二个功效是行气宽中。今后学行气药时，要求掌握各种药能行什么部位的气。气滞的部位有的在脾胃，有的在肝，紫苏叶主要是作用在脾胃，所以称为宽中。为什么用一个宽字？因为脾胃气滞以后就有腹胀，好像脘腹变得狭窄了，消除了胀满就感觉宽松了。有的书上不用宽中而用和中，这个中都是中焦，和中包括了消胀。其实紫苏叶在消胀的同时，另外还有止呕的作用，不但用于脾胃气滞的脘腹胀满，而且可以用于恶心呕吐，它虽有止呕的作用，因

为止呕不是很强,所以就采取了淡化的处理方式,放在了应用当中,功效里面没有写出来。对于恶心呕吐,它最适合于有寒之证,因为它偏温,如果是胃热,可以配伍清胃热的药,共同达到清胃止呕的效果。

书上还说能够解鱼蟹毒,这个功效大家可记可不记。因为现在还不清楚,究竟是食鱼虾蟹产生了中毒,它有特效的解毒作用,还是因为吃了变质鱼虾出现了消化道的一些症状,如恶心、腹胀,它可以改善这些症状。应该说它主要是改善消化道的症状,前面说吃生鱼片用紫苏叶包裹,一方面是调味,避免生鱼片的鱼腥味,另外也为了调畅脾胃气机,可能是受了解鱼蟹毒的影响。在古代没有保鲜设备,早上捕捞的鱼蟹虾,到了晚上吃的时候可能就已经变质了,所以就容易引起胃肠道的不良反应,现在保鲜手段非常先进了,放很多天也不会坏,天天吃蟹吃鱼虾,很少见到不良反应,所以我们可以不管紫苏叶对于鱼蟹究竟是一种特效的解毒,还是改善了吃变质之物引起的消化道异常反应,现在临床很少用,也没有人来研究它,即使中毒了,也不会依靠紫苏叶这样的药物来治,现在有更适合的救治手段。

紫苏的叶称为紫苏叶,简称苏叶。它的茎是方形的,叫做紫苏梗,简称苏梗。若作为发散风寒的药用,就要用紫苏叶,紫苏梗没有发散风寒的功效,只有行气宽中的功效,而且行气的功效还不如紫苏叶,有时候比如孕妇出现了脾胃气滞,为了避免紫苏叶的温散,就宜用紫苏梗。

生姜 大家都知道,它是最常用的调味品,一般家里面都有。生姜用的是新鲜根茎,没有干燥的姜。生在这里就是新鲜的意思。

书上说它的第一种功效是发汗解表,也可以统称发散风寒。其实生姜发汗的作用不明显,发散风寒还准确一些。用于风寒感冒,它的个性特征不明显,可以淡化。如果要说有个性的话,它和紫苏一样也是作用比较温和;另外它又能温中止呕;如果外感风寒,中焦又有寒邪,出现了恶心呕吐,它的温胃和止呕作用强于紫苏叶,所以更加适合。

由于它的解表作用一般,所以常常在发散风寒的方中作为辅助药,辅助麻黄、桂枝、紫苏、羌活、防风这些药物,增强发散风寒的效果。现在的处方,一般都把生姜当作药引子,药店一般不准备,患者回家自己添加。

如果单独使用,和紫苏一样,轻微的风寒,喝一碗姜汤,或加一点红糖,也可以和紫苏叶配伍,也有一定的治疗作用,在这方面比较次要;自古民间就流行"上床萝卜下床姜,不用医生开药方"的谚语,是说生姜还可以预防风寒。

生姜温中止呕。其实温中和止呕是两种独立的功效。温中可治疗中焦有寒的病证,可能是实证,也可能是虚证,凡是脾胃有寒都宜使用。中焦有寒可能会出现气机阻滞,脘腹胀满,它可以配伍行气的药,比如说配伍紫苏;中焦有寒可能会影响胃的受纳功能,出现纳食不佳,这时候可以配伍开胃的药,或配伍消食的神曲等药;中焦有寒,寒凝不通则痛,那么就可以配伍温中止痛的吴茱萸、小茴香、胡椒等药;如果中焦有寒影响了脾的运化功能,出现了腹泻,可以配伍止泻药,这些都是属于常规的配伍。凡是中焦有寒,不管虚实,不管什么主症,生姜都可以用,使用非常广泛。

止呕则是一个特殊的功效,是能够和降胃气,治疗恶心呕吐。生姜本身是温中的药,所以最适合胃寒呕吐。其他原因引起的呕吐,比如说脾胃虚影响了胃的和降也可能呕吐,那就配伍补脾胃的药;如果是中焦有热就配伍清胃热的药,生姜其实也是能用的。在中药里面生姜的止呕功效是比较突出的,作用也是比较强的,从唐代孙思邈开始,就把生姜称为"止呕圣药",临床很常用;另外一个"止呕圣药"就是半夏,在后面化痰药里面要学。生姜和半夏这两种止呕作用很强的药,组合在一起就是张仲景的小半夏汤,最适合胃寒或者是痰饮的呕吐,因为生姜也能化痰,半夏更是化痰的重要药。把这两个功效组合起来,最佳主治就是胃寒呕吐,只要脾胃有寒,生姜就能发挥温中的作用。只有呕吐而中焦没有寒,甚至中焦有热,生姜发挥的就是单独的止呕作用,治本是通过配伍清胃热药来体现的。

生姜的第三个功效是温肺止咳,当然是用于肺寒咳嗽。肺寒咳嗽有兼外感风寒的,生姜本身就是解表药,能发散风寒。肺寒咳嗽不一定都是外感风寒,有时候是里寒证,一些老年人的慢性咳嗽痰多,大多属于单独的肺寒咳嗽,没有表证,生姜照样用。

最后提到了生姜解毒,可以解鱼蟹或药物的毒性,解毒作用是优于紫苏叶的,生姜解毒在书上也没有作为独立的功效。生姜的解毒作用大家应该印象很深,因为讲配伍关系的相杀时,就以生姜杀半夏毒为例,不单是食物毒,对于一些药物的毒性,它也有一定的解毒作用。

另外,生姜汁可以急救一些昏厥,在现代临床中这是比较次要的功效。

生姜、紫苏叶都是调味品,它们的作用都比较温和,汗多的、热盛的、津液耗伤的,原则上不宜使用,不管书上有没有写,这都是共性的使用注意。我们谈一下这两味药物的性能问题,紫苏叶发散风寒当然是温性的,它的行气也是辛味的作用特征,紫苏叶的味只有辛,因为它的两大功效都符合五味中的"辛能散、能行"。它能治感冒,当然归肺经,另外还能治疗中焦气滞,当然又归脾,脾后面还可以加胃。所以有的书上紫苏叶是归肺和脾胃经的,我们书上是归肺脾经的。脾和胃一个是脏一个是腑,互为表里,就把它简化了,其实也包括了胃,这种分歧没有什么意义。同样的道理,生姜温中也包括了脾胃,严格来讲呕吐主要是胃气上逆,所以很多书上生姜的归经,更强调胃。以后见到这种分歧,就是很正常的现象,没有争论的价值。另外关于药性。生姜的温性本来是强于紫苏叶的,但是自古以来很多书上紫苏叶是温性,生姜是微温,好像就矛盾了。其实,生姜的微温是相对于干姜和炮姜而言,干姜是热性,炮姜是温性,所以生姜只能写微温了,在姜这个系列里面这是对的。紫苏叶是相对于紫苏梗而言,紫苏梗是微温,所以紫苏只能写成温,如果紫苏叶写微温,那么紫苏梗就没有办法表述了。这个温和微温,参照物不同,没有必要一定要说生姜是微温的,说生姜是温性的,一点都不错。

香薷 香薷有一定的发汗作用,但是不如麻黄,所以完全可以写成发散风寒,它也是可以治疗多种风寒表证的。香薷对一般的风寒表证:恶寒、发热、头身疼痛不很常用,一是它的作用一般,更主要的是它的香气过于浓烈,有很多人觉得服药后不舒服,接受度比较差。所以一般的感冒用得不多。

它又是化湿和中的药。大家把书上第二个功效和中化湿颠倒过来,应该是化湿和中。因为是中焦停留了湿浊,导致脾胃功能紊乱,产生了中焦不和。通过消除中焦的湿浊,就可以恢复脾胃失常的病理改变,所以化湿是因,和中是果,如果说成和中化湿,那就因果倒置了。香薷的化湿和中功效,可以用来治疗湿阻中焦。后面要学芳香化湿药,香薷既是解表药,又是芳香化湿药。但是在芳香化湿药里面,香薷的作用不如藿香、佩兰、白豆蔻这样的一些药,单纯的湿阻中焦,用香薷来治疗的也不多。

所以上面这两个方面,单用它都没有优势。但是把这两个方面结合起来,就成了香薷的优势,就是香薷的特征。所以在香薷应用中说:本品外能发汗解表,内能化湿和中。它最常用于外有风寒,内有湿浊的感冒。过去夏天炎热,很多人晚上就到室外乘凉,白天劳累,非常困倦,露天睡着了很容易感受风寒;热天很多人都贪食冷的东西,容易湿阻中焦;现在的生活质量提高了,同样容易外感风寒,比如说吹冷气,也容易感受风寒。所以这种外有风寒,内有湿浊,最容易出现在暑热天,这时就宜用香薷表里同治,这就是香薷的最大特征。

香薷有三个功效,书上的应用只有两项,是将一和二两个功效合并起来反映它应用的优势,分开应用它没有优势。这里要补充说明一个问题,因为暑天外感风寒、内伤湿浊较常见,香薷暑天用得最多,有的书上就把香薷称为是解暑的药,这个说法不对。为什么不对?大家学过中医学基础,暑的本性是热性,应该是寒性的药才能够解暑。比如说西瓜、绿豆汤这些东西就是解暑的食品,后面要学的金银花、青蒿等清热药,才能够真正解暑,解暑其实就是清解暑热。香薷治疗的暑证,前人把它称做是阴暑证,其实就是暑天出现的外感风寒,内伤湿浊。香薷发挥的是解表和化湿两大功效,而不是发挥解暑的功效,一定要把这个概念澄清。

另外,香薷能够利水消肿,作用比麻黄要强一些,所以一般的水肿有时候也用,只是不多,最多的还是用于风水证。它的机制和麻黄一样,一方面利尿消肿,另一方面通过发汗,从肌肤来排除水湿,有利于消肿;同时也消除了风水的表证,开宣了肺气,通调了水道,有利于小便的通畅。

香薷的用法有一点特殊性,就是利水退肿须浓煎。它作为解表药用量不大,因为要利用它的芳香气味,所以不能久煎;如果治疗水肿,香薷的用量要大,煎煮的时间比较久,那么药汤就比较浓,说的浓煎就是这个意思。古人说不出原因,只是总结出了这样的临床应用经验,现在也不能完全回答,只是推测香薷治疗感冒的成分可能是芳香挥发的,容易溶出,而且容易挥发,所以不能久煎,量也不需要太大。治疗水肿的有效成分应该是水溶性不怎么好的非芳香性成分,煎的时间久,芳香性的成分虽然挥发了,但是它利尿的成分可能积累得更多了,这只是一种推测。

香薷、紫苏、生姜都是治疗胃肠型感冒的常用药,但各有个性特征,应注意区分。

荆芥 也是唇形科植物,是《神农本草经》就收载了的一个经典药,但是在《神农本草经》里面它的名称叫做假苏,到了明代以后,才用荆芥作为正名。这一点大家一定要了解。如果查阅古代的文献,在目录里面找不到荆芥,因为当时它不叫荆芥。

荆芥在书上写的功效是祛风解表,凡是称祛风解表的药,它的温性都不强,但它仍然是发散风寒的药,所以功效也可以统一叫发散风寒,也可以治疗风寒表证。在同类药当中,荆芥的个性特征是药性最为平和,而解表的作用也比较好,所以荆芥在表证当中的应用非常广泛,不管风寒感冒或风热感冒都普遍使用,治疗风寒感冒的荆防败毒散,方名就用荆芥来命名;治疗风热感冒的银翘散里面也有荆芥,这是由于它的药性最为平和所决定的。所以说对于感冒,荆芥可以不分寒热,基本上不考虑它的药性。

其实,荆芥并没有明显的温性,李时珍认为它能"疏风热",但不去改动它的药性,因为言其微温出自经典,如果改动,容易引起争议,而且实际意义不大。

因为荆芥是药性微温的药,对于寒邪的针对性不强,所以一般都说是祛风解表,而且还认为通过祛风可以达到止痒的目的,或者清利头目的目的,所以皮肤瘙痒、头昏头痛也常常使用荆芥。书上的第二条应用称:用于风疹瘙痒,其实应该是瘙痒性的皮肤病,很多是属于过敏性的,比如说荨麻疹,很快出现很快消失,善行而数变是风邪致病的特点,所以认为病因是风;而风疹是一种儿科疾病,没有瘙痒,不需要止痒,应透疹。祛风止痒既可以内服,也可以外用。

第二条应用里面还谈到了麻疹,在下一节兼有功效当中,透疹是较主要的,因为发散风寒药里面,能透疹的只有荆芥,在这里就不讲了,留在下一节一起讲。

另外,书上有止血二字,大家在止血前面加上炒炭二字。生荆芥是治感冒、祛风止痒的药,止血必须通过炮制,把它炒焦用,用于出血症,开处方的时候,一定要写明焦荆芥,或是荆芥炭,而不用生的,生的没有这个功效。

荆芥生用和炒炭用,是炮制改变性能和功效、扩大临床应用的典型例子。生荆芥是偏温性的,它的药味是辛味,作用趋势是升浮;炒炭以后它是平性的,药味是涩味,涩能收能涩,止血是一个收涩作用,所以荆芥炭的味就不是辛味而是涩味。就升降浮沉来说,从升浮变成了沉降,止血是一个沉降作用,所以通过炮制改变了性能,同时也改变了功效。

荆芥有一个穗状的花,如果把穗状的花收集起来,就叫荆芥穗,它的祛风作用更好,很多医生在开处方的时候,都会写荆芥穗。

133

第二十二讲 发散风寒药：防风、羌活、藁本、白芷、细辛、苍耳子、辛夷

防风 是伞形科植物，大家比较熟悉的伞形科植物有香菜、胡萝卜和芹菜等。防风很多地方都产，最好的是在东北，叫做关防风，也叫北防风。

防风作为一个解表药，也是祛风解表，从共性而言，也可说是发散风寒，也宜用于风寒表证。它的个性特点是什么呢？书上第一条应用中有"本品微温甘缓不峻，作用比较和缓"等文字，这就是它的个性。虽然它是一个温性的解表药，是以治风寒感冒为主，但在配伍的情况下风热感冒也可使用。这个提法和荆芥不一样，荆芥最为平和，对于感冒可以不分寒热。防风是比较温和，以风寒为主，在配伍的情况下风热感冒可以使用。毕竟防风是温性的药，加之又能除湿、止痛，故以风寒表证兼湿且有头身疼痛者尤宜使用。

第二个功效习惯称为胜湿止痛。什么叫胜湿？胜湿也包括了祛风湿，为了避免祛风二字的重复，就借用了自然界当中风能胜湿的现象，含有祛风药又可除湿的意思。这一类药它本身有祛风作用，又能除湿，主要是用于风湿痹病，所以，书上直接称为祛风湿，常常用于治疗风湿痹病中的寒证，并举了一个蠲痹汤。蠲是消除的意思，治疗和消除痹病。

另外解痉就是制止痉挛，肢体痉挛是肝风所引发，所以也可以称为息风。息风是平息内风，这是针对病因病机，止痉是针对痉挛这个症状，一个针对因，一个针对果，所以常常息风止痉并提。今后要专门学息风止痉药，临床上所见到的痉挛抽搐，大多数是肝热生风，而且热势都很重。防风是一个温性药，对于肝热生风是不宜使用的，所以对于痉挛抽搐，防风一般只用于破伤风。中医认为破伤风是风毒经由破损的伤口进入人体，这种风毒本身是外风，然后又引发了内风，所以对于破伤风的治疗，既要平息内风，又要祛除外风，防风既能祛除外风，又能平息内风，所以古人在治疗破伤风的方中使用。但是在当今临床，息风止痉药对于破伤风的意义已经不大了，一旦破伤风发作，不管中药、西药，疗效都非常有限，过去用这样的治法，是不得已而为之，总会有一定的效果。现在若伤口是不清洁的东西所致，马上到医院注射破伤风疫苗，预防为主，不让它发生，一旦发生了，不是防风这类药能解决的，就是西医效果也不明显，很难治。

该药风寒、风热均用,既祛外风,又息内风,古人谓其:"诸风通用,故有防风之名。"

羌活 也是伞形科植物,主产在西部高原上,是用它的根茎和根。

羌活作为解表药,也是发散风寒的,也能治疗风寒感冒。羌活发散风寒的作用是比较强的,更重要的是它兼有的止痛和除湿作用都比防风强,所以羌活更宜于风寒感冒夹湿、头身疼痛比较剧烈者。因为在风寒感冒当中,寒邪凝滞收引,寒主痛,所以头身疼痛往往比风热感冒的更加明显,就需要止痛,羌活就有良好的止痛效果。羌活也有比较好的除湿效果。在感冒当中常常有一种夹湿感冒,如果肌表有湿,全身会酸胀或酸痛,或是全身酸楚,头痛如裹,或肢体沉重。这是感冒风寒后很常见的一种证型,不但有风邪、寒邪,而且肌表有湿邪。这个时候,羌活通过它比较强的除湿作用和止痛作用,对于这种感冒,就是最重要的药物。九味羌活汤、羌活胜湿汤,都是治风寒感冒夹湿的代表方。所以在书上强调头身酸痛,头胀如裹这些症状。

羌活在发散风寒的药中,前人说它是比较雄烈的,就是作用比较强,治疗效果比较突出。而且羌活的不良反应小,没有麻黄那样的一些不良反应。临床治疗风寒感冒,在张仲景的时代是以麻黄汤、桂枝汤为主,到了唐宋以后,觉得这一类方药有一定的局限性,时方大量出现。治感冒的时方中,往往把羌活作为最主要的药,金元一些临床医家,就高度评价羌活治疗感冒的功效,说它是"非时感冒的仙药"。在今天有不少临床医生,不但治疗风寒感冒喜用羌活,而且对于一部分风热感冒,如果感冒的全身症状比较重,将羌活加入较多的发散风热药中,甚至是清热解毒药中,都收到了良好的效果。尽管羌活是辛温解表药中比较雄烈的,但并不专门用于风寒感冒。所以它是治疗感冒很常用的药,和荆芥差不多了,但是对于表热证,一定要注意配伍清热药。因此现在我们的中药学教材把羌活放在了解表药的第一位,就是为了突出它的临床实用性。过去的教材采用传统习惯,首先是麻黄,然后是桂枝,这种改动,反映了用药的时代特征。

另外,羌活祛风胜湿和防风一样,主要也是治疗风湿痹病。由于它是温性明显的药,也是治疗风湿当中的寒证,所以在蠲痹汤里面,羌活比防风更重要,作用更强。书上还强调了上半身的风湿疼痛,这是相对于独活而言的。后面在祛风湿药里面要讲,独活主要用下半身风湿疼痛,这也是相对而言,并不意味下半身的风湿疼痛不能用羌活。不能把它绝对化,其实羌活治疗风湿痹病全身都用,而且很常用。

羌活作为一个止痛的药,即使不是感冒、风湿的身痛、头痛它也能治。它治头痛长于治肩背的疼痛,这是太阳经循行的部位,是它发挥优势的经络部位,也是历来强调其归膀胱经的原因之一。

藁本 藁本也是伞形科的植物，比较次要，功效和羌活一样，羌活的根茎要长大一些，藁本更像芹菜，所以有人把藁本叫做山芹菜，气味都一样，也是产在海拔比较高的地方。大家记住了羌活，藁本就不需要特殊记忆了。

藁本的发散风寒、祛风湿和止痛作用均比羌活要稍稍差一点，经常和羌活同时使用；此外也能治疗太阳经头痛，或是风湿痹病。但是前人强调藁本长于治疗巅顶疼痛，羌活主要是肩背部的疼痛，所以止痛部位有一点细微的区别。对前人的这一说法，应正确理解，藁本长于治巅顶，是就它本身而言的，并不意味它优于羌活。

防风、羌活和藁本这三味药，都是既能发散风寒又能胜湿止痛，但是作用最好的是羌活，所以前人把它称为治疗非时感冒的仙药。这三个药在我们教科书上的归经，都是强调膀胱，这个膀胱是从经络辨证的角度总结的，长于治疗膀胱经循行部位的疼痛，同时也与六经辨证有关，足太阳膀胱经，为一身藩篱，主表，所以其中也有表示解表的意思。在各版教材解表药里面，虽有很多药是以脏腑表示归经，但有的药是以经络来表示归经的，羌活、防风、藁本就是以经络表示归经的代表。所以羌活归膀胱经，与麻黄归膀胱经不是同一个概念，麻黄的归膀胱经是利尿，这是从脏腑的角度来归经，膀胱是六腑之一；我们学的时候要把这一点弄明白。现在的中药学中，羌活、防风的归膀胱经，已改为归肺经，但在肺后面的括号中又加了"膀胱"。为什么还要补充膀胱经呢？它能够指导临床应用，尤其是治身体疼痛的时候，止痛部位应有一个最佳选择。

白芷 也是伞形科植物的根，这个根更像胡萝卜，不过它是白的。白芷的白是根的颜色，芷是芳香，这种药的颜色是白的，气味是芳香的，所以称为白芷。

在有的书上，白芷的功效项内前面只写了解表，祛风放在了后面，准确的表述也应该和防风、荆芥一样，就是祛风解表，也意味着它对寒邪的针对性不强，对于风寒感冒，主要是针对风邪，但也可以叫发散风寒。治疗一般的风寒感冒，白芷的解表作用不强，它的个性特征不典型。

比较多的情况是考虑它的止痛和通鼻窍作用，如果感冒有头痛、鼻塞、流涕就兼顾了止痛和通鼻窍的功效。有的教材没有强调白芷的通鼻窍功效，其实应该有这一作用。所以用于外感风寒，一般要有头痛、鼻塞或流清鼻涕，通鼻窍就是对于鼻塞或是流清涕的一种治疗功效。在这种情况是把白芷作为治疗风寒感冒的辅助药，一般不是主药。

白芷也有止痛的功效，但它不是祛风湿药，这和防风、羌活、藁本不同，那三个药是胜湿止痛，主要是祛风湿，白芷没有祛风湿的功效，风湿痹病很少用。作为止痛药,白芷的最佳部位是阳明,这个阳明是经络,它的起点是鼻的两旁,一方面进入牙龈,一方面沿鼻上行经过前额,所以前额疼痛、牙龈肿痛,经常用白芷来止痛,历来认为它是治疗阳明疼痛或阳明头痛的要药。书上说的眉棱骨痛,头风痛,齿痛适用于它。眉棱骨痛,就是两眉之间,即额头部位,属于阳明经循行的部位;称齿痛不准确,不是牙齿痛,牙齿属少阴,牙龈才属于阳明,所以准确地说是牙龈痛。牙龈肿痛最常见的是胃火上炎,是热证,白芷也可用,但是一定要配伍清胃热药,如黄连或石膏这些清胃热作用较强的药。

另外它能消肿排脓是在疮痈中的应用。疮痈实际上就相当于西医学上的化脓性感染,长在体表的是外痈,长在内脏里的是内痈;内痈长在肺的叫肺痈,长在肝的叫肝痈,长在阑尾的叫做肠痈。治疗疮痈,分为三个阶段:消、托、补。第一个阶段:消,就是要让红肿消散,不让它出现脓液,这是最佳的治疗效果。疮痈的本质是热毒壅盛,首先要用清热解毒药,白芷对于疮痈初期,在红肿热痛的阶段,应和清热解毒药一起使用,可以促进疮痈的消散,叫做消肿,也叫消痈肿。如果在第一个阶段没有让红肿消散,就会出现脓液,就要排脓,排脓的方法,一是用内服药促进疮痈溃破,让脓液有出路,同时也不排除外用方法,比如局部用腐蚀性药,腐蚀一个小口,使脓液有出路;古代也用切开引流的方法,切一个小口,脓就流了出来,这个阶段就是托毒外出,使脓液有出路。脓液干净了,就要让疮面愈合,让新的肉芽组织生长。第三个阶段,就要补养正气。白芷主要用于第一和第二这两个阶段,在红肿阶段配伍清热解毒药,第二个阶段,促进排脓,也可以配伍清热解毒药,因为疮痈本质上有热毒;另外也可以配伍补正气的药,因为正气旺了,有利于脓液的排除。白芷为什么能消肿、排脓,其实是略有活血的功效,该功效值得进一步关注。

白芷的燥湿主要是用来治疗带下的。白带是妇女的一种生理表现,是不需要治疗的,只有当白带的量过多,或者颜色气味出现了异常,才叫带下或者白带过多,符合中医的有湿的特点,有湿才会有比较秽浊的分泌和排泄物。所以治疗的时候,除了针对病因以外还要用一些除湿的药,白芷就是一味温燥的药,尤宜用于寒湿带下。湿热带下也可配伍清热燥湿药,例如配伍黄柏这一类的药物,也有一定的效果。白芷的燥湿也可用于皮肤湿疹、湿疮。

细辛 来源于马兜铃科的三种不同植物,北细辛、汉城细辛和华细辛,北细辛、汉城细辛主要产在东北地区,商品药材里面统称为北细辛,但主要是前者。华细辛主产在西北、华北、西南,但以陕西为主,质量比北细辛要次一点。北细辛也可以说是东北的一种地道药材。

该药为什么叫细辛?它药用的部位是根,这种草本植物的根是丛生的,就像我们调味品中的葱。细辛下面有很多须根,须根非常细而辛辣,这是指它入药部位的性状特征,它的药名是从根的形和味的特征来命名的。

　　细辛作为一个发散风寒的药,它有发散风寒的功效,但是它的发汗作用和前面的白芷差不多,也就是说它解表的作用不是很强,所以一般的风寒表证,可以不用。但是在以下四种情况,常常把细辛加在发散风寒的方当中。其中又有三种情况是结合它后面兼有的三种功效而体现的:第一和白芷一样,它能够通鼻窍,外感风寒常常有鼻塞不通或者流清鼻涕,那么利用它的温通鼻窍作用,可以改善这些症状。所以对于外感风寒兼有鼻塞不通,或者清涕不止,它兼有通鼻窍的作用。第二,它有很强的止痛作用,外感风寒,头身疼痛比较重的,也可以配伍细辛,这两个方面和白芷都是相似的。第三,细辛又有很明显的止咳作用,在治疗风寒咳嗽的复方里面,也常常加入细辛。所以使用细辛在风寒感冒方中的以上三种情况,是分别根据它兼有的三种不同功效来综合考虑的。

　　另外,有一种情况体现在张仲景的一个方中,方名叫麻黄附子细辛汤,这个方由三味药组成,有麻黄,还有我们后面要学的温补阳气的附子和细辛。因为细辛既是发散风寒的药,可以增强麻黄发散风寒的效果;另外细辛又是温里药,阳虚生内寒,它可以协助附子来温散里寒。在这个方当中,实际上细辛是表里同治,所以有一些方剂书说它连属其间。连属其间就是对于表里的寒邪都有针对性,这是张仲景针对表里俱寒的一个方,也是细辛用于风寒表证的又一种特殊情况。因为这个方非常有名,是一个治疗阳虚感冒很有代表性的经方,所以也可以把它作为细辛在治疗风寒感冒方面的一个特征。

　　通鼻窍,在白芷中已经讲了,就是除了感冒的鼻塞不通以外,也可以用于鼻渊或者其他的鼻科疾病引起的鼻塞不通。不但可以煎汤口服,还可以用很少一点散剂,经鼻腔给药,过去用一个小的管,轻轻地吹一点细辛粉到鼻腔里面,有时候马上能够改善鼻塞不通,或者鼻涕不止的症状,所以它有比较强的通鼻窍作用。

　　细辛的止痛作用也很强。除了用于外感风寒的头身疼痛、鼻渊的前额痛或者头痛以外,对于跌打损伤、牙痛或者风湿痹痛等很多的疼痛证,它都可以广泛地应用,不但可以内服,而且可以使局部感觉降低,从而疼痛症状也就不明显,所以在一些外用药当中,比如说骨伤科,或者有的牙痛,在局部外用药里面,常常加入一些细辛,有一定的麻醉止痛效果。对于这些疼痛证,细辛和白芷一样,虽然是温性的药,最适合寒证,但是对于有的热证,比如说牙龈肿痛,或者一些疮痈肿痛,细辛和一些清热泻火药,或者清热解毒药同用,同样可以收到比较好的止痛作用,因为整个方剂是清热止痛的。

第四个功效是温肺止咳,主要是用于肺寒咳嗽,不管是表寒证或者寒证,凡有咳嗽症状的,细辛止咳的功效都非常强。但需说明的一点是,在以前的中药教科书上,将这一功效叫做温肺化饮,我们把它改为"温肺止咳",没有再沿用温肺化饮的说法。为什么有这样的改动?温肺化饮,是来源于张仲景的小青龙汤,或者苓甘姜辛五味汤等方,这些方剂里面用了细辛,而这些方剂都是治疗痰饮证的,但是应该说这是复方的作用,小青龙汤、苓甘姜辛五味汤这些方剂的复方具有化饮的作用,因为它治疗的就是痰饮证。但是方里面的细辛不是化饮的,在这些方里面起温化痰饮作用的,应该是干姜、茯苓或者半夏这些化痰药或者除湿药。

从《神农本草经》开始,一直都强调细辛是一个止咳药,后来唐代的《药性论》、清代的《长沙药解》都明确提出细辛是一个止咳药。在临床用的时候,细辛止咳的效果相当好。现代药理研究表明,细辛是一个中枢性镇咳药。它主要是针对痰饮患者的咳嗽症状,所以,称细辛温肺化饮,是混淆了复方和单味药的功效,这是我们在功效一章专门强调过了的,以上那些方整个方可以认为是温肺化饮的,但是落实到细辛这味药来说,它是温肺止咳,重点在于止咳。其主咳嗽之功,甚至于有一些肺热咳嗽,和一些清肺热药配伍,细辛也能使用,能够明显地减轻咳嗽症状,这是古今传统和现代研究都已经证实了的。

此外,细辛可以治疗昏厥。一般是鼻腔给药,有的时候也可以灌服,其实也是反射性地引起中枢的兴奋性。当然现在比较少用,这种情况古书里面常常有。

学习具体的药物以来,细辛是第一味有毒的药,有小毒。在本草文献里面,对这一点强调不够,历来均称细辛无毒,其实细辛的毒性是比较明显的。现在的教科书上明确地指出了它是有小毒的药,所以它的用量也就有一定的特殊性。

古代就指出单用细辛的散剂,"单用为末,不可过半钱匕",钱匕,我们在讲中药用量的时候,就说过了。铜钱被细辛粉遮住了两个字不掉下来叫做半钱匕。半钱匕,可能就是现在的 1 克左右,有的误传说细辛不过钱,一钱就是 3 克多了,那量就明显地偏大了,原文是不过半钱匕。那么超过了会怎么样?宋代《本草别说》指出:"多即气闷塞、不通者死"。现在认为它就是对呼吸中枢有麻痹、抑制、影响呼吸,最后可能造成窒息性死亡,这就是它的主要毒性,注意指的是用散剂。

如果细辛用作汤剂,当然不止这个量,现在细辛作汤剂,可以用的量在我们教科书上写的是 3～6 克,但是在实际当中,有的用 10～15 克的都有,甚至于还有更大的,而且据说非常安全,但关键是煎煮的时间要长一点,煎煮就可能有一些毒性成分被破坏掉了。另外细辛作为散剂,不要长期使用,因为细辛里面有一种化学成分,叫做黄樟醚,黄樟醚是一个致癌的化学成分,长期服用,它会引起肝脏的癌变,那么短期的、偶尔的服用,当然是不会的。黄樟醚在汤剂当中煎煮,很容易破坏,所以长期服用,用汤剂就要安全一些。

细辛是一个有毒的药,所以它在用量方面有一定的特殊性。另外,在使用注意当中,除了前面的共性,强调了细辛属于十八反的药,"诸参辛芍反藜芦",这一组里面细辛是不能和藜芦同用的,藜芦现在本身就不内服,我们在教科书中都没有收载。但是从十八反的整体性角度应该知道,它属于十八反的内容之一。

苍耳子 是一种菊科植物的果实,纺锤状,像花生米大小,表面有很多刺状的突起,这是外面的一个包皮,里面种子是白的,药用主要用的就是它的种子部分。

苍耳子也是发散风寒的药,所以大家在功效的前面,加上发散风寒,或者散风寒。如果掉了这个发散风寒,那它就没有取得进入这一节的资格,因为这一节都是发散风寒的药。

苍耳子作为发散风寒药,作用不明显。一般的风寒感冒,不会用苍耳子。用的时候也是考虑它有通鼻窍和止痛功效,如果有鼻塞流涕,或者头昏痛,可以加苍耳子,一方面增强发散风寒的作用,一方面改善鼻部的症状。

苍耳子用得最多的是通鼻窍和止痛,是治疗鼻科疾病很常用的药物。有的书上对应通鼻窍的是用于"鼻渊,头痛,不闻香臭,时流浊涕"。鼻渊相当于现代所说的鼻窦炎,经常出现头昏头沉,流鼻涕,而且有腥臭味,严重的还要影响记忆力。苍耳子治疗鼻渊可以改善鼻塞流涕,头昏痛这些症状。鼻渊有一部分是风寒的,苍耳子有发散风寒的功效,这是综合利用。但是临床上所见到的鼻渊,很多是属于热证,那就要配伍清热药。

通鼻窍,用于鼻渊,这没有错,但是不全面。临床上很多鼻病都会出现鼻塞流涕,都需要通鼻窍。除了鼻渊以外,感冒以后经常鼻塞流涕,中医叫感冒鼻塞,西医叫急性鼻炎。还有鼻鼽,相当于西医所说的过敏性鼻炎,早上起来,一打开窗户,马上就几个喷嚏,清鼻涕就来了,也有鼻塞,苍耳子也能用。还有一个鼻窒,就是慢性鼻炎,经常反复出现鼻塞不通,都可以用苍耳子。所以,严格来讲,苍耳子的通鼻窍,对应的主治应该是鼻塞流涕。鼻渊是鼻塞流涕的病种之一。所以仅仅用于鼻渊,是比较局限的。

另外,苍耳子祛风湿、止痛,很不常用。因为它作用不强,而且有小毒,风湿痹病服药的时间很长,少的几个月,有的是以年来计算,这样有毒的药长期服用不安全,所以一般不用于风湿痹病。

在使用注意中,强调了过量容易中毒,这就是它的特殊使用注意。为了减轻它的毒性,苍耳子要炒去硬刺用。炒制的目的是因为苍耳子表面有很多刺状的突起,配方的时候用手抓会刺手,不便配方。炒了以后表面就焦了,它的尖最容易焦。这是炮制的第一个目的——便于配方。第二,苍耳子的有效成分,主要是在包皮内的种子里面,这个包皮非常坚韧,作汤剂的时候,水进不去,里面的有效成分也出不来,炒了之后再碾压,表面的刺不但脱落了,而且外面包皮就有很多裂口,水容易进去,有效成分容易出来。这是炮制的第二个目的——增强作用,提高疗效。第三,苍耳子的毒,主要是种子里面的一种毒蛋白,这种毒蛋白在温度超过60℃时就失去了活性,毒性就降低了。炒的时候远远不止60℃,所以能降低苍耳子的毒性,在一定程度上保证了苍耳子的应用安全。如果苍耳子用量大了,甚至有的地方生吃苍耳子长的芽,很容易中毒。里面的毒蛋白主要是对肝和肾的功能造成损伤。

辛夷 这种花大家都见过,木兰科的乔木植物,尤其是在春天,这种树还没有长叶,整个枝头都是雪白的或是带紫色的花,两种植物的花蕾都可以作辛夷使用。大家注意,作为中药使用的是花蕾。它竖起来就像毛笔的尖端,所以又叫做木笔花。

辛夷的功效和苍耳子的散风寒、通鼻窍相似的。历来都把苍耳子和辛夷作为通鼻窍的要药,在临床上用于多种鼻科病鼻塞流涕,鼻塞不通的。一般的风寒感冒不会用,因为解表作用不明显。当感冒有鼻塞流涕的时候可以用,主要在于通鼻窍。没有感冒的其他鼻科病鼻窍不通用的更多,主要就是在散风寒、通鼻窍方面是相似的。

辛夷和苍耳子作比较,辛夷没有祛风湿、止痛的作用,但是辛夷没有毒性,比较安全,临床医生更喜欢用。辛夷在用法方面要包煎,它表面有金黄色的毛状物,煎汤的时候有的会脱落在汤里面,会引起咽喉不舒服,所以一般用干净的纱布包煎。现在有的把它微微地炒一下,毛状物就变焦了,也可以不用包煎。

辛温解表药总结

我说过学习概述是掌握共性。本节药物的共性是发散风寒,都是治疗风寒表证的。从麻黄到辛夷,都是适用的。它们的药性都是温性,味都是辛味,归经按脏腑来说都是肺,作用趋向都是升浮。除了发散风寒,各药还有各自不同的兼有功效,一定要记住。然后记住三个特殊性:是在同类功效中对应的主治的特殊性。例如麻黄的特殊性是发汗力强,用于风寒表实证。桂枝,表实表虚都用。紫苏,用于气滞型,或有痰咳喘者。香薷用于外有风寒内有湿浊者。防风、羌活、藁本,用于疼痛重和夹湿的。荆芥最为平和,不管寒热都用。防风甘缓不峻,以风寒为主,风热也可以配伍。二是特殊的用法,辛夷要包煎,苍耳子有毒性要炒用。三是特殊的使用注意,麻黄对于高血压和失眠者慎用。桂枝长于入血分,血热妄行不适合。

第二十三讲 发散风热药:概述、薄荷、牛蒡子、蝉蜕、桑叶、菊花

发散风热药的共有功效是发散风热或者疏散风热,也可称散风热或疏风热。就祛风作用而言,这一节的药一般不如第一节的药,所以常用疏风以稍有别于祛风,含有作用强度相对较弱的意思。过去常称这类药为辛凉解表药,这是性能分类,有分类标准不一之嫌,故本书没有采用。

对于典型的发散风热药来说,它的主治有两种,一种是一般的风热感冒,也叫风热表证;另一种是温病初期的卫分证。此二者临床表现相似,但病因、病理和转归不同,辨证时要求加以区别,所以对于这些药,也要作相应的要求。比较典型的发散风热药,有的发散作用也较强,甚至有一定的发汗作用,除了风热表证、卫分证以外,风寒感冒也常配伍使用,主要的就是取其发散作用比较强这样一个特征,比如荆防败毒散、人参败毒散,治疗风寒感冒,用辛凉的薄荷配伍荆芥、防风、羌活这些药物一起使用。

发散风热药,以其外散风热之功,大多可以清头目、利咽喉及祛风止痒,以主治风热所致的头昏、头痛、目赤痒痛、咽喉不利和皮肤瘙痒;这类药还多兼有清热和透疹的功效,还常主治不同的里热证和麻疹初起,疹出不畅。

在性能方面,本节的药物可以祛风解表,同样都可有辛味;因其又是清泄的药物,所以一般又兼苦味。该类药既是解表药,又是清热药,故均偏于寒凉,虽有辛凉解表之说,但除薄荷、葛根之外,一般都称其性寒或微寒,这可能与皮肤和口感有关,实际上凉和微寒应该是同一层次的寒性。这节药均可主治表证,故均主要归肺经;另外,因其清热等兼有功效,还应有其他相应的归经。其因解表而作用趋向偏于升浮,但兼清泄者,又有沉降之性。从狭义的毒性而论,本节药物皆为无毒之品。

不宜久煎的要求,对于发散风热药来说,原则上也是适用的,只是薄荷、蔓荆子等更为典型,所以尤其强调;在用法和使用注意方面,只是掌握柴胡和葛根的炮制方法及其意义就行了。

薄荷 是唇形科的草本植物,以它的整个地上部分入药。薄荷大家比较熟悉,有的牙膏、糖果或者护肤品里面都加了薄荷油,或者薄荷脑,大家都有亲身感

受。薄荷很多地方都产,但江苏产的薄荷油、薄荷脑的含量比较高,所以认为它是江苏的地道药材,但是地道性不是很典型,只是有这样的说法。

关于薄荷的功用,和荆芥对照起来,很容易记忆。薄荷和荆芥,经常配伍在一起使用。因为薄荷在发散风热药当中,是发汗解表最强的一种药,这一类的发散风热药,发汗解表作用都不强,薄荷是其中最为明显的,真正有发汗解表的作用,所以薄荷不但用于风热表证和温热病的卫分证,在很多治疗风寒表证的方当中,如荆防败毒散这一类方里面,既用荆芥,也用薄荷。对于荆芥来讲,是第一节药中温性最不明显的,所以还广泛地用于风热表证。薄荷虽是发散风热药,但常用于风寒表证;荆芥是发散风寒药,又常用于风热表证。这两个药在解表、清头目、利咽喉、止痒、透疹这些方面都有相似之处,主治也是相似的。

不同的地方在于现在人为地把荆芥、薄荷分在了不同类的药中,一个是在偏温性的一节、一个是在偏凉性的一节。由于目前的教材分类,首先要说明,它们不同的地方是荆芥微温,薄荷偏于凉性,所以主要的功效,前者是祛风解表,后者是疏风热,为了不引起分歧,还要维持这样一种说法。这一区别只是目前理论上的区分,实际上我们可以从《本草纲目》言其"疏风热"等记载中,认为荆芥也是偏凉的,至少是平性的。《新修本草》最早收载的薄荷是定为温性的,后来金元时期的一些医家,把它改变为凉性,这样沿用下来,在发散风热药当中,它没有明显的清热作用,也是不很典型的发散风热药,重点在于解表,所以这一点两者之间区别不大。

从功效来说,比较有实用价值的区别是荆芥炒炭有止血的作用,可以用于出血证。而薄荷还有疏肝和化湿的作用,过去只强调了它的疏肝作用,因为逍遥散里面用了薄荷来疏肝理气,治疗肝郁气滞。其实薄荷不但能疏肝,对于胃肠气滞同样有比较好的效果,胃肠气滞,脘腹胀满,用一点薄荷就有效。过去西药制剂中有一个陈皮酊,治疗脘腹胀满,陈皮酊里面就加了薄荷油,其实是用于治疗脾胃气滞的。另外,薄荷也有一点芳香化湿的作用,对于脾胃有湿浊,舌苔比较厚腻、恶心、呕吐、腹泻,加一点薄荷在里面,比较有效。像张锡纯对于薄荷的化湿浊的作用,还给予高度的重视;一些古方里面,尤其是治疗暑证时,不论暑热证或者暑湿证,或者是所谓的痧证腹胀、吐泻,很多方里面是有薄荷的。

薄荷很芳香,所以不宜久煎。书上分了薄荷叶和薄荷梗,在临床上这样分开用的并不多,因为它的梗和叶不像紫苏那样好区分开来,所以药材当中往往是不分的。

学了薄荷以后再和荆芥比较,就很简单。二者祛风解表、清头目、利咽喉、止痒和透疹的功效都是相同的,主治也是相同的,而且经常配伍同用。但有两点不一样,一是性能分别偏于寒温,有一点差异;另一个是兼有的功效,荆芥炒炭止血,薄荷疏肝、化湿。

牛蒡子 来源于菊科植物,是一种灰褐色、像大米大小的种子。它的果实有很多钩状的突起,能够附着在动物身上,所以又叫鼠黏子,它附着在老鼠身上的可能性不大,实际是泛指动物。有些文献里面,将其作为正名。因为这种果实的外观不好看,前人又把它叫做恶实,也可能是会黏附在人的身上,是令人厌恶的一种果实。另外,牛的力气是比较大的,所以用隐喻的方法,又将它叫做大力子,这三种别名,在文献当中,甚至在现在的教科书里面都可能出现,大家要知道,但不提倡使用。

牛蒡子作为一个疏散风热的药,它的疏散作用不强,不如薄荷,就风热表证而言,它不如薄荷这样应用广泛。但是外感风热,或者温热病的卫分证,常常由于风热或者热毒郁结于咽喉,肺胃热盛,门户不利,出现咽喉痒痛或者红肿疼痛。牛蒡子有比较好的利咽喉作用,它一方面通过疏风热,另外一方面可以通过解热毒,所以对于风热引起的咽喉不利,或者热毒盛引起的咽喉不利,都可以使用。在风热感冒或者温病初起,两种情况都可能发生。如果兼有咽喉痒痛或者红肿疼痛,既用它来疏散风热,又用它来清利咽喉,在这种情况下,往往会考虑使用牛蒡子。因为兼有咽喉不利,在风热表证或者温病初起时,都是比较常见的,所以实际上牛蒡子在风热表证和温病的卫分阶段,也是非常常用的一个药,尤其是温病的卫分证多用。温热病因温热之毒致病,始终要清热解毒,牛蒡子又可以清热解毒,所以它是既能够升浮,又能够苦寒清降,是典型的二向性的药,疏散风热时是升浮的,清热解毒是沉降的,前人非常强调这一点。

另外牛蒡子透疹,可以用于麻疹初起疹出不透,但是牛蒡子用于麻疹初起疹点不透,与荆芥、薄荷的临床意义不同,或者说不完全一样。麻疹初起往往兼有表邪,需要驱散表邪,荆芥、薄荷在透疹的同时,也能够发散表邪;牛蒡子同样地可以发散表邪;但是麻疹是温热病,是需要清热解毒的热毒证,牛蒡子兼有清热解毒的作用,但是荆芥、薄荷没有这方面的作用。

牛蒡子清热解毒,还可以治疗其他热毒证,最主要、最普遍的就是疮痈肿痛,所以牛蒡子除了咽喉肿痛以外,也可以治疗疮痈。热毒引起的咽喉肿痛,它能够解毒利咽;对于疮痈,它能解毒消痈;对于痄腮,就是流行性腮腺炎,两腮红肿、疼痛,属于温热病范畴,牛蒡子也常用。

还要注意牛蒡子是种子类的药材,种子类的药材里面都含脂肪油,如果把这一点也作为一个治疗作用,就是润肠通便;如果作为一个不良反应,作为一个副作用,就是滑肠,我们书上是把它作为副作用来对待的,在用法里面说它有滑肠之性,有虚寒性的便溏腹泻,它就会使其加重,就不宜使用。反过来,风热壅盛、热毒内盛兼有大便不通的,牛蒡子就兼有润肠通便的治疗作用,大便一通,上面的热势也会得到缓解,就有利于对上述热证的治疗。

蝉蜕 来源于昆虫黑蚱,就是大家都熟悉的"知了",入药的是昆虫羽化时脱落的皮壳。它的皮壳是角质的,没有伸缩性,个头长大或变化时必须蜕掉。它是蝉蜕下的皮壳,所以叫蝉蜕,又叫蝉壳或蝉衣。"羽化"是昆虫的幼虫长出翅膀而变为成虫的显著变化。

蝉蜕也是比较典型的发散风热药,既能解表,又能清热;既用于风热感冒,又用于温病的卫分证。因其发散作用不强,单纯以之疏散风热并不常用。和牛蒡子一样,往往考虑它又能利咽喉,对于以上二证兼有咽喉不利者,较为多用。但牛蒡子又是清热解毒药,尤多用于热毒所致之咽喉肿痛;本品则偏于利咽开音,以咽喉不利表现为声音嘶哑者为宜。肺主声音,又主宣发。外邪犯肺,则肺气郁闭不宣,其主声音的生理功能失司,故有音哑、失音。蝉蜕开宣肺气又利咽喉,所以用之有效。对于没有外感,只是由于大声吼叫或说话过多等引起的发音困难,也可选用,如经验方海蝉散,就是蝉蜕与胖大海配伍使用。大家要能区别蝉蜕和牛蒡子在疏风热和利咽喉方面的以上差异。

蝉蜕能透疹,可用于麻疹和风疹初起,疹点不畅,也须与疏风热及解热毒的药如金银花、连翘等同用。但其发散之力不如薄荷,且无牛蒡子的解热毒作用。蝉蜕有较好的祛风止痒作用,又常用于多种瘙痒性的皮肤病。

第四个功效是明目退翳,实际上也是清肝明目,和下面马上要讲的桑叶、菊花一样,能主治肝热目赤肿痛或见风流泪、目眦瘙痒等。其特点是偏于疏风,清肝之力不及桑、菊。但习惯上蝉蜕这一功效的术语,一直称为明目退翳,这是受法象药理学的影响,认为它是蜕落之物,就能使遮挡视线的翳膜脱落。中医学的眼翳,主要是眼角膜上的炎性溃疡,是通过清热使其愈合而恢复视力,并非有翳膜脱落,故改称清肝明目,未尝不可。这样与其他同类药的功效术语相统一,还可方便学习和记忆。

蝉蜕息风止痉,又可清肝热,因此多用于肝热生风之肝风内动、痉挛抽搐。由于其药性和作用较为平缓,尤宜于小儿稚阴稚阳之体,所以小儿急慢惊风多用。加之其寒性不强,在古人治疗破伤风的方中也经常出现。

此外,蝉蜕能治小儿夜啼,很多书将这一主治放在小儿惊风之后,往往使人误认为二者皆属肝风,都是利用蝉蜕止痉之功。前人解释不了其能治夜啼的原因,也立足于法象药理,说蝉昼鸣不息,入夜则停止叫鸣,故用之有效。其实现代研究蝉蜕有一定的镇静作用,主治夜啼应是其宁心安神的结果。小儿夜啼有的

145

是不良习惯,有的是病痛所致,前者宜用蝉蜕一类药物,后者应对因治疗,病痛除夜啼不安才能休止,否则会贻误病情。

下面补充三点:①蝉蜕用于止痉,量应稍大,不然作用欠佳。②前人有该药应去头足或去翅足的要求,现代研究其体、足、翅各部位的化学成分和药效作用并无明显差异,加之其工艺费时费力,又损耗药材,故宜除尽泥沙及杂质后直接入药。③《名医别录》谓其"主妇人生子不下"后,又有人提出孕妇忌用之说,对此迄今依据尚不充分,有待研究,但出自法象推理的可能性较大。

桑叶 古代用的桑叶,采收是不分季节的,后来发现桑叶到了晚秋或冬天的作用更好一些,故前人有因其禀金秋之气之说。加上桑叶是养蚕的原料,如果在夏秋季节大量采收桑叶,就要影响养蚕,后来就都在冬天采收,所以又叫做冬桑叶。冬天北方地区有霜,所以又称霜桑叶,其实现在的桑叶都是冬天或者经霜采收的,这样写没什么意思。当今处方要分清楚是直接生用还是用蜂蜜炙的,后者叫炙桑叶,或叫蜜炙桑叶。

桑叶作为发散风热的药,作用和牛蒡子、蝉蜕比较近似,也不如薄荷。个性特征是它兼有清肺热、润肺燥的功效,所以桑叶在临床应用于风热表证或者温病卫分证的时候,往往在兼有肺热或肺燥咳嗽的时候,它比较主要。如《温病条辨》的桑菊饮主治风热犯肺"但咳者"。怎么理解"但咳者"呢?温病初期或者外感风热时肺热比较重,一般的感冒症状可能不主要,只是咳嗽的症状很明显,因为热邪伤肺,肺失宣肃,所以这时候桑叶就成了一个重要的药物,桑菊饮便以桑叶为最主要的药物。"但咳"不是没有表证,是表证不重,相对来说咳嗽就显得很主要,这样的情况就是使用桑菊饮的依据,这就反映了桑叶的特征,所以大家要把握这一点。

桑叶的清肺热、润肺燥也可以用于没有感冒,没有卫分证的肺热咳嗽,或者肺燥咳嗽。尤其是到了秋天,有的地方气候很干燥,就容易感受燥邪,燥邪又最容易伤肺,出现了咽喉发痒、鼻腔干燥、咳嗽痰少、黏稠不易咳出,这叫肺燥咳嗽。桑杏汤亦以桑叶为主药,还有清燥救肺汤,都是治疗燥邪伤肺的,里面的桑叶都有很重要的作用。

关于新近提出来的平抑肝阳,桑叶有一点作用,这和后面的菊花相似,力量均稍弱,临床很少使用。

清肝明目是对肝热目赤的一种治疗作用,在桑叶的应用中,除了肝热上攻、目赤肿痛,还可以用于肝肾亏虚,视力减退、视物昏花,配伍补肝肾的黑芝麻,就是桑麻丸,也可以配伍其他补肝肾药。为什么它的主治不是单一的肝热目赤肿痛?严格地讲,桑叶还略有一点滋养肝阴的作用,只不过它作用不强,这样的功

146

效被淡化了。

凉血止血的作用也不强,一般出血证用桑叶的不多,若是肺热咳嗽又有咳血,用它既能清肺止咳又可止血,起双重作用。

桑叶用来清肝明目,一般生用。用于清肺润肺,尤其是润肺,治疗肺燥咳嗽,主要是用蜜炙的。

菊花 是大家很熟悉的,它是一种观赏植物。菊花的观赏性是因为人工培育出现了很多变异,有的花冠很大,观赏性强的菊花不作药用。菊花,白色的叫白菊花,黄色的叫黄菊花。优质的菊花产在浙江、安徽。浙江以杭州为集散地,所以又称为杭菊花;滁菊花产于安徽的滁州,还有亳县的亳菊花。

菊花和桑叶功效相似,经常配伍在一起,是一个相须为用的药对,上面说的桑菊饮,既有桑叶又有菊花,都作为主要的药。

菊花也有发散风热的作用,可以用于风热表证和卫分证,其实菊花也有清肺热的作用,但是不如桑叶,所以就不提及它有个性特征,它是典型的发散风热药,有典型发散风热药的两个主治。

菊花清肝明目,可以用于肝热上攻,目赤肿痛。另外,菊花和桑叶一样,也有滋养作用,所以主治里面也有肝肾亏虚,视物昏花,最有名的就是杞菊地黄丸,是用来补肝明目的。有很多清肝明目的药,只主治肝热目疾,虚证一般不用。比如蝉蜕,历来说它明目退翳,其实也是清肝明目,它的主治就只有肝热目赤肿痛或者目翳,一般不会用于肝肾亏虚的眼科病,区别就在这个地方。

菊花清热解毒,可以治疗热毒证,疮痈肿痛都可以用。但是我们书上在应用当中没有和清热解毒相对应的主治,这是什么原因呢?在清热解毒药里面有一个药叫野菊花,是金黄色的,花冠很小。野菊花和菊花相比,在清热解毒、治疗疮痈肿毒方面比菊花好,所以临床上治疗疮痈肿毒,医生选用的是野菊花,而且野菊花的价格比菊花低,菊花对此的临床价值不大,因此在应用当中就被忽略了。

另外在明目的功效后面还有平肝二字,平肝是对肝阳上亢的治疗作用。肝阳上亢是肝肾阴虚,不能制约阳气,致使阳气亢逆于上,以眩晕头痛为主症。菊花不是一个典型的补肝肾滋阴药物,所以应配伍补肝肾之阴的药物。临床上高血压患者如出现肝阳上亢的症状,常以菊花做饮料,喝菊花茶,可以起辅助作用。

学了桑叶和菊花,可以进行一个比较,相须的药一般都要比较。前面的麻黄、桂枝,我们不要求,因为麻黄、桂枝的相似性不多,都能发散风寒,都用于外感风寒表实证。兼有功效完全不同,麻黄是平喘、利尿,桂枝是温经、助阳。桑叶和菊花的相似性比较大,都可以发散风热,都可以用于风热表证和温病的卫分证;都能清肝明目,都可以用于肝热目赤肿痛或肝肾亏虚视物昏花,这是相同的。不同的是桑叶清肺、润肺，还可用于肺热或肺燥咳嗽。菊花还可以清热解毒，用于热毒疮痈。至于平肝，有的教材只有菊花可以治疗肝阳上亢，有的教科书桑叶也加了平肝。另外，桑叶还可以凉血止血。

前面这五味药是典型的发散风热药，都可主治风热表证和温病的卫分证。后边还有五味药，都不是典型的发散风热药，习惯上用解表退热来概括它们的功效。这些药对感冒都有一定的退热作用，临床上不分风寒感冒或是风热感冒，都常常在用，温病初期用的不多，有的甚至不用，所以称为不典型的发散风热药。

148

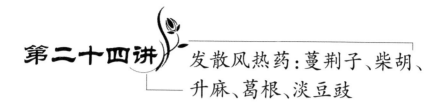

第二十四讲 发散风热药：蔓荆子、柴胡、升麻、葛根、淡豆豉

蔓荆子 是植物蔓荆的成熟果实，圆球状，较豌豆小一点。蔓荆是小灌木，是一种马鞭草科的蔓生植物，所以称为蔓荆。入汤剂时要打破，这样有利于成分溶出。

蔓荆子的功效可以是疏散风热或是解表退热，它最大的特点是能疏散风热并有止痛作用，是发散风热药当中唯一一种能止痛的药。在第一节辛温解表药当中，止痛的药比较多，如羌活、防风、藁本、白芷、细辛、苍耳子。风热感冒以后的头身疼痛不典型、不那么重，风寒感冒由于寒邪凝滞，头身疼痛比较普遍，所以蔓荆子也常常用于风寒感冒，如荆防败毒散中就有。

蔓荆子在疏散风热药中比较次要，它还能清利头目，很多疏散风热药其实都能清利头目，比如说蝉蜕、菊花、桑叶，风热上攻的头昏也能用，也属于清头目的范畴。

柴胡 有北柴胡和南柴胡之分，分别以植物柴胡和狭叶柴胡的根入药；另外，南方有的地方以竹叶柴胡的全草入药，其异同有待研究。

柴胡的第一功效，在有的书上写的是和解退热，但解表退热要准确一些。因为和解是针对治疗少阳证所说，而且是复方小柴胡汤的作用，单味柴胡不能和解少阳，是柴胡用于外感的特殊情况。对于普通的感冒，柴胡不分寒热都常用，比如书上举的柴胡散，就是柴胡配甘草，不管风寒或是风热都有效，是宋代的一个经验方。《景岳全书》里面有多个以柴胡为主药的解表方，风寒感冒用的温散方，风热感冒用的凉散方，寒热不明显的感冒用的平散方，都以其为主药。它的最大特征就是治疗邪入少阳，常常配伍黄芩，配伍后的复方用来和解少阳，和解少阳说出了柴胡的作用特征，但没有反映出柴胡的普遍性，除了少阳证，一般的感冒也是广泛使用的，所以改为解表退热更加准确。严格说柴胡和黄芩都不是和解少阳，柴胡和黄芩配伍的小柴胡汤才是和解少阳，单味药要和复方的功效分清楚。

柴胡疏肝解郁，简称疏肝，比较常用，最有名的是逍遥散、柴胡疏肝散，都是柴胡作主药，治疗肝郁不舒、情志抑郁、胁肋胀痛、月经不调，这里初步了解即可，

149

行气药中还要详细讲。

另外柴胡还能升举阳气,这里说的阳气指的是脾的清阳之气,脾气虚到了一定程度以后会出现脾气下陷,也可以说中气下陷,患者出现下坠感,老是觉得提不起气,有的甚至出现胃、肾下垂,肛门、子宫脱垂。治疗要以补脾气为主,又要升举脾的清阳之气。柴胡必须和补气药同用才有升举清阳之气的作用,补气药当中能补脾胃之气同时又能升举清阳之气的是黄芪,所以常常配伍黄芪,这就是有名的补中益气汤的主要组成。

柴胡解表退热时用量要比较大,用量小效果不明显;疏肝或升举阳气用量比较小,3克左右就够了,解表要用到10克以上,疏肝、升阳多用醋或酒来拌炒,有利于入肝或升提,解表用生品。

升麻 是一个比较次要的药,第一功效也可以说是解表退热,但是用的不多,因为解表作用不强,古方曾经使用过,升麻葛根汤中就用了升麻,当代很少把升麻作为解表药使用。

升麻的透疹和牛蒡子一样,不但解表、透疹,还可以清热解毒,这个和薄荷、荆芥、蝉蜕是有区别的,它多了一个解毒作用。

至于升阳,和柴胡一样,常作为辅助药,在补中益气汤里面黄芪配伍柴胡,也配伍升麻。

清热解毒是升麻最主要的功效,主要治疗的热毒证是牙龈、咽喉肿痛,温病发斑。前者乃阳明胃经热毒所致,后者因温病学家有"斑为阳明热毒"之说,故升麻主要归于阳明经。有的人因本品升阳,而且药名中又有一个"升"字,就担心其会升浮而助热,其实升麻是一种较好的清热药,这种担心是不必要的,药名中的"升"字秦汉时就有,当时并不知其能升阳,故与其升浮没有关系。

升麻解表与清热宜生用,升阳宜炙用。

葛根 来源于豆科植物,药材有野葛、粉葛两个品种,野葛粉质比较少、黄酮类有效成分比较高,一般作为药用多用野葛。

葛根能解表退热,是偏凉性的药,当然温热病和风热感冒可以用,但是葛根治疗感冒最大的特征在于除项强,在感冒当中出现项强最多的是风寒感冒,寒邪凝滞会引起项强。风热感冒和温病初期很少出现项强,所以用葛根消除项强,风寒感冒用的机会比风热感冒多,因此不是典型的发散风热药。《伤寒论》治外感风寒表实无汗又有项强用葛根汤,葛根汤就是葛根加入麻黄汤中。如果外感风寒表虚自汗又有项强,用的是桂枝加葛根汤。张仲景充分利用了葛根除项强的特征,麻黄汤和桂枝汤都是治疗风寒表证有名的方,葛根加在里面使用,由此也说明了葛根不是典型的发散风热药。

出现项强的原因,传统认为是风寒凝滞,筋脉不舒,是颈部筋脉失去津液濡养出现的症状,葛根能解表,而且通过升阳气、生津液濡润了项部的筋脉,所以解除了项强。现在研究项强是因为颈部的毛细血管处于痉挛的状态,葛根能解除痉挛是因为它有通利血脉的作用,所以现在葛根也用于心脑血管多种瘀血病证,自古就有葛根能活血的记载,现代研究也证实了,今后大家应加以关注。

教材提到了葛根发表解肌,因为陶节庵有一个柴葛解肌汤,这个方最适合于感冒两三天以后,邪气已从皮毛进入肌肉,寒邪开始入里化热,葛根是主药,故有葛根能解肌之说。讲桂枝时说过,解肌这个术语从来不规范,不同的本草学家所定义的解肌含义是不一样的,为了避免这种分歧性大的术语不规范使用,所以目前教科书上改为解表退热了。葛根解肌是陶氏一家之言,他把伤寒的太阳病又分了三个层次,太阳的太阳、太阳的阳明、太阳的少阳,认为这个方最适合太阳中的阳明,就是感冒两三天,邪气开始入里,由寒变热了,今后大家学柴葛解肌汤就明白了。

葛根的升阳是升举脾胃的阳气,和柴胡、升麻一样,但主治不一样,一般的脏器下垂,多用柴胡和升麻,葛根的升阳多用于脾气下陷的腹泻,用来升阳止泻,如七味白术散。

葛根能够生津,用于温热病耗伤津液及消渴。生津的途径有很多,最主要的是养阴生津,另外也可以益气生津,葛根只是通过清热生津治疗温热病口渴,也可以用于消渴,有一定的作用。

大家注意书上应用第三条的湿热泻痢。治疗脾虚腹泻用的是葛根升阳作用,治疗湿热泻痢,葛根起什么作用?书上没写清楚,实际上是来源于张仲景《伤寒论》的葛根芩连汤,葛根与黄芩、黄连配伍治疗太阳阳明合病,阳明里热是由黄芩、黄连来清泄,太阳表证用葛根来发表,所以说方中葛根是用来解表退热的,而不能说是升阳止泻,因为痢疾不应该止泻,应清除热毒。

葛根解表生津、透疹一般是用生的,升阳止泻一般用煨葛根。

淡豆豉　书上写的是解表,其实也是解表退热,因为退热作用不强,所以就只说是解表。在解表的方当中,不分风寒风热,都可以作为辅助药。

淡豆豉有的是偏寒性的,有的是偏温性的,关键是用什么药液来泡大豆。如果是用麻黄、紫苏煎汤来泡大豆,生产出来的淡豆豉就是偏温的。如果是用桑叶、青蒿煎汤来泡大豆,生产出来的淡豆豉就是偏寒的。但是临床使用没有人知道是用什么来泡大豆的,所以不知道是偏温的或是偏寒的,没有关系,不管是偏温或是偏寒的,只是微微有一点偏向,不是大温也不是大寒,不足以影响临床应用,不管感冒是寒热,淡豆豉都作为一个很次要的药来使用,所以笼统就说是

151

解表。

另外,过去的书上还有"除烦"二字,这个功效有争议,严格来说它不是淡豆豉的功效,为什么?这来源于张仲景的栀子豉汤,治疗伤寒热郁胸中,用来清心除烦。该方中何药清心除烦呢?我们后面要讲栀子的优势就是清心除烦。原方中淡豆豉不是辅助栀子的清心除烦,而是制约栀子的苦寒,是用来保护胃气的,所以它不应该是淡豆豉的功效。但有人会说淡豆豉通过宣散,能把胸中的热邪宣散掉,所以也就除烦了。要说宣散,麻黄的宣散力量最强,为什么不用麻黄来除烦,麻黄还会越吃越烦,所以不能用辛散来解释。

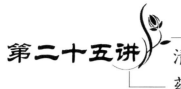

第二十五讲 清热药：清热药及清热泻火药的概述、石膏、知母

清热药概述

1. 含义 清热药就是以清热为主要功效，主要用于治疗里热证的药物。清热即清泄里热，所以也可以说是以清泄里热为主要功效，常用于治疗里热证的药物。

中医在临床上对于证候，不但要分清寒热，而且要分清表里。临床上见到的热证，一个是里热证，另一个是表热证。对于表热证，不能说清热，表热证用的是疏散风热药，轻清宣散；里热就适合于清泄，称为清热，凡是称为清热都是治疗里热证。表和里与实际具体部位关系不明显，或者说没有什么关系。表热和里热的区分，就是有没有表证。有表证，有恶寒、发热、脉浮数，那就叫表热证，它的病变不一定在人的体表，表热证常常还兼有咽喉痒痛、咳嗽气喘，这些症状都是在里，并不是在表，但是称为表热证。没有表热现象的都叫里热证，比如皮肤红肿热痛，长了一个疮疡，它在人体的体表，但是属于里热证，而不是表热证。所以表里是中医临床辨证的特殊概念，和身体的实际部位没有相关性。

2. 功能与主治 这是概述的主要内容。这章药的共有功效就是清泄里热，主治里热证。但是掌握这样一个层次，在临床上还没有办法准确地使用清热药。而且清热药是中药当中为数最多的，为了便于大家学习，也为了今后临床准确选择，习惯上把清热药分为五类，有的长于清热泻火，有的长于清热解毒，有的长于清热凉血，有的长于清热燥湿，有的是清虚热。所以清热的功效可以往下再分一个层次，后面的第一节到第五节，具体的功效和主治是不同的。

清热药分成五类，是一个实用性的分类，不是非常严谨的、很科学的分类。科学的分类，基本的原则是子项不兼容。比如同学分为男同学、女同学就是科学的分法，是不交叉、不兼容的。实用性的分类，就有可能交叉。如可能既是清虚热药，又是清实热药。虚实两分之后，在清实热药里面，又分清气分热、清血分热，这样分就显得层次不清。尽管分类不是很科学，但是能够指导临床实践。具体的功效和主治，在每一节里面再详细来讲。

3. 性能特点　一是四气,讲的是药性的寒热。清热药是能够治热证的药,都是寒凉的,而且是中药当中典型的寒性药,一般寒性都比较明显。后面的五节药,不管哪一节,药性都是寒性的。有个别药可能出现平性,这个平性实际上是偏寒的,只是偏性不很强而已。

根据五味理论,这类药物都是清泄的,是苦味应该表示的一种作用特征。作为清热药性能的味,应该是苦味。但是书上有的药不一定都是写苦味,是因为有的药物口尝的时候,本身不苦,前人有时候就重视它的真实滋味,这类药虽然清热,但口感较好,也有一点意义,但是作为药性理论,应该是苦味。有的药物还有其他一些味,那可能另有相关理论,不然就是源于兼有功效而总结出的味。

每一节清热药的归经都有区别,所以归经的问题也放在五节当中去介绍其规律和特殊性。

清热药是针对热邪的,火热有上炎的趋势,所以清热药都是偏于沉降的。

关于毒性,清热药里面有些药物是有毒的,如贯众、山豆根等,介绍具体的药物时再说。

不管是什么清热药,性能特点原则上都是苦寒、沉降,这是在性能方面的共性。

4. 配伍应用　从理论上来讲,清热药可以和其他任何一类药配伍使用。比如说表证又有里热,配伍解表药,尤其是温病的卫分证和风热感冒,里热更常见,常配伍清热药。就是风寒感冒也可能有里热,就是表寒里热,可以配伍辛温解表药。下一章是泻下药,治疗热结便秘的时候不能只用泻下药,还要配伍清热药。风湿痹病,有寒有热,对于有热的风湿痹病,祛风湿药也要配伍清热药。利水渗湿药治疗湿热淋证、湿热黄疸,本身就是用于治疗热证的,所以也常常配伍清热药……一般说来,清热药和温里药是矛盾的,是不能配在一起的,但是在临床上偶尔也会碰到寒热错杂,既有热也有寒,也是可以同用的,但不是规律,是一种特殊情况。

清热药可以和所有其他类型的药配伍使用,这说明了配伍的广泛性。但是清热药的配伍又有很重要的特殊性,这个特殊性在什么地方呢?在众多的配伍当中,最有临床价值的是配补阴药。为什么清热药最强调配伍补阴药?原因有三:第一,清热药是治疗热证的,热证是热邪引起的,火热容易伤阴,尤其是温热病,很容易伤阴,如一般的里热证经常口渴,就是因为胃的阴液被热邪耗损,所以才口渴要喝水。再如有热的人常常便秘,也是因为大肠的阴液被耗伤。一般的热证配伍补阴药,既可以避免进一步的伤阴,又可以对已经被耗伤了的阴进行补充。第二,清热药当中有一部分是针对阴虚内热证的。阴虚内热本身是阴虚为本,这个时候配伍补阴药是治本的。如果不配伍补阴的药,只用退虚热的药,只能治标,效果不理想。配伍了补阴药,标本同治,疗效就比较好,这是针对清虚热药而言的。第三,清热燥湿药之所以能燥湿就是因为它有燥性。苦燥的药容易伤津,这时候配伍补阴的药,可以避免苦燥药伤阴。

5. 使用注意 一般从四个方面来考虑:一是因证选药。对清热药而言,根据不同的里热证,选适合的清热药,等我们把五节学完之后大家就知道了,比如说温热病的气分热证,就选清热泻火药;热毒盛就选清热解毒药;血分热证就选清热凉血药;湿热证就选清热燥湿药;虚热证选退虚热的药。二是证候禁忌。清热药是治疗里热证的,反过来说,不适合用清热药的必然是寒证,用了以后雪上加霜,加重寒象,这就是清热药的证候禁忌。三是中病即止。里热证用清热药也不能用太长时间,用量也不能太大,达到清热的效果就可以了。过用了会出现一些副作用,主要有三种情况:一是伤阳气,因为清热药是抑制人体阳气的,过用了不但是抑制热邪,也会出现一些阳虚的虚寒现象,有的患者长期使用清热药,就会出现畏寒怕冷,这是因为伤了阳气。其次,清热药中尤其苦味重的,容易败胃,或者说容易伤胃,使人的胃口不开,食欲降低,是胃的受纳能力降低了。另外,苦燥药物容易伤阴。中病即止,就是避免过用清热药导致的伤阳、伤胃或是伤阴。

清热泻火药概述

这一节的概述同样也是五个方面的问题,有一些重复的就不讲。

什么是清热泻火药?在功效主治理解了的基础上,自然就清楚了。清热泻火药的基本功效是清热泻火。从字面上来理解,应该说清热泻火就是针对热和火有治疗作用,但是清热泻火作为一个功效术语,在长期的使用过程当中,已经约定俗成,没有那么广泛的含义,而是有其特殊的内容和适应证。清热泻火药在临床上的作用,一是用来治疗温热病的气分证。气分的热证有四大症:大热,就是高热又叫壮热,说通俗一点就是发高烧;热邪很盛,逼迫津液外泄,所以会出汗;热邪要耗伤阴津,汗本身又是人体的阴津因阳热的逼迫而泄于体外,大汗更要伤津,津液耗伤后容易口渴、多饮、饮冷;有热邪的侵扰,就脉数而且有力。温热病的气分热证就是这"四大":大热、大汗、大渴、脉洪大有力。

清热泻火药既治疗温热病的气分证,也用于治疗内科杂病当中的脏腑气分热证。有人可能这样问:温热病的气分热证也要通过脏腑才能表现出来,其中主要表现在肺和胃,那是否有必要再分一个内科杂病的脏腑气分热证?有必要,而且非常有必要,这是两类不同的脏腑热证,它们最主要的差异是病因不一样,在临床方面表现也不同。温热病的一大症状就是高热、壮热,内科杂病当中的脏腑气分热证是不发烧的,这是最主要的差别。

清热泻火也是比较笼统的功效,这里面又包括了清气分热,清气分热用于温热病的气分热证,治疗的是高热、汗出、口渴、脉洪大有力,甚至神昏谵语。治疗气分热又须针对不同的脏腑,有的是清肺热,治疗普通的肺热证;有的是清心热,用来治疗心热证;而有的是清胃热,有的是清肝热。肾一般是虚热,我们就不提它了。所以清脏腑热里面,又具体可分为清肺热、清心热、清肝热、清胃热的药。这是学习这一节的重点,也是难点。我们不能仅仅知道某药是清热泻火药,比如只掌握石膏是清热泻火药,知母是清热泻火药等。仅知道这一点,还不能解决问题。清热泻火药原则上都能清气分热,可以用于温热病的气分热证,关键是对于脏腑的气分热不尽相同,要落实到具体的脏腑。要清楚石膏究竟对哪一个脏腑、或哪几个脏腑有清热作用,而对其他脏腑就没有明显的清热作用。通过学习我们就可以知道石膏主要是清肺热和清胃热,治疗心热证和肝热证作用就不明显。必须落实到具体的脏腑,对这一节药物的主要功效才是真正掌握了。

解决了这个问题,什么叫清热泻火药一下子就解决了:以清热泻火为主要功效,主要治疗温病气分热证、内科杂病中脏腑气分热证的药物,就称为清热泻火药。所以现在的清热泻火,不是广义的,并不是一切由火或热引起的病证都能治,这已经约定俗成。

学清热泻火药还要注意兼有功效,其中最重要的兼有功效是生津。为什么?因为这类药物主要用于温热病的气分热证,最容易伤津,一般都有口渴,所以在清热泻火的同时又要生津止渴,这一类药物就能解决这个问题。既能够针对热邪,又能够治疗热邪耗伤所引起的口渴,所以典型的清热泻火药,都有生津止渴功效。当然不是本节所有的药都能生津,只是其中典型的清热泻火药兼有。

清热泻火药都是寒性的。这一类药的药味特殊性是除了苦味外,大多还有甘味。能生津的药物基本有甘味,所以温病学家把典型的清热泻火药称为甘寒药,寒能清热泻火,甘能养阴生津。这类药前人不强调苦味,反而更强调甘味,因为温热病的气分热证需要生津,加上典型的清热泻火药本身没有明显的苦味,所以温病学家又有甘寒清气的说法。故这节药除了苦,大多有甘味,有的甚至没有写苦味。温热病的气分热证,主要是以肺、胃为核心,同时经常兼有心热,所以这一类药物的归经最主要是肺经和胃经,有的还可以归心经。这一节的药里面,除了典型的清热泻火药,实际上还包括清肝明目药,所以不典型的清热泻火药应该是清热明目药,它主要归肝经。

在这节药的概述中,有的书提到热为火之渐,火为热之极。这样说是没有抓住二者的本质。学了中医学基础应该知道,火与热最主要的差别是:火是六淫之一,是有形的,看得见的。热是由火产生的一种现象,不管生理的、病理的火都会产生热象。如果感受了火邪,就有热象,这才是主要的区别。其实这个来源于生活实践,因为有了火,周围的温度就要升上来,热就是火产生的现象。所以热是火之象,火是热之本。一个是本源,一个是现象,这才是主要的差异。这两句话也不该放在清热泻火药这里,它应该是针对广义的清热泻火而言的,前面讲了现在的清热泻火其实已经发生变化了,它已经变为狭义的了。这就是书上清热泻火药不太好理解、不太好学习的原因。

石膏 是一味矿物药,为白色、半透明、似肌纤维的块状,主要成分是含结晶水的硫酸钙。古人将其碾细以后,因为细腻如膏脂,所以叫做石膏。

这味药的基本功效就是清热泻火。前面反复强调了,对于清热泻火药而言,我们必须首先搞清楚它是不是典型的清热泻火。石膏是典型的清热泻火药,所以对于石膏,就包括了清气分热的功效,可以主治温热病的气分热证。气分热证的临床表现,就是所谓的四大症状:大热、大汗、大渴、脉洪大有力,另外轻则心烦不安,重的还会神昏谵语,那是由于热邪扰心所致。在同类清气分热这一类药当中,一般认为它的作用最强,所以把它称为善清气分热,为治疗温热病气分热证的要药。但是要正确地理解这种说法。石膏在临床上单用,用于温热病的气分热证其实作用并不强,那为什么又把它称为治疗温热病气分热证的要药?这是因为白虎汤的关系。白虎汤中的石膏和知母是方中最主要的两味药,历来认为白虎汤是治疗气分热证的基础方、代表方或者最重要的经方,石膏又是这个方中居于首位的药物,是方中的君药,这样就认为它是要药。但是这一点不是没有争论,清代《医宗金鉴》的删补名医方论,在解释白虎汤的时候,御医们认为白虎汤里的君药不应该是石膏,而应该是知母。这个观点没有得到后世更多医药学家的认同,所以《方剂学》在进行方义分析的时候,仍然是把石膏称为白虎汤的君药。既然它是君药,那当然就应该是治疗气分热证的要药。但应正确理解,单用不能达到预期的效果,适用的是白虎汤。方中它和知母是相须为用的,相互都缺少不了对方。所以谁是这个方的要药,都不是单味药能够胜任的,因此也没有争论的必要。

当代临床认为,对于外感热病出现了气分热证的时候,独用白虎汤降低体温,缓解口渴,应该是有效的。但是温热病是外感热病,自始至终都有热毒,所以临床医生普遍以白虎汤为基础,加上清热解毒药,如再配伍金银花、连翘,或者大青叶、蒲公英等,能够明显地提高疗效。

书上除了清热泻火,石膏还有除烦止渴功效。烦是指心烦,温热病的气分热证,热邪会侵扰心神,出现心烦不安;热邪耗伤了阴津,会出现口渴,这也是温热

157

病气分热证很常见的两种症状,对于石膏而言,它没有直接清心热的作用,所以它除烦是间接效果,是通过清气分热而达到的;它也没有生津的功效,而是清除了热邪,热邪不再耗伤津液,或者汗出减少,保存了津液,从而有利于缓解口渴。所以要分清楚石膏的除烦和止渴,只是清热泻火的一个间接效果,它没有清心的功效,也没有直接的生津功效。为什么在石膏功效当中要提到这样一个效果?主要是前人把它称为治疗温热病气分热证的药,又只有一个功效,觉得意犹未尽,所以多写了这么几个字。这是有临床意义的,但是必要性又不是很大。所以除烦止渴对于石膏不重要,或者可以说是可有可无的,其实后面学的一些治疗温热病气分热证的清热泻火药,都能除烦止渴,有的就没有写,因为它们本身功效多,再写文字就更多了。

对于内科杂病的脏腑热证,石膏主要是归肺、胃两经的,一是包括了清肺热,治疗的就是肺热证,因为有张仲景的麻杏石甘汤,所以历来就强调肺热的喘咳证。因为麻黄长于平喘止咳,但有温散之偏性,用石膏制约麻黄的辛温发散,这时候石膏和麻黄是相畏的关系,它们共同发挥清肺平喘的效果,石膏一方面制约麻黄的辛温发汗,另一方面发挥清肺热的功效,平喘的仍然是麻黄,这个方治肺热咳嗽也能用。有痰的用,没有痰的也用,关键在于配伍,有痰的当然就要配伍化痰药。

二是清胃热,治疗的就是胃热证。书上的应用第三条,用于胃火上炎,有的表现出来是头昏头痛,有的表现出来是牙龈肿痛,有的表现出口舌生疮,有的可能表现为咽痛或多食善饥,但都是属于胃热证,石膏都可以用,但应作相应的配伍。我们书上举的是玉女煎,其实是治阴虚胃火的,石膏仍是清胃热。

石膏内服的基本功效就是清热泻火,其中又包括了清气分热、清肺热和清胃热:清气分热是对于温热病而言的;清肺热和清胃热是对于普通的内科杂病而言的。石膏的归经就是肺、胃两经,清心热和清肝热都不是石膏的基本功效,但这是相对的,只是不太明显而已。

煅石膏敛疮生肌,不是口服,是外用。煅石膏外用就是碾成很细的粉末,撒布在疮疡表面。如疮疡不敛、烧伤烫伤、湿疹湿疮,只要有湿热分泌物多的时候,都可外用。为什么要煅?石膏是含水硫酸钙的结晶体,煅的时候它就失掉了结晶水,很容易碾细,同时收敛水湿的功能也增强。书上又提到的石膏与升药同用,主要是作稀释浓度的赋型剂,以后讲升药时再详细谈。

石膏的用法:因为是矿物药,书上说一般先煎半小时左右。但是目前有不同的观点,有的人从化学的角度,说硫酸钙随温度的升高,溶解度反而降低,可以只需用温水浸泡一下就可以了,这样它的溶解度是最高的。但是石膏作为汤剂,不完全是溶液,它还悬浮了很多细微的颗粒,这是一种悬浮液,与他药共煎,可明显增加悬浮的颗粒,或产生化学反应,形成新的有效物质。石膏的有效成分是不是硫酸钙,现在也没有完全搞清楚,有人认为是微量的成分,所以不能只用硫酸钙来解释。

关于石膏的用量,可用到 30~60 克。有的人炫耀自己曾用过 100 克、200 克或半斤等,其实,要思考一下有没有这个必要,汤剂中加入的水量是一定的,因此对石膏成分的溶解和对颗粒的悬浮量也是有限度的,量过大了并没有多利用,实际上是浪费了药材。不过石膏很安全,价格也很低廉,过多一点也无关紧要,但不值得夸夸其谈。

知母 是百合科草本植物的根茎,旁边很多嫩芽,就像小虫在母体身上舔舐一样,古代是根据它的形状来命名,后来用了一个近音字,把它叫做知母。为什么我要说明一下呢?就是有人在美国编了一本中药书,在解释药物名称的时候,把知母解释为 know mother,把地黄叫做 earth yellow,这是很大的笑话。

知母也是比较典型的清热泻火药,它的基本功效和石膏相似。第一包括了清气分热,可以用于温热病的气分热证,而且和石膏相须为用,是白虎汤里面主要的两味药,《医宗金鉴》认为知母更重要,其实不是没有道理。因为温热病的气分热证,都有明显的伤津口渴,知母本身能够养阴生津,缓解口渴的作用可能更直接,比石膏会更好一些,所以温热病气分热证往往知母石膏同时使用,虽然不称它是君药,也缺少不了它。

知母清肺热,也可以用于肺热咳喘。有喘的配平喘药,有咳嗽的配止咳药,有痰的也是配祛痰药。

知母也能清胃热,用于胃火上炎,见牙龈肿痛、口舌生疮、咽喉肿痛等,这些也与石膏大体相似。

知母和石膏有什么不同?知母既是清热泻火药又是养阴药,多了一个滋阴润燥的功效。知母的滋阴,对于五脏的阴都有滋润作用,但最重要的是肾、胃和肺这三个脏腑。

对于肺来讲,就是滋肺阴、润肺燥。对于肺热证,它既可用于实热证,它能清肺热;也可用于虚热证,出现阴虚燥咳,鼻腔干燥,咽喉干燥,痰黏稠不容易咳出等燥热的症状它更适合,它既能滋肺阴、润肺燥、也可清肺热。

对于胃热证,如果是实热证,它是清胃热的药;虚热证,它就是滋胃阴、生津止渴药。

它还可以滋肾阴。肾阴虚主要出现虚火亢旺,阴虚生内热,五心烦热、潮热盗汗,或者出现遗精这样一些肾阴不能封藏,阴虚生内热的症状。这个时候知母

159

能滋肾阴,退虚火。知母既是清实热的药,又是退虚热的药。这是石膏和知母最大的区别:石膏是专治实热证;知母是虚实并治的,因为它多了一个养阴的功效。上面说的就是对此二药的比较,这是要求掌握的。

使用注意方面,石膏虚寒证、阴虚内热证不宜用,因为它是治实热的。知母只是强调了寒证不能用,因为它又能滋阴,所以又强调了便溏腹泻者不宜。这都是共性的东西,又有一点个性的差异,但通过功效可推出来,不是有特殊性的内容。

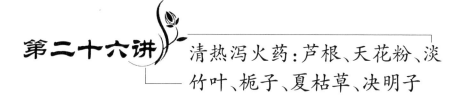

第二十六讲 清热泻火药：芦根、天花粉、淡竹叶、栀子、夏枯草、决明子

芦根 实际上它不是根，是茎。现在植物学认为根有吸收功能，茎有支撑和传导功能，这是根据不同的作用而区分的。古人没有这方面的知识，芦苇是一种水生植物，把长在水或地面以下的就认为是根，在水上面的就认为是茎。用的这个部分是地下茎，古人也有称茎的，如苇茎汤的苇茎和芦根是一回事，只不过苇茎是用新鲜的，或者是比较嫩的，芦根是干的，要老一点，功用应该是一样的。

芦根，或者苇茎，也是比较典型的清热泻火药，它和石膏、知母一样，共同的功效也是清热泻火。也包括清气分热，所以能用于温热病的气分热证，也能够生津止渴。但是芦根的作用不如石膏、知母，治疗温热病气分热证时，芦根往往是作为石膏、知母的辅助药来使用。

芦根也能清肺热，一般的肺热咳喘同样可以用。但是芦根不同于石膏、知母，它不但能够清肺热，而且能够祛痰排脓。尤其是排脓是非常特殊的，所以芦根更多是用于治疗肺痈。肺痈的基本病因病理就是肺热壅盛。对于肺痈，不但要清肺热，而且要把脓尽量地排出来，这样可以明显减轻症状，有利于治疗，而且还要加上清热解毒的药。芦根或者苇茎，在古方里面就充分地发挥了这个优势，综合用它来清肺和祛痰排脓。所以一般的肺热、咳喘，就显得比较次要，这是共性，个性就是能够祛痰排脓，这是石膏、知母所没有的。

芦根一样能够清胃热，可以用于胃热证，同时还能生津止渴，和知母一样，温热病气分热证也可以用它来生津止渴。银翘散中用本品，既清肺胃之热，又用以生津。芦根不但能够清胃和生津，而且还有降胃气止呕的效果，主要用于胃热呕逆，这是芦根和石膏、知母相同当中又有不同的地方。

另外芦根还有一个很次要的功效是能够清热利尿，可以用于膀胱湿热证，比如湿热水肿、湿热淋证。

鲜芦根取汁服，其清热、生津之力更佳，如《温病条辨》中的五汁饮。

天花粉 来源于葫芦科植物，和化痰药中的瓜蒌壳、瓜蒌仁是同一种植物。准确地讲，这种药应该叫瓜蒌根，因为它是把瓜蒌的块根作为药用。从《神农本草经》开始，它就叫瓜蒌根，到了唐宋时期，将鲜块根加工为白色粉状作为药用，所以又叫天花粉。唐宋以后没有再把它加工成粉状来用了,但是这个名称保留下来,所以现在的天花粉,有其名而无其实,它已经不是天花粉了,但仍然保留了天花粉的名称,本来应该恢复古代的名称叫瓜蒌根,但是现在已经通用了,虽然不是粉状,仍然称为天花粉。

天花粉清热泻火,和芦根相似,也包括了清气分热、清肺热和清胃热这三个方面,主要都是归肺胃经。功效相似,作用强度也相似。用于温热病气分热的时候,清气分热的作用不强,也是石膏、知母的辅助药,对温热病气分热证它也能够生津止渴,这些都没有多大区别。

对于肺热证,天花粉能够清肺热,用于肺热咳喘。天花粉略有润肺化痰的作用,所以它比较适合于肺热痰热咳嗽。书上说的肺燥咳嗽其实就是有燥痰,痰比较黏稠不容易咳出来,天花粉既能清肺热又能润肺祛痰,所以凡是与肺热、肺燥有关的痰咳,天花粉都能选用。芦根重点在排脓,天花粉主要是润肺祛痰。

天花粉有一定的清胃热作用,长于生津止渴,和知母、芦根一样,能够缓解口渴,所以天花粉既可以用于温热病气分热盛的口渴,也可以用于一般的胃热证,口渴多饮,还可以用于消渴,都是用它的清胃热、生津止渴功效。

有的教材里说天花粉用于中期妊娠引产,这次删除了。第一,要达到该功效必须肌内注射,现在没有这种注射剂,大家不可能利用这个功效;其二,天花粉中期引产效果非常肯定,但是有一个不可克服的不足,它起作用的是一种蛋白,很多人注射了以后产生过敏,过敏很严重,不安全。所以现在基本上没有用,因为现在中期引产有更安全更好的方法或者药物,天花粉已没有引产临床意义。那么妊娠期间能不能用天花粉药材?有的人就认为不能用,其实妊娠期间使用天花粉非常安全,因为天花粉成分中引起中期引产的是一种蛋白,蛋白类成分在高温情况下就失掉活性了。天花粉作为汤剂,而且经过口服,它不会对妊娠产生不良的影响,所以它不是妊娠禁忌药。

十八反中瓜蒌和乌头的相反,应该包括瓜蒌根,也就是天花粉。

书上天花粉的清热生津,就是清热泻火加上生津止渴。

天花粉的消肿排脓功效,和前面学的白芷是一样的,对于疮痈肿痛初起红肿的时候,和清热解毒药合用,使痈肿减轻或者消散;脓液已经形成后,也利于脓液的排除。但白芷排脓是因为略有活血之功,而天花粉的排脓主要是有一点解毒效果,另外它主要不是针对内痈,而是针对外痈,这和芦根是有区别的,所以天花粉对于肺痈用的不多,并不是说不可以用,因为它可以清肺热,它也可祛痰排脓,但是不如芦根。

淡竹叶 这是个草本植物,一般三四十厘米高,整个植物就叫淡竹叶,不是仅仅用它的叶。

关于它的功效,在教科书上说的清热除烦,实际上清热就是清热泻火,和前面四个药也是相似的,对于温热病气分热证可作为清气分热的药,作用和芦根、天花粉比较接近,对于温热病气分热证也只能作为辅助。

它也能清肺热,用于肺热咳喘;也能清胃热,同时也有一点生津作用,胃热的口渴它是能用的。但是这方面的功效不如知母,也不如天花粉、芦根。对于一般的肺热证和一般的胃热证,临床用的比较少,意义不大,所以书上就没有把肺热证和胃热证列出来,但是归经里面有胃和肺,仍然是可以用的,因为作用并不好,可作为共同的规律来理解,便于记忆。

关于淡竹叶的个性特征。作为清热泻火药,它长于清心除烦。在清肺、清胃、清心三者当中,清心热的作用稍强,用于温热病,一是有口渴的,用来生津止渴,另外就是热邪扰心,出现了心烦不安的情况,可以用淡竹叶。所以我们前面介绍的这些药,只有淡竹叶又归心经,其他的药都只是归肺胃经,知母因为又能够滋肾阴,所以又归肾经。在清热泻火、治疗温热病气分热证、治疗脏腑热证的肺胃热证方面,前面所有的药都是相同的,这是共同规律。作用最强的是石膏和知母,所以是重点的药,后面的药比较次要,但它们又有个性特征,抓住这些个性特征就行了。

163

淡竹叶,更主要的功效是清热利尿,所以更多地用于湿热淋证。

教科书上还有竹叶,那是我们吃的竹笋上面的叶。竹叶的出处是《名医别录》,张仲景开始就用了,如竹叶石膏汤,应该是这个竹叶。竹有数百种,习惯上只有少数几种竹的叶子作为竹叶使用,其中有一种竹也叫淡竹,淡竹上面的叶片,也叫淡竹叶,这就出现了两种不同的淡竹叶。前面讲的淡竹叶,它的出处是《本草纲目》。所以,《本草纲目》以前的淡竹叶,就是竹叶当中的淡竹的叶。《本草纲目》之后的淡竹叶,说不清楚,可能是全草淡竹叶,也可能是淡竹之叶。但是不要紧,这两种药功效应用基本相同,而且自从《本草纲目》收载了这种草本淡竹叶之后,一般的药店就没有真正的竹叶了,因为竹到处都是,患者可以自己就地取材把它加进去,它就成了一个药引子。如果卖,体积大,赚不了钱,运输也不方便,价格也非常低,没有什么利润可图,现在都是用淡竹叶。所以张仲景的竹叶石膏汤,现在用的也是淡竹叶了。导赤散是宋代的方,本身用的是竹叶,现在用的也是这种淡竹叶。

这两个药没有什么区别,如果要区别它们的话,竹叶清心除烦的作用优于淡竹叶,淡竹叶利尿的作用优于竹叶,就这么一点差异,只是有强弱之分。由于受法象药理学的影响,温病学派对于古代用的这种竹叶,使用很奇怪,一般的竹叶它不用了,只用竹枝最尖端的那一个叶片,大家对竹很熟悉,最尖端的叶子是卷成筒状,没有展开,温病学家就把它叫做竹叶卷心,认为它的清心作用更好。清宫汤用的就是竹叶卷心,其他药物也都要用心,麦冬要用麦冬心,连翘要用连翘心,这是受法象药理学的影响。

栀子 是这一讲中又一种很重要的药。栀子来源于茜草科这种观赏植物的成熟果实,它开的白色花很香,各地都很多。"栀"字在古代没有木字旁,卮是什么意思呢?《鸿门宴》里面有赐之卮酒,赐之彘肩,赏给一杯酒,这个卮就是酒杯。栀子这个果实,尤其是刚刚形成的时候,就像古人喝酒的酒杯,所以就把它叫栀子。后来因为它是小灌木,加了一个木字旁,就叫做栀子。栀子古代就栽种,栽种来做染料,染黄色的物品,所以又叫黄栀子。

栀子清热泻火,也能够清气分热,而且清气分热的作用还比较强,应该说比芦根、天花粉作用都强,但是栀子又不是很典型的清气分热药,因为栀子是苦寒药,本身很苦,又没有生津止渴的功效。温病的气分热证,口渴是一个很典型的症状,普遍都有阴津耗伤,苦寒的药不利于阴津耗伤。因为苦能燥,所以栀子作用虽然比较强,但是对于温热病气分热证的应用不是非常广泛,就因为它没有生津的作用。但是它完全可以用,尤其是心经热邪盛的时候,首先要清除火热之邪。

栀子清脏腑热的部位非常广,古人说它通泻三焦。三焦既是一个具体的部位,为六腑之一,更多的是泛指,包括了上焦的心、肺,所以肺热证可以用栀子,心热证也可以用;中焦脾胃的热证,栀子同样可以用,比如泻黄散里面就有栀子,黄就是脾胃;治肝热像龙胆泻肝汤里面用,它又能清肝热,它的作用很广,尤长于清心除烦,而且作用强度远远超过竹叶、淡竹叶。所以温热病热邪扰心,出现了心烦不安,更多的是用栀子。张仲景就用栀子豉汤治疗热郁胸中出现懊侬不眠、烦躁不安,方中栀子清心除烦。这是栀子的最大优势,所以功效里面就突出了除烦二字。清热除烦就是清热泻火加上长于清心除烦,这是一种省略的简称。在温热病气分热证出现热邪扰心的时候,栀子有除烦作用,如果没有典型的热邪扰心,栀子一般可以不用,就用石膏、知母,主要清泄肺胃。栀子作为一个清热泻火药,它既典型又不典型,典型是作用强可以用;不典型它不能生津止渴,而温热病一般都有津伤口渴,这一点上它又显得不足,加上苦燥伤津,也不尽相宜。

栀子还能清热利湿,服用了以后小便会增加一点,一般认为湿热是通过小便排出的,所以把它叫做利湿,其实就是排除了湿热邪气,也可以叫清热除湿,或叫清湿热。治疗的是多种湿热证,最重要的是湿热黄疸,后面在利水渗湿药再来详细地讲,栀子常常和茵陈配伍。栀子也可以用于湿热淋证,也可以用于其他的湿热证，或者湿温病，我们书上只提到用于肝胆湿热郁结所致的黄疸、小便短赤。湿热不一定在肝胆，黄疸当然在肝胆，淋证就在膀胱，它对湿热病证的应用是十分广泛的。

凉血解毒是两个功效，凉血是凉血止血，用于血热妄行，就是书上的应用第三条，治疗热证出血，不管什么部位都可以用；炒焦后对热象不明显的出血证也可作止血药用。后面的解毒就是清热解毒，因为前面已经有清热二字，所以把它省掉，以减少文字，它和后面要介绍的许多清热解毒药一样，可以主治以疮痈为主的热毒病证。

所以说栀子的清热泻火里面又可以分多种功效：清气分热、清心热、清胃热、清肝热等。另外也能够清热利湿，可治疗湿热诸证。后面的凉血解毒是清热凉血或者凉血止血，既是凉血药又是止血药，用于血热妄行。解毒就是清热解毒，治疗热毒证，热毒证主要是热毒疮痈，书上把它混杂在了其他的应用当中，凡是清热解毒的药都能够治疗疮痈，这是一个共同规律。前面发散风热药当中的牛蒡子、菊花能清热解毒，都是治疮痈的，升麻清热解毒也可以治疗疮痈，栀子也不例外。书上还谈到了栀子研细调成糊状外敷，治疗扭伤或者跌打损伤的瘀血肿痛，这是民间的有效方法，不好总结功效，只是一种经验。

栀子可以生用，但是苦寒性比较强，炒后可以降低苦寒的性质，更主要的是它可以增强止血效果，所以作为止血药用的时候，栀子一般炒用甚至炒焦。

前面这些药，是典型的或者比较典型的清热泻火药，所谓典型的清热泻火药，第一，温热病的气分热证很常用，能够清气分热，另外还可以生津止渴；像栀子没有生津止渴作用，就可以说它不太典型，是较典型的清热泻火药，所以在功效里面都包括了清气分热。本节剩下来的药，就不是典型的清热泻火药，温热病气分证往往不用，因为这些药没有明显的清气分热作用，而是主要是用于脏腑热证，在脏腑热证当中它们又主是用于肝热证，可见目赤肿痛等。

夏枯草 一般的植物，尤其是草本植物，在夏天的时候都非常旺盛，而这种植物到了夏天的时候就开始枯萎，这是它的生长规律，春天第一批长出来的，到了夏天就开始枯萎，所以称为夏枯草。它的花作用更好，所以处方又写夏枯花，实际上应以果穗入药。

夏枯草的基本功效就是清肝火。肝热上炎引起的多种病证都有效，其中最常见的是目赤肿痛，所以它又可以称为清肝明目，夏枯草也是清肝明目药，常常和菊花、桑叶一起使用。尤其是目赤肿痛当中有一种情况，患者觉得眼珠胀痛，前人认为在清肝明目药里面夏枯草具有优势，认为它长于治疗肝热目疾而出现了目珠疼痛者。

165

为什么长于治疗目珠疼痛？现在没有统一的意见，一般有两种说法，一种说法是古人用夏枯草治疗目珠疼痛是用复方，方里面有白芍、当归，都是长于止痛的，是不是把其他药的作用误认为是夏枯草的特点；另外一种说法是结合现代研究，认为目珠疼痛的这种眼科病，更多的出现在青光眼，青光眼的目珠疼痛是因为眼内的压力增高了，夏枯草不但能降血压而且能降眼压，眼压降低了，那目珠疼痛也就觉得缓解了，这种作用恐怕是很有限的。当然肝火上炎也不一定都出现在眼科病，有的出现头昏、头痛、眩晕，夏枯草也可以用。

另外还有散郁结的功效，郁结就是痰火郁结，形成痰核、瘿瘤、瘰疬，瘰疬就是颈部淋巴结肿大；甲状腺的一些良性肿瘤、单纯性的甲状腺肿大，在中医学里面均叫瘿。瘿是古代的一种陶罐，肿块像陶罐一样；瘤是颈下以外的皮下肿块，中医的瘤实际上是局限在皮下肌肉里面的良性肿瘤。夏枯草主要是清热的，它必须配伍消痰散结药，所以一些良性的肿瘤，常常用夏枯草来治，现在发现夏枯草对于妇女乳房的良性增生，也有一定的效果。

降血压是现代研究结论，中药功效不用重新表述，就直接用西医学的术语，可作为高血压属于肝火亢旺者的辅助性药物，可以改善症状。

决明子　决明子、谷精草、密蒙花、青葙子这4种药都是清肝明目药，眼科当中很多方都有这些药，大家就知道它们是治疗眼科病的药，和桑叶、菊花的这一功效大同小异。其中决明子又能缓泻通便，又常用于习惯性便秘，但以兼肝热者更宜。因其为种子药材，不少书上又说是润肠通便，它所含的泻下有效成分和大黄是同类的，只是含量少些，因此，称缓下较润下更准确。现代研究决明子有降血脂、降血压等药理作用，又是国家认定的药食两用品种，所以在保健食品中广泛使用，但长期大量服用会有肝毒性的潜在隐患，主要是含蒽醌类成分所致，应引起重视。

第二十七讲 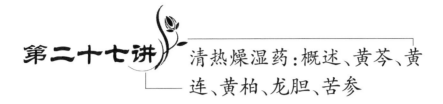 清热燥湿药：概述、黄芩、黄连、黄柏、龙胆、苦参

清热燥湿药概述

清热燥湿这种功效针对的是两种邪气，利用这一类药物寒凉的性质，或者清热的作用，针对的是热邪；同时这一类药物又有燥性，也可以消除湿邪，治疗的是湿和热交结在一起引起的湿热病证。这一类的病证既有热象，比如发热、舌质红、舌苔黄、脉数这样一些症状；同时又有湿邪致病的全身酸重、舌苔厚腻、排泄物秽浊等临床表现。湿热病中最常见的是湿温病。温病学当中，没有湿象的称为温热病，或者是普通的温病。既有热又有湿，就称为湿温病。很多脑膜炎、乙脑等急性传染病，都是属于湿热病的范畴。不但要清热也要除湿。湿热证很广泛：可以在胃肠，在胃可以出现痞满不舒，或者恶心呕吐；在肠，譬如湿热泻痢。在肝胆，可以出现湿热黄疸，或者胁痛。湿热在下焦，可以出现湿热淋证，妇女可以出现湿热带下。湿热在肌肤，可以出现湿疹、湿疮、湿热痹病等。

大家要注意，清热燥湿药同时又是清热泻火药，在清热泻火方面的应用，和第一节是相似的，仍然包括了清气分热或清脏腑的两个方面，但是清热燥湿药本身有燥性，对于温热病气分热证，它又有伤阴而不利的一方面，所以总体上而言，对于温热病气分热证用得不多，但是其中也有个别的药物，比较常用，常用的原因在讲具体药物的时候再告诉大家。所以清热泻火主要就是清脏腑热，要注意最佳的脏腑，那就是个性，我们也是在讲具体药物的时候再来说明。另外这一类的药还是清热解毒药，又有清热解毒的功效，可以治疗热毒证，主要是疮痈。

如果要问大家清热燥湿药的功效和主治是什么？这个三个方面都必须说出来：清热燥湿药都有清热燥湿的功效，可以用于湿热病证，应用很广泛；能清热泻火，可以用于温热病气分热证和脏腑热证；也是清热解毒药，可以用于疮痈为主的热毒证。

这一类药的性能都是苦寒的。寒性不用多说了，任何一味清热药都是寒性的。这一类药是典型的苦味药，本身滋味很苦，黄连、黄芩、黄柏、苦参、龙胆，口感都很差，苦味都很重，同时又有燥性。因各药治疗湿热病证，或泻火的脏腑有

167

差异,所以归经有区别。总体的归经很广,但是在广泛性的基础上要抓住它最适用的湿热证、脏腑热证,掌握归经的重点。

这一类药过用最容易伤胃、伤阳、伤阴,所以应中病即止,避免不良反应。

这一节最主要的是前面三味药,就是所谓的"三黄"。

黄芩 黄芩的第一个功效当然是清热燥湿,可以广泛用于多种湿热病证,如湿温、黄疸、泻痢、热淋等。这些湿热病证,有的在胃肠,有的是在肝胆,有的在下焦。在众多的湿热病当中,黄芩较长用于湿温病,所以应用第一条列出来的病证里面,第一个就提到了湿温病,不是湿温病的温热病,黄芩也可以用。那么为什么在清热燥湿药里面,只有黄芩在温热病或者湿温病当中比较常用?第一,湿温病或者温热病,尤其是温热病,往往从上焦开始,一般都有肺热,黄芩主要是作用在肺,这是原因之一;更重要的就是前面讲的,温热病气分热证都要发烧,黄芩具有退壮热的作用,说通俗一点,黄芩就是退烧的药,对于温热病的发烧,用了之后体温能降低。所以不但是温热病气分证,有的风热感冒也用到这味药,就是把它作为一个退烧药来使用的。用于湿温或者温热病,如果它不退烧,那就没有多大的应用价值,而且苦燥的药还要伤阴。黄芩在这一类药当中,退热作用最好,在清热燥湿方面,应用广泛,一般的湿热病证都可以用,有别于其他清热燥湿药,这就是它常用于温热病的原因。

黄芩又是清热泻火药,书上将清热泻火和清热解毒归并在一起了,为什么归并?如果这样写:清热燥湿、清热泻火、清热解毒,那么清热就出现了三次,就重复了,如果把后面的两个功效合并在一起就叫泻火解毒,是两种功效并称。作为清热泻火药,当然黄芩能用于温热病气分热证,它能清气分热,这点前面已经讲到了。对于脏腑热证,黄芩最主要是泻肺火或者说清肺热,如果一般的肺热咳嗽,用黄芩一味药,就叫清金散。它的主要作用部位是在肺,所以黄芩的归经,第一个就列肺经。

第三个功效清热解毒,对于治疗热毒疮痈,黄芩的作用一般,可以用,但不如后面的黄连,所以就不强调,书上应用第一条的最后,有一个痈肿疮毒,主要是用黄芩的清热解毒作用。

黄芩止血,也可以叫凉血止血,它既能清热凉血,又可以直接制止出血,所以对于多种因为热邪侵扰而血不归经的血热妄行都可以用,古方治咳血、吐血、便血,都有用黄芩的,如书上举的黄土汤,还和温性的附子配伍,治疗虚寒出血证;治妇科病月经量多或者是崩漏,不少方也用黄芩。

黄芩安胎,用于妊娠期间胎动不安,或是胎漏下血,即通常说的出现了先兆流产征兆。其引起的原因是多方面的,最常见的应该是肝肾亏虚,不能充养胎元,这种情况不用黄芩,要补肝肾。黄芩治的是有热邪壅盛导致的胎热不安,而不宜于虚寒证。

黄芩一般是生用的,如果作为止血药,可以炒用或者炒焦,炒了以后苦寒的性质降低,酒炒便于清上焦热,因为酒是升提的。

黄连 来源于毛茛科的三种植物,第一种植物就叫黄连,主要产在长江三峡一带,因为当时是属于四川,所以叫川黄连。这种黄连有一个特征,它的根茎分枝就像鸡爪,所以又叫鸡爪连,它的产量多,质量也比较好,一般所说的川黄连,就是毛茛科的黄连。三角叶黄连,主要产在四川以峨眉山为中心的地区,产量不多,但是质量最好。它的特征是不分枝,不呈鸡爪状,称为峨眉黄连,或者称为雅连,峨眉山旁边有个县叫做洪雅县,这个地方比较有地道优势。云连根系很小,质量较差,较少使用。

黄连作为清热燥湿药,和黄芩一样,基本功效清热燥湿,也是广泛用于多种湿热病证。湿温病用黄连的就不多了,因为它退烧的效果不明显,所以不是它的优势。对于湿热证,它主要的优势是胃肠湿热,尤其是湿热痢疾,自古以来一直是治疗湿热痢疾的首选药物。湿热痢疾,主要有便下脓血、里急后重的症状,黄连对此有比较好的效果,加上一点活血行气的药更好。如香连丸就与行气的木香同用。

黄连也有清热泻火的作用,同样温热病气分热证不常用。对于脏腑热,黄连的优势是在心、胃,尤其是心,最长于清心热。所以一般的温热病不用,如果出现了烦躁、神昏谵语等心热炽盛的征兆,这个时候黄连往往就要用了。书上说的"以泻心经实火见长",它的优势就在清心,也和栀子一样,对于心火盛栀子经常和黄连配伍同用。

作为清热解毒药,在相类似的药里面,黄连的作用最强,所以疮痈多用,因为根据中医的理论,疮痈往往与心经的热毒有关,它来源于《黄帝内经》:"诸痛痒疮,皆属于心",黄连是以入心经见长的,所以它治疗疮痈肿痛的效果最好,既可以内服也可以局部外用。

黄连生用,苦寒清泄力强;姜汁炙,偏于清胃止呕,这与生姜止呕有关;酒炙,偏于清上焦热,主要是酒的升提降低了黄连的沉降之性。

黄连的用量要适当注意:一般的汤剂用3~5克就可以了,用量过大,不但口感很苦,有的人尤其是儿童服用困难,而且容易败胃。

黄柏 来源于芸香科的两种植物,一种是黄柏,主要产在东北地区,所以在商品药材中称为关黄柏,这种黄柏颜色比较淡,皮比较厚,质量比较差一点。另外一种是黄皮树,以树皮入药,颜色是金黄,皮不是很厚,主要产在四川,叫川黄柏,一般认为质量比较好。可以等同使用,但是质量有一点差异,目前还不知道有无功用方面的差异。

黄柏作为一个清热燥湿药,也可以广泛用于多种湿热病证,它的优势,在于治疗下焦湿热。所以书上说用于湿热泻痢、湿热黄疸、湿热的白带过多、腰膝肿痛、湿热淋证。治疗痢疾和泄泻,当然它不如黄连;治疗黄疸,它不如栀子,温热病它就更少用了。温热病与湿热证一般在中上焦,而黄柏作用部位以下焦为主。

黄柏也有清热泻火的作用。温热病不用,当然就不能叫做清气分热。另外清脏腑热也在下焦,肝胆如果有热,有一定的优势。但最特殊的,它是治疗肾的虚火,前人就说黄柏长于泻相火、退虚热。相火是和君火相对而言,心为君主之官,心火就叫君火;相是辅助皇帝的,泻相火,是泻肝肾之火。对于肝,这个火主要是实火;对于肾,它主要是虚火,我们讲知母治疗肾阴虚虚火亢旺,黄柏也可以用于肾阴虚之虚火亢旺,常常和知母配合在一起,比如知柏地黄丸,在这一点上,知母和黄柏是相须为用的。今后大家看《本草备要》,黄柏有补肾水一说,其实它是退了虚热,有利于肾阴的保存,它不是真正的补阴药,是我们前面说的苦能够坚肾阴,让肾阴不容易耗伤。所以作为清热泻火药,黄柏长于泻相火退虚热,就强调用于阴虚火旺证,书上的应用第三条就有知柏地黄丸、大补阴丸和知母相须为用等内容。

作为一个清热解毒药,主要也是治疮痈,它不如黄连,所以也没有明显的优势,可以内服也可以外用,其实它的作用可能比黄芩还要好一点,但是不太强调。

黄柏生用,清热燥湿,泻火,解毒力强,但易苦寒伤胃;盐炙用,可制约其苦燥之性,且偏于入肾以泻相火、退虚热。

三 黄 比 较

三黄是临床上经常配伍在一起使用的相须组合,性能、功用相同之处较多,是大纲要求比较的药。三黄比较其实很简单。在性能方面都是苦寒沉降,归经有所差异,通过以下主治不难区别出来。在功用方面:

第一,三味药都能清热燥湿,都可以用于多种湿热病证。它们的不同点:黄芩湿温病多用;黄连长于治疗湿热痢疾;黄柏主要用于下焦湿热,这样相同当中的不同点就出来了。

第二,这三味药都能清热泻火,但是温热病的气分热证,黄芩多用。我前面讲了,对伤寒来讲黄芩配伍柴胡还长于治疗少阳热,这也是黄芩的一个特征——清少阳热,黄芩还长于清肺热。黄连长于清心热;黄柏长于泻相火、退虚热。黄芩多一个凉血止血和清热安胎,也可以用于血热妄行,可以用于胎热不安。这是清热泻火方面的相同和不同。

第三,这三味药都能清热解毒,都可以用于热毒疮痈,但黄连作用最强,另外两个药难分伯仲,这三个功效的相同和不同点,就是三黄的全面比较。

龙胆 虽然是草本植物,但从《神农本草经》起,它就只有两个字,有的书上叫做龙胆草,虽然不错,但不够规范。为什么叫龙胆?胆是它的味,这个药滋味很苦,犹如胆汁一般。它主要是用根,地上部分也有效,但是作用比较弱,有地上部分混在药材里面的,质量就要比较次一些,只用须根的药材质量好。

龙胆在书上第一个功效也是清热燥湿,适合用于多种湿热病证,但实际应用并不是很广泛。因为它主要是归肝胆经的,所以主要用于肝胆湿热,最有名的是龙胆泻肝汤。湿热痢疾、湿热疮疹也能用龙胆,但不是它的优势,用得比较少。它主要用在肝胆,这是龙胆的个性特征。

我在前面说这类药都能够清热泻火,但是书上只说它泻肝火,并不矛盾。清热泻火是从广义来说的,这样便于掌握清热燥湿药的共性,书上说的泻肝火或者清肝火,是从它的重点或者特殊性来讲的,这并不能绝对化,其实它清胃热也比较常用。龙胆作为一个清热泻火药,可以用于多种脏腑热证,但是最佳的是肝热证,所以强调它突出的地方就写清肝火或者泻肝火,要表明广泛性称清热泻火,未尝不可。

另外,龙胆也能清热解毒用于疮痈,但是不如黄芩,更不如黄连,所以就更不受重视,大多教材就把它忽略了,那我这里为什么又把它加上呢?是为了表示清热燥湿药一般三个功效都具有,这样大家便于记忆。

苦参 也是一个较常用的清热燥湿药,也可以用于多种湿热病证,但是实际上现在苦参对于湿热病证,比如说湿热痢疾,虽然能用,但是很少有人用,古代有一个较有名的方,叫香参丸,香是木香,参就是苦参,如果木香和黄连配伍就叫香连丸,同样都是治疗湿热痢疾,但是为什么黄连用的多?它作用好是一方面。苦参治湿热痢疾用得不多,主要还不在于作用不好,其实它作用也还是比较好的,就是因为苦参更不好吃,口感比前面四味药更差,它的名字就用苦来命名,它不但苦,吃了要败胃,副作用比较明显,而且有的人吃了以后,觉得想睡觉,前人认为是伤了阳气,所以就不太常用。

苦参在临床上治疗湿热病证,主要是作为外用药,比如说妇女的湿热白带过多,煎汤来熏洗或者局部给药;皮肤有湿热疮疹,外用湿敷、或者浸泡,不经过口服,再苦也没有关系,所以更多的是外用于湿热病证。其实内服也可以,现在用得就多了,如做成胶囊就尝不到苦味。治疗湿热痢疾仍然煎汤来服,那就没有优势,当然就宁愿用黄连。我们书上对于苦参,谈到了可以用于黄疸、泻痢,带下阴

171

痒;后面应用第二条中,有皮肤瘙痒、脓疱疮;应用第三条里面还有湿热蕴结,小便不利等,这些都是湿热病证。苦参外用50克、100克、200克都可以,但口服一般6克就够了。

另外清热泻火功效,我们书上把它淡化了。苦参也能够清心、胃之火,和黄连一样,也是有这个作用的,但是由于不常内服,所以不强调它,书上就没有列出来。

它同样能够清热解毒,可以用于疮痈,但是更多的是用于有湿热的疮痈,对于没有湿的疮痈,书上也采用省略的方式,它也有这方面的功效。

功效中还有一个祛风杀虫,因为皮肤瘙痒除了湿热,前人也认为与风和虫有关。很多皮肤病,比如说风疹、荨麻疹、小儿的丘疹性荨麻疹,突然就出现了,有时候红肿的皮肤很快又没有了,符合中医风邪的致病特征,善行而数变,这样推导它能祛风,这与祛风解表的祛风不一样,它是治疗一些瘙痒性皮肤病。瘙痒性的皮肤病中医也认为有的是有虫,当然可能是皮肤有寄生虫,但大多并没有真正的皮肤寄生虫,中医的理论认为瘙痒性皮肤病与风与虫均有关系;现在证实它对滴虫性阴道炎有效,表明的确可以杀虫,所以加了一个祛风杀虫的功效。

利尿作用不太明显,古人使用,除淋证以外,今天一般没有把苦参做利尿药来使用的,因为利尿的药很多,治疗湿热证,副作用也小,疗效也好,今后在利水渗湿药中,这类药就很多了。

苦参的功效,按照我说的规律,除清热燥湿外,还能够清热泻火,清心、胃热,还能清热解毒,但是因其主要治疗湿热皮肤病,这两方面的功效就被掩盖了。我们书上苦参下面引了《滇南本草》等文献资料,就有解热毒,治疗恶疮之类的记载,那治恶疮就是用苦参的清热解毒,它并不是没有这个功效,古人早已经发现了,所以这一节的药就有这样共性。

苦参使用注意当中有一个特殊的要求,就是反藜芦。清热燥湿药在5、6版教材中,就只有这五种药,重点在三黄,龙胆和苦参,较为次要,按照我讲的方法,应该是比较容易理解、容易记忆的。

至于穿心莲和秦皮,放在清热解毒药中去介绍,大家会知道它们也有同样的性能和功用特点。

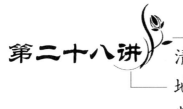

第二十八讲 清热凉血药：概述、水牛角、地黄、玄参、牡丹皮、赤芍、紫草

清热凉血药概述

清热凉血药和其他教材的排序不太一样，我们的教材把它放在第四节，提前来讲。

清热凉血药就是以清热凉血为主要功效，主要治疗血分热证的药物。

这类药的基本功效就是清热凉血，简称凉血，以后在药物的功效中如有凉血二字，就是清热凉血，也可以用三个字来表示，清血热也是清热凉血的意思，这三种功效术语，可以不加区别地使用。整体而言，清热凉血的药物治疗血分热证。血分热证在临床有两种情况，一种是温热病，经过气分的阶段，然后就进入营血阶段，其实营分的热证、血分的热证，都是在血分，只不过传变的时间有先后，程度有轻重。营分证刚从气分进入血分的初始阶段，在这个时候，由于刚刚从气分发展而来，所以气分的一些症状还没有完全消除。进入了营血阶段后，由于正气不那么强盛了，正邪相争就没有那么激烈，温度还会降低一点。但是在这个时候，最典型的表现是津液受到明显的耗伤，脉就不是洪大有力了，变得比较细数，温热病的脉都是数的，但是变得比较细弱一些，那就是正气或是津液受到了损伤的一种表现。由于进入了血分，舌头的红色就加深了，出现了红绛的颜色，这是大家在《中医学基础》或《中医诊断学》都学过的。血液有个特性：遇寒则凝，遇热则沸，血液受到热邪的侵扰，它不但是运行加快，而且容易使脉络损伤，出现出血的征兆。由于在营证阶段，出血刚刚开始，是一般所说的斑疹隐现，隐隐约约可以见到在皮下有面积比较大的斑或点状的疹等皮下出血表现。在血分阶段，病程更久一些，会更严重，这个时候舌质更深，出现紫色或深绛，出血也加重了，所以斑疹显露。但它们没有本质的差异，只有一些细微的差别。

对于温热病营分热证或者是血分热证的治疗，首先都要用清热凉血的药，这是相同的，只不过在配伍的时候，这两个阶段有差异。营分热证或是在血分热证，都伤了阴，又都需要养阴，这也是共同的；温热病有热毒，同样都需要清热解毒,这是贯彻始终的。所以不管在营分还是在血分,这三类的药物:清热凉血的药物,养阴生津的药物,或清热解毒的药物,都是要用的。但在营分阶段,从气分刚刚传变过来,还有一些气分的症状,还要用一些清热泻火的药,比如说金银花、连翘,或者是黄芩这些药物,即温病学家所说的,入营之后还可以透营转气。就是在营分阶段用清热泻火的药后,有时候营分的症状减轻了,气分的症状又显露出来了,所以温病学家把这样的一种治疗方法叫做透营转气,也就是在复方当中,要注意清热泻火药的配伍应用。最有代表性的就是清营汤,清营汤用了犀角、地黄这类的清热凉血的、养阴的、解毒的药,另外有金银花、连翘、黄连、竹叶,这样透营转气、清热泻火、清气分的药。到了血分证的阶段,出血非常明显了,不但要凉血,还要止血。出血了以后,皮下出现了斑点,就是说血已离经,就成为了瘀血,不但要止血,还要活血化瘀。这就是温热病的血分热证或营分热证,在治疗方面的一些区别,它们共同的都是在血分,都需要清热凉血,都耗伤了阴津,都需要养阴,温热病都需要清热解毒,所以要使用清热解毒的药,不同的是在营分的阶段,要配伍清热泻火的药透营转气;到了血分阶段,由于出血比较重,就要配伍止血或活血化瘀药。教材说到的解毒地黄汤,为什么要用赤芍、牡丹皮,除了凉血以外,就是活血化瘀。进一步的知识,大家将在《温病学》里面去详细地了解。对于这节药,大家首先要清楚为什么营分跟血分热都是用清热凉血的药,就是要让大家明白清热凉血药的主治。对于温热病来讲,可以同时应用在营分的阶段或是血分的阶段。

另外,清热凉血药亦用于一般内科病的血热妄行。这就是清热凉血药的基本功效和主治,这一节的药都有凉血功效,都可以用于以上这三种证候,这是共性。但是不同的药,对于这三种证候,可能对于有的证型有意义,有的证型就意义不大。我们书上强调不够,可以说这是个性特征,也是细微的区别。

清热凉血药也有兼有功效。这一类的药应当注意兼有功效,前面我说了,主要是临床医生在使用主要功效,治疗主要证候的时候,往往要同时考虑的一些功效。前面其实都提到了,在营分阶段和血分阶段都有热毒,所以就要考虑清热解毒的功效。这一节的药,有的本身就是清热解毒药,比如水牛角、玄参、紫草,就兼有解毒的功效。由于在营分或是血分都有阴津耗伤,都需要养阴生津,地黄、玄参,都是养阴的生津的药物。进入了血分,就需要止血的功效,后面的药物,如地黄,不但能够凉血,而且还是止血的药。出血之后就有瘀血,就需要活血化瘀,这节的牡丹皮、赤芍、紫草,不但是凉血药,也是化瘀药。对于这一节的药物,要考虑它们的兼有功效,往往要强调这四种功效。大家要注意这四种兼有功效,不是所有清热凉血药四者均有,可能有的只兼有一种,有的兼有两种,不会全部都兼有,也不是所有的药物都一定要兼有,这是学习这一节的难点或重点。这样掌握好了,临床选择时也就比较准确:为什么要在这个阶段选这个药,这个药对于这个阶段有什么临床意义,它能解决些什么问题。比如说温热病的营分阶段,为什么要用玄参?玄参不但清热凉血,而且它是养阴的药,同时也是清热解毒的药,所以对于温热病的营分证,玄参就能起到这三方面的治疗效果,但是它没有止血的作用,没有活血化瘀的作用,对于在血分阶段可能用玄参就比较少,在营分的阶段用玄参就比较多。比如说清宫汤是用在营分的阶段,玄参就很重要,真正到了血分的阶段,如解毒地黄汤,未用玄参,就是这个道理。

学习这一节的药物,最重要的一是共有功效,这个很容易,一下就掌握了。二是兼有功效,这个较难一点;我们还要注意清热凉血药的主治,对应的是三种证候。

这一类的药都是治疗热证的,所以药性都是寒性的。清热药应该有苦味,对于这一节的药原则上也适用,所以清热凉血药很多也是有苦味的,这也是因其苦能清泄;除了苦味以外,这一节的药物,还兼有甘味,和清热泻火药当中的知母、芦根、天花粉、竹叶这些药物有甘味是同样的道理,因为有的药物能够养阴,养阴属于补虚的范畴,符合五味里面讲的甘能补,凡是兼有养阴的清热凉血药,比如说生地和玄参,又有甘味;另外一个味很特殊,很多凉血药除了苦味、甘味以外,经常加上咸味,这个咸味与总论当中的咸能软、能下没有关系,是后人对于五味理论的一种发展。这样的发展出自咸入血之说,因为这类药是入血分的,所以不少凉血药加上了咸味,其实这与五行学说有关,咸是水的味,血与心有关,血是红的,心是属火,在五行当中水是能够克火的,凉血药是治疗血分的热,有水能克火的特点,就加上这个味。温病学派非常看重这一点,《温病学》里面,治疗热入营血,他不讲清热凉血,而说治以咸寒。其实换一句话就是使用清热凉血的方法,或是这类的方药。我们在讲清热泻火药的时候说,温病学家强调的是治以甘寒,强调甘能生津,石膏、知母、竹叶、天花粉、芦根,都是甘寒的药,就用甘寒来代表清气分热,用咸寒来代表清热凉血。温病学的一些原著,或者是一些方剂,都有这样的提法。

清热凉血药的归经,很有规律,都是归心经和肝经,或者是说心、肝二经,这是根据中医的基本理论,心主血脉,肝藏血,所以心、肝两脏,与血分的关系最密切,当然中医还有脾能生血,脾能统血,那是脾气的作用,不太直接,直接的是心或肝。大家注意,中药凡是有与血分有关的功效,都是归心、肝两经的,这里每一种清热凉血药,都可以写上心、肝经,今后学止血药,也是心、肝经;学活血化瘀药,它的归经也是心、肝经;再学到补血药,归经仍然是心、肝经。也就是凡是与血分有关的治疗功效,都是作用在心肝,这样记起来就简单了。我们之前学到桑叶、黄芩、栀子都有止血的作用,如果你在它的归经里面写上心、肝,原则上是对的,但是有的药因为归经太多,所以就省略掉了。

这类药都是都是沉降的,没有毒性的,这是关于性能特点的五个方面。

这类药的配伍应用,前面已经讲到了,就不多说了,治温热病,可以配伍清热解毒的药,也可以配伍补阴的药;有出血的,就配伍止血的药;出血以后,配伍活血化瘀的药;兼有气分热证的,配伍清热泻火中的清气分的药。如果有神昏谵语,或者有痉挛抽搐,还可以配伍开窍药,或者息风止痉药,这都是属于常识性的。

这类药在清热的药中,很多都能够养阴。养阴的药,一般都有滋腻性。对有湿热、大便溏泄、脾胃不好的人都可能会有一定的影响,原则上都不宜使用,或要慎重地使用。这是在使用注意方面的共性,其中生地的滋腻性是这类药中最强的,其次是玄参,所以在使用注意当中,就更加强调,其他的就不怎么强调。

下面介绍具体的药物。

水牛角 之所以把这个药置于首位,是因为这一类药中历来把犀角放在第一,现在的教科书已经没有犀角了,在二十多年前中药书上就把它删除了。因为犀牛已是濒危动物,全世界都要对这种动物加以保护,中国也在保护协议上签了字,进行犀角交易都是犯法的行为,我们今后不可能再用这个药。这个药在历版教材中都放在清热凉血药的第一位,因为犀角是清热凉血,尤其是治疗温热病营分热证或是血分热证最重要的药物。

对于犀角,我们要知道它的功效,在过去的书上,第一个功效写的是凉血止血,其实这是两个功效,既能清热凉血,又有直接的止血作用。这一功效,用在温热病的营分证、血分证和一般内科病的血热妄行,都是可以用的,但是在温热病的营分阶段,犀角又是一个清热泻火的药,也有明显的退热作用,类似于石膏、知母这一类药。所以在气分阶段,热邪热毒很盛的时候,它能清热解毒、清热泻火,尤其是能清心热。第二个功效,泻火解毒包括清热泻火、清热解毒,这与黄连、黄芩这组药功效的表述是一样的,这也是两个功效合并在一起。

另外还有安神定惊,是安定心神,且略有点息风止痉之力,对于痉挛抽搐也有一定的作用。温热病用犀角,往往是综合利用,如果是在气分阶段,当热毒、心热很盛的时候,会出现神昏谵语,这个时候,犀角是清热泻火、清热解毒,加上清心安神共同发挥作用。如果到了营分的阶段,那它发挥的是凉血、解毒的作用。如果在血分的阶段,它还能发挥止血的作用。不管是在气分阶段、营分阶段或者是血分阶段,出现了痉挛抽搐、肝风内动,它都可以制止痉挛抽搐,所以它在温热

176

病中是一个很有名的药。

现在临床上用的是水牛角。经过临床观察和动物实验、化学成分研究，目前一般都认为，水牛角与犀角的功效基本上是一致的，只是水牛角的作用弱，所以古方使用犀角的，现在一般都用水牛角来代替，如有名的犀角地黄汤也因改用水牛角，已改名为解毒地黄汤了。同时要加大用量，犀角是用1.5～6克的量，现在用水牛角，一般是用到15～30克，这样基本上是可以代替的。

水牛角的浓缩粉，经过了提取，含量比较高，用量也会降低，如果没有这样的浓缩粉，直接使用牛角，把它刨成很薄的一片，煎煮的时间要久，效果才会好。

地黄 书上的第一味药，过去叫做干地黄或生地黄，是一样的。现在《中华人民共和国药典》把"生"字删掉了，药典是国家的法规，必须遵照执行，现在的书就统称地黄了。在五版书上有个别名，叫做干地黄，其实生地黄和干地黄，有相同的时候，有不同的时候。在明代以前，没有熟地，临床医生用的地黄有两种，一种是用新鲜的，一种是把它晒干，叫做干地黄，没有晒干的就叫做生地黄，这个生是鲜的意思。比如前面解表药中的生姜，这个生是和干相对的，干燥了的就叫做干姜，没有干燥的，就叫做生姜，唐宋时期及此前中医药文献中所说的生地黄是鲜地黄。后来出现了熟地黄，这个时候的"生"，就是和熟相对，就是指干地黄，大家研读古代文献时，要注意这一点。

地黄的基本功效是清热凉血，主治是三种：一个是营分热证、一个是血分热证、一个是内科杂病中的血热妄行证。我们书上的应用第一条，讲的是温热病热入营血，就包括了营分热证和血分热证，在营分的阶段，我前面已经讲了，要配伍清热泻火的药，书上举例的清营汤里面有地黄，还有金银花、连翘、黄连、竹叶，这些都是属于清热泻火、透营转气的药。地黄在清营汤里面发挥的是清热凉血、养阴生津这两种功效。如果到了血分阶段，出血明显了，又有瘀血，这个时候，地黄不仅仅是清热凉血和养阴，而且还有止血的作用。

大家注意，在地黄清热凉血的后面有止血两个字。地黄是临床上常用的止血药，不只是温热病的血分热证常用，内科的出血证也常用，不少教科书都漏掉了，它本身就是止血药，所以加上是必要的。书上应用第二条的第一行，称本品既善凉血止血，又有良好的止血之效，说明了地黄本身就有止血直接功效，并不完全是凉血的间接效果。地黄没有解毒作用，在清营汤里面，有玄参、黄连、金银花、连翘，增强解毒的作用，在犀角地黄汤里面用犀角来清热解毒，所以不管在营分还是血分，都要用清热解毒药。但是生地黄的意义不一样，在血分的阶段，除了用以凉血和养阴之外，又多了个止血的作用，因为在营分阶段出血不明显，不一定要用其止血的药效。

作为一个凉血止血的药，主治血热妄行，不管是吐血、衄血、尿血、崩漏，都可以配伍使用，这里简单地讲一下，吐血，有时称呕血，主要来源于胃，或者说是上消化道出血。衄血，有广义狭义之分，狭义的衄血就是流鼻血，广义的衄血就是泛指出血，比如前面所说的皮下出血，就叫做肌衄；牙龈出血，就叫做齿衄。在这里是指狭义的鼻血。尿血就是小便有血，如果有尿道疼痛，就叫血淋，尿道不痛的，就叫做尿血，这是有区别的。崩漏就是妇女不在月经期，不是月经的出血，严重的叫崩，出血不多、来势较缓的，叫做漏。不少都是属于血热妄行。这时地黄的止血和清热凉血，对于血分证还有血热妄行，都是有意义的。

第三个功效，准确地讲，就是养阴二字，它的主治证就是阴虚证，地黄在临床上五脏六腑的阴虚证都能够使用，以后大家学地黄丸，可以用地黄治疗肾阴虚；一贯煎是治疗肝阴虚的，里面地黄也很重要；天王补心丹治疗心阴虚，心悸失眠，里面也有地黄，它是用来养心阴的；百合固金汤治疗肺阴虚咳嗽，里面也有地黄；其他如治疗胃阴虚，口渴，或者是肠道津液耗伤，肠燥便秘时，所用的益胃汤和增液汤里面也有生地黄。这样的例子，以后大家会碰到很多。

至于为什么有的书上要写养阴生津，这是因为在治疗各种阴虚证中，生地最常用于胃阴虚，温热病耗伤了胃阴，出现了津伤口渴，最有名的代表方就是益胃汤，书上写养阴生津是为了突出重点，强调它的最佳优势。只言养阴代表了普遍性，所以两种不同的表述，都有自己的道理，但是我们不能因为书上只写了养阴生津，就误认为其他脏腑的阴虚证不能用地黄，这就不对了。另外犀角或者水牛角有咸味，生地黄有甘味是因为它能养阴，都是作用在血分，都是归心肝，为什么犀角还归胃经，这也是温病学派的一种观点，温热病出现了瘀斑，温病学家就认为斑为阳明热毒，对于有一些消斑的凉血药，就认为它归阳明胃经的。生地黄为什么又归肾经，它养阴，阴的根本在肾，对于生地要把胃经、肺经加上去都是对的。

关于地黄再补充两点。第一，生地黄有明显的地域性，地道产区在河南，所以又叫怀地黄、怀生地。第二，这种植物的块根刚挖起来的时候，里面是黄的，地黄的黄就是与它的颜色有关。前面的地，是古人分档次的一种分类方法，轻清在上为天，重浊在下为地，人是居中，优质的地黄是最重的，在水中是下沉的，所以把它称为地黄。

玄参 它是一种玄参科植物，其根的形状有一点像人参。玄是黑的意思，所以称为玄参。有的医生开处方的时候写黑玄参，就是重复了，没有必要。书上玄参有一个别名——元参。这个名称最先出现在《本草备要》。《本草备要》是康熙初年编写的，康熙皇帝叫爱新觉罗·玄烨，他的名字用了"玄"字，不再允许其他人用,只好把"玄"字改成音相近的"元"字,所以严格来讲元参不应该是玄参的别名。

玄参的第一个功效:有的教材只有清热二字,主要是清热凉血。对于清热凉血药而言,玄参和生地一样,对温热病营分热证、血分热证,以及内科杂病中的血热妄行,都是可以用的。玄参和生地不同的是没有止血作用,所以对于温热病的血分热证和普通内科杂病中的血热妄行用生地黄的多,用玄参的少。这样玄参就成了温热病中主要用于营分热证的药物,对于营分热证它能够清热凉血,可以养阴,同时还可以清热解毒。血分热证只要配伍止血药或活血化瘀药,同样能够发挥清热凉血、养阴和解毒的作用。教材上虽然没有明白交代,大家也能够看出来它重点是用在温热病热入营分,而生地适用于热入营血,这一字之差,编写的人是经过思考的。清营汤、清宫汤都是治疗热入营分的名方,都有玄参,而解毒地黄汤就没选用玄参。

第二个功效是清热解毒,除了温热病以外,最主要的是用于咽喉肿痛和疮痈。此前说过,咽喉肿痛在临床上有三种情况:一种情况是外感风热,风热郁闭在咽喉,咽喉是肺胃的门户,风热首先犯肺,可以造成咽喉的肿痛或痒痛,这个时候就应该疏风热、利咽喉,前面学的牛蒡子、薄荷、蝉蜕,都能疏风热利咽喉,治疗风热犯肺所导致的咽喉痒痛。第二种情况是由于热毒壅滞在咽喉部,这个时候就要解毒利咽,玄参是清热解毒药,所以对于热毒引起的咽喉肿痛,它是可以用的,前面的牛蒡子,除了疏风热,也能清热解毒,所以对于热毒的咽喉肿痛也适用。另外,咽喉是少阴经循行的部位,肾阴虚虚火上炎,可以影响少阴经的循行部位,所以还有一些阴虚火旺导致的咽喉肿痛,玄参也可以用。应用第三条中的瘰疬痰核与热毒有一定的关系,但还要配伍化痰药,因玄参不能化痰。

另外,玄参的养阴和生地其实是一样的,也可以用于五脏六腑的阴虚证。生地偏于温热病耗伤津液,口渴便秘,但使用生地的方中很多都有玄参,例如治疗肠燥便秘的增液汤。玄参长于养阴降火,退虚热。所以对于肾阴虚,虚火亢旺用玄参的比较多。

关于玄参的归经,玄参与肺有关系,它能养肺阴,但很次要。作为凉血药,更主要的是归心、肝。使用注意也和地黄一样,这类药比较滋腻,痰盛、腹泻、食少者不适合。但是玄参有一个特殊的注意,不可以和藜芦同时使用。

地黄和玄参二药有很大的相似性,都是清热凉血、养阴的药,都可以治疗热入营血,或是血热妄行,都可以用于阴虚诸证。不同的是生地可以止血,所以出血证、血分证用的更多。玄参可以解毒,对于热毒的疮痈咽喉肿痛,宜用玄参而生地一般不用。

牡丹皮 牡丹是一种观赏植物,牡丹皮是牡丹的根皮。

牡丹皮作为一个清热凉血药,它和玄参一样没有止血作用。理论上它可以用于温热病的热入营分,也可以用于热入血分,也可以用于内科杂病的血热妄行。但牡丹皮又是活血化瘀的药,可用于瘀血证的治疗,妇女的瘀血痛经、闭经、癥瘕积聚和其他各科的瘀血病证它都是能用的。把两个功效一结合起来,对温热病营分证就不太适合,对血分证它不但能清热凉血还能活血化瘀。血分证需要活血化瘀,因为出血以后有瘀血,斑疹就是出血的一种表现。现代西医学认为急性感染性的疾病到了这个阶段都会出现弥散性的血管内凝血,需要用活血药,这一点上两种医学是相通的。所以牡丹皮最多的是用于血分的热证,例如犀角地黄汤用了牡丹皮,清营汤里面就没有牡丹皮,它既不养阴也不解毒,所以就只用于温热病热入血分。

另外,退虚热主要是治疗阴虚内热证,第五节专门讲退虚热的时候再联系这些药。前面的知母、黄柏、玄参、地黄其实都有退虚热的作用。所以书上应用第二条说用于温热病的后期,这是一种阴虚发热证,一般的阴虚内热证也可以用,所以牡丹皮的归经就多了一个肾经。阴虚内热证主要是肾阴虚。它的苦味是能清热凉血,它的辛味是因为能活血化瘀,也是根据功效推论,它的两种味就出来了。

至于书上的用于痈肿疮毒,这个应用对于牡丹皮来说是可有可无的。因为牡丹皮不是清热解毒药,疮痈主要要用清热解毒药来治疗。那为什么牡丹皮下面又有一个用于疮痈肿毒?因为疮痈红肿热痛的病因是热毒壅滞,还与血热瘀血有关。牡丹皮对于疮痈肿痛,是针对兼有的血热瘀滞起一个辅助的治疗作用,所以这个应用可有可无。大家可以看到,中医外科学在治疗疮痈的时候,初期都要配伍一些凉血或活血化瘀的药,有利于提高清热解毒药治疗疮痈的效果,牡丹皮就是这样的一种情况。牡丹皮对一般的出血也可以用,但它没有止血的作用,所以也不重要,书上也没有特别提到血热妄行。

赤芍 赤芍药简称就叫赤芍,也是一种观赏植物。

牡丹皮和赤芍药是相须为用的一个药对,经常同时都用,例如解毒地黄汤用了牡丹皮也用了赤芍。这两个药的功效非常相近,都能清热凉血又能活血化瘀。前面牡丹皮说活血散瘀,这里是祛瘀止痛,其实两个药都有止痛的功效,因为瘀血本身就会有疼痛,所以这也不用去细分。如果要简单地记,牡丹皮和赤芍药第一个功效凉血,第二个功效活血,就把它简化了。赤芍对于温热病血分或营分理论上都能用,对于内科杂病的出血证也是能用,但实际上它主要用于血分证,营分证少用,内科杂病的出血也少用,也是因为它没有止血的作用,所以这两个药

180

是一样的。至于活血化瘀治疗瘀血证,这两个药都是一致的,而且也是相须为用。牡丹皮能退虚热,赤芍药没有,但赤芍药多了一个清泄肝火,这点也是不重要的。肝热可以用赤芍,一样也可以用牡丹皮。这两个药的归经都是心、肝经,牡丹皮入肝又是一个清热的药,当然有一定清肝火的作用。注意赤芍也是反藜芦的。学了牡丹皮和赤芍,也需要比较。这两个药都能凉血、活血,都可以用于温热病的血分证或是多种瘀血证,而且相须为用。不同的是强调牡丹皮退虚热,其他的都非常次要。

紫草 是紫草科的草本植物,根的颜色是紫红色的。寺庙里面的蜡烛是红的,在古代都是用紫草产生的颜色。紫草的红色是脂溶性的,蜡烛是油脂做的,它在油里面的溶解性很好,所以蜡烛就成了红的了。

紫草有四种功效:凉血、活血、解毒、透疹,就是说它是清热凉血的药、活血化瘀的药、清热解毒的药、透发麻疹的药,这四个功效我们都讲过。作为清热凉血药,是治温热病的营分热、血分热和一般的血热妄行的;活血化瘀是用于瘀血证的;解毒用于疮痈为主;透疹主治麻疹初期透发不畅。但是紫草这四个功效作用都不强,单独使用在临床上都没有多大价值,书上把这四个功效合并在两组里面,凉血和活血,解毒和透疹合并在一起,分开是最清楚的。在二三十年前,紫草最重要的是综合凉血活血解毒透疹,用来治疗麻疹。因为麻疹是儿科的四大重证之一,每个人都要患麻疹,尤其是紫草不单透发麻疹,而且略有一点预防作用,后来因为有麻疹疫苗,这个应用价值就不大了。现在的中医临床最多的是用它来清热解毒,用于烧伤、烫伤、小儿湿疹,作为外用有比较好的效果。所以书上紫草应用第二条当中有疮痒、湿疹、阴痒、烫伤这一类热毒证。很多医院的中医外科都有一种自己制的紫草油,就用紫草放在植物油里面,最好是芝麻油,浸泡几个小时,然后把油放到火上去加热,快要沸腾的时候,离开火,自然冷却就可备用了。

181

第二十九讲 清热解毒药:概述、金银花、连翘、大青叶、板蓝根、青黛、穿心莲、贯众

清热解毒药概述

清热解毒药就是以清热解毒为主要功效,主要用来治疗热毒病证的药物。清热解毒药的基本功效就是清热解毒,可以把两个动词连在一起,清解热毒也是对的。在中药功效里面有的可两个动词合并,两个宾语合并,但有的不能,譬如清热燥湿,清燥湿热也是对的,发散风热就不能叫发风散热了,因为有点别扭。也可以简称叫解热毒,最简单的就是解毒二字,但是大家要注意,在功效里面如果只有解毒二字,要么前面的功效里面已经有清热或是泻火这样的字眼,要么它的药性是寒性的,那才是清热解毒药。因为中药当中能够解毒的不一定都是清热解毒的。有些是温性的药,它也有解毒的功效,解一些特殊的毒。譬如有些解毒药是解食物的毒,解药物的毒,不一定是清解热毒。凡是中药功效里面有清热解毒的药,它对应的主治都有疮痈肿痛,但是书上有一些药物,它有清热解毒功效,但是在应用里面没有疮痈肿痛,只说明疮痈肿痛方面不太常用,它可能有其他更重要的应用,但并不意味着不能治疗疮痈肿痛,所以清热解毒药治疗疮痈肿痛是最基本的主治。另外就是温热病。温热病是感受温热邪气,它有特殊的病源,这种特殊的病源与热毒的关系密切,所以在温热病的各个阶段,都应当配伍清热解毒药。反过来讲清热解毒药的主治就应该包括温热病,过去在治疗温热病的方当中,有的没有清热解毒药,譬如治疗气分热证的白虎汤,石膏知母为主,没有清热解毒的药,在当代的临床上都要加上清热解毒药,效果更好。除了温热病,还有咽喉肿痛,咽喉肿痛前面才说了有三种原因,其中热毒是最常见的,也是最重的,这类药也可以治疗咽喉肿痛。另外就是治疗痢疾。所以基本的主治有疮痈、温热病、咽喉肿痛、痢疾。痢疾在中医学里面称为湿热痢疾,又称为热毒痢疾,是从不同角度来说明它的病因病机。为什么称湿热痢疾,因为六淫中湿邪致病有排泄物污秽、秽浊,痢疾便下脓血就比较秽浊,所以认为是湿热痢疾。另外痢疾又有传染性,尤其是同一个地方、同一个时间很多人都患了痢疾,叫做疫毒

痢,也可以把它叫做热毒痢。所以从不同的角度,两种称谓都是可以的,痢疾也要用清热解毒药,或是说清热解毒药的主治之一也包括了痢疾。前面的清热燥湿药,黄连、黄柏、黄芩、苦参,它们都能够治疗痢疾,因为它们能清热燥湿,其实这些药也是清热解毒药。清热解毒药治疗的热毒证最普遍的是疮痈,其次是温热病、热毒咽喉肿痛、痢疾。另外烧伤烫伤有热毒的表现时,清热解毒药也可以用。毒虫、毒蛇咬伤,表现出局部红肿热痛,相似于中医的热毒疮痈初期阶段,清热解毒药也能用。古代非常强调毒蛇咬伤使用清热解毒药,在今天有些淡化了。如果被毒蛇咬伤了,只用一点普通的清热解毒药可能要耽误病情,有的毒蛇咬伤是很严重的,有的是溶血性的毒,有的是神经性的毒,过去医疗条件水平有限,用清热解毒药能够减轻症状,能够得到一些救治,在今天就要采取多重医疗措施,不能单纯地使用清热解毒药。恶性肿瘤在一定的阶段,某些患者表现出热毒现象的时候,也可以用清热解毒药,但不是必须用清热解毒药,不能一概而论。书上还提到适用于丹毒,因其皮肤色红如丹而得名,是一种链球菌感染的皮肤病。后面的斑疹是温热病的代名词,是温热病中的特殊情况。还有痄腮,就是腮腺炎,是一种儿科病,也属于温热病。

清热解毒药还具有其他的清热作用,有的能够清热泻火,有的能够清热燥湿,有的能清热凉血,还可以用于相应的其他热证。能清热泻火的当然就可以治疗气分热证,能清热燥湿的就能治疗湿热证,能清热凉血的能用于血热证,这就不再重复了。

清热解毒药的性能,和前面三节一样,都是寒性,都是苦味,有一些清热解毒药的味与真实滋味有关,临床医生把清热解毒药分成甘寒类和苦寒类,那是考虑到了真实滋味,苦寒类的清热解毒药本身就是苦的,甘寒类的清热解毒药,口尝的时候没有苦味。临床掌握了滋味,在处方的时候,可以尽量使处方不要太难吃,尤其是用于儿童的时候,味太苦,没有办法吃,就没有疗效。另外苦味的清热解毒药也容易败胃,甘寒的就不易败胃。做药膳、食疗,若医生不知道味,太苦就没有人吃,首先要知道真实滋味,才能成为合格的医生。清热解毒药的归经比较复杂,但是也有一定的规律性。治疗疮痈的药,从中医理论而言,一般是归心经,因为《黄帝内经》说:"诸痛痒疮,皆属于心"。但更多是结合疮痈发生的脏腑,尤其是内痈。譬如治疗肺痈的,它主要是归肺经。治疗肠痈的,就是归大肠经。治疗乳痈的,因为乳头属于肝,乳房属于胃,可能肝、胃最密切。温热病气分阶段主要是以肺和胃为主,在营血阶段主要就在心、肝。前面我说了咽喉是肺胃的门户,所以治咽喉肿痛的药以归肺、胃经为主,痢疾归大肠。主要看清热解毒药主要是用在哪一类的热毒证,那么它的归经就可以推出来。

183

至于配伍,则根据主治的热毒证不同而不一样,下面分别会提到。

长于治疗温热病的清热解毒药

首先这组药对于温热病的各个阶段都可以使用。在不同的阶段就配伍不同的药物:在卫分就配伍疏散风热的药,在气分就配伍清热泻火的药,在营血分就配伍清热凉血的药,这是我们前面学过的。第二,所有清热解毒药都能治疗热毒疮痈,这一组的药也不例外,而且有很多还很重要,非常常用,这就是共性。

金银花 因为这种植物的叶是轮流换的,冬天在比较寒冷的地方它都有绿叶,所以又叫忍冬,它的花刚刚开的时候是白的,两三天以后就变成了黄色,在整个植株上面有白的有黄的,白是银的颜色,黄是金的颜色,根据其黄白相间,就把它叫做金银花。当然更好的是刚刚开的白花,所以又单称银花,而不称金花。忍冬开的花,当然又叫忍冬花。这个植物的藤就叫做忍冬藤,又可以叫金银花藤。这个植物两朵花并在一起,所以又叫双花。金和银是财宝,又有称二宝花的。

在金银花的功效里面有疏散风热,有的书上没有写在功效里面,而在应用中说了,这个功效淡化了。本品能清热解毒,且有清宣疏散之效。清宣疏散是疏散风热。所以金银花既是清热解毒药,同时又是解表药,在解表药当中它属于发散风热药。发散风热对于金银花也是非常重要的功效。

金银花作为清热解毒药,在温热病的各个阶段都非常常用。在卫分阶段配伍解表药,本身它就是解表药。金银花发散风热,比前面学过的桑叶、菊花的作用强,所以它也是重要的发散风热药。对于卫分证它发挥清热解毒和疏散风热两大功效,最有名的就是银翘散。银翘散不但用于卫分证,也用于一般的风热感冒。到了气分的阶段,配伍清热泻火药,譬如白虎汤加上金银花、连翘,就叫银翘白虎汤,可以增强对气分证的治疗效果。到了营血阶段就配伍清热凉血药,清营汤里面就有金银花;用于血分的神犀丹也有金银花,其与玄参、地黄等药同用。金银花的清热解毒还常用于疮痈肿痛,不管内痈或是外痈,可以内服也可以外用。书上又谈到可以治疗痢疾,但不很常用。至于可以治疗暑热证。因为金银花含有芳香的挥发油,用蒸馏器蒸馏的芳香水叫金银花露,是清代就开始使用了,有解暑的作用。治痢疾,当然它不如黄连,但儿童痢疾比较轻的,黄连、黄柏太苦,用金银花也是可以的。

金银花因为口尝没有苦味,所以强调是甘寒的药,用量大也没有什么不良反应。附药金银花藤,也叫忍冬藤,功效和金银花是一样的,只不过解毒的作用不如金银花,解表更不如金银花。但前人认为忍冬藤通络,治疗风湿痹病比金银花好。

连翘　果实比较嫩的时候采收,颜色是青绿色的,药材习称"青翘";老的是黄色的,就叫"黄翘"。青的里面有心,含挥发油要高一点,作用要好一些。外壳的作用要缓和一些。

在连翘的功效后面也有疏散风热四个字,连翘也是解表药,这和金银花一样。所以连翘和金银花经常一起应用,相须为用,前面说的银翘散、银翘白虎汤都是两个药一起相须为用的。用于温热病,也是卫气营血各个阶段都使用,对于卫分阶段它同时又是解表药。对于疮痈,连翘也是非常常用的。

二者有什么不同的地方? 不同的地方很少,金银花清宣疏散的作用优于连翘;连翘解毒消痈肿的作用优于金银花。为什么前人认为连翘治疗疮痈的作用优于金银花? 因为连翘归心经,疮痈与心经的热毒关系比较密切,所以历来就把连翘称为"疮家要药",有的称为"疮家圣药"。为了突出连翘这样的个性特征,所以在功效中特别强调它消痈散结。但在临床上,连翘也好不到哪里去,这可能是受法象药理学的影响:连翘的果实是心脏形的,它像心所以就归心经,入心经当然就长于解心经的热毒,那么这样一推论,治疮痈的作用就比较好了。但它本身也应该比较好,所以才会把它的外观形状和功用联系起来。关于金银花和连翘,这也是相须的药,相似性是主要的,一个长于疏散,一个长于消痈肿;且金银花还较连翘更适宜于痢疾和暑热。

大青叶、板蓝根、青黛　大青叶是十字花科植物菘蓝科的叶,跟我们吃的白菜是同一类的,菘就是白菜。还有一种植物马蓝,可以做大青叶。现在药典只收了这个品种,其他的都视为地方品种。大青叶后面有一个附药,板蓝根,就是菘蓝根,马蓝的根也是板蓝根。大青叶用的是叶,板蓝根用的是根,可以说是相同的植物,不同的入药部位。再下面的一个药青黛,是把这些植物的叶,主要是马蓝叶,放在水里面浸泡,泡至叶易脱落时,加入石灰水,再经过一系列的加工,最后产生出青黛。所以这三个药一个用叶,一个用根,一个是叶的加工品,功用非常相似。大家非常熟悉的一个成语,青出于蓝而胜于蓝,就是讲蓝染的工艺过程。青是指染出的青色或青黛,是出于这几种被称为蓝的植物,但是比原来蓝的颜色更深。后来引申的意思才是学生超过老师、徒弟超过师傅、后人超过前人。知道了这个成语,有利于掌握这三种药。

这三种药相同的功效都是清热解毒,通过清热解毒能够消肿利咽,消肿就是消痈肿,同时这三个药都能凉血消斑,温热病热入营血尤其是热入血分的出血现象更多用,这些是完全相同的,所以这三个药都可以用于疮痈肿痛、咽喉肿痛,也可以用于温热病的各个阶段,尤其是血分的阶段,这是相同的。不同的是大青叶长于凉血消斑,热入血分比板蓝根与青黛的作用好。而板蓝根的优势是利咽消肿,普济消毒饮为什么用板蓝根,因为大青叶、青黛利咽不如板蓝根,但它们都可以用。青黛的优势主要在清肝热或清肺热,更常用于肝热引起的眩晕头痛、烦躁诸症。对于青黛用于小儿的惊风,就是肝热生风,青黛本身不是息风止痉药,它不是直接缓解抽搐,但它能治疗肝火旺。另外,如果是肝火犯肺,同时又有肺热咳嗽,可以选用黛蛤散,或是青黛海石丸,这里青黛主要用于清肺热。

这三味药都能清热解毒、凉血消斑,都可以用于疮痈肿痛、咽喉肿痛、温热病的各个阶段。但是大青叶对于血热出斑作用好一些,板蓝根治咽喉肿痛的效果要好一些,青黛的优势是治疗内科的肝热和肺热证,尤其是肝热证。

用法当中,要注意青黛是不溶于水的,它是从水当中析出来的,不能再溶入水中,所以青黛不能做汤剂,书上的用法要求散剂冲服,或作为丸剂。但是现在临床医生碰到了一个很大的麻烦,因为大青叶生产青黛产量低,有人就在青黛里面加上一些粉状的东西,影响到青黛的质量。如果添加的是面粉之类,吃下去对身体没有什么危害,那就把量用多一点不要紧。一旦是加了对人体有安全隐患的东西,吞服就不行了。所以临床医生不得已把青黛来做汤剂,认为也有一点效。其实应该有一点效,因为它本身是粉末,很轻,汤剂里面就悬浮了很多青黛的粉末,所以它也利用了一部分。如果青黛的质量比较好,那作为散剂应该是比较理想的;如果质量不是很有把握的时候,就包煎或作为汤剂也不是完全不可以,只是从理论上来讲它不应该做汤剂,因为它是非水溶性的。现在我想了一个办法,将其作成分散片,临时加入药汤中,能很快均匀在液体中,既保证质量和安全,又可避免吞服其干的细粉发生呛咳。

穿心莲 应用这个药不到一百年,所以古方里面没有用穿心莲的,这是南亚的民间用药,在民国初年传到中国。

穿心莲的功效和黄芩相似,能够清热燥湿、清热泻火、清热解毒,能够治疗肺热咳嗽,治疗疮痈或者温热病这样一些热证。但这个药也不适合做汤剂,多作丸散片剂。入汤剂是有效的,有效成分能溶于水,但是非常苦,很难服用,所以很多人难以接受,作成糖衣片或胶囊就便于服用了,所以今后一般都是用它加工的成药。

贯众 贯众在过去是放在驱虫药里的,现在多放在清热解毒药了。贯众作为清热解毒药也是可以用于温热病的各个阶段,配伍和金银花的情况一样,卫分的阶段配解表药,气分的阶段配清热泻火药,营血分阶段配伍清热凉血药,和前面几个药没有什么区别。贯众还经常用来治疗风热感冒,或者流行性感冒。从魏晋南北朝起,一直都作为清热解毒药使用,治疗温热病或治疗感冒。明清以来一度没有重视,把它放入了驱虫药。近年来发现贯众对于病毒有一定的作用,收到一定的效果,慢慢引起了人们的关注,所以现在就把它放在治疗温热病的这组清热解毒药中,对于疮痈它也是能用的,不过没有什么优势。另外,它又是凉血止血药,又可以用于热证出血。而且现在还发现贯众可以收缩子宫,对于产后因为子宫收缩不良出血,很多妇科医生就用贯众。但产后用清热药不是很适合,那贯众就炒了用或炒焦了用。书上没有驱虫或杀虫的介绍,是因为贯众的驱虫或杀虫没有临床价值,绵马贯众有驱绦虫的作用,但它是有毒的药!绦虫是肠道寄生虫中个头最大的,量小驱不了,量大不安全,到了贯众可以驱绦虫的量的时候,毒性出来了,主要的毒性是伤害视神经,视神经的损伤是很难逆转,几乎是不可恢复。所以这个应用就没有临床价值了。

用于温热病的清热解毒药还有牛黄,现在不讲,它更主要的是息风止痉。它能够清热解毒,但在温热病当中一般情况很少用。

第三十讲 清热解毒药：蒲公英、紫花地丁、半边莲、鱼腥草、败酱草、大血藤、土茯苓、白花蛇舌草

这一讲介绍长于治疗疮痈肿痛的清热解毒药。

这一组药按照传统的用法，温热病不常用，主要是治疗热毒疮痈。但是目前临床的发展，这组的很多药也广泛用于温热病，我们是依据传统的用药把它单独分出来。这一组药治疗的是疮痈肿痛，长在皮肤表面的就叫外痈，长在内脏的称为内痈，总的都叫疮痈。疮痈相当于西医学的化脓性感染，化脓性感染可以在体表也可以在内脏。长在肺的内痈就叫做肺痈，在肝的就叫肝痈，在阑尾的就叫肠痈。中医治疗疮痈，我在讲白芷的时候简单跟大家说过了，就是三个阶段，初期阶段主要表现就是红肿热痛，这是对外痈而言的，我们看得见摸得着。在这个时候主要解毒消痈，使用消法，促进疮痈的消散，以清热解毒药为主，可以加一些活血化瘀，或是凉血的药。这是讲牡丹皮的时候提到的，这是基本的治法。如果初期的阶段没有把它治好，它就要化脓。化了脓以后，脓就成为内生出来的一种邪毒，这时候就要让脓液外出，就需要排脓，中医叫做托毒外出，使用的方法是托法，要透脓，这时候也应当用清热解毒药，但是要加上排脓药。有的疮痈不溃破，脓排不出来，传统的中医和现代的西医一样，要么是切开引流脓液；要么就是用腐蚀性的药，让有脓的疮痈产生一个小孔，使脓外出。后期没有脓了就要生肌，生肌就要补气血，护正气，使用的方法就是补法。清热解毒药用于疮痈主要是第一个阶段和第二个阶段，就是消法和托法。

长于治疗疮痈肿痛的清热解毒药中，主要用于疮痈，不管是内痈或者外痈，大多数可内服，也可以外用，把药敷在疮痈的局部，即为外用。

蒲公英 是唐代开始使用的，它的出处是《新修本草》。当时它的名字不叫蒲公英，就叫地丁。这个草本植物有一个粗而很长的主根，在初生的时候，它的基生叶铺在地上的，就好像一个钉子钉在地上，所以就叫做地丁。后来到了明清时代，又有了下面要学的紫花地丁。因为蒲公英的花是黄的，所以就把它叫做黄花地丁。蒲公英是它的植物名，现在以此植物名为正名了。

蒲公英作为一个清热解毒药，主要是用于疮痈，内痈外痈都能够治。治疗外

痈也可以外用,尤其是新鲜的捣绒以后,敷在疮痈的局部,能够促进疮痈的消退。对于内痈,不管是肺痈、肠痈,都能够使用,这是它对于疮痈的广泛性。但是历来又强调它在治疗乳痈方面作用相对比较明显而多用,所以不少的本草把它称为乳痈要药。下面的文献摘要《新修本草》、《本草备要》,首先都言其治疗乳痈。现代研究表明,它能够明显地疏通乳腺管,所以除了乳痈多用以外,乳腺的其他疾病也常常配伍使用。

另外,它的利尿功效其实就是清利湿热,一般来说利尿多是用于退肿,清利湿热多用于下焦湿热证,蒲公英可以治疗下焦的湿热淋证、湿热黄疸,并非利尿退肿药。

接下来要补充一点,就是在近年的临床当中,蒲公英的应用非常广泛,不但把它作为一个清热解毒消痈的药物使用,而且还把它作为清热泻火药或解表药,包括治疗感冒,尤其是风热感冒,作为发散风热的药物使用。把它作为清热泻火药用于治疗温病气分证,以及脏腑热证,肺热证、肝热证、胃热证都可以使用。中药往往是临床大量地用了以后,然后总结出新的功效,所以蒲公英在清热泻火方面有待于总结。但在临床上完全可以使用。在书上使用注意当中,谈到了用量大的时候它可能有滑肠的作用,能够产生缓泻。这里指的量大一般都要超过30克,尤其是新鲜的时候更明显,主要是蒲公英能够增强胃肠的运动,肠蠕动增强了,就容易排便。在南亚地区,如印度、巴基斯坦,蒲公英作为健胃药,其实也是增强了胃肠的运动。

189

蒲公英虽然是清热药,但不容易伤胃。关于它的味,性能里面写的是苦、甘,苦主要表示它有清热的作用,其实蒲公英本身一点不苦,是一个纯粹的性能,它在一些地区还作为野菜,就像菠菜一样,煮汤或者是拌来吃。因为它的味道比较纯正,它可以作为野菜,所以甘是滋味。

如果热邪重,大便秘结,那么就像前面讲的牛蒡子一样,通过大剂量服用,有利于大便通畅,也有利于热邪的治疗。所以这个缓泻即可能是一个不良反应,对于大便本身溏泄的,重用了可能就加重,但是对于大便秘结的,就可能成为一个治疗作用。

紫花地丁　是堇菜科的小草本植物。它的主根也比较粗比较长,所以也叫地丁,因它开的花是紫色的而得名。有一些方剂里面写二地丁,就是紫花地丁和黄花地丁同用。

紫花地丁作为一个清热解毒药,主要也是用于疮痈。现在功效中也给它加了一个消痈散结,这和前面提到的连翘是一样的。紫花地丁主要是用来治疗疮痈,不管内痈、外痈,内服或者外敷,都是广泛使用的。但是在众多的疮痈当中,前人认为紫花地丁对于疔疮的疗效比较明显。所以在教科书上,应用第一条就强调用于疔疮及乳痈、肠痈这样的一些疮痈。当然,还包括体表多种多样的疮痈。

疔疮是疮痈当中一种较为严重的情况,它主要长在颜面部,或手指这样的一些部位,它的头部比较小,有的就像绿豆或者豌豆大小,肿痛发硬,但是根很深,好像一个钉子钉在皮肉里面,所以把它叫做疔疮。疔疮个头不大,范围很小,由于它的根很深,如果不注意的时候用手去掐,尤其是在面部,容易走黄产生败血证,很严重。长在面部的疔疮,就要避免去挤压。紫花地丁长于治疗疔疮,应该是相对的,还要配伍蒲公英、连翘、金银花,或者后面要讲的很多药。

现在它也用于咽喉肿痛、痢疾、肝热目疾和外感热病等。

半边莲 是长于治蛇毒的药,对疮痈有一定的效果。由于它是一种很小的草本植物,很难收集,所以在商品药材当中经常没有,在野外有时候一整天可能也找不到几株,所以药源比较困难。加上它的优势过去是治疗毒蛇咬伤。现在治疗蛇毒可能就不能单独依靠中药外敷或内服,要采取综合的治疗措施。相对来说,清热解毒药对于毒蛇咬伤的临床价值不如过去了。它开的花像莲花的形状,但是只有一半,而且很小,所以有此名称。至于利水退肿,也很少用到它。这味药大家就作常识性了解。

鱼腥草 是一个比较重要的清热解毒药。这种三白草科的植物,叶面是红的,茎也是紫红的,因为有一个特殊的气味,所以把它叫做鱼腥草。古代的名称叫做蕺菜,所以大家翻古代文献,用的是它的学名。鱼腥草既是一个药,也是蔬菜食品,尤其是四川人,特别喜欢吃鱼腥草,它的嫩芽可凉拌来吃、炒来吃或煲汤,在四川地区是颇受欢迎的一种蔬菜。

鱼腥草作为清热解毒药,传统主要也是用来治疗疮痈。在治疗的众多疮痈里面,它的情况和芦根有相似的地方。但是芦根不是清热解毒药,鱼腥草是清热解毒,能够清肺排脓,有明显的清肺热作用,主要是治疗肺痈。我们要学一些长于治疗肺痈的药,后面还有薏苡仁、桔梗,在这些药里面鱼腥草的作用最好,历来就认为它是治疗肺痈的要药。所以,书上把用于肺痈、咳吐脓血放在最重要的位置,强调了它在治疗肺痈当中的重要性。比如千金苇茎汤,如果里面加上了鱼腥草,作用会更好。当然其他的疮痈它也是完全可以用的。

另外,鱼腥草除了清热解毒,也是清热泻火的药。作为清热泻火药,尤其长于清肺热。所以对于一般的肺热咳嗽,它也是一个很好的药物,因为它同时也有祛痰的作用,所以非常常用。现在有一种鱼腥草注射剂,上呼吸道感染用了以后有明显的效果。可惜这个药现在暂时停止使用了,主要是因为化学基础研究不

190

够,因为中药做成注射剂,尤其是静脉给药,质量要求非常高。由于它的化学研究不充分,里面杂质没有完全清除,使用的助溶剂也有问题,所以质量就受到影响,出现了一些不良反应。基于用药的安全,就停止使用鱼腥草注射剂。但是这不等于鱼腥草清肺热、治疗上呼吸道感染这方面没有优势。

对鱼腥草要强调它的气味,它含挥发性的成分,所以用新鲜的效果就更好。煎药的时间不要长。另外鱼腥草跟蒲公英一样也能利尿,也是清利湿热,也可以用于淋证等。这个药也是食品,口服非常安全,所以用量相对比较大,就是用上五六十克,也没有什么不良反应。

败酱草、大血藤 败酱草有开黄花的,叫黄花败酱;开白花的,就叫白花败酱。同样是作为败酱草使用。因为这个药的植物,尤其是新鲜的时候,有用麦麸做的酱开始变质的一种不良气味,所以叫做败酱草,这是根据它的气味来命名的。药材用的是全草,在它开花的时候质量最好。饮片当中其实叶片的作用更好,所以叶比较多的质量要好一些。

败酱草作为清热解毒药,过去主要也是用于疮痈,主要是肠痈,对于肺痈也适合,所以在疮痈当中使用广泛。使用广泛还有一个原因,因为它本身又是活血化瘀药。前面讲疮痈的时候说过,尤其是红肿初起的时候,都有血热瘀滞。它在解毒消痈的同时,而且能够活血化瘀,有利于疮痈的消散。脓成之后,它又有解毒排脓的作用。所以治疗肠痈,不管初起的瘀滞期,或是后来的化脓期,都是很常用的。从张仲景开始,败酱草就用于肠痈,是个经典的药物。

败酱草和前面的鱼腥草、蒲公英的情况一样,也是近年来临床应用越来越广泛,很多西医认为感染性的疾病,不管属于温热病或者脏腑热证,都广泛使用。因为它清热解毒、祛瘀止痛,对一些妇科的炎性病,比如尿道炎、盆腔炎,当代的经验方里面也喜欢用。

它作为一个活血化瘀药,跟前面讲的牡丹皮一样,可以用于很多瘀血证,尤其是妇科的瘀血证,痛经、月经不调,产后的瘀血证或是跌打损伤都可以用,但是妇科用得更多一些。

和败酱草经常一起配伍在治疗肠痈的另一种药叫红藤。现在改为了大血藤,这种改动,一直到现在都有争论。因为红藤使用的历史很悠久,今后学方剂,有红藤败酱汤,临床医师都经常用。把它改为大血藤是因为它的植物名叫大血藤。有的人主张中药名跟植物名最好统一起来,后来就做了改动。改动了以后,临床医师有意见了,所以有争论。这个药和败酱草比较相似,也是长于治疗肠痈,但是它没有排脓的作用。所以治疗肠痈的时候,往往用于初起既有热毒又有瘀血的时候。脓成了以后,它就不如败酱草了,因为它不能排脓。另外,它也能

191

活血化瘀用于瘀血证,跟败酱草差不多,一般用于妇科的瘀血证、跌打损伤,或是风湿。

四川等地区长期以来都将其称为血木通。

土茯苓　是一种百合科的植物,这种植物和它的近缘植物金刚藤的地上部分很相似,最大区别是茎上有刺的就是金刚藤。民间说,有刺金刚藤,无刺土茯苓。

土茯苓之称出自《本草纲目》,从明代开始使用的时候,土茯苓最大的优势,一是治疗梅毒,二是解汞毒。所以书上就强调用于梅毒和因梅毒服汞剂而导致的肢体拘挛。这个功效在目前已经没有什么价值了。梅毒是一种性病,明代才开始有,当时没有什么有效的药物,在清热解毒药当中就发现了土茯苓,有一定的效果,金银花也有一定的效果。当时治梅毒最有效的是使用汞制剂,比如说三仙丹,轻粉。但是在有效的同时,一般都会产生汞中毒。汞中毒以后,土茯苓不但对梅毒有一定的治疗作用,而且对汞也有一定的解毒作用,所以它就成为了治疗梅毒的要药。

现在对于它的使用首先强调它是清热解毒药,可以用于疮痈,更多的是把它作为利尿通淋的药,治疗湿热淋证。

白花蛇舌草　是一种很小的草本植物,它的叶片长长的,像蛇的舌状,花是一种小白花,所以叫白花蛇舌草。这种药使用的历史更短,到现在也就是三十来年,是现代从民间发现的一个清热解毒药。可以治疗疮痈,一般的疮痈都可以用,也可以治疗湿热淋证。书上的功效是清热解毒、利湿,和土茯苓的两个功效是一样的。

它在当代更多的是用于治疗癌证,很多医生,不管什么食道癌、肺癌、膀胱癌等,表现出有热毒的时候,一般喜欢加上白花蛇舌草。由于这个药应用的历史不是很长,而且又是在复方当中使用,所以它对什么样的肿瘤,在什么样的情况下用,它的疗效怎么样,都有待认定。

另外,它又是个利尿通淋药,和其他治疗淋证的药物也是没有什么区别。

192

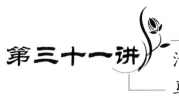

第三十一讲 清热解毒药:射干、山豆根、马勃、白头翁、秦皮、鸭胆子、白鲜皮、熊胆

这一讲先介绍长于治咽喉肿痛的清热解毒药,后介绍长于治痢疾的清热解毒药。

长于治咽喉肿痛的清热解毒药

前面已经说过,咽喉肿痛主要有三方面的原因:第一种原因是外感风热,风热郁闭在咽喉。这个时候要以疏散风热为主,要以荆芥、薄荷、蝉蜕、牛蒡子这样一些药作为主体来治疗。红肿疼痛严重的,也可以加清热解毒药。第二种情况是阴虚火旺,肾阴虚的虚火沿少阴经的经脉上犯咽喉,出现了阴虚的咽喉肿痛。这时候要以滋阴降火为主,主要要用前面的玄参这样的一些滋阴降火利咽药。更多的是由于热毒壅滞肺胃导致的咽喉肿痛,比方说急性咽炎、喉炎或者扁桃体炎,大都属于中医的热毒咽喉肿痛。这种情况就主要用清热解毒利咽药,能够清热解毒利咽的药前面已经提过牛蒡子,板蓝根、大青叶、青黛这三个药当中,板蓝根也长于利咽消肿。玄参除了用于阴虚火旺,热毒的它也能用,因为它有清热解毒的功效。这几种药有更主要的功效,例如牛蒡子疏散风热,就放在疏散风热药;玄参长于凉血,就放在了清热凉血药;板蓝根更多是用于温热病,就放在长于治疗温热病这一组药当中。这一节里面,剩下的长于治疗咽喉肿痛的,只有三味药。

射干 射干来源于鸢尾科的草本植物,鸢就是鹰,因为它的叶片,尤其是没有开花的时候,是扁平状,像鹰展开的尾部,所以叫鸢尾。鸢尾开的是蓝色花,射干开的是橘红色花。鸢尾也可以作射干用,在四川叫川射干。

射干作为一个清热解毒药,疮痈能用,但不常用,没有优势。它的优势就是治疗热毒引起的咽喉肿痛。在同类功效的药当中,因为射干兼有祛痰的功效,所以它比较适合于热毒咽喉肿痛,兼有痰热壅盛者,它有利于局部分泌物的消除,这就是射干的个性特征。

另外射干作为祛痰药可用于咳喘痰多,它本身是清肺热药,所以更适合肺热咳喘而痰多者。但是在配伍的情况下，如果属于寒证，内寒或者外感风寒，也可以把射干作为一个祛痰的药物。比如张仲景的射干麻黄汤，它和发散风寒的麻黄一起用，可以用于治风寒痰咳。

在使用注意当中，孕妇慎用比较特殊。通过看现在的功效是不好理解的。因为古人认为它有活血化瘀的作用，今后大家学鳖甲煎丸，里面有个药叫乌扇，其实就是射干。鳖甲煎丸中射干是用来活血软坚的，活血化瘀药是我们前面学的妊娠禁忌药，凡是孕妇都要慎用。因为它并不是很强的活血化瘀药，活血化瘀的药种类又很多，所以就把射干这个功效淡化了。

山豆根 是豆科植物柔枝槐的根。和前面学的苦参植物外形非常相似，苦参的植株要高大一些，山豆根矮小一点，山豆根也非常苦。

山豆根作为一个清热解毒药，对于疮痈也能用，但是一般也不常用，因为它的优势不明显。它作为一个清热解毒药，主要用于热毒的咽喉肿痛，所以它的功效就是清热解毒，利咽消肿。山豆根作为一个利咽喉的清热解毒药，其苦寒的性质，在同类药当中它最强，也是同类药当中清热解毒作用最强。所以在临床上，一般用于咽喉红肿疼痛明显，就是热毒壅盛，症状比较重的，用山豆根治疗有一定优势。

山豆根传统的应用比较单一，现在有了一些发展。要跟大家说一下，在5、6版教材里面，山豆根没有提到有毒性，而现在的教材里面强调了，加上了有小毒，至少是有一定的毒性。这是因为近二三十年来临床有不少报道讲，服用山豆根以后产生了不良反应，它的毒性主要是影响心脏，出现心律失常。产生不良反应关键在量，经统计分析，山豆根如果用6克以下，基本上没有不良反应；如果用到了6～10克，大概有20％～30％出现轻微不良反应，如果超过了12克，就有60％～70％的人出现明显反应，原来书上写的用量是6～10克，现在教材已经改为了3～6克，所以今后大家用山豆根治疗咽喉肿痛，用量一定不能大，大了不但很苦不好吃，更重要的是，用量越大，引起心脏功能异常的比例就越高，为了确保用药安全，应把它的用量控制在6克以下，如果说症状很重，可再加其他的清热解毒利咽药，用同类的药来相须相使，这样可以减轻它的不良反应。

马勃 是比较次要的药物，是一种真菌，就像蘑菇，在它孢子还没形成的时候可以作为食用的菌类。

它作为清热解毒药也是长于利咽的，我们可以想象，它本身是一个美味的食品，所以它的作用非常缓和，往往是用于轻证，或者是作为板蓝根、山豆根或者射干这些药的辅助。

另外这个药又是凉血止血药，可以用于热性出血。它的菌体切成片状，对体

194

表的出血可以放在局部,有一定的止血效果,就像西医临床用的止血海绵一样,把它压在出血的地方,有的牙科医师,拔了牙以后,局部就使用灭菌消毒的马勃压迫止血,也不容易感染。

长于治痢疾的清热解毒药

痢疾有两大类,一类是湿热痢疾,湿热痢疾也可以称为热毒痢疾,前面我说过是从不同的角度提出来的,因为痢疾便下脓血,排泄物比较秽浊,符合湿浊致病的特征,所以叫做湿热痢疾。又因为痢疾有传染性,在同一个时间、同一个地点,很多人罹患痢疾,叫做时行痢疾,或者疫毒痢,又可以称为热毒痢疾。治疗痢疾的药物,就是清热燥湿药和清热解毒药。前面学过的清热燥湿药,黄连、黄芩、黄柏、苦参,这些都是长于治疗湿热痢疾的。这些药物本身又是清热解毒药,所以也可以说它们是治疗热毒痢疾的。但是习惯上说湿热痢疾的更多。我们这里还有三、四味药,由于其他方面应用不多,在临床上主要是治疗痢疾,所以就说它们是长于治疗痢疾的清热解毒药。

另外的一类痢疾,叫做休息痢。时作时止,一段时间发生了,排泄物为咖啡色,又叫血痢。前面的湿热痢疾或者热毒痢疾相当于西医学当中的细菌性痢疾,是由痢疾杆菌引起的。后面一种痢疾,叫做原虫痢,是阿米巴原虫引起的。这是两类不同的痢疾。湿热痢主要的临床症状是便下脓血,每天少则几次,多则10～20次,而且有明显的里急后重。所谓里急后重就是一有便意就迫不及待地要去洗手间,真正蹲下去了,费了很大的劲,排出很少的一点,而且比较难受。中医认为里急后重是因为大肠气滞,它的传导功能失常了,还认为脓血便与瘀血有一定的相关性,所以中医在治疗湿热痢或者热毒痢的时候,以清热燥湿或者清热解毒的药物为主,在复方里面适当加入行气的药物,就可以缓解里急后重,加少量活血化瘀药来治疗脓血便。行气导滞常常用木香、枳壳、薤白;活血化瘀常用当归,有时候用大黄,大黄本身也是清湿热或者清热解毒的药。所以临床上有一个经验的说法:"活血则脓便愈,行气则厚重除"。治疗湿热痢疾基本的治疗原则是:以清热燥湿或者清热解毒的药物为主,适当配伍行气或者活血的药物。

白头翁 是毛茛科的草本植物。因为它全身茎、叶和开的花都有白毛,所以称为白头翁。作为药材,一般用它的根。白头翁一般都要用干燥的,不用新鲜的,新鲜的白头翁刺激性很大,干了以后所含刺激性的成分就破坏了,就不会对口腔黏膜等造成刺激。

白头翁作为一个清热解毒药,基本的主治是用来治疗痢疾,在一般的书上,都把它称为治疗痢疾的良药,或者治疗痢疾的要药。关键是我们如何理解这个良药或者要药的说法。其实白头翁对于湿热痢疾或者热毒痢疾,它的治疗效果不如黄连。治疗休息痢,它的效果又赶不上后面要介绍的鸦胆子,为什么把它称为良药或者要药?因为在中药当中,对细菌性痢疾和原虫痢疾都有效的药物只有白头翁。黄连、黄柏作用虽然好,但只针对湿热痢,对于原虫痢没有效。鸦胆子虽然对于原虫痢的效果是最强的,但是对于湿热痢完全没有效。只有白头翁很特殊,两类痢疾它都有效,虽然不是最好,但是作用很全面,所以良药或者要药是从这个角度来提的。大家应正确对待。

白头翁的清热解毒还可以用于疮痈,但是很少用,可以避而不谈。至于书上还谈到了凉血。因为它治疗的血痢,中医认为是有血热的,它有效,所以认为它凉血,其他的血热证,并没有人使用白头翁。

秦皮　是苦枥白蜡树的树皮,也是很经典的治痢药。《神农本草经》就有记载,然后张仲景也用于治疗痢疾,主要是治疗湿热痢疾或者热毒痢疾,作用和黄柏比较相似,且经常和黄柏配伍,所以它也是清热燥湿药,具有与三黄相同的性能与功用特征。

另外,它作为清热泻火药能清肝明目,治疗肝热目疾,这是传统用的两大功效。

近年来发现秦皮能够降低血尿酸,临床医生也把秦皮作为急性痛风的治疗药物。急性痛风在中医学中属于湿热性病证的范畴,使用秦皮其实也是把它作为清热除湿或清热燥湿的药,所以现在的教材把秦皮也有放在清热燥湿药这一节中的。

鸦胆子　是一种苦木科乔木成熟的果实,微微带纺锤状,像豌豆大小。因为它非常苦,又像一种小灌木上结的榛子,所以有的书上又把它叫做苦榛子。后来有的人误解了,它很苦,苦参也苦,就把它叫做苦参子,这是错误的说法。

鸦胆子作为清热解毒治痢的药,主要治疗休息痢,对于湿热痢或热毒痢没有效。

另外它对疟疾有一定的作用,可用于各种疟疾。

外用能腐蚀赘疣,比如说皮肤上长赘疣的时候,把种子取出来,捣成泥状,挑一点涂在上面,它能使局部的疣体坏死脱落。

鸦胆子不管是作为治疗痢疾或者治疗疟疾,它的用法都很特殊,传统就是把鸦胆子轻轻地敲破,把外壳去掉,取完整的种子,用龙眼肉包裹,然后吞服。每次吞 10～20 粒。为什么呢?因为它有腐蚀性,书上说它是有毒的。如果捣烂以后吞服到胃里面,对胃黏膜也会有腐蚀。用龙眼肉包裹后在胃里面它不容易消化,到小肠才慢慢消化,可减少对胃黏膜的腐蚀。现在如果要用鸦胆子,就把它装在肠溶性胶囊里面,在胃里面囊壳是不破的,里面的内容物在胃里面出不来,一定到了小肠或者大肠,依据不同的需要,可以定位在不同的肠段,再使囊壳破开,这就更加方便、安全。但总体说来这个药非常少用,因为它毒性比较大,对肝功能、肾功能、胃黏膜都有一定的损害。

这三种药长于治疗痢疾,在其他方面的应用不多。

这两讲的药,就介绍这样一些,剩下来的清热解毒药,原则上不介绍了,牛黄在息风止痉药中会介绍,还有两个药大家要了解:

白鲜皮 为芸香科植物,根皮的颜色是白的,这种植物有特殊的气味,就像山羊身上的膻味,所以称为白鲜,这是根据它的颜色和气味来命名的一味药,很多人开处方,这个"鲜"字几乎都加上了草字头,这是画蛇添足,鲜是指特殊的气味,有特定的含义。作为清热解毒和燥湿药,目前热毒或湿热的皮肤病用的多一些。虽然历来均言其无毒,但长期大剂量服用,可能会有肝毒性。

熊胆 是以黑熊的胆汁入药。黑熊是一种需要保护的野生动物,所以希望大家以后逐步使用其他的胆汁,比如说牛胆、猪胆、鸡鸭胆等,它们都有相似的地方,猎杀野生黑熊是违法的。现在有的黑熊经过驯养,有人专门在熊场里面把熊胆汁引流出来,干燥后叫熊胆粉,以此代替天然熊胆,人工引流的熊胆粉是经国家药监局认证的,是可以使用的,但是国际上有一些野生动物保护组织人士提出抗议,也不赞同。这个问题有待进一步地讨论和解决,不过目前使用熊胆粉是合法的。

熊胆粉功用和熊胆一样,也有很强的清热解毒和泻火的作用,对温热病、痈肿、咽痛、肝热证都有明显的疗效;目前发现它治疗痰热也很有效。

熊胆粉的生产是经过注册认证的,是合法的,应不应该提倡,涉及面广,十分复杂,需要认真探讨。

197

第三十二讲 清虚热药：概述、青蒿、地骨皮、白薇、胡黄连、银柴胡

清虚热药概述

教科书上清热药的第五节，叫清虚热药。清虚热药也可称为退虚热药。这一类的药物主要用于阴虚内热证。阴虚内热有两种情况，一种是一般的阴虚内热证，多见于慢性病阴液耗伤，患者出现口干舌燥，更主要的是五心烦热，脉细数，比如说肺结核、糖尿病、甲状腺亢进这样的消耗性疾病，很多都可能出现阴虚内热证。另一种是温热病后期，由于热邪耗伤，阴液不足，但是这时候邪气还没有完全消除，就是书上说的温热病后期邪伏阴分，即热邪藏在阴分。阴分的含义，一是比较深，与浅表属阳相对而言它属于阴；另外阴分就是血分，气分属阳，血分属阴，所以温热病后期在血分还有一定的热邪。在这种情况下是一种虚实夹杂，既有温热邪气，还需要清热凉血，或者清热解毒，同时它又有阴虚内热要清退。所以清虚热药的主治证就提到了两个方面，其中有一般的阴虚内热证；有温热病后期血伏阴分，但阴液已经耗伤的阴虚内热证。

大家要注意，前面四类清热药都是祛邪的，清虚热药针对的虚热，并非邪气所致，而是机能失调的表现。这种阴虚内热证的所谓发热，是患者的自我感觉，患者总觉得自己在发热，其实它并不是真正的发热，测体温绝大多数完全正常，有的时候体温还可能低于正常。

对于功效，再补充说明一下，刚刚说清虚热也可以叫退虚热，由于阴虚内热证最突出的症状叫做骨蒸，好像热是从骨髓里面透发出来的。所以退虚热，在有的书上又叫除骨蒸或者除蒸、退蒸。说法不同，都是一样的。另外，阴虚内热在儿科中常常出现在疳积患儿身上，疳积是因为长期消化不良、营养不足，小儿非常消瘦、四肢如柴，也可能出现虚热症状。对儿科使用这一类的药物，功效就叫除疳热，这是退虚热药在儿科病当中的特殊使用。

清虚热药和清实热药大多是相互交叉的，绝大多数清虚热药又能清实热，也可以用于实热证；有的长于清实热证药物也兼有清虚热的功效，如前面的知母、黄柏、玄参也能退虚热，不要把清虚热和清实热绝对化，不能把它们对立起来。

这一类药物的性能也是寒性的,味是苦味和甘味,有的与真实滋味有关。

因为导致阴虚内热证主要是肾阴虚或者肝肾阴虚,所以归经主要是以肾和肝为主。

这一类的药,更要注意配伍补阴药,因为它的病因是阴虚,只有配伍补阴药才能标本兼治,这是对于普通的阴虚内热证而言的;对于温热病后期的邪伏阴分又有阴虚内热,还要配伍清热凉血药或清热解毒药,要兼顾阴分的血热,兼顾致病的邪气,配伍稍稍有差异。在这一节里面共有五味药,都非常简单。

青蒿 是一种菊科的草本植物,叶片很细,有特殊的气味,开的花黄色而细小,在过去的书里面,做青蒿用的有菊科植物的青蒿与黄花蒿,但如果用来截疟,只有黄花蒿有效,青蒿是没有效的,要注意它们的品种,所以现在以黄花蒿为正品。

青蒿作为清虚热的药,当然基本功效为退虚热或者叫清虚热,用于一般的阴虚内热证,常常配伍补阴药或同类的退虚热药,如清骨散中与鳖甲、知母、地骨皮等同用;治温病后期邪伏阴分而兼阴虚内热者,如《温病条辨》青蒿鳖甲汤中与地黄、牡丹皮等同用。

注意五版教材谈到主治骨蒸劳瘵,劳瘵相当于现在的肺结核;下面还有一个日晡潮热,日晡是古代表示一天当中时候的一个术语,下午三点到五点这段时间叫日晡,这段时间患者感觉自己在发热,就像海水涨潮退潮,有一定的规律,所以又叫潮热。青蒿既能退虚热,又能凉血,温热病的后期邪伏阴分,就是血分里面还有热邪,所以青蒿对于温热病后期的邪伏阴分又有阴虚发热的也能用。用于温热病后期,还要用生地、牡丹皮这些药来加强凉血的作用,因为生地、丹皮也能退虚热,是一个双重作用。那么这时它就和治一般阴虚内热证不完全一样,一般的阴虚内热证就不太重视凉血的药物,更重视补阴的药物。因其凉血作用不强,所以其他的血热证,青蒿并不多用。

青蒿能解暑热,也可以化暑湿,所以在暑天感受暑热的心烦口渴或兼有湿浊的湿热证,青蒿都能用。暑热的本质是热,寒性的青蒿肯定可以使用,如《时病论》的清凉涤汤,青蒿与西瓜翠衣等解暑热药配伍使用;其味辛香,有芳化湿浊之能,所以更宜于暑天的湿热证。利用它的这一特点,还经常用于肝胆湿热等湿热病证,如《通俗伤寒论》的蒿芩清胆汤。

青蒿最特殊的功用是治疗疟疾,疟疾为蚊虫传播的疟原虫引起,鸦胆子有效,但毒性很大不安全,青蒿就非常安全。大家要注意,青蒿作为截疟药,使用汤剂没有效,要用新鲜的绞汁直接喝,肯定很有效。在魏晋南北朝的时候,葛洪的《肘后方》就记载了疟疾发作的时候,用一把青蒿捣汁服。青蒿既截疟,又解暑

199

热,根据中医药理论,最宜于疟疾而兼暑热者。现在我国研究的青蒿素或青蒿素的衍生物,是世界卫生组织推荐的一个治疗疟疾的药物,是在国际上比较有影响的创新性成果。

青蒿素的研制成功,为我们提供了许多值得思考的地方:一是中医药的确是一个宝库,认真发掘,对人类的健康会有巨大贡献;二是要尊重前人的经验,《肘后方》青蒿治疟疾是用鲜品捣汁服,但研制青蒿素之初,忽略了这一点,当时用加热提取的方法,一直达不到预期目的;第三,现在青蒿素是作为西药使用,这不必有太多的遗憾,如果结合中医药理论和方法能个性化给药,提高疗效,又发挥复方优势,避免耐药性的发生,当然就更好了。

白薇 是一种萝藦科的草本植物,药材用它须状的根。

白薇功效很多,把它放在本章五节中的四节里面都可以。白薇是清热泻火药,尤其长于清肺热,也可以清气分热,所以温热病的气分热盛,或者肺热咳嗽,白薇都可以用。白薇又有凉血的作用,可以把它放在清热凉血药当中,主治温热病热入营血,也可用于内科杂病的血热妄行。白薇又有清热解毒的作用,对于疮痈肿痛也有效果。它又是退虚热的药,可以用于温病后期邪伏阴分的发热,夜热早凉,也可以用于一般的阴虚内热证。它虽然不是燥湿的药,但能利尿通淋,也可治疗湿热淋证。它的各种功效都很一般,没有明显的特征,可以作一般了解。

地骨皮 地骨皮的果实就是补阴药当中的枸杞子,地骨皮是下面的根皮。

地骨皮作为一个退虚热的药,常常用于阴虚内热证,配伍补阴的药,应用非常广泛。地骨皮能不能用于温热病后期?从理论上来讲,它有凉血的作用,所以能用!但是在温热病学家的方里面没有用,究竟效果怎样?所以就不好讲。临床上地骨皮主要用于一般的阴虚内热证,其凉血的作用可用于血热妄行,但它不是止血药,所以要配伍凉血止血的药物。

另外它清肺热,可用于肺热咳嗽,最有名的代表方是的泻白散,白就是肺,泻白散就是泻肺热。方里面主要的药就是桑白皮和地骨皮,是很常用的治疗肺热咳嗽的经验方,尤其是肺热又不太盛,而且肺阴又有一点耗伤的时候,这是一个很好的儿科方。

另外,地骨皮在治疗阴虚火旺牙痛、阴虚消渴的方里面也用,其实这些方里面也主要是用来清虚热的。

胡黄连 这种玄参科植物的根有一点像黄连当中的云连,而且功效也和黄连一样可清热燥湿、清热解毒,但它作用不如黄连,作为清热燥湿或清热解毒的时候,没有人用胡黄连来代替黄连使用。所以胡黄连剩下来就只有退虚热的功效,它可以用于阴虚内热证,应用和地骨皮一样,也是和补阴的药物同用,对温病

200

后期也不常用。另外,儿科也常常用它来治疗疳积,所以在退虚热后面加了一个除疳热。前人说胡黄连对小儿的疳积主要是用于脾疳,就是以消化功能失调为主要病因。因为它有清除脾胃湿热、改善脾胃的功能,所以用得多一些,常用它来治疗脾疳。

银柴胡 它不是柴胡,前面解表药学的柴胡是伞型科的,银柴胡是石竹科的。但是最早把它误认为是柴胡,是产在银洲的柴胡,所以把它叫做银柴胡,后来发觉错了,但这名称就沿用下来了。

银柴胡的情况和胡黄连差不多,是一味退虚热的专药,主要是用于一般的阴虚内热,也是配伍补阴药。另外,对小儿的疳积,前人认为它长于治疗肝疳,以肝的功能失调为主,比如说出现了烦躁,有的可能还导致眼的病变,这种叫肝疳,因为它主要是归肝经,因此更多用。

退虚热的药就这五种,加上前面的黄柏、知母、生地和玄参等能够退虚热的药,已有十来种,在今后学的补阴药,主要是补肝肾之阴的药中,龟甲、鳖甲、墨旱莲、女贞子这些都是能够退虚热的,在临床选择的余地比较大。

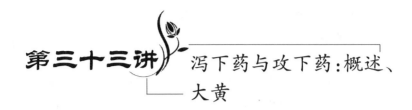

第三十三讲 泻下药与攻下药:概述、大黄

泻下药与攻下药概述

1. 含义 凡能引起腹泻或滑利大肠、促使排便的药物称泻下药。按照我讲解表药的时候说的那种模式,也可以说以泻下为主要功效,常用于便秘证的药物为泻下药。这样也是可以的,只是不够全面。为什么书上先说凡能引起腹泻,后面又说滑利大肠、促使排便的药物,称为泻下药。这表明了中药泻下药的特色及优势。一般都认为泻下药就是用来引起腹泻的,服用了就会拉肚子,在其他医学中的泻下药,如使用西药的泻下药,应该说都是这样。在中药当中不完全如此。中药的泻下药要引起腹泻,这个没有错,所以首先说能引起腹泻的,而能够滑利大肠、促进排便,在中药里面也叫泻下药。比如说一些患者,在正常情况下每天大便一次,但因为某种原因,两三天或者三四天大便一次,那么用了中药当中的一些药,他大便的周期缩短了,从三四天一次变成了两三天一次,但是没有明显的腹泻,大便基本上还是成形的,这样的药还是属于中药泻下药的范畴;还有另外一种情况,比如说这个患者每天大便一次,但大便的时候非常困难,用了某一种中药以后,他仍然还是每天大便一次,周期没有延长也没有缩短,但排便的时候不痛苦不困难了,很顺利地排出,这就是滑利大肠、促进排便,也属于泻下药的范畴,所以中药的泻下药比其他医学的泻下药更广泛。根据生活常识,泻下药对应的主治是便秘,但中药并不如此,泻下药更重要的是主治多种里实证,下面大家就知道了。

2. 功效与主治 泻下药的作用首先是治疗便秘,所有泻下药都是这样的,但是中药的泻下药除了用于便秘,在更多的情况下,往往把这些药物引起腹泻作为一种手段,目的不在于排便,而是通过泻下来排除体内的其他邪气,把它作为一个驱邪的手段。所以中药泻下药的主治,不仅仅是便秘证,而是多种里实积滞证。比如说治痢疾,用泻下药排出大肠湿热,能够收到更好的效果。寒积造成的胃胀腹痛,有的饮食积滞,都可以用泻下来驱邪。另外,急腹证腑气不通,出现腹胀、腹痛,它不一定要有便秘,泻下药可以通过泻下,使腑气恢复通畅,比如说急性阑尾炎、不完全肠梗阻、急性胆囊炎或者胰腺炎,西医很多都需要手术治疗,中医可以在很大的程度上避免手术,这个主治证是很特殊的。

中药的泻下药分成三类:攻下药、润下药和峻下药,每一类的性能特点和功效主治与性能有差异,所以放在每一节里面介绍。

3. 配伍应用 我在讲解表药时就说了,每类药的配伍都先考虑寒热虚实四个字。有寒的配温里药,有热的配清热药,正气亏虚的根据气血阴阳的不同,分别配伍补气、补血、补阴、补阳的药物;至于实,除了寒热,有燥的配伍润燥药,有湿的配伍除湿、化湿、燥湿或利湿药;兼风而有表邪的,配伍解表药。

另外,还应根据主治证的主要症状,有针对性地配伍。便秘和里实积滞,除了大便不通以外,都有气机阻滞,尤其是胃肠的气机阻滞,所以泻下药常配伍行气药,而且可以说这是泻下药最重要的一种配伍。寒热虚实,相对来说都不具有普遍性。配伍清热药要有热,配伍温里药要有寒,配伍补虚药要有虚。不管寒热虚实,泻下药都可以配伍行气药,所以有普遍性,尤为重要。陶节庵说:"大黄泻下,无枳实不通。"我们不能根据他的字面理解为没有枳实,大黄就没有泻下作用。没有枳实,大黄也有泻下作用,但是,在相同用药量的情况下,配伍行气药后它的泻下作用能够增强。为什么泻下药最强调配伍行气药:第一是增效,增强泻下作用;第二,泻下药的主治证大多都有气滞,它又能治疗已经有的气滞症状;第三,泻下药在引起腹泻的时候,一般都要引起不同程度的腹痛,行气药则能减轻泻下药产生的腹痛,这就是泻下药最强调配伍行气药的原因。

4. 使用注意 第一还是因证选药。根据不同的里实积滞证选不同的泻下药,比如热结,选第一节的攻下药;如果是肠燥便秘,则选第二节的润下药;如果是痰饮水肿,要选择峻下逐水药。第二是证候禁忌。泻下药都要引起腹泻,或者大多数都可引起腹泻,已经有腹泻者不能用;另外很多泻下药比较峻猛,孕妇不宜用,尤其是第一节和第三节的药,体质虚弱的要慎用,即使要用的时候也要配伍补虚的药。第三,中病即止。泻下药怎么叫做中病?张仲景的说法是得畅泻、得快利则止,就不需要继续服用了,哪怕一剂药只吃过一次,以后就不能再吃了,不然就要耗伤正气。另外泻下药用法都比较特殊,第一节的一般都不宜久煎;第二节的多数作为丸剂;第三节的一般都不入汤剂,原因我们以后要讲。

第一节是攻下药。简单地说攻下药是泻下作用比较强的一类泻下药。要准确一点讲,就是性味苦寒,泻下作用较强的一类泻下药,又称为苦寒泻下药。

这一类的药物基本功效,要看临床的目的是什么。若我们用药的目的仅仅在于通便、治疗便秘证,这个时候它的功效就叫做泻下通便。当把攻下药的泻下作为一种手段来达到排除其他邪气的目的的时候,常常就把它的功效称为通便导滞,通便为手段,导滞是目的,不一定要有便秘,这时候它的主治就是多种里实积滞。通便导滞有的时候也可以叫做泻下攻积,一样的意思,把泻下作为手段,攻积就是排除体内积滞的邪气。这是中医药临床使用泻下药非常有特色而且有优势的一个地方,所以泻下药的应用范围是很广的。

另外,这一类的药既是泻下药,又是清热药,所以这类药还可用于各种里热证,尤其是对于一些很重的里热证,包括温热病,当温热病热邪很盛,出现神昏谵语的时候,温病学家常常采用泻下的方法。吴又可的《温疫论》说对于温热病热邪盛的患者而言,泻下药不是为便秘而设的,就是说使用泻下药不只是用于便秘,同时也是为热邪而设的,是用来祛除热邪的。所以后人根据这个经验,就说"扬汤止沸,莫如釜底抽薪"。扬汤止沸本义是指锅里面的水沸腾很厉害,加一点冷水在里面搅几下,它可以短暂地使沸腾不那么厉害,但没有解决根本的问题;釜底抽薪则是把锅下面的燃料去掉,比如说我们现在用的是天然气,把它关掉,上面的沸腾才可以减轻。引申到这里,扬汤止沸是说热邪盛者使用清热药,釜底抽薪指用泻下的方法。合起来的意思是说治疗一些热很重的里热证时,使用泻下药比单用清热药的效果更好,来得更快。所以攻下药在临床上,一是把它作为泻下药来使用治疗便秘证,另外,它可通过泻下排出体内的饮食积滞、湿热积滞、寒邪积滞等。

攻下药本身也是清热药,它具有清热功效,也可以治疗相应的里热证。临床上治疗急腹证,主要也是用攻下药,所以这是临床上最常用的一类泻下药。

这类药都是苦寒沉降的。它的配伍和使用注意,在概述当中都已经说过了,只是更多配伍清热药和行气药。

大黄 是这一章里面最重要的药物,它来源于蓼科的掌叶大黄、唐古特大黄和药用大黄,主要产于中国的西部,青海、西藏、四川和云南的西部,以青藏高原为主,它的根茎很粗大,颜色是很深的黄色,所以称为大黄。古人认为通过它驱除邪气,能够让人体的正气保存,恢复人体正常的功能,好像一个国家的防御体系,所以又把大黄称为将军。但是在处方里面称为将军的不多,但是联系到将军这个名称很常用,比如说直接使用生大黄,就叫做生军;用蒸熟了的就叫熟军;用酒炒的就叫酒军;如果把大黄炒焦了用就叫焦军,都是把将军的名称和炮制的方法结合起来使用。正品的大黄,尤其是新鲜的时候切开,有像那种丝绸上的花纹,所以优质的正品大黄,又叫做锦纹大黄,后来又把大黄二字省掉了,有的古方里面,就把大黄写作锦纹,查阅古方的时候会见这个名字,应该知道这就是大黄。

明代有名的医药学家张景岳,说中药里面有四种药(附子、人参、熟地、大黄)最重要,把它们称为药之四维。张景岳是明代有名的温补派,最喜欢用温补的药,他认为中药当中最重要的是附子、人参、熟地,对于这样的一位温补学派医家,在高度地夸奖温补药以外,强调的就是大黄,这个很不容易,因为大黄在临床上是一个很有效的药。但是大黄在患者的心目当中,又是印象比较糟糕的药,所以古代的医家非常感慨,说人参杀人无过,大黄救人无功,医生不该用人参的用人参,患者没有得到及时的治疗,病情加重了或者没得到抢救,他不怪医生,就只是说我这个病本该如此,人参都没有办法治好;如果是用大黄把他病治好了,他也要埋怨大黄,比如说用了大黄之后,肚子又痛,又拉了几次肚子。所以今后在临床上,凡用大黄都要不厌其烦地跟患者讲,用了多少大黄、为什么要用大黄、用了大黄可能会有一些不良反应出现。后来再复诊的时候,可能患者的病明显减轻了,但他会说,好是好一点,就是肚子痛过或者拉了肚子。所以前人才有这样的一些感慨。

作为驱邪的药物,它有很多的功效,最主要、最基本的功效就是泻下;也可以说它有攻下的功效。前面说过,泻下药根据临床使用的目的不同,在功效术语使用上有两种不同的表述,其中一种是以通畅大便、解决便秘为主要目的,这种功效就叫做泻下通便。大黄也是比较常用的泻下通便药,它的主治就应当是便秘症。

大黄对于习惯性便秘是一个有效的药物,但不是一个理想的药物。为什么我们说它是一个有效的药物?临床上凡是见到习惯性便秘,使用大黄以后都可以使大便通畅,在正常用量范围内,一般 8 小时左右都可以导致轻微腹泻。因为大黄是寒性药,所以最适合治有热象便秘。要是患者有正气亏虚,大黄仍可以使用,但要配伍补虚药,根据患者气血阴阳亏虚的不同,分别选择不同的补虚药物,比如说有阴虚的要配伍养阴润肠的药,如前面学过的地黄、玄参。如果是气虚就可以选择人参这类的补气药。血虚的话配熟地、当归。阳虚的也可配伍附子、干姜等,所以有便秘,不管虚、实大黄都可以用的,但是最佳的是用在实证,有虚的攻补兼施,都可以收到预期的效果。但是为什么又说它不是一个理想的治疗便秘的药?因为大黄是苦燥的药物,它有一定的燥性,这类患者因为经常出现便秘,大黄要经常服用,时间一长,这种患者的便秘不但不能减轻反而越来越重,也就是说大黄容易引起继发性便秘,便秘越来越加重,越来越难治疗。李时珍在《本草纲目》中说他有个亲戚有习惯性便秘,长期服用大黄,结果便秘越来越严重,重到什么程度呢?李时珍形容甚于生产,大便时比妇女分娩还要困难,这就是苦燥引起的继发性便秘。研究发现,大黄含有两类不同化学成分,一类为蒽醌类,是刺激大肠引起腹泻的成分,可以治疗便秘;大黄内又含有比较多的鞣质,这是收敛性的化学成分,就会引起或是加重便秘。大黄内蒽醌类的化学成分发挥

205

作用的时间比较快、维持的时间也比较短，所以很快就引起腹泻，当腹泻过了，大黄的鞣质成分开始显现出作用，所以就一次比一次便秘情况还要明显。用现在的研究来解释这个现象，以帮助大家理解。

大黄不是一个很好的治疗习惯性便秘的药，所以大黄在临床上更多的是利用它的泻下作用，把泻下作为一个手段，排除体内的其他邪气，治疗便秘以外的一些里实积滞证，所以这个功效称之为泻下攻积，也可以称为泻下导滞、攻下导滞，这在临床上应用非常广泛。

首先，大黄常常用于热邪积滞，比如温热病热邪炽盛出现高热神昏谵语，或内科杂病多种脏腑的热邪炽盛，如胃热出现牙龈肿痛、口舌生疮；或者心热盛出现心烦不安；肺热盛出现咳喘、痰黄稠；或者是肝热证出现头昏、头痛等。这样的里热积滞患者可能有便秘，有便秘时用大黄可以泻下通便，同时可以排除热邪，如果没有便秘，只有热邪炽盛，大黄同样可以使用。这种情况下利用排便对清除热邪是有帮助的。所以吴又可说温热病使用大黄，不是为便秘而设，是为热邪而设，不管有没有便秘，大黄都可以酌情使用。另外，在临床上有的是寒积，可能是阳虚生内寒，也可能是感受外寒，脾阳不能温运，也会产生便秘，但是有腹胀、腹痛拒按等里实的症状，大黄尽管是一种苦寒药，配伍一些温性的温里药或者是温补药，比如说配我们后面要学的附子、干姜，对于这种寒邪积滞便秘，腹胀、腹痛拒按也可以用，这种情况在中医临床叫做"去性存用"：去掉大黄的寒性，保留了大黄的泻下作用。当大黄配伍附子、干姜这些温阳药、或者是其他温里药以后，整个方剂就是起温下的作用，它就不是寒下了，就适合于寒证。

另外，大黄对于胃肠湿热，以及其他的湿热，也可以通过泻下，祛除湿热邪气。比如湿热痢疾，大黄本身是苦燥药可以清热除湿，甚至可以说是清热燥湿，同时还有一定的活血作用，就符合我前面所讲的痢疾活血则脓便愈，所以治疗湿热痢疾或热毒痢疾的方当中也可以使用大黄。这个时候，大便的次数增多，反而用有泻下作用的大黄来治疗，这在中医的治法中就是"通因通用"。"通因通用"就是临床表现出"通"的病证，再使用"通"的药物来治疗，痢疾表现出的腹泻就是通，再用能通的泻下药物。又如出血，还要用活血的药。淋证的小便次数非常多，一刻钟、半小时就想要小便，它还要用利尿药物，这些都属于"通因通用"。这个"通"可以消除病因，可以使表现出通的病证得到有效的治疗。大黄用于湿热痢疾，因为肠道有湿热邪气，用现在的观点来说，就是有痢疾杆菌，大黄通过泻下，把大肠里面致病的细菌或是产生的毒素排出体外，就可以避免这些细菌进一步地加重病情，也避免人体对于这些毒素的吸收，就有利于痢疾的治疗与全身症状的缓解。尤其是有的痢疾比较重，有高热，使用了大黄，全身症状很快就会减轻。

很多急腹症都会出现了腑实不通的症状,比如说急性胆囊炎、急性胰腺炎、不完全肠梗阻、急性阑尾炎,使用大黄以后都能够迅速地改善病情,如急性胰腺炎,西医治疗是要禁食的,但是也没有什么更好的方法,有的需要手术,有的是用抗生素治疗,临床上用大黄这类药物时,有的时候不需要完全禁食也可以有效控制病情。这些都是用它来排除邪气,恢复或保持六腑以通为用的正常生理状态,这方面的应用也是很广的。

另外,对于下焦的湿热,比如肾功能不好的肾病患者小便少或有水肿,尿液内许多有害的代谢成分排不出来,用大黄煎液灌肠,能够很明显地改善肾功能,也是通过大黄的泻下功用,排除下焦湿热邪气,都可以说是攻积导滞的范畴。大黄的临床应用在当代越来越广泛。

又比如说饮食积滞,长期消化不好,腹胀或者是大便失调,有时候也可以用少量大黄,把胃肠道有害的东西排出,使胃肠的消化功能恢复。所以一些治疗小儿消化不良的方当中,往往有一些泻下药,包括大黄在内,甚至比大黄泻下更强的巴豆、牵牛子,作用就是清洁肠道,恢复胃肠功能,因此饮食积滞能够得到治疗。

所以泻下攻积是大黄的第一个功效。

207

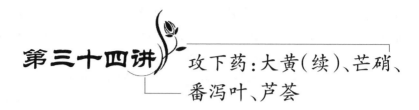

第三十四讲 攻下药：大黄（续）、芒硝、番泻叶、芦荟

大黄　大黄的第二个功效是泻火解毒，这种功效与黄连、黄芩、黄柏是一样的，其实是两个功效，前面的泻火是清热泻火，所以大黄也是清热泻火药，也能清气分热，我前面说大黄用于温热病有高热、神昏、谵语的时候，一方面是通过泻下，一方面是通过清气分热来起作用。在温热病当中，大黄也有比较多的机会来使用。和栀子一样，大黄也可以清脏腑热，而且作用的范围很广，心热、肝热、胃热、肺热都可以用，但是胃热、肝热用的相对多一些，心热、肺热也可以用。教材里面应用第二条中火邪上炎所致的目赤、咽痛、牙龈肿痛都用，目赤一般是肝热，咽痛是肺胃热，牙龈肿痛一般是胃火较盛，可见对一般的脏腑热证均可清热泻火。

第三个功效，解毒，就是清热解毒，把清热省掉了。我们前面刚学过清热解毒药，清热解毒药主要是治疗疮痈，也可以治疗温热病及咽喉肿痛、痢疾、烧伤烫伤，或者虫蛇咬伤。首先是疮痈，大黄既可以内服，也可以局部外敷。既可以治疗外痈，也可以治疗内痈，比如说张仲景的大黄牡丹皮汤，是治疗肠痈的，肠痈是内痈的一种，所以不管是内痈、外痈，不管是内服、外用，它都是一个良好的清热解毒药。对于烧伤、烫伤，大黄粉末用芝麻油调敷在局部，用在小面积的一度、二度烫伤，有非常明显的效果。当然面积很大的深度烫伤，就不是简单的外用药可以解决问题。所以在清热解毒方面，也类似前面的清热解毒药。

大家应注意，在过去的教材中大黄没有凉血止血的功效，现在的书上有了，在书上应用第四条就说到了治血热妄行。为什么其他教材的应用中也有血热妄行这样的病证，但是功效里面没有凉血止血的功效？这是认识有分歧，不少人认为，血热妄行的病因是热盛，大黄有很好的清热作用，把热一清，出血自然就缓解，把大黄用于出血症的止血效果，认为是一个间接的效果。但是经过长期的临床观察，大黄对于出血症不应该只是一个简单的间接效果，而应该是直接的凉血止血作用。清代末年，四川著名的临床医学家唐容川有一本专著叫《血证论》，血证就是出血症。在书中唐容川说："大黄止血，今人不知，惜哉！"30多年前，以上海为中心的很多临床医生经过长期观察，又做了很多动物实验，认为大黄是一个很好的止血药,尤其是对于上消化道出血有很好的疗效。所以逐渐地认为大黄是凉血止血的人就越来越多了。有的书是在20多年前编写的,所以分歧要大一些。现在分歧已经很小了,一般都认为大黄是凉血止血药,和前面学的黄芩、栀子是一样的,都可以用于血热妄行的多种出血。这是第四个功效。

第五是活血化瘀,治疗的当然是瘀血病证,这和前面学的牡丹皮、赤芍、大血藤、败酱草是相似的,可以用于妇科的瘀血证,尤其痛经,或者瘀血引起的月经不调。今后讲活血化瘀药的时候再来详细讲。也可以用于跌打损伤引起的瘀血肿痛,前面提到的大黄治疗疮肿和痢疾,也与活血相关,所以也是一个比较常用的活血化瘀药。

另外,大家使用的《临床中药学》在功效的后面,又加上清泄湿热四个字,有的教科书上是放在此外里面,没有写在功效里面,这样子就容易忽略。所以书上在应用的最后说,大黄能用于湿热淋证和湿热黄疸。其实大黄是一个苦燥的药,和黄连、黄芩的药性是相似的,也可以说是清热燥湿药。只不过习惯上大黄和栀子一样,认为排除湿热与小便的增加有相关性,所以栀子也说的是清泄湿热。大黄和栀子一样,功效也是写的清泄湿热。如果说是清热燥湿,其实一点也没错,只是前人这样说的比较少而已。前面的用于湿热痢疾,或者肝胆的一些湿热,比如胆囊炎、胰腺炎,或者肾病,用大黄其实也包括了清泄湿热的功效。在这里,书上就重点提湿热淋证,大黄也是利尿通淋药,治疗湿热淋证有名的八正散里面就用了大黄。另外是湿热黄疸,这将在利水渗湿药一节再来详细讲。黄疸就是巩膜、爪甲、肌肤都发黄,在实证的阶段一般都是由于湿热邪气所引起,大黄对于湿热黄疸也是有效的。它可以清泄肝胆湿热,而且能够利胆退黄。最有名最有代表性的方就是张仲景的茵陈蒿汤,方中三味药中主要的药是茵陈,此外就是大黄和栀子。前面的栀子治疗湿热黄疸,能够清泄湿热,利胆退黄,大黄和栀子非常相似,而且我前面说过吴又可在《温疫论》中还强调:茵陈蒿汤是专门用来治疗湿热黄疸的,假设去掉了大黄,那么这个方就"鲜有效矣"。所以治疗湿热黄疸,大黄也不全是通便的。很多湿热黄疸,大便还溏泄,用了大黄以后把湿热排了,大便很快就成形,就正常了,所以也不能拘泥于大黄是泄下药。

大黄的功用,主要有这六个方面。我们前面学了清热药,包括清热泻火药、清热解毒药、清热凉血药、清热燥湿药,和清虚热药,清热药前面的四类,大黄都有类似的性质或特征,再加上它活血、止血和泻下,就这样子记,也是容易理解和记忆的。

大黄的另外一个知识点是在用法和使用注意当中。在用法方面:大黄有生用和不同的炮制品。生用主要是用来泻下的,泻下的作用强。大黄的泻下作用是随煎煮的时间延长而逐步减弱。因为蒽醌类的化学成分在高热的情况下是要分解的,煎的时间越久,泻下的成分就越少。所以大黄泻下通便或者泻下攻积,或是其他需要发挥明显泻下作用的时候,一般用生大黄。而且生大黄一般还要后下,有的甚至不煎,就用开水泡服,这样就能够确保大黄的泻下作用。大黄除了生用以外,有酒炒的酒军,又叫酒制大黄,主要用于活血化瘀,因为酒能够通利血脉,增强活血化瘀的作用,同时也减弱了泻下的作用。如果大黄炒焦,叫做焦大黄,或者大黄炭,主要是用来止血的,一般用于出血症。

在使用注意方面,书上强调大黄在妇女妊娠和月经期是不能用的。这是一般规律不特殊,月经期是因为大黄有活血的作用,用了后月经量要明显增加,所以一般不使用大黄。后面有个哺乳期,是因为大黄的蒽醌类成分能够进入乳汁,授乳妇女的乳汁中就含有蒽醌类成分,服用了乳汁的婴儿就会腹泻,所以哺乳期的妇女不能用大黄。另外我补充说明一点,大黄服用了以后,因为所含的黄色色素可以通过泌尿道排泄,患者小便的颜色可能出现深黄色甚至橘红色,有些服用了大黄的人很紧张,小便颜色怎么这么深,尤其是生大黄,量稍稍大一点的时候更明显。医生就要先跟患者说清楚,小便颜色要加深,这是大黄的色素经过小便排泄的一种正常现象,不要紧张。另外,大黄的色素可以通过汗腺排泄,所以用了大黄的人,出的汗带黄色。尤其是夏天,天很热穿很白的针织衫,腋下一出汗,衣服有淡淡的黄色,有的人也会很紧张,以为发生了什么怪病,也会来找医生,所以事前要说清楚。

芒硝　是一种矿物药,主要成分是硫酸钠。芒硝在古代的文献当中不是这个"硝",是水字旁的"消"。古人称为芒消是因为芒硝的结晶是针状的,有其形如芒的意思;那么"消"呢,是它的水溶性很强,古人不知道水溶性、溶解度,没有这样的概念,但是知道这个东西放在水里面就消失了,古人说"遇水则消",其实是溶解了,这个"消"字就是这样来的。后来因为它是矿物类药,所以把"消"变成了"硝"。芒硝刚搜集来时含有杂质,这时候叫做朴硝,不做药用,主要用来硝制皮革,在一些文献上,又把它叫做皮硝。经过了精制的有锋芒的结晶,才是药用芒硝。芒硝是含有结晶水的硫酸钠,这种矿物结晶体在自然条件下失掉结晶水,从晶体状变为粉末状的过程叫风化,现代物理学的风化就是根据芒硝的变化借用来的。芒硝失掉了结晶水,从晶体状变为粉末状,就叫风化硝,也叫玄明粉。另外,把芒硝放在瓜里面,让它重新溶解,然后失掉结晶水,它就附着在瓜的表皮,称为霜,在西瓜表皮外面搜集的粉末叫做西瓜霜,放在苦瓜里面就叫做苦瓜霜,放在黄瓜里面就叫黄瓜霜。这样就更加纯净。

芒硝又叫水硝,这是相对于火硝,即硝酸钾而言的。

芒硝的功效,在有的书上有六个字分为三组:泻下、软坚、清热。实际上软坚和泻下不能分开。而且软坚应该放在前面,软坚是芒硝泻下的修饰词,用来描述它的特征性,我们这个书上已经改了。因为古人在临床应用的时候,发现使用芒硝导致的腹泻泻出的排泄物,水分比使用大黄这一类药物要多,更加清稀,所以芒硝最适合有燥结的热结便秘。燥主要是指大便的外观,如果大便非常干结,水分很少,用芒硝效果最好。所以前人就说芒硝是软坚的,软坚就是软化坚硬燥结的大便。今后大家学《伤寒论》,大承气汤为什么要用芒硝?就是因为有燥结。现代的药理学也有解释,在西药当中像芒硝这一类的药,就称为容积性泻盐。为什么呢?因为服用了以后,在人的胃和小肠里面,就出现一个高渗的状态,里面的渗透压升高,胃肠以外的水分就要进来,才能够使渗透压保持平衡,所以服用了芒硝以后,肠道里面的水分就会增加,增加的水分就会刺激肠壁,增加肠的蠕动,容易腹泻,排泄物里面的水分就很多。所以,应该把芒硝的泻下称为软坚泻下。我们前面学五味的时候,曾说"咸能下"非常局限,实际上就是为芒硝这一味药归纳的五味理论,实用面非常地狭窄,但很特殊。

所以,芒硝的第一个功效就是软坚泻下,适用于有燥结的便秘。当大黄用来泻下通便或者泻下攻积,只要有燥热,都可以配伍芒硝相须为用。如果没有燥结,没有燥热,就可以不配伍芒硝。如果急腹症肠腔积液多的时候,也不能用芒硝,用了会加重病情。

芒硝清热或者清热消肿,主要是外用。大家注意,通过口服,这种作用一般不明显,主要是用于皮肤或者五官出现了热证的时候,局部外用可表现出有清热消肿的功效。

另外,书上谈到了芒硝回乳,就是有的产妇不需要授乳了,但乳汁分泌还比较旺盛的时候,用芒硝外敷有一定的疗效,后面讲麦芽的时候再来一起讲。

芒硝作为汤剂的时候,不入煎剂煎熬,比如要服三次,就把芒硝分为三等份,然后取一等份加在每一次要服的药汤里面,溶解后一起服下去,这就叫冲服。因为芒硝水溶性很好,如果一起煎,在第一次就把芒硝喝光了,这样量不好控制。

番泻叶 它的功效是泻下导滞,讲泻下通便也可以。由于使用的时间不长,首载于《中国药学大辞典》,也就七八十年的时间。它是外来药,"番"有外来的意思,泻叶是能够引起腹泻的一种植物的叶片。它和大黄比较,因为大黄应用的时间很长,医生都非常了解,尤其是有很多有名的古方,一般都是用大黄,不会去用番泻叶。

番泻叶主要是用来泻下通便治疗习惯性便秘的,其他方面很少用。所以,番泻叶的用量很轻,一般就是2~3克,就像泡茶一样,用开水泡服,治疗习惯性便秘。为什么在这方面多用呢？因为番泻叶有一些优势：它不容易导致继发性便秘，对于习惯性便秘，需要经常服用，它比较适合，这个是最大的优势。其次，大黄有明显的苦味，泡来喝口感不好，不太适合；番泻叶苦味不明显，有的书甚至写了一个甘味，其实是说它的真实滋味不是很苦。所以治疗习惯性便秘，番泻叶使用比较广泛。

芦荟 芦荟是把叶片里面的汁液浓缩干燥了以后，形成的黑绿色块状。

芦荟作为泻下药，它的泻下作用是比较强的，和大黄一样也是苦寒药，比较适合于热结便秘。但是芦荟的刺激性比大黄还要强，所以芦荟在临床上也很少作为攻下导滞用，主要是用于泻下通便，也是用来治习惯性便秘。它也不容易引起继发性便秘，这点它和番泻叶比较相似，所以主要也是用来治疗便秘的，尤其是热结便秘。

芦荟的个性特征是它的第二个功效：清肝热，而且清肝热的作用很强。热结便秘兼有肝火，烦躁不安者比较适合。所以书上说芦荟能泻下通便，又善清肝火。治热结便秘兼见烦躁失眠，就是肝热比较盛者。如更衣丸：芦荟加清心安神的朱砂。古人穿的是长袍，大便不方便，所以在大便的时候，要把外面的长袍脱掉，这就叫更衣。

芦荟清肝热可以单独用，没有热结便秘的肝火眩晕、头痛、烦躁，和前面学的夏枯草、龙胆一样，也可以使用，不过芦荟的作用很强，所以书上单列出来。

芦荟的杀虫有两个含义：一是指驱虫，主要是对蛔虫有一定的作用，但用得不多，应该叫驱蛔虫。在过去历版教材里面，把驱虫都叫做杀虫，这样会混淆。杀虫的另外一个概念，是外用能够杀灭皮肤的寄生虫，这才是真正的杀虫。芦荟的杀虫，这两种情况都可以用。在书上的应用当中，先是说治小儿疳积，这种疳积是因为有蛔虫和小儿争夺营养，小儿因此就营养不良，这种是蛔虫性的疳积，芦荟主要是用来驱蛔虫的，因其泻下又有利于虫体的排出。另外，书上的治疗癣疮，取其杀虫之效，是治疗真菌、霉菌感染的皮肤病，是杀虫止痒，与驱虫是两回事。

芦荟功效应用很简单，要注意的是用法的特殊性。芦荟虽然水溶性较好，但不做汤剂，因为它的味极苦，又有明显的异味，故只宜做丸散。另外，现在都比较风行芦荟作为一种食品，有保健作用，和我们讲的品种不同，吃了不会腹泻。

第三十五讲

润下药：概述、火麻仁、郁李仁；
峻下逐水药：概述、甘遂、京大
戟、芫花、牵牛子、巴豆、商陆

润下药概述

润下药也可以叫缓下药，其实二者有一定区别，缓泻只是攻下力弱而已。

这一类药物服用了以后，在于滑利大肠促进排便，不会引起腹泻，一般是用于肠燥便秘。肠燥便秘的出现，一是因为老年人津血亏耗，肠道得不到应有的滋润；二是热病后，热邪耗伤了阴津；三是产后阴血耗伤。润下药常常配伍补虚药，尤其是补血补阴的药，能够增强疗效。

这一类药的药性一般是甘平的，尤其适合做丸剂，作汤剂效果不好。因为润下药多数是植物的种子或果实，是利用它含的脂肪油，服用了以后在肠道里产生脂肪酸，对于肠道有轻微的刺激，可以增加肠道的蠕动，肠道里面内容物的推进速度就加快，所以就有利于排便；另外，脂肪酸还可以吸纳一部分水分，使大便变得比较软。脂肪油水溶性不好，所以一般做汤剂效果不明显，宜做丸剂服用。

润下药在中药里面很多，但大都分散在其他的章节。前面学过的生地、玄参，能够润肠，也可以说是润下的药，牛蒡子、蒲公英，量大了的时候会滑肠，其实作为治疗来用，也是润肠通便的药，以后还会更多，如紫苏子，瓜蒌仁，桃仁，杏仁，肉苁蓉，当归等，那些药其他功效更重要，所以放在其他章节。

火麻仁 在张仲景的著作里面称为麻子仁。用的是大麻的果实，其实有效的是里面的种子，作丸剂能够去掉外壳当然更好，但是去掉外壳比较麻烦。把里面的油脂榨出来也能够润肠通便。

火麻仁是有营养性的润肠通便药，可以作为食用，但是量不能太大，因为它里面有一种酚类成分，如果食用的量太大，对神经系统有一种特殊作用，会出现一些异常症状。有的人吸大麻，那就是来自没有成熟的果实和花序。《神农本草经》里面的麻蕡就是大麻的花序和幼果，书中记载多食见鬼，就是产生幻觉，让人产生一种轻快感。

火麻仁对于一般的肠燥便秘都可以用，作用很缓和，如果便秘比较重或是有

213

热,可以配伍行气药,也可以配伍攻下药。张仲景的麻子仁丸里面就用大黄、枳实来增强作用,单用它,作用是不明显的。

郁李仁 是一种蔷薇科植物的果实,比水果当中的李子要小一些,里面的种仁含脂肪油,可以润肠通便。因为这个药没有什么营养,就不如火麻仁用的多。另外,利水就更少用,因为作用更不明显。

峻下逐水药概述

峻下逐水药为什么称做峻下?一是因为作用峻猛。这类药物引起腹泻的时间很快,服用后2～3小时就会产生明显的腹泻,大黄一般也要6～8小时。另外,引起的腹泻很严重,大黄引起的腹泻大便中含水量不太大,或仅仅是稀溏便。而这一类药用了以后引起的腹泻是水样的,如水下注,来势较猛。二是这类药有毒,安全性不高,都有毒副作用。

这一类药物的基本功效可以叫峻下逐水,或者泻水逐饮。其主治一是水肿,二是痰饮。水肿是水液停滞,泛于肌肤;痰饮是水液停留在局部,比如胸腔里面的胸水,中医就叫做悬饮;臌胀是腹水,也在局部,可以不单独列出来。临床治疗水肿,常规是用利尿药;治疗痰饮,常规治法是用化痰药。对于水肿、痰饮,如果用一般的利尿药或者化痰药效果不明显,而患者的正气尚可,病情又非常严重的时候,不得已,偶尔可以使用峻下逐水药。所以它对于水肿和痰饮不是常规的治疗药物,是特殊的治疗药物。使用是有条件的,一是一般的对症药物没有收到效果;二是患者不是太虚弱,因为这类药要耗伤正气,不至于因为峻下而不能支持;第三,要病情比较危重,不得已。在古代的历史条件下只能这样做,但是现在随着医学的进步,对于严重的水肿或者痰饮,要采取综合的治疗措施,这样能够提高疗效,减少不良后果,不能单一地依靠峻下逐水药。

这一类药物的药性大多是偏寒的,其中巴豆是热性的,芫花写的温性,没有什么意义。药味一是苦味,苦味能够通下,逐水也是通下,所以一般都是苦味。另外都有刺激性,所以又有辛味,但是以苦为主。泻下的药当然都是以归大肠为主。又因为水液代谢和多个脏腑有关,所以除了大肠,可能不同的药还有其他不同的归经,也可能有的是与其他功效有关,所以意义不如大肠。这一类药全部是有毒的。请大家注意,这一类药的用法也非常特殊,一般都需要炮制,以降低毒性。除了商陆,都是不适合做汤剂的,绝大多数的泻下成分是非水溶性的,作为汤剂有效成分出不来,所以不会发生作用。

甘遂 是一种大戟科草本植物的块根。

内服泻水逐饮,通过大量的水泻,让体内的水液重新分布,所以局部的水肿或痰饮就会消退或减轻。它主治的病证就是前面说的特殊水肿和痰饮。书上说的身面浮肿就是水肿，大腹水肿和胸胁的积液，属于痰饮的范畴，可以单用也可以配伍。

风痰癫痫，为什么要用？因为病因是痰饮闭阻心窍，其实也是用甘遂通过逐水来消除痰饮，这是它治疗的特殊病证，但不是另外的功效。

至于消肿散结，是局部外用，不是内服，所以大家最好在消肿散结前面加上外用二字，把它的给药途径明确地区别开来。泻水逐饮用于水肿痰饮是内服，治疗疮痈肿痛是外用，有的时候叫做攻毒消肿，因为它本身是有毒的，疮痈也是有热毒的，符合传统说的以毒攻毒。所以这类药物治疗疮毒，又叫做攻毒散结、攻毒消肿。

甘遂最重要的知识是用法和使用注意。它的有效成分不溶于水，是一种树脂类的化学成分。从张仲景开始就知道要做成散剂，十枣汤中的甘遂等药就是散剂，用十枚大枣煎汤送服。十枣汤并不是这几味药都要煎服，是做散剂的。另外醋制会降低毒性。至于用量，炮制后的一般是 0.5 克左右，每次用 1 克就是很大的量了。

因其有毒，而且作用峻猛，故体虚者和孕妇不能用，这是属于共性的和常规的知识。特殊的就是不能和甘草配伍，这是"十八反"中的禁忌，和甘草配伍后，甘草的量一般都会超过甘遂，甘遂的量是 0.5～1 克，甘草最少是 3 克。当甘草的量大于甘遂的量时，毒性会明显增强，这是经过很多研究得到证实的，它不和甘草配伍，主要是指内服的时候。

京大戟　它的功效、应用和甘遂一样，使用注意和用法也完全一样，而且经常一起配伍使用。前面说的十枣汤，既有大戟也有甘遂。大戟的作用稍稍比甘遂差一点，毒性差别不是很明显，所以历来比较重视甘遂，这是相对的，关于大戟的功用就不多说了。

消肿散结也是外用，治疗疮痈肿痛，也可以称为攻毒消肿或攻毒散结。

为什么现在的书上称为京大戟？从《神农本草经》开始，张仲景所用的大戟就是京大戟，是大戟科的代表植物。明清以后又有一种叫红大戟，或者叫红芽大戟，是茜草科植物，红芽大戟泻下逐水的作用不强，长于消肿散结。为了与红大戟相区别，所以现在药典改称京大戟，就是古方里面的大戟。

芫花　在泻水逐饮的方面，和甘遂、大戟相似，而且也经常配伍在一起；十枣汤就是这三种药做成散剂，用十枚大枣煎汤送服，治疗水肿和痰饮。大家注意，应用中说：芫花泻水逐饮，与甘遂、大戟相似，而以泻胸胁水饮见长。为什么长于治疗胸部胁部的水饮？因为芫花可以祛痰止咳，胸胁的水饮都有咳嗽痰多的兼有症状,通过祛痰止咳,有利于缓解因水饮引起的病变。因为它的毒性大,一般的咳嗽痰多不会用这个药,不安全。所以在应用当中,虽然有这样的功效,但没有相应的主治。

另外,外用可杀虫疗疮,疗疮也是疮痈肿痛,这和甘遂、大戟一样;杀虫主要是治疗头癣,对头部的真菌感染有一定的疗效。

芫花自《神农本草经》开始,一直标定的是温性,但很不明显,临床不会考虑,可忽略不计。

牵牛子 是旋花科的一种观赏植物,开的花是喇叭状,花的颜色比较淡的,如白的、粉红的、淡红的,种子的表皮是白的,称为白牵牛子;花的颜色比较深的,如大红的、紫的,种皮的颜色是黑的,称为黑牵牛子。古人认为黑牵牛子的作用要好一些,所以古方有专门用黑牵牛的,或者黑、白牵牛同用的。但是现在的研究表明,种皮不影响它的作用,黑的、白的都一样。现在的药材都是黑白混杂,处方时就只写牵牛子,不再区分。另外文献里面还常把牵牛子写成丑牛,因为十二生肖中,牛是和丑对应的,丑就指代牛,所以把牵牛叫做丑牛,古方中也有人将黑牵牛、白牵牛写为二丑。

牵牛子在这类药中毒性相对小一些,同时又有一定的利尿作用,在临床上主要用于水肿,痰饮比较少用,所以功效是逐水退肿,就没有说泻水逐饮。当然说牵牛子泻水逐饮也是对的,但是为了突出它在临床最主要的应用情况,就在功效上做了一点细微的改变。为什么水肿用它的多?因为它又能利尿,通过两个途径来排除水湿,对水肿的效果就会更好。前面三药没有利尿作用,治疗水肿的效果不如牵牛子,所以功效的表述也有一些不同。

关于去积,是把牵牛子作为一般的泻下药,不让它产生剧烈的腹泻,所以它应该叫做缓泻去积。积是指胃肠道的饮食积滞,一些儿科的古方当中用牵牛子,但是量非常小,用了以后有利于清除胃肠道有害的积滞。清洁肠道,但不让它产生明显的腹泻,这样也能恢复胃肠的功能,称为去积。所以它是泻下的一种特殊情况,就是牵牛子轻用。用量大的时候,如每次服散剂3克以上,就是逐水的;用量中等的时候,如每次2克左右,就是通便的;用量更小一点,就是去积的。它的基本作用都是通过泻下大便来产生,但是程度不一样,用的目的就不一样。所以教科书中的泻下、逐水、去积三种功效,是在不同用量下产生的不同效果。

另外,杀虫和芦荟驱蛔虫有相似的地方,对蛔虫有一点作用,但是现在蛔虫很少,牵牛子会引起腹泻,作用又不强烈,所以实际上牵牛子应用不多。书上虽没有说一定不能做汤剂,但是它作汤剂的效果比丸散差。

巴豆 是大戟科小乔木巴豆的成熟果实,硬壳里面的种子有一点像黄豆,古人误解,把它认为是豆类了,可能最早发现是四川东部到湖北,就是长江三峡一带,古代称为巴,大概巴豆的名称就是这样来的。

巴豆是这一类药中毒性最大,泻下作用最峻猛的药。一般不把它作为泻水逐饮或者逐水退肿药,虽然它可以用,但是不安全。所以它有这个功效,可以治疗水肿和痰饮,但用的不多,放在比较后面的位置。

巴豆是这些药当中唯一热下的代表药,它治疗的是冷积。便秘有寒者,用少量的巴豆作一般的泻下药,只要能够通便就可以了,这样实际上还是比较安全的,这就是古人说的"峻药轻用"。它虽然峻猛,但是用量比较轻,只作为通便或是排出胃肠积滞的一种药来使用。

巴豆的祛痰利咽是作为急救的一种手段,书上的应用第三条是用于喉痹,痰涎壅塞气道,呼吸急促,甚至窒息欲死者。痰浊壅塞影响呼吸,生命处于垂危的状态,在古代没有办法,就用巴豆把痰吐出来,或者通过泻下排出去,使呼吸道通畅。这种急救在今天没有实用价值,今天首先就用吸痰器,再严重的可能就要采取手术的手段,所以大家不要认为一般的咳嗽痰多用巴豆,它是古人作为急救时不得已的一种方法和手段。

为了降低毒性,一般制成巴豆霜,就是把巴豆的种子碾成泥状,再用一层一层的吸油纸铺在上面,用重物压住,把巴豆的油吸掉很多,因为它的泻下成分就是脂肪油,这样功效就变得比较缓和,毒性就小一些。

巴豆的刺激性很强,加工时要避免过多直接与皮肤接触和吸入其蒸气,不然容易引起皮肤、黏膜充血水肿,严重的还会出现淋证样的症状。

商陆 药材用的是商陆科商陆的根,这种植物有开红花的,有开白花的,开红花的毒性更大,又叫做红花商陆,开白花的白花商陆毒性小一些,作为内服的时候白花商陆更适合一些。

它的功效和牵牛子一样,也是逐水退肿,因为它也有明显的利尿作用。但是这两味药中,利尿作用更明显的是商陆,牵牛子有一点利尿作用,但不如商陆。所以书上说商陆能通利大小便,使水湿从二便下泄,它更适合水肿。它也是有毒的,它的有效成分是水溶性的,在高温煎熬的过程当中毒性会逐渐降低一些,所以它是这一节药里面最适合做汤剂的。古人不但主要是作为汤剂,甚至用它来炖鲤鱼、肉类,炖的时间肯定比较久,它的毒性才比较低。

另外,消肿散结也是外用,和前面的甘遂、大戟一样,外用的时候,对疮痈肿痛能攻毒消肿散结。

217

第三十六讲 祛风湿药：概述；祛风湿止痛药：概述、独活、威灵仙、川乌、防己、香加皮

祛风湿药概述

1. 含义　书上说凡以祛风除湿、解除痹痛为主要作用的药物，称为祛风湿药。更准确地讲，应该是以祛风湿为主要功效，主要用于治疗风湿痹病的药物，称为祛风湿药。根据中医理论，风湿痹病的病因，在《黄帝内经》中有一句话："风寒湿三气杂至，合而为痹"。意思是风寒湿三种邪气同时侵袭人体，会导致痹病。有部分痹病患者阳热内盛，或者寒湿郁结化热，在临床上没有寒象，反而有热象。寒是风湿痹病初始的病因之一，到了后来可能有寒，可能没有寒，甚至可能化热，但是风和湿不管什么证型都有，所以痹病又叫风湿痹病，更加强调风和湿这两种邪气。

风寒湿侵袭人体的部位主要是关节、筋骨、肌肉，出现关节疼痛、拘挛，拘挛就是关节活动不灵活，有风湿痹病的患者，早晨起来关节僵直不灵活，一般要过半小时或一小时才慢慢舒缓，在西医学中叫晨僵现象，中医学叫关节拘挛，或出现酸楚，有些还会出现肿胀。在文献中，痹病的概念很广，除了关节的痹病，还有五脏痹病，现在对五脏痹病提的比较少，目前言痹病一般为风湿痹病。

2. 功效和主治　首先还是说共有功效，所有祛风湿药共有功效就是祛风湿，有的书上在谈祛风湿药的含义时，称这类药为祛风除湿，但是这样的提法会出现一些问题。在中药的功效术语中，有时候说的祛风除湿不是祛风湿，它表示既可祛风邪，同时又可治疗湿邪引起的病证，比如之前的白芷，可祛风解表，这个祛风是治疗风邪引起的感冒，或风邪引起的皮肤瘙痒，白芷可祛风止痒。它治疗的不是风湿。它的除湿是燥湿，主要是治疗妇女带下，它能治疗六淫中此二邪相关的疾病，这种药也可以称为祛风除湿药。这时的祛风除湿药，不一定是治疗风湿痹病的。这就引起了祛风除湿这一功效术语的使用不规范，如果它出现在某个药的功效中，我们就不知道它究竟是祛风湿的，还是和白芷一样是治疗风与湿有关病症的。现在要求中药功效术语规范化，比如以往将驱除肠道的寄生虫叫

杀虫,同时又将治疗体表的寄生虫引起皮肤瘙痒也叫杀虫,这也是不规范。因此,现在把治疗肠道寄生虫的药叫驱虫药,其功效就不再称杀虫了,后面讲驱虫药时,再来讲这个问题。基于这种情况,我们就把祛风湿这个功效作为一个特殊作用,就是对风湿痹病的治疗作用,它不是泛指祛除"风湿痹病"以外的风和湿,所以这样就和祛风除湿分开了,用语就规范了。

另外,祛风湿这个功效,有的时候又称为蠲痹、除痹、宣痹等,都有消除风湿的意思。

主治就不多说了,是风湿痹病,简称痹病。在西医学中,有一种病也叫风湿,它和中医的风湿痹病有一点相关性,比如说慢性风湿性关节炎,也是中医痹病的范畴,但中医学中说的痹病,不仅仅是慢性风湿性关节炎,它包括多种骨关节以及关节周围组织,或肌纤维的很多病变,只要表现出以关节疼痛、拘挛、肿胀,或局部酸楚、麻木,都称为风湿痹病,如西医说的痛风,或者老年人骨关节退化,都属于中医痹病范畴。

对于祛风湿药,还要求大家掌握三种兼有功效。

一是止痛功效,因为风湿痹病都有疼痛。从治病求本这个角度来看,祛除风湿以后,疼痛就可以得到缓减,所以一般的祛风湿药,都可以不同程度地缓解疼痛。但是我们所说的兼有止痛功效,就是除了这一因果关系以外,它还有明显的止痛效果,这些药的止痛功效除了风湿痹病,还可以用于不是风湿的疼痛,比如一般的头痛,有的还可用于牙痛、跌打损伤痛。我们之前在解表药当中,其实已经学过三四种这样的药物,如羌活、防风、藁本、苍耳子,它们既祛风湿,又有止痛的功效。

二是有一部分药兼有舒筋活络的功效,这个功效又叫通经络,其实舒筋和活络又有区别。舒筋是舒缓筋膜,主要是针对关节拘挛。有的筋脉拘挛不是痹病引起的,舒筋的药除了对风湿痹病的关节拘挛有针对性,对其他原因引起的筋脉拘挛,如脚转筋、项强等,也是常用的,有效的。活络就是通利脉络,脉络不通则局部失养,表现是麻木偏瘫,或者口眼㖞斜,风湿痹病久治不愈,局部可以出现麻木,用这类药物的活络功效有利于改善症状,但是临床见到的麻木偏瘫、口眼㖞斜,不一定是风湿痹病,更多的是中风后遗症、面神经麻痹,都需要活络。兼能活络的祛风湿药除了用于风湿痹病,更多是用于中风后遗症,所以舒筋活络是独立存在的功效。

三是强筋骨,根据中医理论,肝主筋,肾主骨,强筋骨主要和补肝肾有关,所以常常在强筋骨前面加上补肝肾,这样的药适用于风湿痹病日久不愈,损伤筋骨,出现筋骨痿软,比如骨关节退化、骨质疏松,也属于中医痹病的范畴,这时不

219

但要祛风湿,还要补肝肾强筋骨,这一类的药就更适合。但是这类药物的强筋骨功效,也可以用于没有风湿的肝肾亏虚、筋骨痿软。有的中老年人没有风湿,只有关节疼痛、筋骨痿软也可以用。另外就是儿童生长发育比较迟缓,中医儿科学里面的五迟、五软,就常常使用这类药物。后面讲补虚药,类似的药物也很多。

下面具体的药物分为三类,兼有止痛的,叫祛风湿止痛药;兼有舒筋活络的,叫祛风湿舒筋活络药;兼有强筋骨的,叫祛风湿强筋骨药。

有的书将本章药分为祛风湿散寒药、祛风湿清热药和祛风湿强筋骨药三类。为什么我们没有采用?因为这样分不够严谨,第三节中的药都是温性的,也可以散寒;而且寒热是性能,也不符合全书用功效分类的原则。现在按兼有功效分就避免了交叉,更为合理和科学。

3. 性能特点 仍然是五个方面:一是药性,祛风湿药多数偏温,包括前面提到解表药中的羌活、防风等都是温性的。但是祛风湿药当中有少部分是寒性的,不过占的比例比较小,记忆时记住偏寒的,其余的就是偏温,尤其是防己、秦艽、络石藤强调是寒性的,比较适合热痹,其他原则上都可认为是偏温。为什么说原则上呢?因为有些是炮制后才变温,也有的是平性。二是关于药味,一是辛,二是苦,辛能祛风,散寒的作用特征也是偏于行散,可以用辛来表示它的作用。为何有苦味?苦能燥湿,苦能清泄,祛风湿药针对湿邪就因其苦燥,另外风湿化热之后就要清泄,故祛风湿药一般都有辛、苦味;能够强筋骨的又有甘味。三是归经,祛风湿药的归经主要是肝、肾两经,因为风湿痹病主要在关节、筋骨,肝主筋,肾主骨,风寒湿邪侵害人体部位是属于肝和肾的部位;当然与脾主肌肉也有一定的关系,但属于次要,不强调,一般认为祛风湿药主要是归肝、肾经的。另外,祛风散寒是偏于升浮,清热又是沉降。这章药物有少数是有毒性的,介绍具体药物再说明。

4. 配伍应用 在讲解表药时就说了配伍应用不外三个方面:一是考虑六淫邪气,对于祛风湿药同样适用,有热配清热药,有寒配祛寒药,有湿配除湿药等。在痹病当中,根据邪气的偏盛不同,在临床又有不同的证型:有的疼痛是游走性的,这样的痹病是风邪为主,因为风邪善行而数变,它符合风邪致病特征,所以叫风痹或行痹,这样的痹病要配伍解表药,尤其辛温解表药,祛风作用都很强;有的痹病疼痛很重,而且还出现冷痛,遇寒加重,遇热减轻,这是寒邪偏盛,称为寒痹,因为它是疼痛为主,又叫痛痹,需要配伍温里药,尤其是温经散寒药;有的痹病是关节肿胀,肢体重着,符合湿邪致病的表现,称为湿痹,或叫着痹,要配伍除湿的药,利湿或燥湿都可以;另外有的关节红肿热痛,叫热痹或湿热痹病,要配伍清热药,或清热除湿药。二是针对正虚,风湿痹病的正虚与气血阴阳都有关,但更多的是影响肝肾,所以配补虚药主要的是配伍补肝肾强筋骨的药。另外就是结合主治证最突出的症状配伍,风湿痹病最突出症状是疼痛,不通则痛,是因为血脉不通,所以最主要的配伍是活血化瘀药,就是前人说的"治风先治血",这个风也包括了风湿痹病,所以治风湿痹病的方中常常会有当归、川芎、红花等活血化瘀药物。

5. 使用注意 亦是从几个方面来考虑。

一是因证选药,根据不同的证候选适合的药物。对于祛风湿药,根据风湿痹病的不同证候,选适合的祛风湿药:行痹也就是风痹,选长于祛风的祛风湿药;寒痹选温性比较强的、强于散寒的祛风湿药;如果是热痹,选长于清热的祛风湿药;如果是着痹选除湿作用比较强的祛风湿药;肝肾亏虚的风湿痹病,选兼能强筋骨的祛风湿药。

二是证候禁忌,凡是祛风和除湿的药,药性都是偏燥的,所以阴虚血虚者应该禁用或慎用。

三是中病即止,不要过用,过用了这类药,主要还是耗伤阴血,也是与它的燥性有关。

另外在用法方面,因为风湿痹病为慢性病,需要长时期服药,天天服用汤剂,患者很难接受,所以传统剂型常常选择酒剂,酒剂服用方便,另外酒还能行血脉和助溶,有增效的作用。

祛风湿止痛药

这一类的药都有明显的止痛作用,用于风湿痹病疼痛比较明显的患者,它的止痛作用还可以用于一些风湿疼痛以外的疼痛症。

独活 是《神农本草经》就记载了的一味药。为什么叫独活呢,是古人把它神奇化了,说这个植物有风的时候不动,没有风的时候它动摇不定。在自然界不可能有这么一种草本植物,有风不动而无风自动。其实古人把它神奇化是为了扩大影响,让人们充分地认识这个植物而已。

独活和解表药当中的羌活在古代是不分的,认为羌活是羌地出产的独活,因为羌活主要出在四川的西部高原。在汉代,中原的人很难到四川的西部,可能没有看见羌活的原植物,就不了解,认为羌活是羌人住的地方所产的独活。后来发现是两种不同的植物,就把羌活和独活分开了,现在有的医师在开处方时,羌活和独活同时使用,称为二活。

独活和羌活的功效完全一样,但是有时表述不同。如羌活说的是祛风解表,胜湿止痛,其实也可以写成解表、祛风湿、止痛;独活也可以称为祛风解表、胜湿止痛。作为祛风湿药,独活是辛苦温的;辛可以祛风,苦可以燥湿,温可以散寒,所以主要是用于风湿寒痹,不管是风邪偏盛的行痹,湿邪偏盛的着痹,寒邪偏盛的痛痹,独活都是非常常用的一个祛风湿止痛药。但是对于热痹,就不太适合,这是它最显著的个性特征。和羌活比较,羌活是长于治疗上半身风湿痹病,独活相对于羌活而言,长于治疗下半身的风湿痹病。方剂里的独活寄生汤主要是用于治疗腰、膝部的,也反映了独活的个性特点。但是必须注意,所谓的上半身和下半身之分,是羌活和独活这两个药相对而言,这是古人的临床经验,也是有指导意义的,但不能误解为羌活不能治下半身,独活不能治上半身,其实全身都能用,只是比较而言,互有优势,在部位上不要把它绝对化了。

另外,独活也是发散风寒药,常常用于风寒表证。作为治疗表证的辛温解表药,独活和羌活相似,也是比较适合于外感风寒,肌表夹湿,有酸楚疼痛的风寒表证。但是独活的解表作用逊于羌活,所以羌活放在解表药,独活放在祛风湿药,有一个主次。独活解表,常常和羌活同用,譬如败毒散,里面有羌活也有独活,是治疗风寒表证的。

另外,和羌活一样,独活也有止痛的作用,可用于风湿痹病的疼痛和感冒的头身疼痛,也可用于一般的头痛,跌打损伤或是牙痛。二者止痛有什么不同?前人认为羌活主要用于治疗太阳头痛,对于太阳膀胱经循行的项背这些部位,作用要好一些。独活是治疗少阴疼痛。太阳和少阴有什么不同?可能有两层意思,一是经络循行部位,羌活是长于项背,肩背;独活长于治疗牙痛这些少阴经的循行部位。另外,太阳和少阴有表里的不同,古人说的太阳主表,少阴主里,这来源于《伤寒论》的六经。少阴属于里寒,太阳属于表寒,羌活偏于表寒的疼痛,感冒的疼痛。独活对没有明显外感者也常常使用,其实在临床上使用没有那么严格,往往是同时使用的。

学了独活和羌活以后,要求比较二者在功用方面的异同。两味药都有祛风湿、解表和止痛这三种功效。不同在于,发散风寒治疗风寒感冒,羌活优于独活;祛风湿治疗风湿寒痹,羌活偏于上半身,独活偏于下半身;止痛,一偏于太阳,一偏于少阴。但大家要注意,在祛风湿方面,这两个药很难分高下,不要因为羌活放在解表药,就认为它祛风湿作用不如独活,这不对,只是在解表方面独活不如羌活。在祛风湿和止痛方面,这两个药的作用大致是相当的。

威灵仙　现在用的是毛茛科的几种近缘植物,主要用根或是根茎部分。

对于威灵仙,只要求了解功效,它既是祛风湿止痛药,又是一个祛风湿舒筋活络的药,可以用于风湿痹痛,又可以用于风湿痹病的筋脉拘挛或是局部麻木,在其他方面用的不多。

为什么这个药只要求功效？因为现在所用的植物品种和清代中期以前用的植物品种完全不一样，对现在的威灵仙还有待于重新评价。古代用的威灵仙，古人认为作用是非常强的。威是指药物作用比较峻猛，灵仙是指药物对于风湿痹痛或是疼痛疗效非常显著。但是现在用的毛茛科的这种威灵仙，没有发现它有多峻猛，作用很一般，疗效也很一般，既不灵验，更成不了仙。现在我们还不知道古人用的是什么植物，还需要进一步的研究。怎么会导致这种情况呢？清代有一个叫吴其浚的人，在云南当官的时候，写了一本书，叫做《植物名实图考》，在这书里面绘的图非常精美，他绘的威灵仙图就是现在毛茛科的一种植物。稍后张绍棠在出版李时珍《本草纲目》时，认为原图不美观，就用《植物名实图考》上的图偷梁换柱，一般的人都不知道，就觉得张氏出的书的图非常好看，这个书就卖得多，但是就带来一个很大的问题：里面的很多药材就改变了。其中威灵仙是典型例子，所以之后都是用毛茛科植物的威灵仙作为祛风湿药，作用非常一般。一些文献言其性善走窜，而且作用比较强，可能指的是原来那种草本植物。现在的威灵仙辛温之性也不明显，需要认真总结。

另外，威灵仙功效里有一个治骨鲠，这也是古代本草文献上的记载，也是指古代的威灵仙，现在的威灵仙作用不明显。

川乌 四川的地道药材。像乌头的形状，所以古人把它叫乌头。

作为祛风湿药，它长于散寒止痛，在临床上主要用于寒痹。作为散寒止痛药，川乌也可用于寒邪凝滞引起的胃痛、寒疝等。但这个药毒性很大，一般要炮制。炮制了以后，作为汤剂还要久煎。这些问题在谈附子的时候再做讲解，因为附子和乌头来源于同一种植物，这个是母根，旁边长的子根就是附子。

防己 是防己科的粉防己，又叫汉防己。过去的书上除了粉防己之外，还有马兜铃科的广防己，广防己又叫木防己。

防己作为祛风湿药，当然有祛风湿的功效，另外有止痛作用，而且止痛的作用很强，常常用于风湿疼痛。这个药的最大特点是它的苦寒之性较为明显，对于单味药而言最适合于风湿热痹，或者说湿热痹病。它苦寒清热，同时有利尿的作用能够除湿，所以长于治疗湿热痹病。因为防己祛风湿和止痛的作用在同类药当中是比较强的，在临床上常常配伍温里药或是温性的祛风湿药治疗寒痹。

作为止痛药，胃火牙痛等都能用，因为它本身又是清热药。

作为利尿药，也是因为它是苦寒的，所以常常用于湿热水肿。但是因为张仲景有一个方，叫做防己黄芪汤，治疗的不是湿热证，是气虚水肿。也就是说，它有比较明显的利尿消肿作用，在配伍温补或是补气药的情况下，也可以用于虚证。但是就单味药而言，它是不适合用于气虚证的，因为苦寒还可能伤胃。但在重用

223

黄芪、白术这样一类药的基础上，它是可以用的。大家不要因为张仲景曾经那样用，就认为它最适于治疗气虚水肿。

历来防己的药材有两个品种，以后大家在临床上一定要搞清楚所在的医院究竟用的是什么防己，防己科的粉防己是比较安全的，一般可以放心用。马兜铃科的广防己或是木防己，如果用量大或是用的时间长了，可能会引起肾功能的损伤。现在市场上防己科的粉防己比较少，马兜铃科的广防己资源比较多，可能经常出现。这个品种曾经出过事故，有人研制的减肥药里面用了防己，当时研究的时候用的是粉防己，没有发现什么不好。后来药厂在生产的时候因为粉防己不好购买，就用了木防己，这个减肥药销到欧洲，有的人吃了以后，产生了急性肾功能衰竭，这是一种很严重的毒性反应。以后我们用防己时，不能长时间或大剂量地用广防己，否则很不安全。风湿痹病是慢性病，必须长期使用药物，因此木防己就是用量不大也会有安全隐患。书上说的"木防己长于止痛"，就用不着记了。

香加皮　又叫北五加皮，因为最早是在东北地区使用，是作为五加皮的代用品。因为它们的来源不同，功用有很大的区别，所以把它单独分列出来了。第三节的五加皮是五加科的植物，又叫南五加皮。北五加皮来源于萝藦科植物杠柳，因为它有明显的香味，所以叫香加皮，而南五加皮是没有香气的。

香加皮能祛风湿，止痛，用于风湿疼痛。另外也有利尿的作用，现在研究主要是强心利尿，它含有强心的化学成分，常用于心源性水肿。把这个药单独提出来的原因是因为现在药材市场上主要是香加皮，不是五加皮。五加皮是补肝肾强筋骨的祛风湿药，香加皮没有补虚的作用，它不能补肝肾强筋骨，药典也言其强筋骨，是不可靠的。另外五加皮没有毒性的；香加皮用量大了有一定的毒性，这个毒性就是抑制心脏的功能，现在的临床医生很多人不知道，往往又产生一个错觉，五加皮没有香味，北五加皮有芳香味，总觉得香的东西比不香的东西要好一点，结果适得其反。

再强调一下，祛风湿止痛药在其他章节比较多，像解表药当中的羌活、防风、藁本、苍耳子等都是。

第三十七讲

祛风湿舒筋活络药:秦艽、豨莶草、臭梧桐、络石藤、木瓜、蕲蛇、乌梢蛇;祛风湿强筋骨药:五加皮、桑寄生

祛风湿舒筋活络药

这一节的药对于风湿痹病比较适合有关节或筋脉拘挛,或者局部有麻木者,因为它们同时又能舒筋活络。它们的舒筋活络功效又可用于其他的筋脉拘挛和中风后遗症。中风后遗症一般都有麻木,或者口眼㖞斜,也宜用舒筋活络药。中风后遗症往往是气血亏虚加上瘀血阻滞,所以常常配伍补气血或是活血化瘀的药。

秦艽 最早发现这个药是在春秋战国时期,产地是秦管辖的西部地区。开始的"艽"字用的是纠缠不清的纠字,当时没有草字头,只是纠的右半边"丩",后来因为是草本植物,就加上了草字头,最后才改用现在这个"艽"字,所以有的《神农本草经》版本是"丩"字。为什么会用这个字呢?因为它的根像麻花状,根是互相扭曲交结在一起的,这是药材性状方面的特征。

秦艽作为祛风湿药,也有止痛作用,但是和第一组药比较起来,它的止痛作用不是很明显,所以功效中把它淡化了,但是有的书还是写明它有止痛作用。

它兼有舒筋活络功效,主要用于风湿痹病关节拘挛,或有麻木者。秦艽在很多治疗中风后遗症的古方里面也是非常常用的,把它作为活络的药物。所以书上应用第一条说"用于风湿痹痛,周身关节拘挛",及"手足不遂",后者就是中风后遗症。

秦艽的药性是微寒,在理论上来讲它和防己一样,也是比较适合于湿热痹病。由于它祛风湿和舒筋活络的作用比较好,加上它的药性只是微寒,相对于其他的祛风湿药,它的温燥性很小,所以前人把秦艽称为"风湿药中的润剂"。这个润,不是说它能润燥,是相对于温燥的药来说,它不容易温燥耗伤精血。所以秦艽在风湿痹病中的应用就非常广泛,书上说秦艽疗痹不分新久,不分寒热。若风湿痹病日久损伤肝肾它也能用,在这个时候要配伍补肝肾的药,这就是不分新久的意思。另外虽说不分寒热,但它最适合的是热证,在配伍的情况下寒证也能

用。所以在有名的治风湿痹病方中，秦艽的出现率是很高的。

另外，秦艽的清虚热作用，类似于胡黄连和银柴胡，可以用于阴虚内热证，当然应配伍补阴的药，温病后期和养阴血药也可同用，这和前面学的退虚热药大同小异。

它还有清湿热、利胆退黄的功效，这和龙胆比较相似，它们是近缘植物，它对于湿热黄疸也是有效的。

豨莶草　是菊科的草本植物，豨就是猪，所以它的字旁是个"豕"；莶，是气味，这种植物有一种像猪身上的臭味，因此而得此名。

这个药作为祛风湿药或舒筋活络药，都非常平和，所以一般作为辅助药，要不就要长期服用，因为它比较安全。另外也可以用于中风后遗症，从宋代开始很多治中风后遗症的方也用豨莶草。

它的药性也偏寒，生用的时候清热解毒，可以治疗疮痈，或者湿热引起的皮肤瘙痒。为什么用于痹病没有强调它的寒性？因为豨莶草在用于祛风湿的时候要炮制，要用黄酒来蒸制，药性就偏温了，而且也可矫味。所以作为祛风湿药，我们没有强调它适合用于热证，不过生用时它是适合于热证的。

臭梧桐　和豨莶草的功效是完全一样的，但书上只写了祛风湿，其实它也可以舒筋活络、清热解毒。甚至于降血压，作为高血压的辅助药，这些二者都是相似的，只是由于它不如豨莶草，就省略了。为了记忆方便，大家可以记住臭梧桐和豨莶草的功效是完全一样的，是相须为用的，不管是治疗风湿痹病或是中风后遗症，都是这样。从宋唐就开始用的一个有名的经验方，叫豨桐丸，就是豨莶草和臭梧桐同用，既可用于风湿痹病，也可用于中风后遗症。《证类本草》说，豨桐丸治疗中风后遗症要用到 1200 丸，就是说要久服的意思，两味药若入汤剂都不适合久煎，尤其是臭梧桐，因为它有芳香性的成分。

络石藤　是比较少用的祛风湿药，它既能祛风湿也能舒筋活络。书上写祛风通络，其实就是两种功效合在一起，祛风就是指祛风湿，通络就是舒筋活络，所以它也主要用于风湿痹病，有筋脉拘挛、局部麻木的患者，也可以用于中风后遗症，这是属于共性的。由于它的作用不强，在风湿痹病或中风后遗症方面运用不多。药性也是偏寒，因为不需要炮制，所以也适合于湿热痹病。这一章的药，大多是偏温，部分偏寒，偏寒主要有防己、秦艽、络石藤这三种药。

此外，它还有凉血消肿作用，可治疗疮痈肿痛，但是作用不强，所以一般不会用。

木瓜　是这类药中比较重要的药。在木瓜的功效中，以往的教材没有祛风湿这三个字，请大家加上祛风湿三个字，那是五版教材印刷的时候漏掉了，如果功效里没有祛风湿,它就没有资格进入这一章。木瓜是有祛风湿功效的,但不强,主要是舒筋,所以风湿有筋脉拘挛者都可以用。

风湿痹病以外的筋脉拘挛,如吐泻转筋,即呕吐引起的腓肠肌拘挛,常用木瓜;用于治疗脚气的方中也常用木瓜,这个脚气是湿浊下注,踝关节肿胀,筋脉拘挛,和维生素缺乏的脚气是不同的。木瓜既用来舒筋,另外它又是化湿药,能够化湿和胃,把这两个功效结合,中焦有湿浊,引起吐泻转筋,木瓜是首先必须要选的药,所以木瓜是舒筋的要药。风湿出现了麻木或是中风后遗症,一般是不用木瓜的,虽然书上写木瓜是舒筋活络,其实活络的作用不明显,所以现在就只说舒筋,而且是舒筋的要药。

另外木瓜还有消食作用,因为它含消化酶,和后面要学的山楂有相似的地方,但木瓜一方面能用来化湿和胃,一方面能用来帮助消化。

木瓜是蔷薇科植物贴梗海棠的成熟果实,形状有一点像青色的木瓜,该植物是观赏植物,很多公园里面都有。但现在习惯把一种热带水果番木瓜简称为木瓜,因此造成了混乱。

桑枝 是桑树的嫩枝条,是一个平性的祛风湿活络药,祛风湿作用不强,活络的作用也不强,但风湿痹病和中风后遗症都可以做辅助药,无论寒热虚实都可以用。

蕲蛇、乌梢蛇 蕲蛇,古代叫白花蛇,因为它的皮肤底版是黑色而现白花纹。后来李时珍编《本草纲目》的时候,说他家乡的白花蛇最好,他家在蕲州,后来就把白花蛇叫蕲蛇。

蕲蛇在讲义上首先提到祛风,祛风包括了祛风湿,在祛风湿药当中它的作用是比较强的,所以书上说它是用于"风湿顽痹",也说它"长于透骨搜风",都是强调它祛风湿作用比较强。因其又可以舒筋活络,尤其长于活络,在这一类药当中,它的活络作用是最强的,它和木瓜相对而言,木瓜是舒筋要药,蕲蛇就是活络的要药,所以风湿顽痹出现麻木偏瘫,或者口眼㖞斜,或是中风后没有风湿的麻木偏瘫、口眼㖞斜,也常用蕲蛇。书上蕲蛇的功效中只称活络,没有舒筋二字,实际上是可以舒筋,但长于活络。

其祛风还包括祛风止痒,能治疗瘙痒性的皮肤病,对于一些顽固的皮肤病,如慢性湿疹、荨麻疹都可以用蕲蛇。

另外,蕲蛇的定惊其实是止痉,类似于防风,可以治疗小儿慢惊风或者破伤风,它的运用和之前讲过的防风一样,破伤风发生了就很难治,关键在预防。小儿急惊风一般是热证,温性的药不适合,所以临床意义不大。慢惊风是由于长时间的吐泻,土虚不能荣木,所以就容易形成肝风,这是虚寒证,往往和温补脾气的

227

药配伍治疗,所以定惊下面可以直接写上止痉二字。

补充三个问题:第一,蕲蛇后面有个乌梢蛇,现在可以人工驯养,药源相对多一些,没有毒,不是保护动物,而蕲蛇是保护动物,所以现在临床上多用乌梢蛇加大用量代替蕲蛇,性能、功效和应用是一样的。既然蕲蛇是保护动物,为什么还要收载?因为现在武夷山一带已有人办起了养蛇业,五步蛇等剧毒蛇也在驯养之列,而孵化率低、易患寄生虫和肝炎、天敌伤害及蛇之间相互吞食等制约发展的瓶颈问题正在逐步解决,其药源有望出现转机。

第二,现代又有一种药叫金钱白花蛇,它来源于银环蛇。区别在于,金钱白花蛇比较小,刚刚孵化出来就把它处死了,然后把它缠成一个小的圈,两三圈,所以药材直径就 2～3 厘米。这种金钱白花蛇没有什么药效,但是很多人说金钱白花蛇的作用比蕲蛇还要强,这不可能,因为蕲蛇的有效成分在是它的肉中,金钱白花蛇像蚯蚓那么大,只有皮和里面的骨,根本就没有肉,连药用的部分都没有长全,不会有多少作用,所以不要盲从。金钱白花蛇能不能当替代品,还是有待证实的一个问题。

第三,蕲蛇从唐、宋以来,所有的本草到我们的教材,都有"有毒"二字。现在我主编的《中药学》把"有毒"二字删掉了。在总论的毒性一节中我已说过了,当时说的是白花蛇。因为蕲蛇的毒在头部的毒腺里面,蕲蛇作为药用的时候是去掉头了,用的是它的肉,广东人喜欢吃蛇,包括蕲蛇也是他们桌上的美味食品,它不会中毒。就是没有去掉头部,它头部毒腺的毒液已经干燥了,干了的毒液对人体也没有明显的毒性。蛇的毒性是把人咬伤了,毒液进入人体血液,一种是溶血性的毒,一种是神经性的毒,蛇的毒通过口腔,从消化系统进入人体,基本上没有明显的毒性,它没有进入血液,从口腔到胃里面,它已分解破坏掉了,所以不管从什么角度来讲,蕲蛇在做中药的时候应该是无毒的。有毒的蛇和作为药性的毒性是不能混淆的,所以我们的教材就把蕲蛇的毒性删掉了。

祛风湿强筋骨药

这一类药用于风湿痹病比较适合于日久不愈、肝肾亏损、筋骨痿软的患者。另外,它们强筋骨的作用也用于儿童发育不良,或成年人肝肾亏虚筋骨痿软、腰膝酸痛,或骨折难以愈合,就是没有风湿也常用。这组药和今后补阳药当中的很多药有相似的地方,后面学了补阳药,就可以前后对照起来。

五加皮　是五加科灌木植物细柱五加的根皮,因其掌状复叶一般由五片小叶组成,即古代所说的"五叶交加",故有五加之名。

五加皮有祛风湿的功效,又可补肝肾强筋骨,所以比较适合于风湿痹病、筋骨痿软。作为补肝肾的药,对于没有风湿的儿童生长发育不良、五迟、五软,或成年人肝肾亏虚出现筋骨痿软,都是比较常用的。在古代对五加皮补肝肾的作用,评价很高,比如《证类本草》引用了当时民间的说法"宁要五加一把,不要金玉满车",虽然这是一种夸张,但也说明当时对五加皮的补虚强壮作用非常重视。现在用的五加皮,为什么没有那么好的强壮作用?古代用的五加皮中有刺五加皮,现在刺五加皮已经从五加皮中独立出来了。刺五加的作用和人参的作用相似,具有良好的"适应原样"作用,能增强机体非特异性的抵抗力和对病理过程的调节,并能提高脑力劳动效能等,这是20世纪50年代前苏联的药理学家研究出的结果。现在的五加皮品种,它也可以补肝肾强筋骨,但是作用不如刺五加。

另外,五加皮有利水作用,也可以用于水肿,和香加皮相似。五加皮是没有毒性的,可以强筋骨,香加皮是没有强筋骨作用的,是有毒性的,所以这两个五加皮要分开来使用。

桑寄生　所谓寄生就是乔木树上寄生的小灌木。现在作为桑寄生用的是桑寄生科的桑寄生和槲寄生。古代的桑寄生不分品种,不管是桑寄生或槲寄生,只要是寄生在桑树上古人就把它叫做桑寄生。现代的桑寄生是不分它生在什么树上,只要它是属于桑寄生这个品种,现在很少在桑树上面发现有寄生,都是在其他的杂木上。桑寄生的叶是互生的,茎枝圆圆的,就像一般的树枝;槲寄生用叶是对生的,茎枝分枝处膨大成节,易折断。但是宿主一定要没有毒性,宿主是有毒性的,寄生就会有毒性。现在药典将两种寄生分别收载,但二者的功用区别仍不清楚,临床也只能等同混用。

桑寄生在祛风湿强筋骨方面和五加皮比较相似,所以也适用于风湿痹病有筋骨痿软者。但是桑寄生祛风湿的作用不如五加皮,但是它补肝肾的作用优于五加皮。桑寄生更多是用在没有风湿的肝肾亏虚,除了腰膝痿软、筋骨疼痛,由肝肾亏虚引起的妇女胎动不安、或崩漏也经常使用,所以书上有安胎的功效,这种胎动不安是由于肝肾亏虚引起的胎元不固。前面黄芩安胎,是治胎元不安;紫苏安胎,是治气机阻滞,病因是完全不一样的。另外桑寄生对于肝肾亏虚的胸痹也有一定的效果,我们书上没有,这是近年来的发现。

第三十八讲 化湿药：概述

化湿药过去叫芳香化湿药。去掉"芳香"二字有两个方面的理由：一是和解表药的两节相似，教材的中药都是以功效分类，所以分章节的术语都应当是中药的功效。辛温解表、辛凉解表中的辛温、辛凉是性能的概念，不是功效的术语，所以，现在就规范为发散风寒药或发散风热药。同样的道理，芳香也不是功效，而是药材的物理性状，是用我们的嗅觉器官感觉到的一种药材特征，也不符合按功效分类的原则，因此，芳香二字就应该去掉。二是比较常用的比较重要的化湿药，都是芳香的，这是对的。但是有的芳香化湿药，未必是真的芳香，我们在学这章以前，其实已经学过了三味化湿药。第一味化湿药是香薷，香薷化湿和中，是个很香的药，可以说是芳香化湿药。上一章学祛风湿药，有两味化湿药。一味是木瓜，另一味是蚕砂，都能够化湿和胃，但是很难说它们是芳香的，所以不能将所有的化湿药都称为芳香化湿药。

1. 含义 以化湿为主要功效，常用来治疗湿阻中焦证的一类药物叫做化湿药。

2. 功效与主治 湿阻中焦就是这类药的主治。对于化湿药共有功效最简单的称呼就是化湿。在使用的时候，化湿药的基本功效有很多变化。湿阻中焦以后中焦失和，往往把这一功效称做化湿和中。它的症状当中，最容易出现恶心、呕吐等胃气不和的症状，所以也叫做化湿和胃。胃和脾同属于中焦，脾是阴土，喜燥恶湿；胃是阳土，喜润恶燥，所以湿邪影响中焦时主要影响的是脾，造成脾的生理功能失调，所以常常又叫做化湿运脾，有的文献称做化湿醒脾，或化湿悦脾等。

湿阻中焦也有不同的术语表述，有的叫湿滞中焦，也可以称做湿困脾胃，也可以叫做湿邪困脾，这是主动的表述，有的时候也改用被动语态的表述，改称脾为湿阻，指的都是同一个证候。另外湿邪通常又称为湿浊，所以又叫做湿浊中阻。

它的基本症状主要是痞满、呕吐泛酸、大便溏薄、食少体倦、口甘多涎、舌苔白腻等。脘腹痞满也可以说脘腹胀满、脘腹满闷。那么痞是一个什么样的症状呢？是一种似痛非痛、似胀非胀的阻塞不通的感觉。

根据中医的理论，脾主运化，运化包括了运化食物的精微，也包括了运化水液。那么为什么会出现湿阻中焦的情况呢？一是湿浊或者水饮进入人体太多，超过了脾的运化功能，譬如建筑物的排水设施，台风来了雨量很大，超出了排水能力，水就堵了，就像超过了脾的运化功能，这就出现了湿阻中焦。另外一种情况，水湿并不多，没有超过脾胃正常的运化功能，但是由于脾的运化水湿功能下降了。如下水道被堵塞了，虽然雨量不是很大，但排水设施的功能降低了，水仍然排不出去，类似于脾虚生湿。

脾是运化水湿的主要脏器，所以文献上说脾能胜湿。反过来说，如果水湿太过，或者脾的运化水湿功能降低以后，五脏当中，受到水湿侵害的首先也是脾，文献里面又有脾恶湿的说法，所以脾既能胜湿，反过来在病理情况下，它又最容易受到湿浊的伤害。上述症状有少数是胃失和降，譬如恶心呕吐，但更多的是脾的功能失司，尤其是大便溏薄、口中多涎、或口涎甜腻、身体困倦、舌苔厚腻等。

这是每一种化湿药都有的功效和主治，是最基本的。在这章药物里面，也有一些兼有功效，在兼有功效当中，尤其强调行气和止呕。在这一章药物当中的大多数药物，都兼有行气或者止呕的功效。为什么？因为湿阻中焦，脾胃气机都会阻滞而产生痞满、胀满，这就是气滞不舒的表现。行气是与化湿密切相关的一种功效，前人说"气行则湿化"，行气有利于中焦湿浊的消除，所以，行气是治疗湿阻中焦常常需要考虑的一种功效，如果化湿药没有行气的功效，就需要配伍行气药物来提高治疗效果。另外，湿阻中焦的临床表现有恶心呕吐，是胃气上逆的一种表现，治疗湿阻中焦常常需要和降胃气，要用止呕的药物，它兼有和降胃气功效对于出现恶心呕吐的湿阻中焦就更为对证。

3. 药性规律　化湿药都是偏温的，前面的香薷是发散风寒药，是温性的，木瓜和蚕砂也是温性的。在这一章将要学的和这一章以后还有的化湿药，譬如说开窍药中的石菖蒲也是芳香化湿药，也是温性的，只有佩兰温性不明显。之所以温性的偏多，是因为中医理论认为湿是一种阴邪，这种阴邪非温不化。使用温性药有利于阴邪的蠲化。

这一章的药物都有辛味，辛能行能散，化湿有行散的作用特征，所以依据五味的理论，一般都可以标辛味。另外，这一章药绝大多数都是很香的，辛香也是一种性状，与物理特征也一样。另外，在芳香化湿药当中还有一部分苦温燥湿药。这一部分的药物同时还有明显的苦味，它们的功效往往称为燥湿，这样的燥湿药不多，但是有代表性，而且是比较重要的药，像苍术、厚朴。同时也把味不苦而燥性强的化湿药如草豆蔻、草果的功效也叫做燥。

根据主治，归经就顺理成章出来了。它治疗的是湿阻中焦，中焦就是脾胃，所以这一类药的归经就是脾胃经。在具体药物表述的时候，如果说这个药的归

231

经比较少，一般脾和胃都写出来，如果说这个药的功效很多，除了脾胃另外还有归经，这时候可能就不把胃写出来，这只是一种处理方式，写出来没有错，没有写出来也没有错。

另外，化湿药略偏于升浮，因为它使湿浊升散，能止呕的药又兼沉降之性。这一类的药都没有狭义的毒性。

4. 配伍应用　还是从三个方面思考：一是根据兼有的邪气，对于湿阻中焦主要是寒热两种邪气，如果兼有寒邪的，就称为寒湿中阻，这时候就配伍温里药。如果兼有热邪，就是湿热中阻，这时候就配伍清热药，尤其是清热燥湿药。二是针对正虚，主要是脾气虚，配伍补气健脾的药物。三是针对主要症状，如果气滞胀满就配行气药。恶心呕吐还可以配伍其他的止呕药，如前面学的生姜。如果有饮食积滞，消化不良，也可以配伍消食药。

5. 使用注意　也是从四个方面来思考。

第一，因证选药，对于化湿药而言不是非常典型，但是它也有内容，湿阻中焦有寒热两种不同的证型，在选择化湿药的时候有比较适合的，也有不太适合的，如果寒湿中阻，就应该选温燥性比较强的化湿药。对于湿热中阻，就选温燥性比较弱的，例如佩兰或者藿香。

二是证候禁忌，这一类的药是温燥的，所以它比较适合有湿浊的，不适合津液耗伤者。脾胃阴虚、脾胃津液不足的时候，就是证候禁忌。

然后是中病即止，如果过用了，也是温燥伤津，所以不能用得太过。

第四点，在用法方面也有特殊性。就是不宜久煎，或者说是后下，这和解表药是一样的，因为绝大多数是芳香药，前人在本草学里面强调这一类的药是"以气用事"，气就是芳香之气，用现在的语言来表述，就是说化湿药的有效化学成分是芳香性的挥发油。古人没有挥发油这类的术语来表述，所以说"以气用事"，就是说我们在用这类药的时候，要注意保护芳香的气，芳香气耗散了，这部分药的作用就降低了，疗效也就差了。

再补充说明一下，这类的药物基本功效前面说了，是化湿和中，主治湿阻中焦，一般来说这应该是个实证。这是由于脾的生理功能在正常情况下，进入人体的水湿太多，超过了脾的运化能力而出现的。还有一种情况是脾虚湿阻，是脾胃的运化功能降低了，水湿并不多，但它仍然停留在脾胃，这个时候是一种虚证，要以补气健脾的药为主，可以适当配伍一些化湿的药物。另外暑湿和湿温也可以用化湿药。化湿药是温性的，这一类的病性是热性的，但是它们都有湿阻中焦的临床表现，所以对于暑湿和湿温，也可以在清暑热、清热泻火或者清热解毒的同时加上化湿的药物，有利于提高临床疗效。

第三十九讲 化湿药：苍术、厚朴、广藿香、佩兰、豆蔻、砂仁、草豆蔻、草果

苍术 是菊科的植物，用的是苍术的根茎。古人认为江苏茅山的苍术最好，所以有的医生开处方就写茅术，这一点大家简单地了解一下。

苍术切开了以后，中间有一些红色点状，叫朱砂点，是说它像朱砂的颜色，其实是苍术的油腺，它的芳香油就在里面，这就是比较好的茅苍术，油腺比较多。苍术切开以后，表面会出现一层白霉样的物质，是正品的优质苍术才出现的，是一种正常的现象，所以有的医生开处方的时候就写霜苍术，或者写霜术，就是选用好的优质茅苍术。但是有的人就误认为是长霉了，其实不是霉，我们作为一个医生应该了解，当苍术出现了白霜的时候，是正常的一种分泌物质，不是质量不好，而是质量好的一种表现。

在我们书上苍术的第一组功效写的是燥湿健脾。燥湿是一个独立的功效，为什么苍术放在化湿药当中，它的第一个功效没有写成化湿而用了燥湿一词？其实苍术既是芳香化湿药又是苦温燥湿药，它的性味里面有苦味，药性是温性的，是苦温燥湿药，它符合五味理论里苦能燥的理论。它又有浓烈的香气，有化湿和中的功效，它又是芳香化湿药。另外，它也有明显的苦味，但是就化湿和燥湿相对而言，燥湿的作用要强于化湿，在中药学里面一般都认定是它最强的一个功效，所以说苍术应该既是化湿药又是燥湿药，因为一般认为燥湿作用优于化湿，所以对于苍术的主要功效，一般都只写比较强的燥湿功效，并作为它的第一功效。我们刚刚开始学化湿药，如果苍术的第一功效写成了化湿，大家不必担心，它本身就有化湿的功效，这个是对的，只不过不是非常理想，因为它燥湿的作用更为重要一些。

那么燥湿和化湿有什么不同？应该说化湿主要是治疗中焦的湿浊，而且多数是芳香的药，一般又称为芳香化湿。燥湿是苦味的药，它们的作用比较广泛，都是使湿浊消除，使湿浊引起的一些症状得到治疗，它们都是针对湿邪的一种功效治疗，所以它们没有很大的区别，芳香的一般就叫做化湿，苦的一般就是燥湿。芳香的药，如果它的燥性强，同样也可以说是燥湿，不必截然分开。我们回忆一

233

下，前面解表药当中学的白芷，它也有燥湿的功效，但白芷没有一点苦味，但是因为它的燥性比较强，所以也称为燥湿，我们这一章后面有的药物也是不苦的，功效也叫做燥湿，所以化湿和燥湿有时候是混用的，并不好分。

苍术的第一个功效是燥湿，同样是治疗湿阻中焦，而且是治疗湿阻中焦的要药。因为它的温燥性强，对中焦湿浊有较好的消除能力，所以它是治疗湿阻中焦的要药。最有代表性的方是平胃散，平胃散是中医治疗湿阻中焦的一个基础方，这个方里面的主要药，或者说君药，就是苍术，所以由此认定苍术是治疗湿阻中焦的首选药，或者是很重要的一个药。当湿浊很盛、证候很重的时候，苍术是必须用的药。但是苍术没有行气的作用，所以往往在方里面就配了行气的药物，平胃散中有厚朴，有陈皮，陈皮、厚朴也是燥湿药，在燥湿方面它们是协同的，相须的。另外，又可弥补苍术没有行气作用的不足，所以对于湿阻气滞就比较适合。

苍术又是健脾药，能够直接健运脾胃，脾的健运又有利于运化水湿，或者运化湿浊，所以也就增强了苍术治疗湿阻中焦的作用，所以健脾对于燥湿又可以起一个辅助的治疗功效。但是身为一个健脾药，从理论上来讲，它对应的证候应该是脾虚证，但是在苍术健脾的后面，我们教科书上找不到治疗脾虚证这样的文字，就是没有对应的脾虚证。这是什么原因？是因为我们后面要学另外的一个药叫白术，白术和苍术在张仲景的时代是不分的，统称就一个字，就叫术，后来才把它们分开了，作为不同的药。苍术和白术都有健脾的作用，但是白术的健脾作用较强，所以就用来治疗虚证，对于脾虚，现在我们一般就用白术，不需要用苍术了，苍术主要就用于湿浊中阻这种实证，事实上是淡化了健脾的应用。古人也用苍术来治疗脾虚证，如果我们在临床上见到了有脾虚又有湿浊，完全可以用苍术，所以书上是和白术相比较没有强调而已。苍术作为一个苦温的燥湿药，除了湿阻中焦，其他的一些湿浊，例如说痰饮、水肿，也可以用。

另外一个功效，祛风湿。苍术作为一个祛风湿的药，它没有舒筋活络、强筋骨作用，但是它是长于除湿的，所以临床上苍术往往是用于湿痹，对风湿痹病当中的湿痹比较适合，寒湿与湿热证都能用，但最宜寒痹，热痹应与清热燥湿的黄柏等药配伍。

我们书上还提到苍术能够明目。其实它治疗的是夜盲症，古代称为雀目，现在临床上几乎见不到夜盲症了，那是过去动物食品比较缺少，而且又长期没有新鲜蔬菜吃，维生素 A 缺乏，可能会引起，现在没有意义了。

厚朴　是一种木兰科的植物，主要用的是它的树皮或者根皮。关于厚朴的"朴"字，自古以来就是这样，台港地区有些书或者文章把这个"朴"认为是个简体字，把"朴"变成了"樸"字，其实不是"樸"字，就是"朴"。

厚朴在教科书上第一功效是行气，这是对的。所谓第一功效，就是所有功效当中最好的，作用最强的，最有优势的一个功效。就厚朴这味药来讲，就是行气，而且它的行气主要在于消胀。气滞以后，有的是胀满，有的是疼痛，有的是痞闷。通过行气，有的能消胀，有的能止痛，有的能缓解痞闷，这个以后讲行气药的时候要讲。厚朴长于行气消胀，在我们要学的行气消胀药当中，它的作用是最强的，所以一般的中药书上，都把厚朴称为"行气消胀的要药"。不管什么原因引起的胃肠气滞胀满，厚朴都是一个很常用、效果很好的行气药。譬如说因为大便不通，胃肠气滞，张仲景的大小承气汤也是用厚朴来消胀；如果饮食积滞胀满很厉害，用厚朴也是利用它的行气作用。

它的第二个功效才是燥湿。苍术的燥湿和厚朴的燥湿是比较相似的，也就是说厚朴既是一个芳香化湿药，又是苦温燥湿药，厚朴的药材本身也有浓烈的香味，它也可以叫芳香化湿药，同时它也有明显的苦味，所以它又是一个苦温燥湿药。也是因为燥湿与化湿相比，一般认为燥湿作用强，所以也就把它称为燥湿药，但是厚朴的燥湿作用不是它的最佳功效，不如苍术，所以它就不是治疗湿阻中焦的要药，在平胃散当中，厚朴只能作为苍术的辅助，增强苍术的燥湿作用，弥补苍术行气的不足，这是关于行气和燥湿这两个功效。

另外一个功效是平喘，主要是降肺气，它可以治疗气喘，当然对咳嗽也有一点作用。厚朴治疗咳喘，主要是降肺气，同时通过它的行气燥湿，又有利于减少痰浊。根据中医理论，脾为生痰之源，它是作用在脾胃的一个燥湿行气药，通过对脾的燥湿行气，使脾不容易生痰，所以我们书上对于厚朴在应用当中，就强调治疗气喘咳嗽有痰的，或者痰多的。这个表述是对的，因为它既能够降肺气，缓解气喘和咳嗽，又可以通过燥湿行气，减少生痰之源。但是书上举的例子是张仲景的方——桂枝加厚朴杏子汤，刚好是治疗喘咳没有痰的，桂枝汤没有化痰的药，厚朴、杏仁也是止咳平喘，没有化痰之效。用于治疗痰多的，比如苏子降气汤，它里面用了厚朴，还有半夏、前胡这些化痰的药，那么它的主治就是咳喘痰多。这样看来，厚朴治疗喘咳痰多痰少、有痰无痰都可以用，它主要能够使上逆的肺气有所平降，这是关于平喘的情况。

在有的教材中，厚朴的功效多了"去积"两个字，它不是一种功效，或者说它不能单独成为一种功效。首先，去的这个积是什么积？在中医学当中，没有一个笼统的积，如果这个积是气积，厚朴本身就是行气的药，那行气就是基本功效了。如果这个积是湿积，那么它是燥湿药，去湿积是燥湿的功效。如果这个积是饮食积滞，或者是痰积，那么厚朴没有消食的作用，也没有化痰的作用，它不可能直接治疗食积和痰积。根据我们的教科书，如果大家仔细去读它，是用于饮食积滞，但它不是消食药,是因为饮食积滞了,有气机阻滞,它在方里面发挥的仍然是行气的作用,所以这个去积不能单独成为一个功效,实际上我们在书上应用里面也找不到相对应的主治。

它是一个温燥的药,所以痰湿重的比较适合,阴虚的、有燥热的,当然是不适合的。

大家学《伤寒论》或者《金匮要略》的时候,书中桂枝加厚朴杏子汤的厚朴后面都有"去皮"二字,实际上不是去树皮,去的是栓皮,就是树皮裸露在空气当中表面很粗糙的那一层,把它轻轻地刮掉,这就是所谓的去皮,不能望文生义。在这里顺便谈一下,张仲景所用的桂枝后面也都有"去皮"二字,有的医生就要求把桂枝的皮剥了,只用里面木质的那一部分,其实那就没有什么作用了,张仲景的桂枝"去皮"也是去栓皮,他用的桂枝不是嫩枝条,嫩桂枝是宋代以后才开始用的,在张仲景时候用的是桂树大枝,是有栓皮可去的。

广藿香 是唇形科草本植物,藿的意思是豆类的叶,这种植物的叶比较粗糙,就像黄豆的叶片,又因有明显的香味,所以古人就把它叫做藿香。在中药学当中,最早使用的这种药就叫藿香,只有两个字,就是书上说的土藿香。到了20世纪40年代,有人从南洋地区引进了一种唇形科的植物,这个植物的叶片比藿香要厚一些,背面有绒毛,手摸的时候比较厚实,有一点毛茸茸的那种感觉,叫广藿香,广藿香应用的时间不长,只有几十年。传统用的藿香就叫土藿香了,这种藿香很多地方都有;广藿香是从广东进口,又种在广东和海南等地区,目前更常用,而用传统的藿香已经不多了。现在一般比较强调广藿香,是因为它的叶片比较厚,含的挥发油含量比较高,一般的藿香,就是土藿香,叶片比较薄一些,挥发油就比较少一些,所以很多医生在开处方的时候就比较喜欢用广藿香。该药叶片比较多的质量较好。广藿香是一个比较喜欢温热的植物,如果经过长途运输,到了北方一些地方,可能很多叶片都已经没有了,就只剩下藿香的梗,其实就没有什么作用了。土藿香可以就地取材,马上把它割下来用,它有很多的叶,所以它的质量仍然是很好的。从理论上来讲广藿香要好一些,所以现在的《中华人民共和国药典》就把广藿香作为主流品种,以至于今天的广藿香这个名称就成了正名。其实功用是一样的,不管广藿香或者土藿香都要叶多的才好。

藿香作为化湿药,主要的功效就是化湿,治疗湿阻中焦。藿香作为治疗湿阻中焦的药应用最广泛,大家看一下教材文献摘要里面,《本草正义》说"藿香芳香而不嫌其猛烈",也就是不温燥,不容易耗伤津液,前面的苍术、厚朴就比较温燥一点。又说"温煦而不偏于燥烈",它是一个微温的药,它的作用非常温和,所以不但是寒湿中阻可以用藿香,湿热中阻也比较广泛地使用,它有这样的一个优点,所以在芳香化湿药当中,它的应用最为广泛,最有名的是藿香正气散。

第二个功效止呕,藿香的止呕往往是和化湿联系在一起,因为很多原因都可以引起恶心呕吐,藿香主要适用于中焦有湿浊导致胃气上逆的呕逆。我们前面学的芦根止呕,芦根是因为能够清胃热,胃热伤津的呕吐最适合;生姜是温中散寒的,胃寒呕吐它最适合。所以同样是止呕,结合了它另外的功效,它们治疗的呕吐证,应该说各有不同,藿香治疗的主要是湿浊中阻引起的呕吐。

另外一个功效,我们书上说的是解暑。应该说藿香的这个功效称做解表才是准确的,称做解暑不是很准确。我们在学六淫的时候学到了,暑的本性是热性,那么解暑的药要有清热作用,解暑应该是解暑热。我们前面学的金银花就有解暑的作用,金银花是个清热的药;青蒿能够解暑,青蒿本身也是清热的药。天然的解暑食品西瓜能够解暑,它本身也是清热的。所以真正能够解暑的药,一定是能清热的、寒凉的药。藿香本身是温性的,尽管它温性不强,微温的也是偏温,所以它不能够清解暑热,称为解暑应该说不是很贴切。应该说它是一个解表的作用,藿香也是一个解表药,在解表药当中它是发散风寒的药。对于脾胃,它能芳化湿浊,对于表邪,它能够发散风寒,所以也是一个治疗外感风寒内伤湿浊很常用的药。这个特征和我们前面学的香薷一样,学香薷的时候说过,香薷作为一个发散风寒药,它最主要的作用特征就是外能够发散风寒,内能化湿和中,尤宜于治疗外感风寒内有湿浊的感冒。这种感冒暑天或者夏天更加常见,因为古人夏天晚上喜欢在户外乘凉,白天劳动疲倦了,晚上就在露天的情况下睡着了,很容易受寒。我们现在就是不在外面露宿或者乘凉,使用的空调冷气如果控制不好,整天在温度很低的房子里面,也容易感受寒邪。另外夏天人们都贪食生冷,尤其是冷饮,古人是把食物煮好放冷以后吃,现在我们吃的冰淇淋、冰糕或者其他饮料还要在冰冻了以后吃,这样才比较舒服,但湿浊就比较容易伤脾胃,所以夏天最容易见到外感风寒内伤湿浊的患者。藿香和香薷同样都可以发挥它们的优势治疗这种特殊外感证。这种证候又叫暑湿证,藿香和香薷对于暑湿证起的基本作用不是解暑而是解表,解表和化湿和中的综合利用。藿香和香薷有什么不同?香薷化湿解表两个功效中,解表是主要的,化湿比较次要,所以放在了解表药;藿香化湿是主要的,解表是次要的,所以放在芳香化湿药,各有主次,这是对于五版教材功效的一种修改。

佩兰 是一种菊科草本植物,也是很香的。

佩兰的功用和藿香完全一样,大家记住了藿香就记住佩兰的功效,也是化湿、解表、止呕三方面。只不过它的止呕作用不如藿香,藿香用得多,所以把它的止呕淡化了,没有列出来。我们原来的五版教材对于佩兰解表仍然写的是解暑,

237

这个和藿香的情况一样。

对于佩兰有一个最重要的特征,就是前面讲概述的时候就已经提到,所有化湿药当中温性最不明显的,或者说药性比较平和的就是佩兰。在所有的化湿药当中,最适合脾经湿热的就应该是佩兰了。尽管它不能够清热,但是在同类药当中,它的温性最不明显,所以相对而言它最适合用于脾经湿热。脾经湿热的临床表现,就是前面我说湿阻中焦表现中的口中甘腻,口腻且觉得有淡淡的甜的味道,口甘多涎。这种脾经湿热证候在古代文献当中就叫脾瘅,现在叫脾经湿热。

另外关于佩兰的名称,大家作一个常识性的了解。这个药在古代就一个字,叫"兰",古代的妇女经常在秋天的时候把这个花摘下来戴在胸前,所以后来就加了"佩"字在前面,屈原在《离骚》里面就谈当时的妇女"纫秋兰兮以为佩"。因为它是草本植物,再晚一点的本草又把它叫做兰草,但这个兰草引起了很多人的误解,把观赏植物里面的兰科植物兰花,因也叫兰草就与它混为一谈,包括历史上许多著名的本草学家都把这个事情搞错了。所以我们今后在古代文献见到兰草就是佩兰,不是我们现在说的兰花这种兰草。

豆蔻、砂仁、草豆蔻、草果 这四味药都是姜科植物的果实或种子。是非常相似的四味药。

豆蔻,实际上就是白豆蔻。我国的药典(2000年版)把这个"白"字删掉了。其实不应该删,删掉了很多人有意见。自古以来就叫做白豆蔻,豆蔻在古代是指草豆蔻。这个姜科植物的果实外面是薄薄的白色的果皮,所以叫白豆蔻。

砂仁也是姜科的植物,结的果实的果皮不是白的。剥开了以后,有种子团,很多像砂粒的种子聚合在一起,因此叫砂仁。白豆蔻剥开了以后也是这样。白豆蔻跟砂仁的大小差不多。

草豆蔻也是姜科的果实,剥开了外壳以后比砂仁要大一些。草果是这四味药中个头最大的。

这四种药功效大同小异,它们的基本功效——化湿、行气、温中、止呕。白豆蔻四种功效均有,严格来讲这四味药都应有。我们书上把草果行气、止呕的功效淡化了。但是大家看这四个药的文献,都可以用来治疗恶心呕吐,都有止呕功效;都能够治疗胃肠气滞,也都能行气。由于温燥性增强,草豆蔻和草果的功效,不是写化湿,而是写燥湿。由于温燥性强,所以这两个药的主治就写"寒湿中阻"或者"寒湿困脾",热证一般就不适合用了,主要就用于寒证。所以这是最主要的区别。为了方便大家记忆,这四个功效对这四个药,都可以是一样的。记住了白豆蔻,另外这三味药就解决了。这是关于功效。

它们化湿,可以治疗湿阻中焦;行气,又可以治疗气滞的胀满或者疼痛;温中,治疗中焦有寒的胃寒证,或者脾胃的虚寒证;止呕,治疗的是恶心呕吐,把这些综合起来,这四个药都适合于寒凝气滞、湿阻引起的恶心呕吐。

白豆蔻温燥性最小。如果是在温热病,主要是湿温病,一定要在这四个药当中选一种化湿的药来治疗,那肯定是白豆蔻比较适合。所以书上白豆蔻的应用内容里面就多了湿温初起,胸脘满闷,举了一个"三仁汤",三仁其中有一仁就是豆蔻仁,就是白豆蔻的种仁。所以它的归经里面多了一个肺经,用于温热病,湿温病初起,主要在中上焦,化湿药本身是作用在中焦的,初起时它还作用于肺。就是说在对湿温病的使用当中,白豆蔻比其他三种姜科植物的种子更适合一些,当然这是相对而言的。

另外砂仁多了一个安胎的功效。就是胃寒气滞造成的胎动不安,更加适合砂仁,有的书上说砂仁能够归肾经,因为安胎主要通过温肾气。大家以后见到这种表述的时候,就知道为什么白豆蔻、草豆蔻没有像砂仁安胎的作用。

关于草果截疟,用于疟疾这是个辅助药。因为研究发现,对于疟原虫中药当中能够截疟的药都有抑制和杀灭作用,比如说前面的青蒿,但是草果没有得到证实,动物实验不支持,所以推测古人是用它来改善疟疾寒湿比较重的时候的有关症状,应该说它不是针对疟原虫治疗。

化湿药就这么八味药。八味药当中有四味药其实是大同小异的,内容比较少。除了这一章的药以外,前面的香薷、木瓜、蚕砂,后面的石菖蒲、扁豆也是这类药。

239

第四十讲 利湿药:概述;利水消肿药:冬瓜皮、葫芦、赤小豆、泽漆;利水渗湿药:茯苓、猪苓、薏苡仁、泽泻

利湿药概述

利湿药原来的教材叫利水渗湿药,利水渗湿是广义的,其实就是利湿药。利水渗湿这四个字,有广义和狭义之分。广义的利水渗湿就是泛指利湿。利水与渗湿,从字面上来讲是差不多的。利水,就是通利小便,将体内有形的水通过利尿,直接排出体外;渗湿,是指把分散在体内的湿浊,逐步地向膀胱渗透,再从小便排出。狭义的以后讲,在利湿药当中只是特殊的几味药,其功效习惯上用利水渗湿这一术语,这与五味当中的淡能渗、能利有关,它主要是指淡味的利湿药,这是狭义的利水渗湿药。为了避免利水渗湿这个术语狭义和广义出现以上的一些分歧,所以把这一章就叫做利湿药。

1. 含义 能够通利水道,或者说以利湿为主要功效,常用以治疗多种水湿病证的药物,叫利湿药。

利湿其实就是利尿,也叫利水,这个水和湿,在中医学当中是同一种邪气。散漫无形的叫湿;聚集在一起,量比较多,有形的就叫做水。比如说空气是潮湿的,看不见摸不着,但能够感觉得到,是散漫无形的湿:地上有积水,一眼就能看见就是水。所以在中医学当中就说,"湿为水之渐,水为湿之积"。湿邪多了集中在一起就成了水;水分散了,就成了湿。这完全是自然现象引入了中医理论。

2. 功效与主治 利湿就是利水,这一类利尿药服用了以后,可以使尿量增加,就是从小便来排除湿浊。它治疗的是水湿病证,临床上的水湿病证是非常多的。最主要的是水肿、小便不利,另外比如说痰饮,也是一种与水湿有关的病证。淋证、黄疸、湿疹、湿疮、湿痹,这些都与水湿有一定的关系。湿温、暑湿等也有湿邪,都可以用这一类药。所以中医临床中经常说"治湿不利小便,非其治也"。治湿就是治疗水湿或者与湿邪有关的病证,如果不利小便,就不是一个正常的、有效的、合理的治疗措施。所以总体来说,凡是有水湿的病证,最基本的常规方法就是要利湿,要用利尿的药物。这一类药在临床上是针对湿邪最常用、最重要的药物。针对湿邪,有很多类不同功效的药物,比如说把湿从体表发散出去,这叫

240

散湿。我们前面讲麻黄,通过发汗也可以使水肿减轻,前人把通过发汗消除水肿叫做散湿。另外通过苦味药来减少体内湿浊叫燥湿;以芳香来治疗中焦湿浊的叫化湿;通过小便排除水湿叫利湿;通过大便排除湿浊叫逐水。针对水湿,要记住有很多类不同的药物,但是最重要的是利湿药。

为了大家方便记忆和学习,把这一章的药物分做三节或三种类型:利水退肿药、利尿通淋药、利湿退黄药。介绍了概述以后,就按照这三类药物来介绍。这三类药的功效和主治是不同的。我们在每一类药中再给大家介绍。

3. 性能特点 三类药的性能特点是不同的,也在各节中分别说明。

4. 配伍应用 配伍应用和化湿药是大同小异的。首先,也是针对邪气配伍,邪气里面主要是针对寒热。因为水湿病证有寒湿证和湿热证。寒湿证配伍温理药;湿热证配伍清热药。这和化湿药是一样的。但是我们书上多了一个配伍解表药,这主要是针对水肿中的一种风水病。通淋药是治淋证的,一般不会有表证。退黄药是治黄疸的,一般也不会有表证。但是水肿经常有表证,就是我们讲麻黄或香薷提到的风水,尤其是多出现在急性肾炎的初起阶段。所以书上在利水渗湿药的配伍里面提出在有表证的时候,要注意和解表药配伍,这是针对水肿病而言的。

其次是针对正虚,从理论上来讲,应根据气血阴阳亏虚的不同,分别配伍补气、补阳、补阴、补血的药。但是实际上对于水湿病证,最有关的是阳气亏虚。因为脾气、脾阳亏虚会影响对水的运化,水湿就会内停,出现水湿病证。肾阳虚,主水的功能就会降低,也不能温化水湿。所以最常见的是阳气亏虚,最多的是配伍温补阳气的药。我们书上讲配伍的时候,在补虚当中强调的是补气、温阳、或者补脾肾,也是从这一类病证的实际情况出发。但是会不会有阴虚或者血虚,不是绝对没有,只不过比较少。至于主治的证候不同,配伍还有其特殊性,我们后面讲水肿、淋证、黄疸时再来做补充,就不再重复了。

5. 使用注意 其一,还是因证选药,在把这三节学了以后,我们会更加清楚因证选药。水肿就选利水消肿的药,淋证就选利尿通淋的药,黄疸就选利湿退黄的药。如果是其他的水湿病症,可以选利水渗湿的药,也就是我们讲的狭义的利水渗湿药。其二,证候禁忌。这一类药能使小便增多,所以一些因为脾肾虚而尿频、遗尿的虚证患者,就不能再利尿,否则尿频、遗尿会更厉害,所以脾肾虚而尿频、遗尿不能用这类药。本身尿也是和人体的津液是相关的,过分地分利,津液要耗伤。反过来说,津液不足的,不能用,或者要慎用。另一个是中病即止。这一类药也是偏于燥性的,凡是能够除湿的药,它的药性都是偏燥的,过用了都要耗伤阴津,所以必须中病即止。

241

在用法上没有特殊的要求,因为这一类的药不芳香,所以不需要后下,也没有什么毒,也不需要久煎。使用注意就这三点,因证选药、证候禁忌和中病即止。

利水消肿药

在讲麻黄的时候就已经提到,利水消肿可以叫利尿消肿,也可叫利水退肿,或者利尿退肿。这一类的药主要是用来治疗水肿、小便不利。临床上见到的水肿,有的有表证,叫做风水,要配伍解表药。没有表证的水肿有实证和虚证之分,实证里面有湿热水肿和寒湿水肿,湿热水肿有热象,还要配伍清热的药;寒湿水肿要配伍温里的药。另外一类是虚证,虚证主要是指脾肾两脏。脾的运化功能降低了,或者肾阳虚,不能够温化水湿,出现了排尿减少,全身肿胀。这个时候要配伍补脾肾的药,特别是温补脾肾阳虚的药。

利水消肿药的功效术语,表示它们在临床上对水湿病证的运用比较局限,一般只用于水肿,其他的水湿病证不常用,或者效果不是很好。在教科书上,像这样的药,有利水的作用,临床上一般又主要用于治疗水肿,它们主要分散在其他章节,如解表药中的麻黄、香薷;祛风湿药中的五加皮、香加皮;泻下药中的牵牛子、商陆;以后很多章节都有,如化痰止咳平喘药中的桑白皮、葶苈子;补气药中的黄芪、白术等。这一节的以下几味利尿消肿药都很次要,所以只简单提一下。

冬瓜皮 是蔬菜老冬瓜削下来的外皮。在中药里面,冬瓜皮是利水的专药。只有一个功效,用于水肿小便不利。对多种水肿在配伍的情况下都是能用的。代表方是五皮饮,其中的一种皮就是冬瓜皮。它是一种食品,所以比较平淡,很安全,一般用量都要大一点。

葫芦 葫芦是细长的圆柱状,有的可以长到30～50厘米,表面淡绿色。八仙过海中铁拐李腰间挎的是变了形的细腰葫芦,作为药用的一般不是这种,是细长的圆柱状,我们可以做菜吃的,所以它也是很安全很平淡的一个药。

赤小豆 也是食品,其中的红豆是做食品豆沙的。也能够利水退肿,也是很安全很平淡的,因其兼有一定的健脾作用,较宜于水肿而有脾虚者。赤小豆解毒排脓是用生品,如果煎汤这个作用就不明显。把生的捣烂敷在疮痈的局部,对于疮痈肿痛有一定消散作用,它作为清热解毒药,一般是用生的外用效果比较好。

泽漆 是一个大戟科植物,是有毒的药。它作为利尿药在现代很少用。《金匮要略》泽漆散里面把它作为利水退肿用,现在不常用了。

利水渗湿药

这一节四味药的功效不叫利水退肿,叫做利水渗湿,它们是这一节的重点。

功效中的利水渗湿就是狭义的利水渗湿。为什么它是狭义的？它们是利水退肿药当中的一些特殊药，它们的基本作用是利水退肿，那为什么不直接说它利水退肿？如果这样说也不完全错。习惯上都说它们是利水渗湿，这主要有两个方面的原因。第一与五味理论有关。五味理论中说淡能渗、能利，就是说淡味的药能渗湿利水，或者利水渗湿。这几味药一般认为是淡味的，符合五味当中的淡味理论，茯苓、薏苡仁、猪苓、泽泻这四味药，在它们的味里面都强调了淡味，功效就叫做利水渗湿。在讲五味理论的时候说过了，为了将味的理论纳入五行学说，前人认为淡是甘的余味，应该附于甘，淡味不是一个独立的味，往往要把它附在甘的后面，甘、淡并提，所以茯苓、猪苓、泽泻、薏苡仁，它们的味都是甘淡的，强调的是淡能渗、能利。这个甘主要是能利湿，而不是甘能补。当然茯苓和薏苡仁有甘能补的含义在里面。但是猪苓和泽泻没有补虚的作用，也要强调甘味。淡味是不能独立存在的，它必须附在甘的后面，这是一个原因。第二个原因，虽然这一类的药物能够利水退肿，是治疗水肿的重要药物，但是在临床应用的时候，这些药并不局限于水肿，它们都可以广泛用于所有的水湿病证，如果把它的功效写为利水退肿，就把它应用范围局限在水肿一种主治了，而利水渗湿就比较宽泛而准确。基于这样两种情况，具有特殊性的这四种利水退肿药，它们的功效就称为利水渗湿。这个利水渗湿就是狭义的，与这一章的利水渗湿，它们的含义有一定的区别。

茯苓　它是一种很大的真菌，一个菌核体可以大到十多公斤，1～2公斤是很常见的。它寄生在腐朽的松树根上。松树死亡，松根开始腐烂，才能够寄生，古人不清楚它的生长习惯，加上古人对松树有一种特殊情结，或者说崇敬心理，觉得很奇怪，发现松树死了以后才有茯苓出现，就认为松是有灵气的，死了以后灵气就跑到了根上，长出了茯苓。最早是"伏灵"这两个字，松死亡了灵气伏结在根部，成为一种块状物。后来因为猪苓也是真菌类，就把茯苓也改为"苓"字，后来又知道了茯苓是植物类，所以"伏"字也加上了草字头。

茯苓作为一个利水渗湿药，应用非常广泛，除了水肿小便不利以外，痰饮、黄疸、淋证、泄泻、湿疹、湿疮，妇女白带过多，都可以用，而且用的时候不分寒热，虚实皆宜。原因首先因为它是平性的，在临床上不分寒湿证与湿热证都可以用，都没有不良影响。寒证配伍温性的药，热证配伍清热的药。另一方面，茯苓兼有健脾的作用。对于虚证，它利尿不伤正气。利水与健脾这两个功效相比，利水是主要的，健脾是次要的；对于实证，它补虚不碍邪，不影响邪气的祛除，它利尿不伤正，补虚不碍邪，寒热虚实都可以广泛使用，所以它是利水渗湿的要药。

第二个功效是健脾，其健脾作用不强，与人参、白术、黄芪之类补气药比较，它的这一作用很一般。但根据中医理论,脾虚一般都会生湿,因为脾主运化,脾虚则运化功能降低,水湿容易内生,所以治疗脾虚证往往要辅以利水渗湿药或者化湿、燥湿的药。茯苓健脾作用不强,它是作为辅助用的,但是这个辅助又不是可有可无,因为一般的脾虚证都有水湿,都需要利湿。所以,它是很重要、很常用的一种治疗脾虚证的辅助药。四君子汤中很主要的药就是人参、白术,次要的就是茯苓、甘草,这是治各种脾虚的基础方。

另外一个功效是宁心安神,简称安神。宁心安神就是治疗心神不安的功效。心神不安主要是心悸,自己感觉自己的心在跳,不是因为惊吓或者剧烈运动所致。严重的心悸叫怔忡。这是心神不宁的表现,茯苓以及今后学的安神药,还有西药,只是对功能性的心悸有一定疗效,如果是器质性的,所有药物效果都不会明显。失眠、多梦、健忘、心烦都是属于心神不安的症状。心神不安有很多原因,如果为心气虚,脾是气血生化之源,通过健脾补气对于心气虚、气血亏虚的证候它可以标本兼治。水湿内盛,水湿也会凌心,导致心悸失眠,它既安神又渗湿,也是可以用的,它的运用比较广泛。治疗虚证心神不宁的不少方剂如天王补心丹、归脾丸都用到了茯苓。

茯苓的功效就这么三个方面,另外再说一下关于茯苓的药材。茯苓表面上的棕褐色表皮,把它剥下来,就叫做茯苓皮。茯苓皮只有一个功效——利水退肿,因为它基本上是一个治疗水肿的药,其他的水湿病证不会用茯苓皮。五皮散中用茯苓皮就只是利水退肿的,没有健脾和宁心的功效。茯苓切开以后,颜色偏白的,就叫白茯苓,如果带一点淡淡的红色,叫做赤茯苓。根据古人的经验,认为白色的茯苓偏于健脾,红色的茯苓偏于利湿的。古人有此一说,我们仅供参考,现在还没有结论支持这个说法是非常有道理的。但是不少书上都写了白茯苓、赤茯苓这样的内容。以后一些方里面还会出现茯神,茯苓是寄生在松树根上面的,有的茯苓是长在松树根旁边的,有的松根是从中间穿过的。茯苓的中心有松树根的,叫做茯神,即所谓"抱木而生者"。前人认为茯神长于宁心安神,这是古人的一种说法,是不是可靠,有待研究。

再补充两点。一,茯苓饮片是白色的。后面我们要学一个药叫朱砂,是一个矿物药,研成很细的粉末以后,它是鲜红的。把朱砂研细了以后,拌染在茯苓的表面,白里透红,颜色比较美观。在一些处方里面,或者炮制学里面,把它叫做朱茯苓。所以处方里面就有茯苓、茯神、或者朱茯苓、朱拌茯神的写法。这样的处理方法是一种不合理的炮制方法,因为朱砂是非水溶性的。朱砂作为安神药使用的时候,它不能入汤剂,入汤剂没有效。把它拌在茯苓表面,肯定是做汤剂用的,它不会增效,而且还有安全隐患,朱砂是一个矿物药,比重很大,非常重,如果把它涂在茯苓的表面,放在煎药锅里的时候,一加水朱砂就沉在锅的底部,锅底部的温度是最高的,当温度高到一定程度时候,朱砂就会产生分解,它是硫化汞,变成二氧化硫和汞,汞就是水银,水银是剧毒的,增加了用药的不安全。如果医生觉得患者应该用茯苓,而且应当配伍朱砂,那么茯苓作为汤剂,少量的朱砂可以作为散剂,这样便于控制剂量,又有一定的效果,而且相对也比较安全。这种朱拌茯苓或者朱拌茯神都是不合理的炮制方法,今后炮制书上会有这样的内容,大家应该知道评判。

第二,茯苓作为汤剂的时候,要延长煎的时间,不然药效要打折扣。有人做过试验,选长宽高都是1厘米的茯苓块放在锅里面加水煎煮,1小时以后开,茯苓中间还是干的,水还没进去,那有效成分从什么地方出来?茯苓要充分地水解才会有效。所以茯苓不适合切成大的方块状,最好是切成薄片。用的时候,如果把它捣成小块,打成像稻米这样大的颗粒最好。煎煮的时候,水就容易进去,有效成分也就能够出来,而且不会浑汤。

猪苓 和茯苓一样,也是一种真菌类的寄生植物。它是寄生在一些杂木,比如说桦树、枫树的根上,很多树的根上都可以寄生。这种菌核像猪的大便,不规则的团块状,表面皱缩,黑的颜色,所以古人又把它就叫做猪屎苓。切开以后,里面是白的,表面是黑的。

猪苓的功效很单一,就是利水渗湿。它也是广泛用于水肿或水肿以外的多种水湿病证。猪苓利尿作用比茯苓要稍强一点,但是它没有健脾的功效,也没有安神的功效,就这样一个唯一的作用。用于水肿或者其他水湿病证,常常与茯苓相须为用。五苓散、四苓散、胃苓汤,这些古代有名的方剂里面,既有茯苓也有猪苓。所以有的医生开处方写"二苓",说的就是这两种药。传统的用法就这样简单。

近年来通过研究发现,猪苓里面主要含的化学成分是多糖,这种多糖经过水解提取后,能够增强人体的免疫功能,现在有一种猪苓多糖注射液,就是从猪苓里面提取出来的,用于免疫功能低下者,或者用于肿瘤患者作为增强体质的保健药物,还可以保肝。其实所有的真菌类,都有这一功用。只不过猪苓多糖作用是比较强的。但是最好的是虫草,其草的部分也是真菌。灵芝也是真菌类的。食物内吃的蘑菇类其实也大同小异,茯苓在这方面也是有效的,但是茯苓的多糖做动物实验的时候,比猪苓的多糖要稍弱一点。

薏苡仁 是一种禾本科植物的种子,种子的外壳较硬而有韧性,外壳去掉了,里面的种仁作为薏苡仁用。大米也是禾本科的,形状比糯米要大一点,所以有的人就把薏苡仁叫成薏苡米,有的简称叫薏米、有的叫苡米,都可以。这个药物也是食品,比如说八宝粥里面就有薏苡仁,也可以用薏苡仁来煮粥或炖肉吃。

薏苡仁的基本功效,也是利水渗湿。它的利尿作用稍不如茯苓,它也有一定的健脾作用,也是比较广泛地用于水肿和其他水湿病证。由于它的利尿作用和健脾作用都不及茯苓,相对于茯苓来说,它用得就少一些。所以说茯苓是利水渗湿的要药,就没有说薏苡仁是利水渗湿的要药。这只是相对来说差一点,其实也是一个虚实都能用的药,而且比茯苓富于营养,所以更多作食疗用。

它和茯苓的区别:生用的时候是偏寒性的,所以对于湿热证,比茯苓适合。茯苓完全是平性的,生用的薏苡仁是微寒的,既渗湿又清热。利水渗湿稍差一点,不能称为要药。但是它对于湿热证更适合。对于脾虚,它也有健脾作用;泄泻的时候用,止泻的作用优于茯苓。因为它又燥湿,也可以用于脾虚泄泻。尤其是炒了以后用,它的温燥性增强,更适于脾虚泄泻。根据中医的理论,脾是喜香燥的,有的说脾喜温燥。苡仁炒了以后,燥性增强且偏温性,所以更适合脾虚泄泻。

另外,苡仁可以除痹。我们上一章讲祛风湿药时提到,前人常常把祛风湿叫做蠲痹、除痹,蠲痹、除痹就是祛风湿的意思。苡仁对于风湿痹病,它是一个偏寒的,而且又是长于除湿的药,所以它主要适用于湿热痹病。炒了以后,它主要用于湿痹,没有清热作用,只有除湿的作用。所以从这一点来说,强调的就是治疗湿痹。苡仁除痹又舒筋。我们书上应用第二条中说,"用于风湿痹痛,筋脉拘急。既能胜湿,又能缓和挛急",这又出了一个问题,苡仁对于风湿痹病,究竟是祛风湿,还是舒筋?在历来的中药书上没有统一。我们教科书主要认为它是祛风湿的,而有的中药书就回避它是一个祛风湿的药,功效就改为舒筋。其实薏苡仁有祛风湿的作用,同时也有舒筋的作用,应该说它是我们讲祛风湿药中的祛风湿舒筋活络药,尤其是长于舒筋,这和木瓜的情况差不多。尤其是对风湿痹病当中的湿痹,又有筋脉拘挛的,尤其适合用苡仁,所以并不矛盾。

关于清热排脓,它既能清肺热,又能排脓,宜用于治疗肺痈咳吐脓痰,常常和鱼腥草、芦根一起使用。另外可以清大肠热,也能排脓,就是治疗肠痈。张仲景的附子薏苡败酱汤就是利用这个功效。对于体表的外痈,苡仁用的很少,现在认为也会有一定的作用,但它主要是治内痈的。

泽泻 这种植物是水生的,所以两个字都是水字旁。

它的基本功效,也是利水渗湿。泽泻作为利水渗湿的药,作用也是比较强的。它的利水作用优于茯苓和苡仁,和猪苓比较相当。在这四味药当中泽泻和猪苓相对是比较强的,所以它也是广泛用于各种水湿病证,也常常和茯苓、猪苓一起使用,如四苓散、五苓散。

它的药性也是偏微寒的,所以更适合湿热证。这一点与苡仁有相似之处,但清热部位不同。它对水湿病证的应用有广泛性,广泛当中又常考虑了它的药性,对于湿热证更加适合。另外泽泻能泻肾与膀胱之热,类似于黄柏的泻相火。地黄丸之所以用泽泻,主要是用它清泄肾与膀胱的热,所以与薏苡仁清肺与大肠的部位不同。

关于泽泻还要说明一个问题。我们书上前面这四味药,写的味都是甘淡的。但是前面的三个药,猪苓、茯苓、苡仁,用口来尝的时候,它们真正没有什么味,真实滋味是淡味的,或者说真正是甘淡的,性状的味和性能的味一样。所以在应用这些中药作为原料、食品或作药膳食疗的时候,这三味药都很适合,因为它们滋味很纯正。比如说在北京有茯苓饼,是宫廷留传下来的一种小吃,就是把茯苓磨成很细的粉,加少量的淀粉作成茯苓夹饼,有的地方还把茯苓粉加在面粉里面,做茯苓包子、茯苓馄饨。猪苓一样,加工了以后也没有什么味。薏苡仁前面说过了,更常作为食品。泽泻写的是甘淡,其实它的滋味是苦的。那么为什么不写苦味呢? 它的甘淡是性能的味,不是滋味,与滋味没有关系。如果用泽泻作为药膳,不好吃。要作为利水渗湿方面的药膳,里面就不应该有泽泻,滋味不好,口感不好。

我再补充一点,利水退肿药的药性没有规律,有寒性的、有温性的。前面学的麻黄、香薷、五加皮、香加皮是温性的。后面要学的桑白皮、葶苈子是寒性的。前面学的防己、商陆又是寒性的。利水渗湿这四味药是平而偏寒,偏寒主要是苡仁和泽泻。泽泻和苡仁炒制了以后寒性就不明显了,所以总体上来讲,利水渗湿这四味药是偏于平性的。

247

第四十一讲 利尿通淋药：概述、车前子

利尿通淋药概述

这一类药物的基本功效是利水通淋，也可以称为利尿通淋，它治疗的病证在中医学中称为湿热淋证，所以叫通淋。对湿热淋证的治疗作用就叫利水通淋或利尿通淋。

中医学认为，湿热淋证就是湿热邪气下注膀胱，影响了膀胱的气化功能，出现了一系列的临床症状。它的病因、病机就是湿热下注膀胱，膀胱的气化功能失常。出现的临床症状有尿频，就是小便的次数明显增多；尿急，就是一旦有小便的意图时，就忍耐不住马上就要排尿；另外尿道出现灼热疼痛，不管是男性还是女性；小便的颜色加深、黄赤，尿量减少，即常说的小便黄赤短少；排尿不畅，严重的就出现淋漓难尽，一点一滴的排几滴就排不出来了，过一会又有一点，很难受。有的会伴有全身发热。因为它是湿热，可能舌苔是黄腻的，舌质是偏红的，脉是滑数的。这样的临床症状在西医学当中相当于尿路感染，或者叫泌尿道感染，包括了肾盂肾炎、尿道炎、膀胱炎等。前列腺炎如果出现了同样的症状，尿频、尿急、尿道疼痛或排尿困难或不通畅，也按湿热淋证的辨证方法来治疗，都会有比较明显的效果。

对于湿热淋证，在临床上常常还要进一步分证型。在湿热淋证中，有的出现了尿血，用肉眼能够见到小便带血，称为血淋。从西医学的角度中来讲，任何的淋证在做小便检查的时候都有红细胞，也就是说在微观的情况下，可能都有不同程度的出血。但是中医的诊断是宏观的，一般是用肉眼能够见到尿的颜色明显加深了，有比较多的出血，这个时候才叫血淋。另外，小便里面出现了一些砂石一样的小颗粒，就是泌尿道的结石，譬如说肾盂的结石、膀胱的结石、输尿管的结石，在中医学中叫砂淋或者是石淋，因为它有砂石一样的排出物，一般称砂淋的多，砂淋的颗粒比较小，石淋比较大，尿路结石的颗粒一般都不会很大，所以称砂淋的比较多。有的淋证小便混浊，有乳白色的排泄物，这在湿热淋证里面又称为膏淋。因为后面要用到这些术语，所以先简单介绍一下。血淋、砂淋、膏淋都是属于湿热淋证范畴之内的，都可以用利尿通淋的药物来治疗。这是这一类药物

的功效和主治,大家要记的就是一句话:功效就是利尿通淋或者利水通淋,主治就是湿热淋证。

理解了基本功效和主治以后,大家就应会分析这一类药的性能特点,在药性方面,它应该都是寒性的药。为什么是寒性? 如果用寒热两分,它治疗的湿热淋证属于热性,能够治疗热证的药,相对而言,它的药性都是寒性的,所以利尿通淋药的药性是寒性的。文献上个别利尿通淋药为平性,这个平性也是微微偏寒的,这应该是很明显的药性规律。所以大家记住,凡是功效里有利尿通淋这样功效术语的药,一般都偏寒,或者都可以认为是寒性药,平性的也可以认为是微微偏寒的。这类药也是清热药的一个部分,不过它是清膀胱热。清膀胱热的同时还能利湿,有双重作用。

这一类的药味都应该有苦味,因为它是清热药,苦能清泄。但是有一部分利尿通淋药没有苦的滋味,用口尝的时候不苦,所以也可以把这个苦省略掉,就写个甘味,这是一种真实滋味。如果作为一个性能的味,那应当是苦味的,凡是利尿通淋的药都可以加苦味。

关于归经,前面讲过湿热淋证的病因病机是湿热下注膀胱,膀胱气化功能失司,所以这一类药物的最后归经都是膀胱,所以一般都写归膀胱经。为什么会加上一个最终归经? 因为从古到今这一类药物的归经都比较混乱,人体内水液的代谢涉及了多个脏腑,前人根据自己不同的学术观点,强调不同的环节,所以归经的描述除了膀胱以外,还有一些其他的脏腑。譬如有的在膀胱以外还要加上肾经,是因为肾和膀胱相为表里,肾是主水的,膀胱的气化离不开肾的主水功能,所以要强调肾在利尿中的重要性。另外六腑中的三焦是水液的通道,水液排泄不畅的时候,可能是三焦受阻,故有的医家除了膀胱更强调三焦,所以在一些利尿药物中经常出现归三焦经。有的还写上肺经,因为肺通调水道,为水之上源,上源不通,下源也就不利,所以强调肺也有道理。另外,脾主运化,运化就包括了处理水湿,所以有的医药学家除了膀胱也强调脾。有的也强调小肠,小肠分清别浊有利于利尿功能的发挥。所以历来利水药的归经就比较混乱,不统一。对于古人的分歧,我们现在可以不管它,只强调利尿通淋药最终都要通过膀胱的气化,才能够改善湿热淋证,所以最重要的归经是膀胱,这样可帮助我们阅读其他的书,其他的书对利尿通淋药,如果除了膀胱经还有其他的经,那可能就是我说的其他经跟水液代谢是有关系的。也可能有部分药在另外一些书上,只写了其他的经,没有写膀胱,那它是从不同的角度强调了水液代谢和利尿通淋的作用机制。但是现在要加以统一,最主要的归经都应该是膀胱。

另外,升降沉浮趋向都是沉降的,这种通淋是一种向下的作用,所以偏于沉降。这一类的药都是没有毒性的。

至于这一类药的配伍应用。因为湿热淋证有的是热邪偏盛,在用利尿通淋药的同时,可能还要配伍清热药,增强对热邪的清泄效果;有的热不重是湿重,比如说我们后面讲膏淋,一般热象不会很重,大部分是湿浊偏盛为主,那就可以配伍利水渗湿药,像我们前面讲的薏苡仁、茯苓、猪苓、泽泻等利水渗湿的药,可以增强排湿的效果。血淋如果出血比较重,应该配凉血止血药,这是一些主要的配伍。当然日久不愈有的也会正气虚,也应配伍相应的补虚药。

这一类药大多数都比较简单,治疗湿热淋证虽然比较常用,但不是最重要的。最重要的利尿通淋药,这一节有少数,更多的在之前就学过了,比如前面学过的栀子能够清利湿热,大黄能够清泄湿热,栀子和大黄利尿通淋的作用应该是比较强的,也是很常用的。八正散是治疗湿热淋证很有名的一个古方,里面就用了栀子和大黄。另外在清热解毒药当中的鱼腥草、蒲公英这类的药,除了清热解毒和治疗疮痈以外,书上还有一个利尿,其实它没有写全,主要是利尿通淋,治疗湿热淋证的效果也比较好,也是很常用的。又如土茯苓、芦根其实也有一定的作用;清热燥湿药中的三黄,或者苦参、龙胆针对湿热淋证也是作用比较好的药。我们以后学的止血药、活血药里面,也有一些利尿通淋的药物。这里是比较单纯的利尿通淋专药,多数不是很重要。

车前子　是这一节当中比较重要的、有代表性的一味药,它来源于车前草科车前草的种子,这是一种很小的草本植物,刚长出来的叶片,贴在地面,以后长出一个穗状的花穗,成熟了种子就像大米的形状,但是很小,没有大米那么大,直径1毫米左右,长不过2～3毫米。为什么把它叫做车前?古代文人很悠闲,茶余饭后没有事,坐一个木轮小车到外面闲游,路边到处都是此草,好像都在他的小车前面,所以叫做车前草。

车前子又叫车前仁,作为一个利尿通淋药,它有明显的清利湿热效果,利尿作用比较明显,清热效果也比较好,所以我们书上说治疗淋证它比较常用,但是没有显著的个性特征。如果要说它有一个个性特征的话,就是它的利尿作用比较强,除了用于湿热淋证,也常常用于水肿,利尿作用强的药才可能用于水肿,这一类利尿通淋的药,绝大多数利尿的作用都不强,它主要能改善淋证的尿道症状,譬如说尿道的灼热、疼痛、尿频、尿急等,实际上主要不是在于增加尿量。但是车前增加尿量的作用比其他很多利尿通淋药都明显,车前子不但是一个利尿通淋药,同时还是利尿退肿药,所以关于它的主治在书上的应用第一条中还提到了小便不利的水肿。从理论上来讲,车前子治疗水肿适合于湿热水肿,因为它性寒,能清热利湿,又由于它比较平和,以甘味为主,不苦寒,所以对于虚证水肿,车前子也是可以用的。如济生肾气丸就是在张仲景肾气丸的基础上加了车前子,治疗肾阳虚水气不化的水肿。我举这个例子,是要大家了解车前子虽然功效里只写了利尿通淋,其实它也可以利水退肿,对于水肿虚实都能用,这也是大家今后会常用的药。在治疗水肿方面的应用是车前子的一个主要特征,即它的利尿作用比较明显。

另外,一些文献上,包括教科书,认为车前子能够改善尿道的灼热疼痛、点滴不尽等症状,原因是它的药性偏于滑利。其实这也是一种法象药理学,因为车前子煎的汤用手去摸的时候,有一个很强的滑润的感觉。我们后面要讲,它含的黏液质比较多,所以手去摸的时候,就像是浓稠的米汤,古人就用这个特性来解释它的治疗效果,就说它滑能利窍。首先是治淋证的药效出现了之后,治那些症状它有效,然后才联系到它的物理特征,这是法象药理学,但是能够帮助大家记住车前子在这方面的应用特点,或者说是它的作用优势。当然这是一个传统的看法,我们今天不太这样强调,这样的文字可以帮助大家多一些理解。

第二个功效,在我们书上就是止泻两个字,与渗湿止泻是一样的。加了渗湿,就把它止泻的机制突显出来了,这样就更明确了。它止泻是通过渗湿的作用,因为按照中医的理论,无湿不成泻,凡是泄泻,都与湿有关,都要排除湿邪,通过利尿有渗湿的作用。车前子治疗的泄泻是水湿泻,有明显的腹泻,大便很清稀,大便里面的水液比较多,其他的一些症状并不突出。

水湿泻是怎么形成的?中医基础理论认为是小肠的分清浊功能失司了,水湿排泄就失常了,不能分别清浊而将其从不同途径排出。在正常的情况下,从胃进入小肠的饮食,经过初步消化吸收,再通过小肠的分别清浊功能,清的部分就进入膀胱,成为尿液;浊的就进入大肠,成为大便。这种区分在小肠完成,小肠的这种功能失常后就不分清浊,这些应该进入膀胱的水液,就是清的部分,直接下注到大肠,所以大便就排出了很多水液,这个时候的患者小便非常少,而且黄赤,根据临床的这些现象,结合中医的理论,认为小肠分清辨浊的功能失司了。服用了车前子,就能够恢复小肠的分清浊功用,所以车前子治疗的泄泻是水湿泻,它通过利尿渗湿的作用来分清浊和止泻。这样的作用前人也叫做"利小便以实大便",通过利尿的方法来减轻泄泻,大便就会正常。我们书上称为分清别浊,利小便以实大便,这是车前子止泻的主要特征。

在临床上,只要见到了比较单纯的泄泻,大便非常稀溏,单用车前子都会有明显的效果,从西医的角度来说,没有明显感染、功能性失调为主的泄泻,这是很好的止泻药。史书上记载了大文豪欧阳修,当年就患了这种水湿泻,"国医不能疗",皇宫里面有名的医生治了一段时间效果都不好,后来他的家人在街头看到

251

一个江湖郎中在兜售治疗腹泻的药,买回去服用后,欧阳修的腹泻明显减轻,他的夫人派仆人去重金叩其方,结果卖药的说就是盐水炒车前子,再把它研成很细的粉末,就这么一个简单的东西,这说明它是治疗水泻有用的药。只要没有明显的感染、没有明显的饮食积滞,属于功能失调的水湿泻,效果是比较肯定。所以车前子止泻比较特殊。

车前子能清肝明目,和前面的桑叶、菊花一样,它既可以用于肝热目疾,又可以用于肝肾亏虚的视物昏花、视力减低,所以在治疗实证和虚证的眼科病方里面,车前子经常会出现。中医眼科医生的处方里面经常会用车前子,使用率很高的,因为它虚实都能用,用了可以改善视力。

另外它还能清热化痰,治疗痰热咳嗽,对肺热咳嗽痰多有一定的作用,关于车前子的这一功用,没有什么特殊性,我就不多讲了。

车前子除了功效主治较多以外,大家注意用法,要包煎,用纱布或者是清洁的布包,这是因为车前子颗粒很小,不包的时候悬浮在汤液当中,药汤中就有很多杂质,不便于吞服,这个比较次要。更重要的是车前子含有很多黏液质,当温度降低以后,它煎出来的汤就变得非常黏稠,就像煮的粥开始的时候还有些米汤能够分离出来,放一下后米汤和大米就分不开了。所以凡是车前子作为汤剂用,尤其是当车前子的量比较大的时候,煎熬以后马上要趁温度很高的时候,把药汤分离出来,温度一降低,分离就困难了,因为它非常黏稠。用布来包了以后,它的黏液质不容易溶出到汤中,所以煎出来的药汤就比较清淡,容易分离,主要是这样一个原因。

但是现在也出现了一些争论,有些人认为车前子包煎,固然黏液质减少了,但是可能也会影响其他有效成分的溶出。其实影响其他成分的溶出是包扎太紧的时候,所以在包的时候一定要包得很松,用纱布或者是干净的布,把它装在里面,然后把口拴上,让里面有很大的空间,因为车前子吸水以后要膨胀,膨胀后如果互相挤得很紧的时候,就会影响有效成分的溶出。所以还是主张要包煎,但要包得比较松一些,不能像我们包粽子那样,糯米包在里面挤得很紧,煮出来就挤在一起,有时候煮很长时间里面还是冷的,或者里面还是干的,如果不是互相挤在一起,就没有这个现象。

车前子下面有一个附药,叫车前草,就是用它的全草,它的功效和车前子大同小异,车前子有的车前草都有,但是作用差一点。只是车前草多了一个功效,有一点解毒的作用,可以用于疮痈,但车前子没有该功用,这个药了解即可,大家知道没有车前子就用车前草代替。

第四十二讲 利尿通淋药：滑石、川木通、石韦、萆薢、海金沙、瞿麦、萹蓄、地肤子、冬葵子

滑石 是一个矿物药，是一种很滑腻的粉末状矿物。滑就是用手去摸的时候有滑润的一种感觉。

作为一个利尿通淋的药，它也是对一般的湿热淋证均有一定的效果，也是没有什么特长，不管是什么湿热淋证都可以用。前人也说它滑能利窍，这也是与法象药理学有关，因为它本身用手摸的时候很滑腻，现在比较少这样说了。医生戴橡胶手套，如果手不干燥就不好戴进去，在手上擦一些滑石粉会比较滑腻，手套就容易戴上，也容易脱掉，这些都与滑石的物理性状有关，用这些来解释它为什么可以治疗淋证，说它滑能利窍，实际上没有什么意义。大家知道它对于一般淋证都可以用，如治淋证的名方八正散，就是滑石和另外七味同类的通淋药配伍。因其利尿作用不强，没有什么特征，一般水肿不会用滑石。

另外，关于滑石解暑。我前面说了，藿香不能称为解暑，因为暑的本性是热性，六淫风寒暑湿燥火当中，暑邪和火邪有相通之处，本质都是热性的，所以有清热作用的药才能用于解暑。滑石是清热的药，能够解暑热；它又有利尿的作用，也能治疗暑湿。所以滑石对于暑热证和暑湿证都用，当然暑天的湿热证更为适合，如经验方六一散，用六份滑石，一份甘草，泡水喝，有一定作用。治疗湿热病或者暑湿病的一些方，比如说三仁汤里面就用了滑石，是治疗湿热病的。这个药内服的时候，就这两方面的功效。

我们的书上除了这两个功效，还提到了外用治疗湿疮、湿疹、痱子。就是它外用的时候，能收湿敛疮，或者说能够收湿止痒，既能止痒也能敛疮。如果是皮肤瘙痒，例如长痱子，只是皮肤瘙痒，没有明显的分泌物，这时滑石粉主要是用来止痒的。当湿疹、湿疮分泌物比较多不容易愈合的时候，外用了滑石粉会减少分泌物，有助于肉芽组织的新生，疮疡容易愈合，这叫敛疮。

滑石在使用的时候，大家要注意一下，临床也有用来治疗水湿泻的，但是作用不如车前子，所以书上没有强调。其实从现在的研究来看，滑石不是一个适合经常服用的药，因为滑石作为煎剂，在汤液里面悬浮了很多细小的颗粒，长期服

253

用这个细小的颗粒,有的颗粒就会黏附在肠壁上面,可能要使肠壁的组织产生增生,比如说出现息肉或肉芽肿,所以有安全隐患,少量的偶尔用了没有什么关系,如果长时间地服用,尤其是大量地吞服了颗粒,在胃肠里面会存在一些不良影响,加上它的作用一般,所以这个药现在不是很常用的药。

川木通 是毛茛科的木质藤本植物。和我们前面讲的威灵仙都是毛茛科的近缘植物,威灵仙的原植物图和川木通很相像,这是现代用的威灵仙,和古代用的威灵仙形态完全不一样,我在前面说过古代是小草本,现在是蔓生的木质藤本。

下面先把功效介绍了以后,再来说关于它的品种问题。川木通的功效是清热通淋,其实是利尿通淋和清热两个功效合并在一起。利尿就利尿通淋,一般的湿热淋证,川木通都可以用。清热主要是清心热,或者清心与小肠的热,心与小肠互为表里,生理上相关,病理上又相互有影响。木通历来就很强调它的归经主要在心与小肠,也是它清热部位的所在,它是长于清心与小肠的药,所以一般的心热出现心烦的时候,木通有一点作用,当然没有栀子、黄连清心除烦的效果好。但是它有类似清心除烦的效果,这两种功效单用的不多,把这两个功效结合起来,利尿通淋加清心,或者清心与小肠,在临床上就成了木通的一个个性特征。因为在临床上有一种淋证上面有心火亢旺的表现,出现一些怎样的症状呢?心烦,这是热邪扰心;舌尖红赤,或者口舌生疮,这是心热上炎的表现;下面又有小便淋涩疼痛,有淋证的症状,在中医的临床当中,就把湿热淋证兼有心火的这种特殊情况叫做心热移于小肠。木通下面能够清利小肠和膀胱,能够利尿通淋,上面能够清心降火,所以能够比较全面地适应这种证型,这是木通作为利尿通淋药的个性特点,长于治疗心热移于小肠这种特殊的淋证。导赤散就是主治这一证型的名方,方中它与前面学的地黄和竹叶同用。对于一般的淋证,它作用不强,所以可用可不用,在复方里面还是比较常见,有一定的作用。木通的利尿作用比较明显,所以有的治水肿的方中也用。

另外,我们书上还有下乳两个字,就是通经下乳,关于通经,一是微有一点通月经的作用,在一些治疗月经不调的方当中与活血调经药同用;二是治疗风湿痹病,它的通经也可以用于关节拘挛疼痛。所以书上讲孕妇慎用。主要是因为它能够通经,通月经、通经脉。这样有助于大家记住它的使用注意,可以类推。下乳就是产后乳汁不通,这时木通可以疏通乳脉,使乳汁增加。但是大家注意,产后的乳汁稀少,主要的原因是气血亏虚,乳汁的生成无源,没有源泉那就应当补气血,不是木通可以解决的。木通是对于那种本身乳汁分泌并不少,但是不通畅,乳脉堵塞而乳房肿胀的情况有一定的作用。如果是气血亏虚、生化无源,一定要补气血,当然少量地加一点木通,那也是可以的。

下面我说一下木通的品种。木通在张仲景的当归四逆汤当中,当时叫做通草,后来到了宋代,通草就成了另外的一种药,就是书上附药中的那种来源于通脱木茎髓的药了。所以宋代以前的通草就是木通,宋代以后是通草就是现在用的通草,名称发生了转移,张冠李戴后,这个李戴就脱不下来了,一直保持到现在。但是古代用的木通和现在的木通品种不同,古代用的是木通科的木通,木通科的木通不知道是什么原因,现在反而用得很少,近年来开始逐步地研究和重视,使用多了一些。木通科的木通分布很广,产量很大,到处都有,从明清以后才慢慢地用得比较少了,原因有待于考证。

以川木通代替木通这种现象从清代的中期开始,可能是与吴其浚编撰的《植物名实图考》有关。吴其浚绘的图就是川木通,因为它的图绘得惟妙惟肖,非常精美,影响很大,一直到现在主要就用这种川木通,二者作用基本上是一样的。

但是很遗憾,在五十多年前,东北地区的一些药材经销商在收购木通的时候,错误地把当地的马兜铃科的植物作为木通收购,作为木通经销,把它叫做关木通,因为产自山海关以外的东北地区,后来为了推销又加大了宣传,再加上其他原因,其中主要是中成药质量标准要检测,关木通里面有比较容易检测的化学成分,后来就导致很多生产中成药的厂家,把本来是用川木通的一些产品,比如说龙胆泻肝汤、导赤散、八正散等方里面的木通纷纷改为了关木通,结果因为关木通的长期使用,其中的马兜铃酸就造成了肾功能损害。其实 5 版《中药学》在20 多年前编写的时候,就已经在使用注意中警告了关木通量大要引起肾功能损伤,但是没有引起应有的重视,在《临床中药学》编出来了十多年以后,才把白木通和川木通改为用关木通,不用安全的品种而用有毒的,仅仅是为了达到检测指标,现在对中医中药造成了很大的伤害,值得深思。这是药材品种的问题,所以我再三说了,马兜铃科的药材不能大剂量长期使用,我前面说寻骨风的时候提到,它也是马兜铃科的,也有肾功能损伤的问题,还有祛风湿药当中的木防己,以后我们还要讲马兜铃,都有类似的问题,教训是很深刻的。

我再说一下通草,它是一些五加科植物的茎髓,形状像粉笔,呈白白的圆柱状,质地就像塑料泡沫,如电视机箱里面很轻的白白的保护垫。它的作用和木通相似,但是比木通平淡,所以一般用于一些轻证,或者小儿等不适合用木通的一类人群。这个药比较少用,因为它的作用太平淡了,而且很轻,如果开上 10 克通草,就是一大锅。还有一个灯心草,也是一种草本植物里面的茎髓,很细,只有1～2 毫米粗,也是白的,非常轻,古代用的油灯就是把它泡在油里面,点燃后可以照明,所以叫做灯心草。它就更平淡了,它也类似于木通,所以通草和灯心草这两个药,大家知道类似于木通,但是作用不如木通强,比较平淡一些,以后在一些方剂里面看到这两个药的时候,有这么个印象就行了。

石韦 是一种蕨类植物,因为它喜欢长在石头上,它的叶片具有柔韧性,就像加工了的皮革,所以把它称为石韦。今后大家在写石韦的"韦"字时,不可以加草字头,加了草字头就成了芦苇的"苇",就成了一个错别字了,因为它的本意是加工了的皮革。

石韦作为一个利尿通淋药,作用一般,但是因为兼有止血功效,或者凉血止血功效,所以就比较适合于血淋,它既能利尿通淋又能凉血止血,对于淋证它就有这种双重功效,所以在这一节的利尿通淋药当中,这是它的优势。其实前面学过的栀子、大黄,也是既能利尿通淋又能凉血止血,也是适合血淋的药物。只是在这一节的药里面,石韦有这个优势,或者是特征,其他方面就没有什么特长。

另外关于清肺止咳,它也可以像车前子一样清肺化痰,因为车前草能清肺热,同时也能化痰止咳,石韦也是一样的,既能清肺热也能化痰止咳,因为习惯了四个字的用语,在车前子中写了清肺化痰,这里写的是清肺止咳,其实一样表述都可以。即车前子的清肺止咳也可以说是清肺化痰,如果把六个字都写上,清肺化痰止咳,就更全面了,但受四个字组在一起的传统影响,表述不大完整,但如果文字太多,那又不好读、不好记,所以石韦也是用于肺热咳嗽痰多。

萆薢 作为一个利尿通淋的药,如果把它的功效写为利尿通淋,原则上也是对的,它也能治疗湿热淋证。但是这个药是平性的,清热的作用不强,主要是长于除湿,虽然是平而偏寒的,只是微微的偏寒,所以它清热的作用不强,主要是除湿浊,利湿和利湿浊是一回事,前面说过湿邪又叫浊邪,常常把湿浊并提,它通过利小便排除湿浊,所以它主要是用于湿邪偏盛的,或者湿浊偏盛的淋证,主要是膏淋,膏淋湿浊偏盛,湿浊阻滞膀胱,膀胱气化功能失司,这个时候可能会出现小便混浊,米泔样的尿液,那么这个时候用萆薢,以后方剂和临床都会提到像萆薢分清饮这样的方剂。另外这个药也是个祛风湿的药,因为它是长于除湿的,所以一般是用于湿痹。

海金沙 是一种蕨类植物叶子背面成熟的繁殖细胞——孢子。我们前面看到的石韦有一片叶,这一片叶背后一面本身长有褐色的绒毛,而且还有孢子,孢子成熟了呈粉状,海金沙也是在叶的背后,成熟了就变成了金黄的颜色,而且像细沙状。大家不要把海金沙误认为是矿物药,如果一看这个名字——海金沙,一般人都会认为是矿物,实际上不是,它是蕨类植物的孢子,非常轻,是很轻的粉末状。

这个药功用很简单,一般的淋证都能用,功效单一,只有利尿通淋,它的藤就叫海金沙藤,也是像海金沙一样能利尿通淋,作用当然不如海金沙。

海金沙要注意它的用法,要求包煎,为什么要包煎?便于煎煮,因为它很轻,会浮在水面上的,药汤一开就会溢出到药锅的外面,只有包住了把它压在底部才便于煎煮。

瞿麦 是一种观赏植物,是五颜六色的花,药材用它的全草。

它也是一个利尿通淋的药,也没有什么特征,另外还能活血通经,这个作用虽然不强,但古方中也有使用。教材中有一个孕妇禁用,这是因为它和木通一样,能活血通经,活血的药一般都是这样要求,如果没有这个功效,大家就不清楚它为什么有孕妇不宜这个使用注意,书上还提到了它可以治疗血瘀的经闭,由于它的作用很一般,所以不太常用,也可以把它淡化,但是列出来更全面一些。虽然其他没有什么特殊性的,但治疗淋证的八正散里面用了,因为八正散很有名,所以它的知名度也就比较高。

萹蓄 萹蓄常和瞿麦一起使用,也是利尿通淋药,一般淋证都用,也没有什么特殊地方,因为常常和瞿麦一起用,所以八正散里面也有。另外,它也可以治疗皮肤病,不管内服或者煎方外洗,有止痒作用,也可以说是除湿止痒作用,对于一些和湿热有关的皮肤病有一定的效果。

地肤子 是一种藜科植物成熟的果实,比较小,和车前子的大小差不多。

它的功效和前面说的萹蓄其实是一样的,一是利尿通淋,二是止痒,其实止痒主要也是除湿止痒,祛风是次要的,因为有的皮肤病突然发生、突然消失,按照中医理论认为与风有关,善行而数变,其实更多的是和湿热有关,所以地肤子的功效清热利水可以改变为利尿通淋,加上一个止痒,如同萹蓄功效写为利尿通淋、止痒,这样记就更方便了。

萹蓄的功效中还有杀虫,杀的是肠道寄生虫,古人用,现在不用了,文献摘要中选录张寿颐《本草正义》的论述,说古人称其杀虫,其实《神农本草经》里就说它杀三虫,三虫就是多种肠道寄生虫,主要是蛔虫,由于它的驱虫作用不明显,现在已经不把它作为驱虫药用了。

冬葵子 冬葵是一种蔬菜,圆圆的叶,结的果实中的种子叫冬葵子,也是一个利尿通淋的药,但是这个药本身的作用一般,历来用得不多,加上最近几十年把冬葵子的药材给用错了,所以现在临床用得就更少了。为什么用错了呢?教材第137页有一个附注,因为冬葵子来源应该是冬葵,冬葵是一种蔬菜,这种蔬菜产量不高,在成都很多,把它的叶摘下来煮汤、炒来吃都可以,它上面的果实中有和牵牛子一样大小的种子,种子产量也很低,一般没有人专门种冬葵来收集种子,所以药材比较少。后来冬葵有一个近缘植物,就是137页附注中说的苘麻,

257

这是一种经济作物,有的地方大面积地种,因为它的皮是做麻的纤维,就像我们前面讲的火麻仁,把它的茎皮剥下来也是做麻袋、麻绳用的一种植物纤维,也可以做衣服。苘麻收了以后它的种子就成了一个没有用的东西,因为苘麻的种子和冬葵子的形状一样,就是个头稍稍大一点,后来有人把它拿来冒充冬葵子,久而久之,它就喧宾夺主,取代冬葵子在市场上销售,其实它没有利尿通淋的效果,所以这种冬葵子在当代的临床上应用已经不多了。如果真正是冬葵的种子,就是说正品的冬葵子,还是可以用的,它也是一个很安全的利尿通淋药。今后如果用古方,里面有这味药,大家就应了解药材的真假,也可以用其他利尿通淋的药来代替。

258

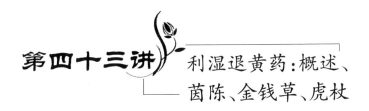

第四十三讲 利湿退黄药:概述、茵陈、金钱草、虎杖

利湿退黄药概述

教材中利湿药的第三节是利湿退黄药。利湿退黄药的基本功效是利湿退黄,其实利湿与退黄是两个功效,利湿是清利湿热的简称,退黄是利胆退黄的一个简称,把清利湿热和利胆退黄合并在一块,这个功效叫做利湿退黄,只有这样理解,对这一类药的应用才比较准确。因为首先它是一个清利湿热的药,所以它除了湿热黄疸可以用以外,其他的湿热病证,比如有的利湿退黄药还用于湿温病,有的可能用于湿热疮疹,湿热带下,或者另外的湿热病证。

实际上这些药的清利湿热和前面学过的一些药一样,可以治疗多种湿热病证。利胆退黄主要是消退黄疸,恢复肝胆的疏泄功能,使胆汁的排泄能够正常,使黄疸的症状减轻或者消除。所以有的利湿退黄药治疗的不一定是湿热黄疸,有的是湿浊偏盛的黄疸,或者是寒湿黄疸。对于寒证,主要用来利胆退黄,它加上一些温性的药,或者利水除湿的药,主要不在清热,所以这类药物的清利湿热和利胆退黄是可以分开的,是两个功效,这样认识这一类药的临床应用比较准确。所以我们书上,有的药是把它分开的,如茵陈,因为它功效比较少,就把它的两种功效各自表述;有的药本身功效就比较多,像虎杖、金钱草,那么就把这两个功效合并在一起,使功效里面的文字不要过于的冗长,便于学习和记忆,但是所有这一类的药,它最基本的功效都可以分开,都可以合并,只是具体处理的时候有灵活性而已。

在临床上当然这一类药治疗最多的是湿热黄疸,是最佳的主治证。能够利胆退黄的药,在我们要学的中药里面不多,在这一节一共只有三味药,前面我们还学过一些这类药,比如栀子、大黄、秦艽,以后活血化瘀药中的郁金,凉血止血药中的大、小蓟,实际上都有一定程度的利胆退黄作用;另外的一些清利湿热药,如蒲公英,都可以用,但是这方面的作用比较微弱一些。比较典型的就是我们这一节的三味药物。

茵陈 在以往的教材中称为茵陈蒿,现在《中华人民共和国药典》把"蒿"字删掉了，就叫茵陈，其实在《神农本草经》中也是没有蒿字的。为了与《中华人民共和国药典》同步，所以不要"蒿"字。在明清以来的文献里面，一般都称为茵陈蒿，最早的本草叫"因陈"，这个"因"字没有草字头，就是原因的"因"。唐代的陈藏器在《本草拾遗》里面就讲过这个药为什么叫做因陈，这种草本植物它是"因旧苗而生，故名因陈"，就是说它是多年生的草本，上一年的地上部分枯萎了，但是地下部分的根还是存活的，第二年的春天，它在前一年旧有的根上再长出幼苗来，所以"因旧苗而生"，"陈"就是旧的宿根的意思，因就是沿袭，这是讲它多年生这样一个特征，后人又加入了"蒿"字，大家可作常识性的了解。

另外，茵陈的植物来源有茵陈蒿和滨蒿两种，可以等同地作为同一味药使用。关于茵陈的采收，在唐宋时期或者唐宋以前，是在花期采收。到了明代有人提出来，茵陈要用幼苗，刚刚生长出来不久就采收，这种刚生长不久就采收晒干，因为很幼嫩，所以就很柔软，叫绵茵陈；长成熟了以后再采收，就叫做茵陈蒿。一般认为绵茵陈功效比较好，李时珍当时就把这个民间的认识记载到《本草纲目》里面，说："三月茵陈四月蒿，五月六月当柴烧"。意思是说，要作为茵陈这个药物使用，春天三月采的才是茵陈，四月长大了，就是一般的蒿草了；五月六月只能作燃料。所以从明代一直到现代，茵陈一般都是用的绵茵陈，就是用幼苗。

近年来的研究发现茵陈利胆退黄的一个重要的化学成分，就是它里面所含的香豆素类成分，在花期的含量最高，所以现在教科书上在概述的第三行说，"春季幼苗高约三寸时采收，或秋季花蕾长成时采收"。这就把李时珍那个五月六月当柴烧否定了。究竟春天采的幼苗，就是绵茵陈，和秋天开花时候采的所谓茵陈蒿，它们的差异性有哪些，可能还有进一步研究的必要。如果说把香豆素作为利胆的一个重要成分，花期采的药材相对要好一些，这也是现在用茵陈不拘泥于用绵茵陈的主要原因。如果有时候药材里不是绵茵陈，我们应知道古代也是这样用的，现代研究也是有道理的。

关于茵陈的功效，书上是把清热利湿与利胆退黄合并了，所以它的功效就是利湿退黄。它是最重要的一个治黄疸的药物。如果把功效合并在一起，就显得过于单薄，所以有时就把利湿退黄分为清利湿热和利胆退黄两种功效。茵陈把这两种功效合并起来，就是治疗湿热黄疸的要药，从古到今历来都是最重要的一个药物。早自张仲景的茵陈蒿汤，茵陈就作为君药，配伍栀子和大黄，就这三味药，是治疗湿热黄疸的名方，从现代医学来讲，对黄疸性肝炎、胆管阻塞不通等引起的黄疸，它都有明显的利胆退黄效果，所以把它称为要药，但它最佳适应证是湿热证。但有的热象不明显，湿浊比较偏盛，舌苔比较厚腻，不是黄苔，口也不渴，舌质也不红。对此，茵陈可以和前面的利水渗湿药，尤其是茯苓、猪苓、泽泻这一类药配伍,比如茵陈四苓散、茵陈五苓散,主要用猪苓、茯苓、泽泻来利水渗湿,用茵陈来利胆退黄,就不需要它的清热作用了,所以也不配清热的药,不一定要大黄、栀子,这是它对湿浊偏盛的用法。另外黄疸甚至还有虚寒性的,不但湿浊偏盛,而且阳气亏虚,这样的患者黄色一般不鲜明,从其他的症状看,舌质也很淡,脉象也比较沉细,对此则可以和一些温补阳气的药配伍,比如说茵陈四逆汤,配伍附子、干姜,在这样的一些方里面,茵陈主要也是利胆退黄,那就与它的清热几乎是没有关系了,它的清热作用已经被附子、干姜这些药完全制约了。所以茵陈的利胆退黄是独立的,它不一定都要用于湿热证,也不完全是透过清利湿热才能够退黄,对于没有湿热的黄疸它同样是退黄的药,说明利胆退黄是一种特殊的功效。

茵陈的清利湿热,除了用于湿热黄疸以外,其他的湿热病证同样可以使用,说明在利胆退黄之外,它的清利湿热又是独立的功效。所以书上的应用第二条说,它可以用于湿温病及湿疮、湿疹等。今后在学习治疗温病的一些方剂里面,是用到了茵陈的,比如《温热经纬》当中的甘露消毒丹,里面用茵陈和黄芩这样的一些药,是治疗湿温病的。另外,湿疹煎汤熏洗是局部使用,湿疮,还有湿热引起的其他皮肤瘙痒也可以用,所以它的应用是相当广的,类似于前面的清利湿热药,对茵陈应该这样来理解:两方面功效,它们可以单独使用,分别作为清利湿热的药,用于多种湿热病证;作为利胆退黄的药,治疗多种原因引起的黄疸证;但是两者结合起来,它最佳的适应证是湿热黄疸。不是湿热黄疸的,分别对证配伍,湿浊偏盛的,配伍渗湿利水的药;寒湿偏盛的,配伍温里的附子、干姜这一类的药。根据现代的观点,黄疸有肝郁气滞,有瘀血内阻,还可以配伍疏肝行气,或者活血化瘀的药,都有利于提升临床效果。

此外,茵陈还略有一点清热解毒作用,也可用于热毒疮疡,因为作用不强,所以有的书上有,有的没有言及。

金钱草 这个药出自《本草纲目拾遗》,是清代开始收载的一种药,但当时不叫金钱草,叫神仙对坐草。它是一种小的藤本植物,两片叶是对生的,所以把它叫做神仙对坐草。金钱草在全国各地用的植物来源不一样,《本草纲目拾遗》收载的神仙对坐草主要产在四川,所以叫四川大金钱草。现在还有另外的一些品种,比如广东、广西这一带,经常使用的是一种豆科植物,叫做广金钱草。而在江西等地及另外一些地方,它又有习惯性的地方用药,如用马蹄金之类,但均不是正品。《中华人民共和国药典》肯定的正品就是报春花科的小的草本植物,是神仙对坐草,就是所谓的四川大金钱草。但是在很多方当中和有些成药里面,广金钱草,即豆科植物的金钱草,应用也还是比较广泛,一般认为这些品种大同小异。

临床应用目前一般没有区分。

金钱草的功效是除湿退黄,当然也可以叫利湿退黄,这也是把清利湿热和利胆退黄合并起来了。而在茵陈中这两个功效大多是分列的,因为它的功效相对比较少,所以多数地方就把它分开来了。金钱草也可以治疗湿热黄疸,但是在治疗湿热黄疸方面,它不如茵陈的效果好,它利胆退黄的功效用得要少一些,尤其是临床上用于黄疸性肝炎,茵陈的作用要优于金钱草。

现代研究发现,茵陈不但利胆,还有很好的保肝作用,因为黄疸性肝炎本身会造成肝细胞的损伤,茵陈对病毒也有一定的抑制作用,当然是不是对肝炎病毒有特异性现在还有待于研究,总之一般认为,对于黄疸性肝炎,茵陈是最重要的利湿退黄药,作用是优于金钱草的。

但是金钱草在有一种情况下可能要优先考虑,那就是在胆管或者胆囊里面有了结石,结石引起了胆汁阻塞不通造成黄疸,即结石性的黄疸,金钱草具有排结石的作用。有的书上说金钱草能够化结石,对此要正确理解,不能误认为金钱草的制剂服用了以后,就能完全把肝胆的结石或者其他的结石化掉,让结石没有了。它不是这个意思,只是说它对结石的治疗,能对一部分结石的排出有积极的意义。

根据目前的用药经验,发现服用剂量比较大的金钱草制剂,服用时间也比较长,对一些肝胆结石可以有一定的改变。因为胆汁的酸碱度,或者里面的一些化学成分有所改变,已经形成的肝胆结石,可能不容易继续在上面附着,所以它长大的速度就会明显缓慢,而且有的可能就停止长大了,比如说现在它的直径是 2 厘米,服用以后可能一直保持这个状态,这种疗效是比较普遍的现象。而有的情况是对于一些特殊的胆酸盐形成的一些结石,究竟哪一类的现在也是说法不一样,用了金钱草制剂以后,可以使其出现崩解的现象,就是说大的结石,比如直径 1 厘米的,可能碎成几个小块,有的成为 0.2 厘米、0.3 厘米这样的直径,这样碎裂变小了以后就容易通过胆管最后进入小肠,有利于这类结石的排出;另外还通过金钱草的清热作用,减少因为结石在肝胆里面形成的一些炎性反应,就是减轻热证,或使湿热的一些症状缓解。

如果结石比较大,不能通过胆管,就要靠金钱草利胆排石的作用,使结石进入小肠,这是很困难的;有的太大了,进入胆管,容易嵌顿在里面,可能会出现急腹症,形成剧烈的胆绞痛。所以结石过大的,如直径超过 1 厘米的,要把它排出来相当困难。因此可能还要和手术结合起来。对于肝管内广泛存在的泥沙样结石,手术没有办法,因为在肝脏里面所有小胆管里面都有,手术不可能清除那么多的发病部位,这种情况要以外科手术的方法就非常棘手,而且即使有时候通过手术治疗,它还要复发,这也是一个难题。但是金钱草对这一类广泛性的泥沙样肝内胆管结石,可能就是一个优势,它有排石的效果。因胆结石引起的黄疸,金钱草可能就比茵陈更有一些好处。主要的好处就是它对结石有直接排石的作用,或者说"化结石"的作用。尽管有这样的说法,我们要清楚金钱草并不是完全把结石溶解掉。

金钱草作为一个除湿退黄药,一般是作为茵陈的辅助药,但是在有结石的情况下,可能还要优先考虑,作为一个首选的药。另外,金钱草又是一个利尿通淋药,它清利湿热,除了湿热黄疸以外,还可以用于湿热淋证。一般的湿热淋证,不管血淋、砂淋或者膏淋,本品都可以使用,但是在这些淋证当中,它最有个性特征的是用于石淋、砂淋。泥沙状的一般称为砂淋,结石比较大的称为石淋,这里指的是尿道结石,可以在肾盂里面,或者在输尿管里面、在膀胱里面,总之它们都是在泌尿道里面的结石,在中医学中就叫做石淋或者砂淋。用了金钱草制剂以后,和肝胆结石一样,有的不容易再长大,可能也有的会崩解,小的它进入尿道,金钱草又有利尿的作用,小便增多了,它有个冲刷作用,就容易通过小便排出。另外,由于它的清热作用,可以减轻一些炎性刺激,减轻尿道灼热疼痛等症状。所以它也是治疗砂淋或者石淋时应当首选的药物,所以在利尿通淋当中,这是它的个性特征。

其他的湿热病证,比如说湿热疮疹、湿热瘙痒、妇女湿热白带过多,这些也有用金钱草的,其实都有一定的效果。所以它也是一个应用比较广泛的清利湿热药物。

另外它能清热解毒,用于治疗热毒疮痈和毒蛇咬伤,比较轻的毒蛇、毒虫伤可以选用,金钱草的强度算一个中等,所以还是经常使用的。

这个药总体说来比较平淡,所以它的味写的是甘、淡,滋味不苦,没有苦寒药的不良反应,所以一般用量都很大,比如说有的肝胆结石、尿路结石患者,每天用到了 200～300 克,煎煮为汤剂,作为饮料分次饮用,相当有好处。

虎杖　我在总论中讲关于中药名称的时候,提到了这个植物的茎较特殊,上面有像虎皮一样的斑纹,粗大的可以像手杖那么大,所以称为虎杖。药用的部位是它的根茎和根,这个药在本草学里的别名很多,在本草文献里面还有阴阳莲、大叶蛇总管、蛇总管、斑杖、花斑竹等,约有近 50 个不同的别名,但是这里列的这几种,都是近年来在一些文献上常能够见到的,我们见到了以后知道它就是虎杖,但不提倡用这样的别名。前几年在南方有一个制剂,当时是地方标准,叫做复方阴阳莲片,其中的阴阳莲就是虎杖,其实就是复方虎杖片,以后最好不要用这样的名称。其余的蛇总管、斑杖、花斑竹,这些名称都经常出现在一些文章中,

263

或者出现在一些产品当中,我们应有一个常识性的了解。在过去是把虎杖放在活血化瘀药一章,属于化瘀止痛的药,能用于多种瘀血疼痛证。但是因为活血化瘀药比较多,也是为了搞平衡,就把虎杖加在利湿退黄药里,也就三味药,而且前面的金钱草还具有双重性,它还可以放在利尿通淋药中,也是很恰当的,如果这样排下来,典型的退黄药就只有茵陈,这样这一节的药就过于单薄了,基于这样的考虑,就把虎杖从活血化瘀药里调到了利湿退黄药中。

因为它能利湿退黄,所以它的第一功效是利胆退黄,其实也可合并为利湿退黄,或者除湿退黄,这样更准确,实际它也是清利湿热加上利胆退黄,除了湿热黄疸以外还常用于湿热淋证,古代的本草上经常说虎杖能够通五淋。就是说湿热淋证中,不管血淋、石淋它都可能使用,而且有的本草书上是单用,还描述它的疗效相当好,缓解尿道疼痛等症状有明显的效果。对于其他的湿热证,如湿热痢疾、湿热疮疹、痹病等,同样有效,所以这个药的功效应改为利湿退黄,既清利湿热,又消退黄疸。如果黄疸有瘀血,它又能够活血化瘀,所以就相当于和活血化瘀药配伍。

虎杖功效很多,对应的主治就多。除了湿热黄疸,它还可作为广泛的清利湿热药,对湿热淋证、湿热疮疹、湿热痢疾,都可以使用。它清热解毒主要是治疮痛、烧伤,活血化瘀是治瘀血疼痛证;清肺止咳是治疗肺热咳嗽,比如说我们前面说的复方阴阳莲片主要就是用来治疗急性支气管炎,或者慢性支气管炎急性发作以后,咳喘痰多。

另外,书上在使用注意当中,除了因它活血化瘀,孕妇忌服外,还说它有泻下通便的作用,它还应该是一个缓下药,有缓和的泻下通便作用,如果热结便秘不是很甚的,可以把它作为一个通便的药,尤其是它治疗黄疸或者热毒疮痛,如果兼有热结便秘,症状又不是很重,虎杖本身就兼有通便的作用,有利于其疗效发挥。

因为虎杖功效比较多,记忆起来有一定的困难,我总结了一个简单的记忆方法:虎杖的功效和大黄的功效十分相似,大黄是一个重点药,记住了以后,把虎杖和大黄稍加对比就能记住。大黄,第一就是泻下作用,只不过它很强,虎杖比较缓和,我们没有把它列在功效项目中,是放在使用注意里面。如果我们把虎杖的泻下通便写在功效清肺祛痰的后面也是对的,它本身就有这个功效,只是说与大黄比有主次,大黄泻火解毒或者说清热解毒都可以,我们把虎杖改为泻火解毒也是一样的,也可以用于一些脏腑热证。它是清热泻火药,同时又是清热解毒药,和大黄一样的,用于热毒疮痛和烧伤、烫伤,内服、外敷都是可以的。活血化瘀,大黄有,虎杖也有,治疗妇科病一些瘀血引起痛经、月经失调或者跌打损伤,虎杖

264

也能用。

近年来,虎杖还作为治疗瘀血胸痹,冠心病心绞痛的药物,因为虎杖含有一个化学成分叫做白藜芦醇苷,现在发现它能够扩张冠状动脉,是一个比较好的活性成分。现在国外提倡喝红葡萄酒,因为它有利于心血管,原因是红葡萄皮里面有白藜芦醇苷,现在打算把它提出来,有的人正在从事这方面的研究,专门在虎杖里面提取这种成分,来治疗冠心病心绞痛,实际也是一个活血化瘀的作用。大黄下面多了一个凉血止血的作用,虎杖不明显,但出血证也可以用。虎杖能清肺祛痰,大黄没有明显的祛痰作用,但是也能清肺热。所以它们真正互相没有的,就是虎杖祛痰,大黄没有;大黄止血,虎杖没有,其余的功效基本上都相似。把它们联系起来记,它们都是蓼科的植物,这样就可提供学习的方便。

第四十四讲 温里药：概述、附子

温里药概述

1. 含义 以温里祛寒为主要功效,常用于治疗里寒证的药物称为温里药。这个刚好和清热药相对应,清热药是治疗里热证的,温里药是治疗里寒证的,如果临床证候按照寒热两分,除了表热证,剩下的全是里热证,同样的道理,除了表寒证,即外感风寒,剩下来的所有寒证都是里寒证,所以从这个角度来讲,温里药包含面是很广的,应该有很多的药物。其实我们前面已经学过不少典型的温里药,比如说解表药当中的生姜、桂枝,化湿药当中的砂仁、豆蔻、草果,还有祛风湿药当中的一些温性药也属于此类。可见除了这一章,在此前和此后的章节中能够温里的药很多。所以,温里药的含义从理论上来讲就是能温散里寒,用于治疗里寒证的药;或者说以温里散寒、温里祛寒为主要功效,主要治疗里寒证的药物统称为温里药,又叫祛寒药,祛的是在里的寒。

从中医的理论来看,寒邪可以外感也可以内生,都可以用温里药,但实际上这一章要讲的温里药,主要是温中的,其他的温里作用可以看成是一种兼有功效。为什么要这样来理解呢?因为从理论上来讲,虽然是温里药可以针对五脏六腑,五脏六腑都有里寒证,首先看肺的里寒证,往往表现出来的是痰咳喘,寒痰的咳嗽,寒痰的气喘,这样的药物集中在祛痰止咳平喘药里,所以能够治疗肺寒的药,能够温肺的药主要不在这一章,而是分列在祛痰、止咳平喘药了。心是主神志,主血脉,心的里寒证,一个是血脉淤阻,一个是心主神志的功能失调,轻的心神不宁,重的昏厥,是因寒邪闭窍所致,所以能够温心的药大部分在活血化瘀或者在开窍药里面,都没有集中在这里。从肝来看,肝藏血、主疏泄,一旦肝受寒,往往是寒凝血瘀,或者气机凝滞,所以能够治疗肝寒证的很多药物也在活血化瘀和行气药里面,尤其是疏肝理气的。肾一般都是虚寒证,由肾阳虚引起,所用药物多数在今后要学的补阳药里。当然治疗脾胃的温里散寒药在其他的章节也有,比如说行气药、化湿药,但主要集中在这一章。

所以根据具体收载的药物,按这个实际情况,这一章的药物是以温中的药物为主的。这样来理解的好处是,把温中作为这一章药物的规律性功效,每一味药都有,其他的只作为兼有功效,这样学习起来非常方便,记起来也方便,从下面要学的第一味药到最后一味药都可以温中散寒,归经都可以归脾胃经,这样就在学习的时候减少了很多麻烦,共有的性、效、用每一个药都适用。而有的药可能兼有温肝、温心、温肺,或补阳的功效,都只是兼有功效,记起来那就方便多了。

2. 功效与主治 关于这一类药的功效与主治,前面已说了,最基本的功效就是温中;兼有最多的是温经,经脉受寒,出现了身痛、头痛、腹痛或者引起了疝气、睾丸肿胀疼痛等病证。关于温经散寒药的具体功效术语使用,有这样一个规律:凡是这个药的功效写的是温里散寒,因为寒凝主痛,一般温里散寒药都应有一定的止痛作用,所以又叫做散寒止痛或者祛寒止痛。因此功效术语是温里散寒、散寒止痛、祛寒止痛的药物,就有温中散寒或温中止痛,和温经散寒或温经止痛这两个方面的作用。

这一章里面有一部分药物只能够温中,它的功效术语就要回避散寒止痛,或者祛寒止痛、温里散寒这样比较笼统的功效,直接就说温中,或者温中止痛。所以这一类药物的第一功效,在教科书上就有这样两种情况:第一种情况前面说了,笼统说散寒止痛、温里止痛,祛寒止痛或温里祛寒,包括了温中和温经两个方面;如果没有温经作用,或者温经作用不明显,临床上主要是用于脾胃的寒证,那么就说它温中或者温中止痛。所以我们一看功效,就知道它的主治证,有的比较宽泛,有的比较局限,这是关于这一类药的基本功效。当然有的可能兼有温肺或者温阳等,分别可以治疗肺寒证或者阳虚证。另外,比较特殊的是这一章的少数药物兼有回阳作用或者回阳救逆的作用,是治疗亡阳证的,如附子。以上就是关于这一类药物的功效和主治,一是共性的,温中或温里;然后是兼有的功效,主要是温阳,回阳,或者温肺。

3. 性能特点 这一类的药物都是用于治疗里寒证的,那么根据药性确定的原则,能够消除或者减轻寒证的就是温热的药。这一章的药物是典型的温热药,温热性质都很强,有相当多的是热性,甚至大热性,有的就写温性,这个温性也比前面温性的药更明显,偏向性要大一些。清代程钟龄在《医学心悟》当中说,温性的药,有温煦之温,有温热之温,温煦之温如春天的阳光,人人可近,一般因为温而引起的不良反应都不会太明显,比如前面的发散风寒药,又叫辛温解表药,这个温就是温煦之温,一般的人都能接受,它一般不会有明显的因为温的偏性造成的一些伤害;温里药的温,可能就是温热之温,"温热之温非开冰解冻不可轻试",真正要里寒比较盛的才用;反之没有里寒,用了可能就容易助热化火,对人体造成新的病理损害。

从药味来讲,因为寒邪是凝滞的,温里就是使寒邪消散,它有散和行的作用特征,所以也符合辛能行能散的理论,一般这一类的药都有辛味。加上这一类药本身就是辛辣芳香的,在烹饪当中用的调味品,主要都集中在温里药,胡椒、干姜、肉桂、丁香,还包括我们前面学过的豆蔻、草果、草豆蔻,这些都是调味品,也是温里药。所以这一类的药,药味都是辛味为主。有的能够补阳,又有甘味;有燥性的,可能还有苦味的,都是个别的药。

这一章的药都能够温中,所以每一味药都归脾胃经。凡是功效为散寒止痛,祛寒止痛的,还能温经,温经主要涉及肝,这些药归经除了脾胃,还有一个肝经;能够补阳、回阳的药,又可归肾经,或兼心、兼脾都可以。因为本身就归脾胃,脾胃就不必重复了,只以肾、心为主,兼有回阳或者温阳的,就把心、肾经加上去,这样和教科书上写的吻合起来,有利于理解记忆归经,也有利于理解记忆功效和主治。这样就把比较复杂的,没有什么规律性的东西,变得有一定的规律,就能掌握重点。

就散寒而言,其作用趋向偏于升浮。这一类药物有少数有狭义的毒性,尤其是附子,还有吴茱萸、花椒。

4. 配伍应用 首先也是寒热虚实,这一类药本身就是温里的,是针对寒邪的,但它针对的是里寒,如果有表寒,应与发散风寒的配伍,表里同治。寒和热配伍,与清热药同样的道理,除非是寒热错杂,这个很特殊,可以不管。关于虚的配伍,根据中医的理论,里寒的产生原因一是寒邪外侵,阴盛则寒;另外一个是素体阳虚,阳虚生内寒,阳虚往往都兼有明显的气虚,所以这一类的温里药,主要是配伍补阳药或者是补气药。关于实的配伍,除了寒热以外,还有别的邪气,比如说脾的运化和肾的主水失常,往往水湿内停,兼有水湿的,需配伍除湿的药,燥湿、化湿、利湿都行;湿停于局部,可能就是痰饮、可以配伍化痰药;如果寒在脾胃,消化能力降低了,饮食积滞,需配伍消食药;寒凝气滞,配伍行气药;寒凝血瘀,配伍活血化瘀药等。所以,配伍是相当广泛的,很多章节其实都可以这类药配伍,各种寒证的症状也可以考虑,如脾胃虚寒出现恶心呕吐的,可配伍止呕吐的药;有腹泻的,则配伍止泻药等。

5. 使用注意 和前面的章节一样,须因证选药,主要是什么样的脏腑寒证,必须选用作用于该脏腑的温里药。阳虚的虚寒证,要选有温阳作用的温里药;疼痛比较厉害的,须注意选择止痛作用比较强的药等。另外是三因制宜,这和清热药刚刚相反。温热的季节、温热的地区,该用温里药也要轻用;反之,如果说是寒冷的季节、寒冷的地区,用温里药可以适当重一点。因人也须依据素体寒热调整。中病即止,也是不要过用,温燥过用了就容易助热化火伤阴。

另外一个是病证禁忌。这一类的药是治疗寒证的,热证肯定不能用,阴虚火旺也不能用。前面讲妊娠禁用药当中,温里药一般偏性比较大,有的作用比较峻猛,孕妇一般要慎用。慎用药里面有温里药,是因为中医认为产前宜凉,所以妊娠期间温热药对孕妇是不利的,适当偏于寒凉的药是有好处的。

在药材方面,附子需要久煎,肉桂则不宜久煎,但不普遍适用,所以不要求。

附子 与前面祛风湿散寒药当中的川乌来源于同一种植物,川乌是种下去的母根,依附在母根旁边长出来的子根就叫做附子。但是在商品药材中经常是切片用的,所以处方经常写的是附片。炮制时加菜油、红糖制成的着色液,使之染为浓茶色,就叫黑附片;切片时如果是顺着切的,就叫顺片;有的是横着切的叫横片。有一种黄附片,是染成黄色的,是横切的;而白附片是顺着切片的,切了以后蒸透再用硫黄来熏,使它原来的本色变淡,就叫白附片。附子在产地要经过特殊的种植和加工炮制,不但有特殊的田间管理,采收回来以后还要用盐卤水,就是加工食盐剩下来卤水,里面含有很多化学元素,用它来浸泡,泡了以后,最后再用以上的一些工序炮制。

附子从宋代开始就是四川的一个地道药材,绵阳市下面有一个地方叫江油,过去叫做彰明,现在彰明是江油市下面的一个集镇,产区是以这一带为中心的,在宋代就有《彰明附子记》,当地的附子一直非常有名。过去附子都是一家一户加工的,是小的生产作坊,为了商业竞争的需要,就有很多的规格,有黄的、白的、黑的,有顺切的、有横切的,还有比较小的,用刨刀来刨成比较薄的片,又称为刨片的。川西北地区在附子采收的季节,一般阴雨天气比较多,有的家里面小作坊加工不过来,就像四川人作泡菜一样,在附子挖起来以后,去掉了表皮泥土,适当地清洁以后,就放在了盐卤水里去浸泡,它不会变质、更不会腐烂,可以放上一两年,这种就称为盐附子。盐附子在使用的时候,仍然要把它切片了以后,在水里面漂,把里面的盐味漂掉,就叫做淡附片。

一般的处方在开这个药的时候都不是写附子,而是称附片、白附片、黄附片、黑附片等,这是因为它用的不是整个附子块根,而是经过加工切制后的片状药材,所以一般叫附片。之所以要说明这些五花八门的商品药材规格,包括过去的炮附子是在火里面烧,现在的炮附子是用微波处理的微波附子等,规格越来越多,都是为了商业性竞争的需要,与它的药效之间没有什么联系。但是有的人说盐附子是为了"咸入肾"而有意做的,其实不是的,是因它加工不了,挖起来的数量太多了,是受四川人做泡菜的影响,把它放在大缸的卤水里面就不会坏,慢慢地用,它不是为了"咸入肾"才有意地搞这么一个药材规格。

附子也是比较重要的一个药,前面我讲大黄的时候说药之四维,其中有附子。附子不仅是温里药当中的一个重点药,也是中药里面一个很重要的药物。

269

附子的功效主要表现在以下三个方面。

第一个方面最特殊,叫回阳救逆。回阳救逆就是对于亡阳证的一种治疗作用,或者一种治疗功效。什么是亡阳证呢?就是一部分人由于长期患病,因久病而阳气不断地耗伤,最后阳气衰败了,阳气损耗殆尽;另一种是突然之间患急性病,比如大吐、大泻、大汗淋漓,阳随阴脱,都会出现这种亡阳证。亡阳证的临床表现最典型的就是两个症状,一个四肢逆冷,一个脉细欲绝。"亡"在字义上,就是"无"的意思,古代的字词书,有"亡,无也"的训释,亡阳的意思是好像阳气没有了,就是人的阳气已经耗散殆尽了,也就是阳气欲绝。为什么出现这种情况呢?阳气欲绝,主要是肾和心的阳气衰败、欲绝,因为肾阳的一个基本功能是能够温煦形体,肾中的阳气为阳气的根本,能够使人保持应有的温度。肾阳衰败就不能够温煦形体,所以首先出现的是肢体的远端出现逆冷,比较轻的可能就是手指、脚趾,严重的可能上肢超过肘关节,下肢超过膝关节,最后可能全身都有冷的感觉。四肢逆冷是肾阳衰败不能温煦形体的一个表现。心是主血脉的,心的阳气衰败就不能鼓动血脉,所以血脉不正常,出现脉细欲绝。表明它的基本病理是心肾的阳气衰败,衰败到了严重的极点,几乎是快没有的状态,这就是中医学当中的亡阳证。在这种情况下,附子就是中药里面能够"回阳救逆的第一品药"。

因为附子回阳救逆作用最好,其他药物不可取代,虽然它有毒性,但在临床上它能够明显地挽回将要亡失的阳气,这个时候也就是挽回了生命,它历来就是急救亡阳证的一个重要的药物。从古代到现在,尤其是在古代的医疗情况下,完全是依靠口服附子这一类为主的药来治疗亡阳证。但是附子需要久煎,如果患者有时危急了,煎煮很长的时间,还要慢慢地让它放凉,然后再来给他喂服,那会耗费很长时间,可能有时就缓不济急,但没有办法,古代只有这种医疗条件。现在附子有急救的制剂,比如参附注射剂。一直到目前,尽管对于亡阳证可以采取综合的急救措施,中西结合,如像大吐大泻、大汗淋漓、大出血引起的,采用输液、输血加上一些西药的应用,进行综合的救治,当然效果就提升了很多。但是附子回阳救逆的临床价值仍然存在,所以很多医院,如果出现了比较典型的亡阳证,在采用其他措施的同时,附子有关的注射剂,使用仍是相当广泛的,能够收到明显的回阳救逆效果,所以它是中药当中回阳救逆最重要的一个药,用于亡阳证具有可靠而特殊的疗效。

附子虽然是回阳的第一品药,单用它的强度还显得不够,因为病证太重了,阳气虚衰到了极点,一味附子还难以胜任;它发挥挽回阳气作用也有一个过程,其比较缓慢,这是相对于干姜这一类药而言的。它又有一定的毒性。所以前人治疗亡阳证,不是单纯地用附子一味药,常常配伍干姜和甘草,这就是张仲景的四逆汤。附子和干姜、甘草配伍,一是降低附子的毒性,有减毒的作用,它们具有相畏相杀的关系,附子畏干姜,也可以说附子畏甘草;甘草或者干姜相对则是杀附子毒,使毒性减轻。第二,增效,又是相须相使的配伍关系,能增强回阳救逆的效果。干姜也有回阳的作用;现代研究,甘草也是能够增强附子在回阳救逆方面的作用。另外,附子虽然回阳,但相对干姜来说,作用发挥要迟缓一点,所以有的书上就说附子之性偏于守,干姜相对是走的,它很快就会发挥回阳的作用,在初步有效的基础上,附子也开始有效了,所以可以使药力比较迅速,而且比较持续。它有以上多方面的优点,所以就配伍在一起。附子和干姜的配伍目的,是增效和减毒,大家必须记住,这是一个很特殊很重要的一个配伍。

临床上的亡阳证,有的不是单纯的肾阳、心阳衰败,而且元气也虚脱,所以称为亡阳气脱,这个时候单纯用附子来回阳,对于元气的虚脱就没有针对性,所以这时候应加上人参。人参和附子配伍就是参附汤,现在的注射剂就是这个处方。参附注射剂,目前全国有好几个药厂都在生产,可以静脉给药,回阳救逆就来得很迅速了,该剂型就适合于急救。总之,附子回阳救逆就这么一个情况,但是在临床上要真正用好不容易,前人说附子是一个最有用的药,也是一个最难用的药。最有用就是指的这种亡阳证,对这种急重证它能够挽回生命,有很重要的临床应用价值;又说它最难用,最难用因为它是治的急重证,又是有毒的,对于药物的用法、用量、配伍这些要求,医生都要非常准确,稍有一点疏忽,可能就造成不堪设想的后果,所以又认为它是很难用的。但附子有用这一点,应该充分肯定。

第二个功效,补火救阳,补火就是补命门之火。补命门之火,实际上指的是人体的元阳,也就是肾阳。附子这里的补火助阳,就是补元阳,所以对于全身的阳虚证,附子都可以用。因此,在书上的应用第二条说用于阳虚诸证。

阳虚证当中首先是肾阳虚,由于肾有多方面的生理功能,肾阳虚就有多方面的临床表现,附子一般都可以用。肾阳虚,首先不能温煦形体,出现畏寒身冷,腰膝冷痛。另外,生长发育迟缓,出现早衰;或者肾主水失常,出现水肿,或小便清长、夜尿频多,老年人甚至还会出现遗尿;肾主生殖,肾阳虚了,表现为生殖功能降低、性功能降低等;肾能够纳气,肾不纳气以后,呼吸急促,出气多,进气少,这叫虚喘;肾又能够温煦脾阳,脾肾阳虚的久泻不止等,附子都可以使用。

但是最有效的最有用的效果是在改善肾阳虚不能温煦形体方面可能比较肯定。至于肾的其他方面阳虚造成的症状,附子究竟能解决什么问题,可能还需要进一步的研究。但是从古代到现代的临床应用,凡是肾阳虚,不管它表现为什么症状,几乎都在广泛地使用附子,可能都有不同程度的作用,比如肾阳虚的全身水肿、小便不利在用;肾阳虚的小便清长、小便过多、夜尿频多也在用,它是一个

271

对于肾阳虚应用非常广泛的药,今后讲补阳药,还要重点讲阳虚的表现,以及怎样优选和配伍使用等。

二是脾阳虚,脾阳虚则脘腹冷痛,便溏腹泻,食欲不振,它能够脾肾双补,所以出现脾肾两虚也可以用,单纯以脾阳虚为主的同样可以用。脾阳虚一般是脾气虚的进一步发展,所以往往要配伍补脾气的药,比如说人参、白术这类补气健脾药物,附子理中汤就是这种主导思想而和人参、白术同用的。

另外还能用于心阳虚。亡阳证里面已经有心阳虚了,一般的心阳虚可以出现自汗、心悸等一些较轻的症状;重者可能有胸痹疼痛,这是有寒象的表现,附子用的时候多数是和一些活血化瘀的药物,或者温心的肉桂、桂枝这样的药配伍。又如治疗阳虚感冒的麻黄附子细辛汤,也用附子补阳气。再如卫阳不固,出现了自汗不止,治疗可以用芪附汤,就是附子和能够固表止汗的黄芪配伍在一起。总之,一句话,凡是有阳虚,附子几乎都可以使用,凡是虚寒证,都可用它补火助阳。

第三个功效,散寒止痛。这就要回到我们前面讲的概述,凡是笼统说的散寒止痛,就意味着这个药既能温中,又能温经,有比较广泛的温里散寒,或者说温里止痛的作用。对于附子的散寒止痛,首先它能够温中,可用于胃寒或者脾胃虚寒,如果属于阳虚的它可以用,已经在补阳当中介绍了。不是阳虚的,是实证,比如寒邪太盛,出现脘腹冷痛,附子照样可以使用。除了温中以外,附子同样能温经,广泛用于经脉受寒出现肢体冷痛、头痛。比较特殊的温经散寒是附子有类似于乌头的祛风湿作用,所以对于风湿寒痹,尤其是风湿寒痹兼有阳虚的证候,附子也是一个很好的祛风湿散寒止痛药。祛风湿它不如乌头,所以乌头放在祛风湿药里面,但附子完全可以用,同样有相类似的祛风湿作用。应用第三条讲它治的里寒证是实证;应用第二条也是里寒证,为虚证。所以前人说附子"只要有寒,不论虚实,都可以使用",一个是虚寒证,一个寒实证,实证就是温里散寒止痛,虚证是用来温补阳气,附子功效主要在这三个方面,对应性是比较直接的,也容易记住。

附子的用法、用量和使用注意,也有一些值得关注的问题。首先是用量,书上是3~9克。附子的用量在全国悬殊比较大,在江南沿海的一些地方一般用量都比较偏小,当地因为气候炎热,一般的人都容易受热,也容易出汗,多有一些伤津的情况,医生用附子都特别胆小谨慎,尤其是气候炎热,容易受热时,所以一般用几克的很常见;但是在西南地区,很多临床医生觉得用几克可能效果上不去,所以附子用到30克是家常便饭,尤其是四川、云南,五六十年代云南有一个全国有名的医生,人称为"火神"的吴佩衡。吴老在处方当中用100~500附子,也并不罕见,关键在什么地方呢?就是久煎,如果附子用3~5克,但不久煎、不炮制也容易中毒,如果量很大,煎 3~5 个小时,有时候上午煎到下午,有的晚上煎到第二天早上,那用 100~200 克的附子也没有什么毒性反应。

关键是应不应该用那么多量,实际上可能没有充分地利用。我这里讲不是提倡大家多用、重用,尤其是初学者,刚刚开始临床,教科书上的量应该是比较可行的量,应该先以这个量为主,在有经验以后,如果觉得必要,可以增加一点用量。大多的时候,汤剂当中的溶剂是有限的,有限的溶剂当中用的药再多,它的溶解度也有限度,它的含量并不完全是无限增加的。关于用量我们要正确对待,有的用量过分地偏大,同样是不安全的,同时对药材也是浪费,但是过分地谨慎也会影响它的疗效。附子是要久煎的,所以在一定范围内适当地多用一点,应该是相当安全。

它的温燥性并不像干姜、胡椒这一类药,不那么厉害,所以在西南民间,冬天经常把附子作为一个食疗之物,炖羊肉时的附子的量用得比较大,但炖的时间长,很多人没有明显的阳虚,但用了以后也没有出现温燥的不良反应,附子应该说只要用得合理,安全度还是很高的,关键就是久煎,久煎到没有一点麻味,这和乌头是一样的。

尽管附子的配伍、炮制等都能够降低毒性,但是最有效的方法是加热煎煮,所以附子作丸、散剂,一定要谨慎,它在没有水的情况下,没有经过高热来水解,毒性是很大的。我曾经见到一个附子中毒的人,用附子炖肉吃,吃了很多,也没有任何反应,有一片附子贴在锅上,水没有淹着,最后吃那片附子以后,马上就不舒服,先是发麻,后来就出现心脏的一些不良反应,有心律失常等症状,就是那一片没有被水煮着的附子所致,这是我亲眼见到的附子中毒例子。说明在有水的情况下充分地煎煮,对它的解毒非常的重要。

另外,所谓燥热伤阴、助热,对阴虚阳亢、孕妇不能用,是这一章药共有的,都不是特殊的禁忌。附子的所有内容,按照我们教科书就这些。在书中提到了附子是十八反的药,我们《临床中药学》没有肯定,也没有否定,在 6 版教材曾把它作为十八反,是因为原来的药典有一个乌头类的药,都不能和半夏、瓜蒌、贝母、白蔹、白及这些药同用。提到乌头类,附子也是乌头类的,大家知道就可以了。

273

第四十五讲 温里药：干姜、肉桂、吴茱萸、小茴香、丁香、高良姜、花椒、荜茇、胡椒

干姜 和前面解表药学的生姜来源于同一个植物，而且还是同一个入药部位，都是它的根茎，但是我讲生姜的时候说了一下，并不是生姜晒干了就成了干姜。从陶弘景开始，就认为生姜晒干了不是干姜，他说："蜀中有好姜，荆州姜亦好，但俱不能作干姜"；李时珍也将干生姜与生姜、干姜并列，在《本草纲目》中为三种不同的药。这也是我多年没搞清楚的一个问题，这是什么原因呢？干姜和生姜是同一种植物的不同栽培品，田间管理有明显的差异。生姜在栽培的过程当中，要三天两头不断地培土，要把它掩埋住，因为生姜的药用部位是根茎，它本身属于茎，植物的茎都有趋光性，它要见阳光，森林里面见光不是很好的树，长得又细又长，那就是它的趋光性所致。生姜是茎，也想见阳光，不断地培土它就使劲地长，越培土它就越长，所以我们到了秋夏天看见很多地方所谓的子姜，非常鲜嫩，根茎非常的长，把它作为蔬菜，里面的纤维很少、很嫩、很脆，那就作生姜用；干姜是在栽培的过程当中不培土，直接把根茎暴露在土表，它已经见光了，它就不再拼命地长，它就使内在的成分不断地累积。所谓的生姜，因为长得很快，内在的一些成分累积不够，所以晒干了以后，非常轻，表面皱缩，不能做干姜用；干姜因为内在的成分很丰富，晒干了以后，基本上不怎么皱缩，体积也不怎么减少，质地非常沉重。二者的区别主要就是它们的栽培方法、管理方法不一样。现代研究发现，生姜和干姜的化学成分不完全相同，尤其是有的相同成分它们的比例有差异，但是和功效的相关性现在没有最终的解释，但是至少说明了在中药里面，生姜和干姜作为两味不同的药使用，并不仅仅是有水分没有水分这么简单，因为化学成分有明显的差异，功效也会有明显的差异，这有它相关的物质基础。

干姜作为一个温里药，书上功效写的是温中散寒，没有强调止痛，不像附子那样写的散寒止痛，因为干姜相对于很多温里药，它的止痛作用不是很突出，所以回避了止痛二字，不说温中止痛，简单两个字就叫温中，它的主要作用部位在中焦，凡是脾胃有寒的，不管寒实证或者虚寒证，也不管表现为疼痛、胀满、食欲降低、消化不良、腹泻、恶心呕吐，都可以用。但是需作相应的配伍，比如说恶心

各 论

呕吐突出了,配伍止呕药,疼痛突出了,配伍止痛作用强的药。

干姜的第一功效就是温中,我们书上是四个字——温中散寒,一般不说它止痛,也不笼统说是温里散寒,或者散寒止痛,因为它在经络受寒方面可以用,但不是它的特征,用得不多,没有多大的意义。这就是我在讲概述当中说的,笼统地称祛寒或者散寒止痛和局限地称温中,区别就在这里。但是温里和温中有时又是相同的,因古人没有这么明确地区别,在本草文献里面有的温中与温里是一回事,但是我们现在的教科书已经比较规范了:温里比较广泛,温中比较局限,指的只是中焦,所以这里关于干姜温中的对应之证,就是脾胃有寒者,不管虚或者实都用,虚证要配伍补虚的药。

第二个功效,回阳,或者叫回阳通脉也可以,没有哪一本书上说干姜的功效是回阳救逆,但是附子是回阳救逆。这两味药同样都是用于亡阳证,但功效表述不一样,这是有深刻原因的。因为亡阳证有两个主要的症状,其中一个是四肢逆冷,原因是肾阳衰败。干姜不能作用于肾经,所以它没有增强肾中阳气的作用,也就是说它对于四肢逆冷没有针对性,所以不称回阳救逆。干姜主要是归心经,能够振奋心的阳气,它主要是改善脉细欲绝的症状,所以叫做回阳通脉,这和它主要归心经就联系起来了,这是有微妙区别的。回阳救逆和回阳通脉,一个是作用于心,一个是在心肾,尽管两个药是配伍在一起使用,但这是需要说明的。所以用于亡阳证,干姜只作为附子的辅助药,四逆汤前面讲了,这里就不多讲了。

另一个功效是温肺化饮,用于肺寒引起的痰饮咳喘,类似于生姜,只不过温性比生姜强,在张仲景的一些方当中,如苓甘五味姜辛汤里面,治疗寒饮咳喘的方很常用,所以干姜就这么三个方面作用。

学了干姜以后,可以和生姜作一个简单的对比。它和生姜相同的是都能温中,不过干姜的温中作用强于生姜,但是生姜长于止呕,干姜这方面不强,所以回避了,温中有强弱,止呕的程度有差异,干姜不是完全不能止呕,只是不明显罢了,所以少用;第二,都能温肺,都能温肺化饮,也是干姜强于生姜,这两点是相似的,或者相同的。不同的是生姜能够发散风寒,常常用于风寒表证,而干姜能够回阳通脉,常常作为一个辅助药用于亡阳证。所以生姜和干姜的比较是很容易的,内容也比较简单。

肉桂 和解表药的第二味药桂枝都是来自同一种植物,桂枝用的是当年生的嫩枝,肉桂主要是用树干的皮,另外比较粗的枝皮,也可以剥下来用。树干的皮中靠近地面的那些部位剥下来压成平板状,在商品药材中叫做板桂。把中间比较直的一段树干的树皮剥下来以后,放在一个特制的模型里,压制成两边有一点卷曲,中间有一点点凹陷的形状,这样的药材商品名就是企边桂;树枝剥的皮就让它自然卷曲,自然卷曲后就会是筒状,所以有的叫筒桂,现在又叫桂通,或者桂尔通。现代有的药材商人又把它叫做官桂,而古代是指供官家特用的上等肉桂。目前官桂、桂通、桂尔通、筒桂,都是树枝的皮。肉桂主要就这些商品规格,最好的是企边桂,企边桂最好的是越南的清化桂,我们国产的产地主要在广西。

肉桂去掉了表面的栓皮后就叫桂心,桂心并不是指把桂枝皮剥掉了只用木质部,这样是不对的,木质部没有什么药效,它的有效成分基本上都在皮中。大家要记住,桂心是指肉桂去掉了栓皮,包括书上涉及的企边桂、板桂、桂通,刮掉了栓皮都可以叫做桂心。

肉桂的第一个功效也是补火助阳的,类似于附子,通过补命门之火,用于温助全身的阳气,所以它也是用于阳虚诸证。不管肾阳虚、心阳虚、脾阳虚,或者脾肾阳虚、心脾阳虚、心肾阳虚,都可以和相应的药物配伍,通常是和附子相须为用,如肾气丸、桂附理中丸等。

但是附子和肉桂在补火助阳方面,因为来源完全不同,应该有不同的地方,就是心肾阳气衰败的时候要回阳救逆,附子有明显的作用,而肉桂没有明显的作用,所以一般亡阳证用附子,很少用肉桂,即使用也是一个辅助的药。至于用以治疗普通的肾阳虚,比如说壮阳,或者说兴奋性功能,谁的作用好?改善肾不能主水的状况,谁的作用好?促进生长发育、温煦形体,附子好或者肉桂好?我现在不能准确地告诉大家,也就是说它们的补火助阳还可以分化,而现在分化得还不够。这是中药未来发展的一个方向,所以为什么我说中药现代发展的核心是功效,它是《中药学》的一个生长点。基本理论的发展很难,应用最多也是多治了一种病,少治了一种病,没有更大的实际意义,关键在功效的发展,尤其是像这一类的功效分化,是《中药学》中我们要重点关注的。要回答大家类似的问题,那就有待于功效的进一步发展。

在目前的书上还有一个说法,说肉桂长于"引火归原",而附子没有提及,所以也是给很多人一个印象,在比较这两个药补火助阳的时候,都会说肉桂能够引火归原,附子不能引火归原。什么叫引火归原呢?就是对于肾阳虚而引起了虚阳上浮,出现了一种真寒假热的证候的一种补阳作用。患者本身是阳虚证,但是它出现了一些假热的现象,虚火上浮了,用了肉桂以后,可以改善这些症状,比如说减轻或消除烦躁、面红、口渴又不想喝水这些假热象,总之它的本质是个真寒证,肉桂发挥的仍然是补火助阳作用。五版《中药学》教材比较强调这一点,书中说了肉桂能引火归原,而在附子中没有提及。但是如果稍稍留心古代的文献,认为肉桂可以引火归原最早是清代初年郭佩兰的《本草汇》,该书提出来肉桂可以引火归原,这是对的;但是比《本草汇》还早的明代张景岳的《本草正》,已提出了附子"大能引火归原",不是一般地引火归原,而是"大能引火归原",其实在临床上,对于这种真寒假热,附子也有很好的作用,它同样是引火归原药。现在这些书上把附子引火归原回避了,就引起了误解。其实两个药是同样的,这不是它们的区别,谁引火归原更好还很难讲,按照张景岳的观点,附子比肉桂还好,张景岳是很善用附子的,他是温补派有名的代表人物,所以我认为张景岳的说法是有实践基础的,这点我们就不再比较它了。另外在补火助阳方面,它们也是相须为用,经常同用的。二者不同的地方,目前知道的就是对亡阳证,一个用得多,很重要,一个用得少,很次要,就这么一点点区别。

第二个功效,散寒止痛。当然其温中的主治里面就有脾阳虚,如果不是阳虚证,而是一般的寒实证,肉桂也是能用的;此外也可用于经脉受寒,如风寒痹病等,也能温经止痛。在散寒止痛方面,肉桂和附子主要的区别是:附子能够表现出祛风湿,所以风湿痹比较常用;肉桂和桂枝一样,长于入血分,能够温通血脉,所以很多寒凝血瘀的方当中,不但用桂枝,也用肉桂,而且肉桂温通经脉、温通血脉的作用还强于桂枝,很多治疗寒凝血瘀的方当中,用的是肉桂;我们书上在后面还谈到了"肉桂可以温运阳气鼓舞气血的生长",如在补气血的方当中,适当地加一点肉桂有利于补虚药的"阳生阴长",或者也有利于补血,它长于入血分,这是附子不如肉桂的。当然肉桂也用于寒痹,既散寒止痛,又促进血脉畅旺。

277

总之,肉桂和附子要比较的话,相同的一是都能补火助阳,相须为用,但附子能够回阳救逆,肉桂比较次要;二是都能够散寒止痛,对于各种受寒的疼痛证,都广泛地使用。但是附子能够祛风湿止痛,肉桂长于入血分,寒凝血瘀或者一些补气血的药当中加上一点,用的都是这个特征。这样基本上就把它们的异同比较清楚了。

另外,在用法上也是截然不同的,附子需要久煎,肉桂不能久煎,甚至不入汤剂,因为它的有效成分是芳香性的、挥发的。在使用注意当中,强调了肉桂和桂枝一样,长于入血分,所以有出血倾向的容易动血,尤其要注意。另外,在十九畏当中提到的官桂泛指这里的肉桂。

吴茱萸 是芸香科几种近缘植物的成熟果实。古代有时就叫茱萸,比如我们都学过的唐诗《九月九日忆山东兄弟》,其中的"遍插茱萸少一人",指得就是这个植物。因为中药里面有不同的茱萸,后面还有山茱萸,那是完全不同的药;另外,还有一种食茱萸,是樗叶花椒,不常用,所以不宜简称。这也是类似于花椒的一种芸香科的成熟果实,因为主要产在江浙一带,所以和产地联系起来,就称为吴茱萸。

它作为一个温里药,功效也是散寒止痛,所以也包括温中,凡是胃寒或脾胃虚寒的病证,都可以广泛使用。另外,也包括了温经,又用于经脉受寒的头痛、腹痛和痛经等,比如张仲景的温经汤、吴茱萸汤等。另外它还微有疏肝的作用,也可用于肝郁而有寒之证。

另外,它又有止呕的作用,它本身是一个温中药,所以和前面生姜一样,最适合于胃寒呕吐。但是止呕作用又是独立的,可以去性存用,所以吴茱萸又常与清胃热的药同用,比如和黄连配伍,便是有名的经验方左金丸,既治胃热呕吐,又治肝郁化火、肝胃不和的呕吐,也用于胃热或肝郁犯胃的疼痛。书上功效中的下气,主要指的就是降胃气,就是止呕。

吴茱萸还是苦燥之药,具有苦温燥湿的作用,也常用于寒湿所致的泄泻、脚气等证。治虚寒的寒湿腹泻,如四神丸,所治之证的病因病机是脾肾阳虚。首先阳虚则寒邪内生,然后脾土因虚寒而运化不行,则湿浊内阻,对此的治疗原则当然是温脾肾,化寒湿,止泄泻。该方还有补骨脂、五味子、肉豆蔻,温助阳气的主要是补骨脂,止泻主要是五味子、肉豆蔻,补骨脂也能止泻,这些后面都会学的。吴茱萸则既燥湿,又散寒、止痛。但有的中药书上说吴茱萸助阳止泻,这是将四神丸复方的功效与方中的吴茱萸混淆了。我们教材的功效是燥湿,这才是对的。

吴茱萸是有小毒的药,用量大了,比如用到 10 克以上,不但会头晕,而且严重的还会有视觉障碍,看不清东西,即是李时珍所说的"动火伤目"。不过一般较轻,停药后容易恢复。

在温里药的具体药当中,前面的四味药是重点要求掌握的。

小茴香 在古代的本草文献里面,没有"小"字,就是"茴香"二字,而且在最早的文献里面,"茴"字还没有草字头。这是个调味品,大家都知道,是古人作为烹饪食物的一种香料,用以增加普通食物的香味,如果食品稍稍有一点异味,过去没有冷冻保藏设备,夏天早上加工的鲜肉,到中午可能就微微有一点异味,那么加上这样的调味品,前人认为能够使它原有的香味重新恢复,准确地讲,是掩盖了一些不良的气味,不是让香味恢复,这是茴香命名的本义,是从烹饪当中得来的。

因为它是一个草本植物,所以后来就加上草字头,这个植物我们大家都很熟悉,它幼苗的叶是很细的,呈丝状,也是调味品,很香的;它成熟了的果实,作为药用的药材,是黄绿色的,就像水稻的稻谷一样大小,形状也比较粗糙,所以在文献中又根据这个特征把它叫做谷茴香。后来由于又有了另外的一种茴香,就是所谓的八角茴香,八角茴香是来源于比较高大的乔木植物,是属于木兰科的,就是厚朴那一类,是很大的树上结的果实,是聚合在一起的骨突果,向四周散开好像角状,一般由 5～10 个左右的小果实聚合在一起,而多数由 8 个组成,所以称为八角茴香。因为八角茴香个头比较大,直径可能 4～5 厘米的都有,2～3 厘米的很普遍,相对而言茴香个头很小了,它们在气味,就是性能、功效应用方面,基本是一致的,所以就把八角茴香称为大茴香,相对于大茴香,又把这个称为小茴香。八角茴香最早是一个外来的药,所以又称为舶上茴香,舶来之品,方剂学,或者一些临床学科里面,说的舶上茴香指的就是八角茴香,实际上它们应用的情况和这里学的小茴香是一样的,这是关于名称,古代的茴香就是这里的小茴香。

小茴香既是一个温里药,又是一个行气药。作为一个温里药,它是一个散寒止痛的药,基本功效就是散寒止痛,两方面,一是温中,二是温经。温中是治疗中焦有寒,或中焦虚寒的病证,和前面学过的干姜、吴茱萸等,以及后面的温中药,其实都是用于中焦有寒的病证。根据中焦有寒病证的临床表现不同,比如说有没有饮食积滞,有则配消食药;有没有脾胃气虚,有则配伍补气的、健脾的药。另外根据它的主要症状,比如说以疼痛为主,以胀满为主,或者以呕吐为主,以腹泻为主等。不同的临床表现,应配伍一些针对性强的药,这些原则都一样。

温经止痛主要是指温散经脉当中的寒邪,治疗寒邪阻滞经脉引起的疼痛证。温经止痛的主要适应证中,如寒邪侵犯了头部经脉导致的头痛,更多的是用吴茱萸汤,用的是茱萸这一类药;而茴香温经止痛用得多的是腹痛,主要是下腹部痛,有的又称为小腹痛,或者少腹疼痛。茴香的另外一个温经止痛适应证是疝气,主要是指男性睾丸肿胀疼痛,或者指因为小肠嵌顿在腹股沟而形成的斜疝或者小肠疝,中医认为与肝经的寒凝气滞关系很密切。因为小茴香可以温肝,故用于疝气痛,用它来温经散寒止痛。前面的肉桂、附子、吴茱萸等温经药都是能够温肝的,它们对疝气痛,或者小腹的寒凝疼痛都可以使用,小茴香也没有什么特殊,也很常用,和以上那些药也经常配伍在一起。

作为行气药,小茴香又有行气止痛和行气消胀的作用,我们下一章就要讲行气药,行气药主要是针对气滞胀满疼痛,那么小茴香是既能消胀,又能止痛的一个药物,它既作用于脾胃,又作用于肝,一般行气药主要就作用在肝和脾胃。小茴香作用部位也是比较广泛的,是既能行气,又能止痛的一个行气药,常常可以用于脾胃气滞,也常用于肝郁气滞。前面讲的疝痛,其实也是与肝郁气滞有关的一个病证,小腹是肝经经脉循行的部位,所以它一方面散肝经寒邪,另外一方面又是行肝经气滞,把这两方面结合起来,小茴香就用于肝和脾胃寒凝气滞并见之证,既用它来散寒,又用它来行气消胀止痛。因为它是一个温性比较强的药,真正的热证,疝气也有热证,它就不是非常对证的药了。如果要用少量的,一定要多配伍清肝热药物。

小茴香最大的特征,既是一个温里的药,在温里的药中它属于散寒止痛药,既温中，又温经；同时它又是一个行气药，我们学了下一章的行气药，再回过头来理解小茴香，这些问题认识就会深入。

丁香 桃金娘科的常绿乔木植物，用的是丁香树的花蕾，把它采集下来，干了以后就像一个钉子，上面大一点，下面尖，很像过去钉鞋的鞋钉的形状，因为它香气是很浓烈的，所以把它叫丁香，有的把它叫丁子香。另外，它成熟了的果实就像鸡的舌头，所以叫鸡舌香。相对来说，把它的花蕾叫做公丁香；把果实叫做母丁香，其实它们的来源是同一种植物，只是采收的时候不同，一个是花蕾，一个是果实。一般用的丁香都是花蕾，它含有的芳香性挥发油比较多，芳香性很强，所以它温中散寒，或者温经散寒止痛的作用比母丁香更强一些，母丁香在临床上应用得比较少。

丁香主要是一个温中祛寒的药，所以它的第一个功效就没写温里止痛，或者祛寒止痛，强调的只是温中。其实它也有止痛的作用，只不过不如它的止呕作用，因此不太看重而已。所以它也用于中焦有寒，而且以疼痛为主的一些症状。在这方面也是和小茴香、吴茱萸没有多大区别。

应用的时候，它最大的特征是在温中的同时，在降胃气方面作用比较明显，常常用于胃气上逆，因为中焦有寒，或中焦虚寒多见，所以功效里面突出它的降逆作用。同时在它的应用里面，主要也是用于胃寒呕吐，呃逆或者嗳气。呕吐、呃逆、嗳气，都是胃气上逆表现出来的三个不同的症状，呕吐是从口中吐出一些胃的内容物；而嗳气，就像喝了汽水后，因为里面有二氧化碳，有时候气会往上冲，就是这样的一个症状；呃逆是膈肌痉挛，能发出响声，很难控制，这些都与胃气上逆有关。对于这些胃气上逆之证，丁香都可以使用，所以它是很重要的一个温中降逆药，治疗胃寒而胃气上逆的恶心、呕吐、呃逆或者嗳气。

另外，丁香又有一点温肾壮阳的作用，但作用不明显，比较微弱，一般只作为后面要学的补阳药，或者前面学的肉桂、附子的辅助药，所以应用不多。现在研究发现，之所以丁香能够温肾助阳，主要是因为丁香里面含了较多的芳香性挥发油，这些芳香性挥发油在排泄的时候，主要经过泌尿道来排泄，所以小便里面有相当高的含量，当其在排泄的时候，对尿道，尤其是对于男性，有一个温和的刺激，可以反射性地引起性兴奋，这样就相当于壮阳作用，那么就常常和一些温肾壮阳的药物配伍在一起。但是这样反复的刺激可能就是一种有害的刺激，所以它在补阳方面，在多数真正是肾阳虚而没有阳痿的患者当中，不主张使用。真正属于阳痿，使用这样的一些壮阳药，它会通过这种刺激有一点辅助作用，所以它不是一个典型的补肾阳药，仅供参考，这只是一部分人的观点。

要注意丁香是属于十九畏的禁忌药，它不能和郁金同用，郁金是活血化瘀药,这两个药虽然都没有毒性,都是常用药,一直都认为不能配伍在一起。但是这两个药又是古今复方中出现配伍在一起最多的一个有禁忌的药对,对于这一对药一度有人认为不应该是配伍禁忌,但也是反反复复,有的时候取消,有的时候加上,在目前没有完全搞清楚的情况下,我们仍然保留十九畏的原文"丁香莫与郁金见",最好不在一起配伍使用。

高良姜 后面的五味药都是属于了解的药,很次要的。这五味药都有温中的作用。第一味药高良姜,也是姜科植物的根茎,就像干姜一样,用它的根茎入药,它在温中方面的功用也和干姜基本上是相似的。只不过一般认为它的温热性质还要甚于干姜,所以它的散寒止痛之力应当在干姜之上,而且有一定的止呕的作用,干姜也不是绝对没有,所以干姜加上一个止呕也并不错。因此它和干姜在温中方面是非常相似的,也就是散寒止痛的作用稍稍强一点,而这两个药常常配伍在一起,比如说古方的二姜丸,就是干姜和高良姜两味类似的姜类药互相配伍来增强疗效。

花椒 以四川为主产地,川产最有名,所以又叫川椒;因为又集中在四川西部,即西蜀,所以又叫蜀椒,从秦汉以来很多文献上就叫蜀椒、川椒。其实在四川的川菜当中,最有特色的不但辣,而且有麻味,就是因为有花椒的原因,有很浓烈的麻口滋味,这是它主要的性状。

花椒也是一个温中止痛药,所以也是治胃寒,或者脾胃虚寒的药,它和前面的药一样地使用,这里就不再专门介绍了。

另外,它又能驱蛔虫,由于它的驱虫作用不强,所以在驱虫的方中很少把它作为比较重要的药,关键是它既能驱虫,又能止痛,尤其是在蛔虫不安静而躁动引起疼痛的时候,花椒既可以用于驱蛔虫的方,又可以用于安蛔虫的方,比如说乌梅丸。为什么要安虫,讲驱虫药的时候再来讲这个问题,我们初步地了解,花椒作为一个驱虫药,它主要是用于蛔虫病,尤其是有腹痛的时候。没有腹痛,仅需要驱虫的方当中,它也可以作为一个辅助药,一方面是止痛,一方面是驱虫。

另外,外用的时候还可以杀虫止痒,能治疗一些皮肤寄生虫,比如说螨虫、疥虫引起的一些瘙痒;同时它也能燥湿,对于寒湿阻滞导致的湿疹、湿疮引起的皮肤瘙痒,花椒煎汤外洗,也有比较好的止痒作用,所以它的止痒一方面是通过杀虫,另一方面是因为它有一定的燥湿作用。这也是一个很简单的药,除了温中以外,就是它外用和内服,分别还有一个止痒和安蛔的特殊功效。

后面剩下两味药,胡椒、荜茇,都是很相似的温中止痛的药,一般只用于脾胃有寒的病证,这两个药在古代都是同科属的近绿植物。

荜茇 是胡椒科的一种植物,用它的果穗入药,它的拉丁文学名是 piper,药名是直接把音翻译过来,就是音译,它的名称就是这样来的。再看胡椒也是荜茇属的植物,所以前面的拉丁文里的属名都是一样的。两个药是同科同属的药,作用基本上都是大同小异的。大家记四个字就可以了,就是"温中止痛",主要用于脾胃,其实都是调味品,都只作一个常识性的了解。

胡椒 如果采收的时候,果实比较偏嫩,还是青的时候,就不去掉果皮,干了以后果皮就皱缩,然后就附着在它的果壳表面,就是一层黑色的不平坦的表皮,就叫黑胡椒;如果采的时候比较成熟,采收后把表面上的果皮去掉,用揉、搓、碰撞的方法去掉了以果肉后,让它的白果皮露出来,叫白胡椒。所以白胡椒和黑胡椒是同一个品种,采收的时间稍稍有一点不同,白胡椒辛温的性质更强一点,黑胡椒要稍次一些,因为它加上了一定的果肉,果肉基本上没有温热性质,所以药性的偏性有差异性。

282

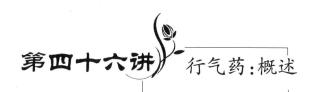

第四十六讲 行气药：概述

这一章在我们的教材上叫行气药，但是，有的书上是理气药。我讲了概念后，再来说怎样产生了这样的分歧。

1. 含义 以行气为主要功效，常常用来治疗气滞证的药物，称为行气药。在中医学当中，有很多种气，在不同地方气的含义是不一样的，行气药行的气，包括了腹腔里面存在的一些气体，在脏腑功能正常的时候，没有什么感觉，如果因为多种原因导致了一些脏腑功能失调，那就会产生腹部发胀或者是痞满、疼痛，尤其是走窜性疼痛的症状，在中医学当中就称为气滞证。所以，气滞证的临床表现，第一是胀，第二是痛，第三是痞。胀主要是在腹部，叩诊时明显感觉到腹部发胀，会出现像敲鼓一样的声音，这就是明显有气滞，中医学的气滞应该是同一回事，不但是患者的感觉，医生在腹部摸一下它也是胀的，再敲一下，也有鼓音，它有别于瘀血，瘀血的疼痛一般比较重而且固定，气滞的疼痛不是很固定，有走窜的特征，而且容易消除。

2. 功效和主治 前面我说了最基本的功效就是行气，但是在使用的时候，根据不同行气药作用部位和作用效果方面的一些差异，又有不同的表述。根据作用效果而言，针对气滞的症状有的是表现为胀，有的是表现为痛；有的患者觉得好像胀，又不是明显的胀，触摸的时候腹部还比较软，叩诊又没有明显的鼓音；如果说是痛，又觉得不怎么痛，这就叫做"痞"，是一种似痛非痛，似胀非胀，有一种阻塞不通的自我感觉，这是患者的一种自觉症状。根据这样的一些症状，有的药物对胀满的作用特别好，那么把这样的药物功效叫行气消胀，它擅长治疗气滞引起的胀满，我们讲化湿药的时候，谈到了厚朴，厚朴就是长于行气消胀的，而且是在我们要学的所有行气药当中，可能它的消胀功效是最强的，所以书上就说它是行气消胀的要药。有的药物对于气滞证主要是缓解疼痛，那么这样的药呢，我们就把它的功效叫做行气止痛。有的药物长于治疗痞闷，或者称痞满、痞胀，这时往往就叫行气除痞，也可以叫做行气消痞。这是根据行气的不同效果，而产生的不同的功效术语，这仅仅是在突出它们对症状疗效的特征。但一般的行气药，在消胀、止痛或者除痞方面，都有效果，不能机械地认为行气消胀的就不能止痛，行气止痛的就不能消胀，其实这些效果都有，只不过为了突出各药的最佳效果，

283

强调它们各自的优势、或者强调它们的特征,所以这点大家应该注意,不能把它们截然地分开,分开不符合实际。另外,我前面说了还可以根据部位总结功效,临床上,所能够见到的气滞证发生部位或者说相关脏腑,最常见的就在脾胃,或者说在胃肠,这叫脾胃气滞,或者胃肠气滞,它的胀痛部位主要在胃脘部,上腹部的正中;有的也可能是在小腹,主要和肠的关系更大一些,有的药物主要是用于脾胃或者胃肠的气滞证,我们又把它的功效叫做行气宽中或者是行气调中。其实这个宽字也有一点消胀的意思,既有部位又有效果,我们学解表药的紫苏,除发散风寒还行气宽中,这就意味着对于气滞证,紫苏的最佳作用部位在脾胃,用于脾胃气滞,而且是偏于消胀的,所以称为宽中。其实气滞以后出现的是脾胃不调和、中焦不调和,会出现胀满、食少,不想吃东西、食欲降低,有的还会出现胃气上逆,比如说出现恶心呕吐,用了行气药物以后,可能胀满的症状减轻了,胃口也改善了,能够吃更多的食物,而且胃气也不再上逆了,又能正常地和降了,恶心呕吐的症状也消除了,总之使不调和的中焦脾胃之气调和了,所以又可叫行气调中或者行气和中,其实这些术语在使用的时候前人并没有硬性的规定,使用的时候也有一定的随意性,今后大家在使用的时候可以任意选择,行气宽中、行气调中、行气和中,都是在脾胃的,区别不大。肠道气滞主要是出现在痢疾中,出现了里急后重,我们认为这是大肠的气机阻滞,所表现的突出症状是,大便的时候非常急迫,马上就要到卫生间去,排便的时候又排不了多少,有一种坠胀难受的感觉,这叫做里急后重。治疗肠道气滞的功效又叫做行气导滞,这是导行大肠的气滞,它是针对胃肠当中的大肠而言的。另外一种气滞证常常出现在肝,称为肝郁气滞,也叫肝气不疏,它的疼痛部位主要是在胁肋,或者少腹、或者男性的睾丸肿胀或者女性的乳房作胀,或者胀痛,这些都是属于肝气郁滞的范畴,主要针对这些症状的行气药我们就把它叫做行气疏肝,或疏肝行气、疏肝理气。因为肝郁气滞往往和患者的情绪有关,有的出现肝郁气滞以后,还有情志方面的表现,比较忧郁、烦躁,有些行气药缓解胀痛不很明显,但是主要能解决精神方面失调的一些症状,那么我们就说它疏肝解郁,不说疏肝理气,比如前面学过的柴胡,它消胀止痛的效果都不怎么强,但是对于精神方面的一些失常,效果要好一些,所以历来柴胡的功效都说它疏肝解郁,一般没有说行气疏肝,或者说疏肝理气,当然这些都是一些很细微的使用区别。还有一种情况,就是一个药既能消胀又能止痛,要说谁优谁次很难分,那么这个时候就不硬性地只要一种表示,可笼统地说这个药是行气药,具有行气的功效,比如说化湿药当中学的白豆蔻、砂仁,在临床上很难区别它是长于消胀的、还是长于止痛的,它们都有效,胃脘胀用,胃脘痛也用,都差不多,所以后面就不加疗效的后缀,就简简单单的行气二字。但厚朴一般就是行气消胀,有的书上没有说清楚,只是在应用里面交代了。有时候在胸中也会出现气机阻滞,就叫做行气宽胸。有关行气药的功效术语大致就这些情况,以后可以有选择性地使用。

因为这是一个重要的知识点,所以再把它简单地总结一下:这一类药物最基本的作用是行气。根据它们对气滞证不同症状的特殊针对性,长于治疗胀满的就叫行气消胀,长于治疗疼痛的就叫行气止痛,长于缓解痞闷的就叫行气除痞或者叫行气消痞,这是根据不同的疗效来强调它的优势;根据作用的部位,治疗脾胃的气滞,就叫行气宽中、行气调中、行气和中;治大肠气滞痢疾的里急后重,就叫行气导滞;另外治疗肝郁气滞,就叫行气疏肝、或者疏肝行气、疏肝理气;如果是在胸中,出现了胸中的胀闷,就叫行气宽胸。

这一章所有的药物,应该说是真正的行气药,为什么加上一个真正的行气药?学了以后就会知道,这一章有一味药叫柿蒂,它不是行气药,但没有地方归类,习惯上就把它放在了行气药里面,讲到最后再说。凡是真正的行气药,它们都作用于脾胃,这是一个规律,所有的行气药它都能行气宽中,或者说行气调中,都能够用于脾胃气滞,只是有的是以脾胃为主,有的对于脾胃不如对肝的疗效好,书上往往采取了淡化的处理方式,就不那么强调对脾胃的作用。任何一种行气药,它都能够作用于脾胃,大多数的行气药,同时还作用于肝,又能够行气疏肝。只有个别的药物可以作用于胸中,因为胸中主要就是心肺两脏,比如说肺气壅滞,往往会出现咳喘,所以能够治疗肺气壅滞的药物,大多是止咳平喘药,今后有专门一章,主要是解决胸中气滞的,这一章只是把它当做一种兼有功效,个别药物还能兼治有关肺的气滞病证。心主要是主血脉的,心气滞往往很次要,在中医诊断学里面没有单独涉及这个证型,行气宽胸在这一章应该是一个很次要的兼有功效。

有的教材把这一章叫做理气药,为什么把它叫做理气药呢,有人认为这一章的药物既能够行气又能够降气,就是对气机有一个调理的作用,因此主张把这一章的药物叫做理气药。

那为什么我们现在又把它叫做行气药?因为理气不是一个具体的功效,在早年,作用于血分的药就称为理血药,理血药里面就包括了活血药、止血药,甚至于补血药都可以说是理血。那么理气可以是降气、行气、也可以是升气,甚至于还可以有补气等。就以这些教材的作者观点,理气包括了行气、降气两种功效。在同一章里面出现了两种功效,划分就不清楚,对降气来讲,应该说是与行气平等的,如果我们教材要另外分一章降气药,或者说降胃气的药,就是止呕药,也是能够分出来的。在行气药中并不是所有的药都能够降气,能够降气的行气药只是很少的几味,我们就把降气作为这一章药物的兼有功效。所以称为行气药更加明确,更加准确,从理论上更加规范。既然理气不是一个具体的功效,我们的教材是按照功效来分类的,理气就是调理,它的范围很广,包括了多种功效,所以现在改为行气,应该说是在理气的基础上有所发展,更加清晰、更加明确、更加准确了。

3. 性能特点 本章中的行气药一般是温性的,前面学过的行气药也是如此,比如解表药当中的紫苏、化湿药当中的厚朴、豆蔻、砂仁、草豆蔻、草果,这些都是属于行气药,都是温性;但是也有不温的,前面说的柴胡疏肝也属于行气的范畴,另外薄荷也能够疏肝行气,都是偏寒的药,所以说多数是偏温的。这一章要学的药绝大多数也是偏温的,其中只有青木香和川楝子是偏寒的,这个青木香我们不要求了,作为要求的药就只有一个川楝子,记住这个特殊药,在这一章行气药里面除川楝子全部是偏温的。不过枳实有争论,从《神农本药经》开始说它微寒,其实现在更多的人认为它是偏温的,但这个意义不大,不管偏温偏寒它的偏向都不明显,它既不能清热又不能温中,其实是比较平和的药物,所以它的偏寒偏温没有实际意义,我们就采取一种折中的处理方法,不强调它的药性。

这一章的药味,根据五味理论,大家应该都能判断,辛能行能散,辛味是表示行的作用特征,这一类的药本身就叫行气药,已经表明其作用特征就是能行的,或者也包括了散,所以这一章的药物都有辛味,或者说都应该标以辛味。而且这一类的药物绝大多数是香的,比如陈皮、青皮、枳实、枳壳、佛手、香橼都是柑橘类的药,把它们放在手里面能够闻到香味,尤其是皮破了都很芳香;另外青木香、香附、沉香都用香来命名,都有浓烈的香味,香味的物理性状也叫辛香,这也与它实际的气味有关系,一般都是辛味,这是共同的;另外有的药物是偏于香燥的,有一定的燥性,所以还有苦味,当然这个苦味也是因为它本身就有一点苦,比如我们吃柑橘的果皮,用鼻去闻是香的,用口嚼还有一点苦味,也是一种真实滋味。

性能的第三方面是归经,前面我说了行气药的适应证,大家自然就清楚了行气药的归经。每一种行气药都可以治疗脾胃气滞,所以每一个药都归脾胃经,凡是行气药写归脾胃经都不会错,它都有这个方面的作用。同时又能疏肝的行气药,除了脾胃之外还归肝经。少部分药还能治疗胸中气滞,比如说能够化痰、止咳平喘、行气宽胸,那可能还归肺、心经。有的药物作用部位很广,在归经中只写一个脾,或者写一个胃,其实包括了脾胃在里面,主要是为了归经不要显得过于繁杂,所以不一定把脾胃都写出来。这一节药物的归经规律性是很明显的,都可以归脾胃,大多数同时还肝,少部分还归心或者是肺,这些关于归经方面的内容,是根据它的主治推论出来的。

关于升降浮沉,行气是偏于升浮的,因为气机郁滞是一种凝滞的状态,行气药能让郁滞、凝固状态分散、消除,所以实际上是偏于升浮的,当然有的能够止咳平喘,那是兼有沉降,有的兼有止呕,也是升浮中兼有沉降,表现出一种二向性。

行气药大多都没有毒性,在我们要求的药当中,川楝子是一种从狭义毒性上来说有毒的药物。

4. 配伍应用 一是针对邪气配伍,以寒热为主,气滞有寒的,配温里药;气滞有热的,配清热药;有湿浊的,湿邪停滞会影响气滞,气滞也会影响湿浊停滞,互相影响,就配伍除湿的药,可以燥湿、利湿、化湿;如果有燥邪的,配伍润燥药;有暑热的,配伍清暑热的,意义不大,可能非常罕见。气滞同时兼有暑热,又感受了燥邪,理论上也是不错的,但主要是寒热和湿。兼有瘀和痰的,则分别配伍活血药和化痰药。

正虚配伍补虚药,与气滞相关的虚一是脾胃,脾胃主要是气虚,肝往往是肝血亏虚为主,均配伍相关的补虚药。

另外,就是根据一些主要的症状,比如说胃肠气滞,有的是因为饮食不消化,要配伍消食药;有的是因为便秘,配伍泻下药,前面讲泻下首先要考虑配伍行气药,还可针对其他的症状进行配伍。

5. 使用注意 还是原来说的那四种情况。一种情况是因证选药。怎样来因证选行气药呢?第一针对气滞部位,脾胃气滞主要选行气调中的药,肝郁气滞主要选行气疏肝的药,这是最主要的两点。另外气滞的主要症状是胀满,选长于消胀的药,以疼痛为主的选长于止痛的行气药,这就是因证选药。

二是证候禁忌。前面说了,这一类的药物大多是偏于温燥的,阴虚、燥热的患者应该慎用,但不是说它不可以用,只是用的时候要谨慎一点。另外,行气药一般都会耗气,所以气虚的也要慎用,在配伍合理的情况下也是可以用的。行气药当中作用比较峻猛的称为破气药,对于破气药,孕妇一般要忌用,否则可能会伤胎。

三是中病即止,就是该用的不要用得太过,过了还是因为它温燥,肯定就会耗伤阴津,损耗了正气,所以这和第二点密切相关,只是从不同的角度阐述,前者是要谨慎的,或不要用的;后者是用了以后应掌握分寸,所以二者有相关性又有一定的区别。

另外因为行气药大多数是芳香的,有一部分也不宜久煎,这个和解表、化湿药有一定的相似,但是没有那么典型,一般认为不宜久煎的只是当中的一部分,所以更多的就没有明确地强调。

287

第四十七讲 行气药:陈皮、青皮、佛手、香橼、枳实、枳壳、橘核、橘络、橘叶、化橘红

陈皮 它的原植物是芸香科的橘,又叫红橘,是一种扁圆状的果实,皮很薄,只有两三毫米厚,很容易就把它剥下来,用它成熟了的果皮。唐代以前,就有医药家认为该药新鲜用的时候,可能燥性比较明显,主张把它放一段时间,作用会缓和一点,所以古人就提出了陈皮"陈久者良"的说法,后来就把该药叫做陈皮。陈皮宜用陈久者,多久叫陈久,但前人没有交代清楚,现在也不很清楚放多久才叫"陈"。一般陈皮很少用新鲜的,都是晒干就可以用。也不是说要放三五年,也不可能会放那么久。另外什么程度是"良",也有待认定。

书上还有一种新会皮,这是产在广州新会地区的一种特殊的柑橘类植物,它叫茶枝柑,果皮就叫新会皮,也叫广陈皮,广东地区更常用,在有的书上称陈皮的别名叫新会皮,实际上它是另一种植物的果皮,它和陈皮的功用是一样的。

方剂中二陈汤的一陈就是陈皮。之所以把这个方子叫做二陈汤,因为古人认为半夏也要放一段时间,用陈久者;两种适合于放陈久的药合用,故以二陈为方名。

关于陈皮的功效和应用,我们书上的功效有八个字:"行气调中,燥湿,化痰",而5版等教材则是"理气、调中、燥湿化痰"。其实前面的顿号是多余的,它就是行气调中,陈皮是偏于行气消胀的药,主要作用在脾胃,所以调中就包括了行气消胀,另外也有一定的开胃作用,同时还有和降胃气的作用,就是说调中实际上包括了消胀、开胃、止呕三个作用,所以脾胃气滞出现了胀满、食欲降低、恶心呕吐,陈皮都可以使用,加上陈皮比较温和,因此在临床上不问寒热虚实都可以使用。书上在应用第一条中,就举了一些例子说明配伍:有呕吐的,配伍止呕药物;有疼痛的,配伍止痛药物;胀满明显的,配伍消胀药;有热的,配伍清热药;有寒的,配温里药;有虚的,配伍人参、白术这一类的补气健脾药,书上最后谈到异功散。四君子汤是治疗脾气虚的名方,如果同时有气滞胀满,加一点陈皮就叫五味异功散。这味药既行气消胀,又降气和胃,所以称为理气也是可以的。

第二个功效是燥湿,陈皮的燥湿实际上应该针对湿阻中焦,和前面学过的苍

术、厚朴是一样的,但我们书上没有单列出湿阻中焦证。我们前面讲苍术、厚朴时讲到了平胃散,平胃散主要的药物就是苍术、厚朴、陈皮,这三味药都能燥湿,用以针对中焦湿浊,其中苍术的燥湿作用强,还能健脾,但是不能行气,湿阻中焦都有气机阻滞,所以加厚朴和陈皮,用以弥补苍术没有行气功效的缺点,所以整个方是用来燥湿行气的,这也可以作为陈皮燥湿行气的一个例子。

另外,陈皮又是一个化痰药,它可以通过行气燥湿,减少脾的生痰,中医认为脾为生痰之源,通过陈皮行气燥湿就不容易生痰,已经生成的痰,往往要停留在肺窍,陈皮又能够祛痰,使肺窍里面的痰容易咳出来,所以它既能够减少痰的产生,又能够祛痰,把这两个功效结合起来,它就是一个燥湿化痰的药,治疗的是湿痰证,湿痰证在我们今后讲化痰药的时候还要详细讲。痰有不同的类型,我们现在只要初步了解陈皮主要适合于湿痰证,二陈汤就是治疗湿痰证的代表方或者基础方,方中的主要药物就是半夏和陈皮就可以了。我们书上把这两个功效结合在一起,强调治疗湿痰或者湿痰咳嗽,这是陈皮的功用情况,严格说就是三个功效,行气、燥湿、化痰,这三个功效互相又有相关性。

青皮 青皮和陈皮来源于同一种植物,陈皮是完全成熟的果皮,是红色的,青皮没有成熟,果皮还是绿的。青皮有两种药材,一种是果实不大,像指头大小,在南方地区,台风来了,暴风雨就把很多幼嫩的果实给吹打掉了,把它捡起来可以做药材用,这种个头就比较小,是圆球状的,这种就叫青皮,包括里面的果瓤一起使用。稍长大一些,长到如乒乓球那么大小,把这个果实摘下来,然后划一个十字切口,把果皮剥成四瓣,去掉果肉,就叫四化青皮,每一个都是像莲花一样的,只不过是剖开成四块,它的果柄部分连在一起,这种质量要好一些。

既然是同一种植物,只不过是采收时间不同,作为药用它们就既有相同的功用,也有不同的功用。青皮和陈皮作一个简单的比较,可以用十二个字来概括。这两种药,从药材来说一嫩一老,老的是陈皮,嫩的是青皮。采收的时间不一样,一高一低,这是说作用的部位,陈皮的作用部位偏高,在中焦和上焦,它化痰,作用在肺,另外它行气调中主要是在中焦脾胃;青皮是以疏肝为主,主要用于肝郁气滞,肝的位置在下焦,所以作用部位要低一些。当然青皮也能作用在中焦,我一开始就说了所有的行气药都可以治疗脾胃气滞证,青皮也不例外,脾胃是相同的,但是脾胃用陈皮的多,作用好;青皮相对而言,脾胃就用的少一些,这是指作用的部位。另外是从作用的强度看,一缓一猛,陈皮比较缓和,比较温和,不容易耗气;青皮相对于陈皮,作用比较峻猛,所以常常称为破气疏肝,是破气药。为了突出这个作用部位、强度,所以说青皮是疏肝破气,也可叫破气疏肝,青皮主要治疗的是肝郁气滞。一般的脾胃气滞,或者胃肠气滞,青皮往往用于症状比较重

289

的,陈皮用于比较轻的,这两个药其实都经常同时使用。我们书上说青皮散结消滞,只不过是饮食积滞的气滞要重一些,所以多用青皮,并加以强调。其实这两个药没有本质的区别,大家就根据那十二个字理解。

佛手 也是柑橘类的一种果实,因为这种果实的尖端产生了一些裂纹,就像佛弯曲的手指一样,主要是用它结的果实尖端的形状来命名的。

因为它也是柑橘类的药,和陈皮气味都大体一样,作用强度介于陈皮和青皮之间,行气的作用优于陈皮,但是没有青皮作用强烈,同时这个药兼有陈皮和青皮的所有功效,陈皮的行气调中、燥湿化痰,青皮的疏肝全都有。但是在有的书上没有写燥湿功效,其实它也是燥湿药,在那些书上的应用中都有"用于咳嗽痰多之证"之语,因本品燥湿化痰之力较为缓和,虽未强调,其实也是燥湿的药,把燥湿作为佛手的功效一点都不错。了解青皮、陈皮之后自然就了解这个药的功用。

因为佛手种植比较困难,产量也低,所以价钱相对比陈皮要高,陈皮是一个副产物,橘本身是一个水果,把里面果肉吃掉了,剩下来的没有什么用,所以价廉物美。佛手里面没有水果,全部作为药用,必须专门种植,因此价格比较高一点,就没有陈皮那么广泛使用,其实如果有这种药材,完全可以代替陈皮来使用。

香橼 是圆球状的,就像葡萄柚的形状和大小,从植物学上来讲,佛手是香橼的变种,是在栽培种植的过程当中发生了变异,香橼前面的拉丁名和佛手的前半部分是相同的,后部分就是表示变种的意思,所以香橼和佛手的功用一模一样,但是香橼比佛手更缓和,因此一般轻证用香橼。香橼和佛手就对照青皮和陈皮作一个了解。

枳实及枳壳 枳实也是一种柑橘类植物幼嫩的果实,比较小,大多可能就是指头大;若长至接近成熟果实,把它切开,把果肉去掉,只用外面的壳,这就叫枳壳。它们是同一种植物,嫩的叫枳实,接近成熟的果壳叫枳壳。

不论枳实还是枳壳,其基本功效第一还是行气,第二是化痰。由于枳实的行气作用比较强,比较容易耗气,所以和青皮一样,属于破气药,所以功效中说的是破气。另外像陈皮一样,也可以化痰,通过化痰或行气的功效,都可以达到除痞或消积的功效,所以书上写:"破气消积,化痰除痞",也可以叫"破气除痞,化痰消积"。它的消积,对行气来说,就是消除气积,对于化痰来说,就是消除痰积;另外,书上还谈到了用于食积停滞,枳实并不是消食药,因为饮食停滞有气滞,枳实仍然是行气,所以消积是行气化痰的一个特殊效果。又由于气机阻滞、痰凝气滞都可以造成痞闷、痞满,枳实是所有行气药当中,对于痞闷、痞满效果相对最好的药,所以是行气药中的一个除痞要药,不论是什么原因引起胸腹痞闷,一般都会考虑枳实。引起痞闷有多种原因,比如大便不通会引起痞闷,如大承气汤中枳实和大黄、芒硝配伍使用;热邪阻滞也会痞满,可与清热药相伍;若脾虚有这种感觉,可用枳术丸,枳实配伍补气健脾的白术;若是痰热阻滞,就配伍清化热痰的药;另外,胸痹,包括冠心病这一类疾病,也常常由于痰气阻滞产生痞闷,所以枳实也常常用于胸痹。对于这些不同的病证,枳实都是利用它行气、化痰之功能以达到除痞的效果,尽管书上写的例子很多,只是情况不同,根据不同的病因配伍合适的药物,其实很简单。

枳壳和枳实比较,就和陈皮与青皮的比较一样,幼嫩的作用峻猛一些,成熟的作用缓和一点,所以枳壳和枳实功效一样,只是枳壳稍缓和。

在枳实的性味归经里面,有一个归大肠经,这是因为枳实常常用于痢疾的里急后重,它能够行气导滞,今后在临床的时候大家可以选用。另外它的药性是微寒的,从《神农本草经》开始记载就一直是微寒的,但近年来有人把它改成微温,但是更多的人不赞成,觉得没有必要更改,因为它的药性不明显,改动反而容易造成混乱,临床上使用的时候,都不太考虑它的药性。但是主张改的人说,所有的柑橘类药都应该是偏温的,这样改会使大家比较好理解。五版教材中有一个药叫枸橘,药性定的是偏温的,《本草纲目》中也是这么写的,大家比较一下枸橘和枳实的拉丁名,就能知道枸橘是多种芸香科植物的果实,作为枳实的一种来源,那怎么会同一种果实,做枸橘用就成了温性,可见枳实微寒没有什么意义。

橘核及橘络、橘叶、化橘红 橘核是橘的种子,功用是类似于青皮,都是疏肝的行气药。橘树的叶就叫做橘叶,也是一个疏肝理气药,也是类似于青皮,只不过是作用较弱而少用。我们吃过橘子的人都知道,陈皮里面有些白色网络状的纤维,其橘瓣的表面也有这种网络状物,叫橘络,橘络功用类似于陈皮,作用缓和,温燥性很小,用于症状较轻的湿痰和中焦气滞证,临床用得也比较少。下面有个化橘红,现在是另外一种植物化州柚的果实,把它的皮剥下来入药,这个药的功用类似于陈皮,温燥性比较强一点。这四种药材当中,化橘红用得比较多,主要用来燥湿化痰。以后可能会在一些方剂里面遇上化红这个药,古代的橘红就是把陈皮里面白的部分用刀刮掉,只用外面红的一层,可是后来没人再去加工这种药材,所以真正的橘红药材就没有了,就用另外一种柑橘类的化州柚,把它的果皮剥下来,代替古代的化橘红,药材变化了,但功用是一致的。

前面这一些药,都是柑橘类的,所以它们的性能与功用都非常相似,都长于消胀。

另外对于枳实还要补充一个问题,枳实都非常地小,一般就指头大小,枳壳比较大,直径3～4厘米,比乒乓球大,是切开去了果瓤的。《伤寒论》和《金匮要略》里面的枳实都是写着用多少枚,在张仲景的经方里面,枳实一般都是 2～4 枚。如果是现在的枳实,就可能是 2～3 克,而《伤寒论》里用枳实的方中的其他药,一般是 2～4 两,现在一两就改用一钱,这是现在的规定,但是当时的一两至少是 6～7 克,大黄、芒硝在承气汤里最少都用到了 13 克以上,厚朴甚至可以用到 8 两,至少 50～60 克,而方里面的枳实只有 1～2 克,这些方里枳实与其他各药的用量不成比例,所以张仲景的方,如果是今天的枳实,都不成比例。后来我发现了这个问题,就去考证,《黄帝内经》当中有一句话:黄如枳实者死。就是说人的皮肤出现蜡黄,黄得像枳实一样的是一个危重的征兆,那就说明古代用的枳实是黄的,这提供一个什么讯息?古代的枳实很大。为什么大,它已经接近成熟了,颜色都黄的了。后来再去翻《神农本草经》,古代的枳实什么时候采收?农历 9～10 月采,深秋季节。古代的枳实主要产在陕西,虽然陕西在西北,这时候果实也应该基本上成熟了,不然要开始降霜了。所以也说明当时的枳实是很大而应带黄色的,也就是用现在的枳壳,现在的枳壳一枚至少有十多克,用两枚就有 20 来克,这样张仲景所用有枳实的方,各药比例就非常协调。由此得知一个结论,张仲景所用的枳实不是今天的枳实,而是枳壳。后来一个偶然的机会,我翻沈括的《梦溪笔谈》,他在北宋时就已经考证清楚了,说六朝以前根本没有现代的枳实,所用的枳实都是现在的枳壳,其时在《梦溪笔谈》里已交代清楚,可惜的是,很多研究《伤寒论》或《金匮要略》的注家到现在都没有注意研究药材,还在争论为什么张仲景用枳实不用枳壳,他本身就是用枳壳,望文生义实在没有意义,这个供大家参考。前面这些药都是偏于消胀的,止痛作用有一点,后面剩下的药物,主要就是止痛的行气药。

292

第四十八讲

行气药:木香、香附、乌药、沉香、荔枝核、川楝子、青木香、薤白、柿蒂

木香 是菊科植物,根的形状像枯木,气味很香,所以叫木香。最早的木香是汉代时从西亚、南亚输入中国的,是个外来药。从南亚进口主要经过广州,以之为集散地,所以又叫广木香。到了 20 世纪 50 年代,有人从南亚把这种植物引种到中国,主要种在云南,后来就把云南产的木香叫云木香,其实四川和西藏也有种植。今后我们学习方剂或开处方时,写木香二字就行了,过去常常强调广木香或是云木香,其实不管从哪里来,反正是同一个植物的根,不用把它复杂化,就写木香这个正名。我前面说了,由于以前中国没有这种植物,就会找一些代用品,代用品大都是菊科的,形状也差不多,但是香味淡一点,质量次一些,所以有的书上还有川木香,这是产在四川的,另外还有多种"土"木香,没有木香时基本可以代替,它们都是一些近缘植物。因为现在云南产的云木香产量非常大,就不需要使用代用品了。

木香是很重要的行气止痛药,但是功效非常简单,在书上只有行气止痛四个字,在绝大多数的中药书上就是这四个字;有的则写为行气调中止痛。木香对于各个脏腑的气滞疼痛都有很好的疗效,但是以脾胃为主,在一些文献里面,说木香可以治九种心痛,今后如果大家看《本草备要》,其中就有主九种心痛的说法。需要注意的是,第一,这个心不是指心脏,而是指当心、胃脘、心下,就是主治九种胃脘痛。有些人一定要说是哪九种心痛,所以《本草备要》就引前人提出的九种痛:寒痛、热痛、气痛、血痛、湿痛、食痛、痰痛、悸痛和虫痛,我现在都没搞清楚什么是胃脘的悸痛,其实没有必要,这个九我们可以把它理解为虚数,就是指多种胃脘痛,不管寒热虚实气血等,都可以配伍使用,所以我们书上应用第一条中主要是强调脾胃气滞疼痛。第二,结合现代认识,有很多是治肝胆湿热,尤其是胆囊炎等腹痛,大多是属于湿热阻滞,木香与清湿热药配伍也颇为有效。古人的概念没有那么清晰,没有分什么是胆囊痛什么是胃痛,古人是把这些部位的疼痛包括在九种心痛里面,所以临床应用第二条其实就是现在肝胆的一些疼痛病证,常与一些除湿的、利胆的药配伍在一起用,所以其归经中也应有肝、胆经。

293

木香也能行气导滞,用于痢疾里急后重,如讲黄连时提到的香连丸,就是木香与黄连配伍。

前人还十分强调木香能"治一切气",当然是指其行气作用的应用广泛,除主要用于胃肠气滞外,木香也可用于肝气郁结引起的疼痛,以及肺气壅滞的咳喘胸中胀满。

再看应用第三条,应该说是木香应用的一个特殊情况,木香加在补气药当中,补而不滞,有利于补气药发挥作用。木香还可以用于腹泻,治腹泻的木香一般要煨用,煨了就不会加重腹泻,还可有利于燥湿止泻,因为这一类的药都是温燥的。木香一方面燥湿,一方面行气,可以有利于止泻,但是一般要煨用,用法里提到了这一点,其实不是木香能止泻,而是可以用于脾虚的腹泻,脾虚腹泻本身有脾胃气滞,行气药有时会加重腹泻,我们前面说泻下药要配伍行气药可以增强泻下作用,其实用现在的观点来讲,很多行气药可以增加肠的蠕动,其实木香煨了以后就降低对胃肠的兴奋性,而且还有抑制作用,所以不会加重腹泻,且反而可以帮助止泻。

香附 出自《名医别录》,但大家今后查阅古代文献,包括《本草纲目》等明代的本草,在目录正名中都找不到香附这一名称,因为它在那个时期的正名叫莎草根,这个"莎"字在这里读"梭",不应该读"沙",这个多音字在此有特殊读音,后来它的正名才改为香附。

香附有两大功效:一是行气的功效,香附对于全身气滞都有良好的作用,而且偏于止痛,但是在所有脏腑当中,它的最佳部位是肝,所以我们书上就强调了它的最佳部位。其实它是行气药当中应用很广的药物之一,除了止痛,也有明显的消胀作用,除了疏肝,对脾胃以及胸中、肢体,只要有气滞的症状,它都可以广泛使用,这是香附作为行气药用基本情况和特点。

另外是调经,这是对妇女月经不调的治疗功效,调经是使月经从不正常变为正常,香附在月经不调当中应用也非常广泛,为什么广泛呢?因为它是一个平性药,寒证、热证都可用;又不容易耗气,虚证实证它都可以使用;而且妇科病的月经不调,最多的是气滞血瘀,气滞又主要是肝郁不疏,所以很多患者既要疏肝、又要调经,香附本身对此二者都有很好的效果。前人认为香附是气中血药,这是什么意思呢?是言其以行气为主,兼有一定的活血作用,对于瘀血所致的月经不调,它可以发挥一定的作用;而且月经不调又会有疼痛,它又可以止痛,所以历来把它作为一个调经止痛的良药。因为月经不调与肝郁不舒或瘀血阻滞的关系最密切,而且常常兼有疼痛,所以李时珍《本草纲目》称香附:乃气病之总司,女科之主帅也。就说明在气滞证和妇科病当中很常用。但是在调经方面,现在没有古代用得多,因为古代封建社会,妇女地位低下,常常处于压抑状态,很容易出现肝郁而月经不调,现在那种情况已经不存在了。有一个经验方,四制香附丸,就是香附用四种不同方法炮制,然后把它加工成丸剂,轻微的月经不调,单用都有一定的效果。

其实,香附应该是三个功效,即行气、调经和止痛,止痛和行气、调经都密切相关,习惯对功效四个字一组的行文方式,加之历来对止痛不是独立功效观念的影响,似乎就成了两大功效。

乌药　是一种樟科灌木植物的根,原植物与肉桂较为相似,但比较矮小,所以有矮樟之名。古人认为乌药最好的是产地在浙江的天台山,所以把它叫做天台乌药,简称叫台乌。有一个方剂叫天台乌药散,就是说要用天台山产的质量比较好的乌药。但是现在研究发现,各地方产的乌药质量没有明显差别,说不定别的南部地方产的乌药也很好,因为它喜欢温暖。现在天台山是保护区,就是有乌药也禁止采挖,现在根本没有天台乌药,所以不要再依样画葫芦写天台乌药,只写乌药就够了。

乌药作为一个行气药,止痛部位广泛,但是重点在脾胃,肝也能用,这和香附重点不一样,香附重点为肝,脾胃也能用。乌药主要在脾胃,也可以用于肝,而五版等书上归经中写的肺经,应该是对归肝经的误写。这个药作为行气药,除了前面说的脾胃疼痛以外,它的温性在这章也算是比较明显的,所以主治中强调了寒凝气滞,热证很少用,一般用在寒凝气滞证。

温肾散寒是它的特殊功效,治疗肾与膀胱虚寒,气化受到了影响而出现了尿频或者遗尿,在缩泉丸里面使用,就是为了减少小便。其他的肾阳虚证乌药一般是不用的,主要是用于夜尿频多,膀胱虚寒出现的遗尿。

沉香　这是中药当中比较名贵的药材,为什么名贵呢？物以稀为贵,药材资源不丰富,再加上后面会提到这个药不容易耗气,这是它的优点,是比较好的行气药,主要是药源稀少的原因,才比较名贵。

沉香树主要产于东南亚,比如马来西亚、菲律宾,是一种热带植物。来源于沉香树的沉香,把它泡在水杯里面,会沉在水底,或是半浮半沉在水中间,这就是沉香一名的来历,因为它的木质比较重,比重比水大或二者是相当的,所以又叫沉水香。沉香树在我们国家没有,在 20 世纪 50 年代发现台湾、广东、广西一带有另外一种同科属的白木香树,也可以出现沉香,但是药材会浮在水面上,不会沉下去,它仍然叫沉香,已经有其名无其实了,但是作用相同,现在用的都是出自国产白木香树的,质量没有明显差异。

沉香和白木香这两种树虽然比较多,但药材资源不多,这是因为能够作为沉

295

香用的木质部分非常罕见。传统说法就是要结了香的那部分木质才是沉香,如果像过去让它自然结香,可能偶尔会在一株大树上才发现一两百克结了香的木质。结香就是分泌了一种很特殊的树脂,这种树脂非常香,气味浓郁。那么为什么能结香?古人不知道,现代经过研究发现,是树干受伤了而且伤口很深,伤到木质部,而且又有一种特殊的微生物进去繁殖,然后树木会自我保护,就会分泌这种很特殊的树脂,用来保护伤口,这个过程就叫结香,通常要好几年。现代就将树砍伤,遍体鳞伤,但是现在还没有搞清楚微生物的习性,就是砍伤了几年以后,只有很少伤口会结香,因此要去掉没有树脂的木材,其药材边缘会不整齐,剩下来的药用部分就不是很多,所以说药材来源稀少。

沉香作为行气药,和乌药的情况基本是一样的,它长于止痛,且主要作用于脾胃,也是温性比较明显,宜用于寒凝气滞,尤其是脾胃气滞证中的寒证,这一作用和乌药大致差不多。另外,温中降逆主要是止呕,用于胃寒呕吐,但作用不如生姜。这个药的前面这两个作用非常少用,它虽然不耗气,但气虚的我们加一点补气药就行了,如果寒凝气滞,我们会用乌药或木香;若胃寒呕吐,用生姜和白豆蔻等。因它价格高,且市场上质量好的不多,所以没有必要将它使用在这两方面,临床上一般都使用其特殊功效——温肾纳气。

中医认为肾主纳气,人的呼吸是肺和肾共同完成的,如果肾虚不能纳气归根,那出现的就是虚喘。肾的虚喘有肾阳虚、肾阴虚之分,因为沉香是温性较明显的药,比较适合肾阳虚的虚喘,又常常配合一些温补肾阳的药来使用,如苏子降气汤治疗上实下虚,其中选用沉香即为这种用法。

此药非常芳香,如果做汤剂不可久煎,且作汤剂量会大,如此价格就相当高了,所以一般沉香是磨汁服或做丸散剂用。

荔枝核 是吃了荔枝剩下的成熟种子。药物作用一般,对肝、胃略有一点散寒行气止痛的效果。知道有这个功效就行了。

川楝子 这个药不常用,但很特殊。川楝子作为一个行气止痛的药,有一定的止痛效果。既可以用于肝,也可以用于胃。但大家要记住:①川楝子不能消胀,没有一点消胀作用。②它是一个以苦寒为主的药,味道很苦,且药性为寒性,比较适合热证,出现肝郁化热或出现胃火时可用。

主要产于四川,古人把它当染料来用。又叫金铃子,所以金铃子散就是川楝子散。驱蛔虫有一定疗效,但不如它的树皮,下一章会说到苦楝皮,所以真正驱蛔虫还是会用它的树皮。另外止痒为外用。

有毒性,所以用量不可以大,也不可以过长时间使用,否则会对肝及神经系统造成伤害,加上又很苦,所以儿童少用。一般炒用,以降低其苦寒之性。

青木香 也是一味苦寒有毒的药,临床少用。关于青木香这个名称:前面学了木香,为行气止痛的良药,古代是一个外来的药,木香颜色越深、含的油脂越多,质量就越好,陶弘景的《本草经集注》把这种木香又称为青木香,这个青木香就是指质量最优的木香,因为这种木香颜色乌黑,乌黑就是青的意思。后来到了唐代,因为国内没有木香这种植物,就在国内找代用品,那么在找代用品时找到了这种马兜铃科的根,这个根比较细,最粗的还不到1厘米,唐代当时就叫马兜铃根,由于是作为木香代用品,所以又有人叫它土青木香。到了明代的陈嘉谟编写《本草蒙筌》,才把土字删去,把土青木香叫青木香,所以明代以后的青木香和古人的青木香是两回事。古代的青木香是优质的木香,但如此就出现一个问题,例如苏合香丸里面有青木香,那到底该用什么? 应该是菊科的木香,而不是马兜铃科的。因为苏合香丸出现在唐代的《广剂方》,而且最早的功效为温里散寒止痛及开窍,是一个功用很多的古方,但是很多人不清楚,将此方的青木香用成马兜铃的根,这是一个用药上的错误。

马兜铃根也有肾毒性,以前作为木香的代用品,现在木香都用不完,所以马兜铃根也就很少用了。今后大家要了解,一些古方当中的青木香是指木香。

薤白 为百合科,与葱蒜是一类的植物。

薤白是一个特殊的行气药,和前面的行气药有些差异。止痛不太行,消胀也不太行,所以一般的行气方当中不会用到。那么它的行气用在什么地方呢? 主要用在痢疾的里急后重,所以我们书上的功效为行气导滞,就像前面的枳实、枳壳、木香,都能治疗大肠气滞、都能行气导滞。但是薤白又不完全一样,薤白对痢疾本身有治疗作用,而且这个作用还比较可靠,从唐代开始就有大量的记载,对于湿热痢疾或热毒痢疾还可单用薤白,比如就用一把薤白煮粥,不要煮得太过,带有三分生最好。其实这个道理很简单,我们都知道,生吃大蒜对痢疾有一定的治疗功效,薤白的很多成分跟大蒜一样,现在研究对痢疾杆菌有抑制作用,但是在中药当中没有办法给它总结对证的功效,为什么? 因为它是温性的药,中医认为痢疾不是湿热就是热毒,温性的药不可能说它是清热燥湿或解毒,所以就淡化了它对痢疾的治疗效果,就强调它在痢疾当中是行气导滞,其实它不仅仅是改善里急后重的症状,还具有行气导滞功效,又有对因的效果。它和一般的行气导滞药不同,对痢疾本身有治疗效果,这是把它放在行气药的原因,因为不便于归类。它只有一点治疗大肠气滞的作用,其他气滞不会用。

另一特殊功效为通阳散结,温通胸中的阳气,散痰气的阻结,就是治寒痰与气阻结于胸中,出现了胸中闷痛,从张仲景开始就用来治疗胸痹,胸痹绝大多数类似现在的冠心病,而现在研究大蒜、薤白都可以降低血脂,减少或延缓冠状动脉的硬化,改善心肌供血。所以现在作为保健食品预防或治疗胸痹的药。我们书上写的寒痰湿浊凝滞于胸中,阳气不得宣通所导致的胸闷,主要就是指冠心病。冠心病大都有瘀血,所以目前更多配伍活血化瘀药,这是当代应用的发展。当然胸痹还包括其他的多种疾病。

柿蒂 这个药不是行气药,不能消胀也不能止痛,它唯一功效就是降胃气,因为我们没有专门列一章降胃气的止呕药,所以所有章都不是它的归属,不得已把它放在这章。加上这章本来叫理气药,理气包括降气,柿蒂实际上就有降气这一功效。这个药是平性药,所以在临床上治疗呕吐呃逆、嗳气等胃气上逆,不论寒热虚实,都可选择配伍。

以上是这一章所有大纲要求药物的内容,前面的柑橘类是消胀为主的,后面这一些是以行气止痛为主的,是以木香、香附作为要掌握的药。其他章节亦有行气药,我们前面已提到一些,都是大同小异。

后面这些药,大纲不要求,但里面的檀香、大腹皮,或者最后的九香虫,今后可能在有的方当中会发现,要知道它们是行气药。

除了这一章的行气药以外,我们在讲前面说过了,另外章节的厚朴、砂仁、豆蔻、小茴香、紫苏,这些都是比较常用,而且都是行气作用比较强的药。以后呢,我们在活血化瘀药当中,还要学习几味血中的气药,它不但能活血化瘀,还能够行气,比如说川芎、郁金、姜黄、三棱、莪术,这样的药都是行气作用相当强的,还有驱虫药当中的槟榔,消食药当中的莱菔子,这些也是行气药,所以有必要加以联系,我们讲到相关章节,相关药物的时候,我们会提到这些药也是行气药。

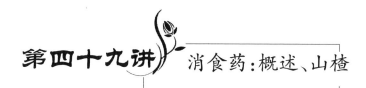

第四十九讲 消食药：概述、山楂

消食药概述

消食药，是比较简单的一章，虽然简单，在概述部分还是五点。

1. 含义 以消食为主要功效，主要用来治疗饮食积滞证的药物，就称为消食药。

这里要说明一个问题，就是在有的书上，如六版教材，把这一句话讲完以后，又说本类药又叫做消导药，领导的导，这种说法不完全对。从《中药学》这个角度来说，不对的成分多一些，所以说它基本不对。为什么这样讲呢？消食和消导的含义，它的内涵不一样，消导最初来源于方剂，首先见于清代汪昂的《医方集解》。汪昂的《医方集解》首先按照功效对方剂进行分类，在他的分类当中，就有一类方叫做消导剂。但是汪昂本人在消导剂下面有两句话，可能就被忽略了，他说"消者，消其积也"，就是消化饮食积滞；"导者，行其气也"，所以在汪昂的心目当中，他首创的消导术语，消就是消食，导就是行气，在很多治疗饮食积滞的复方当中，既有消食药，又有行气，把它们组合在一起，产生了一个新的功效，这个新的功效既消食又行气，在汪昂的笔下，就称为消导。后来又有所发展，"导"不完全是行气，又在"导"字中又包括了缓泻积滞，就是比较顽固的饮食积滞，单纯用消食药效果不好，在用消食药的同时，加一点缓泻药，用它来排除胃肠饮食积滞，有利于恢复胃肠的功能，甚至包括一些峻下药，在用量很轻的时候，比如说巴豆、牵牛子、芦荟，这些都是在消食导滞方当中使用的，但这些药在方里主要在于缓泻，所以消导包括了消食行气和缓泻导滞。在单味药当中，既能消食又能行气的，我们这一章里只有莱菔子，可以说它才能符合汪昂的消导，其余的都不符合，如果按照现代的观点，加上缓泻导滞，那就没有一味消食药能够称得上是消导药。

消食和消导常常被很多人混为一谈，所以我们教科书上没有保留消食药又叫消导药的说法，因为它们有明显的差异，这点大家应区别清楚。

2. 功效与主治 在这一章药物当中，也都有一个共同的作用，就是消食的功效。最简单的表述就是消食二字，有的时候用三个字来表述，就叫做消食积，消化的是饮食积滞，意思是一样的，如果用四个字来表示，叫消食化积，这个积也是饮食积滞；有时候把两个动词放在一起，两个名词宾语也放在了一起，原来的两个动宾结构的功效术语，就变成了一个动宾结构，成了消化食积，消化食积和消食化积也是一样的。一旦消了食以后，临床上有什么效果？所以很多功效，如消食的功效，就经常把后果与其基本作用联系在一起，所以更多的是说消食和中，因为饮食积滞，中焦就不调和，通过消化了饮食则调和了中焦。中焦的脾胃相比，胃更重要，胃主受纳，饮食过多了，是受纳出了毛病，所以消食和胃，使用尤其普遍。当然也有说消食健脾的，一般称消食健脾药应有一点健脾作用，所以这个又值得进行一些细微的区分。消食药的功效，在古代还有消宿食的说法，在当代的中药里面这样称的很少。因为消和化的字义是相通的，也是在动词上变化，消食积，化食积，消食化积，消食和中，消食和胃，消食健脾等，这些不同的术语一见就能够懂。不过要注意，像化湿、燥湿和利湿等，动词一变，含义就完全不同了，这样的术语就必须理解和记忆清楚。

它的主治证就叫饮食积滞。饮食积滞证也有不同的证候名称，比如前面说的宿食证、食滞证、食积证、食滞胃脘，都是同一个证候。关键还要知道它的临床表现，在我们书上很清楚："食积停滞，症见脘腹胀满，不思饮食，嗳腐吞酸，恶心呕吐，大便失常"，大便失常可能是便秘，也可能是泻下不爽，矢气臭秽。消食药是用来治疗饮食积滞证的，饮食积滞从本质上来讲属于实证，就是很多人在胃口比较好的时候，没有注意节制自己的摄入量，可能也是由于饮食比较美味可口，尤其是儿童，进食太多，超过了胃的受纳和脾的运化功能，出现了停积于中焦的症状。但也有少数人，并没有多吃，没有多饮，由于他脾胃的功能降低了，也可能造成饮食积滞，就像前面的化湿药，它治疗的湿阻中焦，本质上是一个实证，但有脾虚的人，运化功能降低了，那么就是脾虚生湿，这里呢，也是脾虚食积。所以有两种情况，多数情况是实证，有的情况是虚实夹杂。

3. 性能特点 首先，这一类药物的药性一般是平性或者平而微温的。这没有什么意思，因为它本身就平和，温性很不明显，如果按照中医理论来讲呢，脾是喜欢温燥的，微微的偏温一点，有利于中焦的功能发挥，有利于饮食消化，有利于脾的运化、胃主受纳和食物的腐熟。所以这一类的药，药性不重要，一般临床不怎么考虑它的药性是平性的或微微偏温的。药味一般都有甘味，本身这一类的药物，有的甘味是真实的滋味，更主要是和前面的五味理论联系起来，甘能和，除了甘能补以外，甘能缓能和，能和，包括了消食和中，所以就把它扩大到用甘味来概括消食药的作用特征，能够调和中焦，所以一般都给它标以甘味。归经很简单，就是脾、胃，主要在胃，胃主纳受，这类药的性能特征就这么一点点内容，升降浮沉不明显，都没有毒性。

4. 配伍应用　也是一个寒热虚实。饮食积滞有胃寒的,配伍温中的药;有热的,配清胃热的药;虚,脾胃虚弱,主要是脾胃气虚,配伍补气的药,健脾的药。能不能配伍其他补虚的药呢?不是不可能,但不多,很特殊,一般不需要阐述这些内容。寒热虚实的实,除了寒热,可能就是湿浊内阻,如果饮食积滞,又有湿阻中焦,配伍化湿药。另外,更重要的是会食阻气滞,为什么饮食积滞有恶心呕吐,脘腹胀满,或者泻下不爽,因为胃肠气机失调,胃气上逆则呕恶,气滞胃脘则胀满,大肠气滞则泻而不爽,所以消食药经常配伍行气药。

5. 使用注意　这章药的使用注意很简单,我们就不用那么复杂地去理解记忆,我们书上基本上就两点,有的书上就一点。一是脾胃虚弱而没有饮食积滞的,一般不要用消食药,或者不要经常使用,因为消食药它体现的治法属于中医的消法,凡是体现消法的药物,它对正气都有一定的耗伤,现代的研究认为过分地依赖消食药,脾胃就会慢慢懒惰了,因为消食药物一般都会含有帮助消化的一些成分,如酶类,这样胃就不再分泌了,或者不分泌那么多了,如此慢慢地功能就会减退。这可能就是传统说的消食药消耗了正气,所以脾胃虚弱没有饮食积滞的,不能依靠这一类的药物来开胃进食、或帮助消化,所以要慎用。另外,我们书上特别说了一点,饮食积滞很重的时候,要和后面的涌吐药结合起来,这个时候马上把积滞吐掉,避免进一步地伤害脾胃或者胃肠,所以饮食积滞还分轻重缓急,比较轻的,比较缓的,一般用消食药;急重的,可以用涌吐药物,马上吐掉,这样可能更好一些。可见使用注意中的这两点都非常简单,所以用不着像其他章节那样重视,总体而言,消食药在概述当中的内容不多,也不重要。内容稍多一点的就是一个配伍应用,配伍应用的寒热虚实,这都是属于常规性的,没有什么特殊。

山楂　蔷薇科的山里红和山楂,都作为药用,北山楂一般认为质量要好一些,蔷薇科的果实本身也是一种野生的水果,在北方过去水果比较少的时候,秋天和冬天经常把它作为水果来食用,所以这个果实既是食品,也是一种药品,也就是药食两用的。

山楂既然是消食药,其功效可以说消食两个字就够了,用消化饮食、消食化积、消化食积,或者消食和胃都可以。

作为一个消食药,山楂对各种饮食积滞都有帮助消化的作用,这是前提,它的应用具有广泛性,我们这里指的饮食类型,古代分米面瓜果类,或者肉油类,也有说油腻的。按照现在的观点来说,就是淀粉类的饮食积滞,或者脂肪类,或者蛋白质类,山楂都是可以用的。首先就是它的广泛性,但是它最佳的主治是消油腻积滞,就是脂肪类的积滞,所以书上应用第一条的第一行后面,称其"尤擅促进油腻肉食消化,为治油腻肉食积滞的要药"。

古代认为山楂主要是用来帮助消化油腻食物的,现代发现它能够促进脂肪的分解消化,它含有一种解脂酶,所以原来这样强调是有道理的。但是需要说明的是,一般的消食药,如山楂、麦芽、谷芽、鸡内金等,都含有一定的消化酶。消化酶是不耐高热的,一般在60℃以上,这类酶都要失掉生理活性,所以现代有人主张这一类药要生用,最好把它研成粉末,吃散剂,这样里面的消化酶没有被破坏,可能消食作用就更好。但这和传统的用药经验并不完全吻合,传统有生用的,但更多的情况下不但要做汤剂煎煮受热,而且一般的消食药还要炒用,有的不但要炒,而且要炒焦。炒焦后再来煎煮可能帮助消化的成分就不再是这种消化酶了,但是临床医生用了都有效,他们并不怀疑炒焦了以后使用会影响消食的疗效。那我们只能有另外的思考,肯定传统用的炒山楂,或者其他消食药,除了这个酶以外,可能还有其他的作用方式,比如说它可能通过促进胃肠运动而有利于消化;或者促进机体对消化酶的分泌,自身分泌的量增多了,当然比补充一点更好。如果说我们进一步研究发现,炒焦了以后不能促进胃肠运动,也不能促进机体对消化酶、消化液的分泌,那么我们就要对传统的炒焦了用提出质疑。但现在没有人全面作此研究,所以我只能笼统地说,只凭成分里面含有消化酶,就主张中药的消食药不能够煎汤,也不能炒,更不能炒焦,可能这个结论下的为时过早了一点。现在临床上用的消食药,很多仍然是要炮制的,要炒,有时还要炒焦。因此这个问题也是消食药当中需要研究的一个问题。因为它会直接影响到消食效果,怎样来选择药材的问题是临床医生迫切需要知道的。

所以今后大家在临床上用消食药,用生的,用炒的,炒焦了的,需要慢慢去积累经验,如果有兴趣也可以在这方面进行一些研究。不管怎么讲,前人把山楂炒了以后,可能解脂酶保留下来所剩无几,甚至一点没有,但仍然发现它对肉积油腻效果是比较好的,这是它主治的最大特征。山楂作为消食药用的时候炒不炒呢?现在一般认为,还是炒了以后好一些,它不炒的时候很酸,量大的时候,有的患者也很难接受,当然有的时候胃酸分泌明显不足的时候,也可以使用生的,多数还是炒用。另外,山楂味酸略有一点收敛性,炒了以后,已炒焦部分又有了涩味,所以饮食积滞如果伴有一点轻微腹泻,它不但能够帮助消化,对于减轻腹泻可以用它的酸收,或者用它炒焦了以后的苦涩味,它又有收涩的倾向性,这也是用山楂值得考虑的。山楂最主要的就是消脂肪类的肉食积滞,比较次要的特征就是有腹泻的可以适当地注意一下。

另外,山楂又是个活血化瘀药,传统主要是用于妇科病中的瘀血证,比如说痛经、月经不调和产后腹痛等,在一些活血化瘀、调经止痛的妇科方当中用得比较多一些,这是传统用法。现代药理学研究发现,山楂可以扩张冠状动脉,增加冠状动脉的血流量,能够降血脂、降血压,而且有强心的作用,有这样很多方面的药效作用,所以广泛用于心脑血管疾病,并用来降脂减肥,用于高脂血症、脂肪肝等病证,活血化瘀主要就用在冠心病、高血压等心脑血管疾病方面。由于它是药食两用之物,更多的是用于食疗,对以上疾病患者具有保健作用。

303

第五十讲 消食药：神曲、麦芽、稻芽、菜菔子、鸡内金

神曲 是中药当中的一个发酵制品，它主要有六种原料，就是我们书上说的面粉、麦麸、鲜辣蓼、鲜青蒿、杏仁、赤小豆、鲜苍耳的茎和叶，这六种原料磨碎后混在一起，然后加上发酵菌，就制成了中药中的这种发酵制品。过去的人为了使这个药变得比较神秘，也是为了扩大它的影响，就说它的六种原料分别代表了六个方位的神。所以，这个药又叫六神曲或者神曲，也可以叫六曲。

这个药是消食的专药，基本功效就是消食，也可以称为消食化积、消食积、化食积、消食和胃、消食和中，都是可以的。神曲不管什么饮食积滞，都可以帮助消化。而且在改善腹胀、食欲不振、大便泄泻等方面都有一定的效果，但都不是很强。所以这些不是它最重要的特征，这个药最大的特征就是它的原料，比如青蒿、辣蓼、苍耳这一类药有解表退热的作用，所以对于饮食积滞兼有外感发热者，就是神曲主治的突出特征，尤其是小儿饮食不能克制，特别是晚餐如果比较可口一些，多吃了一点，晚上睡卧不安，睡觉的时候被子掀开了，容易感冒。这是在饮食积滞的基础上又感受了新的外感，出现了外感发热，所以在儿科的治饮食积滞兼外感方中，常常选用神曲。

类似神曲的药还有一种叫建曲的，最早在福建地区生产，现在全国很多地方都在生产。它的原料有四五十种，少的也有二三十种。参考文献中提到了，它里面的原料有紫苏、葛根、荆芥、防风、羌活等，因此建曲发散风寒的作用就更强。如果外感风寒有比较明显的饮食积滞，建曲就比六神曲好，但是六神曲也有解表退热的倾向性。所以建曲和神曲在消食方面的特征就是饮食积滞兼有外感的时候最宜使用，其他特征不明显，都可以忽略。

至于一些书中经常提到，古方中用金石类药作丸剂的时候，经常将神曲研成细粉作为赋型剂，因为金属粉末没有粘和性，粘不起来就不能成型，需加一点赋型的物品，经常选神曲研粉，一方面用它来赋型，更主要用它来帮助消化，避免矿石类药物伤胃气。但是这种制剂现在落后了，卫生学的指标也很难达到要求，所以一般不会有这种制剂出现了，现在没有什么实际意义。

麦芽 注意加工麦芽的是大麦，不是我们磨面粉做馒头、面包的小麦。大麦

现在栽种比较少,所以这点要注意。制法是将大麦浸湿了以后,再用冷水浸过的草垫或麻袋等覆盖在上面,让它发芽,只需要很短的芽,0.5～1厘米就够了,然后把它晒干,就作为麦芽使用。

麦芽作为一个消食药,它的功效和前面两种药一样,功效也是可以有不同的表述。其主治也是各种饮食积滞都能够帮助消化,但是前人强调主要是用于米、面、薯、芋积滞。麦芽长于帮助淀粉类饮食积滞的消化,当然不是淀粉类的也可以用。前面的三味药中,山楂主要消肉食积滞;神曲不典型,各种食积都用;麦芽主要消化淀粉类积滞,这三个药经常组合在一起,分别炒焦了用,就叫焦三仙。现在有一个中成药的产品,叫大山楂丸,就是由这三味药组成的,是很常用的,这三个药互相取长补短,用于多种饮食积滞证。

麦芽的第二个功效:回乳。有的授乳妇女因为一些特殊的原因不需要授乳了,但乳汁分泌仍然很旺盛,乳房非常胀,严重的时候还会形成乳痈。这时候就需要减少乳汁分泌,麦芽有一点作用,作用不是很强,临床用量要很大。用的方法也不相同,有的主张用炒麦芽,每天起码用120克,煎汤当饮料喝;有的主张生用,也要用120克以上;有的采用折中的办法,主张生熟各半,各种方法都有报道,并且需要服较长的时间,有的效果也不是很明显,因为回乳本身就没有什么可以明显收效的药,这里仅供参考,今后在临床上还需要进一步研究。另外因为它有回乳功效,所以需要授乳的妇女就不能服用,这是麦芽的一个特殊使用注意,如果不需要回乳的时候就不能用,不然就影响乳汁的分泌。

另外,麦芽能疏肝,这是张锡纯提出来的,不过即使有这个作用也很微弱,所以我们把它放到了参考里面作为了解,疏肝作用比薄荷还要弱,麦芽就更次要了。

稻芽 功效和麦芽完全一样,但是比麦芽缓和,就这么一点,稻芽常常和麦芽同用。但是要说明一点,稻芽历来的正名一直叫谷芽,因为稻和谷在南方是一回事,所以在南方地区的稻芽就是古书上记载的谷芽,完全是同一种药材。但是在过去,北方很多地方不产水稻,不能用稻谷来发芽作为消食药,当地就地取材,用一种小米,品种又称为粟,在北方有的也叫做粟谷,把它所长的芽叫做谷芽。现在我们的药典就采取宽容的态度,同意了北方少数地方的习惯性用药,把水稻的芽称为稻芽,粟谷的芽称为粟芽。但古代不管是谷芽或者稻芽都是水稻有芽者,这个药材必须搞清楚。

莱菔子 莱菔子就是蔬菜当中萝卜的成熟种子,不管萝卜的表皮或心是什么颜色,有白的,有绿的,或者紫色的,成熟的种子都可以用,大家注意萝卜是一般所说的白萝卜,不是胡萝卜,种子是不规则的圆球状,表皮是红色的,直径可能有2～3毫米。

305

莱菔子作为一个消食药,功效也是消食化积,它作为消食药什么消化酶都没有,现在发现它主要是通过增强胃肠运动,有利于饮食消化。从这个角度来讲,它也是各种饮食积滞都是可以用,而且作用还是比较强的。这个药作为消食药的最大优点是它兼有行气消胀的作用,既能帮助饮食消化,又能够消除因为饮食积滞引起的脘腹胀满,因为它能两者兼顾,这是它的特点,也是它的优势。

另外,因为它是一个行气药,临床医家认为不足的地方就是它有耗气的作用,而且耗气还比较明显,如果过用容易耗伤正气,耗伤脾胃之气,所以主要是用于饮食积滞的实证。如果由于脾虚,消化功能降低,不能很好地腐熟食物,也就不能很好地运化水谷精微,这样的患者出现的饮食积滞,用它就不是很适合,它主要用于实证,用于虚证容易进一步耗伤正气。但是虚证同样有气滞胀满,它在这里面也有比较好的针对性,一般通过配伍来解决这个矛盾,实际上它不分虚实都在使用。只不过对于实证,主要配伍的是消食行气药;对于虚证,主要配伍的是补气健脾药,如人参、党参、白术这一类的药,这是一种攻补兼施的方法。莱菔子实际上也是广泛用于各种饮食积滞,只不过要把它的个性特征,就是与它的兼有功效有关,和病情兼顾起来。它能够行气消胀,最适合于饮食积滞而兼有气滞胀满者,这是最重要的一个内容。

如果单独用它的行气功效,它止痛作用不明显,主要是消胀,而且主要是作用在中焦脾胃,当然大肠有时也可以用,比如说气滞后重也有用莱菔子,但更多是用于脾胃气滞胀满。如果脾胃因于其他原因,不是饮食积滞引起的腹部胀满,尤其是胃脘胀满,也可以用,比如一度在治疗肠梗阻的腹部胀满,就主张在承气汤这一类方里面重用莱菔子,也是为了用它来行气消胀,也就是说其他原因引起的脘腹胀满,它同样可以作为一个行气消胀药来使用。

另外莱菔子还能祛痰,用于咳喘痰多,最有名的就是三子养亲汤,三种种子类的药材治疗老年性咳喘痰多,其中一子就是莱菔子,不管寒热虚实,也可作相应的配伍。只是在用法上要注意莱菔子作为一个祛痰药,一般应当生用,因为生用的时候,莱菔子可以引起轻微的恶心,有利于祛痰。这和西药中的恶心性祛痰药能反射性地引起呼吸道的分泌增加,呼吸道痰浊就容易咯出是一致的。作为一个消食药,它比较适合于炒用,炒用没有引起轻微恶心的不良反应,而且消食的作用也会增强,所以在用法里面就谈这样一点,有生用和炒用之分。

在使用注意当中,谈到了人参和莱菔子相恶的传统说法。严格地讲,应该在人参的使用注意当中提出这一配伍禁忌。如果人参是用于益气救脱等急重气虚证,是不宜和莱菔子配伍使用的。在莱菔子下面用不着强调不能和人参同用,因为当莱菔子用来治疗脾虚饮食积滞的时候,刚好可以配伍人参,这时对人参,虽然它的补气作用可能会有所降低,会有所牵制,但莱菔子对患者的病情则有好处,使复方更加对证。就是我前面讲过的,在清代《本草新编》中,陈士铎在莱菔子下面讲:"莱菔子得人参,其功更神",而他又在人参后面,提到了"人参恶莱菔子"。所以,我们要和陈士铎的思想一样,莱菔子用不着忌人参,在这个药后面强调不和人参同用没有多大的意思,而要在人参当中强调,在没有必要的时候不要配伍莱菔子,不能把二者等同起来。这一例子可证明配伍的相对性,这是关于使用注意的一点说明。

鸡内金 这个药是大家非常熟悉的,就是鸡的沙囊里面黄色的角质状内壁,"金"指它的颜色,"鸡内"就是沙囊内,鸡内金就表示了鸡沙囊内金黄色角质内壁这一药名来历。沙囊,这是鸟类或禽类的一个特殊器官,但是在有的书上,或有的人,讲鸡内金为什么会帮助消化呢?他们说的是"以胃健胃,以胃养胃",这就犯了一个错误,沙囊绝不是胃。胃的基本功能是什么?它能分泌消化液,能够分泌消化酶。鸟类的沙囊没有任何分泌功能,它和胃完全不一样,而是一个特殊的器官。学了以后,大家就知道了鸡的这个部位就是沙囊,鸡没有牙齿,食物都是整个吞下去,就在沙囊里面,它要吞进很多沙粒,没嚼碎的食物利用它的收缩、蠕动,把它磨碎,然后再进入到胃里面去进行消化,才可以进一步的吸收。

鸡内金作为一个消食药,能够消化各种饮食,而且作用很强,是我们要学的消食药当中,可能消食作用最强的,是比较理想的消食药。

现代研究发现:鸡内金主要含有一种促胃激素,也是一种蛋白酶类,服用了以后,能够增强胃肠运动,更主要的是能够促进人体对消化酶、消化液的分泌,使消化功能增强,这是从根本上解决了消化不良的问题,所以它的消食力量很强;加上它本身就有一定的健脾作用,能够增强脾的运化功能,也有利于消食,所以这个药就最适合脾胃虚弱又兼有饮食积滞者。它虚实兼顾,补而不滞,消而不伤,尤其是在儿科当中,很多小儿疳积或者有些小儿短期虽然因为饮食所伤,脾胃同时受到了戕伤,在这个时候用它是非常适合的,所以儿科很常用,是比较理想的药。但它的健脾作用有限,如果脾虚明显的患者,还要配伍其他的健脾药。

这个药作为一个消食药,古人就发现了做汤剂的效果不好,把它做成散剂最佳,比如说张锡纯在他的处方当中,如果入散剂,只用一钱,就是 3 克左右,还不及汤剂十分之一的量。散剂每一次服用 3 克左右,可能帮助消化的效果就相当明显,但是在汤剂当中用 30 克,作用都不明显。其原因也就是我前面讲的,它主要含有促进消化分泌、促进胃肠蠕动的促胃激素,它不耐高热,在汤剂煎煮的过程当中,失掉了活性,当然作用就降低了很多。

作为一个消食药,鸡内金要作为散剂使用,但要作为散剂使用有一个问题,

307

它是角质状的,清洗干净晒干容易,但要加工为很细的粉末,过去的设备有一定的困难,因此有很多人为了便于粉碎就把鸡内金放到温度很高的沙里面去烫,烫的时候它就发泡,沙的温度至少有 200℃,有的可能更高;还有的把它放在油锅里面去炸,油的温度也有 200～300℃,这样子炸出来或者沙里面烫出来的鸡内金,非常酥脆,作为散剂加工的时候根本不费力,是很容易的。对此有人就有一个比喻,话丑理端,我碰到一个老药工,他讲把鸡内金放入沙里烫或者在油锅里面炸,就等于是在一个木板上,把一个背驼患者的腰部强行弄直,用猛力一压,固然一下子脊柱骨直了,患者的生命能不能够得到保护,那不管他,反正我只是为了他变直。同样炮制鸡内金,只是为了它酥脆,根本就没有考虑它的疗效是不是保证,老药工的这个话确实是一个经验之谈,比喻也是有相当的哲理。因为鸡内金如果不在沙里面烫、不在油锅里面炸,粉碎的时候也是比较难的,它有一定的韧性,粉碎时老是呈沙粒状,不容易加工成细粉末。所以现在一般要求就是把它清洗干净以后,用低温干燥,一般要在 60℃ 以下,如果是烘箱,可以烘烤几个小时,如果没有烘箱,可以在夏天太阳很大的时候,有的地面温度达 40℃ 或者更高,晒了马上来粉碎,现在粉碎机械很先进,加工细粉已经很容易了,这样就能保证它的消食作用,这是比较好的。

至于书上谈到另外的功效和应用,它能够涩精止遗,涩精就是固涩肾精,这是指用于男性的遗精、滑精,我们在后面讲收涩药的时候要专门提到涩精的问题;止遗就是减少遗尿,减轻遗尿的症状,涩精止遗都应该是一个收涩作用。而鸡内金不是收涩药,也不认为它是一个补虚药,遗精或者遗尿一般属于肾气不固,鸡内金又不是补肾气的药,所以现在没有办法来解释它为什么能涩精止遗,以上作用一般都是在复方当中观察的,现在还不能最终认定它在这方面的功效,所以这是根据一部分临床医家的经验把它写在这个地方,它可以用于肾虚的遗尿和遗精,究竟强度怎么样,功效具体是什么,它既不是补又不是收涩,那到底是什么功效? 现在还没有好的方法来总结,这个功效仅供参考,因为它不重要,在治疗遗精、遗尿的方中往往作为很次要的辅助药。

第三个功效,化结石,也是在一些治疗肝胆结石或者泌尿道结石的方当中作为辅助,也是吞散剂。因为鸡没有牙齿,吞进去的石块、沙粒,它都会磨化,所以认为它对体内的结石肯定能够化掉。有的人用了觉得好像真的是有效,所以就这样慢慢地推广,认为它有一定的化结石作用,究竟怎么化,能够化多少,也是因为复方,比较难于准确地判断,尤其是在复方当中作为金钱草这些药物的辅助时更是如此,加之本身结石也是很难化的,所以这两个功效都不重要,大家知道就行了。

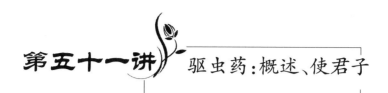

第五十一讲 驱虫药：概述、使君子

驱虫药概述

驱虫药这一章也比较简单，其中收载药物的临床实用价值愈来愈小了，由于卫生习惯的改善，它所治的肠道寄生虫病的发病率不断降低，应用的机会愈来愈少，但是为了中药学的完整性，另外有部分药还是具有一定的应用价值，大家可以作一些简单的了解。

1. 含义 书上说"驱除或杀灭肠道寄生虫"的药叫驱虫药。人体的寄生虫在机体很多部位都可以出现。在这里所说的驱虫药，一般是局限在驱肠道的寄生虫。肠道外的许多寄生虫，古人从宏观由表测里去观察，认识不是很清楚的。比如说现在的血吸虫，它不在肠道里面，古人可能就没有发现，在中医文献里面称为黄肿病，还没有认识到它是寄生虫病，当然它的临床表现记载还是很详细的，但没有和虫联系在一起。所以这些驱虫药治疗的前提，是限定在肠道内的寄生虫，不是治疗肠道以外寄生虫的。

大家可能还会问，为什么要并列驱除和杀灭呢？因为驱虫药服用以后，对肠道寄生虫而言，绝大多数是驱除的效果，就是让这些肠道寄生虫麻痹，麻痹了以后，就不能附着在小肠肠壁上面，然后随着肠的蠕动或泻下药引起的排便，就把它排出体外，有的寄生虫排出来了以后，还能动，还是活的，没有死亡，所以仅仅是把它赶出了体外，只是驱除。

有没有能够杀灭肠虫的药呢？也有，但是非常少。在体内就把寄生虫杀死，这是比较理想的，但是这样的药不多，中药里面可能个别药物会有这样的效果。现在临床上用的驱肠道寄生虫的西药基本上也是驱除，和中药一样，不能都达到杀灭的效果。所以，这一类的药叫做驱虫药，一般不叫杀虫药。解释含义时用了两个并列的动词，驱除和杀灭。

2. 功效与主治 这一类药的基本功效，现在应加以规范，就叫驱虫。过去的教材将其功效称为杀虫。我在前面曾经提到过，如果一个药物的功效称为杀虫，可能就有两种情况：一种情况是把肠道的寄生虫驱出体外，就是驱虫的意思。另一种是对体表皮肤的寄生虫，用了以后把它杀灭。如果都叫杀虫，存在歧义，往往就分不出来。现在要求规范中药功效的术语，所以凡是对于肠道寄生虫的驱虫作用，我们都改为驱虫。对体表的寄生虫，用了某些药以后，能把它杀死，这才叫杀虫，这样使用起来就规范了，这对学术交流有很大的好处。所以我们讲这一章及其他各章的同类药时全部用驱虫这个术语，本教材对这一功效作了改动。

这个功效术语使用的时候，还要注意肠道的寄生虫有多种。但是最大的只有两种，一种是绦虫，一种是蛔虫，其他的比如说蛲虫、姜片虫这些虫体很小，一般的驱虫药都会有一定的效果。传统中医学中，在古代对于姜片虫、蛲虫的认识应该说还是比较肤浅的，知道有这些虫，比如蛲虫晚上在肛门产卵时，非常痒，它是很细的线状；姜片虫排出来，是红色的小块状，文献里面都有记载，但是总体来说不深入。这样的一些虫不是很常见，一般的药都能够解决，因为它个头很小，治疗比较容易，所以我们不分那么细。在中药学当中，重点强调肠道里面的两大虫，蛔虫和绦虫。蛔虫一般有 20 厘米左右长，就像筷子那么粗。绦虫就更大了，是人和猪牛共患的病，猪牛也会有。其中猪肉绦虫，一般有 1～4 米长，牛肉绦虫最长的可以超过 8 米。牛肉绦虫、猪肉绦虫，是白色的带状，所以这个绦字，就是一个丝字旁。唐诗里面，形容柳枝是绿丝绦，绿色的丝带子。一条绦虫有数以千计的节片，它后半部分是成熟了的节片，里面有虫卵。古人可能只见到了成熟了的、排出体外的绦虫节片，所以古代的文献当中，绦虫一般就叫寸白，或者又叫寸白虫。文献里面这种记载，一寸左右的长度，白的片状，主要是单个或一小段的节片，这只是排出来的脱落部分，不是完整的虫体。蛔虫就像一条蚯蚓一样，在古代的文献当中，蛔虫的蛔字有两个异体字，蚘和蚘，读音都一样的，《金匮要略》用的就是蚘字，有的人用半边确定读音，把音读错了。

如果说这个药在临床上用了，对绦虫、蛔虫以及其他的肠道寄生虫，都有驱虫的效果，那么我们对这个药的功效就只用驱虫二字。反过来讲，其功效简称驱虫的药，就是对蛔虫、绦虫以及其他的肠道寄生虫都是有效的药，就相当于在西药学里面所说的广谱驱虫药，就是多种肠道寄生虫都有效的药。如果说这个药只是对绦虫有效，对蛔虫基本上没有效，我们就把它称为驱绦虫药。如果说这个药对蛔虫有效，对绦虫基本上没有效，我们就把它称为驱蛔虫药。所以在学驱虫药的时候，有关功效就可能会出现这三种情况，凡是称驱虫的，就是针对多种肠虫，就是广谱的。称驱蛔虫或驱绦虫的药，比较单一，就是以驱蛔虫或驱绦虫为主。但不因此认为对小的虫没效，可能它对蛲虫等也会有效。

最后再补充一点，关于肠虫病的临床表现：首先，由于肠道寄生虫的存在，它在肠道里面活动，就要干扰胃肠的功能，就会出现腹胀、腹痛，有的出现呕吐、不思饮食这些症状，就是引起了胃肠功能失调。第二点，肠道寄生虫在肠道里面要生存、繁殖,就要消耗营养,就和患者争夺营养,长期的结果,患者就出现营养不足,导致正气亏虚,出现虚弱或者虚衰的一些临床表现,比如说面色萎黄,就是气血不足的一种表现;形瘦腹大是脾虚不能充养形体,也是精微不足的一种表现;浮肿,即现在西医学说的营养性水肿,是由于血浆中蛋白不足出现的一种症状,也是一种虚衰的症状。第三,寄生虫在人的肠道里面要排泄,有时候有的虫体还要死亡,在肠道里面会产生一些毒素,肠道是有吸收功能的,吸收了以后就会产生一些轻微的中毒现象,或者过敏反应,比如说出现嗜食异物,肛门、鼻腔出现瘙痒,主要是过敏引起的一些反应。这样记就很容易记了,肠道寄生虫的症状,一是胃肠功能失调,第二是气血亏虚或者说正气亏虚,第三是毒素引起的轻微中毒或者过敏的一些症状,所以把书上写的表现给大家分析一下,并加以说明。

3. 药的性能　这一类药的药性没有规律,往往是根据其他功效决定的,与驱虫本身没有关系。因为驱虫药不需要考虑药性,不管是寒性、温性、热性,只要能够驱虫就是好药。

从性能的五味来讲,驱虫药应该有什么味? 历来一般标的是真实滋味。古人曾经费了很多精力,花了很多工夫,希望找到驱虫药与五味之间的相关性,但是遗憾的是都没有成功。最早由于张仲景用乌梅丸来治疗蛔虫,有人就认为驱虫药应是酸味的,所以在文献里面就提到了虫"闻酸则静",虫一见到了酸味药,好像就规规矩矩的不敢乱动了,认为驱虫应该是酸味的。后来又发现像花椒这些药也是驱蛔药,花椒是辛味的,有的文献里面就说虫"遇辛则伏",也就是说虫遇到了辛味的药就躲藏起来了,怕辛味的药,就是因为有花椒之类药物的原因,认为驱虫药应为辛味。后来有的驱虫药,像苦楝皮非常苦,所以有人又总结出了"虫得苦则下",又强调其与苦味有关系。李时珍编《本草纲目》的时候,发现驱虫药里面使君子、榧子两味药是甘味的,口尝的时候就是甜的,李时珍又总结了使君子、榧子,"甘亦杀虫",他本人也奇怪了,怎么甘味的药也能杀虫。根据古人那么多的论述,我们反过来是不是可以说,驱虫药与什么味都没有相关性,就这么简单。现在书上驱虫药的味一般都是真实滋味,与五味理论中性能的味没有关系。了解了真实滋味在选择药的时候可供参考。

驱肠道寄生虫各药的归经,作为一个药物的内容,历来是说归大肠,现在认为是小肠;也有人说归胃肠,这样笼统地讲也可以。但是归经只是为了体例上的完整性,因为每一个药都应该有归经,驱虫药也不应该例外。但是根据归经的定义,驱虫药的驱虫功效归经是没有意义的。为什么? 我们前面讲归经的含义时说过,归经是药物的作用对人体部位的选择性。但是,最好的、最理想的驱虫药,我们不需要它作用于人体,只让它作用于虫体,这样的驱虫药人体完全不吸收,

311

对人体就没有不良影响,你吃下去后,百分之百都是虫体吸收了,把虫驱了,这才是最好的。但是现在的驱虫药,都没有这么理想,人体也要吸收一部分,也要产生一些不良的影响,西药的驱虫药也是这样。所以从这个角度来讲,它的归经又不符合归经的定义,但是我们还是认为是归胃肠的,大家要清楚这一点。

另外,作用的趋向性,应该说有一点沉降,因为这类药是往下把虫驱出来,大家可以这样理解,但也可以说它不明显。

一般认为驱虫药对虫体有毒杀作用的,因此均有一定毒性。但有的比较小,从狭义的毒性来说,也可以认为这部分药没有毒,只有一部分是有明显毒的。对于有毒的药,我们要把它记住,并要把握好用量。

4. 配伍应用 以后大家学驱虫剂,也是要求根据寒热虚实作相应的配伍,如有寒的配温里药,有热的配清热药,有虚的配补虚药,有气滞的配行气药等。从理论上可以这样讲,但我个人也有一家之言,用驱虫药就不要配伍其他的药,以免互相影响。因为驱虫药要求尽快地驱虫,驱了虫以后,马上要把驱虫药排出体外,不要让它在体内停留,停留的时间愈长,人体吸收的愈多,对人体的不良影响也愈大。比如说正气亏虚的,要用补虚药,补虚药就要让它尽量地在人体内停留,要让它充分吸收,尤其是一些名贵的药,不要让它马上排出体外,这是个矛盾。那这怎么解决,要么先扶正,然后驱虫。要么驱了虫以后再来扶正。不要同时在同一个处方里面用。所以我个人在临床上,过去用驱虫药一般不配伍与驱虫无关的药。这个配伍不是驱虫药不需要,驱虫药最强调的配伍是泻下药,这必须注意。因为一般的驱虫药是麻痹虫体,像绦虫那么大,如果不用泻下药,可能药效一过,它马上又清醒了,那驱虫就失败了。所以驱虫药一发挥作用,马上就要用泻下药把它拉出去,这样才能够驱虫成功又安全。所以驱虫药最重要的配伍是配泻下药,有利于驱虫,提高驱虫的成功率。正因为驱虫药要和泻下药同用,所以才不能配伍其他的药。我前面说了比如脾胃虚弱,驱虫的药和人参这一类药同用,刚刚吃下去半个小时,泻下药发挥作用了,可能人参有效成分还没有吸收,就和虫体一起排出体外了,对人参就是个浪费。把虫驱了以后,慢慢再来吃人参,未尝不可。这些关于配伍的个人之言是供大家参考的。

5. 使用注意 一是因证选药,对这一章,可以说是因虫选药,根据不同的肠道寄生虫,选择最佳的驱虫药。当然还可以有其他的内容,如儿童应选一些安全的、好吃的,但这是很次要的。二是证候禁忌,因为驱虫药都有不安全性,不论对孕妇、胎儿都会有影响,如果有肠道寄生虫,要么驱了虫才怀孕,要么就是分娩了以后再驱虫。一般孕妇不要用。另外就是身体虚弱的要慎用。三是中病即止。刚好达到驱虫效果,太过会损害机体,会导致毒副反应。

使用驱虫药还有一点很特殊的注意,在概述的最后一行,有"发热或是腹痛比较剧烈的时候不能使用驱虫药"要求,原因是人体发热的时候,体内环境改变了,肠道寄生虫因为温度的改变,会出现一些不能适应的反应,它就要躁动;腹痛的时候,也是蛔虫躁动不安的时候,这个时候再用驱虫药刺激它,会加重它的躁动不安,其后果中的情况一种是往上窜,进入胆总管,就会出现中医学所说的蛔厥证,严重的会痛到昏厥,西医说的就是胆道蛔虫,这是很严重的急腹症,有的就得动手术,把胆道里面的蛔虫取出来。二是有的虫就在小肠里面乱窜,就可能会造成小肠肠壁被钻破了,成为蛔虫性肠穿孔,腹腔也会造成严重的感染,所以像蛔虫这类的肠道寄生虫,在发烧的时候或者腹痛剧烈的时候,一般是不用驱虫药的,就用安抚的办法。中医说的就要安蛔,让虫安静下来以后,然后再采取驱蛔措施。安蛔的药,比如说前面讲的花椒,有一定的效果,以后要学乌梅,不是驱虫的,主要是使蛔虫安静,所以说明一下。

下面简单介绍书中的驱虫药,分三种情况,第一种是主要用于蛔虫的驱虫药,其功效是驱蛔虫。

使君子　是灌木植物使君子成熟的果实,入药的实际是它里面的种子,种子就像花生米一样大小,是甜味的,做药用的就是种仁。相传是汉代时,有一个职位是使君的人,发现了这种种子可驱蛔虫,以此命名来纪念他。使君是当时基层的小官,如《三国演义》中的刘备就担任过这种官,在"青梅煮酒论英雄"一回中,曹操就说"天下之枭雄唯使君与操尔"。

使君子对绦虫没有效,所以归在驱蛔虫的药中。它有两个优点,第一,毒性小。第二,便于服用,好吃,小朋友很爱吃。缺点是作用较弱,需要连服 3～4 天才有驱虫的效果。而且要新鲜,放久了作用不好。书上说它还可以治疗小儿疳积,这种疳积是蛔虫导致的疳积,因为蛔虫吸收了养分,造成小儿的疳积。对于非蛔虫性的疳积是不宜用使君子的。书上的消疳是驱蛔的结果,这是因为驱蛔虫而达到的,所以非蛔虫性的疳积,它基本无效。

使君子一般不入汤剂。书上说要炒香,不炒也是可以的,也很好吃。主要是用于儿童,每岁每天服一粒半,一天不能超过 20 粒,多了会有不良反应,会造成眩晕,或是呃逆,尤其是服用之后喝热茶更易引起,因此,使用注意中要求服用时不能饮茶。

第五十二讲 驱虫药:苦楝皮、鹤虱、南瓜子、鹤草芽、槟榔、雷丸、榧子、芜荑

苦楝皮　就是之前讲行气的川楝子的川楝树,以及苦楝树的树皮和根皮。

苦楝皮也是用来驱蛔虫的药,优缺点和使君子刚好相反。它的驱蛔虫作用是驱蛔虫药中最强的。只要用量准确,服一次就可以达到效果。缺点是非常苦,很难吃。另外,苦楝皮是有毒的,主要毒性会影响到神经系统和肝肾。所以苦楝皮作为驱虫药,是很有效又很难用的药。量小了驱蛔虫效果不好,量大了就容易中毒,导致死亡的案例也有。它的毒性成分有很多变数,根皮和树皮含量不一样,同一棵树上的含量因采集时间不同也不一样,存放的时间不同也不一样,就算是同一个时间把根皮和树皮挖起来或剥下来,向阳和背阳的,它的含量也不一样。加上患者的体重年龄不一样,所以医生很难掌握。一般来说现在比较少用了,只是书上有这味药就讲一下,尤其要注意用量,以免中毒;又因所含驱虫成分难溶于水,入汤剂应用文火久煎。

苦楝皮外用有较好的杀虫、止痒的作用,且优于川楝子,今后大家可以使用。

鹤虱　也是驱蛔虫的药。这个药是唐代从国外传来的,从西亚经丝绸之路传到中国来的。古书上说的是主蛔虫。但为什么教科书上又说可以治多种肠道寄生虫呢?因为把它的功效和化虫丸混在一起了。化虫丸里有多种驱虫药,里面的君药是槟榔,槟榔是广谱驱虫药,因为有槟榔的原因,这个方对各种肠道寄生虫都有效,但不等于方中的鹤虱能治多种寄生虫。

由于当时中国没有菊科的鹤虱这种药,后来就找代用品,代用品中一个是菊科的植物天名精,对蛔虫有一点作用,但不强。另外一个是伞形科的野胡萝卜,也有一定的作用。其实鹤虱是音译,是西亚当地的发音,后来中国的本草学家误以为是意译,寻找像身上长的虱子可以粘在人的裤腿上的植物果实,结果还发现了这两种植物的果实,都像虱子可以粘在人的裤腿上,很凑巧对蛔虫还有一些作用,所以书上这两个植物都是代用品,现在很少用,因为作用都不强。

这三个药是驱蛔虫的,使君子是比较好吃的,但作用不强。苦楝子不好吃,但作用很强。鹤虱是有些效果,但是代用品,所以不常用。

第二类,主要用于绦虫的驱虫药。

南瓜子 南瓜在各地很多,完全成熟的南瓜种子可以当作食品,对绦虫也有一定的作用,大家记住它唯一个功效就是驱绦虫。它的用量很大,把它磨成粉,用水来吞服。书上说要吃到 120 克。很多女同志午餐也没有吃到 120 克主食,也就是说要饱餐一顿才可以达到驱虫的效果。只要知道这是驱绦虫的药就好了,它是只对虫体后半部有作用,对前半部分没有明显作用,其实后半部不用驱,它成熟了自然就会掉下来,它还会不断地长出节片来,所以驱虫不彻底,要克服这一缺点,需要配伍下面的槟榔。

鹤草芽 就是止血药仙鹤草的根芽,也是到处都有,是一种开黄花的蔷薇科草本植物。冬天枯萎了之后,下面会有一个根芽,它有驱绦虫的作用,功效还相当好。遗憾的是,这味药药店都买不到,因为搜集相当困难,冬天地上没有苗,不好找,来源很受限。现在研究发现,它的驱虫成分是鹤草酚,可以人工合成,可以直接在药厂里合成。其实这味药在《神农本草经》中就叫牙子。它不入汤剂,通常作散剂效果比较好。这两种驱绦虫药其实都不常用。

剩下来的第三组是所谓的广谱驱虫药,是各种肠道寄生虫都能用的,它们的功效就笼统地称为驱虫。

槟榔 这组药最主要的是槟榔,也是这一章节最重要的药。槟榔一定要用成熟的,在一些小店卖的是幼果,是没有成熟的。成熟的非常硬,是嚼不动的。

它对多种肠道寄生虫都有肯定的作用,最佳的是绦虫,之中又常用于猪肉绦虫。驱绦虫通常是和南瓜子合用。一般的用法是先服南瓜子粉末,在 2 小时以后,再服槟榔的煎液,服了以后隔半小时再服芒硝。这样槟榔和南瓜子就同步发生作用,因为南瓜子是服散剂,须先在胃里消化吸收,最后再进入小肠,大概比槟榔的汤剂进入小肠要多 2 个小时;再过半个小时,南瓜子和槟榔的有效成分都在小肠中对绦虫发挥了作用,槟榔主要作用在绦虫的前半部分,南瓜子主要作用在绦虫的后半部分,这两味药相须为用,肠道里的绦虫就全身麻痹了,然后芒硝开始发挥作用,借着排泄大便将绦虫排出体外。

书上槟榔的第二个功效写的是消积,但消积不是独立的功效,大家可以在消积前面写上"缓泻"两个字。它是个缓下的药物,这个功效在书上的应用第二条中有。槟榔可以增强肠的蠕动,常常在消食方里面和消食药同用,像木香槟榔丸,通过缓泻排除胃肠积滞。

关于槟榔行气,是行气消胀药,主治肠胃气滞证。对胃气滞的作用一般,但对于大肠的气滞可以行气导滞,在治疗痢疾的方当中也常用。

另外,它有利尿的作用,可以治疗水肿、脚气。脚气是湿浊下注,故需利湿。

315

所以槟榔是四个方面的功效:驱虫,缓泻,行气,利水,一般来说后三种作用是不强的。

对槟榔还有一些说明。第一是关于名称方面,槟榔的外壳干了以后,带一点黄黄的颜色,有大量纤维,在中药里面叫大腹皮,又叫槟榔衣,槟榔是大腹皮里面的种子,又叫大腹子。第二是书上说便溏不用,是因为它有缓泻的作用,容易理解。第三是用法用量,尤其是用量,作为缓泻、利尿、行气药,用量一般用 10 克就能达到目的,最多 15 克左右。作为驱虫药用的时候,最少要 60 克以上,还可以用到 100 多克,量小了驱不了虫,量一大它的副作用就表现出来了。槟榔会引起胃肠绞痛,还会促进唾腺分泌,控制不住会从嘴角流出来,全身会出汗,瞳孔会缩小。有一种西药叫阿托品,二者药理作用完全相反,会减少出汗,使瞳孔放大,抑制唾腺分泌,会口干,会解除肠胃平滑肌痉挛。所以槟榔中毒可以吃一些阿托品,阿托品中毒可以吃槟榔。第四,大家不要赶时髦去嚼槟榔,嚼了后吐出来的口水是红的,污染环境;经常嚼,牙也会染黄,不美观;嚼槟榔毫无好处,因里面加了石灰等物品,长期刺激口腔,还容易引起癌变。

雷丸 是一种真菌类植物,和茯苓、猪苓是同一类的。茯苓的个头最大,猪苓大概鸡蛋大小,像猪屎外形,所以又叫猪屎苓。雷丸最小,大概就像拇指指头那么大,它是寄生在竹类的根下面,所以古代的文献又把雷丸叫做竹苓。

雷丸也是广谱驱虫药,是一个非常理想的驱虫药。可是它很难用,它不能作汤剂,因为它的驱虫成分是蛋白质,超过 60℃ 就没有作用了,所以要作成散剂。但是不好加工,因为菌类有一定的韧性,比较难作散剂,古人就更难加工,不过现代的机器比较好了,也要用冷开水来吞服。

另外补充一点,书上说雷丸有小毒,这是从《神农本草经》一直沿用下来的,认为雷丸是有毒的药。因为它的驱虫效果好,可以说是一种杀虫药,不管是蛔虫还是绦虫,在肠道里面就使虫体死亡,有的甚至要分解成块状,因为它的蛋白酶会分解虫体,因此古人推测雷丸是有毒的。但是现在临床每次用到 20 多克散剂,都不会出现不良反应,人参如果用到 20 多克,都会出现明显的不良反应。所以我们《临床中药学》中把雷丸的毒性删去了,我们对它的毒性要有正确认识。

榧子、芜荑 榧子是一种红豆杉科乔木植物的果实,有药效的也是种子。

这个药也是广谱驱虫药,和使君子一样好吃,就像吃核桃一样。同时也具有润肠的作用,可以帮助把寄生虫排掉。因为可以作为干果,没有毒性。缺点就是作用比较缓和,单独使用没有很好的效果。

芜荑不要求,一般会在一些儿科的方中会出现,主要能够改善消化的功能,所以书上说它消疳,它和神曲都是发酵的制品,驱虫的作用很一般。

　　回到之前的因虫选药,如果是绦虫,就选槟榔这类的广谱驱虫药,也可以选南瓜子或鹤草芽。如果是蛔虫,也可以选广谱驱虫药,或是使君子、苦楝皮。如果是儿童,可以选比较容易服用的、安全的使君子或是榧子这一类的药,都属于因虫选药的范畴。这一章,除了使君子和槟榔之外,今后一般很少用到,因为蛔虫会愈来愈少,绦虫只要不吃生的猪肉牛肉,一般不会感染。

第五十三讲 止血药:概述

止血药概述

1. 含义 凡是能制止体内外出血,就是以止血为主要功效的意思,临床上主要用于治疗血证的药物,叫止血药。止血作用包括内服,也包括了局部外用,能制止伤口出血,也是止血的范畴。

书上所说的血证,不是泛指血分之证,因为血分证有很多,有血虚证、出血证、血热证、瘀血证,一般说的血证就是出血症。比如在民国初年,四川成都有一位很有名的医学家,也是药学家,叫唐容川,他写了一本书叫《血证论》,就是讨论治疗出血症的专著。

2. 功效与主治 止血功效一般又分为凉血止血、化瘀止血、温经止血和收敛止血四种。

凉血止血就是既有清热凉血作用又有止血作用,凉血止血药就是兼有凉血作用的止血药。清热凉血有利于热证出血症的治疗,但更重要的,这些药本身就有直接的止血功效。这类药主要是用于血热妄行,又叫热迫血行,即因为热邪的逼迫,血液不能正常循经运行而溢出于血脉之外。

同样的道理,化瘀止血有既止血又活血化瘀的双重功效,化瘀止血药就是兼有活血化瘀功能的止血药,这类药比较适合于瘀滞性出血,即由于瘀血阻滞,而血不归经。可能大家对于这种出血的理解要困难些,因为化瘀和止血好像是矛盾的。其实是不矛盾的,血脉里面有瘀血,本身也会导致出血,比如说有一个水管用了很久,可能有些地方就不结实了,会有裂口或损伤的地方,如果这个水管的前端堵塞了,后边的水在不停地流过来,因为不通而阻力加大,所以有损伤的地方就容易破裂,水就会漏出来,就相当于瘀滞出血。如果把堵塞的地方疏通了,那么漏出来的水就没有了,或是很少了。同样的道理,如果把前面有瘀血的地方清除掉,出血就会减轻,这种药就叫化瘀止血药。

温经止血是既止血又温经散寒,温经止血药就是兼有温里散寒功用的止血药,这一类药适合于治疗虚寒性出血,单纯的血脉受寒,主要是引起瘀血,必须同时存在阳气亏虚,不能统摄和固护血液,才会导致出血,所以治疗的是虚寒性出血。

其实一般的止血作用都属于收敛止血的范畴。但这里所说的收敛止血,是专指收敛性较强而药性又较平和一类止血药的止血作用。如果说它的药性不平和,而温性比较明显,它就应该成为温经止血药了。如果说寒性比较明显,它就是凉血止血药了。既然它不是凉血止血药,又不是温经止血药,那么它的药性一定是比较平和了。因而收敛止血药,就是收敛性比较明显,药性比较平和的止血药。这类止血药不兼有能针对出血病因的另外功效,它主要是用于邪气不盛的出血证,邪气包括了热邪、寒邪和瘀血等,临床就直接用它来制止出血。后面我们将分这四个类型来介绍具体的止血药。

在临床上有哪些出血症呢?在书上说了,血证中有的是从鼻腔流鼻血,这是狭义的衄血。另外一种是咳血,是咳嗽的时候把血咳出来,或是痰中带血,这两种病位都是在肺。吐血是来源于胃,现在说的是来源于上消化道,如食道,不过中医学中说的是来源于胃。尿血是小便里面有血,其中有尿道疼痛的,又叫血淋。大便里面有血叫便血,便血又要区分,如果大便的血是咖啡色,那么出的血来自上消化道,经过了消化液的作用,血的颜色已经变暗了,这种叫远血,离肛门比较远。如果大便中的血是鲜红的,那么出血部位就邻近肛门,一般多在直肠,就叫近血,离肛门比较近。妇女崩漏是在非月经期的阴道出血,来势较猛的叫崩,比较缓慢的就叫漏,总称崩漏。皮肤出血又叫肌衄,也叫紫癜或斑疹;另外还有外伤出血等,都可以用止血的药物,总之,不同的止血功效适合不同的出血证。

3. 性能特点　在药性方面:凉血止血药肯定是寒性。化瘀止血药没有规律,偏温、偏寒或平性的都有。温经止血药本身就是温里药,所以是温性的。收敛止血药比较平和,可能偏寒或偏温,但大都不太明显,偏寒一般又不可清热,偏温又不可温里散寒,因此药性比较平和。

在药味方面:凉血止血药一般来说应有苦味,而实际上标苦味的是与真实滋味也有关,有的标甘味,表示它本身没有苦味,滋味本身有甜味或比较纯正,讲到具体的药再说。化瘀止血药多有辛味。温经止血药也是有辛味,可以辛散里寒。收敛止血药一般为酸涩。至于一些药的其他特点,也是讲具体药的时候再说。总之,这一章药的性味根据不同的分类有不同的规律,所以我们先说分类,再讲性味就是这个原因。

归经方面:我前面已经讲过了,凡是作用于血分的药物主要归肝、心两经,止血药也不例外,基本都归心肝二经,这是仅就止血作用而言。但是止血药的归经有一个特殊性,因为止血药的归经认定有双重标准。一是根据中医的脏象学说以及有关的生理病理基本理论,心主血脉,肝藏血,所以它们都是可以归心肝二

319

经的。第二个标准，有一些止血药对某一个部位的止血效果最好，往往把它最佳的止血部位补充进去。比如后面要讲白及，它的最佳止血部位是在胃，为了使用药的人明白它的最佳部位，所以除了心肝，也把归胃加进去，这就是另外一个标准。不过这是次要的，前面的是主要标准，而且有规律，很容易记住。

另外是升降浮沉。对于止血药来说，它是不让血外溢出来，作用趋向是向内的，所以是偏于沉降的。温经止血和化瘀止血，则沉降当中又有一些升浮之性，但是凉血和收敛止血药完全是沉降的。

4. 配伍应用 配伍应用仍然是从三个方面思考：一是针对邪气，邪气当中主要是寒热，因为对于出血症不管是什么邪气，最终可能都要热化或者寒化以后才能影响到血脉的运行，对于人体的血液来讲，它基本的特征是"遇热则沸，遇寒则凝"，热邪最容易使血液妄行，沸就是妄行的意思，妄行就容易造成出血，临床上见到的出血绝大多数都是有热象的。寒邪最主要是引起血液或者血脉的凝滞，产生瘀血，阻滞了血脉，也可能有出血，但这个情况比较少，而且还兼有阳气不足。所以针对邪气的配伍方面，首先我们要强调热邪，这个比较常见，就要配伍清热药，尤其是清热药当中的清热凉血药，因为导致出血的热邪最终要进入血分以后才会造成血"沸"，才会引起血热妄行，所以清热药当中的清热凉血药，比如前面学过的玄参、地黄，地黄本身又是止血药，所以更为常用。如果真正有寒凝的，也可以配温通血脉的温里药，所以针对邪气的配伍，从寒热角度来说，首要是针对热邪，这是在配伍当中要注意的第一个问题。

二要考虑正气亏虚的配伍，在中医基础里面谈到了阳气对血液有统摄作用，尤其是脾气，阳气亏虚，就会出现固摄无力，血失统摄会造成出血，这类出血症往往偏于虚寒，这个时候就要补气，尤其是补脾气，因为脾气有统摄血液的功能，很多虚寒性的出血症都与脾不统血有关，当然有寒象的还兼有阳虚，也可以配伍一点温阳药。另一方面是阴血不足，阴血不足与阳气亏虚相对而言，阳气亏虚较为少见，阴血不足尤为常见。一是阴虚容易生内热，而虚热也会侵扰血脉，也可以造成遇热则沸，比如妇女的崩漏，《黄帝内经》里面就提到了"阴虚阳搏谓之崩"，什么叫阴虚阳搏？就是人体的阴液亏耗了，阳气相对亢旺，导致了崩漏，就是说崩漏最重要的病因病机是阴虚血热、阴虚火旺。对于其他出血症，虚火亢旺仍然是引起出血的一个重要原因，与前面要配伍清热药的道理是相通的。血本身是一种阴液，出血阴液就流失了，肯定会同时出现阴血亏虚，出血后一般都有阴血亏虚，所以对于出血症，从正气亏虚方面看，最重要的配伍是配伍补阴血的药物。

三要根据出血症的一些特征，还可以考虑一些配伍，这方面稍微特殊一点。根据中医的理论，如果是上部的出血，古代称为血上溢。为什么会从上面溢出来呢？因为有火气上逆，血是随气而上溢的。对于上部的出血，根据临床医生的经验，往往要配一点降气药，使气不上逆，火不上炎，上部的出血症会有所好转，会增强止血药的疗效，所以上部出血需要降气。下部出血，前人所说的血下溢，有可能是清气下陷，这个时候就需要升举清阳，比如前面解表药中所提到的葛根、柴胡、升麻，或者以后要学的黄芪，可以升举清阳之气，酌情加入以提高临床疗效。

一般的出血症，血液流失于血脉之外，停留在身体内部成为一种瘀血，因此出血以后往往有一定的瘀血，所以还要考虑配伍适当的活血化瘀药。配伍活血化瘀药，对于凉血止血药与收敛止血药，还可避免其止血留瘀。

所以，止血药的配伍，针对邪气最主要的是寒热，尤其是热邪引起的血热妄行，首先要考虑配伍清热凉血药。正气亏虚，有的是阴血亏虚，阴虚生内热，要配伍补阴血的药，如果是阳气亏虚，也可配伍温阳或者补气的药物，所以气血阴阳都是可以考虑配伍的，尤其用得多的是补血药和补阴药，因为出血本身阴血就耗伤。特殊的配伍是上部的出血症配伍降气药，下部配伍升举阳气的药物。

5. 使用注意　一是因证选药，对止血药的因证选药就是根据不同的出血证选适合的止血药。那么怎样来根据不同的出血症选择适合的止血药呢？前面讲功效的时候说过，止血药一般分四种不同的功效，凉血止血，化瘀止血，温经止血，收敛止血，下面分四节介绍以后大家应该会更加清楚。其基本的内容：血热妄行的，选凉血止血药。虚寒性出血证，选温经止血药。瘀滞引起的出血证，选化瘀止血药。没有明显邪气的出血证，选收敛止血药。

第二方面是证候禁忌。止血药治疗出血的时候，在一定程度上会影响血液流畅，要延缓或者阻碍血液的正常运行，所以止血药的证候禁忌，就是有瘀血而无出血的人不宜使用，否则会加重瘀血。前面说了止血药会影响血液的正常运行，所以瘀血明显，又没有出血的人没有必要用，这是一个常识性问题，是很容易推导出来的注意。比较特殊的证候禁忌是在临床上常说的"血脱益气"，就是大出血不宜单独使用止血药。因为中药的止血药的止血作用一般都比较缓和，发挥止血的时间往往比较缓慢，大出血往往要危及生命，一般的止血药就缓不济急，不能够满足急时之需，在这种情况下，要以挽救患者的生命为第一要务，要用独参汤大补元气，血脱的患者大补元气，称为血脱益气，要重用人参，而不是直接用止血药物，先把生命挽救了以后再考虑使用止血药物，当然在大补元气的同时如果有止血药配伍也是可以的，但是不能单独或者首先考虑止血药物，这是一个特殊的证候禁忌。这是古代中医在临床上的医疗手段，当然在今天治疗时不能仅用血脱益气，而应采用一些西医的急救措施，最有效的就是血管破裂了马上手术,把血管结扎起来,不让它出血。另外血压太低了是因为血容量不够,应马上输血,采用这种急救措施才行,传统没有这种急救措施,血管没有办法结扎,血液容量不够了没有办法输血,只能是血脱益气,在今天的临床,两种方法可以同时采用,能提高临床疗效。

第三,中病即止。止血药对于出血证是应该用的,而且是必须用的,但是使用的时候要中病即止,不能太过,过用以后,血是止了,瘀血又产生了,叫做止血留瘀,尤其是凉血止血药、收敛止血药,因为它们本身就要影响血液的正常运行,血液不能正常运行,瘀血就产生了,所以使用止血药要避免止血留瘀,这就是中病即止的理由。

第四点是考虑止血药的用法。在用法方面没有特殊的要求,没有先煎后下的特殊要求,不像化湿药不宜久煎,也不像后面要学的平肝药需要先煎,但是对于止血药也有一点有意义的内容。止血药一般可以内服,但局部的外伤性出血也可以外用。另外补充一点,要正确对待炭药止血的问题,一般的植物药或者动物类药,以植物类药为主,炒炭以后原则上都有一定的止血作用,炭化的东西本身就有吸附性,对于出血局部都会减轻轻微的出血,由于有这样的普遍性,在中医的理论当中,有人就总结出了一个理论,因为红是血的颜色,炭药是黑色的,所以提出"红见黑则止",就是炭药能止血,这反映了普遍性,找到了理论基础,红是火的颜色,黑是水的颜色,水是克火的,也就是红见黑则止。但是过分夸大了炭药的使用价值,应该说中药当中有的药物必须制成炭药才有止血作用,比如说解表药中的荆芥,生用是发散风寒的,只有炒炭以后成为荆芥炭才会成为止血药,这章还要学棕榈炭、血余炭,棕榈或血余本身没有止血的作用,制炭以后成为很好的止血药,所以有一部分中药必须制炭才能够止血。而有的药制炭以后,止血作用反而降低,炒炭以后还是能够止血,但是不如生用,比如生地、白茅根,原则上是不炒炭的,当然也有人炒炭,有另外的原因,如降低了寒性。凡是炒炭后止血作用反而降低了的药就不要炒炭。当然也有一部分药炒炭了以后增强了止血作用,例如槐花。在中药当中炒炭的药有的也不是为了要止血,是为了降低毒性,例如活血化瘀药中的干漆,一般来说炒炭是要降低它的毒性,还是作为活血化瘀药来使用,所以说炭药的问题比较复杂,不能把它盲目扩大,但是一些人非常强调红见黑则止,凡是止血药就必须炒炭,这就不完全正确了,有的适合有的不适合,有的炒炭不是为了增强止血而是要降低苦寒性质,纠正它的偏性,扩大它的临床使用范围等,要因药而异。

下面我就把止血药分成四节来介绍。

第五十四讲 凉血止血药:大蓟、小蓟、白茅根、苎麻根、地榆、槐花、侧柏叶

前面说了,因为血脉受到热邪的侵扰出现血热妄行,是引起出血最重要的原因。因此,在中药止血药当中,凉血止血药数量最多,最为重要。我们前面已经学过一些凉血止血药,例如在发散风热药中的桑叶,它的凉血止血作用不是很强,但是大家了解会有好处;比较典型的有:清热泻火药中的栀子,清热燥湿药中的黄芩,攻下药中的大黄,清热解毒药中的贯众、马齿苋、马勃,利尿通淋药中比较适合血淋的石韦,这些都是凉血止血药,所以说前面已经有很多重要的这类药,在这一节还有不少。这一类的药,它治疗的是血热妄行证,又叫热迫血行,热邪逼迫血液不能循经运行,凡是有热象的出血都要用凉血止血药。

凉血止血是兼有清热凉血作用的止血药,它本身是止血药,同时又有清热凉血作用。这些药不完全是通过清热凉血来达到止血的效果。如果完全是通过清热凉血来达到止血效果,就应该清热作用愈强,止血效果愈好。但是清热燥湿药中的黄芩与黄连相比较,黄连的清热作用可能比黄芩强,但是黄连没有止血作用,所以就不称它是凉血止血药,而称黄芩是凉血止血药。又比如说石膏清热作用也很强,但它也没有止血作用。所以清热凉血作用是一种复合功效。这一类的药物既是止血药,用于出血证;又是清热药,还可以用于里热证,里热证一般是血分的热证,这方面又类似清热凉血药具有的一些性质。这一节介绍的凉血止血药,止血是主要的,清热凉血的作用有些不是很强,所以像温热病热入营血用这类药就比较少,但如果要用也不是错误,只是作用差一点。

这一类的药物,因为本身又是清热药,所以药性是寒性。其药味从理论上来讲应是苦味的,因苦能清泄。但是为了区别其滋味究竟苦不苦,所以这一类的药物在教科书上面若写的是苦味,那口尝也是苦的,口尝没有苦味的,教材上就写甘味,这个甘不是补虚,而是它的滋味比较纯正,没有怪味,比较容易服用,用量可以大一点,也不容易伤胃气,像大蓟、小蓟的甘味,就是口尝没有苦味,作为性能也可以把苦味加上,现在6版、7版教材都是写有苦味的,后面还有苎麻根、白茅根都是写甘味,没有苦味,也是口尝的真实滋味,不是性能的味,不是补虚的

323

意思。

归经,前面讲过,归心、肝二经。出血关系最密切的是肝不藏血,肝的藏血功能失调了而产生出血,所以归肝经尤其显得重要。

这一类药物在临床上更多的是配伍清热凉血药、或者养阴清热药,因为出血会伤阴,有一部分本身是因为阴虚火旺造成的血热妄行。这一类的药物容易留瘀,所以有时配伍活血化瘀药,可止血不留瘀。有的要炒用,炒了以后苦寒性降低了,有的患者热不重,就不需要这些药物的清热作用,炒后清热作用受到了制约也就更适合了,所以这一类药物经常炒用,炒了以后一是扩大临床运用范围,二是减弱它的清热作用,或是当作收敛止血药来用,这是这些止血药物的共性。书上的这些药都比较简单。

前四味是甘寒的,用量可以大一些,不但口感不错,也不容易伤胃;后面是苦寒的,要注意用量不能过大。

大蓟、小蓟　凉血止血药的第一味药是菊科植物大蓟,这种植物的叶裂很深,尖端就像刺一样会扎手,植株比较高大,可以长到 1 米多,开一种蓝色的头状花,秋天在草坡上,老远就见到一种开蓝色花的,形状像小的向日葵花,向日葵也是菊科植物,都是头状花,很多地方都有这种植物。植株大一点的是大蓟,植株小一点的是小蓟,小蓟一般只有 30～40 厘米高,形状差不多。

这两味药的性能、功效和主治,基本上是一样的。过去书上对于大蓟,第一个功效是凉血止血,第二个功效是散瘀消肿,说解毒消痈都可以。如果要完整地表述,它应是解毒散瘀消肿,也可以叫消痈,肿就是痈肿,消肿消痈一回事。两者相比较,这种表述更为准确一些。不管大蓟或小蓟,解毒作用是优于化瘀作用的,所以我们书上写的解毒消痈。因为大蓟、小蓟的活血化瘀只是一种倾向,略微有一点活血化瘀的作用,它一般不能单独作为活血化瘀药使用,因为对于瘀血证,它的活血化瘀功效达不到那样的强度,但是在凉血止血药中,相对而言,不容易因凉血止血而留瘀,化瘀只是对于一个止血药来说,它没有其他的凉血止血药容易产生瘀血,只是有一种活血倾向,所以说它们的活血作用,可以忽略,不宜作为一个独立的功效。

作为凉血止血药,此二药都可以广泛用于各种血热妄行,不管什么部位的出血,只要是热证,大蓟小蓟都可以用,而且常常同时使用。另外在同类药当中,均有散瘀的倾向,所以止血而不容易留瘀,这也是这两种药相同的地方。

那么这两个药有什么不同?小蓟兼有利尿通淋的作用,更适合血淋,在它的应用中言其兼可利尿,其实是利尿通淋,所以在治疗血淋的方中常常以小蓟为主,有一个方叫做小蓟饮子,君药就是小蓟,它的主治证就是血淋,就是使用它这方面的优势。所以这两个药在凉血止血方面有一点细微区别,相同的是二者都用于各部位的血热妄行,都不容易留瘀。但是小蓟因为有利尿通淋的作用,所以血淋更适合一些。作为一个清热解毒药,又常用于疮痈肿痛,这与前面讲的清热解毒药治疮痈肿痛是一样的,解毒就是清热解毒,可以治疗疮痈,在初期阶段可以内服,也可以局部外用。疮痈之所以红肿疼痛,本身也有瘀血存在,所以用清热解毒药治疗疮痈肿痛时,还可以配伍活血化瘀的药物,有利于肿痛消散。那么这两味药所兼有的活血化瘀倾向,对于疮痈也是一种很有用的治疗功效,在临床上对于疮痈肿痛虽然可以同时选择这两个药物,但大蓟散瘀略强一些。

书上还提到大蓟用于治疗高血压、肝炎、黄疸。小蓟同样有效,两个药都可用,但治高血压的作用很弱,相对用得多一点的是湿热黄疸,小蓟也能够利湿退黄,作用比大蓟还要好一些,但书上小蓟反而没有写对于湿热黄疸的作用。这个不要求,因为都属于很次要的内容。

白茅根 白茅是一种禾本科的草本植物,它扁平的叶比较粗糙,边缘锋利,像古代兵器中的矛,不小心的时候很容易把手划一个小口,它的根是白的,一节一节的,比较细,直径就 1～2 毫米,比牙签粗一些,口嚼的时候有一点淡淡的甜味,所以命名为白茅根。一些沙地、河滩到处都是这种茅草。

白茅根的基本功效也是凉血止血,也可以用于多种血热妄行证。特点是它也有利尿通淋的作用,此外它类似于芦根,又能清肺热或胃热。所以白茅根在临床上主治的出血证,一个是血淋、尿血;另外是肺热的咳血、流鼻血,胃热引起的吐血,或牙龈出血。对这些与肺胃有关的,与膀胱有关的出血证,是把兼有功效一起综合利用,相对用得多一些,而其他的出血证,它就不是很常用。

白茅根另外一个作用是清热利尿,也就是利尿通淋,也是用于湿热淋证的,所以记住这个功效,它的止血优势,就结合起来了。

这个药为什么提前来讲呢?因为大蓟小蓟是甘寒的、没有苦味的药,可以用量很大。白茅根更没有苦味,口尝的时候都是甜的,有的儿童在沙地里面把白茅根扯起来就可以嚼着吃,有甜味,用量可以更大,用到 50～100 克,都非常安全,把甘味的药放在一起讲,大家便于记忆。

苎麻根 这个"苎"字是个简体字。其实这个字的简体字也有一定的问题,在汉字当中有个"薴"字,现在简化成"苧"字;"苧"字又简化成"苎"字,这个"苧"字就有了双重身份,是"苎"的繁体字,又是"薴"的简体字,如果出现在有的书刊上面,就搞不清楚它到底应该是简体字还是繁体字。

苎麻根也是甘寒的凉血止血药,没有苦味,而且在过去的一些灾害年代,它还可以成为充饥的食品,它的外观不好看,但把外表刮干净,里面是白的,有点像

325

吃山药、芋头的味道,带有一点甘甜的味道,是没有什么怪味的。所以这个药书上也没有写苦味,甘为真实滋味。

作为一个凉血止血药,它也是可以用于各种血热妄行的出血证,不管是内服还是外用,尤其是外用有比较好的止血效果,其原因下面会讲到。

这个药作为止血药最主要的特色是和第二个功效结合起来,书上的第二个功效是清热安胎,跟黄芩一样,既是凉血止血药,又有安胎的作用,常常用于胎热不安,胎漏下血,就是有先兆流产的孕妇,属于热证的时候,可以用黄芩,也可以用苎麻根,这两个药都是能凉血止血的清热安胎药物,治疗热迫胞宫胎动不安、胎漏下血。二者相比较,黄芩是苦寒药,比较容易伤孕妇的胃气,苎麻根不伤胃气,所以是个更理想的治疗因热而胎动不安、胎漏下血的药物,这是它的一大优点。

苎麻根也兼有利尿通淋的作用,也可以用于血淋。前面的四味凉血止血药都是兼有利尿通淋的,其中小蓟的作用相对强一些,所以小蓟在血淋方面用的多。

另外,苎麻根也能清热解毒,治疗疮痈肿毒。疮痈初起的时候,尤其是多外用。我补充一下,苎麻根作为一个解毒消痈的药,它的解毒消痈作用应该说在治疗疮痈的药中是不强的,作用很一般,但是古人很常用,怎么用呢?就是书上说的,用新鲜的根捣烂了以后外敷在疮痈的局部。因为这个根含了很多的黏液质,比如说手上长了个疮痈,要敷作用很强的黄连、金银花、连翘,但是用水来调敷后半小时就干了,干了药性就进不去,人体不能利用它的有效成分,所以就要考虑保湿的问题,不让药粉干燥。保湿的方法很多,比如现在外用的膏剂,用凡士林或高分子类的有机材料做赋形剂,要保持湿润,药效才能发挥作用。古人没有这些条件,没有凡士林,没有高分子材料,就用鸡蛋清、蜂蜜来调药粉,也是能够保持几个小时或者十几个小时,药粉一直都是湿的。其实用苎麻根与加鸡蛋清、蜂蜜是一样的道理,但它本身又是解毒消痈药,它可以取代鸡蛋清,所以古代的一些外科方,一是把它作为一个解毒消痈的药来用,二是作赋形剂,作为外用药的基质。书上提到了用新鲜的来捣敷,很重要,现在如果有条件也可以这样用,这是对这一种资源的综合利用。

现在经常买不到苎麻根,这是一种经济作物,有人大面积种植,房前屋后都种,又把它叫做园麻,因为它是在家园里面种的。它一般有1米左右高,每年要长很多枝条状的茎,把它的茎皮剥下来,再把外皮刮去,里面就是非常优质的纤维,称为苎麻,前面讲过的大麻,也是一种做麻纤维的经济作物。在四川农户的房前屋后都有,但需要的时候得自己去找,我估计在其他地区的医院、诊所中也没有这个药。其实用于胎漏下血它是个很好的凉血止血药,很多地方还有野生的,应该加以利用。

地榆　前面四味药是甘寒类的凉血止血药,剩下来的凉血止血药是苦寒类的。第一味药地榆,它的叶片,尤其是基生的叶,"佈地而生",花期的叶看不出来,有一点像榆树的叶片,故称之为地榆,以它的根作为药用。

地榆作为凉血止血,在这一节药中其苦寒的性质比较明显,所以一般书上都强调地榆用于血热妄行,考虑到该药苦寒沉降的性质,多用于下部的出血,我们书上的应用中也有"适宜于下焦出血,便血、痔血、血痢以及崩漏",这是它最主要的特征,就是"苦能沉降,长于下焦"。另外,这个药生用是以凉血止血为主,如果炒炭就是收敛止血药,临床如果需要凉血止血,就用生地榆;如果热象不明显,没有明显邪气,就炒炭或者炒焦用。所以地榆生用是凉血止血药,炒炭用是收敛止血药,根据临床的需要不同可以选择使用不同的饮片。

第二,解毒敛疮。地榆作为清热解毒药,也可以用于疮痈肿痛,在疮痈肿痛的初期可以内服,也可以外敷,都有效。但是注意敛疮一定是外用,内服是不能敛疮的,用法就是把地榆加工成很细的粉末,做成散剂,在疮疡的局部使用。比如说用于烧伤烫伤,可以用麻油调敷。烧伤烫伤当然一定有热毒,本品一方面解毒,一方面敛疮。另外,湿疹的分泌物或疮痈脓液已经干净了,但疮口不容易愈合,将很细的地榆粉末散布在局部,可以减少分泌,伤口容易长好,这叫做敛疮,是局部外用的,口服没有效。地榆外用于烧伤烫伤,作用很好,疗效很可靠,一般是把地榆粉调在芝麻油中涂于烧伤烫伤的表面,作用像大黄一样很明显。

但是,如果是深度的大面积烧伤烫伤不要用地榆粉,因为里面含的水解性鞣质经过破损皮肤很容易吸收,皮肤在完好的时候不容易吸收,它有一个保护作用,药物不容易进去,因为鞣质的分子量比较大,如果皮肤破损了,通过血液吸收很容易直接进入,进入人体之后鞣质要通过肝脏来分解,对肝功能会带来损害,过多的鞣质进入肝脏就会引起药物性肝炎。其实大面积烧伤烫伤外用什么药都不太适合,因为面积太大了,容易感染,太多的药物吸收会造成全身不良反应,这是要注意的。

槐花　是豆科植物槐树的花蕾。大家要注意,它虽然名叫花,但是已经开了的花没有多大作用,作用很差,一般医生都不会用,所以很多医生开槐花的时候就写槐米,花蕾这个药材是像大米的形状,没有展开,圆的类似纺锤状,所以习惯写槐米。

槐花作为凉血止血药与地榆很相似,都是苦寒的,也有沉降的性质,也是比较适合于下焦的。但是它的苦寒性不如地榆,所以地榆尤其强调苦寒沉降用于

327

下焦,槐花也是常常用于下焦,常与地榆一起使用,如治疗痔疮出血的槐花散。槐花作为止血药,就了解这样一点。

另外,槐花可以清肝火。对于肝火上炎引起的头昏、头痛、眩晕,槐花是一个很好的药物,像龙胆这些清肝火的药物,有时还不如槐花的效果好。现在研究发现,槐花的化学成分含一种芸香苷,这样的化学成分西药也大量使用,西药就作为治疗高血压的辅助药物,它能降低血管的脆性,血压高的患者脑血管不容易破裂,就不容易出现中风。唐宋时期的本草文献上说槐花和下面的槐角宜于"如坐舟车上"的患者,应该就是属于高血压而有肝火或肝阳上亢者。芸香苷全世界都通用,在德国、意大利有很多含此成分的制剂,经过分子的结构改造可增强疗效。现在很多国家都把它做成心脑血管保健药,也有人把槐花做成袋泡茶,槐花茶主要是降低血管的脆性,对血管有保护性。

槐花作为止血药,一般要炒用,炒后槐花的止血作用增加了,效果更好。但是清肝火或是保护血管的脆性,一般要用生的槐花。

槐花下面有个附药叫槐角,豆科植物开花以后要结豆荚,比如说黄豆、豇豆、红豆都有豆荚,槐花结的豆荚就叫做槐角,作用与槐花是一样的,但是还有一点润肠作用,所以更常用在治疗痔疮出血。因为润肠就能保持大便通畅,对于痔疮患者,大便通畅就不容易出血,不通畅就要用力去排便,可能要加重出血。槐角与槐花比较,槐角更常用于痔疮出血,槐花散是治疗肠风出血的,肠风也是在大肠,在下焦,槐角丸是治疗痔疮出血的,这两个药的区别通过这些方剂也可以分出来。

侧柏叶　是侧柏树的叶,侧柏是一种特殊的柏树,这种柏树是一种长得不很高的小灌木,它的叶片和幼嫩的枝条是在同一个平面。很多地方都有,也是一种观赏植物。一般是把叶片和细枝一起折下来作为药用。

侧柏叶也是苦寒的凉血止血药。一般的血热妄行都可以使用,它和地榆也比较相似,生用是凉血止血,炒焦了以后也是收敛止血药,没有热的出血也能用。

侧柏叶的另外一个功效是化痰止咳,本身它是寒性药,还能够清肺热,所以用于肺热咳嗽痰多。这个功效历代文献没有记载,是最近几十年通过民间应用的经验发现有效,后来实验研究和临床观察也有确定的疗效,所以一般的《中药学》都把这一功用加进去了。这两个功效加在一起,对肺热咳嗽痰中带血就更好了,也应该说这是它的一个优势。

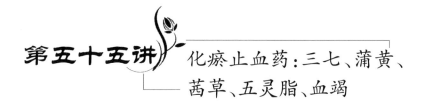

第五十五讲 化瘀止血药：三七、蒲黄、茜草、五灵脂、血竭

这类药是兼有活血化瘀作用的止血药，它既是止血药又是活血化瘀药，作为止血药，比较适合瘀滞性的出血，对有瘀血的出血，疏通血脉有利于止血。作为活血化瘀药，它又可以治疗瘀血证，比如妇科的瘀血证、跌打损伤或冠心病都可以使用。下一章就要讲活血化瘀药，这一节的药也有活血化瘀药的一些共性。

这一类药物如果和凉血止血药或收敛止血药配伍的时候，可以止血不留瘀，所以它的实际应用非常广泛，最佳的主治是瘀血引起的出血或者出血兼有瘀血者。对于血热妄行需要用凉血止血药的时候，或者没有邪气的出血需要用收敛止血药的时候，因为凉血止血药和收敛止血药容易止血留瘀，那么加上一点化瘀止血药，既可以增强止血效果，又可以避免留瘀，达到止血不留瘀的效果，可见这一类药与各类止血药都可以配伍使用，所以应用相对比较广泛。

化瘀止血药的药性，有的偏温，有的偏寒，有的可能是平性，所以这一节药的药性也没有规律性，有的药物需要特别地加以理解和记忆。它们的药味，作为活血药，有的是有辛味，有的又有苦味；有的药物如果作为收敛止血的时候也可以有涩味，总之这一类的药，历来药味规律性也不强，这一节药物的具体味还会有其他的一些原因，有一些特殊标示的方法，涉及具体药时再讲。归经当然主要是心、肝经。升降浮沉的趋向，止血的功效它是沉降的，作为活血化瘀它是偏于升浮的。这一类药很少，只有三四味药，而且有的还有争议。

三七 是化瘀止血药当中最重要的一个药，也是这一类药的代表。三七和今后要学的人参是近缘植物，同科同属不同种，人参、西洋参、三七这三种药，是一个家族里面的三兄弟，地上部分长的茎叶和开的花非常相像，很容易混淆。口尝地下部分的味也比较相似，甜甜的回口又是苦的一种特殊味道。根的形状有区别，现在研究化学成分也大同小异。

因为三七属于五加科人参属的植物，所以有时候又把它叫做参三七。最早的三七是产在广西的，古代叫做田州，现在叫做百色，所以常常把它称为田七，田七不是长在水田里面的，而是长在山坡上的，有人说田七就是长在田里面的三七这就不对了。田州在广西，所以又把它叫做广三七，最早在明代的时候广西是三七的地道产区,后来发现云南生产的三七长得也很好,产量高质量也不错,所以慢慢地云南就后来居上,现在三七的主产地成了云南,而不是广西,所以现在常常又把三七叫做滇三七,云南简称滇,又叫云南三七。

为什么叫三七呢?有的说它大多是三个枝,每一个枝上有七片左右的小叶,所以把它称为三七。有的说这个植物三分喜阳七分喜阴,是它对生态环境的要求。李时珍说三七是山漆简化而成的,因为三七生肌的效果很好,像漆一样把伤口粘住了,生肌有"如漆粘物"之妙,又长在山地,故有此名。有关名称的来历,现在各说不一。

三七采收一般都是在开花之前,叫春三七,在八月初以前就要挖,这个时候没有开花,没有结籽,养分的消耗比较少,这种三七的质量好,质地比较重。有一部分要用于繁殖,就要让它开花结籽,收了种子以后再挖,那就在秋后了,叫做冬三七,冬三七的质量比较差一些,在市场上一般是以春三七为主。习惯上三七是按照个头的大小来分档,多少个1市斤就叫做多少个头,比如说50个有1市斤,那就叫50头的三七,30个有1市斤,就叫30头的,100个有1市斤就叫100头的,200个以上才有1市斤就不计算了,就叫无数头。一般来说头越少质量越好、价格越高。在古代这是非常可靠的方法,因为大家都这样栽种,都生长那么长的年限,生长时间越长个头就越大,有效成分的含量就高,就应该越好。但是到今天不完全可靠了,生物技术的发展,有的可以在短时间内让它个头长得很大,比如说加了一些刺激生长的东西施放在土里面,所以现在就不能完全按个头,而要看它生长的年限,生长年限越长,比如说有五年的三七,那质量很好,如果只有一两年的质量就很一般了。但三七不像人参,从芦头一下能够判断它长了几年,三七看不出来,因为三七完全把芦头去光了,分不出年限,主要就看它的颜色是否比较苍老,手再掂量一下,比较重的一般都比较好,有的个头比较大,但是用手来掂量的时候不是很沉重,看皮也没有苍老的感觉,比较光滑细嫩,一般生长时间就不长。这些大家应有一点了解,因为它是比较名贵的药。

三七作为一个化瘀止血药,适合于瘀血引起的出血,它最大的优点是止血不留瘀,书上的应用中就说它具有止血不留瘀的特长,"对出血兼有瘀滞者尤为适宜",这是三七的个性特征。出血有瘀块,缠绵难愈,点点滴滴而出,颜色也比较紫黯,这种出血证往往有瘀滞,适合用三七。三七加在其他类的止血药当中也有止血不留瘀的优点,但是要注意三七是温性比较明显的药,对于虚寒性的比较适合,对于热证热邪旺盛,它作为温性的药物也是应该要回避的。

第二,三七本身又是活血化瘀药,长于活血化瘀或者化瘀止痛,可以广泛用于多种瘀血证,或者瘀血疼痛证。三七是明代发现的一个民间用的药,最早是在一些军队当中流传使用，李时珍把它收在《本草纲目》里面，所以李时珍说它是军中用的药，因为古代打仗是用刀剑棍棒，经常出现瘀肿刀伤的情况，三七对此有很好的作用，就把三七称为"金疮要药"，古代的兵器是金属做的，金疮又叫金创，就是冷兵器致伤，后来就说它是伤科的要药。它的功效能够全面针对金疮的临床表现，因为金疮有瘀血，有瘀血它可以化瘀，可以活血；金疮一般都有疼痛，三七又有良好的止痛作用；金疮如果有出血，三七止血不留瘀，有良好的止血作用；金疮会有伤口，三七又有很好的生肌作用，用在伤口的局部，伤口不容易感染，容易愈合。可能大家都知道一个很有名的中成药叫云南白药，主要成分就是三七，它就是治疗外伤的。外伤有瘀血的，它能活血化瘀；外伤有疼痛，它能够止痛；有伤口，它能够生肌；有出血，它能止血，而且止血不留瘀，所以它全面针对了外伤的临床症状。其实李时珍还提出了很可贵的一个观点，如果大家有兴趣可以去翻阅，李时珍在《本草纲目》中说古代触犯了刑律的人，要去过堂之前，很多人都要吃一点三七，古代的过堂是不管青红皂白先打了再说，一般是打臀部，臀部有的被打得皮开肉绽，可能有的人就昏厥了，李时珍就说这些要过堂的人先吃一些三七，"瘀血不易攻心"，其实就是不容易昏厥，我的体会就是对疼痛的耐受力增强了，不容易产生疼痛性的或者出血性的休克。后来我们做过这样的动物实验，用三七的动物对于疼痛或出血的耐受性明显增强，这也是伤科要药很重要的方面，大家可以作为参考。

但是今天的临床应用变化了，三七作为一个活血化瘀药，除了伤科以外，更多的是用在心脑血管，在治疗冠心病、脑血管硬化等方面都有好处，现在正在进行一些研究，比如说经常用一点三七治疗早老性痴呆，改善脑部的血液循环，改善脑部的功能，这些都是很有前景的，所以凡是瘀血证都可使用，比如说妇科中，像四川、云南这些地方，产后一般都要用三七，以利于瘀血消除和身体恢复；一般的月经不调、跌打损伤，或者疮痈肿痛、风湿痹病，其实都能用。但是现在运用最多的除了伤科，就是心脑血管的瘀血证，这是活血化瘀方面的发展。

再补充一点。既然三七是五加科人参属的植物，化学成分和人参相似，人参是补气的药，那三七能不能补虚呢？实际上三七也有补气血的作用，清代《本草纲目拾遗》就强调了。我前面说四川一带的产妇用三七，一方面化瘀，更重要的是产妇气血亏虚，所以用三七来炖鸡，用三七的粉末来蒸鸡蛋，这样既有利于瘀血的消除，又有利于扶正气，有利于气血的健旺，恢复身体，所以应该有补气血的功效，在新的教科书上已经做了补充，加上了补气血的功效。曾经有一个美国的药理学专家到云南昆明对三七进行研究，他发表了一篇文章，认为三七是产在中国特殊地理环境下的一种人参，他就是从这方面强调了它有类似人参的补虚的

331

作用,结合活血化瘀或止血来用当然就会更好。

蒲黄 是一种水生植物,长在池塘或者沼泽地。叶片比较长,有的好几十厘米,开的花形状像蜡烛一样,所以有的地方把这种植物叫做水蜡烛。作为药用的部分是从花蕊上抖下来的金黄色花粉,这个植物叫香蒲,花粉是黄色的所以叫蒲黄。蒲黄的质地是很轻的,因为它是花粉。

它也是化瘀止血药,书上说收敛止血、行血祛瘀,它也是两大功效,一个功效是止血,另一个功效就是活血化瘀。作为止血药,蒲黄常常炒用,炒用了以后就是收敛止血药。如果为生用,它是化瘀止血药,所以把它放在化瘀止血药这一类。在临床上生蒲黄是比较适合于瘀滞性的出血,炒了以后就不局限了,什么样的出血都可以用,加上它是一个平性的药,所以所有的出血证都可以选择使用。但是因为这个药兼有活血化瘀,所以用于瘀滞性的出血比较好。书上说生用的时候利尿,其实是利尿通淋,所以也是比较适合于血淋,前面讲的小蓟饮子里面既有小蓟也有生蒲黄,能治疗血淋的小便出血,尿道灼热疼痛。

另外,蒲黄作为一个活血化瘀药,也能够治疗瘀血证。但是蒲黄治疗瘀血证的范围有一定的局限性,它主要是用于胸腹部的瘀血证,传统尤其是腹部的瘀血证,腹部的瘀血证以妇科病为多,所以书上在蒲黄的应用中,强调用于心腹疼痛,这个疼痛是瘀血引起的,尤其是以产后和痛经之类妇科病为主,它对瘀血引起的头痛、肢体痛,相对用得比较少,所以它适用的范围不是很广。对于蒲黄这个药,大家也是记住这两大功效:止血和活血,利尿通淋可以作为兼有功效。

应用蒲黄有一些特殊的注意,除了炮制,作为收敛止血药要炒用,作为化瘀止血药或利尿通淋药或者活血化瘀药,一般都是用生的。蒲黄是一个很轻的粉状,所以入汤剂的时候一定要包煎,不包它就完全浮在水面上,水一开完全就随着泡沫冲到了药罐外面,把它包上压在底部,讲海金沙的时候说过,粉末状很轻的药都适合包煎。另外使用注意当中还谈到了它收缩子宫,为什么产后用的多,因为产后恶露不尽或者疼痛,很多是由于子宫收缩不良,妊娠期间妇女子宫随着胎儿长大扩张了,分娩以后子宫要恢复到受孕前的状态,如果子宫收缩得好,那么恢复就快,症状就少,蒲黄能增强产后子宫的收缩,有利子宫的恢复,所以对产后的瘀血或者是出血证就相对用得多一些,反过来说,妊娠的妇女就不能用,用了以后因为收缩子宫,可能就会引起流产,这是使用蒲黄应该注意的。

五灵脂 五灵脂在书上一般是分在活血化瘀药里,但它也是化瘀止血药。它有两大功效,一是止血,二是活血化瘀,而且这个药和蒲黄经常配伍在一起使用,再加上化瘀止血药很少,稍稍平衡一下,所以现在把五灵脂放到了化瘀止血药中。

它是一种动物的排泄物,这种动物叫复齿鼯鼠,形似松鼠,它前后肢间有一个膜状物,能飞很远的距离,可以从这个树飞到那个树上去,准确地说应该是滑翔。它一般在有柏树的岩壁上生活,所以它的排泄物有柏树的气味,排泄物如果是比较干燥的颗粒状,又叫灵脂米;有时排泄物是一块一块的,就像溶化了的糖一样,所以又把它叫做灵脂块或者叫糖灵脂。这个药是动物的排泄物,作为药用有争议,但是它有一些特殊的作用,还是保留下来了。

五灵脂的功效跟蒲黄一样,作为一个止血药,因为它兼能活血化瘀,比较适合于瘀血引起的出血证。作为一个活血化瘀药,它治疗的瘀血疼痛证主要也是在胸腹部。五灵脂和蒲黄这两个药组合在一起,就是一个有名的经验方——失笑散,既可以用于出血证又可以用于瘀血引起的腹痛。失笑散用的这个"失笑"一词不是笑容消失了,而是忍不住露出了笑容。因为不出血了,没有瘀血疼痛了,患者高兴了,就忍不住地露出了笑容。

在用法上有两点使用注意,一是因为它是个排泄物,用的时候要用醋来炒,可以掩盖气味,另外也增强了它的活血止痛作用。二要包煎,它包煎的目的和蒲黄不一样,蒲黄是太轻,为了便于煎煮,五灵脂煎煮的时候不包煎会使汤液混浊,包煎的汤液可以清澈一些,有利于服用。另外它是属于十九畏的内容,一般认为五灵脂与人参同用会影响人参补气的作用,和莱菔子配伍人参的情况差不多。

茜草 是蔓生攀援草本植物,很特殊,它的叶是轮生的,每一个节上一般有四片叶,四个方向各有一片小叶,茎是方的,有很多刺状的突起,手去摸的时候会刺手,所以民间把这个植物叫锯锯藤,有像锯齿状的突起,根是红色的,古代把它作为染料,春秋战国时期就大量种茜草,来染纺织品,茜草的"茜"就是红色的意思,它染出来的纺织物是大红色的。

茜草在中药学里面非常特殊,它对于血分有三大功效,对于血热证有凉血的作用,对于出血证有止血的作用,对于瘀血证有活血的作用,在中药当中兼有这三种作用的,我们要学的药当中只有这一种,所以这种药最适合血热妄行而有瘀滞者,三个功效一起发挥,这是它最佳的主治。它的这三个功效里面,最明显的作用是止血作用,所以放在止血药这个地方;另外是活血化瘀,再其次是凉血,所以单独作为凉血药使用的不多,可以作为活血化瘀药治疗一些瘀血证。所以书上只有两个应用,一个应用是出血证,第二个应用是瘀血证,就没有单列血热证,因为它的凉血相对是最次的,一般不单用。茜草活血又通经,既通经络,又通月经,所以多用于跌打损伤、风湿痹病和月经不调。

血竭 是棕榈科的麒麟竭果实中的树脂,红色的,就像是干了的血块一样,过去主要是进口的药,近年来有国产的代用品。麒麟竭主要是产在东南亚地区,

333

国产的主要在广东、海南一带,是从龙血树的木质中提取的,是血竭的代用品。

这个药也是一个化瘀止血药,方剂中的经验方七厘散主要成分就是血竭,既用来活血化瘀又用来止血,这是外伤出血使用的一个经验方。对于出血证它和三七差不多,可以外用也可内服,但作用不如三七好。因为进口的质量有时候不一致,有的好,有的差,没有一个比较可靠的检测方法,市场上伪品多,所以临床上不常用,主要在一些古方中出现。

这五味药是化瘀止血药,它们的药性互相都不一致:三七、五灵脂是温性,茜草是寒性,而蒲黄、血竭是平性。它们的药味,历来一般都没有标辛味,因都有活血作用,加入辛味也是可以的;其中三七的甘主要代表补虚,而蒲黄、血竭的甘则为真实滋味;至于苦味就比较复杂,茜草的苦有清泄的意思,其余各药的苦则主要表示活血有破泄的特点。

第五十六讲 收敛止血药：白及、仙鹤草、棕榈炭、血余炭；温经止血药：艾叶、炮姜

收敛止血药

第三类止血药是收敛止血药，这类药主要是用于没有邪气的出血证。从性能方面来讲，它们的药性是比较平和的，为什么比较平和？前面已说过，如果说它是温性的，那它就应该是温经止血药；如果它是寒性的，它就应该是凉血止血药。既不是温经止血药，又不是凉血止血药，所以药性比较平和，这个平和不是完全平性，有的可能是微寒，但是这个微寒它不至于清热，对于热邪没有明显的治疗作用，所以还是把它归在收敛止血当中。收敛止血药的收敛性有的比较强，邪气重的用了以后会敛邪或者留瘀，所以一般用于邪气不盛者。在用的时候常常也会配伍化瘀止血药，主要是使收敛止血而不留瘀血，这是比较重要的一类止血药，但是收敛性最强的止血药是在今后要学的收涩药一章，我们这一章学的只是收敛止血药的一部分，而且相对于收涩药一章来说，它的收敛性都不太强。

白及 是一种兰科植物，这种兰科植物开的花也很好看，有观赏价值。这种小草本只有 20～30 厘米高，它下面的块状茎是白的，块茎是每一年长一块，相互连接在一起。就因为它的块茎色白，且相互连及，所以叫白及。讲这个名称来历的目的就是要强调白及的"及"是没有草字头的，不能因为它是草本植物就写成芨字，因为很多中药命名是非常有趣的，都有特殊的来历。白是指它的颜色，及是指它的块茎一年长一块连在一起这种形状，是生长或形状的特征。

白及作为一个收敛止血药，较宜用于邪气不重的出血，但是它的收敛性不是很强，有时候有一定邪气的出血它也不会敛邪，所以应用比较广泛。它最大的个性特征是用于肺胃出血，我们书上的应用中就指出"主要用于肺胃出血之证"。它的归经除了肝还有肺经和胃经，我前面说确定一个药的归经有两个标准，一是根据中医的脏象学说，肝藏血、心主血脉，一般都可归肝和心；另外最佳的止血部位也要加进去，白及是最典型的。它治疗的最佳出血部位是肺和胃，在今天的临床中白及主要是用于胃出血。为什么它对胃出血的效果好？这是它发挥全身作

335

用再加上局部作用的综合结果。口服吸收了以后进入血液循环,缩短出血时间,增强凝血功能,发挥一个全身性的止血作用,这是很多止血药都有的共性;但是对于胃出血,白及在胃里对胃黏膜出血部位的局部又有很好的直接止血效果。因为白及含有很多黏性很强的黏液质,胃出血主要是胃黏膜表面糜烂处血管破裂了,它的黏液质可以黏附在上面,保护胃,减轻出血。另外它还有生肌的作用,能够促进溃疡面的愈合。有人做过动物实验,把狗肚子打开,在胃壁上戳一个1平方厘米的洞,过了一会儿给狗灌白及粉,再过一会儿给狗吃稀饭,然后再把胃给打开,这个洞全部都给白及粉堵起来了,胃里面的内容物一点都跑不出去。这就证实了它对局部有很强的黏附或者促进愈合的功能,所以白及在有三七之前是治疗外伤出血的首选药,比如说刀伤有伤口,用新鲜的白及更好,没有新鲜的就用干的碾成很细的粉,敷在皮肤伤口上,它既可以止血又可以生肌,有了三七以后,它的地位被三七取代了,但是它同样可以用。它可以内服也可以外用,最佳的是治疗胃出血。现在临床上常常把白及作为消化性溃疡的治疗药,尤其是胃溃疡。胃溃疡严重了当然要出血,那么它发挥了止血的作用,如果没有出血的,它就发挥生肌的作用,有利于溃疡面的愈合。乌及散就是乌贼骨与白及配伍治疗胃溃疡疼痛、胃酸过多,是颇为有效的一个经验方,所以它用得最多的是胃出血。

在白及的主治中,古代还强调肺出血,当时的肺出血主要是在肺结核晚期,现在肺结核在全世界有上升的趋势,但是现在的肺结核一般都早期诊断了,没有到严重阶段不可能造成大量的咳嗽咳血,加上现在对于肺结核防治手段已经大大提高了,我们的政府又提供免费治疗,肺出血的已经不多了,目前较多的肺出血是肺癌,肺癌就不是白及能解决的了,所以相对于胃,肺就不那么重要了。这是由于医学和疾病的时代特征不同,我们书上是沿自古代的文献,说它主要是用于肺胃出血。现在研究它对肺结核杆菌也有一定的抑制作用,当然和抗结核药比,它没有优势,但从传统的角度来说,它主要还是治疗肺胃出血的,但是我们应该了解今天更重要的是胃,更有意义的也是胃,对于肺我们就不再强调了。

另外,白及对于外伤的出血,局部用也是一个能够止血的药,当然现在的外伤出血一般都是西医的包扎,中药外用情况就比较少,但是古代是这样用。消肿是针对疮痈初起,白及的情况跟苎麻根一样,本身的作用不强,但是它有很多的黏液质,可以让解毒消痈的药粉能够保湿,有利于药效的发挥,所以常常外用。生肌也是外用,能促进疮疡的愈合,古代还用白及涂在手上防止皮肤龟裂,这个地方应该作皲裂。一些古书上把白及称为不龟药,北方冬天的水寒冷刺骨皮肤很容易粗糙龟裂,用白及涂在手上,尤其新鲜的,会保护皮肤,其实它也是一个护

336

肤品。白及价廉物美,很多地方可以就地取材,而且是生产美容护肤的重要原料。另外,它也是属于十八反中不可和乌头配伍的药。

仙鹤草　前面讲驱虫药鹤草芽的时候提过仙鹤草,这也是常用的收敛性止血。收敛性也不强,所有的出血证仙鹤草都可以应用,它是个药性非常平和而且收敛性又不强的药,所以它应用非常广泛,不管寒热虚实的出血都可以加仙鹤草。这个药没有什么明显个性特征,在30~40年前有一种注射剂叫仙鹤草注射液,对于出血证通过肌内注射有一定的作用,大致在八九年以前已经停止生产了,因为它的止血效果和后来出现的一些针剂比较,效果要差一些,但是这不会影响中医对仙鹤草的应用,因为仙鹤草注射液只是提取了该药所含的一种特殊成分作为注射剂,仙鹤草里面有很多止血的成分,有的成分不能做注射剂,所以就影响了它止血作用的发挥。现在一般作为口服,是应用很广泛的一个止血药。

另外,我们书上说仙鹤草能够止痢,治疗痢疾或者腹泻。它可通过两个途径收效,第一它是个收敛性的止血药,它也可以发挥收敛止泻作用,这就比较适合于虚寒性的久泻久痢,这时可以配伍补虚药物来使用,共同发挥扶正和收涩作用。第二,仙鹤草本身也有一定的解毒作用,所以书上在最后还谈到了它可用于疮痈,它又是一个清热解毒药,可以治疗湿热或者热毒泻痢,这又是实证了,这个时候就要配伍清热燥湿药如黄连、黄柏,所以仙鹤草对于痢疾应该说是不分虚实的。对于虚证它发挥的是收敛作用,但应配伍其他的收敛药或者止泻药;对于热毒或湿热的痢疾,它发挥的是解毒作用,但要配伍更强的清热解毒药,它的收敛性也不会影响对邪气的驱除。

另外它能杀虫,主要是阴道滴虫,一般是局部外用,这个不太常用。它的根芽能杀绦虫,全草主要是杀滴虫,用于滴虫性阴道炎。疟疾是疟原虫引起的,仙鹤草可以杀虫,所以也可用于治疗疟疾。

仙鹤草的应用中有一点很特殊,是民间的经验。用于劳力过度所致的脱力劳伤疲劳,是因为用力太过了,显得非常疲乏困倦,全身无力以动,民间就用仙鹤草和大枣煎汤服,容易恢复精力和体力,能够缩短恢复时间。这样使用究竟主要的功劳是大枣还是仙鹤草,现在的研究看来主要应该是大枣,因为作试验让动物造成疲劳,然后分别用大枣和仙鹤草,或者两样合起来,单用大枣的比单用仙鹤草的效果要好,可是两个加起来的效果会更好,应该说大枣是起主要的作用,大枣本身就是补气药,这个也很好理解,民间把仙鹤草叫做脱力草,可能有一点作用,用量要大一点。

棕榈炭　棕榈树是生长在热带的植物,南方到处都是。一般是用它的叶柄煅炭,也可以用包在棕树树干上的棕色网状纤维煅炭,也可以作为棕榈炭。过去

337

的文献中,记载的是用它的叶鞘纤维,现在药典规定用叶柄,可能作用差不多,但叶柄更有利于资源利用。

生的没有止血作用,把它制炭后才是收敛止血药。这个药的收敛性比较强,所以一般要用于没有邪气的出血证,不然容易留瘀。

这类炭药止血,虽然可以煎服,但散剂作用更好。

血余炭　血余就是人的头发,中医认为"发为血之余"。把人的头发收集起来,清洗干净,然后烘干,烘干后放在一个密闭的容器里面,这种叫密闭煅,也叫闷煅,前面炮制已提到。为什么要密闭呢?因为如果有氧气它就成为灰烬了,在密闭隔绝氧气的情况下不让它变成灰状,就成了黑的块状,这样才能得到血余炭。

血余本身也没有止血作用,可是制炭以后就是一个良好的止血药物,血余炭跟棕榈炭比较,血余炭兼有化瘀的趋向,止血不容易留瘀,所以在临床上的应用就比棕榈炭广。有的书上说它能止血散瘀,其实它的散瘀情况跟大蓟一样,也是一种倾向,一般不把它当做活血化瘀药而用于没有出血的瘀血证,它的活血化瘀功力还不能作为活血化瘀药单独使用,但是作为止血药它有不留瘀的效果。

至于有的书上说它能补阴利尿,那是古人的一个说法,与道家有关,现在临床上没有人用了。所以血余炭就只了解这一个功效就够了,只提它的化瘀止血,不谈它的补阴利尿,利尿作用不明显,补阴的说法来源于道教的一种推论,即文献中关于"自还神化"的记载。这种观点认为它是来自于人的阴血,人服用它以后又会再变化为人体的阴血,所以这个功效不可靠,现在把它删掉了。

温经止血药

温经止血药是兼有温里散寒或者温经散寒作用的止血药,它们既是止血药,又是温里药。所以作为止血药就比较适合于虚寒证,作为温里药它可以治疗中焦的寒证或者经脉受寒的疼痛证,也有温里散寒,或者温中散寒止痛的作用。这一类药的药性都是热性或者是温性的,总体偏于温热;药味都是辛味,这和温里药的情况是一样的;归经,就止血而言,主要还是肝和心。这一类的药物止血作用都不强,往往需要配伍更强的止血药一起使用,如果有正虚的还要配伍补虚的药物。这类药一共就只有三种药,主要的一种是艾叶。

艾叶　是菊科草本植物艾的叶,李时珍也是有家乡观念,认为他家乡的艾叶最好,所以把它叫蕲艾。它也适合放置一段时间再用,使它的温燥性有所缓和,所以又把它叫做陈艾,和陈皮、半夏一样"宜陈久"。主要用它的叶片,所以叫做艾叶。

临床作为止血药,一般的艾叶都要炒用,炒用温经止血,它的最佳部位是在下焦,所以主要是治疗下焦虚寒性出血。下焦虚寒性出血主要是见于妇科崩漏或者月经过多、产后的一些出血,如果这类患者本身是属于虚寒体质的就常常用艾叶。因它本身又是个温里药,当然就包括了温中,所以中焦的虚寒性出血也是能用的,但它的效果不如下焦。艾叶作为一个止血药,用于虚寒性止血,当然要配伍一些补虚药。所以我们书上就说它"尤善治疗下元虚冷,冲任不固的崩漏下血",这主要是下焦虚寒,但应配伍养冲任和补血之品,如《金匮要略》的胶艾汤,艾叶与阿胶、白芍、地黄等药同用。

另外,它作为一个温里药,能够散寒止痛,主要也在下焦,比如妇女痛经或者月经的时候出现腹痛,或者疝气的疼痛等。凡下焦有寒,它都能用。尤其是针灸医生用的灸条,里面主要就是艾叶,把它捣绒了,叫艾绒,用于灸法,也是取其温经散寒。

炮姜 是把干姜放在锅里面用大火很快地翻炒,炒到外面焦黄,里面还有姜的气味,即传统所说的"炒炭存性",这叫炮姜。在锅里面有的是用砂来炒的,可能表面并没有黑,但是已经焦了。因为直接炒表面会成黑的,所以又叫黑姜。

这也是个温经止血的药,它既是止血药也是温里药,也是适合于虚寒性的出血。它和艾叶不同之处在于,它是长于中焦,下焦也能用。艾叶是长于下焦,中焦也能用。

炮姜作为温里药,可以用于胃寒或脾胃虚寒诸证,其性能功用基本同干姜,但温性稍弱。

灶心土 现在没有这个药了,这是过去用木柴来做饭的时候,每户人家都有一个灶,在灶膛里面就有黄色的黏土,黏土经过了长期的烧灼,里面的有机物都炭化了,所以比较干净,也比较疏松,里面的无机盐也变成了氧化物,比如说碳酸钙变成了氧化钙,更有利于止血。现在没有这个药,所以张仲景的黄土汤这些方就不可能用这个药了。后面我们要学一个药叫赤石脂,是个矿物药,在收涩药里面。在很多方面它可以代替灶心土,尤其是在止血或止泻的方面,用于止血或止泻一般都用赤石脂来代替灶心土,我们后面讲收涩药的时候再说。

花蕊石 是矿物药,很少用。这个药在古代认为是个化瘀止血药,现在看来应该是收敛止血药,对于出血证可以用。为什么古人把它认为是化瘀止血药?古人做过试验,在宋代的很多书上说,它能够"使鲜血化为清水",古人就认为是化瘀了。现在看来古人错了,把花蕊石粉加在鲜血里面见到了清水,是一个凝血过程,血清游离出来了,见到清水状,其实它是个收敛性凝血的过程,而不是个化瘀的过程。古人见到了这个现象,但是解释是错误的,所以它的化瘀不可靠,收敛比较可靠,这个大家了解一下,可能以后在方里面会碰到。

第五十七讲 活血化瘀药：概述

1. 含义 活血祛瘀药就是以活血祛瘀为主要功效，常用于治疗瘀血证的药物。这一种表述简单明了。但是我们书上是说：以通利血脉、促进血行、消散瘀滞为主要作用。其实它是对活血祛瘀给予了进一步的简单说明，意思是一样的。为了能够更深入地认识，我们首先回忆一下《中医学基础》里面学的什么叫瘀血，作为人体的一种物质，现代医学和中医对于血的认识是一样的，都是血管里面运行流动的红色液体，只不过中医是从宏观角度，没有进行微观的了解。血液的运行功能失调了就会产生瘀血证。对瘀血证的解释，首先，什么叫"瘀"？在早期的中医文献里面瘀血证是用淤积的"淤"，它是从自然现象中观察到了再引用到中医当中的一个用语，这个"淤"其实就是河流或者水沟被固体物堵塞了，所谓的淤积、淤阻，比如说小河被泥沙淤积了，所以早期的瘀血也用这个"淤"字。对"瘀"最早的解释，比如《说文解字》说瘀就是"积血也"。血液在血管里面淤积了，不能正常地运行了就叫"瘀"或者"瘀血"。后来发现瘀血不一定都在血管里面，血管外面也可能有瘀血，所以后人又加以补充：瘀血也包括了"离经之血"，就是说它逸失于血管之外，淤积在脏腑组织之间，也叫瘀血。在中医文献里面对瘀血的解释是：一、积血，二、离经之血。淤积可以在血管内部，也可以在血管外边。

造成瘀血有多方面的原因，一是血液本身的原因，如果动力不足了，血液的运行推不动，比如说气虚、气滞可以造成瘀血。另外血液变浓稠了，如王清任说的"煎熬成块"，《黄帝内经》说的"遇寒则凝"，都是说血液本身失常了；二是包括了血管方面的原因，比如说《黄帝内经》说的"血脉缩急"，其实就是血管挛急或者功能不正常了，也会造成瘀血。它有血液方面的原因，有血管方面的原因，最后淤积在血管里或者血管外，都可以称为瘀血。活血化瘀是针对血管，让它恢复正常功能，使血流变得比较通畅，就是书上说的通利血脉，这是指作用偏于在血管方面。促进血行是主要在血液方面，恢复血液正常的流动性。消散瘀血是指通过通利血脉促进血行，也可能是指血管内的积血，或者是指血管外的离经之血得到消散，从而治疗瘀血证。所以书上说的通利血脉、促进血行、消散瘀滞，是对活血祛瘀给予了进一步的简单说明，它的本意还是活血祛瘀的意思。作为一个术语的解释可以简单一点，就是以活血祛瘀为主要功效，主要治疗瘀血证的药物，称为活血祛瘀药。

2. 功效与主治 这是和含义密切相关的,基本功效就是活血祛瘀,活血和祛瘀之间究竟是因果关系或是并列关系,在学术上不太统一。一种观点认为活血和祛瘀是两个相同或者相近似的功效术语并列在一起,所以活血也就是祛瘀,祛瘀也就是活血。那么有什么为证呢?历来的文献里面讲某个药或者某个方的时候,说它有活血祛瘀的功效,而有的时候简单说这个药、这个方有活血的功效,或者有祛瘀的功效,由此可见它应该没有区别,活血祛瘀与简单称为祛瘀、活血,是相等的概念,这是一种观点。另一种观点强调活血和祛瘀之间是一种因果共系,活血是为了祛瘀,祛瘀是通过活血,血脉流畅了瘀血可以消散,瘀血的消散有赖于血脉的流畅。从理论上来讲,后一种观点应该是显得比较合理。但是在应用当中没有办法区别,什么药物功效是促进血脉流畅,什么样的药或怎样情况下它是促进瘀血消散,其实也就是活血和祛瘀之间是分不开的。所以在实际的应用当中,活血与祛瘀作为一个相同或相近似的功效术语,不加区别使用,这是实际的情况,要以实际情况为准。所以我们今后在中药学或其他的中医学科见到了活血也就等于活血祛瘀;见的了祛瘀也等于活血祛瘀,不要纠缠在这种因果关系上,因为在中医学和中药学范畴内得不出一个最终结果,当然从理论上可以这样来理解。

其中作用比较缓和的,在文献当中也有用"和"字的,在我们的教科书上现在基本上回避了。只是今后学当归时,有的会在它的内容里面提到了和血的作用,这是一种比较温和、平和的活血化瘀作用。作用比较强的,和行气药一样,有的比较峻猛,容易耗伤正气,这类药的功效叫破血。祛瘀这个功效中动词的变化就更加灵活,很常用的有化瘀;使瘀血消散,可以叫消瘀,也可以叫行瘀;作用强一点也可以叫逐瘀。所以活血化瘀药当中,不管是活血或者祛瘀,动词的变化是非常多的,以后在使用的时候,按照自己用语的习惯,一般来说可以不加区别。只有逐瘀和破血是作用比较强的一些药,历来是限定在一部分特殊药当中使用。其他的比如说活血有的也叫行血,大家就根据自己的理解去选择,没有硬性规定,这是关于功效术语的情况。

瘀血证除了我前面说的可以写淤积的淤,但是现在用得少,古代文献用得多,瘀血证在古代文献里面相对要少一些。在古代文献里面也有把瘀血叫老血、死血、干血、宿血、坏血,等。其实都是瘀血的意思,今后读本草书或者中医文献,某个药某个方可以治疗老血、死血、干血,都是可以活血祛瘀的意思。

瘀血证的表现。临床所见到的瘀血证,可以出现在内外妇儿骨伤等多种临床学科的很多病证当中。所以它的临床表现也是比较复杂的,我们书上主要强调了比较重要的比较常见的四方面临床表现。第一，瘀血阻滞，血脉不通，不通则痛，所以一般的瘀血证都有不同程度的疼痛，而且这种疼痛往往固定不移，不像气滞的疼痛游走、走窜，是一种刺痛、闷痛的感觉，和气滞的胀痛有差异，疼痛是辨证时瘀血证最常见的症状。书上还谈到了麻木，麻木是由于瘀血阻滞，肌肤得不到充养出现的一种症状，有的瘀血证可以出现。第二是体内有癥块，根据中医理论，无形之气是不能结块的，有结块也容易消散。凡是体内出现了坚硬的、固定不移的、经久不散的结块，一定是有有形的血或者痰，所以有形的肿块一般是瘀血或者痰凝，或者痰瘀互结而引起的。第三，出血，血脉瘀滞容易导致血脉的破损，可能出现瘀滞性的出血，这个我们讲化瘀止血药时已经讲过，还举了例子说明这样的问题。另外就是身体很多部位可以出现瘀斑、瘀点，瘀斑、瘀点其实就是离经之血，皮下出血形成的点状或者片状的积血。此外，舌头一般比较紫黯。当然不同的学科里面可能瘀血证的表现还会有很多的差异，比如说妇科病的瘀血证，除了引起疼痛，有的舌质紫黯等，可能还影响月经；如果瘀血阻滞在心窍，可以导致心神不宁，所以非常复杂。我们书上大致说了这样一些重要的临床表现。这个以大家学的《中医学基础》或者《中医诊断学》为准，对瘀血证有一些诊断标准可以供参考，《中医内科学》或其他学科还有相应的瘀血证，可以再进一步地深入或完善我们的理解。

由于活血祛瘀药品种比较多，而瘀血证的临床表现又有差异，不尽完全相同，所以对于具体的活血祛瘀药通过活血祛瘀所收到的疗效也有一些差异。有的是偏于止痛，有些是偏于调经，有的是偏于治疗外伤，有的是偏于治疗癥瘕结块。为了便于大家了解这些药物的特殊性，所以介绍的时候还是分为四节。就分活血止痛药，活血调经药，活血疗伤药，活血消癥药来介绍。这样的划分是一个实用性的分类，不是很科学的分类。原来我讲过中药里面很多分类都是实用性的，严格的科学的分类子项是不兼容的，不能互相交叉。当时我说了像我们的同学以性别来分，男同学女同学就是截然划分开了不会交叉。但是在中药里面，我前面讲清热药时举例说清热泻火药除了清热泻火，有的药还可能是清热解毒的药，或是清热凉血的药。清热燥湿药同时也是清热泻火药，所以它有交叉。活血化瘀药的分类仍然是这样，是实用性的，突出的是它的主要方面，比如说把某一个药放在活血止痛药里，只是意味着它止痛的效果比较好，对于瘀血疼痛证有一定的优势，并不是说它不能消癥、通经，或者不能疗伤。其实常用的活血化瘀药大多应该是面面俱到的，一般的瘀血证都可以选择使用，只不过在有些方面它没有优势，相对显得不太重要，在古人的一些方中使用的几率就比较低一点，但是不能说它没有这方面的作用。所以要跟大家再一次强调，这种分类只是为了学习的方便,为了便于了解这些药物个性方面的优势,不能把它独立起来。

3. 性能特点 我在讲止血药的时候提到过,活血祛瘀药的药性没有规律性。血遇寒则凝,所以寒邪凝滞,血脉凝涩是导致瘀血的重要原因。但是瘀血证也可以由热邪所引起,古代的中医文献里面,尤其从《黄帝内经》开始,主要强调了寒凝血瘀,后来随着临床的发展,就发现有的瘀血证不完全是寒邪所引起,所以清代王清任在《医林改错》当中就有了很著名的观点,认为人体的血液可以煎熬成块,所谓煎熬就是热邪进入了血液。比如说温热病热入营血,往往就会产生瘀滞,所以这对于温热病的治疗应该是一个开创性的成果。西医学认为急性感染性疾病到了一定的阶段,就会出现弥散性血管内凝血,使用活血药能够明显提高疗效,所以中医治疗温热病,活血化瘀药也是非常重要的。这样的瘀血不是寒凝,而是热邪灼耗了血液中的阴液,血液相对变的比较浓稠,黏度增加了,它的运行就困难,所以出现瘀血,当然不是真正完全成了块状,应该理解成比较黏稠,流动性差。由于瘀血的产生可能是受寒,也可能是热邪的煎熬,所以有的活血化瘀药就是温通血脉能够消散寒邪的,有的就是能够清除血脉当中的热邪,因此有的是偏温的,有的是偏寒的,所以它们的药性没有规律性。

这是从总体方面来讲,但就这一章要讲的药而言,大多数是偏温的,这又有一定的规律或者有一定的趋向性。这一章的药,百分之七八十都是偏温的,少数是偏寒的。在这一章内,我们首先记住偏寒的几种活血化瘀药,比如说丹参、郁金、益母草是偏寒的,其他的就容易记了。但是在这一章以外,我们前面已经学过的活血化瘀药,基本上都是偏寒性的。清热解毒药当中的大血藤、败酱草是长于治疗肠痈的,它本身就是清热解毒药,当然是寒性的。泻下药当中的大黄,苦寒攻下的,它也是活血化瘀药。另外清热凉血药当中的牡丹皮、赤芍药、紫草既能凉血又能活血祛瘀。利尿通淋、利胆退黄的虎杖也是活血祛瘀药,也是寒性的。因此,前面学过的一些很重要的活血药大都是寒性的,所以我说大多偏温只是局限在这一章学的药,这是为了便于大家在复习的时候,抓住特殊性,就是少数两三味偏寒的药,其他的基本上都是偏温的。这为学习可提供一种方便,可以减少记忆当中的困难。

性能的第二点,药味。活血化瘀药的药味,根据前面总论当中五味的理论,一般来说都应该有辛味。"辛能行、能散"。辛是表示散和行的作用特征,活血祛瘀就是行和散的特点,主要是行,行包括了行血,行血也就是活血,所以一般来说都可有辛味。但是对于活血祛瘀药来讲,它们的真实滋味当然有一部分是辛香、辛辣的,这个性状和五味理论是统一的,比如说川芎、郁金等,历来都是辛味,这些从来没有分歧,没有争论。但是有比较多的活血化瘀药,它们的真实气味没

343

有香气，也没有辛辣的这种刺激味，与辛这种性状没有关系，所以古人就把五味理论在活血化瘀方面进行了一些拓展，引入了一些内容，我们在学五味理论当中谈到苦味的时候，说苦能泄、能燥，但是五味当中的苦能泻是清泄、降泄和通泄。后来有的医药学家就把苦能泄加以发展，说泄当中还包括了破泄，就是说一些有活血化瘀药与苦味有关，它有破泄的特点，表示它的活血化瘀作用。所以不少活血化瘀药又有苦味多是从这个角度提出来加以强调的。其实这样的活血化瘀药本身都有一定的苦味，苦与性能和性状是双关的。另外活血祛瘀药当中又有一些是动物药，尤其是昆虫类的，这些药物常常用于治疗癥瘕，前人又给这些药添上一个咸味，当然这个咸味与动物本身血肉之品的真实滋味是有关的。更主要的是，前人引入了"咸入血"的理论，我在讲凉血药时曾经说过，在说水能克火时也提到。像清热凉血药当中最有名的犀角，现在的水牛角或玄参这些药，在一些文献里面都是有咸味的。所以温病学家对清热凉血这种治法，他不说清热凉血，只说"治以咸寒"，也就是说清热凉血是引入了"咸入血"这个理论。"咸入血"的理论用在活血化瘀药当中是说明一部分药物能够软坚，主要是指动物类药物的味，这也是供大家了解为什么会出现一些不是辛味的活血药。不过古人的这种拓展最终解决不了问题，所以不主张任意扩充五味理论，这是个古老的理论，就到此为止，越发展越混乱，但是我们要了解古人在发展方面已经做过的一些尝试。

至于归经，大家都知道，心主血脉，肝藏血。瘀血一方面因为是心主血脉的功能降低了，失调了，血脉淤阻。另外，肝的藏血功能太过，所以李东垣就说"恶血必归于肝"，恶血就是瘀血。所以归经就是心、肝，尤其是肝，前人更加重视。

另外，作用的趋向。活血化瘀药是使缓慢的能够流畅，凝结的能够消散化解，所以这一类的药作用趋向是微微的偏于升浮。

从狭义的毒性来讲，有少数有毒的药物，如马钱子、桃仁、水蛭、土鳖虫，要特别注意。

4. 配伍应用　还是三点：一是针对寒热为主的邪气，活血化瘀药同样适用。寒凝血瘀的配伍温里药，尤其是温经散寒药。我们前面讲桂枝、肉桂都说它长于入血分能够温通血脉，它本身不是活血化瘀药，但是能够增强活血化瘀药对于寒凝血瘀的治疗作用。如果是热邪煎熬成块，热灼血瘀，或者瘀热互结，既有瘀血又有热邪的要配伍清热药，清热药当中首先选的就是清热凉血药，因为它是作用在血分的。这是主要邪气，其他的很次要，什么风、湿可能有一点关系，可以忽略不计，当然要说有关系说出来也没错，比如说也可以兼湿、兼风等。

第二是根据正虚，与瘀血相关的正气亏虚应该说气血阴阳都有关。阳气是血液运行的动力,血以载气,气以运血,所以阳气亏虚,动力不足,就容易产生瘀血。阳气亏虚了就要温补阳气。血本身属阴,阴精不足包括了阴血亏耗,也容易引起瘀血证。这就是张景岳所说的"虚滞",血虚本身血液不足,它运行的速度也会缓慢,就像水沟里面的水,水多的时候流速就比较快,水越来越少,流速就越来越慢,所以古人把它叫做一种虚滞。血当中也有阴津,阴津少,血就比较浓稠,也不容易流畅,也会出现这种虚滞,所以瘀血证常常会有阴血亏虚,需要和补阴、补血的药配伍,对于正虚,气血阴阳都常见。

另外,就是根据一些主要的症状进行特殊的配伍,这里面内容就比较多,因为瘀血证可以出现在内外妇儿以及骨伤不同的学科,可能就有不同的主要症状,所以内容就没有一定之数,可多可少,但是它存在主次。在瘀血证中,最主要的、最有规律的是气滞,气是血的动力,气不流畅了,不能有效地推动血液运行,这就叫做气滞血瘀,所以一般的活血化瘀方剂里面,都可以加上一定的行气以增强化瘀的作用。还可根据治疗的不同证候,比如说瘀血出现在疮痈肿痛,可以配伍清热解毒药;出现在风湿痹痛,风寒湿邪影响了血液的流畅,可以和祛风湿药同用;如果是痰瘀互结,可以配伍化痰药或消痰药;如果是妇科病月经失调,可以配伍其他的通经药或者调经药,如香附、当归等;如果是癥瘕积聚,可以配伍软坚散结药;如果瘀血阻滞心窍而导致了心神不宁,也可以配伍宁心安神药。所以这些内容非常广泛,没有一定之数。这方面的常识可以根据自己掌握的知识面可多可少,但行气一般是不能少,这是关于配伍的简单情况。

5. 使用注意 第一,因证选药,就是根据不同的瘀血证选最佳的活血祛瘀药。比如说疼痛为主的瘀血证,我们就选长于活血止痛的药物;如果是月经失调为主的瘀血证,我们就选长于活血通经或者活血调经的药物;如果是外伤的瘀血证,就选长于活血疗伤的药物;如果是癥瘕积聚,我们就选长于活血消癥的药。另外还可以根据瘀血证的寒热选药,寒凝血瘀的就选温性的温通的活血化瘀药;瘀热互结的就选偏寒凉的、兼有清热凉血作用的活血化瘀药,如牡丹皮、赤芍等。以瘀血证的寒热不同,根据药性来优选也是对的,但是我们基本的要求是按照后面的四类来优选。第二,证候禁忌。我们书上在概述中就强调了证候禁忌,说孕妇、月经多的一般要禁用或者慎用活血祛瘀药,尤其是活血祛瘀药当中比较强的破血药,容易伤胎、堕胎,孕妇是禁用的,我们在妊娠禁忌药当中原则性说过了破血药是妊娠禁忌药。活血祛瘀药会增加月经的量,所以月经量多的该用也要审慎使用。另外,在这个基础上可以补充一点,出血而无瘀血者应当禁用,一般来说活血化瘀药会加重出血,尤其是作用强的活血祛瘀药,比如说后面要讲的水蛭就会影响人的凝血功能,凝血功能降低了以后更容易出血,所以出血证没有瘀血的也不宜使用活血化瘀药,这就是证候禁忌。第三,中病即止。就是说该用活血化瘀药也不要太过,这和我们讲消食药时提到的原因差不多,因为在中医的八法当中,活血化瘀也属于消法的范畴,凡是消法使用的药物一般都会耗伤正气,或者说耗伤气血。活血化瘀药也会耗伤正气,过用了就会对正气造成影响,因为活血化瘀实际上是加强了功能活动,功能活动就要有物质基础来支撑,消耗多实际上消耗的就是机体的正气,所以需要中病即止。

第五十八讲 活血止痛药:川芎、延胡索

活血止痛药也可以叫化瘀止痛药。我们前面学过的一些活血药,例如牡丹皮能化瘀止痛,赤芍能活血止痛,都是长于止痛的活血祛瘀药,在临床上主要用于瘀血疼痛证。应该说大多数的瘀血证都有疼痛的症状,因此这一类药对于瘀血证应用最广泛,这一章最重要的药大多集中在这一节里面。这一类的药对于跌打损伤,除了止痛也有疗伤作用,也常和活血疗伤药一起使用;妇科病月经不调常常会有痛经和行经腹痛,或是产后瘀血腹痛,这类药也可通月经,也就能和活血通经药一起使用;体内的一些癥瘕痞块往往也有局部的疼痛,也可以和活血消癥药一起使用。这类药是本身具有独立的止痛作用,对于一些瘀血以外的疼痛证也能使用,所以这个止痛既是活血化瘀的一种效果,对一部分药来说也可以说是一种兼有作用。

川芎 是四川的地道药材,现在用的川芎可能百分之八九十都是产在四川成都市郊区,以都江堰为中心的地域内。该药在古代叫做芎𦭔,这一名称可能与其入药的根茎形状和善入头部的作用特点有关。最晚可能在唐代的后期,就是公元 9 世纪左右,当时四川地区种川芎的农民就解决了关键性的种植技术,过去的川芎是直根状,产量很低,质量差,后来就变成不规则的团块状,大的就像拳头一样大,质量好,产量也高了。因为此前的川芎主要是用种子进行繁殖,是有性繁殖,后来当地的农民掌握了无性繁殖技术,不用种子繁殖,用苗上的节来繁殖;为防止品种的质量退化,产地旁边有一个青城山,比较凉爽,海拔比较高,夏初就把种苗放到山上储存起来,下种的时候再把它从山上移下来,这样就避免了品种的退化,应该说在一千多年前就解决了栽种方面的关键技术,后来就把四川产的芎𦭔叫做川芎,从此就作为正名用到现在。川芎是一个比较典型的地道药材,主产地就是四川,用的是它的根茎,是伞形科的植物,苗嫩的时候可以作为蔬菜吃,苗叶又叫蘼芜,有的文献上出现这个名字,主要指的是川芎的苗。

这个药的基本功效在一般书上都是"活血行气,祛风止痛"这八个字。大家要注意前四个字是活血和行气两种功效,这两种功效可以分开也可以合并,"活血行气"当中的活血就是活血祛瘀,行气常常又称为行气解郁。川芎作为一个活血祛瘀药,它长于活血止痛,广泛用于各种瘀血疼痛证。例如在妇科当中,痛经、

产后瘀血腹痛可以用;内科当中胸痹疼痛、瘀血引起的头痛可以用;外伤有疼痛的可以用,配伍清热解毒消痈的药也可用于疮痈肿痛;风湿痹病出现了关节疼痛,也可以和祛风湿止痛药一起使用。所以,它是个应用十分广泛的活血祛瘀药。在临床的运用上要稍稍注意,它是温性的药,比较适合于寒凝血瘀的瘀血证,对于瘀热互结的要慎用。但不是绝对不能用,就像前面说的疮痈肿痛,川芎可配伍清热解毒药,不过用其他不是温性的活血药来取代可能会更好,像寒凉的牡丹皮、赤芍药、大黄、虎杖、红藤、败酱草,完全可代替解毒消痈方中的川芎,后面要学的丹参这些寒性药也可以代替川芎,也可能更加适合,这是川芎活血方面需要注意的一点。书上举了很多例子,介绍在各科当中川芎对瘀血证的运用情况,但是举得很不全面,我们就笼统地了解,不管哪一科的瘀血疼痛,尤其是寒凝血瘀的,川芎都能用,今后大家在很多方里面都可以体会到。

川芎同时又是一个行气药,作为一个行气药长于行气疏肝,主要用于肝郁气滞,所以没有瘀血的肝郁气滞证川芎也是常用的,书上对此表述不是很清楚,在柴胡疏肝散这一类治疗肝郁不疏的方中,川芎主要就是用来行气解郁的。还有越鞠丸,越鞠丸治疗六郁,其中有气郁也有血郁,川芎在里面是治疗多种郁结的,对气郁有针对性,对血郁有针对性,对湿郁也有针对性,并不像通常解释的那样只针对血郁,今后大家运用这个方的时候可以再来体会,川芎和它的多种功效都有关。把它的两个功效结合起来,就最适合肝郁血瘀的证候,这是川芎很重要的一个特征。肝郁血瘀在月经失调中很常见,所以川芎就成为治疗该病基础方四物汤的基本药物,它既可以活血止痛,补血又不留瘀滞,同时又可疏肝解郁,发挥双重的作用。因此,古人就把它称为"血中气药",这和香附的情况相反,香附在文献里面称为"气中血药",气中血药就是兼有活血作用的行气药,活血作用是次要的,主要是行气作用;那么反过来"血中气药"就是兼有行气作用的活血药,行气是次要的,活血是主要的,古人常提到的血中气药就是指它有双重功效,能气血同治,尤其适合于肝郁不疏而有血的瘀滞的证候,这是川芎第一组功效的应用情况。

另外一组功效是祛风止痛。川芎可以祛风止痛,也可以行气止痛,还可以活血止痛。所以,它的止痛不只是与祛风有关,为了组合成四个字才会有这样的不足,对这个表述大家要有正确的理解。川芎的祛风止痛主要治疗的是头风痛。中医学中的头风痛包括了西医学的偏头痛或是血管神经性的很多头痛,为什么古人把头痛和风连在一起呢?因为头是人体最高的一个部位,古人说高巅之上唯风可到,例如我们爬到最高的山顶上去,可能风比其他地方都大,就是这个道理。古人通过对自然现象的推理,就肯定头痛是与风邪有关,称之为头风痛,其实这类疼痛通常并不一定是风邪的影响。偏头痛或是血管神经性头痛是血管的调节能力降低后出现的一种头痛，与风没有什么联系。

治疗头痛，前人非常重视川芎，说它是治疗头痛的要药，李东垣甚至说"头痛必用川芎"，这是李东垣的临床体验。对于常见的风寒头痛，川芎能够祛风，温性药其实既能祛风寒又能止痛，所以对风寒头痛很常用，并配伍发散风寒且止痛的羌活、防风、藁本等药；用于风热头痛，川芎也可以祛风止痛，但是药性不适合，故常配伍发散风热药或者清热药，所以在治疗一些风热头痛的方当中，配伍菊花、桑叶、石膏、蔓荆子等；这些类似的配伍也常用于风寒表证、风热表证，因为川芎还可祛风解表；风湿头痛，头痛如裹，川芎可以配伍羌活、独活、防风这类祛风胜湿的药，因为川芎辛温能祛风散寒，又有燥性故能祛风湿；有的头痛有瘀血，表现为长期顽固的剧烈头痛，这时用川芎是因为它本身就是活血化瘀止痛药；血虚不能充养上窍也会出现头痛，这时可用川芎配伍补血药当归、熟地来治疗。

另外，在临床上也可以用它来治疗肝阳头痛，过去川芎常被认为是不能用于肝阳上亢，因为川芎的性质是升散的，容易上行头目，肝阳上亢本身有阳热上亢，用它可能会加重上亢的阳热。其实在古方里面并没有避忌，例如刘河间的大川芎丸就是治疗肝阳头痛的，它就是两味药，川芎配伍天麻，天麻是平肝阳治头痛的药，肝阳头痛患者很多都有高血压，现在研究发现川芎并不会升高血压，反而可以舒张血管，有降血压的作用，现在的药理研究加上古人的经验，证明用大川芎丸这类方，同时配伍桑叶、石决明等可以用于肝阳头痛。应该说川芎对所有的头痛都涵盖了，但因为它药性毕竟是温燥的，对热盛阴亏的头痛要慎用，并不是说完全不能用。

川芎祛风止痛，是治疗头痛的要药，对各种的头痛都非常常用，为什么常用？因为它秉性升散，能够上行头目，研究发现川芎的有效成分在脑干里面含量最高，一般的药物成分很难进入脑部，血脑屏障会阻止很多药物通过，而川芎的成分容易通过，所以前人的经验用现在的方法也得到了证实。

它的祛风还包括了祛风湿，可以用于风湿痹病，所以很多治疗风寒湿痹的方里面用川芎。川芎一方面是活血化瘀，我们说祛风湿要"治风先治血"，川芎本身有一定的祛风湿作用，又是活血化瘀药，它的两种功效都有针对性，所以在风湿痹病当中它也有比较重要的地位。

另外有一点书上没有谈到，我作个补充，其实川芎也是祛风解表药，能够发散风寒，常常用于风寒感冒，甚至风热感冒只要头痛明显也可以用川芎。尤其是风寒感冒，如果大家有兴趣研究汪昂的《医方集解》，在解表类治疗感冒的方里面，如荆防败毒散、人参败毒散、九味羌活汤、川芎茶调散，都有川芎，它在这里不

349

仅仅只是止痛,还用来发散风寒,所以《医方集解》在论述这些方的时候,都谈到了川芎发散风寒,今后大家选用川芎的时候可以考虑它的这个功效。

我们书上在使用注意当中提到川芎比较温燥升散,这也是要注意的。川芎温燥,阴虚燥热的不宜使用,但是我们来一个逆向思维,如果寒湿偏盛,是不是刚好需要温燥,那么川芎就成了一个治疗性的药物,所以川芎还有燥湿的功效,对于燥湿的功效,李时珍非常强调,说湿盛引起的腹泻用川芎效果非常迅速,即李时珍说的"效若响应"。其实川芎在治疗寒湿证方面应该是一个有明显疗效的燥湿药,前面讲越鞠丸治疗六郁,包含血郁、气郁、寒郁、食郁、湿郁这六方面,川芎针对血郁能够活血化瘀,针对气郁能够行气解郁,针对湿郁能够燥湿,所以它在里面是一个起综合作用的药,在方里面是君药,这是我的理解。

延胡索 是罂粟科草本植物的块茎,延胡索的块茎一般就小指尖这么大,是带黄色的不规则团块状的一种药材。延胡索估计是东北少数民族地区的发音,所以不清楚药名有什么意思,就是把音直接翻译过来,最早文献上说它从安东来,后来由于宋代有个皇帝的父亲名字里面有"延"字,不许用,所以从宋代开始的书里面,就把延胡索改成玄胡索。到康熙时候,又不能用"玄"字,医生没办法,又把它改成了元胡索。开处方的时候简单的就用前面两个字,可以写延胡、玄胡。

这个药在活血化瘀药里面也是个活血止痛药,同时它也是个行气药,也能行气止痛。因既能活血止痛又能行气止痛,所以在临床上广泛用于瘀血或气滞引起的各种疼痛证,在中药当中历来把它当做止痛的良药。要在临床上准确运用这个药,就要正确理解所谓"良药"是怎么来的。首先,在中药当中它止痛的力量是比较强的,有人做过药效学试验,质量比较好的延胡索所含总碱止痛的强度大概是吗啡的十分之四,吗啡在西药当中一直是镇痛的重要药物之一,在中药当中能够达到吗啡十分之四强度的非常少。另外,在临床上见到的疼痛证原因最多的就是血瘀或是气滞,这个药既能活血也能行气,加上它的药性比较温和,不良反应比较少,所以称它为良药。李时珍说它善治一身上下诸痛,用之中的,妙不可言,当然是高度的评价了。

其实我们现在用的时候,延胡索大多是作为一个止痛药来使用的。就活血化瘀而言,如果现在要做药理实验,对血管、血液黏稠度等,延胡索的作用不是很强,但是有一定的作用。例如妇科病的瘀血疼痛证,延胡索要用来改变月经的周期,改变月经的颜色、量、质地等作用不是很明显,它主要是改善疼痛症状。它的行气也比较特殊,我们前面说的行气药大多能够消胀,但是延胡索没有消胀的作用,实际上它是解除胃肠平滑肌的痉挛,因为大多胃肠气滞疼痛是痉挛性的,所以它的行气是这样来的。从西药这个角度能够帮助理解延胡索,它既是一个中枢性的镇痛药,又是一个胃肠平滑肌的解痉药,所以对于神经性的疼痛它有效,对于平滑肌痉挛性的也可以通过解除痉挛来解除疼痛,所以它的运用就非常广泛。但从中医理论来说就是活血行气止痛,重点在止痛,活血方面有一定的作用,但作用不明显。

但在现在的临床上,延胡索用了以后没有李时珍说的那么强,主要是因为现在延胡索的质量降低了。过去的延胡索是野生的,野生生长很多年,现在的延胡索栽种不到两年就挖,这样有效成分含量就低了,不如古代生长时间长的野生的,可能品种也不一样,今后大家在临床上发现延胡索没有什么"妙不可言",主要是药材质量的问题。

这个药的用法里面提到了醋炒或醋制,因为延胡索的主要镇痛成分是生物碱类,醋炒的时候有一部分变成醋酸盐,水溶性增大了,生延胡索和醋炒延胡索水煎以后,生物碱成分有显著的差异,醋制的在煎液当中的含量多,所以这个药一般要醋炒。

351

第五十九讲 活血止痛药：郁金、姜黄、乳香、没药

郁金 是多种姜科植物的块根,姜科植物地上面是苗叶部分,下面是不规则的根茎,像吃的生姜就是下面的根茎,根茎下面有很多须根,须根上面膨大的部分是块根,郁金就是用块根部分。作为郁金用的有不同的姜科植物,如果这种植物叫做郁金,它下面的块根也叫温郁金;如果这个植物叫做姜黄,它的块根就叫黄丝郁金,黄郁金有明显的金黄颜色;如果这种植物叫广西莪术,那么块根就叫做桂郁金,广西的简称是桂;如果这种植物是蓬莪术,那块根就叫做绿丝郁金。温郁金颜色偏于白色,所以又叫做白丝郁金,都可以作为郁金用。但是黄郁金最好,因为黄郁金里面含的姜黄素很高,姜黄素是很重要的成分,其他郁金很难提取出姜黄素,这个供大家选择时参考。这是关于郁金的药材。根茎的部分我们后面也会讲到,如果是姜黄,那这个根茎就是马上要讲的姜黄;如果这个植物是莪术,那么根茎就作为莪术用,也是我们活血化瘀药要讲的一个药,所以这些药的来源与功用都非常相近。

郁金的功效也有活血止痛、行气解郁,这两个功效可以合并叫做活血行气,所以它的情况和川芎一样,分开了就叫做活血止痛、行气解郁。由于川芎的止痛是放在祛风的后面,所以叫做活血祛瘀。因为郁金后面的功效没有能和止痛相连的,所以把止痛放在活血后面,这是表述的一种灵活处理。这个药作为活血化瘀药,也用于多种瘀血疼痛证,行气解郁也能用于肝郁气滞,所以它也是一个血中气药,也适用于气滞血瘀之证。

郁金和川芎在活血行气方面有一些区别,最大的区别在药性,郁金是偏寒的,川芎是温燥的,所以川芎比较适合于寒凝血瘀,郁金比较适合于瘀热互结,这在书上也是强调不够,但是可以从性能里面看出郁金是寒性的药,在功效上面也看得出来,例如从清心、清利湿热的功效中可以判断它是偏寒的。另外在作用部位上还有一定的区别,川芎是五脏六腑和全身的瘀血证都可以用,郁金主要集中在胸腹部的瘀血证,这是我们前面讲蒲黄、五灵脂的时候讲到过的,蒲黄作为一个活血化瘀药主要用在胸腹部内脏的瘀血证,郁金有类似的情况,书上的应用中言其用于肝气郁滞、瘀血内阻,最适合气滞血瘀的胸腹胁肋胀痛,肢体的一般比

较少用,跌打损伤、风湿痹痛、四肢关节川芎很常用,郁金的代表方就非常罕见。另外妇科的月经不调、痛经也是在腹部,所以它和川芎作用的部位有一点差异,这是从主治中体会出来的,如果要自己阅读,那可能就会忽略掉了,药性是容易区别出来的,这是在活血化瘀方面此二药的异同。

至于行气解郁,单独的肝郁气滞也是可以用,常和疏肝的柴胡、香附等同用。

因为郁金是一个寒性的药,可入心经,所以能凉血清心。作为一个清热凉血药,可以用于温热病热入营血,所以在一些治疗温热病的方当中会使用这个功效。对于内科杂病,凉血可以用于出血症,但是它本身不是止血药,所以它必须配伍凉血止血药。在前面我讲上部的出血要配合降气药,古人认为郁金有一定的降气作用,所以就常常用在脏腑血热妄行证的上溢当中。书上郁金的应用第三条说用于肝郁化热,热邪迫血妄行所致的吐血、衄血,主要是上部的出血。那么下部的尿血为什么用?因为它也可以利湿热,这个就比较特殊一点。另外关于它的应用,书上还有"妇女经脉逆行",就是有的妇女月经期间没有月经或月经量非常少,同时出现鼻血,有的把它称做倒经,是一种经血逆行,火气上逆。郁金既能凉血又能降火气,这也是它的一个特点。

凉血清心用于温热病,可用于一般的温热病心热盛或热入血分,但在一些复方当中比较多是用在湿温,湿温病也有热扰心神,也有血分热,郁金也可发挥这个功效,其实郁金还略有芳化湿浊之功。书上写的菖蒲郁金汤用于湿温病,不但有温热邪气,湿浊也内盛,既要清热也要芳香化湿,菖蒲主要是体现芳香化湿的,郁金主要是用来凉血清心的,当然郁金也有浓烈的香气,所以有人认为它与菖蒲一样都有芳香化湿浊的作用,菖蒲偏温,郁金偏凉,药性方面能够互相协调。

郁金利胆退黄,前面说了它有一点清利湿热的作用,所以淋证、尿血它也可选用;湿热黄疸配伍茵陈、金钱草,也是一个有效的药物。

郁金在使用注意当中提到它是属于十九畏的药物,与丁香是属于配伍禁忌,不能同用。

姜黄 它和前面谈到的郁金中的黄丝郁金,来源于同一种植物,姜黄是上面的根茎,它是黄色的,古人也有把它叫黄姜的,它和干姜的形状有相像之处,下面须根上的块根就是黄丝郁金。

作为一个活血化瘀药,它和郁金一样都是血中气药,就是兼有行气作用的活血化瘀药。它作为活血药,也是长于活血止痛,所以首先是用于瘀血疼痛证。它也可以通经,又是活血通经药,可以用于瘀血引起的月经失调,其实它也有一点消癥的作用,它的主治其实和郁金大同小异,也可以单独用于气滞证,它作为行气药使用。前人把它与郁金相比较,认为郁金对肝郁比较适合一些,姜黄虽可以疏肝,但它主要作用于脾胃的气滞,所以行气的侧重点有些差异。我们前面讲的行气药,大家应该都还记得,在行气药当中,除了柿蒂不是真正的行气药,是降气药外,所有的行气药都有一个共性,就是它们都能够作用于脾胃,这一点对于所有的行气药都是适用的,在这一章活血化瘀药的血中气药中,像郁金、川芎,虽然是强调行气解郁,偏重于疏肝,就像行气药中的香附、青皮、佛手一样,不等于它们不能作用于脾胃,对于脾胃气滞也有一定的作用,那主要是强调了优势,不过姜黄主要是作用于脾胃,对肝郁也有一定的作用,尤其对于气滞血瘀证比较适合,这一点姜黄和郁金是相通的。

就目前的认知,姜黄和郁金在活血行气方面有两点比较明显的差异,一是一般认为姜黄的活血作用强于郁金,所以有些文献或中药书里面把姜黄归于破血药,说它比较峻猛一点。二是目前认为最大的差异是药性,目前姜黄被认为是偏温的,郁金偏寒宜用于瘀热互结,但姜黄就没有这样的提法。

教科书上,姜黄除了活血行气外,还加了一个通经止痛。通经一是相当于祛风湿药的通经络,或是通经活络;二是也可以理解为通月经,它本身是活血通经药,但这个地方的意思主要是通经络,就是书上应用第二条讲的用于风湿证,它可以通经络止痛,常用于祛风湿的方当中。这个功效是5版教材编写的时候搞混了的功效,但是已经影响了20多年,所以现在很多中药书都这样沿用下来,其实古人强调能够通经络,用于风湿痹痛的,是一种叫片姜黄的药,有的书上也叫片子姜黄,它的药材来源其实和姜黄不一样,片姜黄是温郁金的根茎经过加工之后的一种药材,古代用这种药材作为祛风湿用得多一些,可能把片姜黄和姜黄混为一谈了,5版教材当时没有考证,我们应知道有这么一回事,但是姜黄活血化瘀的作用比较强,用于风湿证也没有错,本来治风湿的药就要配伍活血药,治风兼治血,所以也就不纠缠在这个功效上,片姜黄本身的祛风湿作用也不是很强,只有在个别的古方或是本草学家当中提到了有这么一种用法,所以它也是次要的祛风湿、通经络药物,可以理解为这是片姜黄的代替使用。

其实姜黄也能够利胆退黄,姜黄在降血脂或利胆方面也不亚于郁金,但教科书上对郁金提到了利胆退黄的功效,却没有对姜黄加以肯定,这是因为中医认为黄疸是湿热证,湿热黄疸是有热的,郁金是寒性的药,对热有针对性的治疗作用;姜黄是温性的,就不尽相宜,所以就淡化了它利胆退黄的功效。其实在临床上它是完全可以用的,是有效的。现在姜黄、郁金都用于降血脂,姜黄作用还比较好一些。另外把姜黄的色素提出来,很多食品里面都有这种金黄色,大都是来源于姜黄素,是一种很安全的天然色素。

我要补充说明一点,就是姜黄和郁金的药性。可能我不讲,大家也会产生一些联想,既然是同一种植物,一个是上面的根茎,一个是下面须根上膨大的块根,中间的距离不过就几厘米,药性就截然相反,一个偏温一个偏寒,它们的化学成分又大同小异,所以会产生一些疑虑。其实自古以来,姜黄和郁金的药性就争论不休,没有停止过,郁金最早是《新修本草》说它是偏寒的,后来有不少的本草学家都不承认它是偏寒的,认为郁金应该偏温,他们主要依据郁金的活血行气作用比较强,因为治疗瘀血的药主要是温通的,它又有浓郁的芳香气味,从这个角度来看,主张是偏温的。但是《新修本草》提出它是微寒的,多数的本草也就都说它是微寒的,并在菖蒲郁金汤这样的一些方中用,加上它能利胆退黄,治疗湿热证,所以现在比较一致的意见都认为它是偏寒的,当然寒性并不明显。有些人认为菖蒲郁金汤中郁金不是凉血清心的作用,而是用来芳香化湿的,化湿药本来就是温性的,菖蒲郁金汤中郁金可能跟菖蒲一样,是一个芳香化湿药,能够作用于脾胃,治疗湿阻中焦何尝不可,所以就不要对郁金的药性多作纠缠,郁金本身的偏性不强,在治疗瘀血证时没有必要考虑它的偏性,很多寒凝血瘀证也照样使用。

关于姜黄,书上说它是偏温的,古代不少本草学家认为它是偏寒的,甚至还有认为姜黄是大寒的,现代也有人持这种观点,大家知道,中医外科有一个很有名的药,叫如意金黄散,外敷治疗疮痈肿痛,这个药粉是金黄色的,为什么是金黄色的呢? 因为里面有两种明显黄色的药,一个是姜黄,一个是大黄,因此药粉就变成了金黄色。它能治疗热毒疮痈肿痛,有人说热毒疮痈可以用,但是不同意它是寒性的,说它是活血化瘀,治疗疮痈肿痛也要配伍活血化瘀药,取其温通、止痛、散结消肿的效果,所以也有争论。另外,也有人举出近代一个有名的温病学家,是四川人,叫杨栗山,他有一个升降散,是治疗温热病的一个很有名的方,升降散就是大黄、姜黄、蝉蜕、僵蚕四味药,治疗温热病热邪壅盛,姜黄在这个方里面起了很重要的作用,和大黄一起,在杨栗山先生的方剂当中显然是把它视为一个清热药来使用的,所以按照这个方剂临床应用的情况,有人认为它的温性不存在,或是没有明显的温性。基于这样的情况,这两味药还有待研究,目前就以教科书为准,认为郁金是偏寒的,姜黄是偏温的,其实偏寒偏温,这两味药都不应该太明显,姜黄就不排除对热证的使用,郁金也不排除对寒证的使用,它们的偏性都不太典型。

另外,既然它们是同一种植物,在十九畏当中,就没有把姜黄加进去,因为现在十九畏本身没搞清楚,前人没有提的,就采取回避的态度。丁香没有毒,郁金也没有毒,为什么会成为十九畏,现在也是有不同的说法,可能说这两个药性不同,会互相抵消,如果这个成立的话,姜黄就跟丁香一样是温性,那么就不应该相反,所以不提是对的。可能也是其他原因,十九畏最多就是影响疗效,绝大多数的十九畏是相恶,是作用降低,但也不可能完全抵消,所以现在姜黄不在十九畏里面,这是要区别的。

乳香、没药 大家注意"没"字的读音,应读"墨",不能读没(méi)药。都是橄榄科的小灌木树皮上像松树的松香一样的树脂类分泌物。我讲总论时提到过,这两味药是从东汉末年到魏晋南北朝之间,由佛教传入中国,当时把它作为宗教仪式的用品,寺庙里面焚烧的东西里加一点,就有芳香的气味,后来发现它有比较好的活血止痛效果,所以把它们作为中药,是外来的药,它的原产地是在东非埃塞俄比亚和索马里一带,在中国就没有原植物。二者都是小灌木的树脂,乳香在还没干的时候呈乳白色,在树干上自然形成的形状为滴乳状,上面要尖一些小一些、下面要圆一些大一些,它本身也比较香,所以叫乳香,也叫滴乳香,在古代的文献中还会看到熏陆香这样的名字。没药是同科同属的近缘植物分泌的树脂,也有明显的芳香气味,颜色要深一点,块状不规则,这个药有明显的苦味,当地的人把苦味叫"没",把它音译过来,意思是一种苦味的药,但是在其他情况下,没有这个读音。

两个近缘植物,而且都属于树脂类的药材,所以它们都功效是相同的:都是活血止痛、消肿生肌这八个字。至于乳香中的行气二字,有的书有,有的书没有,行气的情况和延胡索比较相似,是说它对于胃肠道的一些气滞疼痛证也可以使用。实际上,它和典型的行气药又不一样,典型的行气药又能消胀,延胡索或乳香、没药都没有治疗气滞腹胀的作用,所以有些差异。不过5版等教材,把它放在功效中,它是可有可无的。这两个药可以广泛地用于瘀血疼痛证,尤其是外伤、风湿、疮痈,外用也有良好的止痛作用,它的止痛成分大多是挥发油,挥发油最容易被皮肤吸收,所以外用容易发挥疗效,一些外用的药膏都加了乳香或没药,它们作为活血止痛药,既可以内服,更适合外敷。内服,它们的气味太特殊,不容易接受,加上对胃有刺激,有的人服用了以后恶心呕吐,外用就没有不良反应,所以说它更适合外用。

对于疮痈,两个都能活血消肿,当然主要是外用,内服的方式也有效,但是以外用为主。要注意,治疮痈溃破而且脓排干净后,到最后的阶段,不管乳香或者没药,内服都没有生肌作用,要碾成细粉,局部外用才有很好的生肌作用。乳香的应用第二条中,有"用于疮疡溃破久不收口,以本品配合没药,共研细末,即海浮散,外敷患处"。所以这一功效和给药途径有关,很多中药都有这样的情形,像前面讲的芒硝,清热作用主要外用,用于五官科或是疮疡,口服的清热作用并不明显,以后的冰片也有类似情况。

那么这两个药物在使用上的区别在于,在书上说,乳香长于活血通经,对于风湿痛、筋脉拘挛有比较好的效果;没药的活血化瘀的作用比乳香强一点。但这是部分人的观点,如果有差异也不会很明显,所以可以忽略,它们这样的细微差别,不要求过于区分。

至于使用注意方面,在用法上,主张内服的都要用醋来制。传统认为,醋制可以增强活血止痛的作用,现在的观点来看,挥发油炒了以后会减少,会减低对胃黏膜的刺激,减低不良反应,外用一般是生用。但有些人反对,认为止痛的成分就是它的挥发油,把它的挥发油减少后,它的止痛成分就降低了,副作用减少了,药效也降低了。怎么来评价这个利弊,大多数还是主张内服的时候用醋来炙,稍稍炒一下,不要太过,外用一般用生的。这些可作参考,如果说胃比较好,对它的气味也能接受,生用效果较好。

在乳香的用法当中,有人认为本品味苦,入煎剂汤液混浊,胃弱者多服易致呕吐,不宜服用过多,当慎用。它们虽有苦味,但是乳香、没药苦味不是很重,跟黄连比起来,它的苦味是比较淡的,但黄连不但不会造成呕吐,反而很多治疗胃热呕吐的方还要用到黄连,像黄连苏叶汤、左金丸,都是治疗呕吐的。不是因为苦就会引起呕吐,所以用乳香、没药的苦味来解释它造成呕吐,比较牵强一点;汤液混浊也不是原因,如果说汤液清澈的就不造成呕吐,像涌吐药常山煎出来的汤液就非常清澈,有些更混浊的药也不至于造成呕吐,其实就是它们的挥发油对胃黏膜有刺激,所以才会有恶心呕吐。

这些是活血止痛药,但是我一开始就讲过,这个分类是相对的,这几味药是以止痛为主,但是川芎、姜黄、郁金,也可以放在其他类中,有其他类活血药的作用。

第六十讲 活血调经药:丹参、红花、桃仁、益母草、牛膝、鸡血藤

接下来讲活血调经药。这类药有的书上称为活血通经药,其实通经和调经有一点差异。用于瘀血阻滞,月经后期,经量比较少,而且有疼痛的情况,应叫活血通经。而调经既包括了通经,还包括对有一些不是瘀血,不需要通的月经失调的治疗作用。这些药物有部分对于血虚或气血亏虚的月经失调,少量的加一点于补血药或补气血的药中,它补而不滞,同样可以达到调经的效果,在临床使用上,也不仅仅局限在瘀血造成的月经失调,所以就把它称为活血调经药。月经失调有多种证型,月经前期、经期缩短,很多都是属于血热或是气血虚;有先后不定期,这个就比较复杂一点;如果是因为瘀血阻滞的,一般是月经的周期延长,本身是1个月,可能变为1个半月、或是2个月一行,周期延长了;经量,正常的可能3～5天干净,瘀血阻滞造成月经的量很少,时间也缩短为2～3天,量也明显减少;月经的颜色也比较紫黯或者有瘀血块,或者黏稠,这些都是瘀血的征象,需要活血通经药。但引起瘀血阻滞的原因有多方面,有寒凝、热邪煎熬、气虚、气滞等原因,可以针对引起瘀血的原因,作适当的配伍,这个在前面的概述都谈到了。

这一类的药物除了用于月经失调外,也可以用于痛经,或是经行腹痛,因为中医认为痛则不通,月经通调之后疼痛就会得到减轻或消除,所以它也可以治疗痛经。另外,产后引起的恶露不尽、恶露不行,只要属于瘀血型的也宜用。一般产妇分娩以后阴道都有带血的分泌物,这叫恶露,有的产后完全不来或是很少一点,停留在宫腔当中,这叫恶露不行,与瘀血有关;有的该干净了,但是半个多月或一个月都还有点滴不尽的血性分泌物,这叫恶露不尽,也可能与瘀血有关,也常常用这一类药物。这一类药物除了广泛用于各种瘀血证以外,现在发现它对于子宫有特殊的作用,一般都能够增强子宫收缩,有利于产后子宫恢复,所以可以用于产后的一些瘀血证。当然这一类药我前面说了,有些药应用非常广泛,也不仅仅在妇产科的瘀血证使用,只是由于各种原因,在妇科这方面比较重视。

丹参 是这一组中一个很重要的药,它是唇形科的草本植物,像紫苏的形状,茎是方的,花是唇形的,这种植物的根的表面或切开以后,都有明显的红色,丹就是红色的意思,它又像人参的形状,所以叫丹参,有的医生开药喜欢写紫丹

参,紫也是红色的意思,这就重复了。

丹参作为一个活血祛瘀药,应用非常广泛,可以作为活血止痛药,治疗各种瘀血疼痛证;也是活血通经药,用于瘀血引起的月经不调;另外在伤科方面,丹参也是可以使用的,对于跌打损伤,现在发现它对于骨折愈合有明显促进作用,可以用于活血疗伤;其实对于癥瘕痞块也是有效的。与这一章四类药的应用都有关,这是它的广泛性。

为什么把它放在活血通经药里面呢?这是由于宋代陈自明提出了这样一个说法,"一味丹参散,功同四物汤",陈自明在妇科界很有名,所以这句话流传非常广,因为四物汤是治疗月经失调的基础方,也是非常有名的一个方,这样把四物汤和丹参相比,很多人就认为它在妇科病上有重要的作用,所以在很长一段时间内,丹参在妇科瘀血证应用比较多。这个当然是对的。因为丹参本身能够活血调经,而且在活血化瘀药当中作用比较好,不峻猛,又不温燥,不容易伤阴血,而且容易去瘀生新,瘀血去有利于营血的新生。妇科病很多都和血虚有关,它也是比较适合的。但是丹参和四物汤有本质上的不同,四物汤以补血为主,熟地、当归、白芍,都是补血药,只有川芎和当归,有活血的功效,所以它是补血为主兼有活血化瘀、调经的一个基础方;而丹参基本上是一个活血化瘀药,没有直接补血的作用,前人说的生新是间接的效果,所以对于这点要有清醒的认识,不能说因为有这个说法,就认为丹参和四物汤作用完全一样。四物汤是补血兼有活血,丹参基本上是活血化瘀,通过活血化瘀可促进新血的生成,叫祛瘀生新,基于这样的临床应用基础,所以习惯把它归在活血通经药里面。

但是在当代,丹参的临床运用发生了改变,目前可能是活血化瘀药中应用最为广泛,研究也很深入的药,它主要是用于心脑血管疾病,尤其是冠心病。大概在 70 年代,因为《神农本草经》提到丹参可以"除烦满",一些学者认为,烦满在冠心病中最容易出现,另外通过动物实验发现,它可以增加冠状动脉的流量,改善心肌缺血,是比较可靠和比较理想的治疗冠心病的用药,所以从 20 世纪 70 年代起,在这方面应用广泛。如丹参滴丸里面就三味药,丹参、三七,还有一点冰片,做成滴丸剂,它的生物利用度比丹参片高,所以非常畅销。另外,它又能扩张血管,降低血压;改善血液流变性,降低血液黏度,对抗血栓形成等,所以又用于脑血管硬化、脑缺血、中风后遗症等脑血管病。它应用的情况已经有了变化,但它在妇科病瘀血证中同样有用。它治跌打损伤,可促进骨折的愈合;治癥瘕痞块,抗纤维化增生也有一定的作用;还有风湿痹病,张锡纯也喜欢用丹参,他用丹参来增强祛风湿药的效果;疮痈如果有瘀血,它本身就有凉血的作用,疮痈有热毒,因为血热而造成瘀滞,所以不仅要清热凉血,也要活血,丹参本身是凉血药也是

359

活血药,所以对疮痈肿痛也是很适合的药;有人更强调乳痈,也是基于它是妇科良药而提出的。

再一个功效就是安神。有的书上是说养血安神,不准确,丹参应该没有补血作用,它不是一个补血药,把它改成除烦安神。它偏寒凉,比较适合瘀热互结,比如温热病热入营血,既用它的凉血清心、也可以安神除烦,是多种功效的同时利用,如以后学清营汤用丹参就是这样。宁心安神对于内科杂病的心神不宁也经常用,像在天王补心丹中,它和酸枣仁之类的安神药一起用。

对于丹参的活血与凉血,二者往往结合起来,用于很多瘀热并见之证,如治营分热证、疮痈及妇科有瘀热者。但它寒性并不太明显,只是微寒,所以寒凝血瘀者,也常配伍使用。

丹参目前也有注射液,可肌内给药或作输液用,其应用也是很广泛的。

在使用注意上,藜芦反诸参,前面讲的苦参、玄参和后面的人参、沙参,加上丹参,五种参都是十八反的内容,大家注意一下。

红花　是根据它的颜色来命名的,它是一种菊科植物,把红色的花冠收集起来,作为药用,在张仲景的时代又把它叫红蓝花,现在不这么叫了。

红花作为一个活血祛瘀药,主要有两方面的效果,一个是通经,一个是止痛。作为活血通经药,广泛用于瘀血引起的月经不调;作为一个活血止痛药,可以用于各种瘀血疼痛证,比如说疮痈肿痛、跌打损伤、风湿痹病,也包括胸痹等瘀血疼痛,应用也是很广的。所以说把它放在活血止痛药也完全可以,因为它的止痛效果相当明显,像红花注射液,主要就用于跌打损伤、软组织损伤,有良好的止痛效果。那为什么还是把它放在活血通经药呢?因为从张仲景开始就用红花来治疗妇科瘀血证,张仲景的经方很有名,《金匮要略》里面就有红蓝花酒,而且是单用红花来治疗妇科瘀血证。在四物汤的基础上加红花和桃仁的桃红四物汤,治疗瘀血或是血虚并有瘀血的月经失调,在临床也是使用频率很高的经验方,因为有这样的原因,所以习惯把它放在活血通经药里。但是在这样处理的基础上,要了解它在瘀血疼痛证中也有很好的疗效,所以我们书上的功效,是活血祛瘀,通经止痛。书上的应用一,主要是在妇科病方面,用来活血通经的;此外在应用二的部分,才是用于活血止痛的。

这里顺便说一下番红花。我们在讲射干的时候讲过鸢尾科,它的叶片,尤其是基生的叶,像鹰的尾巴一样张开。番红花也是鸢尾科植物,大小也是和射干差不多。这种植物最早是产在中亚,或者欧洲的西南部,像西班牙、葡萄牙,后来经过南亚到西藏,再转输到各地,所以叫藏红花、西红花或番红花,这三种名字都在使用。在明代,由传教士从欧洲传到中国来的,如果大家今后翻阅《本草纲目》,

书里面的"撒法兰",是该药英文名 saffron 的音译。传到中国以后,发现它也能够活血调经和活血止痛,又是红色的,与红花较为相似,就给它命名了一个中文名字,叫番红花,或西红花、藏红花。其实它的药用部分不是花,只是花当中的柱头,这个柱头跟牙签一样粗,但没有牙签长,每一朵花里面只有一根柱头,它的产量很低,所以价格非常高。很多人对它盲目崇拜,认为这么贵的药,就是很好的药,其实它活血通经方面和红花比没有多大的优势,在欧洲主要是用在食品添加剂上。

为什么它在中药当中比较特殊,因为它有和红花相同的功效,但是却有不同的药性,它是偏寒性的,是寒性的活血化瘀药,而且能够清热解毒,我讲解表药的时候说过去的儿童都要患麻疹,而有的麻疹热毒很盛,疹点就不能透畅,有的疹点比较少,而且疹点紫黯,是一种热毒壅盛、血热瘀滞的表现。这时候就要清热解毒、透疹,加上一点凉血解毒药,加入番红花,有相当好的效果,后来因为番红花昂贵,药源很少,所以用传统的红花代替,用于有瘀滞的麻疹,使疹点透发,在复方当中也有一定的效果,但它不如番红花。所以我们书上在此处中提到,用于斑疹色黯,因热郁血滞所致者,主要是讲麻疹,现在这一方面的应用比较少了,但古代是用番红花比较好,这是番红花的主要特征,其凉血解毒是红花没有的优点,但也可以代替。

桃仁 是蔷薇科乔木的木桃或者山桃的种子。桃经过人工培育,有的进化成很优良的水果,但是这样的桃,里面的种仁不能作为中药使用,凡是成为优质水果的,果核里面的种子都退化了,有的退化到只剩一个皮,干了以后根本没有种仁。木桃与山桃都是野生,果肉很小,不好吃,但是种子很饱满,适合作为药用,这是关于药材的来源。它的种子有种皮,在开水中烫一下去皮用,又称为燀。

桃仁作为一个活血化瘀药,常常和红花在一起同用,治疗多种瘀血证,像前面讲的桃红四物汤就是这样,所以也把它放到了活血调经药里。其实桃仁在活血调经方面没有什么优势,桃仁在中药的活血祛瘀药里面,古代是使用频率最高的,有人说在张仲景的活血化瘀方当中,桃仁在 70% 的活血方中都有,使用很广泛,各种瘀血证它都有一点效,但各种瘀血证它都没有突出表现,都很一般,所以在瘀血疼痛证、瘀血的月经失调、癥瘕痞块、外伤引起的瘀血等都能用,没有什么特长,是可以随证配伍的一个药,也比较平和。

在有的书上强调,在活血化瘀方面比较特殊的地方,就是常用于肺痈和肠痈,因为肺痈和肠痈也可以配伍活血化瘀药。为什么较多用桃仁呢,古人没有讲原因,我认为肺痈有咳嗽,桃仁的功效中应加上一个止咳平喘,这是一个很重要的功效。另外肠痈,保持大便的通畅可以有利于热毒的清降,它又是一个润肠通便药。

所以，桃仁的功效有三方面，止咳平喘和杏仁有点像，但功效不如杏仁，但可以配伍在一起，譬如双仁散，治疗咳嗽气喘。

关于润肠通便，桃仁是一种植物的种仁，里面有 30％的脂肪油，可用来治疗肠燥便秘。但是它不是一个很好的润肠通便药，前面讲润肠通便药的火麻仁和郁李仁时说过，因为脂肪油可以分解成脂肪酸，促进肠胃蠕动，助于排便，同时脂肪酸也可以保湿，增加一些肠道的水分，大便就比较软，但是脂肪油水溶性很差，一般不适合做汤剂，都要做丸剂，把整个脂肪油全部利用起来。为什么它不是一个理想的润肠通便药，因为它有小毒，桃仁的毒性和杏仁一样，都有苦杏仁苷，这种成分容易水解，它的生成物氢氰酸，可以镇静呼吸中枢，也算是一个有效成分，但是有毒性，所以量不能大，否则抑制呼吸，在汤剂里面氢氰酸会被破坏，而在丸散剂中，安全性就要低一些，因而用量不能大，润肠力也很弱。

益母草　这是一个妇科比较常用的药，是比较典型的活血调经药。有的医生开处方，把益母草写成坤草，因为在周易里面，坤用来代表阴，所以叫它坤草。它是唇形科的植物，有开红花的，有开白花的，通常认为红花的活血祛瘀效果比较好，所以一般都用红花益母草，有人强调益母草要用嫩苗，像绵茵陈一样，叫童子益母草，但现代研究它并不好，因为有效成分的生物碱含量低，在它的花期最多，质量比较好。

益母草作为一个活血祛瘀药，若是瘀血引起的月经失调，它可以和红花或是丹参合用。如果是因为气血亏虚，益母草也经常使用，因为益母草的作用比较平和，少量地加一点，有利于补血药的效果，补而不滞，最有名的一个方叫八珍益母丸，在八珍汤里面加一点益母草，补而不滞，所以它对月经失调，有没有瘀血，实证或虚证，都可以用。

对于妇科病来说，尤其适合于产后，前面提到产后子宫都需要恢复，益母草能收缩子宫，单用都有效，现在有益母草浸膏、胶囊、颗粒等多种剂型，不管复方或单用，都可以作为产妇的常规给药，中医和西医在临床都用。我个人真的很佩服古人，益母草在汉代起就一直用此作为正名。为什么叫益母草，因为产后才是母亲，它对于妇科最佳的应用是在产后，所以古人把它称为"经产要药"，一个是调经，一个是产后，可以单用也可以复方使用。如果没什么证可辨，就单用；如果有寒热虚实，那就作相应的配伍。产后虚寒的比较多，可以加入生化汤使用，可见把它放在活血调经药是非常合适的。

但不能因此认为益母草就是妇科的专利品，男性也可以用，对于跌打损伤、胸痹，只要有瘀血，也有一定的效果。近年来用于冠心病，运用比较广泛，这就不拘男女。

另外,益母草可以利尿退肿,比较适合于湿热水肿,近年来结合西医辨病,水肿有心源性、肾源性、营养不良性等,益母草比较适合肾性的,就是肾炎引起的水肿。

书上还说可以治疗疮痈肿毒,所以有的书上写它可以清热解毒,这太次要了,但李时珍认为它有解毒的功效。

要补充一点,书上写益母草属于寒性,但却没有说它比较适合于瘀热互结,或者说月经不调当中的热证,因为它在使用的时候都是经过炮制的,用酒炮制的,酒是温通血脉的,所以经过炮制后已经不是寒性的药,所以应用时就不考虑它的药性。生品还是寒性的,清热解毒就应该用生品。

茺蔚子是益母草成熟的种子,主要是眼科用药,主要用于肝热的或者又有淤阻的目赤肿痛,也可以用于肝肾亏虚,像前面提到的桑叶、菊花,所以在眼科方当中也是经常可以看到的,一般的肝热可以清肝明目,如果是肝肾亏虚,可以配伍枸杞子这些补肝肾药,以后《中医眼科学》会提到。所以益母草古代也有把它叫茺蔚的,因为它幼苗长得很旺盛。

牛膝 这是一种苋科植物的根,因为它的茎是膨大的,像牛的膝关节,所以叫它牛膝。

牛膝作为一个活血祛瘀药,应用非常广泛,可以说是各种瘀血证都能运用。有的书上说它力量比较强,有的说它比较温和,所以就有分歧。其实作为活血祛瘀药,它的力量强不强,关键在于你用在什么地方。如果用在妇科的瘀血证上,是比较强的,尤其是对于孕妇,甚至是峻猛的,非常容易堕胎,对非妊娠期或是男性的瘀血证,用量很大也不会很峻猛,比如说风湿痹痛,或跌打损伤,用到30克或是更大,不会有任何问题。其实在古代,产科比较落后,又没有计划生育,没有避孕手段,不管哪一种牛膝,把它清洗干净,就小小的一节,放在宫颈口很容易引起流产,是作用相当强的一个药,所以古人把它用来下死胎,也用于胎衣不下,就是胎盘滞留,所以古代文献都有它可以下死胎、下胞衣的记载,这些方面它的效果就比较强。但牛膝作为活血化瘀药,在一般情况下没有什么问题,但是孕妇是绝对不能用,一般的月经不调它也有比较明显的作用。

另外,它可以补肝肾,强筋骨,可以用于肝肾亏虚的筋骨痿软,像前面提到的桑寄生、五加皮,所以牛膝也经常用于风湿痹病,一方面活血化瘀,一方面如果风湿痹病损伤了肝肾,出现腰膝痿软,也用了这种功效,但肝肾亏虚的胎动不安绝对不能用。

它还能利尿通淋,虽然利水不明显,但可以改善尿道的灼热疼痛,所以可以用于湿热淋证,和前面的车前、瞿麦、萹蓄、木通等配伍。

牛膝最特殊的功效是引火下行,或者引血下行。作为内服药,在我们要学的所有药中，能够引火、引血下行的只有这个药，要了解这样的特殊功效、特殊术语和主治。为什么要强调内服？因为像吴茱萸，外敷足心也可引热下行。牛膝的引血下行主要是表现在三个方面，第一，它用于上部的热证，譬如说肝火上炎，出现了头昏头痛；或者胃火上炎出现了咽喉肿痛或者牙龈肿痛、口舌生疮这样的上部热证，牛膝是平性的药，它没有清热的作用，因此不认为它有清热效果，但是它和清热药同用，能够增强清热药对上部热证的效果，比如说玉女煎就有牛膝，还有石膏、知母，但不能总结它有清热的功效，那就说它能够引热下行或者引火下行，利用它沉降的性质，使火热的邪气不上炎；第二，它能够治疗上部的出血，比如说治疗流鼻血，就是衄血，还有咳血、吐血，表现在上部，它本身不是止血药，常常和止血药同用，能够增强对出血证的治疗效果，这种情况也没有办法总结功效，就说它是引血下行，血不上逆，上部的出血就会减轻，甚至于得到治疗。另外，还用于肝阳上亢证。中医认为，这是一种阳热亢盛，是阴虚阳亢，其中也有肝热亢逆于上，牛膝在其中也能够使火气潜降。在当时总结这个功效的时候，是在清代到民国之间，那时西医刚刚传入，很多人把高血压叫做脑充血，因血向头部冲逆而叫脑充血，这个时候很多人把它和平肝药一起使用，也能增强效果，像镇肝熄风汤这一类方，它和一些平肝的药一起使用，也认为它是引热或者引血下行。如果从肝的阳热上亢言，它就是引热下行，如果说当时认为这种情况是脑充血，那么就是引血下行，所以我们书上这个功效就很特殊了。它本身不是平肝药，但能够治疗肝阳上亢；不是止血药，可以治疗出血证；不是清热药，它可以治疗实热证，都是没有办法总结相应功效的时候，就产生了一种特殊的功效术语。在口服的中药当中，是唯一有这种功效的一个药。牛膝这个药，功效比较多，而且功效里面有一种特殊功效，这种特殊功效有三种特殊的主治证，这是一个很重要的内容。

对于牛膝，它的药材来源有川牛膝和怀牛膝。怀牛膝的花呈穗状；川牛膝的花是球状的，一团一团的，不一样。川牛膝根要粗、要长且偏黑一些，黑褐色，比较粗大。怀牛膝要短、要细，要白一些，药材有明显的区别。我们书上说怀牛膝与川牛膝功用相似，但前者以补肝肾见长，后者以活血去瘀见长，认为川牛膝长于活血去瘀，怀牛膝长于补肝肾强筋骨。这一说法，目前流传非常广。那么这个说法是什么时候开始的？1956年上海中药材公司出了一本叫《中药材资料汇编》的书，就提出了这样两句话，从那个时候起，50多年来，所有的中药书都抄这两句话，所以现在已经好像成为一个不刊之论了，大家都这样认为，随便什么书上，随便什么医生，都是说怀牛膝长于补肝肾，川牛膝长于活血化瘀。如果大家有兴趣，可以翻一下明清时代的本草，认为川牛膝长于补肝肾的人更多。今后大家可能要接触《本草备要》，在《本草备要》牛膝的下面，就有"牛膝产川中和怀庆，以根黑大肥润者良"的记载,根长得肥大而色黑的就是川牛膝。虽然大家都这么讲,但是要提出质疑。现在认为,牛膝补肝肾和所含多糖、甾酮、皂苷、氨基酸等的化学成分有密切关系,川牛膝的含量高于怀牛膝,所以物质基础也支持川牛膝长于补肝肾,大家今后在临床上不要拘泥于这个说法,要认认真真地观察,我个人的体会是川牛膝补肝肾不会低于怀牛膝。

鸡血藤 属于豆科藤本植物,《本草纲目拾遗》在《本草纲目》分类的基础上增加了藤类的药,药用部位是藤茎。鸡血藤在新鲜的时候,将其藤茎割断,有红的汁液流出来,根据这个特征,就叫做鸡血藤。但是在豆科植物品种里面将其割开以后,有红的汁液流出来的并不只是这一种。所以在不同的地区使用的鸡血藤,品种不完全一样。作为正品使用的是我们教科书上密花豆这种豆科植物的藤茎,这种植物的藤有两个典型的特征,可以作为判断正品的标准。第一点,整个藤切片砍片后,里面全部是红的,相当于树干的年轮,每一年一圈的部分,颜色是深红,干了以后,就像血块一样是紫红色。第二点,也是最典型的,它的中心茎髓部分是偏在一侧的,不在正中,茎是扁圆形的,不是圆形的,向阳的那边长得特别快,所以加工成药材饮片的时候,一般心都偏在一边,它的髓部不在正中。有的鸡血藤切片后可以看到就表皮有一圈是红色的,里面全部是白色,或者黄白色的,颜色很淡,那都不是正品。

365

鸡血藤作为一个活血化瘀药,主要功效是活血通经,用于妇科病的瘀血证,属于作用比较缓和的药物。但是它有一个很主要的特征,它同时又是一个补血药,尽管它的补血作用不强,但是这一类的药物在我们要学的品种当中不多,像我们学的二十多种活血化瘀的药物,它是唯一既能活血又能补血的药,具有行而不伤,补而不滞的特点,类似的药,今后还有一个当归。此类药物一共就这两味药,同时具有活血和补血两个方面的功效,当然当归的补血作用较强,鸡血藤比较温和。所以既可以用于血瘀引起的,又可以用于血虚引起的妇科血分证,最佳的主治证就是瘀虚并见,既有瘀血又有血虚,这在妇科的月经失调当中是很常见的。女子以血为天,很容易血虚,也容易造成瘀血,血虚也会有瘀血,所以这是鸡血藤功效应用中最主要的特征。

此外,它是个藤类的药物,前人认为藤类的药能够舒筋活络,所以瘀血引起的肢体麻木、偏瘫,如中风后遗症,它常常和补气血的药物配伍;风湿痹病也需要舒筋活络,但是需要配伍祛风湿药。

再说一个问题,常见的鸡血藤膏有两种,一种是单独地把它的汁液收集起来,这种和鸡血藤的作用基本上一样;另外一种则加了很多其他的药,如续断、牛膝、黑豆、红花,这样的鸡血藤膏的活血和补血作用都比鸡血藤要强。

第六十一讲 活血疗伤药：土鳖虫、自然铜、苏木、骨碎补、马钱子

这一类的药主要用于跌打损伤，如骨折、筋伤、外伤引起的瘀血肿痛等。由于这一类药是用于骨伤科，有的时候除了配伍同类药，增强活血化瘀止痛的作用以外，还需要配伍补肝肾的药物。因为外伤常常损伤筋骨，肾主骨，肝主筋，配伍一些补肝肾强筋骨的药，尤其是在恢复期，有利于筋骨的愈合。这一类药有的应用并不广泛，所以有的不是典型的活血化瘀药，只是由于常常用于骨伤科，把它放到了这一节，我们学了以后就知道了。

土鳖虫　从《神农本草经》开始，土鳖虫一直以䗪虫为正名，现在很多人在电脑上打不出上下结构的䗪字，计算机字库将《康熙字典》的字都贮存了，但是很多人不知道，在字库里面它不是上下结构，是左右结构，把虫字放在左边，庶民的庶在右边，把上下结构的变为了左右结构，所以通常打不出来。基于这样的原因，就把这个名称改掉了，改为土鳖虫，所以我们的教科书也将其正名改为土鳖虫。我们今后要讲鳖甲，因为土鳖虫的形状也是扁圆状，有的地方把它叫做地乌龟，就像乌龟的扁圆形状。龟和鳖的形状实际上是大同小异，所以也叫做土鳖。它是昆虫，所以叫土鳖虫，有的也叫地鳖。土和地是一个意思，但土的笔画更少，所以现在药典里面的名称叫土鳖虫，这样在打字的时候就不会出问题了。

土鳖虫是活血化瘀药，因为作用比较强，所以称为破血逐瘀。它的应用有两个方面，一方面是疗伤，另一方面是通月经。在疗伤方面它主要用于跌打损伤、筋骨损伤，既可以内服，又可以外敷，在治疗骨伤科疾病的方当中使用比较多，还可以单服，加工成散剂，每次服用 1 克左右，对于促进骨折愈合、消除跌打损伤的瘀血疼痛是有明显效果的。在功效中加了个续筋接骨，是为了突出它长于疗伤。实际上就是说它的活血化瘀作用主要应用在骨伤科方面，这并不是一个独立的功效。

另一方面，它应用于妇科比较重的瘀血证，如闭经，较重的因为瘀血引起的月经不调都可以使用。该药应用简单，能活血疗伤，又能活血通经。临床报道，本品对冠心病、高血压病、坐骨神经痛和肿瘤也有疗效。

这个药是有小毒的，用量稍大的话会有一些不良反应，比如消化道的不良反

应,有的还引起过敏反应,或者其他的一些不良反应也会出现。所以用量一般要小一点。而且作为昆虫它有特殊的不良气味,所以有时候可以用酒来制,或者微微地炒香,便于服用。

自然铜 该药作为常识性了解,不要求掌握。这个药可以说是一个治疗跌打损伤的专药,主要功效就是活血疗伤,它的活血化瘀作用在其他方面都不用。作用机制是促进骨折的愈合,使骨痂容易形成,骨痂的抗折能力增强,可以内服或者外用,作用非常单一。

需要说明的是,自然铜的名称是前人的一个错误,但是我们现在也是知错不改,因为已经约定俗成了。自然铜不是铜,它的成分是二硫化铁,因为含有硫的原因,就像铜一样显现出了黄色,所以被称为黄铁矿。因它的颜色像铜一样是黄色的,是天生的矿石结晶块,不是人工加工成的小方块。它来源于自然,是天然形成的,前人把它误认为是自然铜。

苏木 豆科植物苏木,不要求,所以我们不讲。它是类似于红花的活血药物,有一点活血疗伤和通月经的功效。除用于伤科和妇科的瘀血证外,目前也用于冠心病及疮痈肿痛等。

骨碎补 这种蕨类植物常常附着在石头或者树干上。森林里面比较大的树干上就常常可见到这种蕨类植物,药用部位是根茎,根茎外面有黄色的毛状物,药材是炮制炒过去掉了外面黄色的绒毛。它的名称是根据它长于治疗骨伤科命名的,意思是它能让粉碎了的骨愈合,所以被称为骨碎补。传说骨碎补是唐明皇李隆基命名的,因为当时他的一个妃子骨折了,医生用这个药治疗以后,她的骨折愈合了,最后请他命名就取名为骨碎补,这虽然不可能是历史事实,但可以帮助记住它的功效。其意思是粉碎性骨折,它都能够愈合,实际上这是一种形容,也从一个侧面反映了它是骨伤科的活血疗伤药。

这个药物作为活血疗伤药也是其他的瘀血证基本不用,现在应用范围有所扩大,但是还不确定,所以我们不收载它,应用范围基本上还是跌打损伤,常常和前面的一些活血止痛或者活血疗伤的药配伍在一起内服,或者局部外用。它主要功效是活血疗伤,续伤也可以,是一样的,为了文字的灵活性而已。

此外,它又是一个补肾的药,在很多书上,补肾功效后面没有强骨二字。近年来骨碎补在治疗与肾虚有关的骨质疏松、骨关节退化的方当中有人使用,为了强调当前它作为一个补肾药应用最广泛的是骨病,故加了这两个字。在过去的《中药学》里面就是两个字"补肾",它可治疗很多与肾虚有关的病证,比如腰痛,与强骨当然能联系起来,就不再介绍了;另外,比如耳鸣耳聋、牙痛、久泻。因为肾开窍于耳,肾虚它的外窍功能当然就降低,就会出现耳鸣耳聋。所以对于肾虚的这种症状,常常和补肾的药物同用,在地黄汤丸或者左归丸中,加上骨碎补,有人认为有一定的改善。链霉素、庆大霉素这一类的西药,副作用就是对听神经有一定的毒害作用,有的轻微中毒反应就出现耳鸣,严重的就出现耳聋。有人建议配伍骨碎补可能减轻毒性反应。但是此类毒性反应没有那么简单,因为造成的耳聋几乎是不可能恢复的。过去也有报道在用链霉素、庆大霉素的同时,使用骨碎补可以减轻这类药物的毒性反应。不管疗效怎样,这也是治疗耳鸣耳聋的一种发展。我们需要了解的是根据中医理论,耳鸣耳聋是与肾虚有关的,它属于肾虚的一个症状。另外,牙痛属于肾虚者,不是一般的胃火上炎,不属于阳明热盛,与肾虚有关。这种情况也是取它的补肾作用,用骨碎补来治疗。此外,一些久泻的患者,中医认为脾不伤不泻,腹泻主要就是脾胃功能受到了损伤。肾不伤不久泻,久泻不止不仅仅脾虚,同时久病不已,穷必及肾,由脾及肾了。有的医家在治疗久泻不止时将骨碎补研成粉末放在猪腰里面蒸服,认为有效。猪腰被认为是以肾来补肾的,主要也是取其补肾的功用。骨碎补补肾,主治证很特殊,中医认为与肾虚有关的一些病证,常常用骨碎补来治疗,由此而成为补肾之药。

骨碎补不是典型的活血药,因为它除了跌打损伤以外,其他的瘀血证不用。对于跌打损伤的瘀血肿块的吸收也不是很明显,主要在于筋骨损伤,尤其在骨折患者当中使用。其功效究竟活血是主要的,还是补肾健骨是主要的,都不是很清楚。所以它既不是典型的活血化瘀药,也不是典型的补肾药,在其他肾阳虚证中一般不用它。治疗肾阳虚的药物应该是偏温补的,骨碎补对于肾阳虚的其他症状,如生殖功能低下、性功能低下,或者肾主水的功能低下、肾温煦形体的功能低下等,它虽然是温性但都没有显著的作用,所以它不是典型的补肾阳药。因此,称它活血补肾都很特殊,需要正确理解。

另外,鲜骨碎补外擦或制成酊剂涂擦患处,还可用于斑秃、白癜风和寻常疣等皮肤病。

马钱子 长期以来,马钱子在《中药学》中属于很难确定归属的一个药,在每一个版本教材中它所在章节都不同,它的归类不一样。在比较多、比较早的《中药学》里,马钱子被放在外用药,但是马钱子本身内服是主要的,外用的比较少,名不副实,而且我们现在的《中药学》取消了外用药,外用药也按功效分类了,变成了攻毒蚀疮化腐生肌敛疮这样的分类。马钱子就更是没有划分到外用药的理由了,所以不可能再把它放到最后一章所谓的外用药里面了。后来有的把它放在了祛风湿药,它又没有祛风湿的功效,就包括我们现在的功效里面这十二个字都与祛风湿没有直接关系,稍有联系的就是通络,很多祛风湿药兼有通经络或者舒筋活络的作用。马钱子有这个作用,但它毕竟不是祛风湿的直接功效,它是祛风湿药兼有的功效,把它放到祛风湿药里面也名不副实。现在把它放在活血化瘀药的活血疗伤药一节中,按照过去的表述,马钱子没有被肯定有活血的作用,在其他的中药书上,马钱子就是通络止痛、散结消肿,没有攻毒和活血这四个字。它在活血化瘀药里面也不名正言顺,也没有办法容纳它。现在给它加了个活血作用,是根据临床应用和现代的一些研究,证明它有活血方面的一些药效学作用,而且常常用于跌打损伤瘀血证,所以加上活血是第一次,也是试探性,也是为了把它归到这一类药提出依据。现代研究表明马钱子在扩张血管方面或者对于瘀血肿痛的治疗有效,但是也不是很典型,是有点勉强的。

马钱子因为形状扁平,像马的连钱,过去马运输要加马鞍,为了避免磨坏它的皮肤,有像算盘珠一样一串串的连钱系在马臀部,所以它有这样一个名称。另外,马钱子还有一个比较常用的名称,叫做番木鳖。因为在传统的中药里面有一味药叫做木鳖子,是一种葫芦科植物,它的种子也是扁圆状的,外面有个硬壳,硬壳就像苦瓜那类植物的种子,比较薄而脆。由于马钱子是外来药,它的形状和有的功用类似于传统的木鳖子,所以把它叫做番木鳖,在很长的一段时间,番木鳖还是马钱子的主要名称。现在比较规范,都是按照药典就用马钱子作为正名。

马钱子的第一个功效活血通络止痛,过去就只有通络止痛四个字,主要用于风湿痹病脉络不通出现的麻木偏瘫、口眼㖞斜;或者用于跌打损伤,尤其是在骨伤科用它的止痛作用,它止痛作用是很强的,至于活血和通络都是比较次要,所以在使用同时,要配伍典型的活血通络药物,它作用的重点在止痛。当然对于麻木偏瘫重点是在通络,这个机制有待于进一步的研究。

马钱子还有攻毒消肿散结功效,主要用于疮痈肿痛。马钱子本身是一个苦寒的药物,现代研究表明它有明显的抑菌抗炎的作用,所以就在功效中加了攻毒。马钱子本身有大毒,以毒攻毒,其实就相当于解毒的意思。它通过攻毒来使热毒疮痈减轻或者消散,现代研究发现,马钱子能够对一些引起疮痈的细菌起到抑菌的作用,而且有比较明显的抗炎效果。对热毒疮痈,马钱子可以内服,但是更多的是局部外用,促进疮痈的消散,也包括它的止痛作用。所以马钱子功效不复杂,应用也相对比较简单,也就是如上两个方面。其中重点的重点就是止痛,包括应用一应用二都是把它作为止痛药在使用,马钱子在临床是很受重视的缓解疼痛的药物。

马钱子是一个有大毒的药物,而且中毒的量和达到疗效的有效量非常接近,很容易出现中毒反应,有的患者在使用含有马钱子的制剂时,即使同一个厂家生产的同一个药,用不同批次的时候有时也会有嘴唇发麻,舌头与颈部活动不灵活等轻微的中毒反应,这是因为炮制马钱子的火候不太一样,炮制马钱子都是凭经验。马钱子的有毒成分主要是生物碱,很多炮制的方法都是为了降低有毒成分生物碱的含量,比如用砂烫、尿泡、油炸。所以现在要求马钱子应该定一个生物碱的含量,用药用淀粉来稀释达到这个量,这样就比较标准,炮制时候凭经验、火候可能生物碱的含量有时高有时低。传统要求马钱子必须炮制入药,现在有人建议可以不用炮制,但是必须稀释至规定所含生物碱的含量。在书上的用法中也强调了马钱子入药一般要做成便于控制用量的丸散用,每天服用 0.3~0.6 克。有人将马钱子称为 3 分药,意思是通过炮制后,马钱子的毒性还是比较大,使用时最多不能超过 3 分,即日服量 0.9 克。教科书上记载最大用量是 0.6 克,是为了确保安全。另外,使用注意当中,列出了一些马钱子的中毒反应,以说明马钱子很容易引起中毒。中毒机制主要是引起延髓中枢的兴奋,造成全身痉挛、颤动、呼吸困难以及昏迷,最后直至窒息性死亡。

再补充说明一点,给马钱子加上活血的功效,是由于现代研究证明马钱子有抗血栓、抗血小板凝聚等很多活血化瘀药具有的药效指标。

要注意马钱子毒性很大,治疗量和中毒量又非常接近,开始临床时不能轻易使用,一定要有掌握应用的经验后,在确保安全用量的情况下才可以使用。

370

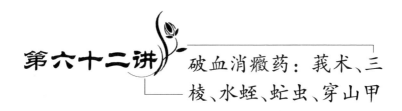

第六十二讲　破血消癥药：莪术、三棱、水蛭、虻虫、穿山甲

一般认为这类药在活血药当中作用比较峻猛，所以在共有功效和分类命名的时候，没有用活血而是用破血这种术语。破血，就是较强的活血。临床上主要是用于腹部的癥瘕结块，癥积是很顽固的瘀血重证，能够消癥的药物，一般都被认为属于活血作用比较强的，这也是该节药物被称为破血的原因之一。实际上，这类药物在临床使用的时候也是非常安全的，只要注意用法、用量和配伍，一般不会发生不良反应。该类药物传统主要是用于腹部的癥瘕积块，包括现代医学中的肝脾肿大、硬化，或者妇科的子宫肌瘤，也包括一些腹部肿瘤。现代研究表明这类药物有些能够抗结缔组织增生，有些能够抗肿瘤。但这类疾病本身是很难治的，目前临床并不是很常用。这类药物还用于妇科的瘀血证，不但用于经闭，一般的月经不调也用，也能起到活血通经的作用。该类药物当中有的药是动物药，有些人认为能够用于妇科病证与它所含有的动物激素有关，但现在这只是个猜想，并没有找到确切依据，这只是在确定了其疗效基础上的分析。这类药物其实也常用于多种瘀血疼痛证，以及脑血栓等。因此，该类药物的应用也是非常广泛的，并不只是单纯的针对癥瘕积聚。这一节的药物都是作为熟悉或者简单了解的药物，并不是很重要。

莪术　我们先讲了郁金，其植物来源有蓬莪术、温郁金及广西莪术等。蓬莪术的块根作为郁金入药，而它的根茎是作莪术用的。姜科植物莪术如果用的是根茎，那么就作为莪术使用，须根上的膨大部分则是绿丝郁金。莪术切片后显淡绿色，其须根上的膨大部分切开后也有很淡的绿色，所以把它称为绿郁金，或者绿丝郁金。植物温郁金、广西莪术的根茎也作莪术用，它们的块根分别为温郁金和桂郁金。

由上可见，莪术和郁金的来源基本一样，因此，莪术和郁金的功效有很多相似的地方，主要就是二者均既是活血药又是行气药，是比较典型的血中气药。莪术可以用于瘀血证，尤其是对瘀血疼痛证，和郁金的应用法很相像；二者也可以用于气滞证，郁金主要用于肝郁气滞，莪术也可以用于肝郁气滞，但更多是用于胃肠气滞，尤其是饮食积滞引起比较重的胃肠气滞。莪术行气的部位比较广泛，主要行脾胃之气,也行肝气;既能行气止痛,又可行气消胀。

莪术的活血作用强于郁金,被称为破血药。莪术和郁金相似的地方,皆是血中气药,对于气滞血瘀证都比较常用。莪术被划分到破血化瘀药,对于癥瘕积聚、痞块用得比较多,古人也强调,强调是有一定道理的,现代研究表明:莪术有抗肿瘤的作用。腹部的很多肿瘤属于癥瘕积聚。莪术在抗肿瘤的同时还能增强机体的免疫功能,这点受到了现代药理学家的高度重视,因为西药中抗肿瘤的药物百分之百都是要抑制人体的免疫功能,莪术不但不影响人体的免疫功能,还具有增强的作用,所以莪术现在经常被应用到肿瘤的治疗中。目前将其制成栓剂、注射剂等,用于胃癌、肝癌、淋巴肉瘤等恶性肿瘤;尤其发现它对宫颈癌不论是口服、注射还是局部给药,都有比较好的选择性。它可以使癌体组织的细胞坏死,但是对于正常的组织细胞又没有明显的毒害作用,还增强免疫功能,这也是消癥的一种现代应用。莪术也可治疗跌打损伤、冠心病等瘀阻之证。

利用莪术的行气作用,与青皮、槟榔、莱菔子等行气消食药配伍,对于饮食积滞引起的腹胀、腹痛也有较好的消胀和止痛效果。

现在莪术油是西药的制剂,药典的西药分册中有莪术油注射剂的收载,具有抗病毒的作用,是用来治疗病毒性疾病的,比如病毒性肺炎、病毒性感冒,和传统应用相差比较大,所以将其划分到西药当中。

三棱 来源于三棱科的黑三棱,药用部位是块茎。黑三棱是水生植物。

三棱和莪术的功效描述是一样的八个字,破血逐瘀、行气止痛。三棱和莪术是相须为用的,既可用于癥瘕积聚,又可用于妇科病瘀血引起的月经不调,还可以用于饮食积滞引起的脘腹胀满。在相同之中有什么不同的呢? 一般认为三棱的破血作用强于莪术,更加适用于瘀血证;而莪术行气的作用优于三棱,更适合饮食积滞引起的气滞脘腹胀满疼痛。两药配伍使用,活血行气互补,所以是相须的关系。

三棱和莪术是不是都比较峻猛呢? 张锡纯在他的著作《医学衷中参西录》中就有"三棱、莪术解",专门谈他个人的应用经验,认为这两个药尽管都是破血药,主要是针对瘀血证或者气滞证比较重的,且疗效可靠,但同时安全性也很高,不容易伤气血。尤其适当配伍补气血药物,如张锡纯就常常配伍黄芪,用于偏虚的癥瘕积聚或者血瘀气滞。他认为使用得当,长期给药都不会耗伤正气或者对正气没有明显的耗伤。

此二药多醋炙使用,可以增强入肝活血之功。

水蛭 也就是大家熟悉的蚂蟥,它是生长在沼泽地、或比较潮湿的森林里,会吸附在人或动物的皮肤上吸血的一种动物。

372

该药也是传统的破血药,既可用于癥瘕积聚,也可以用于跌打损伤或者妇科的瘀血证,应用较普遍。前人认为该药作用较为峻猛,现代研究表明,它会引起血小板减少使人凝血功能降低而出血。后来也有人采用逆向思维,在临床上对于本来就有血小板增多者,试用水蛭来治疗,表明有的血小板增多症患者使用后有明显的疗效,这是水蛭现代临床应用的发展。在当代研究中水蛭所含有的水蛭素还有很好的抗血栓作用,所以治疗血栓性中风较多用水蛭。如豨蛭通栓丸,就是以豨莶草和水蛭为主组成的治疗脑血栓的新成药。目前除缺血性中风外,也用于急性心肌梗死、高脂血症、周围血管病、不孕症、肺心病、哮喘、肾炎及红细胞增多症等有血瘀者。现代研究认为水蛭素效果较好,但提取分离的时候比较困难,因为水蛭素是蛋白质,不耐高热,只是在活水蛭的分泌物中含量较高,干了后,将其粉碎或者做汤剂使用时水蛭素就被破坏了,所以采用传统的方法用水蛭来抗血栓效果就不太明显,要采用其他的途径,如用低温的方法提取水蛭素,进行特殊保存。不过传统用法,包括汤剂或砂烫后研成散剂服,也有一定疗效,表明可能还含有其他有效成分,但效果远不如低温干燥后粉碎的散剂。

此外,《神农本草经》记载水蛭能利小便,临床用于肝硬化水肿和前列腺肥大之癃闭,均有一定作用。

历来记载水蛭为有小毒之药,要控制好用量和使用时间,不然有的会出现口干、气短、乏力、便秘和出血等不良反应;一次吞粉 200 克有致死的报道。

虻虫 牛虻,民间习称牛魔蚊、牛苍蝇,使用的是雌虫,因为雄虫不吸血,也不易捕捉。不吸血的雄虫被认为活血化瘀的作用不明显。

一般认为虻虫的活血作用比水蛭峻猛。古方经常将水蛭和虻虫在一起配伍使用。因其为有毒之药,且服用后易引起腹泻,现代用虻虫比较少,用水蛭比较多。虻虫就不要求掌握了。

穿山甲 动物名是鲮鲤科的动物鲮鲤。穿山甲现在属于保护动物,全身都有甲片,穿山甲用的是鲮鲤的甲片。但是甲片不能直接使用,需要采用沙烫的方法炮制,先将沙炒至 200～300℃,然后将同样大小的甲片放入,甲片马上就会膨胀变成金黄色的圆珠状,所以又称为山甲珠,简称甲珠。这样就比较酥脆容易粉碎,而且也没有腥味。没有炮制的甲片很难制剂,在汤剂中不溶解,在散剂中捣不烂,制成甲珠后入散剂很方便。

穿山甲在此类药当中功效比较多,应用比较广泛。有活血化瘀的功效,既可以用于癥瘕积聚和妇科瘀血证又可以用于风湿痹病,其活血作用也是较强的,如张锡纯言其"走窜之性,无微不至,故能宣通脏腑,贯彻经络,透达关窍,凡血凝血滞之病,皆能开之"。另外,它又有类似于王不留行或者木通的通经下乳的功用,

373

用于产后乳汁不通,或者乳汁稀少。此外,还可以用于疮痈,在疮痈早期和清热解毒药同用能够促进疮痈的消散,在痈肿的后期则促进排脓。现代研究证明穿山甲有止血的作用,一些瘀滞性出血可以使用,而且能升高白细胞,临床应用较古代扩大。

既然穿山甲作用不错,为什么将其放在次要的位置只作为了解?因为穿山甲是野生保护动物,不提倡使用,它的一些功效应用,如治疗白细胞减少、治疗疮痈排脓、通经下乳或者出血,现在有的人研究猪蹄甲和穿山甲有类似作用,主张用猪蹄甲来代替穿山甲,但是二者在活血化瘀方面没有可比性,前些年做了很多这方面的研究,如山东潍坊医学院报道说在通经下乳方面做过临床观察,用猪蹄甲和穿山甲比较,二者作用相似,近几年这方面的报道比较少了。由于穿山甲是保护动物,不提倡使用,如果要用,最好用丸、散剂,在汤剂中效果不明显。

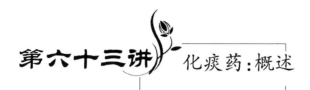

第六十三讲 化痰药:概述

在第五、六、七版《中药学》教材中,是将化痰、止咳、平喘三类药物放在同一章。其理由是:因为痰和咳、喘之间的关系很密切。痰是引起咳、喘的重要原因,而咳嗽气喘又常常有痰,所以这三类药物就放在一起,这应该是为其分类找到的一个客观原因,实际理由并不充分。化痰、止咳、平喘是不同的功效,而且是完全可以、也有必要区分开的。如果是因为痰和咳喘有密切关系,那么后面讲的窍闭神昏或肝风内动与痰也有密切关系;痰的形成与脾虚、气滞也存在因果关系,按照这个逻辑,化痰药和开窍药、安神药、息风止痉药、补气药及行气药都应该放在一起。所以现在我们的教材已经改变了,化痰药和止咳平喘药各自独立成章,概述也是两类药不一样。

1. 含义 书上说,以祛痰或消痰为主要功效,常用于治疗痰证的药物就叫化痰药。这表明化痰就包括了祛痰和消痰,下面讲功效时再详细说明。

要学好这一章药物,就要对中医基础理论进行回忆。因为痰在中医学中是非常特殊的一个病理概念。它是很多疾病产生的病理产物,而且由于痰的存在,它又成为一个继发的病因,可以引起很多特殊的病证。

中医认为,水液运化或代谢失常,停留在局部,而且变得比较浓稠后,都可以称为痰。痰随气升降无处不到,所以在人体的五脏六腑、四肢百骸,都可能有痰。在学中医学之前我们只知道呼吸道通过咳嗽可以咳出来的那种痰,但是中医学当中的痰远远不这么单一,它非常复杂。其形成原因是由于水液代谢失常,而水液代谢为什么失常,又是主要由于脾肺肾三脏的功能失调。我们都知道脾是主运化的,运化功能失常,则水液代谢的能力就降低,水液停留以后进一步变浓稠就成了痰,所以在中医学当中就有"脾为生痰之源"之说。痰产生以后在多数情况下停留在肺,是因为肺的宣肃功能降低了,所以呼吸道就有痰,要引起咳嗽气喘,称为痰咳、痰喘,所以又称"肺为储痰之器"。脾生成的痰很多时候是在肺窍当中,但痰也可不在肺窍当中。前面说的,痰随气升降无处不到,可以到肺以外的其他部位。另外,肾在中医脏象学说中是主水的。肾阳能温运脾土,肾还可以濡润肺金。如果因为肾虚,不但自己不能主水,而且影响脾的运化功能和肺的宣肃功能,肾在痰的生成当中也起重要作用,所以痰的生成主要是在脾肺肾三脏,一旦生成以后,就出现很多的痰证。

2. 功效与主治 化痰药基本功效就是化痰,根据书上的定义,是以祛痰或消痰为主要功效,其意思就是说化痰包含了祛痰和消痰。但是要注意,将化痰等于祛痰加上消痰是由五版教材首先提出来的,是为了规范化痰药的有关功效术语。因为化痰药在过去的术语使用时,非常复杂而且也比较混乱,主要是用的动词非常随意。我们今后在中医药文献中,会发现除祛痰、消痰、化痰以外,还有涤痰、导痰、豁痰、利痰、滑痰等,可能有十多个不同的动词,但是它们的含义是大同小异的,古人使用的化痰类功效术语是比较随意的。

自从五版教材提出来祛痰和消痰隶属于化痰,这就和古人的用语有区别了。所谓祛痰是祛除肺窍之痰,对于咳嗽痰多或者气喘痰多,有利于把痰排出肺窍,这样的作用叫做祛痰。所以以后使用就应遵循这个规则:祛痰就是指祛除肺窍之痰;消痰就是指消除肺窍以外的痰。如果一个药物只能治疗肺窍之痰,比如后面要学桔梗、前胡、白前,只用于咳喘痰多,只在治疗肺窍痰证的时候使用,这样的药物就叫做祛痰药,它的功效就是祛痰。有一类药物,它治疗的痰不在肺,是肺以外的痰,比如海藻、昆布,它治疗的是瘰疬、痰核、瘿瘤,不是咳嗽痰多,这类药就叫做消痰药,它的基本功效就是消痰。对于这一章大多数药,既能治肺窍的痰,也能治肺窍以外的痰,这样的药就叫做化痰药,它的功效是化痰。我们在讲这一章的时候就遵循这样的约定,把化痰、消痰和祛痰药分开。凡是功效称化痰的就包括消痰和祛痰,称祛痰的只能治肺窍的痰,称消痰的就是只能治肺窍以外的痰证。

但是大家也要知道,古人没有这个约定,因此他不遵守这个原则,所以在文献里见到的祛痰、消痰或者化痰,很多是可以互相代用的,古人有时说的消痰药其实就是化痰药,而有时所说的消痰药又是祛痰药,这需要具体分析古人究竟说的是什么含义,不能用我们现在讲的这个界定去要求古人的使用。至于涤痰、导痰、豁痰、利痰、滑痰,基本上是属于化痰的。只不过像涤痰、导痰可能作用会比较强一些,豁痰一般是主要用于心,古人认为心是有孔窍的,孔窍里面阻塞了痰,病情较严重,必须一下把它开启,使之豁然开朗。利痰、滑痰是指药物比较滑利,它的药性有润性的偏性。对这样的术语以后可以慢慢淡化,但今后方剂里有涤痰汤、导痰汤,只是作用比较强的化痰方剂而已。

在具体使用的时候,又可以再分出不同的功效。一种情况是燥湿化痰,它主要治疗湿痰证。湿痰证首先是肺窍之痰,比较清稀,量比较多,容易咳出来,而且全身有湿邪致病的特征,比如说舌苔厚腻,肢体沉重,这是全身有湿邪的表现。呼吸道的痰量比较多,比较清稀,容易咳出,这也符合湿的特点,叫湿痰证。燥湿化痰药主要是用于湿痰证。

有的药物温性比较明显,功效就叫温化寒痰,治疗寒痰证。寒痰证有湿痰证的临床表现,但是寒象更加明显,如舌质淡白,畏寒怕冷,痰更加清稀。有的书上说清稀如水,很容易咳出来,量也特别多。治疗寒痰的叫温化寒痰药。

有的药物有清热的作用,叫做清热化痰,又可叫做清化热痰,治疗热痰证。热痰证,从呼吸道的痰来说,颜色是黄的,比较黏稠,而且带有全身的热象,如舌苔黄、舌质红、口干,或者是发热,总之有热象,这种叫热痰证。其他的地方,比如说有的有心热、心烦失眠,有肝热,出现了肝热生风等,也属于热痰的范畴。

另外,有的药物比较滋润,能够润燥化痰,也可以叫润肺化痰,治疗燥痰证。燥痰证全身有燥象,如鼻腔干燥、口干舌燥,咽喉、口腔、嘴唇有干燥的象征,舌苔也比较干燥。从呼吸道咳出的痰也干燥,成块状,不容易咳出来,就是痰本身比较干燥叫燥痰。燥痰只在肺,其他的痰全身都可能有,湿痰、寒痰、热痰,五脏六腑都可能有。唯独燥痰在肺,其他脏腑没有燥痰,所以润肺化痰又可以叫润燥化痰。

还有一种情况叫祛风化痰,也叫祛风痰,祛风化痰是祛风止痉或息风止痉加化痰,是一种复合的功效,兼有息风作用,或者说兼有止痉作用,这样较准确一点。兼有止痉作用的化痰药叫做祛风痰药,它治疗的是风痰证。风痰证在临床上有狭义的痰,咳喘痰多,或者有喉中痰鸣,呼吸很急促,痰鸣音很重,再加上痉挛抽搐,或者神志不清、昏厥,这样的痰证就叫做风痰证。风痰证就要用祛风化痰或者是祛风痰的药物,祛风痰药物其实是化痰加上止痉。

化痰药治疗的病证很多,都是属于痰证的范畴。痰可以在肺,痰在肺就是咳喘痰多,我们把这样的痰叫做狭义之痰。所以祛痰是祛肺窍之痰,狭义之痰,这个痰和西医学说的痰是完全相等的。但在中医学中,痰可能在脾胃,痰在脾胃可以出现恶心呕吐、脘腹满闷,或者脾胃清阳不升出现头昏,严重的还会出现眩晕。痰可以在心,痰阻心窍,出现神志异常,轻的心悸失眠健忘,出现心神不宁,再重一点神志失常,出现癫痫、癫狂,癫和狂就是现在说的精神失常、精神分裂症,自己语无伦次;再严重一点就叫神明失用,完全昏厥了。所以痰在心就是心主神志的功能失调,轻的叫心神不宁,稍重一点的为心神失常,再重一点的就神明失用。痰在肝往往可以兼有痉挛抽搐。另外痰可以在肌肉、经络、关节,出现痰核、瘰疬、瘿瘤,或者阴疽流注。书上第二段说用于痰多咳嗽,或者痰多气喘,这是痰在肺,也就是狭义的痰。中医理论认为,癫痫、癫狂等也是痰证。癫痫是一种特殊的病,患者在平时和常人一样,发病时突然倒在地上四肢抽搐,发出怪叫声。癫痫、癫狂主要在心,惊厥抽搐主要在肝。后面还有瘿瘤,先说瘤,瘤是皮下较大的痰块,小的叫痰核。瘿是长在颈下的瘤,相当于甲状腺肿大,或者甲状腺体的肿瘤,它局限在颈下。瘰疬是颈部的痰核,属于现在的颈淋巴结肿大、颈淋巴结结核、颈淋巴结发炎之类,因其累累如珠、历历可数而得名。再后面是阴疽,阴疽是不红不肿的化脓性感染,属于深部脓肿。流注相当于西医的多发性深部脓肿,或者骨关节结核,这个关节出现了另外一个关节又发生。这些都是广义的痰。

再回到前面讲的功效术语,祛痰祛的是狭义的痰,是肺窍之痰,消痰消的是广义的痰,也就是肺窍以外之痰。但是常常还有另一种说法,把肺窍之痰称为有形之痰,把广义的痰称为无形之痰。这种说法应该说不尽妥当,因为中医学的痰都是有形的,痰是水液进一步浓稠形成的,广义之痰大都也是有形的。文献上有这种说法,大家觉得对也可以用。这是关于祛痰药的功效与主治,也是对《中医基础理论》和《中医诊断学》又一次回顾和复习,它不属于中药学的内容,为了更好地学习化痰药,必须把这些内容理清楚,不然化痰药没有办法学好,会混为一谈搞不清楚。学中药学就要把功效术语理清楚,学习的时候能够理解,今后能够使用。

3. 性能特点 在药性方面,化痰药没有规律,有的偏寒、有的偏温。下面的化痰有两大类,一类偏温,另一类偏寒。温性的是燥湿化痰药,也可以说是温燥类的化痰药;另一类是清热化痰药,也可以说是清润类的化痰药。

关于药味,在总论当中学的五味,没有和化痰功效相联系的五味理论,辛、甘、酸、苦、咸、涩、淡,基本上都没有与化痰功效相结合。但是这一类的药物也要确定一个味。有的药物有一定的刺激性,这样的药物往往就是辛味,所以,第一节的温性化痰药大多数都有辛味,主要是因为这些药物都有一定的刺激性。从这个角度讲,最典型的是前面的三个药,半夏、天南星、白附子,生的时候会麻嘴,对口腔、皮肤的刺激性很大,因而有辛味。另外,清化热痰的药一般有苦味,苦能清泄,这和清热有一定的关系,但是在清化热痰药当中,很多药标了甘味,这是真实滋味,它本身不苦或者有一点润肺的作用,润肺也可认为是补虚的范畴,所以有甘味。另外有的药物是咸味,咸味化痰药很多是海产的贝壳,它的生长环境海水是咸的,它之所以能够治疗瘿瘤、瘰疬是因为咸能软,这和五味理论有一点关系,所以这一类药物的药味比较复杂,不是很规律,学具体药的时候应适当关注。

关于归经。我们前面讲了化痰药的主治,能够主治狭义的痰的都归肺经。这一章的化痰药除了个别的两三味药以外,都可以治疗肺窍之痰,都能够祛狭义之痰,除了后面要提到的海藻、昆布、黄药子,是不很常用的药,其他的都可以归肺经,因为它们能祛肺窍之痰。另外能够治疗湿痰的药物的归经,除了肺以外,还可归脾胃经,因为湿痰与脾胃功能降低有关。润燥化痰药就只归肺经,因为只有肺才有燥痰。而清化热痰药,因热痰可以在肺,也可以在肝和心,所以除了肺以外,有的可能还归心经和肝经。

关于升降浮沉,一般化痰药的升降浮沉趋向不明显。祛痰这个功效有一点偏于升浮,有清热作用的又兼有沉降,但可以忽略不计,因为不是很典型。

这一章有部分药物是有毒的,这些药要注意加以记忆。

4. 配伍应用 第一还是针对邪气,化痰药有的是治疗寒痰的,寒痰有寒邪,就要配伍温里药或者发散风寒药,这是因为有表寒和里寒的不同。治疗热痰证,也有表热和里热的不同,就要分别配伍发散风热药或清里热药,热在肺就清肺热,在肝就清肝热,在心就清心热。总而言之,有热,不是疏散风热就是清泄里热。另外痰的本质是水湿代谢失调,所以常常与湿有关,如果湿象明显,应加除湿的药,可以化湿、燥湿或者利湿。有燥邪的就要润燥或者说润肺。所以六淫里面,风、寒、湿、热,火就是热,暑也是热,基本上都可以配伍。

另外是针对正虚,前面说痰的成因主要是脾肺肾,首先是气虚或是阳虚,脾气虚不能运化水湿,肺气虚不能宣肃、通调水道;肾虚不能主水,肾主要是阳气虚。阳虚的配伍补阳药,气虚配伍补气药。燥痰往往是因为阴虚生内燥,要配伍补阴药,配补血的比较少。补气、补阳、补阴的药对于化痰药都常常配伍。

另外就是根据痰证的主要症状配伍,这点比较复杂。因为前面也说了,痰随气升降无处不到,古人说治痰先治气,气顺痰自消。所以一般的化痰方里面,尤其是治疗肺窍痰的方里面,常常配伍行气药。另外,肺窍的痰引起的主要症状是咳喘,必要的时候要配伍止咳平喘药。过去教材把化痰止咳平喘药放在一块,就是因为经常配伍使用,而且以上三种功效都有的药也不少,所以肺窍的痰出现了咳喘,可配伍止咳平喘药。如果痰在心,出现了心神失调,心悸失眠,可配伍安神药,对于癫狂癫痫,安神药也可以作辅助。如果有昏厥,就要配伍开窍药开窍醒神。如果痰在肝,有肝风内动,就要配伍息风止痉药。如果痰在肌肉经络,出现了痰核痰块,那就要配伍软坚散结药。还有其他方面的,这是比较主要的一些配伍情况。

5. 使用注意 第一,因证选药,根据不同的痰证选适合的化痰药,比如说热痰证,选清热化痰药,湿痰证选燥湿化痰药,风痰证选祛风痰药,燥痰就选润燥化痰或者润肺化痰药,学了以后大家就明白了。第二,证候禁忌,书上有咳嗽咳血的忌用有刺激性的化痰药。这算一个证候禁忌,温性的化痰药都有刺激性,所以咳嗽咳血不适合。另外补充一点内容,燥热盛的,不管有没有痰,对于温燥性的

379

化痰药要慎用或忌用;反过来说,寒湿偏盛的对于清润类的化痰药也应当慎用或禁用。就是热证不宜用温性药,寒证不宜用寒凉药,有燥邪的不宜用燥性药,湿重的不能再滋腻,这是很简单的推理。中病即止。一些药有毒,过用了会中毒。此外,该用的过用了,温燥药要燥热伤津,清热化痰药就要伤胃气、伤阳气,或者要助湿生湿,这个也是很容易了解的。

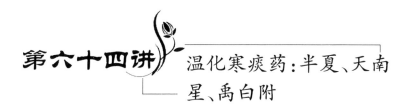

第六十四讲 温化寒痰药:半夏、天南星、禹白附

下面第一类叫温化寒痰药,也可以叫温燥类化痰药。

这一类的化痰药主要用于湿痰证和寒痰证,也可以用于风痰证,因为风痰证有寒也有热,偏寒这一部分可以用温化寒痰药。湿痰证全身有湿象,比如舌苔厚腻、全身酸痛、局部肿胀等,肺窍的痰比较清稀,量比较多,容易咳出来。寒痰是在湿痰的基础上,再加上明显的寒象,就称为寒痰证。风痰证有痉挛抽搐,有时把兼有外风的狭义之痰也称为风痰。配伍就和前面说的一样,寒痰如果是表寒,那就配伍发散风寒药,如果是里寒,就配伍温里药,尤其是温中的药。如果寒痰是在经络当然可以温经散寒,风痰证就配伍息风止痉药。

半夏 是这一节最重要的一味药,它是一种天南星科的小草本植物的块茎,直径在 1 厘米左右,为稍扁的圆球状。在这一节后面还有天南星和禹白附,都是天南星科的植物。天南星科的同类植物都有相同的毒性。大家最熟悉的天南星科植物就是芋头,手在刮芋头的时候要发痒发麻,如果吃没有煮熟的芋头,口腔也要发麻,严重时舌头还要肿胀,这是因为芋头里面含有刺激性很强的苛辣素成分,能刺激黏膜、皮肤,引起舌头和咽喉肿胀或麻痹,这类药都含有这种刺激性很强的物质。在这类植物中,芋头毒性相对最小,半夏的毒性比芋头要大,天南星和禹白附又比半夏的毒性大。另外还有一个食品叫蒟蒻,也就是魔芋,也是天南星科的,毒性和天南星差不多,但是经过特殊的加工就成了美味的食品,不但营养好,还有很好的保健功能。所以半夏、天南星、禹白附经过加工炮制以后,其毒性是可以消除的,是很安全的。虽然这些药一直是定为有毒的药,但是只要准确使用,尤其是炮制品,应该是相当安全的,可能已经没有毒性了。

半夏是天南星科药物里面个头比较小的,一般 10～20 厘米高,用的是下面的块茎,块茎的直径一般在 1 厘米左右,像指头那么大。从地里面挖出来,像很小的芋头,但是它是扁圆状的。为什么叫半夏?是因为《周礼》里面有一句话:五月半夏生,按农历来讲,四、五、六月就是夏天。五月就是夏天的中间,夏天的一半。半夏的半就是这个意思。

半夏作为一种化痰药,它的基本功效是燥湿化痰。消痞和散结,是燥湿化痰的效果,和燥湿化痰是密不可分的。止呕可以是一个单独的功效,但是也与它的化痰有相关性。

半夏不但能燥湿化痰,又有比较强的止咳作用,所以它既是化痰药又是止咳药。书上在应用一中就指出"并有止咳作用"。它的药性是偏于温燥的。临床用了以后,它一方面能够使湿痰的量减少,就是消痰的作用;对已经生成并停贮在肺窍的湿痰,又有祛痰的效果,它既能消痰又能祛痰,所以功效使用的是化痰。由于它有明显的温燥性,所以主要用于湿痰咳嗽。因为对湿痰证可以发挥多种功效,所以半夏历来就称为中医临床治疗湿痰咳嗽的要药,或者说是治疗湿痰咳嗽首选的药。方剂当中治疗湿痰咳嗽的名方就是二陈汤。讲陈皮的时候就提到了,古人认为陈皮和半夏这样的一些药,新鲜的时候刺激性比较大,放置一段时间可能效果更好,而且更加安全,就说陈久者良,所以就称半夏和陈皮为二陈,这个方是以半夏和陈皮为主要组成,以半夏为君药,是治疗湿痰证的一个基础方。我前面说了,湿痰证往往有气滞,而半夏没有行气的作用,陈皮一方面可以燥湿化痰,这一方面和半夏是相同的,但是又可以弥补半夏不能行气的不足。湿痰证往往与脾湿有关,所以方中又加了茯苓,用以渗湿利水、健脾除湿,针对生痰之源来分利湿浊。在这个方的基础上加减有很多的变化,都用于湿痰。其他的湿痰证,比如说湿痰在脾胃也能用,这又与止呕有关。湿痰停阻经络,它也是能用的,但就与止咳作用没有关系了,而是与散结联系上了。

除了湿痰证,半夏经常还可以用于寒痰证。因为湿痰证本身是偏寒的,湿为阴邪,所以湿痰证一般是寒证,如果以寒热两纲来辨证,它属于寒证的范畴。只不过临床上的寒痰证和湿痰证相比,寒象更重一点,所以半夏对于寒痰证或者说寒痰咳嗽证仍然是很适合的。只不过有表寒的时候,应配伍发散风寒药生姜、麻黄、紫苏等;有里寒的时候,配伍相应的温里药像干姜等。

在教科书上,除了寒痰证或湿痰证,应用一里面又说:若见有热象,亦可配伍使用,但是在使用注意中,强调半夏对血证、热痰等证当忌用或慎用。前面对有热痰的咳嗽证,说通过配伍可以使用,后面的使用注意中又说热痰证要慎用忌用,二者似乎矛盾。其实不矛盾,热痰证有偏湿或偏燥两种不同的倾向,如果说热痰证是偏湿的,咳嗽的痰量比较多,容易咳出来,仍然可以用半夏这样的燥湿化痰药。如果说热痰证是偏燥,痰量很少,口干舌燥,而且痰非常黏稠,很难咳出,这个时候它已经阴津不足了,就不能再用温燥药了。所以这个不矛盾,只是教科书上的表述不是很明白。所以如果热痰证偏湿,痰量多,比较清稀,容易咳出,半夏照样可以用,可配伍一些清热药,使整个方既能除湿又能清热。书上的配伍中,有长于清肺热的黄芩;有既能清肺又能润肺的知母,类似的药都可以。

所以半夏作为一种燥湿化痰药,加上它的止咳作用以湿痰咳嗽为主,寒痰咳嗽可以用,热痰咳嗽是可用也可不用。

半夏消痞散结是燥湿化痰,或者说是化痰的不同结果。因为痰浊阻滞,气机不能调畅,而痰阻气滞往往就要产生痞满或者痞闷。半夏本身不是行气药,通过它消除了痰湿,也会使胸脘痞满或是痞闷的症状得到消除。实际上是化痰消痞,消痞是结果,化痰是一种对因作用,二者有因果关系。在临床上见到的与痰有关的胸脘痞闷,有的是痰气互结,有的是痰热互结。痰气互结的,既要燥湿化痰又要行气消痞,教科书上就举了半夏和一些行气药配伍,如痰核气结,举的是半夏厚朴汤,前面学过的枳实也是长于行气消痞的,如果是痰气互结,配伍枳实也是非常好的一种选择。痰热互结,半夏是温性的不能清热,所以就要配伍书上说的黄连、瓜蒌,这就是张仲景的小陷胸汤。当然配伍其他清热化痰药也可以,只是张仲景的方这样用了,我们是学习组方的方法,不必完全拘泥于书上列举的具体药物。对于痰热互结,痞满痞闷也有气机阻滞,也可以再加上行气药,效果会更好。因为书上化痰功效放在前面,消痞放在后面,大家可能不容易理解,化痰消痞组合在一起,这样容易理解一些。

散结应该也是化痰散结,又可以说是消痰散结。散结散的是痰结。出现了瘿瘤、瘰疬,半夏既可以内服也可以局部外用,使痰核或者痰块有所减小,有的也能消散,所以散的也是痰结。书上举了痰气阻滞在咽喉的梅核气,感觉好像一个乌梅的果核卡在咽喉部,在《金匮要略》中描述为咽中如有炙脔,吐之不出,咽之不下,老是觉得不舒服,检查时咽喉里面什么也没有,患者却老是觉得有一个东西阻塞在咽部,这也是一种痰气互结。半夏能够化痰散结,因此可以治疗痰气互结导致的梅核气。至于全身的痰核瘿瘤,半夏在一些方里面,不管是内服还是外用,配伍类似的消痰散结药如昆布、海藻、浙贝母等,也是可以的。

这是半夏作为一个化痰药的应用,可以有狭义的痰,咳嗽痰多是狭义的肺窍之痰。痞满痞闷,或者出现了痰核、痰块、梅核气,这些可以说是广义的痰,半夏也能用。

第二个功效,降逆止呕,其实就是止呕,降逆是降胃气上逆。它为什么能止呕呢?是使胃气和降,降逆就是和降胃气,它要达到的目的是减轻或者消除呕吐,所以这一功效完全可以就写止呕两个字。其应用是多种呕吐,如果半夏的化痰和止呕两个功效结合起来用,它的最佳主治就是书上说的"痰饮所致的呕吐"。饮其实和痰是一回事,清稀一点叫饮,浓一点叫痰。古代比较重视饮,现在更加重视痰,现在临床上饮和痰其实没有本质的区别。半夏长于治疗痰饮呕吐,也可以说是寒痰呕吐,或者说是湿痰呕吐,都是它的特长,最有名的配伍是配伍生姜,这是一种很巧妙的配伍关系。半夏是有毒的,生姜可以解半夏毒,对于毒副作用来说,半夏是畏生姜的,生姜能杀半夏毒,是相畏相杀的关系。这两个药都能够温里散寒止呕,当然生姜更强一些,在止呕方面又是相须为用,孙思邈把生姜和半夏都称为"止呕圣药"。中药当中最好又最常用的两味止呕药同用,这个方就是小半夏汤,寒饮呕吐或者湿痰呕吐都可以用。在毒副作用方面是相畏相杀,能降低毒副作用;在治疗作用方面,主要就是散寒止呕方面是相须相使,协同增效。像附子和干姜配伍,疗效方面是协同的,毒副作用方面是降低的,这些都是很有名的配伍。如果把半夏作为一个止呕药,除了痰湿有关的呕吐以外,在临床上凡是有呕吐的都能用。比如说胃热的呕吐,半夏可以配伍清胃止呕药,如芦根、竹茹、枇杷叶等,这些都是可供选用的,还可以配伍清胃热药,比如黄连等。如果是单纯的胃寒,没有痰饮,可以配丁香、豆蔻、砂仁、高良姜等,这些都是温中止呕的。脾胃气滞的呕吐,配紫苏、砂仁、豆蔻、陈皮,它们都有一定的行气和止呕作用。如果是湿邪阻滞,藿香、豆蔻本身就是化湿药,也可以和半夏同用。如果是饮食积滞,配伍消食药,半夏也能用。对于脾胃虚弱,配伍补气健脾药,也可用半夏止呕。历来有争论的是妊娠呕吐,因为半夏有毒,所以有的书上把半夏列为妊娠禁忌药,很多医生对于妊娠呕吐,不敢用半夏,其实半夏的毒经过加工炮制,应该已经不存在了,它不会对孕妇产生伤害,它的毒跟我们吃的芋头是一回事,非常安全,所以有的临床医生,对于妊娠呕吐,照用不误,没有把它当成妊娠禁忌药。可以根据孕妇的不同情况,不外乎寒热虚实或是气机阻滞,对于孕妇的呕吐辨证使用。有的人坐船坐车,因为颠簸出现了晕车晕船,用半夏和生姜也会减轻呕吐的症状,所以半夏在呕吐的病证当中,应用是非常广泛的。

另外书上提到了它外用可以治疗疮痈肿痛,能消肿止痛。半夏为什么能消肿止痛?一方面,是因为它能够化痰,有的肿痛与痰有关,主要是阴疽流注;同时,半夏有一定的解毒作用,所以也可以说它解毒消肿,它本身是有毒的,又可认为它是以毒攻毒,所以有的文献上说它是攻毒消肿,主要就是用于疮痈肿痛。半夏用于疮痈肿痛是外用,内服没有明显的作用,所以书上强调以生半夏和鸡蛋清调敷,都是外用,要注意这个用法。之所以补充这个功效,是因为后面两个药都有类似的功效,方便于对照。至于书上说到胃不和而卧不安用半夏秫米汤,也是用它来燥湿化痰,这个痰主要是在脾胃。

还要说一下半夏的用法,因为它是有毒的,所以生半夏只是外用,比如说用来消肿止痛,内服要炮制。炮制半夏,一般是用生姜和明矾水来浸泡,这样炮制了以后就称为法制半夏,又叫法半夏;法半夏再用生姜来制,就叫姜半夏,姜半夏止呕作用会更好一些。另外在商品药材当中还有仙半夏、清半夏,把它磨细,经过发酵,叫半夏曲。半夏药材品种很多,法半夏最常用的,姜半夏、仙半夏、清半夏,大同小异;半夏曲、清半夏的温燥性小一些,儿童、老人比较适合。

古代十分强调半夏等天南星科药物的毒性,因当时多生用,即使炮制,减毒效果也不佳,所以关注它和生姜配伍的相畏、相杀关系;也将其视为孕妇禁忌药。现在的炮制品很安全,这些恐怕已经意义不大了。

天南星　是天南星科的代表植物,植株一般有 40～50 厘米高,跟芋头的大小差不多,但是要扁圆一点。

天南星和半夏一样,也是燥湿化痰药,天南星和半夏在燥湿化痰方面相比,温燥或毒烈的性质胜于半夏,但是止咳作用不明显,所以它不能称为湿痰咳嗽的要药,因为它毒性大于半夏,所以一般人更加审慎,但更重要的是它的止咳效果没有半夏那么明显,湿痰咳嗽证不但要燥湿化痰,还要止咳。所以从理论上来讲,它的温燥性强,作用就应该更好,但是由于它的毒性和功效上和半夏有差异,所以就没有被称为治疗湿痰咳嗽的要药。

天南星对于湿痰咳嗽、寒痰咳嗽往往作为半夏的辅助,用来增强半夏燥湿化痰或止咳的效果,所以主治证和半夏是完全一样的。但是在书上应用一里面说用于"顽痰咳嗽",这可能就要造成大家错误的理解:会认为半夏治疗一般的痰,而天南星治疗的是顽痰,那天南星怎么不是要药?作用怎么不是最强?因为天南星往往是作为半夏的辅助,不顽固的湿痰证只用半夏就够了,比较重的,单用半夏不解决问题,就称为顽痰证,这个时候在用半夏的基础上,再加上天南星,比如说二陈汤再加天南星等药,就成了导痰汤,用来治疗顽痰,它是在二陈汤的基础上再加天南星,适合于比较顽固的、重的湿痰证,所以要这样来理解才符合实际情况。不是只用天南星就可用于顽痰,半夏就不能用于顽痰,是半夏加了天南星之后对顽痰比较有作用。总体而言,因为它不是要药,所以一般的湿痰证和寒痰证,天南星没有半夏用得这么广泛,只是偶尔需要辅助的时候,用来增强半夏的作用。

第二个功效,书上叫祛风止痉,也可以叫祛风痰,治疗的是风痰证。风痰证既有痰又有痉挛抽搐,就是兼有肝风内动的痰证。因为天南星的温燥性比较强,所以不适合热性的风痰证,风痰证大多数都是热性的,比如小儿惊风、温热病的肝热生风,在介绍解表药防风的时候就讲了,防风对于肝热生风、小儿的急惊风这类热证一般不用,天南星也不宜用。古人也经常用天南星治疗破伤风,破伤风是外风经过人体破损的伤口进入体内,然后引发了内风,它既需要息内风又要祛外风,其功效称为祛风止痉,像防风、白花蛇,都是祛风止痉药,均适用于破伤风这一类没有热象的风动。

　　天南星虽然温燥，但是经过特殊的炮制，把它制成胆南星，就是将天南星磨成细粉，然后和牛胆汁调匀，放置很长时间，因为牛胆汁是苦寒的，所以胆南星是清热化痰、息风止痉药。对于胆南星，功效就应是清化热痰，息风定惊，定惊也包括了止痉，它就从祛风止痉变为了息风止痉的药，对于小儿急惊风或者肝热生风就比较适合。

　　天南星外用和半夏一样，通过消痰和解毒，都能够消肿止痛，但是天南星的作用强于半夏，所以外用治疗疮痈肿痛和痰核等，天南星比半夏用得多。

　　天南星毒性更大，也要炮制，生的也是外用，内服也是要用明矾、生姜这类药来炮制，所以我们在处方的时候内服都是用制南星，经过了炮制，安全没有毒性。

　　和半夏对照，一般说半夏是长于治疗湿痰；天南星是长于治风痰，因为它祛风止痉。半夏其实也能治风痰，但是作用弱，因为半夏的功效够多了，也就不再提出来。有一个有名的方，叫半夏天麻白术汤，是治疗风痰的，方里不是用天南星而是用半夏，说明它也有这方面的作用，只不过把它淡化了。

　　禹白附　来源于天南星科的独角莲，这种白附子叫禹白附的原因是，古代用的白附子是毛茛科的植物，是和乌头、附子同一类的，又叫关白附，这个古代的白附子现在不用了，现在用的白附子是天南星科的独角莲，商品药材都叫禹白附。这个植物就更像芋头的叶子，药材形状也是和芋头差不多。

　　这个药作为燥湿化痰药，作用就更不明显，在临床上治疗湿痰咳嗽很少用，所以书上有燥湿化痰的功效，应用当中没有湿痰咳嗽的内容，就是临床一般用半夏，有时候再配伍天南星就行了，用不着使用作用不好的禹白附，所以这个功效对它来说是没有什么意义。

　　祛风止痉，治疗风痰证，主要也是破伤风这一类，与天南星很相似。

　　另外，它也能解毒散结，也是外用治疗疮痈。只不过在一般的书上，对于禹白附的解毒作用更加强调，为什么更加强调呢？因为民间的经验，禹白附外敷可以治疗毒蛇咬伤，但现在也没有多大意义了，真要被毒蛇咬伤，是马上到医院看急诊，不可能再敷禹白附之类的药，所以强不强调它的这个解毒作用都可以。

　　半夏、天南星、禹白附，这三个药都能够燥湿化痰、解毒散结止痛，这是相同的；但是燥湿化痰最好的是半夏，天南星其次，禹白附再其次；解毒散结止痛，禹白附和天南星优于半夏，所以半夏的主要功效及应用里面，提得不明确，是因为它作用比较弱；另外半夏能够止呕、消痞，这是有优势的。而天南星、禹白附长于祛风止痉，更多是用于风痰证。治疗风痰证方面，禹白附和天南星相似，常常配伍同用，比如说治疗破伤风，玉真散里面既有天南星也有白附子。我们教科书上，天南星和禹白附在治疗风痰证当中，谈到了治疗风中经络，出现口眼㖞斜，其实它们的作用不是用来止痉,因为口眼㖞斜不是肝风内动,而是因为痰阻经络。那为什么用天南星、禹白附呢?是用来化痰通络,不是止痉,口眼㖞斜没有抽搐,这是对书上的主治提出的不同看法,但书上没有说它们通络的作用,这样讲可以帮助大家理解,不然就会混为一谈。书上把它放在了祛风止痉的主治里面,破伤风、小儿惊风都有痉挛抽搐,这是肝风内动,需要止痉,而口眼㖞斜不是风动,没有痉挛抽搐,不需要止痉。不需要止痉为什么用这两个药?是用来化痰通络。禹白附的毒性和天南星相当,内服也是炮制了的,外用可以用生品。

387

第六十五讲 温化寒痰药：白芥子、旋覆花、白前、皂荚

白芥子 《中华人民共和国药典》中把它的"白"字去掉了。白芥子这个名称，从魏晋南北朝开始一直用，那么现在取掉"白"字的理由是什么呢？因为这种芥子，有的种皮是白的，有的种皮是黄的，历来是用白种皮的，所以称为白芥子，药典的观点是可以不分黄白，现在研究表明白芥子、黄芥子的化学成分和药理作用是一样的。对于芥子，大家是很熟悉的，过去吃生鱼片，就是用芥子作的芥末，吃了鼻子里面酸酸的，流眼泪。不过现在我们去吃生鱼片的是淡绿色的所谓"芥子酱"，已经不是芥子做的了，是另一种植物叫山葵，将新鲜的根磨成泥状，代替过去的芥子酱，它们是不同的植物。

白芥子的功效：温肺化痰、利气散结、消肿止痛。其实，白芥子应该说是一个温化寒痰药，同时又能利气散结、消肿止痛。它的应用，一是用于肺窍之痰，应该是温肺祛痰；对经络，应该是温经消痰。不管对于肺，或者对于经络，它都能够利气散结、消肿止痛。

对于寒痰在肺，它通过温肺祛痰，又能够利胸肺之气，散的是胸中的气结，消除的是胸闷胸痛，白芥子用于寒痰咳嗽，以有胸闷胸痛的最为适合。

对于经络，它是温经消痰，利的是经络之气，散的是经络肌肉痰结，缓解的是经络肌肉的肿痛，它是兼有利气、止痛作用的一个消痰药。

所以，书上只有两个主治，就是应用分了一二。应用一是谈对于肺窍之痰，它能够温肺祛痰，能够利气宽胸止痛。最有代表性的、又有名的方就是三子养亲汤，治疗老年人咳嗽痰多，配伍莱菔子、紫苏子，三种种子类的药以老年人多用，故名三子养亲汤；另外控涎丹，也是治疗痰在胸中有胸闷胸痛，既用它来祛痰，也用它来利气止痛。

如果寒痰是在经络，那么它能够消散经络的寒痰，利经络之气，治疗的主要是风湿痹病，或者阴疽流注，最有名的就是阳和汤，用于寒邪凝滞，又因精血亏虚，所以加了鹿角胶、当归，治疗的是不红不肿的疮疡，所以用白芥子温散经络中的寒痰。所以这个药的两个主治要这样来理解。

另外使用注意当中，"外敷有发泡的作用，皮肤过敏不要用"。其实在临床

上,经常利用白芥子这个功效,把它敷在皮肤上,局部要发红或起泡,这种方法叫做冷灸。医生用的艾条,是有温度的,点燃后在局部进行灸治,是用物理的方法加上药的作用,皮肤局部是温暖的。所谓冷灸,就是没有灸条的燃烧,没有温度,没有用它物理的热性,但同样能够达到温灸的效果。方法就是把白芥子捣绒以后,放在穴位上,穴位过一段时间就发红发痒,重的会起一个水泡,那就达到了艾灸同样的治疗目的,所以对很多病,医生就在相应的穴位上用,比如说有咳喘,就敷在肺俞,或者大椎上,这是一种有效的外治方法。因此,它经常局部外用,但皮肤过敏的人就不能这样用。

白芥子作为祛痰药使用的时候,煎煮的时间不要久,煎久了,它的祛痰作用就减弱了,其实用的就是芥子酱这种刺鼻的气味,增加呼吸道的分泌,使呼吸道的痰容易咳出来,如果煎久了,白芥子就没有刺激的气味,所以祛痰的效果就会不好。

旋覆花 是菊科植物,入药部位是其头状花冠,开的是小黄花,有一点像野菊花,花瓣比野菊花要细长一些,这个植物又叫金沸草,花又叫金沸草花或金沸花,方剂中的金沸散用的就是旋覆花。

关于这个药的功效,有的书上说是消痰行水,其实它是一个祛痰药,或者说温肺祛痰,因为它微微偏温,主要是用来治疗肺窍的痰,所以用于咳喘痰多,比较适合于治肺寒或外感风寒的咳嗽痰多。由于它的温性不强,只是一种微温的药,对于风热感冒或是有肺热的咳嗽痰多,也可以选择使用,需要配伍发散风热药或是清肺热药。书上说的消痰,是因为古代的文献,从《名医别录》开始,就说它是消痰的药,如在文献摘要二中说"消胸上痰结,唾如胶漆",就是咳嗽痰比较黏稠,前人的消痰,实际上就是祛痰,是治疗狭义的痰,它的基本功效只要祛痰二字就够了。所以现在改成了祛痰,它通过祛痰有利于肺气的肃降,主治就是咳嗽痰多,寒热虚实都可以用。

有的书上还有一个行水,这个功效可以不保留,大家看文献摘要中《神农本草经》就说它能除水,《名医别录》中除的是什么水呢? 膀胱的留饮,认为它有利尿的作用,下面的《药性论》说主水肿,是治疗水肿,逐大腹是治疗腹水等,总之古人把它当做利尿消肿药来使用,现在临床发现它没有明显的利尿作用,所以现在已经没有人再把它当成利尿药用了,所以行水这个功效可以不保留。它的第一功效就是祛痰,不管寒热虚实,只要咳嗽痰多,就可配伍,和相应的药配伍后使用,通过祛痰可以缓解咳嗽。

另外一个功效是降逆止呕。旋覆花也是很常用、很经典的降逆止呕药,因为张仲景的旋覆代赭汤,是治疗胃气上逆的。旋覆代赭汤里面本身也有半夏这些药,多种止呕药一起使用,所以临床上有良好的效果,现在的临床报道,尤其是对于一些神经性呕吐,中医辨证属于痰湿偏盛的,都有比较肯定的疗效。所以旋覆花这个药,大家记住两个功效,第一祛痰,第二止呕,这样就可以了。

旋覆花的用法,注意要包煎,为什么包煎呢?它很轻,是浮在水面上的,不便煎煮,再加上有些毛状物,主要是因为轻浮。

白前 是萝摩科的白前的根。这个药的基本功效,其实也是祛痰,也是治疗咳嗽痰多。痰被祛了,咳嗽就要缓解,也就认为它能够降肺气,所以它的功效核心和旋覆花一样,重点是在祛痰二字,通过祛痰,减轻了咳喘,就是肺气肃降了。所以降气是祛痰的结果,也可认为是止咳平喘的同谓语。这个药也是温性不强,有的书上说它是平性,其实它微微偏温,所以也是咳嗽或咳喘痰多,不管寒热虚实,都可以配伍。这个药在祛痰方面和旋覆花大同小异。

旋覆花和白前都宜蜜炙,可以增效。

皂荚 是豆科的一种木本植物上面结的一种特殊豆荚,过去用它来洗衣服,因为它有很多皂苷,会起很多泡沫,是一种天然的洗洁剂。

它的祛痰作用是非常强的,因为皂苷刺激胃黏膜会反射性地引起呼吸道的分泌物增加,使痰容易咳出来,在西药当中,叫做恶心性祛痰药,它会刺激胃黏膜产生恶心,呼吸道能够大量地分泌,它对胃黏膜不仅是刺激,而且还有一点腐蚀作用,有的人用了以后,不但有恶心呕吐,严重的还会造成胃出血,吸收了之后会有神经系统的症状,所以古代是在黏结的痰咳不出来的时候,可以用一点。

另外,我们书上说它开窍,是把皂荚的煎液灌一点在胃里面,也是应用它的刺激性;也可把皂荚的粉末喷一点在鼻腔里面,刺激鼻黏膜,使人打喷嚏,也是一种反射性兴奋,使昏厥的人中枢兴奋后,可能会清醒,现在出现昏厥一般都不用这样的药了,因为它毒副性比较强。

前面的这些药是偏于温性的,这一节叫温燥类化痰药更准确,主要是用于湿痰或寒痰的,但是有的温性不强的,热痰也广泛使用。

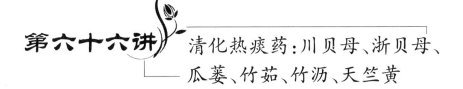

第六十六讲 清化热痰药：川贝母、浙贝母、瓜蒌、竹茹、竹沥、天竺黄

下面是偏于寒凉的化痰药。也叫清化热痰药。这一类药，主要是用于热痰证和燥痰证。热痰证，当然会配伍清肺热的药，燥痰证就要配伍润肺药，热痰证有的是在心、肝，那么要配伍清心肝的药，另外也可以用于风痰，前面说了，如果风痰偏寒的，就用禹白附、天南星这一类药，如果是偏热的，就用清化热痰药，如胆南星、川贝母、竹沥等。

川贝母与浙贝母 过去的书上统称贝母，其实是两种药。一种是川贝母，川贝母主要产于四川的西部、云南的西北部以及西藏、青海等地，生长在青藏高原海拔 3000～4000 米的草甸中。川贝母的一般个头可能就是 1 厘米左右，尖尖的，所以有的又叫尖贝。入药的是百合科的几种川贝母的鳞茎，书上写的松贝、青贝、炉贝，它们可能是不同的品种，也包括不同的产地，这个我就不详细谈了。它产在高原上，产量不多，价格也比较高，算是比较名贵的一种药材。

浙贝母的植株要高大一些，它是人工栽培，主要产在浙江省，浙江省又是以象山地区为多，所以有的又叫象贝，它的个头比川贝要大，最小的也 1 厘米以上，大的起码 2 厘米，所以又把它叫大贝。尖贝是川贝，浙贝又叫象贝、大贝。

我们书上把这两种不同的贝母放在一块，功效写的都是化痰止咳、清热散结。这两个药物都能清化热痰，加上也有止咳的作用，所以治疗的是热痰咳嗽，这种痰比较黄稠，而且舌红苔黄、口渴，或有其他的热象。另外，都能够通过消痰来散结，或者说散结消肿，散结消肿是与消痰有关的。清化热痰主要是治肺窍，是以祛痰为主的；治疗瘰疬痰核或者疮痈肿痛，是广义的痰，这两种贝母都可用，这是相同的。

不同点在治疗热痰咳嗽方面，川贝母的药性是偏于甘润的，所以比较适合于阴虚肺燥的咳嗽，痰比较黏稠，所以在我们书上它的性味中药味是以甘味为主，同时有润肺的作用，更适合于燥痰；而浙贝母的药性是偏于苦寒，长于清泄，所以主要是用于痰热郁肺，或者外感风热而咳嗽痰多者。

所以，我们书上的应用一的"用于肺虚久咳，痰少咽燥"，主要是指川贝母，前半部分是川贝母的主治，或是川贝母的应用，肺虚主要是肺阴虚，痰少咽燥，其实就是阴虚燥咳,川贝母甘润的作用最适合这种证型;后面"外感风热的咳嗽,或痰火郁结,咳痰比较黄稠"是实证,有外邪,或者肺热比较重,这时适合于苦泄的浙贝母。所以同样是清热化痰止咳药,但它们适应的证候,因为药性的区别,有明显的差异,所以第一个功效相同中又有不同的地方,都能够用于热痰,这是相同的,但是川贝母偏于燥痰,浙贝母偏于热痰。

第二个功效,散结消肿,其应用是书上应用二里面的瘰疬、疮痈肿毒及乳痈、肺痈,不管是外痈内痈,它都使肿痛的疮痈消散,散结主要是消散痰结、痰核、瘿瘤、瘰疬,比如说书上举的消瘰丸,其他的瘿瘤也可以用。这一个功效浙贝母优于川贝母,所以用来治疗疮痈肿痛,或痰核瘿瘤,一般用浙贝母,不要用川贝母。川贝母的价格至少是浙贝母的 10 倍,而且作用不好。有的人迷信川贝母,觉得很名贵,其实这个贵是因为产量低,不容易采挖,浙贝母是人工栽种,量很大所以价格很较低,所以在临床使用时要注意这些分辨。

这两个药,目前药典都认为是十八反中不能和乌头配伍的药,乌头是祛风湿止痛药,一般不会有这种配伍情形,但是属于十八反的内容,大家要掌握。不过,《神农本草经》记载的是川贝母,将浙贝母列为与乌头相反的药,缺乏依据。另外因为川贝母比较名贵,所以常常不入汤剂煎煮,它质地很脆,很容易捣成细粉,直接吞服散剂,这样可以充分利用药材资源,而且服用的量也不大,所以我们书上说贝母可以研细粉冲服,主要是指川贝母。有人把川贝母拿来蒸梨,梨本身也是清肺润肺的,作为一种食疗的方法,制为一种药膳,但是川贝母也有一定的苦味,口感不是很好。

瓜蒌　在古代瓜蒌用的是栝楼二字,写法不一样,读音是相同的。这是葫芦科多种瓜蒌成熟的果实,葫芦科前面已经提到了,所有的瓜类:冬瓜、南瓜、西瓜、苦瓜,全是这一类的植物。瓜蒌像佛手瓜,藤很长,20～30 米,30～40 米也有,可以牵很远。上面结的果实叫瓜蒌,整个果实叫全瓜蒌。我们吃过很多瓜类,外面有一个果壳,里面有种子,除了种子以外,还应该有瓜瓤。三部分一起用,叫全瓜蒌,包括外面的果皮,里面的瓜瓤、种子,全部都在。这种药材有什么缺点?瓜瓤部分很难干燥,比如说西瓜的瓜瓤,没有办法晒干,很容易霉变,很难保存,所以现在的药材当中,一般很少用全瓜蒌。药材主要分了两个部分——瓜蒌壳和瓜蒌仁,瓜蒌壳又叫瓜蒌皮,瓜蒌仁又叫瓜蒌子,开处方的时候,要分别书写清楚,用的是瓜蒌壳,还是瓜蒌仁,它们有不同的名称。我前面用佛手瓜来和它相比,是因为佛手瓜的下面有像马铃薯、地瓜一样的块根,这个瓜蒌也有,瓜蒌长的块根就是清热药中的天花粉,又叫瓜蒌根,同一个植物,一个是上面的果实,一个是地下的块根。

不管是瓜蒌壳或是瓜蒌仁,都能清化热痰,或者叫清热化痰,也是用于热痰咳嗽,这一点类似于浙贝母,但是它的清热作用优于浙贝母,更适合肺热比较重者。瓜蒌壳除了清化热痰,还能利气宽胸,瓜蒌仁还能润肠通便,所以瓜蒌仁不但用于肠燥便秘,还更多地用于燥痰咳嗽。清热化痰、润化燥痰这两个功效,瓜蒌壳和瓜蒌仁都有,但是瓜蒌壳偏于治疗热痰,瓜蒌仁偏于治疗燥痰,有的教材没有写润燥化痰,可以补充,也可以不补充,因为它相对于清化热痰比较次要。

另外,对于利气宽胸和润肠通便,能利气宽胸的主要是瓜蒌壳,瓜蒌仁不明显。利气宽胸,是用于胸中痰气阻滞出现的胸痹,《金匮要略》中有多个用瓜蒌治疗胸痹的方,都是取它的这个作用,既能利气宽胸,又有化痰的作用,主治痰气阻结而引起的胸痹。胸痹主要见于冠心病,研究发现,瓜蒌壳可以扩张冠状动脉,增加冠状动脉的血流量,所以它有一定的治疗效果。但是,冠心病更多的是瘀血,心脉淤阻,所以在张仲景的瓜蒌薤白半夏汤、瓜蒌薤白桂枝汤等方中,加活血化瘀药,能够明显地提高疗效;当然有的还有气虚,那么还要加补气药。

瓜蒌仁能润肠通便,治疗肠燥便秘,也是因为它含有比较多的脂肪油。瓜蒌仁作为一个润肠通便药,是一个有效的药,但也不是一个理想的润肠通便药。我们在讲桃仁的时候说了,桃仁是因为有毒,做丸散的时候不安全,量不能大;那么瓜蒌仁没有毒,为什么也不理想?瓜蒌仁一是气味不好,有一种异味;更主要的是服用后有的人要恶心,它的祛痰也与产生轻微的恶心感有关,它也是属于恶心性祛痰药。如果作为丸剂,它的不良气味和对胃的刺激也比较明显,所以作为一个润肠通便药,它是一个有效的、可以用的药,但因为它不太好吃,会起不良反应,所以不是一个理想的药。

对瓜蒌的功用,大家应注意把瓜蒌壳和瓜蒌仁区别开来,一般治疗胸痹用瓜蒌仁比较少,润肠通便瓜蒌壳没有明显的作用,它们是分别属于不同药物的功效,书上没有分清楚。另外瓜蒌后边也有使用注意,和贝母一样属于十八反的同一组药,也不能和川乌、草乌一同使用。

竹茹、竹沥、天竺黄 下面是有三种与竹有关的药。竹有很多种,一般作为竹茹用的有青秆竹、淡竹等,在讲淡竹叶的时候说过了,有一种高大的竹也叫淡竹。现在用的淡竹叶是小草本,二者同名而异物。竹茹是把竹表面翠绿的部分轻轻地刮掉一层,为什么要把外面刮掉一层呢?因为它暴露在空气当中,空气容易污染,有很多灰尘,有些昆虫在上面产卵,或是有细菌附着,其实就是把它清洁处理了。刮下里面仍然是带绿色的部分,完全白的就不要了,所以竹茹在一些文献里面又叫竹二青,它是很柔软的,用药的时候把它卷成一团一团的用。

竹沥,也是一些特殊的竹在嫩的时候把茎砍下来,放在火上烤,烤的时候这个茎就一滴一滴地流出液体,收集起来就是竹沥。现在用的竹沥多是造纸时从竹中压榨出来的副产物。

天竺黄,也是这几种特殊的竹,在笋子开始变老的时候,有些昆虫在它的茎上钻出一个小孔,比如说这是竹,中间有节,如果虫在这个地方钻了一个洞,本来竹茎的功能是把地下吸收的水分、养料往上运输,那么现在运到这个地方,因为纤维已经断掉了,液体就运不上去,水就从这个地方流到了竹子的节间,久而久之这些液体就干了,就变成不规则的固体块状,这就是天竺黄。这三种药,都与竹有关系,所以功用是大致相同的,只有作用强度的差异。

这三种药,都是清化热痰药,它们作用在肺,是治疗热痰咳嗽的,和贝母、瓜蒌的情况一样;如果清化热痰作用在心肝,那治疗的是中风或者高热昏厥,属于风痰证当中的热证。所以这三个药,既能够清肺经的热痰,又能够清心肝的热痰,它们的作用强度,是逐渐增强,竹茹的作用最弱,天竺黄强于竹茹,竹沥比天竺黄更强,最强的是竹沥。书上对于竹茹清化热痰的应用只说了肺热咳嗽、咳痰黄稠。因为肺热的痰热咳嗽临床上最为多见,症状一般也比较轻,竹茹最容易得到,价格低廉,所以对于比较轻的肺经热痰证,它用得最广泛。但是在竹茹主治肺窍热痰的后边,还有痰火内扰、心烦不安,是心经的热痰,也是心经热痰当中最轻的,所以在温胆汤这样的一些方当中,它也可用来治疗心经热痰,但是书上提得不明确,归经里面对心经也就淡化了。

心肝较重的热痰证,竹茹和缓,药不及病,就不用了,所以就没有提出另外的相关功效。像天竺黄,功效就有清心定惊,归经主要在心、肝了,主治中有惊厥、抽搐,治疗惊风,或者温热病的肝热生风,天竺黄作用比较强,书上就加以强调了。其实竹沥更强,功效后面更应该加上清心定惊。所以竹沥和天竺黄的归经都有心经和肝经,可治疗心肝的热痰证,那一般的热痰咳嗽用不用?完全可以用,但是因为药材的原因,所以对于肺的热痰证,基本上都用竹茹。因为天竺黄产量少,竹子里面有没有还不知道,竹砍下来剖开,偶尔才能够发现,不容易得到。竹沥的加工也比较麻烦,如果医院的药房没有这个药,自己可以制备,它是相当好的清化热痰药,尤其是用于高热惊厥、神昏的时候。

除此之外,竹茹多了一个功效,能够清胃止呕,常常用于胃热的恶心呕吐,和前面学的芦根一样,是一个清胃止呕的药物。

这三个药,我们就一并地介绍,它们的基本功效就是一个清热化痰,作用对于肺来说,就是治疗痰热咳嗽;对于心肝来说,清化热痰就包括了清心定惊,定惊就是宁心和止痉的意思。

第六十七讲 清化热痰药：桔梗、前胡、海蛤壳、浮海石、礞石、海藻、昆布、黄药子、胖大海

桔梗 桔梗在书上标的是平性，实际上它是平而偏寒的药，所以把它放在第二节介绍。因为它的寒性不强，所以把它排到比较靠后的位置。桔梗是桔梗科的代表植物，桔梗科的拉丁名是花很大的意思，和这个草本植物的整个植株比较，上部的蓝色花显得非常突出，药用部位是它的根。

桔梗作为一个祛痰药，不是用于广义的痰，而是狭义的痰，所以功效为祛痰；加上它是平性的，而且又有较好的止咳作用，所以咳嗽痰多不管寒热虚实，也不管外感或者内伤，都可以配伍使用。风寒咳嗽痰多，配伍发散风寒药如麻黄、紫苏等；风热咳嗽痰多，配伍桑叶、菊花、牛蒡子等。虽然虚证也用，没有表证的也用，但是因其又有宣肺之功，所以它最长于外感咳嗽，在荆防败毒散、杏苏散、桑菊饮这些常用的解表方中，都选用了桔梗。

另外，关于利咽，我们在前面讲解表药和清热药时，较详细地说过咽喉不利的原因有风热、肺热、阴虚火旺三种情况。桔梗对于这三种情况都可以用，但它也是最适合有外感的患者，尤其是外感风热，咽喉不利的，如用桔梗汤，就是桔梗为主加一点甘草；再加解表利咽的药，比如说蝉蜕、牛蒡子，就更为对证了。

至于排脓，主要是排肺痈的脓。其祛痰又排脓的作用，和芦根、苡仁、鱼腥草这些药一样，常常相互配伍，用于肺痈咳吐脓痰；因为肺痈是热毒所致，故还须配伍金银花、连翘、蒲公英等解毒消痈作用较强的药物。对于其他内痈和外痈，可不可以用桔梗排脓？当然可以！其实桔梗略有一点清热解毒之功，现代研究表明它具有比较强的抗炎作用，所以它的排脓应该具有普适性。

功效中的宣肺主要是说明桔梗这些功用的一种特征，外感的咳嗽痰多，是因为有肺气郁闭，把桔梗和它的辛味联系起来，辛能够宣散，所以它又是一个宣肺祛痰药，外感比较适合；利咽，也是适合于外感，它是一个宣肺利咽药，外感风热肺气不宣比较适合；通过宣肺还有利于排脓。所以宣肺不是一个独立的功效，它说明了桔梗其他功效作用的特征。

前胡 前胡既是祛痰药，也是解表药。作为一个祛痰药治疗咳嗽痰多，因为

它也是偏寒的,从单味药来讲,比较适合于热痰咳嗽。但它只是一个微寒的药,药性偏寒不是很明显,在临床上咳嗽痰多不是热证的也都能使用,所以它的应用也比较广泛,它的药性不是很重要。

大家注意关于这个降气祛痰或者祛痰降气的表述:对于前胡,首先是祛肺窍之痰,肺窍之痰减少了,或者祛除了以后,就有利于肺气的宣发肃降,有利于减轻因为痰阻肺窍而引起的肺气不能肃降的咳喘。所以说降气是祛痰的一种效果,祛痰有利于肺气的肃降。另一层意思,凡是在祛痰药,或止咳药功效当中出现了降气二字,一般来说意味着这个药具有一定的平喘作用。因为咳嗽气喘的病机是肺气上逆,失于清肃下降,所以降气就有这么两层意思。像旋覆花、白前这样一些药,都提到了降气,其实就是降肺气,也寓有止咳平喘的意思在里面,是指这些药既能祛痰,又能止咳平喘,所以在临床上,痰咳痰喘都可以用这些药。由上可见,其功效中的降气祛痰,应该改为祛痰降气才更为准确,这样的顺序,才符合祛痰与降气的因果关系。

另外,这个药又是解表药,在解表药当中,它属于发散风热的药,所以常常用于风热感冒,可以和桑叶、菊花、蝉蜕、牛蒡子这些药同用,尤其是把这两个功效结合起来,用于外感风热,肺气不宣,肺失清肃,咳嗽痰多,前胡就可以发挥它的综合效果。也是因为它的药性仅是微寒,那么风寒感冒,肺气失于宣肃,咳嗽痰多的也可以使用。所以前胡在用于治疗感冒痰咳的时候,不局限在风热,经常也用于风寒感冒咳嗽痰多。荆防败毒散、人参败毒散都是治疗感冒风寒、咳嗽痰多有名的方剂,里面就有前胡,就是因为它不但能解表,而且能祛痰止咳,败毒散治疗的就是这样一种证候,它和比较多的发散风寒药配伍在一起,以羌活、独活、川芎这些发散风寒药作为主体,所以整个方也是发散风寒的。

对于前胡,大家记功效就是两大功效,祛痰和解表,祛痰当中又有一点止咳平喘作用;解表,它是偏于寒性的,所以是发散风热,这是就单味药而言的,所以我们把它放在第二组清化热痰药当中。

这个药叫前胡,前面在发散风热药当中有一个药叫柴胡,这两个药都是解表药,都是偏于寒性的解表药,在一些解表方当中,也常常同时使用,败毒散中既有柴胡,也有前胡,所以有的临床医生,开处方的时候为了省事,就把柴胡与前胡合称叫二胡,今后遇到这样简写处方的时候,大家应知道是有相似性的两味药,其相似性主要是在解表退热方面。

海蛤壳 可能大家都见过,是帝蛤科的文蛤和青蛤,在沿海一带煲汤的时候经常用这两种贝类,药用是利用它的贝壳。

这个药也是清热化痰药,对肺窍来说也是祛痰,可用于肺热咳嗽痰多,当然作用是比较缓和的,有一个代表方叫做黛蛤散,作为散剂,很多儿科医生喜欢使用,就是两味药,一个就是海蛤壳,把它碾成细粉状,另外一个是青黛,黛蛤散的黛就是青黛,青黛我们前面讲了,它能够清肝肺之热,尤其是宜于肝火犯肺,所谓的木火刑金,这样的痰热咳嗽。但是青黛没有明显的祛痰作用,它是清肝肺之火,海蛤壳能够清肺热,又能够祛痰,所以对于肝肺有热的咳嗽痰多,是一个比较常用的经验方,当然配上贝母、瓜蒌这些药可以增效。

另外,它又是一个消痰药,主要消经络之痰,用于痰核、瘿瘤,实际上是消痰散结,或者消痰软坚,治疗的是广义的痰。由于这个药物总体非常缓和,所以在这些方面应用,其实并不多,但是它有这个功效,所以大家也要记住这个功效的两方面应用。

教科书还说它能利尿,这是古代张仲景等医家这样使用过,因为它利尿作用并不明显,所以后世临床上很少用。但是它后面有一个功效值得关注,就是制酸止痛,是煅了以后用,制酸止痛是用于胃痛泛酸。这些海产动物的贝壳的主要成分是碳酸钙,碳酸钙在高温煅烧以后就成了氧化钙,就从碳酸盐变成了氧化物,一方面,它里面的有机质破坏了,就比较纯净;另一方面,氧化钙是一种弱碱性的氧化物,能够中和胃酸,加上它局部的外用本身就有敛疮生肌的效果,所以它就可以用于胃痛泛酸;其三,煅后也更加容易研磨为很细的散剂。胃痛泛酸一般多见于西医学所说的胃溃疡,就是胃黏膜表面产生了溃疡,胃酸的分泌也多,那么海蛤壳煅烧以后研成粉末状作为散剂服用,对局部的溃疡面有一个保护或促进愈合的效果,同时也中和或减少了胃酸,就能够制酸止痛。其实很多海产动物的贝壳,都可制酸止痛,或者局部外用又能敛疮生肌。但在临床上作为制酸止痛药比较常用的,一个是海蛤壳,一个是后面要学的牡蛎,还有一个是乌贼骨,乌贼中间的贝壳,也是碳酸钙,煅了以后都成为氧化钙,可以治疗胃酸胃痛,机制是一样的,以后就不讲机制了,到时只简单地提一下;石决明、珍珠母也可以用,只是临床上不太常选这些药,其实作用是差不多的。

浮海石 或者叫海浮石,它可以来源于海产的一种动物,也可以来源于矿物,成分主要都是碳酸钙。海浮石的基本作用和海蛤壳是一样的,主治也相同,一个是肺的热痰咳嗽,一个是广义的痰引起的瘿瘤痰核,但是它没有海蛤壳应用那么广,它更少用,所以海浮石就不要求了,如果今后在方剂学和临床各科用的方里面出现了海浮石,大家就想到海蛤壳,它一样也可以用于热痰咳嗽和瘿瘤瘰疬。

礞石 是种矿物药,它可以来源于云母的石块,也可以来源于绿泥石片岩,药材分别称为金礞石和青礞石。这个药很少用,因为它的作用现在还很难肯定,加上品种并没有确定,只是在礞石滚痰丸这一类的古方里面用了这个药,礞石滚痰丸是治疗顽痰、老痰的一个古方,其实这个方治疗顽痰、老痰应该是全方的一个效果,可能礞石在里面起的作用不是很大,但因为它作为该方的命名,所以很长时间就误认为它是这个方里面祛痰最强的,其实研究发现,它的祛痰作用不明确,临床医生在开处方的时候一般不会选用;礞石滚痰丸这种古方现在生产原方的也非常少了,所以临床上这个药以后会很难使用,我们也不要求。

海藻 剩下来还有三种药,海藻、昆布和黄药子。这三种药在这一章里面很特殊,它们都是消痰药,没有祛痰作用,都不治疗咳嗽痰多,肺窍的痰一般不使用,这三种药都适用于治疗痰核瘰疬,是消痰软坚药。

海藻,来源于两种海生的植物,像小草一样长在浅海的海滩上。

这个药物过去在临床上用得比较多的是治疗瘿病,长在颈下面的瘤叫瘿,瘿过去最多的是单纯性地方性甲状腺肿大,这种单纯性甲状腺肿大为什么会出现呢?主要是在内陆的一些地区的食物当中,由于碘缺乏,身体又需要一定量的碘元素,所以就拼命地让甲状腺长大,它体积变大了,吸收碘的部位就增多了,就试图将食物里面很微量的碘尽量地吸收,所以就越长越大。现在这些内陆地区普遍都在食盐里面加了碘,因为每天都要吃盐,所以就补充了一定量的碘,现在这种因为缺碘引起的地方性甲状腺肿大,基本上没有了。沿海地区不存这个问题,因为海产品比较多,不会缺碘。过去对疗效的解释,是完全归于补充了碘,因为海藻是一种含碘较高的海产品,但是后来专门用碘来配成制剂,效果又没有这些海产类的植物好,说明它不完全是因为碘,有些西药补充的碘更多,但效果还不如这些含碘量要少一些的中药,也就是说,现在还讲不清楚,它起效是通过了其他的途径,还是有其他的有效物质。海藻还用于不是缺碘引起的甲状腺良性肿瘤,也属于中医瘿的范畴,也有一定的效果。

另外,《神农本草经》、《名医别录》都认为海藻、昆布能利水消肿,但是现在没有发现它有明显的利尿作用,那究竟是治疗什么样的水肿,有人说它是甲状腺疾病引起的黏液性下肢水肿,但是这个还不能肯定,因为临床还没有足够的经验,以后大家可以试用,但一般的水肿不会用。这个药的利水消肿,也出于功效的完整性,大家可以记住它的内容,但是真正用的是前面的消痰软坚,一般的痰核瘰疬都可以用,但更多的是治疗中医的瘿疾,就是甲状腺方面的疾病,这是关于海藻的情况。

昆布 大家就很熟悉了,就是海带,是一种食品。

它的功效主治和海藻完全一样,不同的地方是海藻属于十八反的药,而昆布不是,就是多了一个使用注意,不和甘草同用。但是研究表明海藻与甘草配伍也没有发现什么问题,也不能肯定,所以药典对海藻和甘草反不反,也是举棋不定,有的强调,有些版本又把它取消,但是我们的教材上有不和甘草同用的要求,这主要是为了十八反的完整性,所以我们从理论上还是要求。

我讲一点题外之话,主要是关于名称的。今后大家会碰到一些具体问题。现在用的昆布,它包括了海产的植物海带和昆布两种,但是现在主要用的是海带,古人主要用的也是海带。那么为什么又把它叫做昆布?大家学文字的时候,昆有什么意思?比如昆仲之间,昆就是大的意思,仲就是老二,就是说这种植物,像一个宽大的布,现在大家可能觉得它称不上布,现在的布很宽,有的有 2 米,但是古代的布是手工织的,织布机很小,古代命名的时候是秦汉时期,秦汉时期的布最多可能有 30 厘米宽,古代的昆布,如果没有把它作为一个食品,它生长的时间很长,完全可以超过 30 厘米,而且长度可以到几米。古人见了这种很宽很大的植物,就把它称为昆布。后来随着工业的发展,布越来越宽,海带由于人们的食用,越来越窄,它现在就不像布,最多像一个比较宽的带子,所以就从布变成了带,就从昆布变成了海带,这个变化其实是很微妙,很有意思的。

当然我要说的,还有另外的问题,就是方剂中有一个海藻玉壶丸,这个方里面用了三种海生药,一种是海藻,一种是昆布,一种是海带,那我们这里学了昆布和海带,都是做昆布用,为什么这个方里面既有昆布又有海带?加上我们以后肯定要看《本草备要》,《本草备要》的目录里面同时就有三种药,海藻、昆布、海带,很多医生因为对药材不熟悉,所以在学海藻玉壶汤和《本草备要》这些文献的时候,就解释不了。其实它们完全是三种不同的药,古代称的海带,就是从唐宋一直到清代所称的海带,又叫做海带草,这是一种特殊的海生植物,它只有 1～2 厘米宽,很细,长 1 米左右,不是现代的海带。这个药在山东一些沿海地方可能使用,宋代的《证类本草》,说海带有什么用呢?在山东的"登州人,干之以束物",把它拿来拴东西,作为一个草绳,有的农村过去用稻草,山东海边的人就用海带,就地取材,因为它有 1 米多长,又比较细,干了以后可能就像一个细的绳索,把东西捆上,就是这样一种植物。所以它们是三种不同的药,现在如果要用海藻玉壶汤,可能就没有海带草,只用两种就行了,因为写海带和昆布,药房给的都是海带,所以就少用一种,但功效都是一样的,这是关于海带和昆布,作一个简单的了解。

黄药子 为薯蓣科的植物,它和吃的山药苗几乎一样,下面是圆的块茎,切开是黄的,所以叫黄药子。

这个药的基本作用是消痰散结,或者消痰软坚,它的基本作用和海藻昆布是一样的,或者说作用比海藻、昆布可能还强一些,治疗瘿瘤痰核,现在还用于肿瘤,因为研究发现它还有一定的抗肿瘤作用。但是这个药有毒,今后大家用的时候,一定要注意它的安全性,所以大家在性味归经的后面,加上"有毒"二字,这个药在服用的时候量稍稍大一点,可能就有消化道的毒性反应,出现恶心呕吐,腹泻腹痛;如果长期使用,就可能造成药物性肝炎,它有肝毒性,我们书上在当时没强调毒性,但是近十来年,慢慢发现它是有毒性的药,在使用的时候要注意安全。另外这个药能清热解毒,凉血止血,用来治疗疮痈或者出血证,作用不是很强,加上它本身是有毒的,所以这个药也是简单说一下,它可以和昆布海藻联系起来,主要用来消痰散结,以瘿瘤为主,现在也适用于一些肿瘤。

胖大海 是外来药,所以又有个名称叫安南子,现主产在云南地区、海南岛,台湾也有。结的果实像橄榄状,也是橄榄这么大。如果把它泡在一个茶杯里面,能变成一种海绵状,可以吸它体积好几倍的水量,软软的一团。这个药很多人都喜欢把它泡在茶杯里面,作为饮料来喝,所以大家应该有所了解。

这个药主要是一个清肺、利咽、祛痰药,书上说的清宣肺气,清肺达到什么目的?一个是利咽喉,用得最多的是用在利咽喉,清肺利咽,治疗咽喉肿痛,或者声音嘶哑,最有名的方就叫海蝉散,海就是胖大海,蝉就是蝉蜕,我们前面学蝉蜕的时候知道它能够利咽开音,胖大海也能够利咽喉,也能开音,有人高声吼叫以后,有人是唱歌不会用嗓子,有人是长期说话,都会出现咽喉嘶哑,这时用这个方都有一定的效果,有的人喜欢喝胖大海水,其中的原因之一就是用来利咽开音。另外它也有一点祛痰的作用,对于肺热咳嗽痰多也有帮助,但是在复方里面比较少用。这个药还能够润肠通便,所以也能够减轻便秘。这也是泡茶喝的一个原因。

前面是化痰药的情况,我们再回过头来小结一下。前面我说了,这一类的药,有的是化痰的,它们既能消痰又能祛痰;有的药只能祛痰,不能消痰;有的是能消痰,但不能祛痰,有这么三种情况。温性的化痰药当中,半夏、天南星、白附子、白芥子是化痰药,既能祛痰,祛肺窍的痰,又能消痰,用于瘿瘤痰核瘰疬,或者其他地方的一些痰。温性的药里面,皂荚、旋覆花、白前是祛痰药,只用于咳嗽痰多,它们不能治疗广义的痰,比如说瘿瘤瘰疬痰核,或者心肝的一些痰,不用这些药。在清热化痰药当中,川贝母、浙贝母、瓜蒌壳、瓜蒌仁、海蛤壳这些药是化痰药,既能够治肺窍之痰,又能够治广义之痰,瓜蒌在我们书上的描述不是很典型,它治疗胸痹,胸痛,痰也不是在肺,而是在心胸、心脉,痰气淤阻;另外比如治疗疮痈也与消痰有关,所以它也属于化痰药。桔梗、前胡是祛痰药,是治肺窍之痰,不能治广义之痰。另外前面说的这三味药,海藻、昆布、黄药子是消痰药,没有祛痰作用,不用于肺窍之痰,还有海蛤壳,也是化痰药,它既能祛痰又能消痰,所以把这些药物理清,这样可能就比较明白祛痰、消痰、化痰三者的关系。

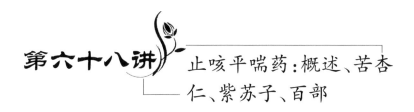

第六十八讲 止咳平喘药:概述、苦杏仁、紫苏子、百部

1. 含义 止咳平喘,其实有两种功效,止咳是一种功效,平喘是一种功效。止咳药,就是减轻和制止咳嗽的药物,它治疗的是咳嗽证。平喘药是减轻或者消除喘息,又叫气喘,治疗喘证的药。咳和喘是不同的,在中医学当中,咳以声响言,喘以气息言,喘,急息也。呼吸急促就是喘,这个和西医学的哮喘有一点区别。西医学当中的哮喘,是支气管平滑肌痉挛,当然也有气息急促,这个哮喘也包括在中医的喘证当中,也是很重的、很典型的喘。但是中医学中的喘,不完全都是支气管平滑肌的痉挛,不完全是哮喘。如有些高热的患者,出现了呼吸急促,也属于急息的范畴,不一定都有平滑肌痉挛,但也属于喘证的范畴。所以哮喘要狭窄一些,喘证包括要广泛一些。大家要知道,喘和咳是两种完全不同的功效,但是又有相关性,一是临床所见到的患者,往往咳喘并见;另外绝大多数的药物,既能止咳,又能平喘。基于这样的原因,没有进一步再分,一是分不了,二是没有很大的必要性。

2. 功效与主治 其实前面已谈过了,基本的功效,一是止咳,二是平喘。主治就是咳嗽、气喘。但是要注意,在要学的药当中,虽然绝大多数的药既能止咳,又能平喘,它们的功效就是止咳平喘。但是有个别的药物,平喘作用不明显,历来认为它的功效只是单一的止咳;另外有的药物,可能基本功效是偏于平喘,没有明显的止咳作用,这样的药物虽然不多,但是我们学了以后要分得出来,这样便于临床能够准确地选择。

另外,对于止咳这个功效,有时候会根据药物的特征,加上一些修饰词,表示这个药物主要的作用趋向:有的是宣肺平喘,譬如说麻黄;有的是降肺平喘,或者降气止咳,前面说的白前、前胡就是这种情况;有的有滋润性,就叫润肺止咳,这样就显示了这些药物在止咳平喘方面的不同特征,这也应适当地加以注意。

3. 性能特点 这一类药物的药性没有规律性,和化痰药一样,有的是偏温的,有的是偏寒的。对一些比较典型的温性药和寒性药,要有所了解,因为它们适合的证型是不一样的。

止咳平喘药的药味,结合前面总论当中的五味理论,一般都应该是苦味。五味理论中,苦能泄能燥,泄又包括了清泄、降泄和通泄,止咳平喘药的作用特征都是降泄的。因为咳和喘都是肺气不降,这一类药能缓解咳喘,都是具有能降肺气这个作用特征,所以一般的止咳平喘药,都应有苦味,这算是一个规律。但是这一章有少数药物,没有写苦味,有两三种药写的是辛味,这个辛实际上是真实滋味,有的是芳香的,有的是有辣味的,比如紫苏子是清香的,洋金花是有刺激味的;对于滋味完全没有苦味的药,则加上了甘味,这里面的甘味,有的是能够润肺,润肺属于补的范畴;而桑白皮中的甘味,是真实滋味,过去在有灾荒的时候,桑白皮还可作为一种充饥的食物,它本身的味道有淡淡的一种甜味。要作为一种性能的味,它应该是以苦味为主。

归经非常简单,这些药治疗的是咳嗽气喘,这是肺的病变,所以所有的止咳平喘药,都是归肺经的,这个规律性非常明显。

另外,作用趋势是和病势趋向是相对而言的,咳喘的病势趋势是向上的,那么这一类药都是沉降的。

从毒性来说,这一章里面有几味药,如苦杏仁、白果、洋金花是有毒的,书上对于马兜铃没有说毒性,现在认为它也是有毒的药,讲到的时候可做一点补充。

4. 配伍应用 这个配伍应用,按照前面那些章的处理方式也可以,但是止咳平喘药比较特殊,最容易记的方法,是针对咳嗽的原因来进行配伍。在中医学中,咳嗽和气喘只是一个症状,引起这两个症状的原因是多方面的,正如陈修园根据《黄帝内经》五脏六腑皆令人咳的理论,并且作了补充,明确指出咳嗽"不止于肺,但不离乎肺"。就是说咳嗽的病因,不完全在肺,其他脏腑的病变,也可以引起咳嗽,但是要发生咳嗽,最终离不开肺,因为咳喘毕竟是肺的症状。比如说脾气虚,土不生金,肺气也会虚,就可能会出现咳喘,是因为脾影响到了肺;上节我们说黛蛤散主治肝火旺,木火刑金,肝火犯肺,最初始的病因不在肺,但也不离于肺;又比如说肾气虚,不能纳气,也可能出现久咳虚喘,或者肾阴虚了,不能濡润肺脏,也可能出现肺燥咳嗽。可见咳喘的原因是多方面,但最常见的是痰阻肺窍。这个时候,必须配伍祛痰的药物,仅止咳是止不了的,光平喘也平不了喘,这时候如果强行止咳,还会有害处,下面讲使用注意的时候会讲。另外,如有表证,要配伍解表药,不管风寒风热,都容易导致咳嗽,所以很多治感冒的方里面有止咳平喘药。除了表寒,还可能有里寒,这时可以配伍温里药,尤其是温里药中,像干姜、生姜这一类温肺的药。有热的,配伍清热药,尤其是清泄肺热药;肺气虚,或者脾气虚、肾气虚,就要配补气药;阴虚不能润养肺窍,就要配伍补阴药,尤其是补肺阴或者补肾阴药更常用。这个虚主要是气和阴两方面,肺与血的关系不明显或者不直接,要配伍养血药的就比较少;肾阳虚也不能纳气归根,只是比较少,所以最主要就是气虚和阴虚两方面。以上是引起咳嗽的一些常见原因,我们把它简化了,止咳平喘药的配伍,主要是针对这些病因,根据治病求本的原则,消除了病因,症状就会缓解。

5. 使用注意 首先还是因证选药,就是根据不同的咳喘证,选适合的止咳平喘药。比如说咳嗽就选长于止咳的药,喘息就选长于平喘的药;热证的咳喘就选寒性的止咳平喘药,寒证就选温性的止咳平喘药;肺燥咳嗽就选能润肺药,肺虚的就选能补肺的止咳平喘药,这样随便发挥都有道理。第二是证候禁忌。止咳平喘药的证候禁忌最关键的一点,就是痰多和邪气盛的时候,邪主要是指表邪,要慎用收敛性止咳药,主要就强调这样一点。但这样的止咳平喘药在这一章里面不多,主要在今后的收涩药里面,有收敛性止咳平喘药,一般不宜早用;就是没有收敛性,但止咳平喘作用很强的,也不宜使用。因为从某种角度来讲,咳嗽是人体的一个保护性反应动作,呼吸道有痰,呼吸不通畅,就要出现咳嗽咳痰,而且痰阻在肺窍里面,还要产生一些继发性的危害,中医比较宏观,认为肺窍阻塞,清气不能正常进去,浊气不能正常出来,本身对身体就有害。西医的观点认为,痰是一种呼吸道的炎性分泌物,里面有很多细菌,阻塞在呼吸道里面,细菌会更加繁殖,对身体的危害很大。咳嗽就是为了把痰吐出来,实际上机体是一种自我保护动作。在这个需要祛痰的时候,强制性地不让机体发生咳嗽这个动作,痰怎么能出来?一旦用了敛肺止咳药,痰就留滞在呼吸道里面,停在肺窍里面,更难咳出来,继发性的伤害就会加重,所以不管中医西医,痰多的时候都一定要祛痰。痰太多了西医还用吸痰器把痰吸出来,就是为了减少痰对机体的影响。中医的道理一样,在痰多的时候,或者在外邪盛的时候,不去祛邪,邪就会深入,所以收敛性的药就成为证候禁忌。关于中病即止,就不过多要求了,只是有毒的过用了会中毒,其他的药多用一点,不会有大的问题,所以中病即止不是很典型。用法也没有什么特殊的要求。

苦杏仁 该药的正名历来是杏仁,现在叫苦杏仁,也是药典的规定。文献里面的杏仁,就是指这里的苦杏仁。因为杏仁有两种,一种是有苦味的,就是传统文献里面,过去的教材所说的杏仁,因为有明显苦味的,所以又叫苦杏仁;另外一种杏仁没有苦味,而滋味是香甜的,历来一般要加上甜字,叫甜杏仁。超市里面作食品的杏仁,像吃花生、核桃一样,是一种干果,也是一种保健食品,那是甜杏仁。

作为药用的一般是苦杏仁,甜杏仁治疗咳喘效果不好,一般很少用。杏是一种水果,成熟了以后带黄色,果肉吃掉后里面有一个带硬壳的核,就像飞碟状或圆盘状,扁扁的,中间突出,把硬壳敲开,里面的种子就是杏仁。

讲到杏仁的时候,有一个题外之话:杏是和中医关系很最密切的一种植物,

403

不知大家有没有听到有关"杏林"的一些说法。"杏林"就是代指中医药事业,或者中医药这个行业,比如说杏林春暖就是指中医中药的发展,有了一个好的机遇。相传三国时候,江西庐山有个医术非常高超,医德也非常好的中医叫董奉,很多人都找他看病,他看病的时候,对周围的乡亲或者比较贫困的人,都不收取报酬,让那些人在他居所旁边种杏树,时间久了,他住的地方杏树就成了林,逐渐就用杏林代替董奉行医的地方。一旦发生了灾荒,董奉又把杏分给乡亲吃,渡过灾荒。后来就把中医药行业称为杏林,这是一个被神奇化了的典故。大家既然学了中医这个专业,这些知识应该有所了解,不然,有人问到为什么把有关中医药的事物称为杏林,如果说不出来就不应该了。

苦杏仁作为一个止咳平喘药,作用比较好,而且药性比较温和,所以在临床上,对于咳嗽、或者气喘,不管寒热虚实,都可以选择使用。咳喘证在临床上,有外感或内伤两类,外感一般是实证,内伤是虚证居多。但是杏仁更多的是用于外感,和前面说的桔梗的情况差不多。我们书上杏仁的味,是苦味,其滋味是苦的,它的作用特点是苦降肺气,以收止咳平喘的效果。很多本草或者中药书上说,杏仁除了苦味还有辛味,也就是说,杏仁类似于桔梗也有一点开宣肺气的作用,因此比较适合于外感。像我们书上举的例子,有治风寒感冒的,麻黄汤、三拗汤,它和麻黄同用,用于外感风寒咳喘;治外感风热,比如桑菊饮,里面也有杏仁;外感燥邪的,用桑杏汤,也是属于外感咳嗽的。虽以外感为主,但内伤也能用,所以说不管寒热虚实,只要有咳嗽气喘,都可以选用。一要注意它只是一个治标的药,只是减轻咳喘这个症状,所以要针对病因配伍,如外感风寒,配伍麻黄、细辛、紫苏这类药,外感风热配伍桑叶、菊花、牛蒡子这类药;外感燥邪,要配伍能够润燥的桑叶、沙参、麦冬等;二是杏仁没有祛痰的作用,所以咳喘如果有痰,要加上祛痰的药物,这才是正确的方法,不然痰就会留滞。

苦杏仁的第三个功效,润肠通便。杏仁润肠通便和桃仁一样,可以用,但不理想。为什么?苦杏仁也有毒性,和桃仁的毒性是一样的,都是因为含苦杏仁苷,水解的时候要生成微量的氢氰酸,氢氰酸会抑制呼吸,它能止咳平喘就是镇静了呼吸中枢,如果量大就会抑制呼吸,严重的就可能导致死亡。润肠宜做丸剂,加上需要比较大的量,所以它只能在复方里面,少量地用一点,否则不安全。

苦杏仁和桃仁相同的地方,都能止咳平喘,也能润肠通便,这两方面桃仁作用稍弱,这两个药配伍在一起治疗咳喘,就叫双仁散;但桃仁能够活血化瘀,苦杏仁没有这个功效。

紫苏子　有的书上叫苏子,是简称。解表药中的紫苏,大家很熟悉了,它的成熟种子非常小,大约十来个苏子加起来才有 1 厘米;它外面有一个薄薄的壳,起作用的主要是种仁。

紫苏子既能止咳平喘,又有祛痰的作用,但是它止咳平喘作用不如苦杏仁那么强。因为很多咳喘都是有痰的,它本身就能祛痰,它又是一个非常温和的药,所以痰咳痰喘,都较常用。很有代表性的方,一个是三子养亲汤,三子就是三味种子类的药,莱菔子能够祛痰止咳,在消食药当中;化痰药当中的白芥子,能够祛肺窍之痰,且利气宽胸止痛;紫苏子是祛痰止咳平喘药。痰咳痰喘患者很多是老年人,且偏于虚寒的居多,紫苏子的脂肪油营养价值是很高的,老年人很适合,所以叫做三子养亲,就像子女奉养双亲一样,中老年人用得多,如老年性慢性支气管炎,大多是痰咳痰喘,因此是很常用的。另外一个方是苏子降气汤,这是以紫苏子来命名的,紫苏子的作用不是很强,但是它很温和,作用很全面,痰咳喘这三大症状都有针对性,也是一个比较好的药,所以以它来命名。

另外,紫苏子也能润肠通便,它是比较好的润肠通便药,它含的脂肪油比较高,本身可以做食品,很安全。有的食疗方把它捣成泥状,可以作为元宵或者是包子里面的馅,就像用芝麻一样。紫苏有一种近缘植物,没有紫色叶而是白色的,叫白苏,白苏的种子比苏子要大一倍多,一般是作为食品。古人也常常把紫苏子或白苏子为食疗方,治疗肠燥便秘,如苏子粥,是把紫苏子捣成泥煮粥,或者把脂肪油榨取出来加在粥里面。现在有人专门提取紫苏子的脂肪油,用以降血脂,防止血管硬化。紫苏子不但没有毒性,而且能滋养人体,可以加大用量确保润肠之效,因此比较理想。

前面讲紫苏发散风寒,为什么适用于咳嗽有痰的或者气滞胸闷的患者?一是因为紫苏能够行气宽中,所以咳嗽有胸闷的比较适合;另外它类似于紫苏子,对痰咳喘有一定的效果,就是能够祛痰,能够止咳平喘,也是紫苏的又一个性特征,这样联系起来就好记了。

百部　是百部科的草本植物,下面丛生的块根数量多,好像数以百计,这是药名中百字的来历;部,有部属、部伍的意思,块根数量就像一支部队,它的块根因有这个特征而得名。处方的时候有的人把百写错了,写成白色的白,它不是用颜色来命名的,而是以丛生块根的数量取名的,书写处方的时候要注意。

百部的基本功效是止咳,止咳作用比较强,可以用于多种咳嗽。书上应用一里面言其"用于新久咳嗽"。新就是外感,不管外感的咳嗽,如感冒风寒、风热或外燥等证;久一般是内伤,内伤就是肺虚或脾肾亏虚影响了肺,这些咳嗽都能用。然后又强调"主治百日咳和肺痨咳嗽",百日咳,在其他的止咳药中都没有提到。百日咳主要见于儿科,成年人也会出现,它是由百日咳杆菌引起的,这种咳嗽一阵一阵的,一咳就要咳数十声,最后咳到像公鸡鸣叫,脖子拉长,长长的一声,才

405

会慢慢缓解，整个脸都咳得通红，这种咳嗽是很痛苦的，是一种痉挛性咳嗽。百部解除这种痉挛性咳嗽，在中药里它相对效果显得好一些，所以处方时多考虑使用。现在的儿童出生以后都要注射百日咳疫苗，可以避免感染。这种咳嗽是典型的阵发性的、痉挛性的，很顽固，所以叫百日咳，一旦发生了，要较长时间才够治好，但不一定都是一百天，只是形容病程长，百部的止咳作用对于这种咳嗽的缓解效果，在中药中相对比较明显，但仍然显得十分有限。

肺痨现在也出现上升趋势，这个病也有明显的咳嗽。现在研究发现，百部在中药的止咳药当中对结核杆菌比较敏感，或者说对结核杆菌的抑菌或者抗菌作用比较强。古代没有专门针对结核杆菌的抗菌素，古人可能也发现了它有一些特殊的作用，这在当时的情况下，可能用百部也是一种比较好的选择吧。当然现在首先要用抗结核药，百部对结核杆菌就没有优势了，但是如果结核患者有咳嗽的话也能用，对于有耐药性的患者也仍有一定价值。

另外需要说明，这个药功效后面没有说平喘，一般认为它不是平喘药，所以主治的证没有气喘，现在有人做动物实验，好像它也有一点治疗哮喘的效果，但是传统认为它是止咳的专药。所以，我讲概述的时候说这类药中有的是不能平喘的，主要是指百部。另外，在百部止咳的功效前面加了润肺二字，应该说百部不是典型的润肺药。因为润肺是对肺燥的一种治疗作用，肺为什么燥，是肺阴不足，所以才会燥，阴虚会生内燥，那么也就是说要补肺阴的药，才能够润肺。百部不是补阴药，它不能补肺阴，当然不可能润肺。那古人为什么说它润肺？是它的质地非常柔软，含糖分很高，晒干了把它放到阴凉的房间里面，一两个小时后，马上又变得软软的，前人因它质地的柔润而言其润肺，这与法象药理学有关，那现在为什么仍然保留？百部作为一个止咳药，一般要炮制，主要是用蜂蜜炙，蜂蜜本身是润肺的药，那么蜜炙百部也就有了润肺的作用，所以认为它润肺也是可以的。

关于润肺止咳是内服的功效。百部外用可灭虱杀虫。虱是一种体表寄生虫，过去卫生条件很差，有的人头发或者体毛中、衣服上会长虱子，百部对虱子的杀伤力很强，而且没有毒性，对皮肤没有刺激。过去的那些年代，有些小孩头发里面有虱子，晚上就用百部三五十克煎汤洗头，洗了头不要用清水冲洗，戴上一个帽子，第二天早上，虱子的成虫甚至虫卵，就会被全部杀死。现在有人试图将百部研制为无公害、对人体无伤害的一种杀虫剂，当然要达到杀虫剂的强度比较难，只是有的人在做这方面的探索。

它还可以用来杀蛲虫，把它的煎液涂在肛门，蛲虫来产卵的时候，就把虫杀死；有的是灌肠，也是外用杀虫。百部对于一些瘙痒性的皮肤病，用新鲜的来擦拭，也有止痒效果，也属于杀虫的范畴。

第六十九讲 止咳平喘药：紫菀、款冬花、马兜铃、枇杷叶、桑白皮、葶苈子、白果、矮地茶、洋金花

紫菀、款冬花 紫菀是一种菊科植物的根和根茎，根是须根，带紫色的，比较柔软，所以叫紫菀。

这味药能止咳平喘，为了四个字一组顺口，就把平喘淡化了。本品又有祛痰作用，而且祛痰还应是其主要的功效，所以常用于痰咳痰喘，加上药性比较温和，也是不管寒热虚实，都可以选择使用。为什么这个药不放在祛痰药？的确它的最佳位置应该放在旋覆花、白前这个地方，但一直分在了止咳平喘药。主要是因为它常常和款冬花是一个固定组合，同时使用，为了比较这两个药，所以习惯上把它们放在一块儿。

款冬花，我们看书上的功效表述，紫菀是化痰放在前面，止咳放在后面；款冬花就颠倒过来了，其实这是经过考虑的，款冬花是以止咳平喘为主，祛痰作用并不强。严格地讲，或者说要规范使用功效术语，冬花和紫菀都应该叫祛痰，但是现在不少的书，还没有这样使用，大家应该把它理解为祛痰，治疗的是肺窍的痰多。款冬花也是比较温和，不管寒热虚实都可以用的。紫菀和款冬花，优势互补，紫菀长于祛痰，冬花长于止咳平喘，配伍在一起，三大功效都有所增强，所以对于痰咳、痰喘是一个很好的组合。

这两味药在文献或很多中药书里面，常常在止咳前面都加了润肺二字，我们《临床中药学》，对于款冬花和紫菀也加了这两个字。古人认为紫菀本身比较柔软，冬花虽是辛温药，但是不燥，不容易伤阴津，所以认为它性润。其实这也是受法象药理学的影响，质地柔润，不一定就能润肺；辛温不燥，更不能称其可以润肺。现在也是因为紫菀、款冬花作为止咳平喘祛痰药，都要用蜂蜜来炮制，蜂蜜炮制了以后都有润肺的作用，所以保留了润肺的说法，对于炮制品来说符合实际。古人对于非蜂蜜炮制的药材，其润肺是从另外的角度提出来的，也可以把润肺二字加上去。

款冬花是没有开花的花蕾，是紫色的，因这一植物在冬天开花，所以叫冬花。为什么前面还有个"款"字呢？这个"款"的意思就是到了冬天它就开花了，"款"在这里是个动词，如《西京赋》里面说绕黄山而款牛首，就是作者有一天经过了黄

山,傍晚的时候到了牛首山,款有到达的意思,这是很少用的一个动词。

马兜铃 是一种马兜铃科的藤本植物,它的不同部位入药的功用不同。古代的名称命名非常好,一目了然,果实叫马兜铃;这个植物的根叫马兜铃根,就是行气药当中讲的青木香,这是明代《本草蒙筌》以后的称谓,因有肾毒性,现在已不用了,把它称为青木香,反而产生了混乱,如果叫马兜铃根,什么麻烦都没有;它的藤,古代就叫做马兜铃藤,后来又把这个藤叫天仙藤,今后大家学妇科方剂,就有一个天仙藤散,中药里面另外有一种药叫天仙子,天仙子和天仙藤不是一种植物,天仙子是一种茄科植物莨菪的种子,对于天仙藤和天仙子,对中药材不熟悉的人,肯定认为一个是藤一个是种子,其实这是两码事,完全不相干,所以这个命名后人搞得很乱,古人那种命名,马兜铃藤、马兜铃、马兜铃根,大家都知道它来源于同一种植物。

马兜铃对痰咳喘都有效,但是它是寒性的药,它有明显的清肺热作用,所以对于咳喘应以属于痰热证的为宜,其止咳平喘作用也是比较好的药。

另外,书上提到还有清热的作用,主要是用以清大肠的热,譬如说有的热重而痔疮肿痛可以用,但是实际上是很少用,没有多少应用价值,不必记忆。

由于马兜铃科植物的肾毒性的问题,所以现在对于马兜铃的使用也非常谨慎,我们书上在马兜铃的使用注意中提到,量大会引起呕吐,这也是它的不良反应,但更主要的是长期使用,可能有肾毒性,会损害肾功能,这是尤其应该注意的,所以马兜铃也是应当标明有小毒的药。马兜铃作为止咳药,譬如说肺热咳嗽,应该说效果还不错,短时间使用,量不要大,如用我们书上的这个量,在汤剂中用 6 克左右,是不会恶心呕吐,也不会有肾毒性的,加上马兜铃作为止咳平喘药,用蜂蜜来炙了以后,则不容易出现恶心呕吐,所以它应该只是一个要审慎使用的药。

枇杷叶 枇杷大家肯定很熟悉,这是一种比较有名的水果,一般是用它比较老的叶片作为药用。

枇杷叶对肺的功效,其实和马兜铃是一样的,它既能清肺热,又有祛痰和止咳平喘的作用,所以也比较适合于肺热的痰热咳喘,它的止咳平喘作用不及马兜铃,但是比较安全,它本身还是止呕药,所以不会像马兜铃那样用重一点会引起恶心呕吐。痰热不重的咳喘用枇杷叶就比较适合,一般儿童就少有用马兜铃的,所以记住了马兜铃,枇杷叶的功效也就记住了。反过来说,记住了枇杷叶,马兜铃的功效也记住了。它们在止咳平喘药当中,都兼有祛痰的作用,而且是偏寒性的。

另外,枇杷叶又能够降逆止呕,降逆是指降胃逆,前面治咳喘是降肺气上逆,所以也强调它的苦降之性,既能降肺气又能降胃气。在我们学过的药里面,既能够清胃热,又能够止呕的药,一个是竹茹,一个是枇杷叶,前面还有一个芦根,只有这三个药,比较适合于胃热的呕吐,或者胃热的呕逆,但是这三个药止呕作用都不强,其实对很多胃热的呕吐,常常是用生姜、半夏,加上清胃热的黄连等,组成清胃止呕的复方。但是就单味药而言,枇杷叶等以上三药在这方面有特殊性。

有的书上谈到枇杷叶晒干了要刷去毛,古人认为比较老的枇杷叶背面有些棕色的毛状物,比较容易刷去,嫩的毛要多一些,不易刷去。其实都很难刷掉,也很费时间,现在一般把它切成丝状,然后放在锅里加蜜拌炒,毛状物有的就焦了,没有焦的,都附着在蜂蜜上面,不会脱落。古人说它要刺激咽喉,会引起咽痒、咳嗽,现在用蜂蜜炮制了以后,可以放心使用,刷毛太费事而且刷不掉,应该改变这种加工方法。

桑白皮 来源于桑树的根皮。桑树大家都认识,全国到处都有,前面解表药中的桑叶,是它的叶;它的嫩枝就是桑枝,是祛风湿舒筋活络的药;桑白皮是它的根皮,在根皮外面有黄色的栓皮,栓皮没有药用价值,要求把它刮干净,里面就是白色的,要求药材是不要栓皮的白色部分,又因为它是根皮,所以古书上就写全称桑根白皮,把它的药用部位,限定得非常清楚了。

桑白皮作为止咳平喘药,主要是平喘,和百部刚刚好相反,它没有明显的止咳作用,所以它主要是治疗喘症的。这种喘症,主要是因为肺热盛引起的,功效之所以叫做泻肺平喘,这个泻字对桑白皮来说是清泄肺热,治疗的是肺热的喘息,也可以是肺热喘咳,因为喘咳常常是同时出现的。在复方里面,有些药是止咳的,所以可以并提,但是就桑白皮本身而言,它是长于平喘的。我们书上说用于肺热咳喘痰多之证,那是因为它通过利水,有利于消痰。但是桑白皮的重点,主要是针对肺热,最有名的代表方是泻白散,这是很有名的宋代方,是方剂学中必须掌握的方,在儿科中很常用。这里的白就是肺,泻白就是泻肺,桑皮的泻肺平喘功效,实际上就是受泻白散的"泻"字的影响,实际上这个"泻"是清热,如果要准确一点,桑白皮应该是清肺平喘。在泻白散中,桑白皮作为主药,另外配伍了前面退虚热药当中能够清肺热,治疗肺热咳嗽的地骨皮,这就是泻白散最主要的组成。另外它味甘而不苦燥,不会伤阴,寒而不易伤阳气,最适合于儿童的体质,所以泻白散对儿科里面的肺热咳喘,非常常用。

另外,在利水消肿方面,它是一个寒性的药,最宜于治疗湿热水肿,应用也很广泛,五皮饮或五皮散中,就有桑白皮,加上五加皮、冬瓜皮等皮类的药材,是治疗水肿的常用方,主要用于治疗湿热水肿,不管是心性的、肾性的,只要属于湿热,桑白皮都广泛应用。现在的研究表明,它有一点降血压的作用,利尿本身也利于降压,所以它可以作为治高血压的辅助药品。

桑白皮平喘也常用蜂蜜炮制。

葶苈子 是十字花科草本植物独行菜或播娘蒿的成熟种子,一种很小的种子,比紫苏子还要小。前者苦味较明显,故称为苦葶苈,作用要峻猛一些;后者味较淡,作用相对较缓和。

葶苈子的功效和桑白皮完全一样,也是泻肺平喘、利水消肿,但是这两种药的药性、功用差异比较大。对于葶苈子而言,它的泻肺主要是泻痰水,当然也包括了泻肺热。这两个药都是寒性的,桑白皮的寒性不如葶苈子,葶苈子是大寒的药,寒性很强,而且味苦,所以清肺热的作用更强。它首先有类似于桑白皮的清肺热作用,所以它也治疗肺热喘咳证,但更主要的是逐痰水。所以它的主治证不仅有痰热壅盛,而且还有水湿停滞,面目浮肿。所以二者功效术语相同,真正的含义却不同。因为桑白皮的泻肺,是受到泻白散的影响;葶苈子的泻肺,则是受葶苈大枣泻肺汤的影响,所以就用了相同的术语。葶苈子的主治是用于痰水壅滞的喘咳实证;而桑白皮主治的是一般的肺热喘咳。

另外利水退肿,也是宜于湿热性的水肿。研究发现,葶苈子含有强心苷,作用类似于西药的强心药,所以它治疗的水肿主要是心源性水肿,即由于心功能衰竭导致的水肿,它能强心利尿。对于葶苈子能泻肺平喘,主治有一身面目浮肿的喘咳,这些表现就相当于肺源性心脏病。这是因为慢性支气管炎引起了慢性阻塞性肺病,导致了心脏的负担加重,最后肺和心同时发病,所以叫做肺源性心脏病,后期因心功能衰竭可能出现浮肿。这样的病,按照中医的辨证,大多属于虚证,阳气亏虚为主,但是葶苈子是苦寒药,病情和药性相矛盾,对于这种情况,医生可以配伍温补药,临床上同样收到较好的效果,所以书上说:近年以本品研末服,配伍附子、黄芪,治疗肺心病、心力衰竭、水肿喘满有效。可见它的泻肺平喘和利尿退肿,主要是针对肺心病,有水肿,有痰多,喘息不能平卧,葶苈子能够强心利尿,能够祛痰平喘,所以比较适合。对于肺心病的阳虚,附子温阳,对心肾阳虚都有作用;另外又有气虚,就配伍黄芪补气,这些温补药就制约了葶苈子的苦寒性,其实整个方是偏于温补的。这是近年来临床很重要的一个经验,今后大家碰到了这种病例可以试用。

葶苈子是很小的种子,尽管我们书上在使用注意中没有写特殊煎法,但在用时最好包煎。苏子要大一些,不容易浮起来,而且它里面的脂肪油本身是香的;葶苈子则容易悬浮,而且味苦,所以就有必要包煎,而紫苏子就不必包煎。

大家尤其要注意,葶苈子和桑白皮两个药的功效虽然完全一样,但是桑白皮是甘味,甘味药就比较缓和,所以一般是用于比较轻的证候。而葶苈子大苦大寒,作用峻猛,更宜于实证或比较重的证候。所以二者在药性功用上有这样一些区别。

白果 又叫做银杏,它结的果实有一点像普通的杏,外面有果肉,里面是有硬壳的核,硬壳撬开里面才是种子,如花生米一样大小,但更短圆一些,表面有淡红色的外皮。树叶微似鸭蹼,所以这种树又叫鸭掌树,它的寿命很长,从种下去到结果,时间也很长,古人又把它叫做公孙树,爷爷种树,孙子才能见到果实或者种子,当然这是一种夸张,不可能隔一代人才能见得到结实。讲这些名称,与学习古方有关,若见到有些方里面有公孙树子、鸭掌子,应当知道都是指白果。我们书上也提到一个鸭掌散,就是用了白果。银杏被誉为植物里面的活化石,四川很多,成都市的市树就是银杏。

白果的止咳平喘类似于杏仁,可以用于多种咳嗽气喘。因为前人认为它有一定的收敛性,历版教材说它是敛肺止咳,是一种收敛性的止咳平喘药,所以就比较适合于虚证。遇到虚证的时候,常常要配伍补虚药,譬如说是脾肺气虚,就要补益脾肺,如果是肺肾两虚,就要补益肺肾,故常与人参、五味子、山药等肺肾双补的药同用。

但是这个药收敛性不是很强,不容易敛邪,又有祛痰的作用,我们书上说的是化痰止咳平喘,实际上主要是祛痰,所以它也可以用于实证,虚实都用,因此不要过分强调它的敛肺作用。过去教材虽然偏重于它的收敛性,将功效定为敛肺平喘,但是在下面应用的内容当中,又说它能够平喘咳并能够减少痰量,也能祛痰,举的方又不是治疗虚证的,而是偏于治疗实证的定喘汤,主治的是外有风寒、内有蕴热的咳喘痰多之证。其实还有一个更有代表性的名方,叫鸭掌散,鸭掌散是从三拗汤演变而来的。三拗汤是麻黄汤减掉桂枝,只用麻黄、杏仁、甘草,麻黄发散风寒,又能够平喘止咳,杏仁平喘止咳,甘草也有止咳平喘的作用,所以该方用于外感风寒的咳喘证。我们讲麻黄的时候说过,麻黄没有祛痰的作用,前面讲杏仁也没有祛痰的作用,如果外感风寒咳喘有痰怎么办,那就把杏仁换成白果,白果止咳平喘和杏仁相似,完全能够代替杏仁,同时它还具有杏仁所不具有的祛痰作用,所以外感风寒的咳喘如果没有痰,三拗汤就比较合适。如果杏仁换白果,就能治疗外感风寒的咳喘有痰之证,所以它对于实证也能使用。我们现在就强调白果有化痰或者祛痰作用,是虚实都能用的一种药。

另外,教材中还说它能够收敛止带,这是次要的内容。妇女白带过多,有虚有实,白果都可以用,对于虚证,它主要是收敛,对于实证,实际上它就是止带,不一定收敛。妇女白带过多的虚证,主要是脾肾不足,脾失运化,肾气不固,带脉不束,所以书上说用白果配伍乌骨鸡和莲子,就是脾肾双补。大部分白带过多是湿

411

热偏盛,在易黄汤中它就和黄柏配伍,清热燥湿,所以白果对于白带过多也是虚实都用。

大家要注意,白果在性味归经后面还有"小毒"二字,白果的毒性类似于桃仁、杏仁,尤其生用的时候容易中毒,中毒也主要是会产生呼吸中枢抑制,严重也会窒息性死亡。但是白果又是有名的食品,在有的菜里面就有白果,那怎么吃了没有中毒?因为它的毒性成分是不耐高温的,菜食里面加白果,是要经过长时间的煎煮,尤其是炖汤的时间都比较长,所以它的毒性就被破坏了。有邪的人也会吃加白果的药膳,也很少发生邪被敛住的现象。这是关于白果的毒性和收敛性要怎样对待的问题,我们书上强调:大量与生食易引起中毒宜加注意,痰稠不利者要慎用,原则上是对的,因为它本身就祛痰,所以痰稠者配伍祛邪药后关系不大。

银杏叶在文献上写的是敛肺平喘,那是古代的认识。现在银杏的提取物,全世界都公认是改善心脑血管的活血药,银杏叶里面的黄酮,能治疗冠心病和脑血管疾病,应用很多,研究也很深入。

矮地茶 这个药从宋代就开始收载,但是从宋代开始一直叫紫金牛,为什么叫紫金牛现在也不清楚,古代文献一直都以这个名称为正名,在近二三十年来,往往习惯使用一些民间的名称。因为它的叶片非常像茶树的叶,而且这种植物长不高,一般就 30～50 厘米,比较矮,接近地面,所以就叫矮地茶,有的地方又把它叫做矮茶风;在上海一带把它叫做老勿大,怎么长也不高;有的又把它叫做平地木,它是木本靠近地表生长,所以它有很多这类名称。

从宋代有记载开始,主要把它作为利尿药和活血药使用,就是我们书上的利水渗湿和活血祛瘀,但是这两个作用很不明显,所以我们今后所接触的方剂里面没有一个方用紫金牛的,就是因为它在古人的心目当中,没有什么实用价值,所以仅流传在民间使用。到了 20 世纪 70 年代,根据民间把它作为祛痰止咳平喘药的经验,研究证实本品祛痰和止咳的作用还比较强,同时还有一点平喘的效果,所以对于痰咳喘都有效,一经报道,用矮地茶的医生就越来越多了,也就是在这种背景下,20 多年前的教材就把它收载了,一直到现在的中药教科书,都有这种药。

其他的功效,没有什么使用价值,活血化瘀药太多了,利尿药也不少,它的作用一般,可用可不用。如果治疗痰咳喘,大家可以在复方当中使用这个药材,是一个比较安全,不管寒热虚实都可以广泛用的一种药,但是在方剂里面,没有有名的方剂来支撑,只是根据以上的用药经验来使用,所以这个药原则上不要求。

洋金花 是一种茄科一年生草本植物,可以长到 1 米多高,开白色的漏斗或喇叭状花,结的蒴果有鸡蛋那么大,果壳外面有很多刺状的凸起,就像荔枝一样,但荔枝只是扁平的突出,它是比较长的一种刺状,这种植物就叫曼陀罗。曼陀罗是印度梵文的发音,是直接翻译过来的音译中文名。它的白色的花作为药用,叫做洋金花,又叫曼陀罗花。这个药首先记载在《本草纲目》,但宋代就开始使用,在元代的《世医得效方》中也有不少方选用。

这个药作为止咳平喘药,中医理论认为它是温燥的,因为它里面的很多成分,如阿托品,会抑制腺体的分泌,用了以后,不但是口干,而且呼吸道的分泌物也减低,痰会变得非常黏稠,很难咳出来,所以这个止咳平喘药一定要用于没有痰,或者痰很少的咳喘,痰多的一定不能用。如果痰多的用了,呼吸道的分泌物减少,痰就咳不出来,阻塞在肺窍当中就会产生很多危害。在我们书上应用中也要求用于咳喘无痰及痰少之证,这一定要注意。

另外,这个药的止痛力强,对于全身多种疼痛,肢体或者内脏的各种疼痛都有止痛效果。因为中医认为它是温性药,所以一般用于寒证。现在研究表明:它里面有的生物碱是中枢性的镇痛成分,对全身的神经性疼痛,都能够镇痛;它含有的阿托品等成分,对于胃肠道的疼痛也能治疗,是解痉止痛的。洋金花类似于延胡索的止痛作用,但是这个药更特殊,在中药当中它又是一个麻醉止痛药,涂在皮肤表面,皮肤就会有麻木感,对疼痛的感受就不大敏感,所以古人在切开疮痈的时候,就外涂以洋金花为主的制剂,作为开刀的麻药。如跌打损伤骨折复位,患者很痛,也可以内服,以达到麻醉止痛的效果。书上的文献摘要部分《本草纲目》说:"八月采此花,七月采火麻子花,阴干,等分为末,热酒调服三钱,少顷昏昏如醉,割创灸火,宜先服此,则不觉苦也。"昏昏如醉就是麻醉一词的来历,李时珍说麻醉就是"麻不知觉,昏昏如醉",就是最早对麻醉的解释。过去有些拔牙的人,也先涂一点或者吃一点这类药,拔牙的时候基本不痛,李时珍说的割疮也就是切开引流,疮痈有脓了,中医也主张要切开。另外所谓灸火,有的要烤很久,艾条或艾炷会使皮肤烧灼起泡,也很痛,先涂一点麻药就不会那么痛。《医宗金鉴》的整骨麻药方,就是骨折、脱臼复位的时候用。这个药如果用量大,可以让人昏睡 10～20 个小时,有的人研究认为,《水浒传》中智取生辰纲,那些官兵喝的酒里面放的蒙汗药主要成分就是洋金花,可见从宋代就开始用这个药了,内服或者外用都有麻醉作用。

至于止痉,洋金花可用于破伤风、小儿慢惊风,有一点抗惊厥的作用,这个作用类似于蕲蛇、防风,便用得不多。

因为它是有毒的药,毒性也比较大,过用了要使人昏睡,另外还有一些副作用,如口干舌燥等,大家要关注它的使用注意。关于过量要中毒,中毒的标准要看它做什么用,如果作为麻药,那么昏昏如醉就是治疗效果,如果不是作为麻药,那昏昏如醉就是中毒了,所以这是相对的,依据用药的目的而不一样。青光眼不能用,是因为它能增高血压,也能增高眼压,青光眼患者的眼压本身就高,用了以后眼压增高,病情就会加重;心脏病、高血压不宜用,这些都是同样道理;另外有毒药当然孕妇不能用;它还会抑制分泌,不容易出汗,不利于发汗解表,所以有表证者也不宜用。这个药和川乌、草乌、马钱子等药一样,是卫生部要求严格管理的剧毒药品。

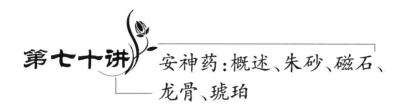

第七十讲 安神药:概述、朱砂、磁石、龙骨、琥珀

1. 含义 以安神为主要功效,常用于治疗心神不宁证的药物,称为安神药。即书上第一句话所说的:能够安神定志或者是能安定神志的药,就称为安神药。应如何理解这个概念呢? 我们首先要理解安的什么神? 在中医学中的神是非常宽泛的,人的整个生命活动,人的意识思维都可以称为神,安神药安的神没有那么广泛,安神药不可能面面俱到,只是涉及心所主的这一部分神。

这里的神是比较狭义的神,在《中医基础理论》的脏象学说中,我们学习了心主神志,人的精神思维正常就是心主神志的功能发挥正常。若因各种原因造成心主神志的功能失调,就可以造成很多与心神相关的病变,这就叫心神不宁或心神失宁。心神失宁的主要表现,首先是失眠,也就是睡眠障碍,有的可能是入睡困难;有的可能是入睡不困难,但醒得很早,醒了就无法再入睡;有的是多次醒来,再入睡很困难,总之造成睡眠的时间不够。睡眠时间的长短一般因人而异,只要白天精神好,不一定要睡满 8 小时。另外就是心悸,正常人的心虽然在跳,但感觉不出来,这就是正常的。如果受到突然的惊吓或剧烈运动后,我们感觉到自己的心在跳,这就是心悸,但心神不宁的心悸不是指这些意外或者说应激原因引起的。剧烈的心悸,称为怔忡。怔忡和心悸只有程度上的差异,都是患者感觉到自己的心在跳。入睡后有梦很正常,如果梦过多,也是心神不宁的表现。每个人记忆力不同,与自己正常时相比,有明显的变差,才称为健忘。另外,心烦也可算在心神不宁的范畴里,中药学中的安神药对这些表现都有一定的疗效。

对睡眠而言,若配伍针对病机的药,安神药可以有效改善睡眠状况。就这部分而言,安神药与西医的安眠药有相似的作用。但是两者有较大差异,西医的安眠药显效很快,约半小时就可以发挥疗效。而中药的疗效则没这么快,很难马上见效。但是西药对使用的人会有依赖性,以及会引起白天头昏脑胀,记忆力变差等,而中药则须长期服用,长期调理,但是一旦收到效果后,不会有西药的那些副作用,睡醒时头脑清醒,思路敏捷,精力也较充沛。

中药的安神药除了有安眠功用外,还有治心悸的作用,但是大家要知道,临床的心悸怔忡有功能性的,也有器质性的。若是器质性的,中西药都是不能解决的。如先天性心脏病、风湿性心脏病,瓣膜出现缺损,只有做手术才可以解决。另外对于多梦者,安神药可以使睡眠当中梦减少到比较正常。而个别安神药还可以使记忆力有所恢复,即所谓增智,但这也不能误解为能在先天记忆力的基础上提升,这几乎是不可能的。这些药是在本身有病的情况下用来改善症状,对老年人的记忆力衰退,能达到延缓的作用就很不错了。所以对这些药的作用要有正确的理解,不能夸大。

心不藏神的证候,轻微一点的,称为心神失宁,重一点的,就称为精神失常,精神失常在临床上主要是癫狂及癫痫。癫狂,西医学称为精神失常。中医认为,其中不吵不闹的叫癫;烦躁不宁,甚至动手打人的叫狂。在西医中都属于精神失常,一种是狂躁型,一种是抑郁型。癫痫发作时,不省人事,基本上没有知觉,停止发作时则如常人。安神药主要是治疗心神不宁证的,对于心神失常可以作为辅助药物,所以书上说这类药主要用于心气虚、心血虚、心火盛以及其他原因所致的心神不宁、心悸怔忡、失眠多梦以及惊风、癫痫狂等证。惊风或者是癫痫,到了昏厥的时候,安神药可作为息风开窍药的辅助。

另外,昏厥是心神失用,也可称做神明失用。对于这类心神失常病证为何只可以作为辅助药,因为心神失常的疾病,大部分都是邪闭心窍,多为热邪、痰热、瘀血等邪闭阻心窍,这时候主要要用开窍药,并针对病因来开窍醒神,安神药仅有辅助之效,若完全昏厥,则通常不用安神药。

2. 功效与主治 每一种安神药的功效术语都可以说是安神,但在具体使用上,又可以分为三种情况。

一种是镇心安神,也叫做重镇安神、安神定惊或是定惊安神。这一类药通常质地都很重,一般为矿物类药或动物的甲壳,譬如说这一章要学的朱砂、磁石、琥珀、龙骨或者后面要学的珍珠母这一类的药。虽然以上术语源于法象药理学,但这一类质地较重的药,绝大多数要先煎或者要加重用量,可以给我们一些这方面的信息。此外,这一类药常常作为辅助用药治疗心神失常,在治疗心神失常的方中,偶尔可以见到这类药,这是因为它们有不明显的止痉作用。药理研究发现,它们可抗惊厥,但作用不强,不能独立使用,故不把它们列为息风止痉药。但是这些药用于心神失常的癫痫惊风时,安神的同时又可以息风止痉,我们习惯上仍然沿用古人的说法,称它们为镇惊安神或安神定惊药。即是说这些称为定惊安神的药,略有一点止痉的功效,故其对于肝风内动的症状,除了有安神作用外,对痉挛还有缓解作用。

第二种是养心安神。对于养心安神类的药物,则兼有补虚和滋养的作用,在这章中只能说兼有滋养作用,一般适用于虚证,但一般不会作为单纯的补虚药用,因为它们的补虚作用不强。另外,有些既能补虚又可安神的养心安神药,譬如补气药中的人参、大枣;补阴药中的麦门、百合;收涩药中的五味子,因其补虚或收敛药效更强,故放在补虚药或收涩药中,但它们也有安神的作用,也属于这类安神药。

另外,有些药质地不重,又无滋养作用,如合欢皮、远志、丹参等,它们的功效就叫做宁心安神。

有的书将安神药分为重镇安神和养心安神两节,为什么我们教材没有分类?一是重镇安神是基于性状,意义不大,而且不符合全书按功效分类的原则;二是合欢皮这类药既不重,又无滋养之效,没有恰当的归属。

3. 性能特点 安神药的药性没有规律,但是其中有些小的共同性,譬如说镇惊安神药偏寒,因其中有些药有清热作用,但是并非所有的此类药都有清热功效。另外此类矿物药在五行学说中属金,禀秋凉之性,故都有微寒的性质,而这个偏寒有的只是由此类推,没有多大实际作用。而养心安神药大多是偏于平性的,而宁心安神药的药性就不太统一,意义也不大。

本章各类药的药味。养心安神药为补虚药的范畴,故多为甘味,另两类则没明显规律。

至于归经,此类药主要归于心经,因为神志是由心所主的,又由于"肝藏魂",肝对于神志也有辅助作用,所以归经也与肝有关。

从作用趋势来看,安神药是使心从不宁静到宁静,故其作用趋势偏于沉降。

本章中的朱砂有毒。

4. 配伍应用 这类药物主要针对引起心神不宁的原因进行配伍:有热的配伍清热药,尤其是能清心、肝的药;因于虚的,分别配伍补气、补血、补阴或补阳的药,由于心是主血脉的,故最常配伍补阴血之品;有血瘀、痰阻、气郁或阳亢者,应分别配伍活血、化痰、疏肝或潜阳药。

5. 使用注意 要求比较简单,一般都没有很典型的证候禁忌。因证选药的内容也不是很重要,如属虚证的,要选养心安神药,但是都很次要,可以忽略。书上仅仅就说了这一类药里面有的矿物药或者动物的甲壳,一般要先煎。作为丸散剂要注意保护胃气。个别的药物有毒性,要注意用量,避免中毒。其实这个不具有普遍性,也不是所有的安神药都需要久煎、先煎,或者都需要保护胃气,对植物药就没有这样的要求,只是其中的部分矿物药有这方面要求。至于有毒性的就是朱砂,其余都不典型。为了强调朱砂的用药安全,所以即使没有普遍性,也在使用注意当中把它的毒性作为一个问题提出来,这对用药安全是有积极意义的。

朱砂 是一种主要含硫化汞的天然矿石,因其色红而呈不规则的砂石颗粒状,故有朱砂之名。该药早期称为丹,"丹"字是一个会意字,指本品乃是从井中取出,其古字是井字中加上一个点。丹有红色之意,朱也为此意,所以丹砂与朱砂之名同用。古代多以丹砂为正名,目前则以朱砂为正名。有的书中在朱字左边加上一个石字旁,应为错字,属画蛇添足之举。

朱砂素以古代辰州,即今天湖南沅陵一带为地道产区,故本品又有辰砂之名。该名称的本意是指辰州所产优质朱砂,但 20 世纪中叶开始,长沙、武汉、重庆等地的一些药商,将人工合成的硫化汞称为辰砂,招致了同名而异物。人工合成者,含游离汞和可溶性汞盐较天然品高,毒性相对更大,只宜作为外用。二者外观容易分辨,人工合成者为体积较大的块状,且呈肌肉纤维状,与天然品的不规则砂粒状有明显差异。

朱砂主要有安神和解毒两方面的功效:

作为安神药,因其质重,一般称为镇心安神,或定惊安神等。又因其兼有清心作用,古方多作治疗癫狂、痫证惊风和惊悸等偏实而有心热之证。还多作为安神丸剂的外衣,既以其与安神药协同增效,又使药丸外观好看。

至于清热解毒,古方中内服外用均常用。主要用于疮痈、咽痛及口舌生肌,亦用于温热病热盛神昏等。如治咽疮口疮的冰硼散,朱砂与冰片、硼砂、玄明粉同用,其实主要以其局部外用而取效。安宫中黄丸中亦有朱砂,与其清热解毒与宁心安神均有关。

该药功用简单,而且目前除一些古代名方的中成药外,门诊医生的处方中一般极少选用,其原因是本品有毒,为重金属汞的化合物,既不安全,作用又很一般,且安全性高的同类药较多,临床选择余地大。

下面我补充说明几点:①丹砂在《神农本草经》中列在上品的首位,称其无毒、味甘,并有养精神等功用,是受道家的误导,对后世造成了不良影响,甚至危害了很多人的健康甚至生命。②朱砂在中药里面沿用了两千多年,不是一点作用没有,其功效应该是肯定的,现有研究它有镇静、催眠、抗惊厥及抑菌等多方面的相关药理作用。③在炮制方面,朱砂水飞,不但粉末极细,而且其中可溶性汞盐、砷的化合物等大大减少,相对更加安全;历来强调朱砂不能火煅,因火煅后会分解为汞和二氧化硫,后者升华掉了,汞的毒性就更大了。此外,前面讲茯苓谈到过,用朱砂拌染茯苓、麦冬等是不合理的炮制方法,以后大家不要再开这样的处方。④朱砂过用会引起蓄积性汞中毒,如果没有必要,一定要慎用。

磁石 是磁铁矿的矿石,主要含四氧化三铁。

磁石的第一个功效写的是潜阳安神,其实这是两个功效。作为安神药,它是镇心安神的或是重镇安神,临床应用和书上一样,是一般的心神不宁,尤其实证多用;如果是虚证也可和养心的药物配伍使用。也可以作为治疗心神失常而出现癫狂癫痫的辅助药物,所以应用范围和朱砂没有什么区别。前面的朱砂因为能清心热,相对而言比较适合心热盛的心神不宁;而磁石兼有平肝潜阳的功效,可以用于肝阳上亢。下一章会讲,肝阳上亢往往容易影响心主神志的功能,在中医学中称为阳浮而神动,就是说肝阳上亢容易导致心神不宁,比如高血压患者,如果是典型肝阳上亢,很多都兼有心烦不安的症状,睡眠不好,就是阳浮而神动,磁石能够平肝阳,又能够宁心安神,所以相对于朱砂来说更适合肝阳上亢且心神不安的患者,对此两种功效都能发挥作用,根据兼有功效就有这个特点。

它还能聪耳明目,就是改善听力或改善视力。根据中医理论,耳是肾的外窍,肾开窍于耳,听力下降往往是因为肾虚,完全耳聋当然是很严重的,也是很难治的,但如耳鸣或轻微听力降低,补肾有一定效果。肾虚以后往往导致耳不聪目不明,根本原因在于肾精的亏虚,前人在古方当中加入磁石增强效果,所以就认为它能聪耳明目,这里使用的是复方,不是单独使用,而是在配伍很多补肝肾药的基础上使用。为何它能够聪耳明目?古人认为它略有一点滋养作用,如应用二第一行说"本品养肾益阴",当肾的阴精不足不能充养耳窍,或不能上注于目的时候,磁石可以用与补肝肾之品同用。另一方面,出现耳鸣、头昏眼花,可能是贫血所致,磁石对于缺铁性贫血有些作用,因为它本身是含铁元素的药,西医治疗这类缺铁性贫血还是用铁的化合物治疗,道理是相通的,有的贫血就表现出肝肾阴虚,可能与此有关,不是因为缺血性贫血的肝肾阴虚视力或听力降低,可能磁石的作用也不会明显,这样结合现代的认识可能会更符合实际一点,或深入一点,这是我个人的体会,仅供参考。

至于纳气平喘,因肾主纳气,与肺共同完成呼吸,肾虚不能纳气归根,就会出现出气多进气少这种虚喘。肾不纳气,可能是肾阴虚,也可能是肾气虚,也可能是肾阳虚,磁石比较适合肾阴虚的,它本身微微偏寒,略有一点滋阴作用。肾气虚和肾阳虚有另外更相宜的药,如沉香主要是用于肾气虚、肾阳虚;后面还要学蛤蚧这些补肾阳药,也是偏于治肾阳虚的。

磁石的这些功效,应该说都很不明显,现在临床上不常用,大家知道有这些功效,在复方当中是可以选择的。

磁石是四氧化三铁矿石,非常硬,不容易配方和制剂,所以一般要炮制。炮制时先火煅,用火烧红,然后丢到醋里面,叫火煅醋淬,这样就会变得较松脆,一方面便于配方,另一方面能够增强疗效,部分四氧化三铁变成了醋酸铁,水溶性增加了,所以汤剂里面铁元素就明显增加。

龙骨 是古代大型哺乳类动物骨骼的化石,很多年以前埋在地下,最后变成以碳酸钙为主的化石药物。龙骨不一定是恐龙的骨。

龙骨也是重镇安神药,应用的范围与磁石一样,用于一般的心神不安,实证多用,虚证要配伍养心的药;另外对于心神失常的癫狂、癫痫、惊风,也可以作为辅助药。它也有平肝潜阳的作用,也是比较适合于肝阳上亢,心神不安,但是更强调磁石。如果两个药要优选,对心神不安兼有肝阳上亢,或肝阳上亢导致的心神不安者,要选磁石;如果是多选题,两个都要选,两个药都能镇心安神和平肝潜阳,因为肝阳上亢是肝肾阴虚,阴不制阳,阴虚是本,阳亢是标,磁石略有一点滋阴作用,龙骨没有这方面的作用,也就是说,磁石可以兼顾肝阳上亢的本,龙骨仅仅治标,两者相较,有主有次,所以这里有细微的区别。

另外一个功效是收敛固涩。那么龙骨收涩的具体内容是什么?两个方面,一是敛汗,有固表止汗的作用,可治自汗盗汗;另外就是固摄肾气,肾气不固的时候,男性就会出现遗精、滑精,女性就会出现白带过多,男女都会出现尿频、遗尿。龙骨是偏重敛汗和固肾气的,常与补气补阴的药同用,后面讲收涩药还要提到龙骨,大家初步了解它是收涩药,收涩表现在两方面,一个是固肾气,一个是敛汗。

龙骨主要是脊椎动物四肢骨骼的化石,牙齿的化石叫龙齿。前人认为龙齿长于安神。

关于这个药,我建议只了解它的功效。作为一个中医师,多年来我一直呼吁大家笔下留情,尽量不要用龙骨。因为这是地球上不可再生的资源,过去作为中药使用,应该说损坏了不少文物,造成了很大遗憾。大家可能知道甲骨文,这种文字是我们祖先写在兽骨和龟的甲壳上面的。什么时候发现甲骨文的?1901年,当时北京一个姓王的先生,非常喜欢文物,有一天他到药店去配方,配药的人拿了龙骨出来,正要把比较大一块龙骨放到药臼里面去捣烂的时候,他看到龙骨表面好像有人工刻的纹路,马上叫配药的药师不要敲碎,仔细看后,龙骨上面真的有人工刻的一些符号,就这样发现了甲骨文。龙骨的医疗作用又不是很特殊,它和下一章马上要讲的牡蛎,功用大同小异,而且牡蛎有非常丰富的资源,龙骨完全可用其他药物代替。就用不着再破坏这种文物,这是我的题外之话,也是我个人的观点。

琥珀 也是镇心安神药,和龙骨一样,用于心神不宁,一般虚实都可以用。它又有活血化瘀作用,能够治疗妇科的瘀血证,也可治疗跌打损伤,还能够用来治疗心脉淤阻的胸痹,即冠心病心绞痛等,但作用不强,只是有一定的作用,如果有药材,当然可以用。

另外,它又是利尿通淋的药,能治疗湿热淋证,但是在我们书上的应用三中,大家注意一下,写的是用于小便不利,其实这不是水肿,是淋证;后面的癃闭在西医学上就是前列腺增生,排尿的时候很困难,轻的小便不畅,重的点点滴滴,排不出来。我们在讲利尿通淋药的时候,曾提到前列腺的炎症,或轻微的增生,可以参照淋证的方法来辨证治疗。针对癃闭,琥珀可用它的活血化瘀作用,可能使增生有所延缓或减轻,所以其利尿通淋之功主要是用于淋证,癃闭也可以用,但这是两个不同的病,一个是尿路感染,一个是前列腺增生,不过应注意因证配伍。

这个药比较少用,但是在使用的时候不能做汤剂,它是一种树脂变成的类似化石的块状物,不溶于水,在汤剂里面完全没有效,所以一般做散剂或丸剂。

琥珀是古代的松树、枫树的树脂,主要是埋在煤层里面,经过了若干年,形成了一种化石样物质,有金属般的光泽,有的颜色偏褐色一点,有的是亮晶的黄色。在讲总论的时候,曾提到在魏晋南北朝的益州有人就开始造假琥珀,用什么造?就是用皮蛋的蛋白,反复煮,反复晒,做成不规则的颗粒状,大家吃过皮蛋的蛋白,晒干后虽然很像琥珀,但是一煮就变软了,琥珀煮不软,而且不溶于水,容易鉴别。好的琥珀一般做了装饰品,质量不好的才用做中药使用。

前面的这四味药都是重镇安神药,质地都比较重,后面一章还有珍珠或珍珠母,也是属于这一类重镇安神药。

421

第七十一讲 安神药：酸枣仁、柏子仁、远志、合欢皮

下面两味药，是养心安神药。

酸枣仁 是酸枣成熟的种子，它的果肉非常酸。酸枣和后面要学的大枣、山茱萸分别来源于三种植物，因为山茱萸有人又称为酸枣皮。

这个药作为一种安神药，对心肝有一定的滋养作用，滋养心肝的阴和血，有养心阴、心血的作用；也有养肝阴、肝血的作用。所以它最佳的应用是治疗心肝阴血亏虚，心失所养的心神不宁。这是在中药当中比较常用的一味安神药，因为它的安神作用比较强，加上滋养作用，治虚证是主要的。没有阴血亏虚的同样可以用，但是最适合的是心肝阴血亏虚的心神不宁。在养心安神方剂里面，很多都以酸枣仁为主药，如张仲景的酸枣仁汤，后世的天王补心丹、养心汤等，都作为安神药的主要药。酸枣仁对于一些功能性的心悸，都会有一定的改善，是最重要的一个安神药。

这个药又有一点止汗的作用，可用于自汗盗汗，需要配伍相应的药物，而最佳主治就是心神不安又出虚汗者。

关于酸枣仁，我补充一点：古人认为酸枣仁一般要炒用，才有安神的作用，如果是生用，反而是醒睡的，治疗多睡。其实没有这回事，可能是古人把酸枣的果肉和种仁混为一谈了，生的是指果肉，因为果肉很酸，如果晚上睡觉很晚，白天精神不好，突然放一个非常酸的东西在口腔里面，可能瞌睡一下就没有了，精神就好一些，所以古人说生的醒睡，可能是指果肉，如果是指种仁，这种记载就不可靠。现在认为酸枣仁不管生用、炒用，都是安神药，但是炒的时候，应注意火候，只能微微炒，如果火候太过，安神作用明显降低，甚至消失，就是微微炒香，炒到表皮有一点裂痕就行了，到了焦香的时候就失效了。这个药在做汤剂时要尽量打破，它外面的果壳会影响了里面成分的溶出。如果能把它加工成散剂吞服，每次吞5～6克，效果更好。

柏子仁 它和侧柏叶是同一种植物。侧柏的叶片和小枝在同一个平面上，是扁平的，以小枝和叶做侧柏叶用。它的果实成熟后，外面有一个硬壳，把硬壳去掉后，里面的种子就是柏子仁，像我们吃的向日葵，尤其像松子大小，也有类似

松子那样的香气。

柏子仁也是一个养心安神药,一般认为它只养心血,而且作用更弱,不如酸枣仁,所以它也是偏重于治虚证,譬如在柏子养心丸这类方剂中它作为主药之一。如果是阴虚的就配伍补阴药,心气虚的就配补心气药。而且它常常和酸枣仁同时使用,可以互相增强疗效。

这个药又是一个润肠通便药,和松子仁是一样的,它本身有营养价值,有一定的滋养作用,最佳的主治是既有心神不宁又有肠燥便秘者,如有的人睡眠不好,大便也不通畅,这时是两个功效都能够对症,这是它和酸枣仁的区别。

酸枣仁适合于心神不宁又有虚汗的患者。虚汗如果是气虚引起的,就配伍补气药,如果是阴虚引起的,则配伍补阴药。柏子仁比较适合于睡眠不佳而有肠燥便秘的人,那么反过来,便溏腹泻或者痰湿内盛者,柏子仁就不适合。那这个时候怎么办?就把它的脂肪油去掉一些,叫柏子仁霜。霜的制备,有两种情况,一种情况是在下面铺上比较厚的吸油纸,把柏子仁均匀地洒在上面,然后上面又加上纸,用一块重板在上面加压,或者捶打,让它变成泥状,然后把油吸掉;再有一个方法就是先把柏子仁用碾或是捣的方法,使之成为泥状,然后再把它摊在吸油纸上,再加压,上下两边都是纸,让纸把它的油脂尽量吸掉,剩下的部分叫柏子仁霜。这样它就不至于滑肠,现在研究柏子仁安神的成分不是它的脂肪油,榨掉了油不影响它的安神作用,所以大便溏泄或者痰湿比较重的患者,最好就用制霜以后的药材。

柏子仁作为一个润肠通便药,当然是主治肠燥便秘,应该说它还是比较好的一个润肠通便药,因为它有滋养性,也比较安全,也适合作丸散剂,这时就不能制霜,制霜后润肠的效果就降低了。

柏子仁外面有一层很薄的硬壳,很容易就能敲开,在商品药材当中,有的柏子仁是带壳的,有的柏子仁是去掉了壳的。带壳的,它的壳有一部分重量,影响了药材的称量和质量,比如说 10 克柏子仁,可能外壳就有 1~2 克,就有十分之一二的不是药用的部位,要影响称量的准确,一般认为这个质量要低一些。而去了壳的,称量就非常准确。但是柏子仁去掉了外壳,不容易保存,容易氧化,在中药的行业里面有个术语,称柏子仁容易走油,有的叫泛油,就是这个种子表面有油浸出来了,出现很油润的外表。我们大家知道核桃的硬壳如果没有破裂时,可能今年放到明年,敲开以后还很新鲜,味道很正常;如果把核桃仁取出来,让它暴露在空气当中,可能最多一个礼拜,就会有异味,表面上就会油沁沁的,就发生走油或者是泛油现象,这是一种化学反应,是脂肪油和氧气作用发生了酸败现象,脂肪油变成了脂肪酸,这样就影响了药材的质量,药效也不好,对人体会有不良的影响。所以,带壳的柏子仁,放上一年半载敲开,里面的种仁仍很新鲜,对于这

423

种药材,可以把用量增加一点,比如说该用 10 克的就写上 12 克,临用的时候把它捣碎,这样就可以确保它的质量和用量。

这一章的养心安神,只有这两味药,更多的是在补虚药当中,如人参、大枣、麦冬、百合或者五味子这一类,它们是更主要的养心安神药。

远志 是一种草本植物的根,它既不重,质地比较轻,又没有滋养作用,所以不能称为镇心安神药,也不能说它是养心安神药,它的功效就叫宁心安神。如果要分两节,它就没有去处。

远志作为安神药,虽然药性偏温,但是不管寒热虚实,它都可以用。它最大的特征,就是在治疗健忘的复方当中一般都要用远志,它的名称就是这样来的。孙思邈的孔圣枕中丹,就是用远志加石菖蒲、茯苓、人参这些药;后来的不忘散、读书丸、定志小丸等,都是用来增强记忆的。使读书成绩好一点的古方,都是以远志为主要的药物。所以我们书上,在远志的应用中,除心神不安、心悸、失眠外,还加上了"健忘"二字,其他的安神药,都没有提到健忘,这是远志的特殊性。在有的中药书上,远志除了归心经,还加了一个归肾经,是因为"肾藏志,志伤则喜忘"的原因。所以认为远志可以交通心肾。中医认为很多睡眠不好或记忆力下降,是因为心肾不交,心火不能下通于肾,肾阴不能上济于心,远志可以交通心肾,常与石菖蒲同用。《本草备要》就强调它是一个交通心肾的药,而且把它作为一个补药,放在补虚药的目录当中,其实它主要是改善记忆,不是真正的补虚。

第二个功效比较特殊,称为祛痰开窍,准确说应该叫化痰开窍。祛什么地方的痰?一是祛肺窍的痰,能够宣通肺窍,就是治疗咳嗽痰多,因为远志是一个温性比较明显的药,所以肺热的痰热咳嗽不太适合,当然不是绝对不能用,只是单用时不太适合,往往是没有明显热象的咳嗽痰多更为多用。所以,作为祛痰药它祛的是肺窍之痰,开通的是肺窍。远志在早期的西医药中,也作为一种恶心性祛痰药使用,服用了以后也是对胃黏膜刺激,使呼吸道的分泌物增加,使痰容易咳出来,20 世纪中前期普遍都使用远志酊,或者远志合剂,作为恶心性祛痰药,这点与中药用远志祛肺窍之痰,治疗咳嗽痰多是完全一样的用法。另外,它还能消心窍的痰,开的是心窍,治疗痰阻心窍的心神失常证,如癫证、狂证,或者癫痫等,一般与其他的化痰开窍药物配合使用。所以在书上,远志的这个功效下面有两方面的应用:应用二,用于痰阻心窍所致的精神错乱、神志恍惚、惊痫等症;有咳嗽痰多,难咳出者,配伍桔梗、甘草、杏仁,所以这个功用特殊一点。

另外还能消痈肿。远志对于疮痈肿痛,尤其是外敷,有明显的作用,但是在中医的理论范畴内,不好总结功效,辛温的药,对热毒疮痈有效,总结什么功效?不能说清热解毒,所以就把它的主治客观地记载下来,就是消痈肿,其实这是一个主治。不管体表的什么痈,包括乳痈,古人都有使用记载,如把它捣绒加蜂蜜敷在局部,很有效。现在研究发现远志有很强的抗炎作用,疮痈初期就是炎性反应,就是利用它的抗炎效果。

对于远志,再补充说明两点:第一,远志在过去要求去心,因为它的根皮比较厚,里面的木质心比较细,而且不是药用部位,所以要求去心使用。现在研究的结果表明,它的心是木质部,有效成分含量比较少,有心的远志,肯定质量要略差一点,同样是用 10 克远志,有心的和无心的,用药量有差别。但是心的总量不多,去心非常麻烦,要耗费大量的时间和人力,所以现在一般不去心,可以适当增加一点用量,不会影响药物的疗效。第二,我前面说了,西医长期把它当作恶心性祛痰药,它对胃黏膜有刺激,所以书上的使用注意中有溃疡病及胃炎患者慎用的告诫。这个溃疡是胃溃疡,用了远志以后,因为它对胃黏膜的刺激,溃疡和胃炎会加重,一般会更容易引起恶心。现在进一步的研究发现,远志对于胃肠有一定的毒性,这个毒性主要是影响胃肠的功能,研究人员提出了一个新的说法:服用了远志会导致"胃瘫",其实就是胃肠的蠕动受到抑制,运动降低了,它的毒性是胃肠毒,是影响胃肠的功能,过去强调胃炎、胃溃疡不用,是对的。但是研究还发现用蜂蜜炙了以后,对胃肠的毒性明显降低,过去认为远志要蜜炙,主要是为了祛痰,治疗咳嗽痰多,现在看来不仅仅是为了祛痰,也是更加安全,所以今后用远志的时候,最好用蜜炙的远志。

合欢皮 是豆科植物,一种高大乔木的合欢树的树皮,这个树比较特殊,就像含羞草一样,晚上叶片就闭合了,早上又伸展开,所以叫合欢,有的又叫夜合。因此《本草拾遗》说:"其叶至暮即合,故云合昏。"

合欢皮作为安神药,古人认为它最适合的是因为情志不愉悦而心神不宁者,即书上说的:"忿怒忧思,情志所伤"引起者最适合。当然不是精神因素导致的心神不宁也完全可以用。古人有这么一个说法,来源于古诗"合欢蠲忿,萱草忘忧"。萱草根就是黄花的根。现在用了,效果并不完全像诗中说得那样,它就是个一般的安神药,什么心神不宁都可以用,但是古人有这个说法,大家也可以作一个了解。它的安神作用不如远志,当然更不如酸枣仁,对精神因素所致者也无明显特殊作用,所以实际比较少用。

另外它又是活血化瘀药,过去主要用于伤科活血疗伤,治疗跌打损伤的肿痛,在中医外科学中的古方中使用,其实应用也不多。但是现在研究,合欢皮虽然对一般的血瘀证作用不强,但是对于孕妇还是比较敏感,能够明显增强子宫的收缩,而且能够抗早孕,所以孕妇是不适合使用的,在合欢皮后面大家可加上孕妇忌用。

它的花就叫合欢花,也是一个安神药,但是没有活血作用。

425

第七十二讲 平肝潜阳药：概述、石决明

平肝潜阳药和下面的息风止痉药，在大家用的《临床中药学》里面，是首次把它们独立成章的，在历版教材当中，平肝潜阳药和息风止痉药，统称为平肝息风药。很长时间以来，这两类药物都合在一起，最早的理论依据是《黄帝内经》里面有一句话，"诸风掉眩，皆属于肝"，"掉"是指肢体摇摆、动摇。这种观点是将《黄帝内经》的这句经文理解为，凡出现了掉和眩，即肢体摇摆、动摇，也就是痉挛抽搐以及眩晕，都应该属于肝风的范畴，所以就把这两类药合在了一起，统称为平肝息风药。

对《黄帝内经》的这句原文，当然还可以有其他的理解，比如说风掉，就是引起痉挛抽搐的是肝风，以及眩晕这两种病症的病位都在肝，但眩晕不属于肝风。如果眩晕在当时认为是肝风，那么随着临床实践的深入，已经在很久以前，就认识到眩晕主要是肝阳上亢，而不是肝风内动。所以在目前的中医学当中，从基础到临床都是清楚区分的，它们的病位虽然相同，病因、病机、临床表现是明显区别的。比如说在《中医诊断学》肝的辨证当中，肝风内动和肝阳上亢是并列的两个独立证候，在临床的诊断当中，当然涉及很多病种，也是两个完全不同的证候。那么结合现代药理学的研究，平肝潜阳治疗肝阳上亢，主要是镇静、镇痛，或者包括一部分药物降血压的药理作用。而息风止痉主要是抗惊厥，所以说从理论到临床，以及现代的研究，肝阳上亢和肝风内动是完全不同的证候，可以分得开，而且应该分开。但是在这版教材以前，就坚持第一种观点，认为这两类药物，都与肝旺有关，它的主治证都是针对肝旺的，都需要平肝。实际上这两类肝旺，有明显区别，前面我简单地讲了，后面通过对这两章的功效、主治学习，大家就会更清楚。

由于过去这两章放在一块，最大的一个问题就是导致了平肝息风这个功效术语的使用不规范。所以在中医药文献当中，有时候的平肝息风是平肝潜阳加息风止痉，是两个功效合在一起的一种简称。其中的平肝指的是平肝潜阳，息风指的是息风止痉，正如这两章合在一起以后，在中药学里面的章名，就是这个含义。但是对于一些具体的药物，有的称它有平肝息风的功效，而实际上指的是它能够平肝阳，并没有包括息风止痉，比如说在有的教科书上，把菊花平肝的功效

称为平肝息风,我们前面学过了解表药,菊花没有息风止痉作用。而有时又把有一些只有息风止痉,没有平肝潜阳作用的药物,也称为平肝息风,所以使用很不规范,给学习、理解和以后对这些药物的临床准确选择使用,都造成了一定的麻烦。基于这样的情况,把这两类药分开,已经是非常成熟的事了,所以我们现在就把过去的平肝息风这一章的药,分为平肝潜阳和息风止痉两类药物。

平肝潜阳药概述

1. 含义　以平肝阳,或是平肝潜阳为主要功效,常用于治疗肝阳上亢证的药物,称为平肝潜阳药。在解释这个概念的时候,经常没有说是以平肝潜阳为主要功效,更多的说是平抑肝阳,或者平肝抑阳,或者平降肝阳,有的时候说能潜降肝阳,实际上是一个意思。为什么有不同的表述,通过下面这一类药物功效术语的变化,我们就会有一个比较深刻的认识。这类药物的含义,简单说是以平肝为主要功效,这样就少一些麻烦。

2. 基本功效　最简单就是平肝两个字,说三个字就是平肝阳,四个字就有平抑肝阳、平肝抑阳、平降肝阳,或者平肝潜阳这些不同的说法。这里有一个不成文的约定,也没有哪一本书,或者哪一位权威专家来明确地告知,但是事实上,在这一类药物的功效术语应用的时候,往往联系了它们的药材来源,主要是质地的轻重。对于平肝药当中的植物药,一般就回避"潜"字,说它们是具有平肝、平肝阳、平抑肝阳、平肝抑阳、平降肝阳的作用。这个"潜"字来源于重镇潜阳,使用"潜阳"二字的药材,质地应是重坠的,正如前面讲重镇安神药的情况是一样的。主要指的是一些贝壳或甲壳,后面的石决明、珍珠母、牡蛎,还有紫贝齿等,都是贝壳类的,另外矿物药或者动物的骨骼、甲、角,一般都用平肝潜阳这个术语,这是一个不成文的习惯。实际上这些术语之间没有本质上的区别,它们都是对肝阳上亢这个证候的治疗功效。

把平肝潜阳和平抑肝阳的药物加以区分,正如前面安神药中的重镇安神药一样,有利于认识这些药物的药材是比较沉重的,主要是贝壳类或者动物类的药,一般需要久煎,在汤剂当中可以先煎,或者另外在制剂、炮制方面,可能有些特殊的要求,这样对临床医生,也可以有启示,能够联想起很多事情。它也不是完全没有意义的,但是这个意义又不能过分地拔高,其区分不一定那么严格。在中医药界有一部分人觉得平肝潜阳和平抑肝阳不应该截然区分,可以混用,本身就是同一种功效,这样统一了以后,可以减少学习的麻烦,能为记忆提供方便,因为它本身没有本质性的差异。

但是有一部分同行非常介意,在二十年前,五版教材开始使用了以后,首次对天麻在功效里面使用了平肝潜阳这个术语,当时《临床中药学》使用不久,有人就认为天麻是植物药,怎么能够潜阳?实际上如果要按质地来讲的话,在植物药当中,比天麻重的药不是很多,天麻本身也很重,但在当时写教材的时候,肯定不是因为天麻重才写平肝潜阳,而是这一章的编委可能认为这个区别不应该那么明显,所以使用了这个术语。

我把这两种观点都介绍给大家,如果你觉得记住了平肝潜阳,它是比较特殊的药材对你有帮助,那么也可以按照这个观点来记忆和使用;如果觉得不管怎么说,平肝潜阳、平抑肝阳、平降肝阳,平肝抑阳和平肝潜阳之间,没有本质差别,整个这类药你都认为是平肝潜阳,凡是有平肝作用的药,就包括我们前面学过的菊花,你认为都能平肝潜阳,那也没有什么值得大惊小怪的地方。我们教科书到目前还是一种折衷的办法,一般还是比较重坠的药使用平肝潜阳这个术语,很多植物药还是采用一个回避的态度,比如前面学的桑叶、菊花就没有讲平肝潜阳,只说平肝或者平肝阳,就是下一章要学的天麻,也把它改为了平抑肝阳,也没有再沿用五版教材的平肝潜阳,也是避免在同行当中引起不必要的争论,这是关于这类药的功效术语的使用现状。

它的主治就是肝阳上亢证,肝阳上亢证主要的症状是眩晕、头痛,有的可能还有面部烘热、烦躁、失眠等症状。导致肝阳上亢主要是因为肝肾阴虚,不能有效地制约阳气,肝阳亢逆于上,在肝阳上亢的同时气血也并走于上,所以出现了眩晕头痛;阳热上扰出现了烦躁,就是讲安神药时说的阳浮而神动出现了烦躁不安、失眠或者易怒等症状。由于它的本质是虚,阳亢这个标是偏于实的,它本虚标实,所以很多肝阳上亢患者有腰膝酸软、头昏耳鸣这些比较典型的阴亏于下的症状。我们书上在功效与主治中对这个临床表现讲得比较清楚,但最重要的是眩晕、头痛,有的还有面部发热、烦躁多怒、睡眠不安或者其他的一些热象,另外还有一部分下虚,就是肝肾阴虚的一些症状。

对于兼有功效,我们不要求,当然它有一些兼有功效,比如有的兼能清肝明目,有的能够宁心安神,但是都不很普遍。除了这一章介绍的潜阳药以外,前面安神药当中的龙骨、磁石也是比较典型的平肝潜阳药,一个是化石类的,一个是矿物类的,也是比较重坠的;前面的桑叶、菊花是植物的就称为平肝阳。在下一章息风止痉药当中还有几味药同时也是平肝药,如羚羊角、钩藤、天麻。过去把这两类药放在一起,一个比较次要的原因就是羚羊角、钩藤、天麻既是潜阳药,又是止痉药,很难分出它的主次,所以也是这两章药物迟迟不能一分为二的原因之一。

3. 性能特点 平肝潜阳药在药性方面一般都比较平和,但是微微偏寒,略偏于寒或者笼统地说偏于寒凉,前面学的桑叶、菊花、磁石都是这种情况。为什么呢?因为肝阳上亢表现出来的标象是虚阳上亢的一些症状,都是偏于有热的,比如说面部烘热、心烦,舌质红或者舌苔比较黄,以寒热为纲来辨证是略偏热的。另外在下的虚是阴虚,阴虚生内热,所以肝阳上亢本质上来讲,不管标或者本,都是偏热的倾向,所以一般而言这一类药物的药性是偏于寒凉的。

关于药味,这一类药物的作用是使亢逆于上的阳气能够潜降,要和五味的理论相联系的话,唯一能够联系上的就是苦能够降泄,肝阳也是一个气逆于上,加上这一类的药物都有不同程度的清热作用,它偏于寒凉,所以从理论上来讲它应该是苦味的,应该是苦泄或者苦降的。但实际上真正比较强调这一类药是苦味的主要是针对一些植物药,比如说前面的桑叶、菊花,有苦味,能清泄,能降泄。在这一章里面的,比如说刺蒺藜,或者不要求的罗布麻,或者下一章要介绍的钩藤,这样的一些药,强调了它的苦味,是这些药本身滋味也有一点苦。对于更多的属于动物贝壳类的平肝潜阳药,它们来源于海洋,所以往往联系到它的真实滋味,多数是咸味的,比如石决明、珍珠母、牡蛎以及其他的一些贝壳类平肝潜阳药。矿物药更不统一,前面的磁石,有的书上是辛味,我们书上是咸味;代赭石一直是苦味,同样都是铁的化合物,这个规律性就不强,前人依据的标准不统一,所以对于这一章药物的药味大家就作一个常识性的了解,不作为重点。因为它和五味的基本理论没有很明显的相关性,所以比较多的还是强调真实的滋味,只有个别药物作为性能来对待。

归经,很有规律,也容易理解记忆,肝阳上亢属于肝的功能失调的一种证候,这一类药物的作用部位就是在肝,所以都归肝经,有的兼归心经,它是兼有安神作用之类的原因。

关于作用趋向,它使亢逆于上的阳气能够潜降,所以是沉降的药物。从狭义的毒性来讲都是没有毒的。

4. 配伍应用　这一章的配伍应用,按照寒热虚实就不太实用了。因为一般来说它和寒没有关系,所以这一类药物的配伍就很简单,最重要的配伍就是根据它的病因、病机。它是阴亏于下,肝肾阴虚不能制约阳气,平肝潜阳药潜降阳气主要是治标的,一定要配伍治本的补阴药。对于肝阳上亢兼有肝热的患者,次要的配伍是清肝药、安神药。如果说肝阳过亢,肝风欲动,那么也可以配息风止痉药。

总体来说这章的药都没有很明确的证候禁忌。书上只是针对药材,动物的贝壳比较多,所以要求做汤剂一般要先煎,如果作为丸散剂,要注意炮制,而且要注意保护胃气。

429

石决明 是贝壳类,它来源于海产的几种鲍鱼,我们书上说的杂色鲍、皱纹盘鲍、羊鲍、澳洲鲍、耳鲍、白鲍这些鲍鱼类的贝壳。鲍鱼是有名的海鲜,它生于深海,只是一边有贝壳,单侧贝壳边上有一些小孔,有的是九个孔,这是它的一个特征,所以有的说九孔石决明是比较优质的。要注意从它的名称上很容易误解它是一个矿物药,实际上它是动物药,石是说的它的质地好像矿石一样,它确实很像矿石,因为它绝大多数的成分就是碳酸钙。决明是它的功效,最早把它用于治疗眼科病,能够改善视力,所以称为石决明。它是鲍鱼类的贝壳,是动物药,不是矿物药,前面的决明子是草本植物,所以有的书上把决明子叫草决明,有的开处方写二决明,指的是草决明和石决明,但是草决明存在同名异物,在古代本草文献上,把我们没有介绍的青葙子,就是野鸡冠花的种子也叫做草决明,它也是清肝明目的药,也是来源于草本植物。但是在当代的书写习惯中,草决明就叫决明子。在这个功效方面,石决明和决明子有相似的地方。

要说明的第二点,石决明这种动物,在古代不叫鲍鱼,或者说它的读音可能相同,但是写法不一样,它是一个鱼字旁,加个复习功课的复字。这个字现在的读音是"fù",但是据章太炎先生考证,古代没有轻唇音,它应该读"bāo",又如现在一个肉月旁,一个孚的"脬"字,就是膀胱,读音是"pāo",如果按照半边的音,也是读"fú",这也是古音和现代读音的一个变化。当然这是专门考证、研究汉字音韵方面专家的结论,我们不管。但是大家要知道,这个是后来才叫鲍鱼的,古代的鲍鱼是腌鱼,普通的鱼加上盐,把它腌制起来,它有很浓的臭味,所以有这么一个成语,"入鲍鱼之肆,久而不觉其臭;入芝兰之室,久而不觉其香",古代的鲍鱼就是一种很臭的鱼,就是腌鱼。这就涉及《黄帝内经》当中出现的鲍鱼名称,那个鲍鱼就是腌鱼,不能和石决明这种动物画等号,完全不一样,因为过去很多人学了中药后知道石决明是来源于多种鲍鱼的贝壳,今后再去学《黄帝内经》,看见里面出现了个鲍鱼汁,就以为用的是石决明这种动物,这是关于名称,作一些简单的常识性了解。

石决明的第一个功效,平肝潜阳,当然主治的就是肝阳上亢。肝阳上亢的临床表现,在概述当中我们一并介绍了,就不再重复。配伍方面,一是配同类的平肝药,用来共同增加平抑肝阳的效果,同类的同用增效,或者相须、相使。另外就要配伍补阴药,针对肝阳上亢的主要病因、病机,治病求本,我们书上谈到了本品配伍地黄、白芍。这些药具有补阴的作用,肝、肾之阴都能补,白芍也略有一点养阴、敛阴作用,今后在补血药当中会学。但是更多的是配伍龟甲、鳖甲,或者其他的补阴药,比如说女贞子,这些都是可以使用的。石决明本身也略有一点滋阴的作用,这个在古代的本草文献里面,一直有这样的论述,比如说《名医别录》,是最早收载石决明的文献，说它"久服益精"，就是长期使用，它有一点滋养阴精的作用，它有这样的倾向，虽不是典型的补阴药，但是它对于补阴有好处，所以这个药物本身也有一点标本兼治的意思，它主要是潜阳，滋阴是很次要的。所以仍然需要配伍典型的滋阴药物，这样才能够表现出滋阴潜阳的作用。

第二个功效，就是它名称的来由，清肝明目，它主治的是肝热目疾，目赤肿痛，可以内服，在古方里面也常常把它研很细的粉末外用，局部点眼，作为眼药外用，也有清肝明目的效果。因为石决明不仅仅是一个清肝而治疗肝热目疾的药物，它和前面的桑叶、菊花有相似之处，就是我前面讲的略有养阴的倾向性，所以对于肝肾阴虚的视物昏花，视力降低，石决明在古今的治疗眼科病的方当中，使用都比较普遍。所以我们书上在应用二中，前面充分说明了它清肝明目，既能清肝热，又能明目，所以治疗的是肝热目疾，肝火上炎，目赤肿痛，配伍的是夏枯草这类药物。接着又说如果是肝肾阴虚，或者肝血虚，那么配伍其他的滋补肝肾药，枸杞子、熟地、菟丝子这一类药它也能用。为什么后面也能用呢，就是它略有一点滋阴的作用，这是主要的原因。

因为石决明类似于矿物，主要含碳酸钙，所以要打碎先煎，有的要把它煅了以后来使用，这个药煅了以后，肯定能够收敛，敛疮生肌。像我们前面谈到的主要含碳酸钙的药物，都有这方面的作用。石决明用来清肝明目和平肝潜阳，有的主张煅了以后用，有的主张生用，尤其像张锡纯这些医家就很强调要用生的，但是有人研究后发现，它煅了以后和其他的一些贝壳类药，比如说与牡蛎这一类很相似，里面含的微量元素在水里面的溶解性明显地增加了，认为煅用可能还会提高疗效，不仅仅是一个敛疮生肌的问题。所以在临床上，作为内服的时候煎汤使用，究竟用生的或者煅的，其实两种观点都有，这个可以在临床上用的时候，作进一步的观察，但是目前用生的要更多一些。生用一定要打得比较碎，但它很硬，打碎很难，比较麻烦，药房里面在这方面应注意，如果颗粒太大了，效果就不会好，因为像石头一样重，20～30克石决明，没有多少，就一点点。

431

第七十三讲 平肝潜阳药:珍珠母、珍珠、牡蛎、赭石、蒺藜、罗布麻

珍珠母 来源于几种产珍珠的贝壳,如全国很多江河湖泊均产的三角帆蚌和褶纹冠蚌,这是养在淡水里的;广西、广东、海南沿海咸水里产的珍珠贝和马氏珍珠贝等。珍珠是这几种贝类的动物受到了刺激以后,要自我保护,然后就分泌形成珍珠。收了珍珠以后,剩下来的贝壳里面是珍珠层,亮亮的,有金属光泽,它和珍珠的化学成分是大同小异的,用的珍珠母主要就是这些产珍珠的几种贝壳的珍珠层,外层完全是碳酸钙,一般是把它去掉,用里面这个更接近珍珠的化学成分,如含氨基酸及多种微量元素等的部分。关于珍珠母的名称,古今不一样。古代说的珍珠母,主要是没有做过首饰,没有佩戴过的珍珠,比如宋代的《本事方》,里面就有一个珍珠母丸,那里面的珍珠母,作者自己有一个注解,是未经钻缀者,没有钻孔,没有作为首饰,也就没有在身上带过的,比较干净,当时叫做珍珠母,和我们现在这个贝壳的珍珠层是两个药,这要加以区别。但是珍珠和珍珠母的功效、主治大同小异,只不过珍珠的作用好一些,但价格比较贵,珍珠母是非常廉价的。

珍珠母也有平肝潜阳和清肝明目的作用。珍珠母在平肝潜阳和清肝明目方面,和石决明可以说完全相同,而且常常配伍在一起使用。它用于肝阳上亢,也是配伍同类的药物,以增强潜阳之力;同时配伍补阴药,以治肝肾阴虚之本。如《医醇賸义》甲乙归藏汤,珍珠母与龙齿以及补阴的地黄、白芍等药同用。

另外,作为清肝明目药,也用于肝热目疾,或者肝肾虚的视力降低,疗效和石决明相比,实际没有明显的差异,配伍原则也是一样。前者与石决明、菊花等同类药以协同收效;后者应与枸杞子、女贞子等补肝肾药同用。

但有的书上说石决明以决明来命名,可能清肝明目的作用会优于珍珠母,当然从理论上讲是这样的,但是没有经过严格的对比,这样的说法只供参考。

按照一般书上所列出的功效,珍珠母多一个宁心安神。准确地讲,石决明应该说也有一点重镇安神的作用,虽然没有明确写出来,但不能说石决明完全没有这种作用,只是作用比较弱,可以不必肯定它,相对来讲,珍珠母的重镇安神的作用比较明显一些,所以在《中国医学大辞典》里面,就明确地说了石决明和珍珠母

的区别是:"珍珠母兼入心肝两经,与石决明之但入肝经者不同,故凡涉于神志病者非此不可。"就是说凡是有心神不宁,心悸失眠,或者出现了心神失常的惊痫、癫狂,这两味药相比,就应该用珍珠母,这是在这两个药之间相比,不是在所有中药里面"非此不可"。所以按书上的描述,这两个药的最大区别,就是珍珠母兼有更明显的宁心安神的作用,实际上珍珠母这方面的作用也很一般。

珍珠母主要成分也是碳酸钙,煅后研末用,也可治疗胃溃疡泛酸疼痛和湿疹、湿疮等。

珍珠 又叫真珠,是前面那些作珍珠母的贝类,受刺激后在其体内形成的类球形、卵圆形或长圆形颗粒。其质地坚硬,表面有彩色光泽。

珍珠不但具有珍珠母的所有功效,而且作用更优,同时还有更为明显的益阴和解热毒的作用。由于价格原因,并不比珍珠母常用。其清肝明目,一般就不能作汤剂,因为价格太高了,一般是在眼药里面,用少量的研得很细的粉末,作为眼膏这样局部来使用,现在多以其水解液制成滴眼液外用。

此外,珍珠粉或珍珠母的珍珠层粉,在近年来除用于原发性高血压病、冠心病、胃溃疡等病外,发现还有提高免疫功能、延缓衰老和美容等保健作用。

牡蛎 也是一个海产贝壳,它的这个贝壳个头比较大,比石决明、珍珠母的贝壳大很多。

433

牡蛎作为平肝潜阳药,用于肝阳上亢的情况和石决明、珍珠母或者前面学过的龙骨都是大同小异的,也是没有什么个性特征,反正比较常用。应用时一方面也是同类药配伍,另外同样是配补阴药,常常和白芍或者石决明这些药同时使用,所以这个问题比较简单。

第二个功效收敛固涩。牡蛎的收敛固涩和龙骨完全一样,主要是敛汗和固肾气,治疗肾气不固的尿频、遗尿、遗精和妇女的白带过多等。作为一个收敛固涩的药使用,当然也是要配伍补虚药,而且也常常和龙骨配伍。在处方的时候往往龙、牡并提。

另外一个功效是软坚散结,龙骨没有,这是这两个药的主要区别。前面两个功效都一样,同时配伍使用。牡蛎的软坚散结,其实我在总论当中曾经提到过了,软坚散结主治的证候,主要是腹内的一些癥瘕积块和体表的一些痰凝结块,其形成原因,一是因为瘀滞,第二是因为痰结。能够消散这些癥瘕积块,主要是用活血化瘀药,尤其是能够活血消癥的药,能活血散结的药;或者化痰药,主要也是能够消散,消痰软坚散结的药。只有一少部分药,它们可以主治腹内的癥瘕积聚和体表的瘰疬、瘿瘤,但它本身不是活血化瘀药,同时也不是化痰药,那么这样的药一般就认为它具有软坚散结的功效,牡蛎就属于这种情况,它可以治疗痰核、瘿瘤、瘰疬，腹内的一些癥瘕。对此临床常常使用牡蛎，但是它没有活血作用，也没有消痰作用，所以直接就说它软坚，并往往和它的咸味联系起来，咸能软，主要是指这样的少部分药物。在临床应用的时候，还要分别配伍消痰散结药，或者活血消癥药。书上列举的一些主治，更多的是配伍消痰散结药，比如说消瘰丸，配伍的是贝母，主要是浙贝母。如果是腹内的癥块，它可以配伍三棱、莪术这一类的活血消癥药。

牡蛎和龙骨经常是一个固定的药对，牡蛎有软坚散结的功效，龙骨没有。龙骨宁心安神，牡蛎在五版教材上没有，其实牡蛎也有一定的宁心安神作用或者镇心安神的作用，只是相对龙骨来讲，可能弱一些，现在有的教科书上，对于牡蛎就加上了一个镇心安神，这就和龙骨一样了，但是使用不如龙骨那么普遍，这也是一个事实。所以有的书上还是按照长期以来的习惯表述，牡蛎没有宁心安神或者镇心安神的功效，因为它的这个作用确实不明显，而且临床上也不常用。

另外牡蛎煅了以后，可以制酸止痛。其实前面已经讲过这一类主要含碳酸钙的动物贝壳，煅烧了以后，很容易研成粉末，这样的粉末如果局部外用，都可以收湿敛疮生肌，前面的石决明、珍珠母，煅了以后局部外用，均可收湿敛疮。石决明书上没有谈到，但它也有这作用。牡蛎若是煅了以后用，碳酸钙就变成氧化钙，氧化钙就可以研很细的粉末，它的吸湿性，就是敛湿生肌的效果，就更加明显一些。如果是对消化性溃疡，胃溃疡胃酸多，服用了以后，相当于局部的敛疮生肌，有利于溃疡面的保护，促进它的愈合；另外碳酸钙煅烧了以后成了氧化钙，我们在中学的课程当中已经学过了，氧化钙是一个弱碱性的氧化物，它可以中和胃酸，减少胃酸，能使溃疡病的泛酸症状减轻，胃酸减少，对于溃疡的刺激也会减轻，疼痛就会缓减，所以它不一定是直接的止痛。牡蛎强调它在消化性溃疡当中作为制酸止痛药用，它的机制就相当于局部外用，收湿敛疮，促进溃疡的愈合；另一方面，这个弱碱性的氧化物能够中和胃酸，减少胃酸对溃疡的刺激。其实所有海产动物的贝壳，内服对于消化性溃疡的胃酸过多、胃痛，都有不同程度的疗效，都可以使用，只是在临床上比较常用的是海蛤粉、牡蛎和后面要学的海螵蛸，其余的虽然书上没有提到，同样可以使用，这是一个共性，不管我们书上有没有，说它煅后研粉，用于湿疹、湿疮，能够收湿敛疮，一点都不错。

牡蛎需要和龙骨对比，前面两个功效都是相同的，都相须为用，没有什么区别，最大的区别，一个能软坚散结，一个能宁心安神，也可以说二者都能安神定惊。

赭石 历来的正名是代赭石，代赭石的"代"，是古代的代郡，在山西省的雁门关，古代也叫代州，当时认为那个地方的赭石比较好，现在并没发现有什么显

434

著特殊性,所以近年来的《中华人民共和国药典》已经把前面的代字给删掉了,但是为了体现古代的名称,我们也可以不去掉它,其实这一名称的改变完全没有必要,所以称赭石或者代赭石都一样。代是产地,赭是颜色,例如水彩画有一种赭石色,指的就是一种黯红的颜色,石指的来源是一种矿石类。这也是一种含铁的化合物,赤铁矿。

这个药也是平肝潜阳药,对于肝阳上亢是仅治标的药,也必须配伍补阴药。如果有肝热的还可以配伍清肝药,这是代赭石放在这一章的原因。

另外关于代赭石的降逆,主要是降胃逆,治疗胃气上逆,就是一个止呕逆的药,张仲景的旋覆代赭石汤,旋覆花与代赭石都能够降逆止呕,这个方里面还有半夏等止呕药,所以这是一个常用于痰湿偏盛而恶心呕吐的名方。从张锡纯开始认为代赭石还可以降肺气以平喘,不过这是张锡纯的一家之言,现在也有人用,对于其平喘的作用是不是肯定,现在也很难说,因为张锡纯是有名的医家,所以我们书上在应用二中也提到气喘证,前面的治嗳气、呃逆、呕吐,是降胃气;后面气喘是肺气上逆或者肾不纳气,因为张锡纯用的参赭镇气汤里面配伍了一些补肾药,原方是配伍人参与山茱萸,但有的书上写的是党参,人参肺肾双补,应该更适合。复方是有作用的,但主要应是人参、山茱萸的功劳,究竟代赭石在这里有多大的用处,有待于进一步的研究,为了尊重张锡纯先生的意见,所以把降肺逆的功用写出来供大家参考。

代赭石又是凉血止血药,可以用于血热妄行。书上在前面说,可以配伍降气或其他的止血药,治吐血、衄血、崩漏等血热所致者,这完全是对的。但后面又提到一个震灵丹,其实在这里举这个方并不恰当。震灵丹不是用于血热妄行的,而是治疗虚证的。因为出血日久而有阴虚阳亢,震灵丹用代赭石主要用以潜降阳气。对后面的这一部分要大家去正确理解,为什么会头昏眼花,本身有阳亢,同时有血虚,也可能属于缺铁性贫血,因为赭石中含有铁元素,和前面的磁石一样,这是治疗虚证,不是凉血止血,因为它不是血热证,只是与潜阳或者治疗缺铁性贫血相关。代赭石主要是这三个功效:平肝、降逆、止血,记相对的主治不难。

再提两个问题:

第一,代赭石需要火锻然后醋淬,就是把它烧红后放到冷的醋里面,即是使这个很坚硬的铁矿石崩解,便于配方,也便于制剂;同时更重要的是增强作用,因为火煅醋淬之后生成的醋酸铁的水溶性增强,也使临床的疗效提高。此外,赭石中常含有氧化砷等毒性成分,煅后使其升华,可保证用药安全。

第二,从《神农本草经》开始,代赭石的味就是苦味,它是凉血药,能治疗热证,我们也可以推断它是寒性药。那为什么是苦味呢?因为苦能降泄、清泄,清泄指清热凉血,降泄指降肺逆,符合五味苦能泄的特点,所以代赭石的苦是一个纯性能的味,与滋味没有任何关系,不管任何人就算味觉再异常,也不会尝出代赭石有苦味,就像石头在我们口中不会尝出什么味道,但是为什么自《神农本草经》开始就说它是苦味,因为反映的是它的性能,这是典型的性能与性状的味相区别的有力例证。

蒺藜 是一个聚合的果实,每一个小果外面都有很硬的刺,所以叫做刺蒺藜,因为它颜色偏白色所以也叫做白蒺藜,叫蒺藜、白蒺藜、刺蒺藜都可以。

书上说它是平性的药,实际上它是微微偏寒的,整个平肝药都是偏寒的。刺蒺藜是植物药,所以不说它的功效是平肝潜阳,就用两个字:平肝。也是用于肝阳上亢,应用的方法也一样,需配补阴药,有肝热的要配清肝热的药。

它又是一个疏肝理气药,平肝、疏肝是两个功效,疏肝理气就用于肝气不舒,当然作用不强,用得不多。

这个药物还能祛风,祛风主要有两方面:一是祛风明目,一是祛风止痒。我们书上强调的是祛风明目,肝的病很多都与风有关,肝经风热出现的目赤痒痛、见风流泪,刺蒺藜与桑叶、菊花、蝉蜕、夏枯草都是常用的,实际上就用来疏散风热,也可以说它还有一点清肝热的效力,眼科比较常用。另外就是用于皮肤科,风邪郁闭肌肤出现瘙痒,它能祛风止痒。

这个药的功效,在这一类药当中相对比较多,但是每一种功效作用都很弱,所以在临床上应用不多,尤其是在平肝与疏肝方面应用更少,在眼科及皮肤科方面上用得多一些,大家在明目的后边加上止痒二字,《名医别录》中就有治身体风痒、头痛的记载,《本草求真》也提到了。

罗布麻 出自《陕西中草药》,是最近二三十年从民间开始使用的。当时做了药理研究,它有降血压的作用,就把它作为一个治疗高血压病的辅助药物来使用,在中药学中不好分类,没有地方可放,就把它放在了平肝潜阳药里。这就出了一个问题,平肝潜阳和降血压能不能相等,其实不能相等。平肝潜阳药很多没有明显的降血压作用,比如说我们前面学的石决明、珍珠母、龙骨、牡蛎、磁石,就没有明显的降血压作用,现在研究能够降血压的药,用中医中药的观点来看,未必又是平肝的药。比如说我们前面学过豨莶草、臭梧桐、桑白皮、益母草,这些药都有一定的降血压作用。后面补阳药中的杜仲能降血压,但也不能称为平肝药,所以应该是有区别的。只是说高血压的患者,常常有肝阳上亢的一些临床表现,但是不能把降血压与平肝阳等同起来。我个人的观点,因为有一些功效是用中医理论没有办法认识或是观察的,可以借用西药药理学的术语,比如说降血压、降血糖、降血脂,你一定要换成中药的术语,没有办法转换,不要牵强。

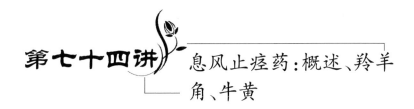

第七十四讲 息风止痉药：概述、羚羊角、牛黄

息风止痉药概述

1. 含义 以息风止痉为主要功效，常用于治疗肝风内动证的药物，叫做息风止痉药。

息风止痉就是平息肝风，制止痉挛。肝风内动证的临床表现，就是《黄帝内经》说的"掉"，即肢体摇摆不定的痉挛抽搐，抽搐主要是手足，痉挛主要是躯体抽动。中医认为病位在肝，原因是肝有内生的风。风有外来之风，而外来之风一般是引起表证，比如说伤风、风寒感冒、风热感冒，另外就是风湿痹病；风邪郁闭肌表还会引起肌肤瘙痒等。对于外风，一般是把它驱除出去，在中医的治法中，有"外风宜祛"之说。所以治疗外风的功效术语中，均有"祛"字，比如祛风解表，祛风止痒，祛风止痛，祛风湿。内生之风跟外风没有关系，中医说"内风宜息"，治疗内风的方法就叫做息风。有的证候既与外风有关又与内风有关，有的时候也叫祛风止痉，比如说防风、天南星、白附子、白花蛇，因为这些温性药对于肝风内动多用在破伤风，破伤风是风毒由破损的伤口进入人体，并引动内风，所以既要息风也要祛风，这样的药对于肝热生风不适合，习惯上防风、天南星、白附子、白花蛇的有关功效又称为祛风止痉。其他治疗痉挛抽搐的药全部都叫做息风止痉药。其实这个理论来源于生活现象，比如我们在一个窗户关闭的屋子里面，怎么知道外面有没有风，就要看外面树有没有动，"风胜则动"，树木在动，就说明有风。同样要知道有没有内风，就看肢体有没有摇摆，如果有摇摆动摇，就表明肝有内生的风。

息风止痉，可以简称止痉或者息风，最好是四个字同用，息风针对的是病因，止痉是效果，是要解除的症状，因为有肝风就要痉挛抽搐，平息了肝风，痉挛抽搐就会减轻或者解除，这是有因果关系的。

另外再说一下息风的"息"字，息是平息，息风是平息内风，所以在《中药学》中从一开始就用了这个"息"字。另外有火字旁的"熄"，在汉字里面是用于火的熄灭，比如说规定晚上11点钟要熄灯，因为古代点灯用的是油，油燃烧是有火焰的,所以也用这个"熄"字。如果说风浪平息,用的就是这个"息"字。在最近 20年来,一些出版社出的书中所有息风的"息"都加了火字旁,这是不对的。因为有火字旁的专指火焰熄灭,虽然说肝风内动多数是有热的,或者说是有火的,但肝风内动不完全是热证,有虚证甚至是虚寒证,比如说破伤风就没有热象,小儿的慢惊风不但没有热,不少还会有寒象,是寒证,所以不应该用"熄"字,今后大家用这个字的时候要多注意。

2. 功效主治 也是共有的功效与主治,是治疗痉挛抽搐的息风止痉,这是以下每一味药都有的功效和相对应的适应证。

息风止痉药往往还兼有一些别的功效,有一部分既是息风止痉药也是平肝潜阳药,所以这一部分息风止痉药兼有平肝的功效,比如后面要学的羚羊角、天麻、钩藤,这一类的药也就比较适合于既有阳亢又有肝风的肝阳化风;另外有一部分药兼有清肝的功效,也可以用于肝热目疾;也有一部分药具有通络的功效,则又可用对于风中经络所引起的口眼㖞斜、麻木偏瘫。

3. 性味归经 息风止痉药的药性没有规律,有的是寒性的,有的是温性的,有的是平性的,当然以寒性的居多,寒性的就比较适合于肝热生风,温性的就适用于没有热的内风证,对这类药物大家要注意药性,要能把典型的寒性药和温性药区别开来。

在五味理论中,一开始没有相应的味用来反映息风止痉的作用特征,后来认为肝风内动、痉挛抽搐,是肝的经脉或者筋膜处于挛急状态,就慢慢地引入了甘能缓的观点。认为息风止痉是缓和了肝的经络或筋膜的挛急状态,所以多数息风止痉的药就标上了甘味;兼有清肝作用的药还有苦味,因为苦能清泄;另外能够通络的药又有辛味,这些味本身也与滋味有关。总之药味的规律性不强,所以就不太重要,大家只要知道有这么一些问题就可以了。

归经很简单,因为治疗的是肝风,所以就归肝经。至于升降浮沉的趋向,它是让摇摆不定的肢体静止,因此是偏于沉降的。这一类药部分有毒,如蜈蚣、全蝎要注意毒性。

4. 配伍应用 息风止痉药的配伍和活血化瘀药比较相似,主要是一个原则:就是针对病因病机配伍。我们书上在概述的第三段,主要就是在讲息风止痉药的配伍原则,可是不太全面。痉挛抽搐和肝阳上亢的头痛眩晕一样,也是一个症状,也是属标的。根据治病求本的原则,也应该针对病因病机来配伍,以标本兼治。

引起肝风内动痉挛抽搐的原因,临床所见最多的、最重要的就是肝热,也就是肝热生风,也叫做热极生风或肝热动风。自然界的森林出现火灾,或者木结构的房子失火后,火势非常猛烈,很快就会起风,这是因为空气受热之后对流加剧,就形成了风,这是个自然现象,火旺的地方都会出现风。临床上出现的痉挛抽搐大多与热有关,这种情况就类似于前述自然现象,叫做肝热生风、热极生风、肝热动风或者肝热风动。儿科里面的急惊风,一高烧就出现痉挛抽搐,这种西医所说的"高热惊厥",中医就叫做小儿急惊风;温热病中,心肝热邪太盛的时候,也可能出现痉挛抽搐;癫痫突然昏厥,倒地抽搐,也有一部分是因为肝热;有热的中风也是如此,这些都是临床上常见的。

另外一种情况是前面所提到的肝阳化风,一旦阳气过亢失于制约之后,也会引起肝风内动,一些严重的高血压导致的脑血管意外,一般属于这种情况,通常见于中风患者。还有一种情况就是书上说的"水不涵木",也叫阴虚风动或者血虚主风,主要是肾阴亏耗,肝失濡养,如温热病后期,经过卫分、气分,最后到了营、血分,而且在营分、血分基本上因热邪不断耗伤阴液,常出现手足抽搐或者肌肉瘛疭,都属于这个范畴。中医认为肝属木,尤其需要阴精或者阴血来濡养,当得不到濡养的时候,就会出现动风。

还有一种情况,书上没有谈到,即所谓的脾虚风动。一般见于小儿慢惊风,由于长期的腹泻,或者严重的呕吐,或者上吐下泻,这样出现的肝风内动,脾虚是根本,中医怎么解释呢? 脾虚,脾属土,土地非常贫瘠,树木就长不好,在贫瘠的土地上生长的树木非常纤细,只要有风吹就会摇摆得很厉害,中医就把这种情况叫做土虚风动,"土虚不能荣木"。吐泻引起的小儿慢惊风,一般是虚寒性的。

再有一种是外风引动了内风,就是破伤风,由于破伤风杆菌从伤口进入人体,影响了人体的神经系统,中医古代就认识到破伤风必定有伤口,比如说被不清洁的金属把皮肤刺破了,小儿出生剪脐带的时候消毒没做好,几天之后就容易出现破伤风。

在配伍方面:肝热生风的就配伍清热药,尤其是清肝热的药;肝阳化风主要配伍平肝潜阳或者滋阴潜阳药;如果是水不涵木,就要配养阴药,有血虚的还要养血,但滋阴是主要的;土虚不能营木,就要温补脾胃,补气健脾;至于破伤风,在使用息风药的同时,也要祛外风,所以一些治疗破伤风的古方,常用天南星、白附子、防风、天麻一方面息风止痉,这些药本身就能祛外风,同时往往还配伍羌活、白芷这一类祛风解表的药,内风和外风兼顾。

5. 使用注意 首先还是因证选药:肝风内动有寒热不同,热极生风包括阴虚风动的,都宜用偏寒凉的息风止痉药;破伤风、慢惊风,没有热象或者是虚寒证,就比较适合偏温的息风止痉药,尤其是破伤风还要选息风又祛风的药,但最重要的还是分清楚寒热。

二是证候禁忌。这是因证选药的延伸,寒凉的息风止痉药不适合虚寒的肝风内动,温燥类的息风止痉药不适合热极生风和阴虚风动的患者,所以我们书上提到:"本类药多偏于寒凉,也有偏于温燥的,应区别使用,脾虚慢惊非寒凉所宜,而阴虚血亏又要慎用温燥之品",这几句话就是证候禁忌,反过来讲就是强调"寒者热之,热者寒之"的原则。

接下来是中病即止。热极生风如果服用了太多寒凉的药,也要伤阳气,也要伤脾胃;没有热象的过用温燥也会耗伤阴液,这也是围绕着寒热来展开。当然一些息风止痉药是有毒的,过用是要中毒的,例如蜈蚣、全蝎毒性就比较大。

关于用法方面:肝风内动是急重证,最好是预先准备好息风止痉的成方,所以用于息风止痉的急救药,前人大都是做成成药,这也是用法上可以考虑的问题。

羚羊角 是赛加羚羊的角,这种赛加羚羊,在中国主要是生活在新疆、青海一带;和新疆接壤的一些国家也有分布。只有雄兽有角,雌兽是没有角的。这种角一般长 20～30 厘米,粗 3 厘米左右,像竹节状,有 10～20 个隆起的环脊,上部渐细而光滑,内有细孔直通角尖,习称"通天眼",这是鉴别羚羊角的主要特点。

作为一个息风止痉药,第一,它是寒性的,所以适合于肝热化风的患者;第二,它又是清热解毒药,所以又常用于温热病的肝热生风,因为温热病本身的温热邪气就是一种热毒病,所以清热解毒要贯彻于温热病的全部治疗中。另外,它又是平肝药,所以它又比较适合于肝阳化风,羚角钩藤汤就是治疗肝阳化风的一个典型方剂。在治疗温热病的一些中成药中常用羚羊角,如紫雪丹。普通的肝热生风,也是比较适合的。作为一个息风止痉药,它的作用力比较强,总体是阳热亢盛的比较适合,反过来说寒证就不适合,例如小儿慢惊风,用了之后就会更伤小儿阳气,会加重病情。破伤风用羚羊角的,在古方中也很难找到,因为破伤风没有热象。治肝风内动证时往往还结合它的兼有功效用于阳热亢盛的肝风内动。

平肝潜阳,可以用于肝阳上亢,和石决明、珍珠母或牡蛎没有太大的区别,也要和补阴药同用。对此古人用得比较多,可能是那个时候的羚羊角比较多,现在它是保护动物,不提倡使用,价格非常昂贵,一般的肝阳上亢不会考虑用它。

清热解毒药,一般都能治疗疮痈,羚羊角当然也能用,但是治疗疮痈的清热解毒药太多了,尤其是一些草类的药遍地都是,效果不一定比羚羊角差,所以一般的疮痈也不会用羚羊角。羚羊角作为一个清热解毒药,主要就是在温热病当中,既有肝风内动,又有热毒炽盛时综合利用,只有心肝热盛者,较为常用。

大家就记住这四种功效,注意有的书上的第一组功效,写为"平肝息风",这

440

样写是两个功效,息风是息风止痉,平肝是平肝潜阳,所以它既是息风止痉药又是平肝潜阳药,但是主要是用于息风止痉,所以放在息风止痉这一类药中。

在使用的时候,一般是把它加工成散剂,或者磨汁服用,这样才能够充分地利用药材。一般不做汤剂,汤剂的量比较大,因为药材需要得多,价格会很昂贵。因为赛加羚羊是二级保护动物,它不像虎骨、犀角是一级保护,国家明令禁止交易,所以前面只说不提倡用。不过我们也应该保护,五版教材后面有一个附注,其中提到的原羚、普氏原羚、鬣羚、鹅喉羚等都是保护动物,数量并不比赛加羚羊多,所以也没有实用价值。后面还有一个附药山羊角,这种山羊也是野生的,也比较少。所以现在主张用人工喂养的山羊的角来代替,这种人工喂养的山羊的角,作为平肝药有一定的作用,可以加大剂量用来代替羚羊角,至于在息风止痉方面,可能还很难评价。古代有很多以羚羊角来命名的治眼病方剂,如羚羊角汤、羚羊角散等,现在一般也不会使用,也是因为清肝明目的药很多,比如说桑叶、菊花等,所以也不会考虑羚羊角。

牛黄 过去是安排在清热解毒药中,现在一般都放在息风药里面了。牛黄是牛科动物黄牛、水牛或者青藏高原上的牦牛等的胆囊或者胆管的结石,是牛的病理产物。胆囊中的结石是圆球状的,比较大,就像鸡蛋里面的蛋黄。牛黄是一层一层增加的,切开之后有一层一层的纹理,这种胆囊里面的圆球形的像蛋黄的牛黄叫做卵黄。如果是长在胆管里面,它就不是圆球状而是圆柱状,就像一段粉笔的形状,这样的牛黄就叫做管黄;在比较小的胆管里面,还会出现泥沙状的牛黄。一般认为卵黄的质量最好,管黄次之。由于牛是大牲畜,过去主要用来耕田,不希望它长胆结石。现在奶牛就希望它产奶,如果长了结石奶质也不好,产奶量也会下降,也不希望它长结石;养来食用的菜牛,养殖的年龄都比较短,患胆结石的机会也很小,就像年轻人患胆结石的也不多,中年以上比较常见,所以天然牛黄的药材就紧张。有的研究人员想了一个方法,给牛动手术,在牛的胆囊里面植入异物,以此为核心让它慢慢地长成牛黄,这样的牛黄叫做人培牛黄,质量也比较好,但是人培牛黄的成功率也不是很高,所以不能满足需要。后来就以牛黄的主要化学成分,比如胆红素或者胆酸盐,从猪或牛的胆汁中把这些主要成分分离出来,然后用人工的方式配制,这样的牛黄叫做人工牛黄。现在人工牛黄比较多,但是人工牛黄只有牛黄的部分化学成分,在很多方面代替不了天然牛黄,所以质量是比较次的,价格也比较低,现在很多中成药里面所用的牛黄,绝大多数都是人工牛黄。今后主要还是考虑用人培牛黄,现在技术上已经有很大的进展。牛黄药效可靠,是非常好的一味药,也是一种名贵的药材。

作为息风止痉药,它和羚羊角一样,都是寒性的清热药,都宜用于热极生风;

441

另外,也有清热解毒的作用,对于温热病中出现肝风内动也非常适合,如有名的安宫牛黄丸,就以牛黄作为主药,在这种成方之中既清热解毒又息风止痉;温热病痉挛抽搐的时候,往往还有痰热闭阻心窍导致窍闭神昏,安宫牛黄丸里面用牛黄,是综合应用了牛黄的所有功效,既用它清热解毒来针对温热病的热毒邪气,又用它息风止痉来缓解痉挛抽搐,在痉挛抽搐的同时如有痰热闭阻心窍,又用它来化痰开窍,促进患者苏醒。下一章要讲开窍药,牛黄也可以开窍。

牛黄和羚羊角不一样的地方是它没有平肝的作用,所以肝阳化风羚羊角就比较重要一点,也就是说牛黄在肝阳化风证中用得相对较少,当然不是不能用。和羚羊角一样,牛黄也是不适合寒证,因为苦寒性也强。

牛黄作为一个化痰药,痰热咳嗽也有非常好的疗效,但是临床不会把牛黄拿来治疗咳嗽痰多,不会作为祛痰药。名贵药要用在刀刃上,一般的咳嗽痰多,我们在前面学了那么多的祛痰药,如用胆汁不是更好吗?一般的胆汁都有祛痰的功效,猪胆汁、牛胆汁那就很多了,价格十分低廉,就是用熊胆粉也不会考虑牛黄。

牛黄的化痰实际上是用于祛除心肝之痰,往往把它用于痰热壅盛的神昏抽搐。对于温热病神昏者,羚羊角虽然能清热解毒,但它不能化痰开窍,所以没有优势,但是牛黄能够化痰开窍,所以痰热壅盛窍闭神昏,就和羚羊角并用。

另外,作为一个清热解毒药,对疮痈、热毒咽喉肿痛,牛黄的作用很强,有名的六神丸里面就有牛黄,就是用它来解热毒、利咽喉。一些热毒很盛的恶疮,也可以用牛黄来解毒消痈,这在一些古方里面较常用,如犀黄丸现在也有这种中成药,不过像牛黄解毒丸等成药大多是以人工牛黄投料,对疮痈也颇有效。但是现在主要是用在温热病这方面,因为清热解毒药很多,一般的热毒疮痈都不会用牛黄。所以牛黄在温热中的使用,是四个功效,息风、化痰、开窍、清热解毒全部都利用起来了,就是在热毒炽盛、窍闭神昏、痉挛抽搐都同时出现的情况才使用。

牛黄不能入汤剂,否则很多成分会破坏;只宜作丸、散,每次15~30mg。

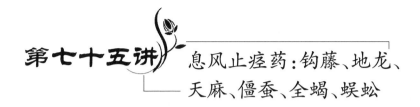

第七十五讲 息风止痉药：钩藤、地龙、天麻、僵蚕、全蝎、蜈蚣

钩藤 是茜草科的藤本植物，藤可以长得很粗、很长，比较细的藤有的退化了，形成了钩状，所以这种藤叫做钩藤。这些钩有的是互生的，有的是对生的，都可以作钩藤用。有的医生用钩藤，只用那一点点钩，不用藤茎，就把它叫钩藤钩，比如汪昂的《本草备要》里面就叫做钩藤钩，这是个误解，认为钩的作用比较好，是因其尖而力锐，茎的作用就不好，其实钩就是一个变态茎，退化了而已。现在研究钩藤不管是钩还是茎，只要是不太老，也就是不太粗的，比如说有的已经长到2～3厘米粗了，那里面的生物碱含量就比较低，作用就不太好了，一般比较嫩的，就像筷子到指头那么粗的，功用都是一样的。今后处方的时候不用写钩藤钩，对于药材不要苛求，如果只把茎上的钩取下来，那就没有多少，对于资源也是一种严重的浪费。而且过去有的人还要解释为什么钩藤钩的疗效比较好，因为它是尖的，尖的力就锐，功效也就比较强，其实这也是因为形状产生的一种法象误解。

钩藤作为息风止痉药，它的作用比较缓和，不如牛黄或羚羊角，也不如后面的一些息风止痉药，可能和解表药蝉蜕的息风止痉作用差不多。它也是偏寒的药，也比较适合于肝热生风，这与羚羊角、牛黄一样。同时它又是平肝药，因为它是植物药，一般不称平肝潜阳，就用平肝两个字，或者是平肝阳，也比较适合于肝阳化风。所以羚羊钩藤汤中它是和羚羊角一起用的，都是因为它们的特征比较适合于肝阳化风。由于它的寒性不强，又没有解毒作用，所以对于温热病用得不多。但正由于寒性不强，所以在儿科当中就显得特别重要，小儿的体质是稚阴稚阳，不需要大苦大寒，作用比较平和的药对于儿童来说才是最好的选择，所以蝉蜕、钩藤对于急惊风或者小儿其他原因引起的肝热生风来说，价廉物美。

对于钩藤大家主要就记住息风止痉、清热平肝这两个功效，关于清肝热，一般的肝热也可以用，也有一定作用，现在研究它有降血压的作用，所以又把它当作为治疗高血压的辅助药，但是降压作用不强，我们书上也谈到了，记住了功效则不难理解。

要注意这味药不宜久煎，这在藤类植物药当中是非常特殊的。钩藤的有效

 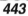

成分是钩藤碱,钩藤碱不稳定,受热容易分解破坏,所以钩藤做汤剂煎煮时一般不要超过 20 分钟,是煮沸了以后维持的时间从一刻钟最多到 20 分钟,否则钩藤碱被分解破坏,疗效就降低了,平肝的药像石决明、珍珠母、牡蛎都需要久煎,只有钩藤要后下。用于肝阳化风,如果和羚羊角同用,羚羊角入汤剂煎的时间也很久,钩藤则应后下。

地龙 羚羊角、牛黄、钩藤和地龙这四味药,加上前面的蝉蜕,都是寒性的息风止痉药。

地龙就是蚯蚓。蚯蚓有两种,学名我们不管它,但我们应知道有的蚯蚓,颈部有一个白的环带,叫做白颈蚯蚓,个头比较大,主要分布在广东地区,一般将虫体剖开,去掉内脏,质量最好,叫做广地龙。另外一种地龙要细小一些,没有白色的环带,因为它较细,所以就不剖开,直接晒干,因为腔体内有一些成分不是药用的部位,所以质量就比较低差,医生比较喜欢用白颈地龙。

地龙作为息风止痉药,由于用得不多,所以该功效较次要,我们书上是放在清热的后面。为什么它作为息风止痉药用得不多呢?因为它息风止痉的作用不强,尤其是作为息风止痉药的时候,新鲜的地龙作用要好一些,干地龙的作用并不明显,我们都知道,患者如果用新鲜的地龙煎汤服用,很多人都不愿意吃,由于这方面受到一些影响,所以实际上就很少用,它主要也是用于热证。

它能清热定惊,治疗心神不宁,尤其是作为化痰药的辅助,用于心神失常的病证,主要是用于治疗癫狂或癫痫。实际上这属于安神的范畴,所以书上在应用一的前面主治高热抽搐,后面又说用于热狂癫痫。热狂癫痫是用来定惊安神,但也是用得不多,因为这些病本身就难治。

现在地龙用得比较多的功用,一是通络,治疗中风后遗症,麻木偏瘫,口眼㖞斜或风湿痹病。研究发现,地龙里面有一种物质,叫做蚓激酶,能够抗血栓,类似我讲水蛭的时候,提到的水蛭素的作用,所以常用来治疗中风后遗症。补阳还五汤中它和黄芪、川芎、红花这些活血化瘀及补气药同用,治疗气虚血瘀的中风后遗症,其中地龙是用来通络的;治疗风湿痹病,地龙和祛风湿药一起用,用于关节拘挛麻木,如在小活络丹中,地龙也是用来通络的,所以现在地龙用得最多的是用作为通络药。

另一个是平喘,它能治疗哮喘。因为它是寒性的,所以热证比较适合,但是配伍之后,比如说配麻黄这类药,寒证也可以用,但是比较次要。

清热利尿用于湿热水肿,也是用得不多。

羚羊角、牛黄、钩藤和地龙,这四味药是这章里面偏寒性的息风止痉药。偏寒性的息风止痉药,还有解表药中的蝉蜕,化痰药中的胆南星,在书上的功效里面都明确提到了息风止痉。其实还有一些药也有一定的息风止痉作用,而且药性偏于寒凉,只不过不太典型。比如说清化热痰药中的天竺黄、竹沥,平肝药中的珍珠、珍珠母、牡蛎这些药,在我们的书上,有的称为定惊,其实都有一定息风止痉的作用。《温病学》里面的二甲复脉汤、三甲复脉汤,主治阴虚风动,其实也是依靠牡蛎这类药物微有息风止痉的效果。像这些药,也适合于有热的肝风内动,如小儿的急惊风、温热病,中风、癫痫往往也是有热的。小儿急惊风有的是风热,那么就要配伍疏散风热药,如选用本身就能疏散风热的蝉蜕,或者比较缓和的钩藤,此外,还常配伍菊花、牛蒡子、金银花、连翘等;如果是肝热,就配伍清泄肝火的青黛、龙胆等。如果是温热病,热毒比较炽盛,往往要配伍清热解毒药,比如栀子、连翘、黄连等;中风、癫痫,或者温热病,其实很多都兼有痰热,还要清化热痰,就比较适合选用牛黄、天竺黄、竹沥、胆南星,也可以配伍一般的清化热痰药,比如贝母、瓜蒌等;肝阳化风,也是阳热亢盛,配伍寒凉类的潜阳药,羚羊角、钩藤尤为适宜。

这一章剩下来就是一些平性或者是偏温的息风止痉药。

天麻 茎带红色,它是寄生性的植物,不需要进行光合作用,叶退化成包在茎上的膜片。古代的文献当中,有的就把天麻称为赤箭。作为中药使用的部位是下面的块茎,这个块茎类似于马铃薯而细长,有特殊的气味。前面有一个红色的芽,所谓的鹦哥嘴,这些是鉴别天麻的重要特征。

过去由于对天麻的生长习性不是很了解,它是寄生的植物,繁殖也很奇怪,既要有种子,或者幼小的块茎,同时还需要一种真菌和它共生。天麻表面有一种黑色的细丝状密环菌。天麻下面没有根,不能从土里面吸收养料,上面也没有绿叶不能进行光合作用,所以自己没有生存的能力,它的寄生生活依靠密环菌在周围的泥土里吸收养料,它再从密环菌中吸收养料来生存。古人没有掌握这些知识,就觉得非常神秘,所以文献里面对于天麻有很多神话一样的记载。当然现在我们已经清楚了,它是和密环菌处于一种共生状态,可以进行人工培育,现在市场上的天麻,绝大多数都是人工培育的,但是人工培育还没有完全解决。什么没有解决呢,它的种质要退化,产量一年比一年低,现在还在进行研究。今后大家见到商品药材,凡是外观很好看,细长细长的,晶莹透亮,那一般是人工种的。野生的因为没有发芽之前找不到,发了芽就消耗掉了一部分养分,所以就没有那么光滑,表面比较皱缩,而且带褐黑色。关于天麻能够补虚、强壮这方面的说法历来比较多,其实确有这方面的作用,现代也证实它能提高人体免疫力,延缓衰老等,因其并不很明显,所以天麻在中药当一直不是典型的滋补药。

它的基本功效是三种,书上正文里面只有两种。第一,息风止痉。天麻作为息风止痉药的主要特点是平性,对于肝风内动,不管寒热都适合使用。所以教科书上首先就强调天麻的这一特征,在应用中强调治疗惊风抽搐之证,不论寒证热证,皆可配用。实际在临床上,天麻因为兼有平肝阳的功效,所以相对用得多的是肝阳化风,天麻钩藤饮就是代表方。真正的肝热生风,尤其是温热病的热盛动风,其实用天麻的不多,因为前面已经有不少是寒性的息风止痉药,那些药物更加适合。天麻一是用于肝阳化风,另外是小儿的慢惊风,因为小儿慢惊风多是虚寒证,天麻是平性的药,不会影响阳气,且兼滋养之效,所以这也是用得比较多的。古人治疗破伤风也常常用天麻,治疗破伤风用中药,在讲防风的时候我就提过了,其实没有什么优势,因为一旦发生了,是非常严重的,一般预后都不好。不但是中药,西药也没有什么好的治疗办法,没有良效药物,关键在于预防,所以对于破伤风,实际上意义不大。古人在没有破伤风疫苗的情况下,如果发生了,只好用天麻这一类药物,所以像玉真散选用天麻也有道理。它是平性药,虽然寒热都可以用,但在实际上用得比较多的是肝阳化风和小儿的慢惊风。对于肝阳化风,它本身又能平肝阳,可以和其他的平肝药或者息风止痉药一起使用。对小儿的慢惊风,必须配伍温补脾气的人参、白术等药。

第二,平肝潜阳,当然是用于肝阳上亢。肝阳上亢在前面一章已经学过了,因为是肝肾阴虚,要配伍滋养肝肾的补阴药,对于天麻这也是一样的。

第三,祛风通络,或者是祛风湿、止痹痛。其实天麻的这一个功效应该叫祛风通络止痛,大家可以加上止痛二字。天麻的祛风通络止痛,一是用于风湿,有一点祛风湿的作用,又能缓解痹痛,它可以用于风寒湿痹,但在临床上不是很常用。一方面,它祛风湿止痹痛的作用不强,更主要的是由于药源的关系。因为过去的天麻,完全是自然繁殖,产量很低,所以药材并不丰富。现在虽然能够人工培育,但是有很多关键的技术没有完全攻克。我前面说的,品种退化,产量不断降低,也不可能大量地把它作为一般的祛风湿药使用,在这方面它没有什么特长。另外,祛风通络可用于中风后遗症;祛风止痛可以治疗偏头痛,相对于痹病要用得多一些。比如说治疗偏头痛,川芎是治疗头痛的要药,天麻也能祛风止痛,这两个药配伍在一起,就是刘河间的大川芎丸,用以治疗头风痛或是偏头痛。我们书上没有说到头痛或头风痛,其实是可以用的。另外,书上说的手足不遂,就是中风后遗症,天麻用来祛风通络,治疗脉络不通。

僵蚕 也可叫白僵蚕。是吃桑叶生产蚕丝的家蚕,做药用的是幼虫感染了致命的白僵病而僵死的虫体,现在一般是用人工接种的方法生产。当然不能在养蚕的地区接种,因为传染性很强。这种蚕死了以后完全角质化,比较硬,在出土的文物里面几百年上千年都不会腐烂,就像木乃伊的情况。白僵蚕的白,就是它表面白僵菌的菌丝,是白色的。有些假冒的僵蚕,是其他原因死亡的蚕,表面拌上白色的石灰粉,外观看起来就像僵蚕,但是比较软,容易腐烂,而白僵蚕比较硬并且是脆的,存放很久都不会腐烂,所以名称可以叫白僵蚕也可以叫僵蚕。在一些古代的文献中,因为僵蚕二字的笔画非常多,医生开处方的时候,就觉得挺麻烦,所以又把白僵蚕写成天虫,刚好简体字又把蚕字简化为天字下面一个虫,其实先有天虫后有简体字。

白僵蚕作为一个息风止痉药,和天麻一样,也是平性的,所以在临床上主治的肝风内动可以不分寒热,而且经常和天麻同时使用,这是它们相同的地方。二者在息风止痉药相同的功用当中,又有一点区别,这是因为二者的兼有功效产生的,天麻兼有平肝阳的作用,所以比较多的是用于肝阳化风的痉挛抽搐;而僵蚕兼有化痰的作用,更长于肝风夹痰之证。另外在药性方面,天麻应该是平而偏温,白僵蚕是平而偏寒,其实药性也有一点细微的区别。所以天麻用于偏虚寒的小儿慢惊风,也用于风湿痹病,风湿痹病很多也是有寒的,因为天麻微微偏温,能祛风湿止痹痛。白僵蚕是微微偏寒的,也可以说它有一点清化热痰的作用。所以僵蚕比较适合于肝风内动而有痰热者。比如小儿的急惊风,天麻用得非常少,僵蚕用得多一些,因为小儿急惊风多兼有痰热,这是相同当中很细微的区别。

前面说天麻可以祛风通络止痛,僵蚕也能祛风通络止痛。但是僵蚕的祛风,实际上是祛风热。僵蚕和天麻都可以治疗头风痛,这是相同的。但天麻更多是用于风湿、中风后遗症;僵蚕因为是祛风热,更多是用于风热引起的头痛、牙痛、目赤肿痛、咽喉肿痛。书上僵蚕的应用二中"其用于风热与肝热所致的头痛目赤,咽喉肿痛"都与风热有关。所以它的主治和天麻存在一定区别,而且僵蚕的祛风,不但止痛还能止痒,可以治疗风热引起的皮肤瘙痒。在皮肤科用的方当中,尤其是治疗一些过敏性皮肤病经常会用到僵蚕,不会用天麻,也是因为僵蚕能够祛风热止痒。其实书上的意思是很明确的,在用量用法后面说僵蚕"散风热宜生用",那就肯定了疏风热。它的祛风止痒写在"此外"中:"本品有祛风止痒作用,用于风疹瘙痒,常常与蝉蜕、薄荷等祛风止痒的药同用"。另外书上说的僵蚕解毒散结,大家最好把解毒改为化痰,因为僵蚕解毒作用不明显,化痰作用比较好,实际上它治疗是痰核瘰疬瘰疬,主要是化痰散结而不是解毒散结。真正的疮痈用僵蚕的并不多。

上面将僵蚕的功效和天麻作了比较,今后临床用的时候,可能大家的选择就比较准确一些。因为僵蚕是动物药,生用的时候有一点腥味,所以一般要炒用,尽管我们书上说疏风热的时候宜生用,其实生用的并不多,一般都是炒了来用。

全蝎 全蝎现在主要是人工饲养,到了成熟的时候,就放在开水里面烫死,

447

加工为药材。它的尾节里有一个毒腺,它的毒液主要是在这个地方,如果它把人刺伤了,毒性是很强的,局部就会红肿,疼痛非常厉害,所以就有个形容词叫毒如蛇蝎。实际上作为药物进入人体起作用的也有一定的毒液。全蝎的尾部,作用是最强。有的医生处方的时候只写蝎尾,这对药材是一种浪费,它前面的虫体可能要占到重量的四分之三,也是有效的,只不过作用没有尾部强。如果把这部分去掉,对资源就没有充分利用。今后我们在处方里面就写全蝎,不要只用尾部那一点点。

它的功效息风止痉,攻毒散结,通络止痛,有这样十二个字,其应用和下面的蜈蚣一块简单介绍。

蜈蚣 功效一样,也是这样十二个字。

尽管书上对于全蝎写的是平性,实际上它是偏温的。这两个药物都是偏于温燥,而且是有毒的。这个毒,一方面是指这两种动物本身就是毒虫,它们活的时候可以伤人。而作为药物使用,量大了也会中毒,也是狭义的毒药。如果中毒,首先是神经系统出现烦躁、呼吸抑制这样一些症状;对肝肾功能也有不良影响。

蜈蚣和全蝎所有的功用都是相须为用,这两个药经常同时出现。作为息风止痉药,这两个药物是偏温燥的,所以从理论上来讲,比较适合于小儿慢惊风,和补脾药一起使用,也可以用于破伤风。但是因为这两味药在中药的息风止痉药当中,就止痉作用而言,可能是最强的。所以对于小儿急惊风,在配伍清热药的同时,在复方当中有时候也选用,尤其是全蝎,在不少这类方剂里面也在使用。只用这两个药配伍在一起,就是一个著名的经验方止痉散,它们具有相须的配伍关系。有人用动物来做试验,比如说单用 1 克全蝎,或者单用 1 克蜈蚣,其抗惊厥,就是相当于息风止痉的作用,都不太明显。但是当两个药物各用 0.5 克,总量也是 1 克,这时抗惊厥的作用就非常明显,就说明二者同用的效力不是一个简单的相加关系,而是成倍地增长。现在要证明中药配伍中的相须是一种非常特殊的增强疗效关系,往往就要以止痉散为例。所以在息风止痉的方当中这两个药相须为用,不管急、慢惊风都可以使用。

第二个功效是攻毒散结,五版教材是解毒散结,其实更习惯的说法是攻毒。因为这两个药本身是毒药,是以毒攻毒。散结主要是指疮痈肿痛,尤其是一些顽固的,疼痛非常剧烈的,用蜈蚣和全蝎,加上清热解毒药,可以促进疮痈或者瘰疬消散。但这种应用也不多,因为一般的疮痈,只用清热解毒药就可以收到应有的疗效,只是在单独用清热解毒药作用不明显,而且症状也比较重的时候,偶尔才使用这样的攻毒药。

第三是通络止痛,这个功用类似于天麻和僵蚕,但是蜈蚣、全蝎的作用更强,所以也用于风湿痹痛。这种风湿痹痛当然是很顽固的,就像我们前面讲祛风湿药所说,比较顽固的要用白花蛇,用这样的动物药来增强通络止痛的效果,这些是书上蜈蚣和全蝎的应用三中都写清楚了的。另外还应包括治疗头痛,尤其是脑络闭阻,用这样的药来搜风通络,所以严重的头风痛,用一般的止痛药如天麻、川芎、僵蚕效果都不明显的时候,可能再加上这类药来通络止痛。这两个药应用于痹病和头痛,当然都是较好的,所以书上都强调了顽固二字。

全蝎在应用一的后面,言其"治中风口眼喝斜",但书上蜈蚣没有讲,蜈蚣也可以用。个内容不应该放在应用一,而应该放在应用三,治疗口眼喝斜是用来通络的,因为口眼喝斜不是肝风内动,而应用一是息风止痉功效治疗的一些肝风内动证,比如小儿的急、慢惊风,或者破伤风,都属于肝风内动。风中经络口眼喝斜主要是一些中风后遗症,或者是风中经络,就是西医所说的面神经瘫痪,此处应该是用它来祛风通络,所以放在应用三比较适合,这样子功效和主治才前后呼应,概念才清晰。因为放的位置不对,大家容易误解。另外再看白僵蚕的应用,也有治疗中风口眼喝斜的内容,这也是用来通络。注意这个"喝"字,在全蝎下面的第三行,那是正确的,这是中医的一个特殊用字。口眼喝斜,不应该是这个"歪"字。

这两个药在用法上都不适合汤剂,最好做丸、散,便于控制剂量,也比较安全。

这就是这一章的两味偏于温性的息风止痉药,解表药中的防风,祛风湿药中的白花蛇或乌梢蛇,另外化痰药当中的天南星、白附子,还有止咳平喘药中的洋金花,这些药都是温性的息风止痉药。

449

开窍药：概述、麝香、冰片、苏合香、石菖蒲、蟾酥

开窍药概述

1. 含义　开窍药就是以开窍为主要功效，常用于治疗窍闭神昏证的药物。在汉字当中，窍就是孔的意思。在古代的词书里面，窍和孔是互训的：孔，窍也；窍，孔也，互相解释。人全身有很多孔窍，五官是窍，鼻窍、耳窍、口腔；前后阴也可以称为窍。这里的窍特指心窍，所以开窍是指开心窍。其实前人是经过了一些粗略的解剖，首先观察到了人的心脏不是实体，里面的心房心室，或者动静脉血管是有孔窍的。人死了以后，孔窍里面有一些瘀血阻滞。后来可能就分析人在正常的情况下，心的孔窍是通畅的，一旦心的孔窍被阻塞，可能就出现神志方面的严重问题，如昏厥、不省人事等。可能古人是用这种方法推测的一种结果，认为神昏是邪气阻塞了心的孔窍。这个时候如果把阻塞在心孔窍里面的邪气祛除，恢复心中孔窍通畅的正常状态，人就可以从昏厥到清醒，所以开窍就是使昏厥的患者苏醒。窍闭神昏证也可以简称闭证，窍闭的基本表现就是昏厥、不省人事。

2. 关于开窍的功效术语　最简单的就这两个字，开窍，也可以叫开心窍，或者开通心窍。此处的开窍要和前面解表药当中的辛夷、苍耳子这些药的功效相区别，那些药叫通窍，通的是鼻窍，所以又称通鼻窍。开窍是特指心窍，所以开窍可以叫开通心窍，或者开心窍。开窍的目的是为了让昏厥的患者苏醒，更多的是叫开窍醒神，有的文献当中也叫开窍回苏。

在中医学当中，认为神志昏厥的病位在心，这是因为受中医脏象学说的影响，人体所有的脏腑器官，以及相应的组织和功能，都划分在五脏的五大系统当中。人的神志是属于心系统的，这方面的知识以前我们学过很多了。但是古人早就清醒地认识到，昏厥的具体部位是在脑，所以这个功效在文献里面也叫开窍醒脑。现在西医学中认为昏厥是中枢的问题，在脑部，因为中医的脑是附在心系统当中的，所以并不矛盾。这个功用古人完全是认识到了的，比如李时珍说的人的神机记忆皆在脑中，把脑称为元神之府。由于受脏象学说的影响，必须把它分

属在心,所以这个功效叫开窍醒神、开窍醒脑、开窍回苏都可以。

过去有人说这些精神神志方面的病证怎么会在心,尤其是学现代医学的一些人,觉得很难理解中医的这种特殊理论,现在也有迹象表明,人的思维意识可能与心不是完全没有关系。目前国外有的患者因为心脏有问题,然后接受了车祸死亡者的心脏移植,接受心脏移植的这个人的性格脾气,变成了提供心脏者的性格脾气了,如原来这个患者本身性格比较内向,比较文静,提供心脏的出车祸那个人,有暴力倾向,接受他心脏的那个人,慢慢地出现了暴力倾向,他的朋友都说完全成了两个人了,在世界上已经出现了几例这样的患者。仅仅是换了一个心脏,怎么整个思维性格脾气发生那么大的改变,如果说最后真的发现这些与心的功能有关,我觉得我们祖先很早就有贡献,脑与心有关,现在看来不完全是毫无道理。不管怎么认识,它的定位在脑是具体部位,在心是中医的脏象学说,要把它区别开来。

临床上出现昏厥,或者说出现神昏,有两大类:一大类是属于实证,又叫闭证,是由于邪气闭阻在心窍,最常见的邪气,一是热邪,比如说温热病,热邪炽盛,热邪内陷心包,闭阻心窍,出现高热神昏谵语;有的是痰热,不但有热,还有痰浊闭阻,也可造成昏厥。当然与寒、瘀这些邪气也有关系,有的不是热证,有的没有明显热象,甚至还可能有寒象。另外,恼怒也可能突然昏厥。大家读过《三国演义》,诸葛亮三气周瑜,每一次都气到了昏厥状态,是气机郁阻心窍。跌打损伤有了瘀血,也会闭阻心窍。该证还常常见于温热病、中风、癫痫、小儿惊风等急重症,不但有肝风内动,往往也有心窍闭阻,开窍药主要就是用于这一类病证。

另外,神昏有一类属于虚证,主要是元神失养,比如说阳气严重虚衰,阴血严重耗伤都可能导致元神失养,这些都属于虚证。这种虚证昏厥一般脉很细弱,虚汗淋漓不止,有的甚至大小便失禁,这在诊断学里面学过辨证的区别,不多讲。神昏有虚实两类,实证就是闭证,虚证就是脱证。开窍药用于实证。

大家还要注意,这一章每一种开窍药都兼有止痛的功效。为什么要局限在这一章的药,因为前面学的息风止痉药当中的牛黄也是开窍醒神药,但没有止痛作用,只是这章的麝香、冰片、苏合香、石菖蒲,尤其是前面的三种药,又兼有良好的止痛作用,还可以用于多种疼痛症。

3. 性能特点 开窍药的药性大多偏温,尤其是主要的开窍药。前面的牛黄不是温性的,是寒性的,这章还有一个冰片,书上没有写温性,是它有特殊的原因,我讲冰片时候再来讲,它的药性争论很大。所以大多数开窍药偏温,尤其是麝香、苏合香或者石菖蒲,有个别是偏寒的,应加以注意。

关于药味。这一章的开窍药,除了牛黄以外,全是辛味的。因为这几种开窍药都有芳香的气味,所以在不少的文献当中把这类药又称做芳香开窍药,都有非常浓烈的香气,比如麝香、又叫龙脑香的冰片、苏合香,它们的药名里面本身就有香字,就是气味很浓烈,这也是性状特点。

从作用趋向来讲,闭证是心的孔窍阻塞了,要让它疏通,开窍是使它开通,实际上是一种走散的作用,所以开窍药的作用趋向是偏于升浮的。

这一类药的归经,非常简单,它开通的是心窍,当然就归心经。我们要学的四个药都没有狭义的毒性;如果加上蟾酥,它是有毒的药。

剩下配伍应用和使用注意。这一章药的配伍应用比较简单,而且它和使用注意有关,所以我们就把它合并起来,不再单独要求配伍使用,重点讲这一类药的使用注意。第一,因证配伍。要注意,不是因证选药。因为闭证在临床上有寒热两类,有热闭和寒闭两种证型。热闭一般是温热病或者小儿急惊风;寒闭,中风可能有,癫痫可能有,更多的是受寒,比如说冷冻、溺水都可能出现,没有热象,甚至有寒象。在中医的临床上,治疗闭证神昏,首先要分清楚是热闭或是寒闭。对热闭,开窍药是治标的,仅能让患者苏醒,不能针对真正的原始病因病机,这时候就要配伍清热药,尤其是清心热和清热解毒的药物,因为热闭的病位在心,而且热闭尤其是在温热病当中居多,所以清热解毒药非常重要,比如配伍栀子、黄连、连翘这些既能清心热又能清热解毒的药。包括凉血清心的郁金、丹参都很常用,这类清热药和开窍药组成的方剂,或者这种治法,就叫凉开,就是清热开窍。对于没有热象的,或者有寒象的寒闭,往往就要配伍温里药,或者化湿药,因为有寒邪有湿浊。这样组成的方,或者这种治疗方法,就叫温开。所以我们首先应该清楚地认识到,开窍药对于闭证是治标的。不管热闭和寒闭,它都是让患者苏醒,治标不能治本,一定要配伍治本的药,治本的药对热闭来讲就配伍清热药,组成凉开的方,如安宫牛黄丸、紫雪丹、至宝丹都是属于凉开的,都是开窍药加上了清热药或清热解毒药。对于寒闭,也是用这些同样的开窍药,配伍的是温里药或化湿药,组成的是温开的方剂,用的是温开的方法,如苏合香丸就属于这种情况。所以,这些内容既是开窍药的配伍,其实也是它的使用注意。因为它不必因证选药,只是因证进行不同的配伍,使用不同的开窍方法。

第二,证候禁忌。对于开窍药来说就是四个字:脱证忌用。前面之所以讲闭证时要顺便说一下脱证是元神失养,因为开窍药芳香耗气,脱证用了以后,心神更加失养,昏迷要加重,甚至可能出现很危险的后果,脱证是不能用开窍药的,所以证候禁忌就是脱证忌用。开窍药芳香走窜,其中有的还能活血化瘀,所以说孕妇忌用,这是从另外一个角度来提出的证候禁忌。因此开窍药的证候禁忌就有两个方面,一是脱证忌用,二是孕妇忌用。

第三,中病即止。因为开窍药是治标的,而且芳香耗气,所以只能用于急救。一旦苏醒马上就要进行全身的治疗。就是在神昏的时候,开窍药的用量也不能大,传统的说法是避免芳香耗气,实验研究发现,开窍药对于中枢是双向性的,比如说麝香,用量比较小的时候兴奋中枢,有利于复苏;用量大了,反而加重中枢抑制。所以中病即止,第一层意思是不能过量,二是一旦苏醒马上停用,然后根据全身的情况来进行辨证治疗。

4. 用法 开窍药也很特殊。开窍药不入汤剂。因为大部分开窍药的主要有效成分在汤剂当中会破坏,麝香、冰片、牛黄、苏合香等药的开窍成分很容易破坏或挥发,就是石菖蒲我们书上没有说不能入汤剂,但在汤剂里面,它的效果不会很好,因为有一部分开窍的成分水溶性差,有一部分不耐高热,虽然它可以做汤剂,但并不理想,不如其他的剂型。原则上来讲,开窍药都不入汤剂,不但不入汤剂,还要事先制成成药,便于急救,因为闭症都是急重症,临时再来制药,缓不济急。所以,历来治疗闭证的方都是制成成药的,如安宫牛黄丸、至宝丹、紫雪丹、苏合香丸、玉枢丹等,不是医生开了处方再来加工,都是药厂里面先制好,便于急时之需。

麝香 麝是一种鹿科动物。它香气四射,所以在鹿字下面加了一个射字,就造了这样一个字。它的香气四射,是林麝、马麝、原麝的雄兽才有,雌兽没有。因为雄兽在肚脐和外生殖器之间,有一个特殊的腺体,分泌一种香气非常浓郁的分泌物,把香囊里面的分泌物收集起来,就是麝香。香囊里面的麝香,干燥后有的是粉末状,有的是小颗粒。颗粒比较大的麝香,前人认为质量较好,在古代的处方里面叫当门子。

麝香的采集,过去是把麝猎杀了以后,把香囊取下来,使用里面的麝香,这种收集方法无异于杀鸡取卵。因为在野外也分不清雌雄,所以很多雌兽也被猎杀了,结果没有麝香。就是雄兽,也非常胆小,它跑得很快,也必须把它猎杀以后才能取香,这样不利于这种动物的保护,过去猎杀了很多这种动物,现在珍稀了,只好采用人工驯养的方法,人工每年可以取两次,局部擦一点消毒药和麻药,然后把香囊里面的分泌物用一个角匙挖出来,干燥后做麝香用。尽管这样,因为还不能大规模饲养,所以现在麝香还比较昂贵。

麝香的第一个功效叫开窍醒神、开窍醒脑、开窍回苏都可以,也可以简单称为开窍。对应的主治为闭证神昏。麝香作为一个开窍药,开窍作用最强是它最主要的特点。所以不管热闭或寒闭,都是开窍的要药,只是配伍不一样;热闭,配伍清热药;寒闭,配伍温里药。所以我们书上说这味药"具有较强的开窍通闭作用,故为醒神回苏的要药"。配伍清热药,就组成凉开之剂,如至宝丹、安宫牛黄

453

丸。如果配伍祛寒或是温里药，就组成温开的方剂，就像苏合香丸。这些都是很重要的方剂，所以大家就注意掌握这一点，麝香开窍的作用最强，用于开窍神昏不管热闭寒闭，都是开窍的要药，关键在于配伍不同，组成不同的开窍方剂。

第二个功效，活血止痛。止痛后面也可以加上散结，活血止痛散结。它又是一个活血化瘀药。在活血化瘀药当中，麝香可以活血止痛，也可以活血通经，还可以活血疗伤。对于众多的瘀血证，比如说瘀血疼痛证当中，如果脑窍有瘀血，有名的方剂有通窍活血汤。现在治疗冠心病心绞痛，麝香有很好的作用，有人做过试验，当心肌缺血，出现心绞痛的时候，西药里面用硝酸甘油舌下含化，就可以缓解心肌缺血，治疗心绞痛。改用麝香 20～30 毫克，舌下含化，和西药的作用相当，所以它也是一个吸收很快，止痛作用很好的化瘀止痛药，当然这种冠心病是属于心脉淤阻的。活血通经，用于治疗经闭、痛经，作用也是非常强的。另外，活血疗伤，治疗跌打损伤、瘀血疼痛也常用，如成药和成都体育医院的麝香舒活灵，外用也颇有效；以及疮痈肿痛、风湿痹痛，在清热解毒药当中加一点麝香，能够活血散结也能活血止痛。譬如说治疗热毒炽盛的咽喉肿痛用的六神丸中，既有牛黄也有麝香，方中就是用它来活血散结止痛的，其他疮痈也能用。治风湿痹病的方中，加少量一点，能够活血通络止痛，所以它是应用非常广泛的活血化瘀药。

有的教材不但提到了活血散结止痛，配合清热解毒药应用于疮痈等，在书上还有催产二字，应用是胎死腹中或是胞衣不下，用来下死胎，或下胞衣，胞衣不下就是产科上的胎盘滞留。大家把这些内容全删掉。古代可以，现在不可以。古代中医的产科是比较落后的，妇科是有很多优势的。下死胎或治胎盘滞留，属于产科的范畴，在古代的医疗条件下，可能有相当一部分患者用了有一定的效果，能够达到治疗的目的，但是现在的产科技术非常先进，更安全更有效。如果这时候不去采用先进的措施，还要用麝香来治疗，严重点就算是医疗事故，现在就不能再这样用了。

麝香用量里面的 60～100 毫克，是一天的用量，一次 20～30 毫克就行了。它不能做汤剂，做汤剂很多成分都会破坏掉。

因为麝香的药源供不应求，非常紧俏，所以有人通过化学合成的方法，合成了麝香当中的少数成分，叫人工麝香。天然麝香的成分现在还没有完全搞清楚，可能化学成分数以百计，人工麝香不可能完全合成那么多的化学成分，作用远远赶不上天然麝香。所以有些外用的药，例如现在治疗跌打损伤，或者治疗疮痈肿痛的外贴膏剂，里面的麝香就是人工麝香，作为开窍醒神药，一般还是要天然麝香。

冰片 最早是用龙脑香这种乔木天然分泌的树脂，因为天然分泌的树脂非常少,较为名贵,而且它是香的,所以又称为龙脑或龙脑香。后来经过化学研究,可以从其他的植物,比如说将一种菊科植物艾纳香割下来,经过人工萃取里面的芳香成分,提取出来的物质也是结晶体,因为有点像刨冰,所以称为冰片,这种冰片就叫艾片;龙脑香又叫龙脑冰片。现在药材中用得最多的是用松节油和樟脑作为原料,经过人工化学合成,这种叫机制冰片。这三种冰片分子是一样的,只是旋光度不一样,都做冰片使用。机制冰片价格最低,现在临床使用最普遍,真正的龙脑冰片比较少见。

冰片作为一个开窍药,也能开窍醒神。它开窍醒神的作用相似于麝香,但是弱于麝香,常常和麝香相须为用。开窍复方中用了冰片,可以减少麝香的用量,因为麝香药源非常紧张,价格非常昂贵。这样配伍,第一可以节省麝香的药材,降低药品费用;第二可以协同增效。一般凉开和温开的主要方里面,既有麝香也有冰片,比如前面说的凉开的至宝丹、安宫牛黄丸,都是既有麝香也有冰片;温开的苏合香丸,里面也有麝香和冰片,所以麝香和冰片用于这两种证型都是相须为用的。

但是目前在有的中药书上,出现了一个新的说法,说冰片的药性是偏寒性的,所以最适合热闭。实际上从开窍药使用以来,临床医生没有这样的观点,本草中从来没有说冰片主要用在热闭的方中,寒闭的方就不适合,所以温开的代表方苏合香丸也就用了冰片。因为冰片的寒性,我后面要讲,它与开窍的关系不大,真正用于开窍,冰片应该是偏性不太明显的。作为开窍药,它相似于麝香,作为麝香的辅助,不管寒闭热闭都可以使用,不必强调它的药性。

冰片的第二种功效,清热、止痛。在教材中,清热止痛四个字是连在一起的,我们现在这中间用了一个顿号,表示清热和止痛分别是独立存在的两种不同的功效,教材连在一起也可以,因为清热和止痛有时候又是一种因果关系,但更主要的是一种独立存在的并列关系,主要不在表述形式,关键要正确理解。首先冰片的清热,只是在局部外用的时候,冰片才明显有一定清热作用;内服冰片,没有明显的清热作用。冰片用在人体的皮肤和五官,首先有一个凉爽感,从西医药的角度来说,能够抑制细菌,能够抗炎,能够防腐,所以对于五官科的热证,或皮肤科的多种病证,它都表现出清热或者清热止痛的作用。所以几乎所有的中医外用药,里面都可以加入冰片,譬如说中药的眼药、滴耳液、滴鼻液,以及治疗口舌生疮的冰硼散等;另外,皮肤科外用的各种制剂也可以用。这时它主要是清热,在清热的同时又有一点缓解疼痛的作用,这时清热和止痛就主要是一个因果关系,也是冰片之所以偏寒性的重要理由,不过仅在外用的时候它才有清热的作用。

455

冰片的止痛,主要是一种独立存在的功效。比如说治疗跌打损伤有名的七厘散,在七厘散当中,冰片是第二味重要的药,仅次于血竭,血竭是化瘀止血药,该方里面止痛的主要成分是冰片,跌打损伤本身无寒热之分,在七厘散里面用冰片与清热无关,只是用以止痛。比如我们运动的时候,突然扭伤了,或者摔伤了,要用七厘散,这时没有什么寒热可辨,冰片不通过清热照样止痛。我前面说的苏合香丸是温开方。现在一些人对苏合香丸进行拆方研究,从里面优选了七味药,其中有苏合香,有冰片,用来治疗冠心病心绞痛,叫做冠心苏合丸,是以苏合香为主的,里面的冰片也有重要的止痛作用,这种冠心病心绞痛不一定是热证,不需要清热,而且更多的是寒证,寒凝血瘀,心脉淤阻,冰片用了也很有效。然后在这个冠心苏合丸的基础上,又进一步精简为两味药,苏合香和冰片,这就是苏冰滴丸,制成滴丸剂,治疗冠心病心绞痛非常有效,而且用来救治多数是寒证的严重心绞痛,用后效果仍旧非常好。上述应用均与清热的作用无关,因为它是口服的。所以冰片的止痛与清热有关,是用在五官和皮肤方面使用,存在因果关系。但是,冰片的止痛作用又是独立存在的,用于胸痹疼痛,或者跌打损伤的疼痛,不需要也并没有表现出清热作用。

冰片也不能入汤剂,一入汤剂有效成分就破坏了,所以古代本草说它"不能经火",就是不能见火,见火就挥发掉了,都是作为丸、散剂。

书上冰片的药性写的是微寒。但冰片的药性从唐代到清代,一直都在争论。比如缪希雍这一批很有名的医药学家,就坚决反对冰片是寒性药,他认为冰片是温性药。应该说作为一个芳香开窍药,可能是偏于温通的。作为外用的时候,它是有清热作用的,我们现在取它偏性最明显的方面,标了一个微寒,但是并不意味它作为开窍药要用于热闭,不用于寒闭,这个观点是不成立的。有人认为一物可以二气,如王好古说同一药物可能同时存在两种不同药性,冰片也就是这种情况。

苏合香 是从苏合香树的树枝中提取的芳香树脂。苏合香树中国不产,是外来药,主产在非洲和西亚。

苏合香作为开窍醒神药,温性比较强,又是一个温里散寒止痛药,所以治疗闭证的时候,苏合香一般不用于热闭,只用于寒闭。不用于热闭的原因,第一,它本身就是温里药,温性强,对热闭会助热,对热证不利。第二,更主要的是它本身开窍的力量不强,开窍作用一般,假如说它的开窍作用是所有开窍药中最强的,比麝香、冰片的作用都强,那可能热闭也要用它,通过配伍就可以解决其药性问题。但为何热闭不用?是因为它开窍的作用很一般,热闭的利用价值有限,所以苏合香就成了中药当中治疗寒闭的代表性药物,苏合香丸成了治疗寒闭的代表方。这使很多人产生了错觉，认为苏合香是治疗寒闭的要药，这个结论不成立。其实寒闭赖以开窍醒神的药仍以麝香为主，麝香仍然是要药。因为苏合香丸当中除了苏合香，另外还有三种开窍的药物，麝香、冰片、安息香，加上苏合香，这个方集中了四种开窍醒神药，苏合香并不是方中开窍的主药。对因为苏合香丸造成的误解，要有清醒的认识。

书上在苏合香开窍醒神的应用中，说一是用于寒闭，二是寒浊内闭，用于中风痰厥惊痫而属于寒邪痰浊内闭者。对于寒闭它本身是温里散寒药，为什么又提到痰浊？书上说苏合香辟秽，秽就是秽浊，浊就是湿，湿邪也叫浊邪，辟秽就是消除秽浊。这个辟秽包括了化湿，但含义更广泛，但以化湿为主，因辟秽这个术语很难解释，所以有的书上回避了，就写为开窍醒神，散寒化浊，辟秽就改成了化浊，就是化湿，所以寒湿或痰浊比较盛时也适合苏合香。

另外，苏合香也可以作为温里药，它属于散寒止痛药。散寒包括温中和温经。苏合香能够用于中焦脾胃有寒的疼痛症，类似于使用高良姜、胡椒。它也可以治疗经脉受寒，用于肢体的寒凝疼痛，或寒凝湿浊阻滞，它既是温里药又是开窍药。这是苏合香的基本功效。所以书上认为是开窍、辟秽也可以，辟秽或止痛并列也可以。它有醒神、散寒的作用，也有一点化浊的作用，兼有三类药的特征。

苏合香丸出自唐代早期的《广济方》。最早叫乞力伽丸，乞力伽就是白术在梵文里的读音，是翻译过来的，也就是白术丸，最早这个方主要不是用来温开的，最早是用来温中散寒行气止痛。所以苏合香丸里另外有很多温中散寒行气止痛的药物，像丁香、木香、白术这些药物。当时这个方是广泛应用的，可以治疗中焦有寒，也可以用于中焦寒湿内盛、湿浊内阻，呕吐、腹泻等都能用。因此该方用的是温性的木香，即陶弘景所称的青木香，完全不是现在有人说的马兜铃科的青木香。

现在书上写苏合香不入煎剂，只入丸剂，这是对的。五版教材编写这一章时没有注意，当时说"宜入丸散剂"。苏合香不能做散剂，因为它大多是半流体状，一般盛在容器里，没有办法干燥，怎么做散剂，散剂是细的粉末，所以只能作丸剂。除了丸剂，还能作酒剂，苏合香不溶于水，但是溶于乙醇，古方有苏合香酒，古代只能做这两种剂型，一种是丸剂，一种是酒剂，当然现代还可做其他剂型。苏合香的药材，一般药房都没有，现在只是药厂生产苏合香丸这样的中成药的时候才购买，可能在药材市场上没有卖的。所以临床在开处方时不要用这个药，因为没有药材可以用，不好保存。苏合香是半流体状，买回来要放在金属容器里面，还要用水淹住，避免芳香气味耗散。因为它不溶于水，所以放在水里面可以保存很长时间。

457

石菖蒲 在长江以南很多山溪中都能够见到这种药材,附生在石上,根茎一节一节,也是很香的,是天南星科的一种草本植物,有关药材还有些问题将在后面再介绍。

书上石菖蒲第一组功效写的是开窍宁神。其实这是两个功效,开窍就是开窍醒神,用于窍闭神昏。石菖蒲和苏合香一样,开窍醒神的功效不强,还不如苏合香。它也是温性药,但是它的化湿功效比较好,所以比较适合于有湿浊的窍闭神昏。这种兼有湿浊的窍闭神昏,寒证热证都有。属于热闭者有,例如湿温病,既有热又有湿浊,石菖蒲既能开窍醒神又能芳化湿浊,最有名的是菖蒲郁金汤,治疗的是湿温中的热证,方中用了石菖蒲,同时又用了郁金、栀子、竹沥、连翘这些凉血清心安神或清化热痰的药,所以整个方比较适合湿温,就石菖蒲单味药而言只适合湿浊盛者,因为适当的配伍,所以整个复方就比较适合湿热并重者。如果是寒闭,石菖蒲本身是温性药,当然是完全可以用,只是苏合香丸没有用而已,如果用了,可能还更好,完全能用。石菖蒲作为一个开窍药,只要有湿浊,不管寒热皆用,只是配伍不同,分别组成温开或凉开的方剂而已。

石菖蒲又是一个安神药,书上写宁神,就是宁心安神。作为安神药,在安神药时说过,可以治疗失眠健忘,也可作为治疗癫痫癫狂的辅助药,它也完全符合。而且石菖蒲经常和远志配伍,能够增强交通心肾的作用。

另外,它又是一个芳香化湿药,可以化湿和中,治疗湿阻中焦,类似于藿香、苍术这一类药,所以湿浊偏盛的纳差、呕吐、腹泻都可以使用。因为一般的中药书介绍该药时都举开噤散,致使很多人以为只有噤口痢才用石菖蒲化湿,其实凡有湿滞中焦,它可以和藿香等化湿药一样广泛应用。

石菖蒲三个方面的作用都一般,但是比较常用,书上的表述好像只有两个功效,但第一组功效的四个字是两种功效合并在一起,就是开窍和安神两种功效,把它分开来写,大家就一目了然,其实是一样的。

对于石菖蒲要补充两点。

第一,石菖蒲比较矮小,叶片只有 20～30 厘米,可能我们见过有种菖蒲的叶片能长到 1 米多长,很多人家过端午节,门上挂的就是这种菖蒲,叫水菖蒲,也叫白菖蒲,根茎要更大一些,和石菖蒲功效大同小异,没有石菖蒲时也可以用水菖蒲,但历来主张使用比较小的石菖蒲。

第二,对于石菖蒲,古人主张用那种水沟边的石头上生长缓慢,茎节很密者,说"一寸九节者良",把这种叫九节菖蒲。这实际上指的是比较优质,节比较密的石菖蒲。但是到了四五十年前,在新疆地区把另外一种毛茛科植物的根,很细,直径可能只有一两毫米,也叫做九节菖蒲。如果以后见到古方,上面写了九节菖蒲,大家就把它改写成石菖蒲,如果照样写九节菖蒲,可能给你的就不是石菖蒲了,而是现在还搞不清楚作用的一种药材。这种药材叫阿尔泰银莲花,它的根到底有什么功效,现在因为品种问题还没有完全解决,所以还不确定。但很多地方写九节菖蒲,仍然给的是阿尔泰银莲花的根。

蟾酥 蟾酥是癞蛤蟆皮肤腺体分泌的乳白色液体,干燥后是棕褐色的块状,溶化后又会变为乳白色。

蟾酥也有开窍的作用。但是吐泻和中暑引起的昏厥,用得比较多一点。这些病证民间又统称为痧症,故蟾酥多用在痧药当中。文献中一直没有交待这样用的原因是什么,结合现代研究,这些病证大多有疼痛或心衰,是否因其具有较好的止痛和强心作用,有待研究,但可供参考。

蟾酥有非常强的攻毒消肿作用,历来是治疗疮痈和咽喉肿痛的要药,外科方中有很多以蟾酥命名的方剂,外用和内服均可。治咽喉肿痛的名方六神丸也有本品。

蟾酥止痛,除可以用在痧症、痈肿和咽喉不利中发挥止痛之效外,其他疼痛也可使用,外用还可麻醉止痛,这一作用比细辛和洋金花更强。有的书将其分类在外用药,主要因其外用有较好的消肿和止痛作用,即使那样分,也算是一个开窍药。

注意蟾酥不入汤剂,否则有效成分大多会被破坏;外用时不可入目,因其对眼的刺激性很强。

此外,樟脑也能开窍,但毒性比较大,只能外用,或做冰片的合成原料。现在一般用冰片,就不再用樟脑,所以开窍药就只有这样几种。

459

第七十七讲 补虚药及补气药：概述

补虚药概述

1. 含义 我们的书上说以补虚扶弱,纠正人体正气虚衰为主要功效,常用以治疗虚证的药物叫补虚药。原来教材说的是补充人体的物质,增强机能,以提高抗病能力的药物叫补虚药。其实两种说法是一样的。最简单的解释就是以补虚为主要功效,治疗虚证的药物,叫补虚药。

为什么现在的书要把补虚加以更详细的说明呢? 首先,要回顾《中医学基础》当中所说的什么是虚,或是虚证。在《黄帝内经》当中,是"精气夺则虚",就是人的精气耗伤,这个精气应该说主要是人体的精微物质。有人认为《黄帝内经》这个说法虽然是经典,也说出了最重要的方面,但不够全面,所以后来在《医学正传》中虞抟又作了一个补充:"虚者,正气虚也"。所以在中医学中,什么叫虚? 一种说法是精气夺,一种说法是正气虚。前者主要是从物质的角度来讲,后者则主要是从功能的角度来讲,精微物质的亏耗就要导致功能的低下,功能的低下又会影响精微物质的生成,所以是相互影响的。五版教材说补虚药补充人体的物质,就是补充精微,强调补充的是精气;又说增强机能,是强调增强正气,这与中医对虚的认识是密切相关的。现在这种说法称补虚扶弱,就不管是物质还是功能,因为物质或功能是分不开的,物质的生成要有健旺的功能,功能又要消耗物质,一个是基础,一个是外在的表现,也是二者并提的。

关于补虚药的含义,现在从表面看文字并不统一,从不同的角度,不同的版本有不同的说法。还有的说:能够补充人体的气血阴阳,用以治疗虚证的药物,叫补虚药,那也对。虚就是气血阴阳的虚衰,也是最基本的物质。最简单的就如上所说:补虚药是以补虚为主要功效,常用以治疗虚证的药物。这样符合其表述的模式,大家也容易记。

在很多书上,在补虚药含义的后面还加上了一个尾巴,说补虚药亦称补益药或补养药。现在新教材在定义后面就没有这个后缀了。当然原来的说法也是有根据的,《黄帝内经》也有"损者益之"之说;又如汪昂的《医方集解》就把补虚的方剂称为补益剂。现在之所以把这些文字取掉,是基于这样的一个考虑,提出来供大家参考。根据《黄帝内经》的思想,"虚则补之",体虚了才补。如果把这一类药物称为补益,或是补养,很容易理解为是对人体有普适性的好处,不管怎样的情况,都是可以服用的。人的本性是喜补而恶攻,喜欢吃补药,不喜欢吃泻药,由于这是个人之常情,在临床上常导致补虚药的滥用,不该用的就用了。原因就是很多人错误地理解为补益药或补养药一定对人体有好处,能够养身体。其实任何一种中药都有偏性,要体虚的时候才能用,没有虚的时候用了反而有害处,所以称为补虚药比较准确,符合《黄帝内经》"虚则补之"的本意。这类药在身体不虚的时候对人不一定有益处,为了避免滥用补虚药的不良后果,就把含义的表述作了一些改变。临床所说的虚,一般就是气虚、血虚、阴虚和阳虚,所以后面的补虚药也就分为四类:补气药、补血药、补阴药、补阳药。

2. 功效与主治　从第一个层次来讲,这一章的药都能补虚,均可用于虚证。但只辨出虚证来是不行的,虚证在临床上又须分出气虚、血虚、阴虚及阳虚,所以相应的补虚功效,又可分为治疗气虚证的补气,或是反过来说补气就是用来治疗气虚证的,同样的道理,补血就是用来治疗血虚的,补阴就是用来治疗阴虚的,补阳就是用来治疗阳虚的。其第二个层次的功效和相应的主治,将在以下各节中详细介绍。

有的补虚药兼有收涩的作用,既是收涩药又是补虚药,用于虚证,尤其比较适用于滑脱证;有的补虚药兼有温里的作用,宜用于虚寒证,这主要集中在补阳药里面;有的补虚药兼有清热的作用,主要是退虚热,还可以治疗里热证,尤多用于阴虚内热证,这主要集中在补阴药。因为补阳药本身就是温补药,既是补虚药又是温里药;补阴药不但补阴还能清热,大多还是治疗虚热证的药物。其他兼有功效就很次要了。

3. 性能特点　这里只简单说明一下,以后每一节再讲各类补虚药的具体药性。全部补阳药和大多数的补气药,以及部分补血药是温性。也就是说部分补气药和补血药不是温性。全部补阴药及少部分补气、补血药是偏寒的。补气药当中主要是西洋参偏寒,补血药中白芍是偏寒的。这是药性的总体倾向。在药味方面,我们前面学的五味理论中提到,甘能补,所以不管哪一类的补虚药,都有甘味。关于归经和升降浮沉:补气、补阳、补阴、补血四类药归经是不一样的,作用的趋向性也不一样,在介绍每节药时候再来跟大家说明。关于补益药的毒性,它们一般是无毒的,这是按七版教材写的。如果按第五、六版教材,补阳药当中的仙茅是补虚药当中唯一一种有毒的药,其他的都没有狭义的毒性。

4. 配伍应用　总体来看,补虚药几乎可以和其他任何一类药配伍,但有的很次要。

461

补虚药的配伍主要有两种情况。一种是补虚药之间的配伍。因为人是一个统一的整体,气、血、阴、阳之间,相互依存,相互影响。如果一旦出现了病理改变,气、血、阴、阳也会相互有影响。因此,各类补虚药之间会有配伍。首先,补气药常和补阳药同用,这是因为气本身属阳,临床上诊断的阳虚证,往往是在气虚的基础上寒象加重,阳虚是气虚的进一步发展,所以治疗阳虚时,补气药与补阳药可以经常配伍同用。另外金元以后,很多临床医家有一个观点:补气药主要作用在后天,补阳药主要作用在先天。一旦阳虚,还要补后天以充养先天,历史上还争论过究竟补肾为主还是补脾为主,肾为先天,要通过补脾来充养,所以阳虚常要配伍补气的药物。总之,阳虚证里面本身有气虚存在,补气又能增强补阳的效果,所以说后天可以充养先天。

另外,补血药也常要配伍补气药,因为气属阳、血属阴,阳生阴长。血液的生成,需要气的健旺,气旺有利于生血,所以很多补血方不单纯用补血药,而是方中用了补气药,最典型的是当归补血汤,方名以当归来命名,但方中主药是黄芪,黄芪的用量数倍于当归。既然重用补气药,为什么称为补血汤?因为气旺可以生血。所以治疗血虚证用补血药的时候,常常要配伍补气药。用补阴药治疗阴虚证的时候,也要常常配伍补气药,因为气旺可以生津、敷布津液和固津,补气则津液不但容易生成,而且不易丢失,同时还有利于津液的布散,所以用补阴药治疗阴虚证时,常常也要加补气药气阴双补。用补阴药治疗阴虚证,有时候也要配伍补血药,因为血和阴都属于阴,阴和血相互资生,相互影响,血虚会导致阴虚,阴虚也会导致血虚,所以这两类药物经常配合使用。

关于为什么补阴药要配伍补阳药?我在这句话后面打了一个问号。原因是因为临床使用补虚药的时候,补阴药和补阳药的配伍是有条件的,不是一个普遍规律。一是阴阳俱虚,二是以精气分阴阳的时候,补阴药和补阳药可以同用。但是我们现在的临床,现在的中药,现在的方剂,不是以精气分阴阳,而是以寒热分阴阳。阴阳的划分有两种截然不同的标准。一个以精气分,精属阴,气属阳;一个以寒热分,有寒的叫阳虚,有热的叫阴虚。虚证当中阳虚证是虚寒证,阴虚证是虚热证。为什么专门把这个问题提出来?在大量的中医、中药、方剂和临床的著作里面,常常引用张景岳的一段话:善补阳者必于阴中求阳,善补阴者必于阳中求阴。就这段话,使很多人觉得补阴药在用来治疗阴虚证的时候就要加入补阳药,补阳药用来治疗阳虚证的时候要加入补阴药,这曲解了张景岳的本意。张景岳在原文当中说"以精气分阴阳,则阴阳不可分;以寒热分阴阳,则阴阳不可混",就是不能混为一谈。为何以精气分阴阳,阴阳不可分?因为精属于阴,气属于阳,阳是功能,阴是物质基础,物质基础丰富了,功能就健旺,功能健旺了就会

462

生成更多的物质基础。就像汽油和汽车速度的关系,一个是功能的表现,一个是物质基础。如果是以精气来分阴阳,补精的时候要用一点补气药来振奋功能。在增强功能的时候要有物质基础的保证,这个时候精气二者的阴阳关系是不可分的。但是现在的中药,补阴药和补阳药不是以精气分阴阳,而是以寒热分阴阳,补阴药是清补药,补阳药是温补药,这个时候寒热两分的阴阳是不可混的。所以我们用补阳药治疗阳虚证时一般不会配伍偏寒的补阴药;用补阴药来治疗阴虚证时,一般不会配伍偏温的补阳药。因为它们的寒热药性是相反的,配伍在一起可能就要产生相恶,相互抵消。讲这个的目的是要大家正确对待张景岳的那一段话。

5. 使用注意　补益药的使用注意,原则上也适合我们原来说的因证选药,就是根据不同的虚证,选不同的补虚药,比如说气虚主要选补气药、血虚主要选补血药等;另外根据气血阴阳之间的关系,还可以有别的选择。那么这个就相当于我们书上提到的,就是要"当补而补之得当",反之,不要当补而补之不当。比如说虚证要用补虚药,这是应该的,但是由于没有注意到气血阴阳、脏腑、缓急等这些情况,最终反而没有达到预期的效果。这两个说法是角度不一样,它们都是属于因证选药的内容。关于因人治宜或者中病即止,这些也是比较重要的,也有相应的内容。

另外是病证禁忌,或者说证候禁忌。补虚药是治疗虚证的,邪气实而正气不虚就不能使用,使用了以后,要么误补益疾,要么闭门留寇。所谓误补益疾,就是因为没有及时地祛除邪气,一味地用补虚药,邪气更加猖狂,更加深入人体,所以误补益疾。另外补虚药当中,本身有的药物就不利于邪气外出,按照传统的认识,最有效的祛除邪气途径,一个是发汗,一个是泻下,或者利尿,另外采取涌吐的方法也可。这些补虚药,有的能够固表止汗,有的能够涩肠止泻,有的还能够缩尿,那么它把邪气外出的道路都已经封死了,不利于邪气外出,导致闭门留寇,这就是证候禁忌。

此外,虚证一般是慢性病,服药时间很长,所以剂型上还要考虑。过去主要是做蜜丸剂或者滋膏剂,现在还有很多剂型可供选择。但是我们书上又从另外一个角度,把这个使用注意概括为"要注意不当补而补",其实这还是证候禁忌。即邪气实而正气不虚的就不当补,就不应该用补虚药,补了以后就会闭门留寇或者误补益疾。两种表述的角度不同,内容实质则完全一样。所以,这个使用注意按照我们教科书分为三个方面也可以,如按照我讲的按因证选药、证候禁忌、中病即止,或者药材、剂型方面,提出相应注意事项,也不矛盾。

463

补气药概述

1. 含义　是以补气为主要作用,主治治疗气虚证的药物称为补气药。补气是一个比较笼统的功效,在补气下面,又可分为补肺气、补脾气以及补心气、补肾气、补元气。

2. 功效主治　补脾气的药,用于脾气虚。脾气虚的临床表现有食欲不振,脘腹虚胀,大便溏薄,体倦神疲,面色萎黄或㿠白,消瘦或一身浮肿,或脏器下垂,血失统摄等,主要是上消化道吸收功能低下的表现。

补肺气的药,是治疗肺气虚的。肺主呼吸,主声音,是属表的。肺气虚不外乎就这些方面的功能低下:呼吸无力,声音低微,或者表虚自汗,容易感受外邪等。

补心气的药,是指治疗心气虚的药物。心主神志,主血脉。心气虚,血脉的鼓动无力,或心神得不到充养,就会出现心悸、失眠为主的这些症状,当然还有心脉淤阻等其他的表现。

另外是肾气虚,这是我们《临床中药学》里明确提出来的,其他书上没有强调这个肾气虚。肾有藏精、主水、纳气及主生殖等多方面的生理功能,如果肾气虚,肾气不固就会出现尿频,遗尿,尿后淋漓难尽,或者滑精、遗精、带下,或者出现肾不纳气而虚喘等症状。

另外还有元气虚,我们在《中医学基础》当中已知道,元气是植根于肾,是人身之气的根本,是原动力。肾当中的元气,它可以通过三焦,散布到全身,然后充养脏腑,激发或者推动脏腑的功能。所以元气在轻微不足的情况下,表现出来的是脏腑的一般气虚证,所以它没有特殊性,只有严重的元气虚,才会出现脉细欲绝、四肢逆冷这样的元气虚脱证。

我们的书上在补气药概述的第二段,谈了补气应分为五个方面的次级功效,它们相应的就有五个主治证。但是这个有主次,凡是补气药,即我们要学的每一种补气药,都能够补脾气,这是规律,所以我们下面要讲的补气药,从人参,到最后的蜂蜜,或者扁豆这样很次要的药,都能够补脾气,这样大家记就比较方便了。其次,绝大多数的补气药,在补脾气的同时,还能够补肺气,在我们这一节药当中,在甘草以前,尤其是以参类为主的药,人参、西洋参、党参、太子参,包括黄芪、山药这些药,它们都能够既补脾气又补肺气,即是脾肺双补的药。

本节比较次要的一些补气药,尤其是甘味很明显的药,比如说后面的甘草、大枣、蜂蜜、饴糖、扁豆这些药,一般认为不是补肺的药,而是主要作用在脾。而在重要的补气药当中,一般认为白术补脾,不补肺,这个我在介绍白术的时候,还要专门强调;不过甘草也是很重要的药。所以主要的补气药,尤其是排在前面的药都是脾肺双补的。

能补心气的药比较少,是以人参、甘草为代表的一少部分药。

能够补肾气的也不多,主要是人参、西洋参和山药。前面已说过,因为一般的元气虚,表现为脏腑的功能低下,就是脏腑的一般气虚证,我们指的这个补元气,实际上是大补元气,治疗的是元气虚脱,故只有人参一味药比较重要;西洋参,有一点作用,但比较次要一些,就是这两种名贵的参提到了能补元气。

所以这样来记,对于补气药的下一层功效,就很容易记住了。至于每一种气虚证的临床表现,都不属于中药学的基本内容。所以关于补气药的功效和主治,就这些内容,这个问题掌握了,对补气药的性能特点,很多问题就迎刃而解。

3. 性能特点 补气药,甘味是共有的。因为有的补气药能够清热,比如说西洋参;有的能够燥湿,如白术,就可能兼有苦味,其他就再没有什么特殊的味了,这个都是很好掌握的,白术苦燥,西洋参清泄,有甘味的同时还有苦味,药味很容易记。

这一类药物的药性,绝大多数是平性,或者微微偏温。其中有一味药,比较特殊,就是西洋参,它是寒性的。之所以补气药一般是平性或者偏温的,是因为这个气本身就属阳,气又需要温养,但气虚不是典型的寒证,也不是典型的虚寒证,不需要太温的药物来治疗。所以,相适宜的补气药只是偏温,这个偏性都不是很明显。那么西洋参为什么偏寒?它本身又是补阴药,是一个清补的药,它可以治疗虚热证,所以它的药性与其他的补气药不一样,这节药药性的这个规律性还是比较明显的,即以平性或者平而偏温的为主,西洋参例外。

掌握了第一个问题,记住了功效和主治,归经自然就解决了。补气药从头到尾,每一味都能补脾气,所以它们都能归脾胃经。前面比较重要的药是脾肺双补,可再加上肺经;有少数药能够补心气,如人参、西洋参、甘草,再加上心经;有的能补肾气,比如人参、山药这一类,再把肾经加上;补元气,主要还是在心肾,这与前面重复。至于作用的趋向性,就其补气而言,能够推动脏腑功能,偏温而主动,故略有升浮之性。所有补气药都没有狭义的毒性。有关这一类药物的性能,主要就这些内容。

4. 配伍应用 根据不同的气虚证,很容易把它们阐述出来。脾气虚,如果是消化能力降低了,那就配伍消食药;脾气虚有气机阻滞,配伍行气药;脾气虚出现了便溏腹泻,可以配伍除湿或止泻的药;脾气虚如果出现了脏器下垂,配伍升阳举陷的药;脾气虚如果出现了脾不统血,可以配伍止血药。肺气虚,如果有自汗,配伍固表止汗药;肺气虚出现了久咳虚喘,配伍敛肺止咳平喘药。心气虚,如

465

果出现了心悸失眠,配伍安神药。肾气虚,如出现了肾气不固、尿频、遗尿、遗精、白带过多,配伍收涩药。所以根据每一类补气药的主治证有什么特征,它的症状记住了,配伍也就顺带出来了。所以这是一步跟一步,一环扣一环,这是关于配伍的情况。关于补气药的另外一些配伍,和这一章概述当中讲的一样,也是可以和其他任何一类药配伍,这些内容我就不再重复了。

5. 使用注意 对于补气药,没有很重要的注意,比如说湿浊比较偏盛的,对于有的偏于滋腻,或者甘味比较重的补气药,它不利于除湿,一般要避免使用。必要的时候,可以和健脾除湿药合用。这是关于补气药的概述。

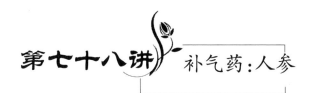

第七十八讲 补气药：人参

人参 是五加科人参属的植物,和三七的地上部分非常相像,或者说非常接近,它们是同属的植物,只不过人参下面的须根较多,长得比较长一些,三七长得比较短,它们虽然是近缘的植物,但也有差异。人参因为是一个很名贵的中药,所以人参的商品规格、商品名称,古今的用名变化非常多,作为一个临床医生,在这方面应该有所了解。

人参最早主产在山西,所以古书上面,称为上党人参,其实在山西的五台山一带,一直到李时珍时候,还都在采挖人参,所以李时珍在《本草纲目》里面就说,当地的老百姓,把人参视为"地方害",为什么? 因为那时的老百姓苦不堪言,每年必须要挖很大数量的人参,给宫廷里面上贡,上贡的数量不够,地方官就是要受谴责,那么最后各级所施加的压力,最终都压在老百姓的头上,压在药农的头上,所以当地就将人参视为一个地方害。明代以前山西肯定是产人参的,所以李时珍才有那样的记载,后来由于山西五台山一带的森林被大量砍伐,所以到了明代后期,山西地区基本上就没有什么人参可采了。

467

后来在东北地区,以吉林的长白山为主的这一带,基本上是在北纬的大致相同的一个纬度上,发现了比较多的人参,所以从那个时候起,就主要使用那里的人参,所以名称又有东北人参、吉林参、长白人参。它是根据产地来命名,这是产在中国的,有上党人参、东北人参、吉林人参、长白山人参,到现在的什么新开河人参,它都是以产地来命名的;同一个品种,产在朝鲜半岛,现在叫朝鲜人参,或者韩国人参,而古代在唐代相对应的时期,那里叫做新罗,或者叫高丽,或者叫百济,所以有的书上又称为新罗人参、百济人参、高丽参,在同一个纬度的日本,也产同一个品种,这个人参就叫做东洋人参,这些都是完全按照产地命名的。

另外就是按照它的加工方法来命名,人参如果从地里面采挖起来,把表面的泥土去干净以后,直接晒干,这种叫生晒参;采挖了以后,经过了煮或者蒸,人参里面含一种特殊的淀粉就变成了红的糊精,就带一种淡淡的红色,好像角质状的,就是我们一般说的红参;如果人参个头长得不好,或在采挖的时候挖坏了根,有的把它挖断了,或者本身就不大,就在表面用针扎一些小孔,然后放在高浓度的糖水里面浸泡,然后晒干,就叫白糖参,或者简称白参。

以上这三种参：生晒参，没有经过蒸煮，原汁原味，所以它的有效成分含量是最高，但是它里面所含有的相应的酶，没有经过高温破坏，里面的有效成分皂苷，在一定的温度、湿度下，容易被这个酶类水解，所以生晒参不耐贮存，在贮藏的过程当中，有效成分会有所降低，这是从现代的研究，它的缺点就是不耐贮藏。但是根据中医药理论，生晒参因为没有经过火，所以它的药性是平而偏寒的，它比较适合于气虚又有一定的热象，在古代，往往用的是生晒参，故本草多言其性偏于寒。而红参在煮和蒸的过程当中，皂苷类的成分有所损耗，这是它不足的地方，但是因为它经过了高温，相应的酶失掉了活性，所以在贮藏的过程当中，皂苷类的成分不容易水解，它就比较耐贮藏，可以存放比较长的时间，有时候三五年它的皂苷都没有明显的降低。另外它因为经过了火处理，所以有的书记载它微微偏温。所以二者的质量应该说是比较相当的，各有利弊。至于白参、白糖参，因为含了高浓度的糖，这就占了一部分重量，再加上了它本身就是比较差的人参加工的，所以质量就不高。在这个加工的方法当中，还有一种特殊的药材，就是在红参当中，如果把全部须根去掉，小的叫须根，大一点的叫支根，保留一部分支根，这种红参叫做边条参。一般所说多少支的人参，都是指的边条参，其他的人参没有这个称呼，比如 45 支，指的是 45 支就有 1 市斤，就是 500 克。

另外还可按照它生长的环境命名，如自始至终都长在野山里面的，这叫野生参，人参生长比较缓慢，生长的年份越久，质量就越好，这种人参在天然的宜生环境中生长很多年，所以野山参也特别名贵，价格也很高。因为野山参不能完全满足临床的需要，所以现在一般都是用家种的，种在药园里面，这种人工的栽培品，就叫做园参，家园的园，园参质量就比较差，当然价格比较低。在过去还有一种规格，现在很少有，就是在野山上，发现了比较幼嫩的人参，把它采掉，又可惜了，留下来又担心另外的人把它挖走，不放心，就把它移回自己的家园；再一种情况，先在自己家的药园里面育苗，种上一两年，再把它移到野山上去，这种过去又叫做移山参，它经过了两个不同的生态环境，现在一般没有这种品种了。

另外，就是以入药的部位命名，人参有主根，下面的部分叫支根，支根下面再分的支叫须根。主根、支根、须根一块使用，称为全须参；如果单独地把它的须根割下来加工，只用须根，就叫做弯须参，红参里面的须根就叫红弯须，生晒参里面的须根叫白弯须，须根就有这样的一些名称。还有其他的一些名称，比如说专门用支根，那么就叫直须参，红参里面的支根就叫红直须，生晒参里面的支根就叫白直须，直须、弯须就是支根和须根的区别。因为我们书上谈到了一些名称方面的问题，所以我们就干脆把所有的有关名称，都比较详细地作为一个常识性的知识讲一下。

人参的功效,第一是大补元气,当然就是用于气虚欲脱,严重的气虚证就是元气虚脱证。产生原因一是久病体虚,元气不断地耗伤,最后到了虚极欲脱的程度;要么就是一些急重证,因为大汗、大吐、大泻、大出血,因气随血脱,气随液耗,也会引起元气虚脱而出现气短、神疲、脉细欲绝这样重危的证候。过去碰到这种情况,就是重用人参来益气救脱,以挽救垂危的生命。如果在这种情况下,一般就要用优质的人参,单用,比如说独参汤,用量比较大,可用至20～30克,单味人参煎汤频频服用,有相当好的效果。所以人参在过去比较名贵,主要也是因为它具有这样的特殊功效。当然现在也用人参的注射剂,如果真正是元气虚脱,还应考虑西医的一些综合抢救措施,如输血、输液,使用其他的西药,这些药物和方法加在一起使用,效果可能更好。如果还是单纯用一点人参水,再来慢慢地喝,这样可能和现在的医疗要求不吻合,达不到当前的急救要求。所以从这一点来讲,人参和附子一样,它的用于急救,虽然现在还有一席之地,是有用的,但是和古代相比,现在的重要性,应该说是明显地降低了,对于这样的亡阳证、元气虚脱证,现在都是在医院急诊室里面急救,都是用中西医结合的方法,不可能单纯地用附子或者人参,所以这是要说明的一点。当然现在仍然有用,气虚的用独参汤,兼有亡阳的,加附子,有阴虚的可以加一些补阴药。

第二组功效,补脏腑之气。因为人参除了补脾气外,它还能够补肺、心、肾之气,所以我们书上就说它补脾、肺、心、肾气,这样的表述方法,现在引起了一些同行们的议论,就说中药的功效术语,都是四个字一组,只有少的,没有多的,这个地方有六个字,好像读起来不上口,总觉得有一点别扭。所以现在有这样的两种观点,一种观点对于人参就只写一个补气,补气后面加一个括号,表明这个气指的是脾、肺、心、肾气,实际上是一样的,我觉得没有本质的区别。过去对人参治疗脏腑气虚证,只强调了脾肺两脏,所以在我们过去的《中药学》历版教材当中,都是写“补益脾肺”这样四个字,这样写似乎觉得很顺口,实际上这样写的效果就淡化了人参补心气和补肾气的功效,学习的人对人参功效和应用的知识面就比较狭窄。其实人参除了补脾肺之气以外,对于心肾之气,同样有明显的补益作用。所以在书上应用二中,我就要介绍人参的补肺气、补脾气、补心气、补肾气四个方面,及其他的配伍应用情况。因此在应用二的第一段,是总的谈它对这四个脏的气虚证都有补气的作用。然后在下面,才重点地谈到它为补脾的要药,接下来说它用于治疗脾气虚,脾气虚又常常有哪些症状,依据不同的症状,可以重点地选择哪些药物来配伍。

另外人参能够补肺气,肺气虚的久咳虚喘、自汗、声音低微、呼吸无力,用它配伍没有什么问题,这历来都是强调的。

对人参可以补心气,这也是容易接受的,过去的书上没有明确提出来,但是教师们讲课的时候,虽然书上没有,也要补充,人参除了补脾肺,还能够补心气,如果心气虚了,可以出现脉结代、心悸,尤其是更容易出现心神不安,这些表现都可用人参来补心气。

关于人参补肾气,这是我们教材第一次提出来的,人参能够作用于肾,这一点可能不会有很大的争论,现在人参如果过用,对于青少年会造成性早熟,这一点反证了它是明显作用于肾经的,而且在古代很多治疗肾气虚的方当中,尤其是肾气虚而肾气不固,出现久咳虚喘、遗尿等,常常都用人参,但是解释是通过它补后天来养先天,没有承认它是一个补肾气药,其实应该承认。所以补肾气这一点是我们这里才新增加的内容,它确实有这方面的功效。古今很多治疗肾气虚,或者肾气虚兼有肾气不固的方当中,用人参是有效的,这不能仅仅地认为人参是通过补后天起效,也就是说它是因为补脾胃之气间接来充养先天,这仅仅是其中一个方面,对于人参来讲,这也只是一个次要的方面。而且人参在临床上,历来还作为一个治疗阳痿的药,临床上单用,对于老年功能性阳痿有明显的效果,如果儿童过多地使用了人参的制剂,容易造成性早熟。所以从这些方面来说,有充分理由提出人参还应该有温肾阳的作用,其实温肾阳也可以说是补肾气,二者差异不大,是同一类的作用。因为人参本身温性不是很强,如果是用生晒参,还没有明显的温性,所以我们就说它是一个补肾气的药,不宜称为温肾阳,但是也有的中药书上认为人参治疗阳痿,也是益气壮阳,好像也是通过它补气的作用而间接地收到兴奋性功能这个效果,这也是没有认为它对肾气、肾阳是一种直接的补益作用。我们这里提出它能补肾气,主要是认为人参不但是一个间接的效果,不但是通过先天养后天,更主要的是直接作用在肾,所以肯定了这么一个功效,而且在归经里面,也加入了肾经,这是和现有的一些中药书上提法不太一致的地方,这是第二组功效。

人参的第三个功效,生津止渴。在古代本草文献当中,一些临床医家的经验,就说人参是七分属阳,三分属阴,这主要是讲人参在生津方面的特殊性。虽然人参本身是一个补气药,而且是一个温补药,所以认为它治疗津伤口渴主要是依靠益气生津,这属于阳生阴长,尤其是脾胃的气机健旺了,阴津就更容易生成,对人参来讲,这个确实是最主要的;但是,人参除了益气生津这个间接的效果以外,又直接有一定的生津止渴作用,所以它的三分属阴,就是说它直接有生津止渴的功效;七分属阳,就是说它主要是通过补气间接地达到生津的效果,也就是称为益气生津药。其实对于人参来说,这两点是并存的,所以在临床上使用人参的生津止渴功效的时候,主要是用于气津两伤的口渴多饮,既有气虚,又有阴津

470

亏耗。这类病证在热病当中,比如说气分热盛,首先有高热汗出,那么热邪伤津,汗出也伤津,所以出现了口渴。这种情况下往往气随津耗,实际上是气津两伤的病证,而且因为热邪未尽,所以常常和清热泻火药配伍在一起使用。比如说热邪比较盛的,就把人参加在白虎汤当中使用,能益气而生津,又有直接生津的效果;如果热邪比较轻一点,比如说竹叶石膏汤,那么它也是和竹叶、石膏这类清热泻火药一起,在温热病当中它是一个比较常用的药,尤其是气津两伤的情况下,和清泄热邪的药物配伍。

另外,书上说的消渴病,主要是指糖尿病,根据中医的理论,它主要涉及脾胃、肾和肺这三脏,涉及上、中、下三焦,但是这些脏腑之间不是孤立的,往往相互影响,只不过是以其中某一个脏腑的临床见证为核心,更加主要一些,但往往是多脏腑同时累及。由于消渴病的基本病因是气阴两伤,或者气津两伤,所以人参也是治疗消渴很常用的药。同时根据在中焦脾胃,在下焦肾和在上焦肺的不同,分别配伍一些有针对性的药物,这些在《中医内科学》里面的消渴病中,会详细地介绍,我们这里只是初步地了解人参的生津,是既能益气生津,又略有直接生津止渴的这种功效。热病和消渴当中属于气津两伤的,人参的使用都非常普遍,是有良好治疗效果的一个药物。

第四个功效,人参能够安神益智。这里人参首先是一个宁心安神药,可以用于心神不安;但它更是一个补虚药,尤其是补气药,所以人参在临床上,主要是治疗心气虚而心神不安,引起了心悸失眠等症状的患者;根据气血相生的关系,人参能够补脾肺之气,脾肺之气健旺,营血也容易新生,所以心血虚,心神失养而出现的失眠、心悸等心神不宁证,人参也可以使用。天王补心丹、养心汤这一类古方里面用人参,主要是治疗气血虚的心神不宁。但是临床上发现,对一些阴虚火旺或者没有正气亏虚,而是热邪内扰的心神不宁,使用了人参以后,不但失眠不能改善,有的更加心烦不安,入睡更加困难。这就是不对证,因为人参是偏于温阳气的。现代研究发现,它对中枢神经的作用是双向性的,这个双向性不但表现在用量的大小,更主要的表现在机体生理与病理状态,所以有的失眠患者用了人参,效果良好;有的患者不但不能减轻,反而加重了入睡困难。人参的安神作用,主要是用于心气虚或心血虚引起的失眠、心悸这一类心神不宁的患者。对于阴虚火旺,或者说热邪扰心而导致的心神不宁,它并不相宜,所以临床应用的时候要注意。

如果人参作为一个安神药,可能它的特殊性不是很明显,最重要的是功效里面的后两个字,是一般安神药所没有的,就是益智这两个字。人参在一定的程度上,可以改善智力,这也是《神农本草经》所记载人参最主要的内容。在《神农本草经》里面，说人参能够"补五脏、安精神,定魂魄、止惊悸、除邪气、明目,开心益智"。这些文字,主要是谈了它的一个功效是安神的作用,比如说安精神、定魂魄、止惊悸;更特殊的是后面强调了它能够开心益智,可以在一定条件下改善智力。对于这个功效,一般的安神药没有,就是我们前面学远志的时候,强调了它能够入肾经,能够治疗志伤而喜忘的这类患者,在这种方剂里面,比较多用,但往往是作为人参的一个辅助药。比如孔圣枕中丹、读书丸、不忘散这些方里面,人参都是主要的药,而远志、石菖蒲仅仅是作为人参的辅助。所以更重要的是这一功效是人参的一个特殊性,但是对这个作用要正确地理解,不是任何人或者在正常的情况下,都会越吃越聪明,绝不可能是这种情况。人参所谓的益智,根据临床的应用经验,首先是它能够消除疲劳,这种疲劳不但是包括了体力疲劳,更主要的是包括了脑疲劳。比如说能消除体力疲劳,李时珍就说过,而且用人做了实验,当然做得比较粗糙,比较简单,可比性差一点。当时李时珍就选两个身体条件差不多的成人,一个服用人参,一个不服用人参,然后让他们去比赛走路,服了人参的人,走了很长时间都是心平气和的,并不感觉怎么劳累,没有服用人参的,明显地很早就出现气喘吁吁,实际上就是在用人参来对比,看服用了的人和没有服用的人对体力疲劳有没有差异,其实他的设计还是很科学的,只不过方法过于简单了一点,现在我们的动物实验,验证人参抗疲劳不外乎就是这样的一些原理,也是看小鼠的游泳时间、蹬笼时间等,其道理是一样的。

在改善脑疲劳方面,人参有明显的效果,有时候我们长期用脑,没有注意休息,例如在工作当中多次重复同一个机械动作,很容易造成脑疲劳,那么这个时候工作效率就明显降低,思维就变得不那么敏捷,就比较迟钝一些,做事就容易出差错。对此在半个多世纪以前,当时前苏联的一些药理学家,就做过这方面的实验,比如说当时对一些打字员、发报员,随机分组以后,一组是用人参的,一组不用人参的,那么没有用人参的,比如说在单位时间内,他们的打字速度就明显地慢于用了人参的,而且打字的失误率,用了人参的就明显要低,没有用人参的工作时间长了以后,失误明显增多。另外还有人在国内也做过试验,让试验的人穿针,使线从很小的针孔里面穿过,用了人参的,能够增强准确性,提高单位时间内通过针孔的次数。这些其实都是属于改善脑疲劳的作用,所以尤其是对于补气药的另外一些配伍,和前面这章的概述当中讲的一样,从事脑力劳动的人在脑疲劳的情况下,服用一点人参,能够提高工作效率,这是人参增智很重要的一个方面。另外,对于一些儿童、青年,如果由于他的先天不足,精气本身就已亏耗,加上后天失养,因此气血不能充养心神,在同年龄人群里面,他的智商明显地低于同龄人,那么使用一点人参的制剂,有利于加快他智力的发展;对于中老年人因为各种原因过早出现的健忘证,用人参的制剂能在一定程度上延缓记忆力的减退。应该是在这些情况下,人参表现出有增智的效果。这个就要正确地对待,不能理解为在完全正常的情况下,比如在儿童的智力发育是正常的,成年人的智力衰减也属于自然规律的时候,它能够使这些人变得更加聪明,这个可能性不大,甚至是没有这种可能性,因为这个不符合客观规律。所以我体会它的益智,主要是对前者,就是改善疲劳这些方面。这是关于我们在历版教科书上,都强调人参益智,它不是一个普通的安神药,重点在益智。

在教科书中,还谈了人参的扶正祛邪作用。如果邪气盛而正气亏虚,如果只使用祛邪药,这样容易进一步耗伤正气;如果单纯补气,则不利于祛邪,在这种情况下,要处理好扶正与祛邪的关系,采用扶正祛邪并用的治疗方法,这也是临床很常用的一种治疗方法。临床所选用的扶正药,最多的就是选用人参,比如说对于体虚外感,尤其是气虚外感风寒,就要用人参败毒散,这个时候人参是和发散风寒的羌活、独活这类药物配伍在一起使用;如果说是温热病里热炽盛而正气偏虚,我们前面讲的白虎汤里面加人参或者竹叶石膏汤里面用了人参,也是一种扶正祛邪,这时祛的是温热邪气。如果说热结便秘,又有正气亏虚,那么在泻下方药当中,比如说大承气汤当中,加上人参或者当归就是黄龙汤,这也是一种扶正祛邪的又一个例子。我们的教科书上也举了一些方,要求大家了解即可,在大量的扶正祛邪攻补兼施的方当中,用于扶正的主要就是人参。

人参的用法、用量也有一点比较特殊的内容,就是人参作为益气救脱,一般要单用,而且要优质的人参单煎,如果在复方当中要另煎,煎了以后和其他的药汤兑在一起服用,主要就是要充分地发挥人参益气救脱的功效,它不和其他的药物合煎,是避免其他药物的药渣将人参的有效成分也吸附掉一部分,这对于使用这种名贵的药材是不应当的。所以人参在一些救治急重证的方当中,这个用法应当注意。

另外在使用注意当中,人参属于十八反的药物,它不能和藜芦配伍使用,当然一般不会出现,因为藜芦现在根本不主张内服,目前在书上也没有收载,它是一个毒性很强的药,所以这种可能性很小,但是从理论上来讲,也是应当记住的。

另外补充说明两点:第一,在我们书上有关于人参和五灵脂历来属于十九畏的内容,属于配伍禁忌,要求不能同用,但是古今五灵脂和人参同用的方很多,现代研究也没有发现二者配伍有明显的毒副作用增强的表现,所以药典从1977年版就没要求了,药典是有法律约束力的,是国家的法典,所以我们《临床中药学》也就不再要求人参和五灵脂的配伍禁忌了,在"十九畏"当中,也把它淡化处理,不明确地提出来,当然也不说它不是,其意思是认为它不是绝对的配伍禁忌了。

473

第二,就是在参考资料里面,说人参虽然是一个补虚作用很好的药物,但是也不能乱用,由于临床上过用人参造成不良反应,甚至中毒死亡都曾发生,我们前面在讲毒性的时候,已经举过这些例子,书上在这里也举到了,曾有一个成人一次性服用40克人参,导致了死亡;前面我也讲过,在广东地区婴儿降生后,因为喂服人参煎液过量,有时会出现严重中毒,也有导致了中毒死亡的报道。所以这也是中药有没有毒性,关键在用量的一个很好的例证。

大概20多年前,在美国的疾病目录当中,就出现了一个新的病名,叫做"人参滥用综合征",就是一些正气不虚的人,长时期不合理地使用人参,他们往往是两三年或者更长的时间,每天都服用人参,最后导致了血压升高或者出现了失眠、烦躁不安、便秘或者出血、水肿等一系列不良反应,因此就把它叫做"人参滥用综合征",所以这是要注意的,没有明显需要不可乱用人参。对并无虚衰的健康人群,滥用人参是弊大于利的。前面还提到过,有的青少年长期服用含人参的药物,造成了性早熟,所以现在也不主张在儿童专用的一些药物当中使用人参,如果要使用,也要很严格,一定不能长期或大量地使用。这些都是属于人参的不良反应,在讲大黄时,我又说了"人参杀人无过",这些也是很好的例子,也就是说它造成了不良反应,患者花了很多的钱,从经济上造成了巨大的浪费,但是可能他本人还没有意识到,这是因为滥用人参而产生的不良后果。

474

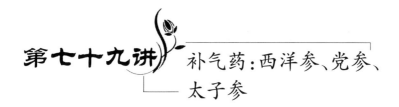

第七十九讲 补气药：西洋参、党参、太子参

西洋参 从植物来源上说，它也属于五加科人参属，和前面的三七、人参都是一个家庭里面的三兄弟。它们地上部分的植株形态和地下的药用部分，也就是它们的根，从形状、性状到气味，包括现代研究所含的一些内在化学成分，都大同小异。因为西洋参最早的原产地不在中国，主要在北美洲，以美国和加拿大为主，所以相对于我们前面讲的人参，产在日本的就叫东洋参，那么和东洋相对，就把这个品种叫做西洋参。西洋参和人参（包括日本产的人参，即东洋参；朝鲜人参和韩国人参）植物的品种是不一样的，它们分别来源于不同种的植物。

西洋参，在过去很长的时间，尤其是在沿海地区，或者港澳地区，喜欢把它叫做花旗参，也是因它原产主要在美国，人们常常把美国的星条旗称为花旗，所以也就是产在美国的一种特殊的参类的意思，因而有这种名称。现在我们国家东北地区的辽宁、吉林等省，以及北京的一些周边地区，已经开始引种，而且产量还不小，所以在市场上我们见到的西洋参，有进口的，但更多的产品都是我们引种以后国产的。

学了人参以后，西洋参可以和人参作一个简单的比较。西洋参在补气方面和人参是基本相似的，也就是说西洋参也可以补元气，它同样可以用于元气虚脱，脉细欲绝，气息微弱这样的重危患者，也作为急救的药物。

西洋参对于脏腑的气虚证，它也是作用在肺、心、肾、脾这四脏，可以用于脾气虚、心气虚、肾气虚和肺气虚的患者，这些都是大同小异的。

至于不同的地方有两点，第一点，从总体上来讲西洋参的补气作用略差于人参，与人参相比，功力稍逊，没有那么强。尤其是在益气救脱、大补元气方面，一般是用人参的多，用西洋参的比较少，也就是相对于人参来说，它的强度要弱一点；对于脏腑来说，尤其是一般的脾气虚，西洋参没有人参用得广泛，这是因为从中医的理论讲，脾是喜温燥的，喜芳香的，而西洋参是具有苦寒性质的药，不为脾所喜，所以脾气虚用得比较少；但是肺气虚、心气虚，甚至于肾气虚，基本上都差不多地使用，也是力量要弱一点。因此第一点区别只有两个字，就是"力弱"，但这是前人的经验,且主要是和野山参相比,现在大量使用的园参,可能并没有这点优势。

第二点不同的地方是主要的,就是西洋参不但是一个补气药,同时还是一个补阴药。对于补阴药,是我们以后要讲的,典型的补阴药是以寒热两分的,就是能治疗虚热证的,就是清补药,所以它既能补阴,又能清热。所以西洋参在功效里面,说它不但补肺、心、肾、脾的气,而且能够养肺、心、肾、脾的阴,它兼有相应的清热或退虚热作用,所以更多的是用于元气虚兼有阴虚火旺的人,就是气阴两伤这样的情况,比如说生脉散治疗气阴两伤,这时用西洋参补元气,又补阴退热,这就比用人参更适合一些。对于肺气阴两虚,又兼有燥热咳嗽的,症状不仅仅是声音低微,气息微弱,一般还有口燥咽干,痰比较黏稠,这时西洋参也比人参更适合。用于心阴虚兼有脉细数、心烦者,这是阴虚生内热,虚火扰心;或既有心阴耗伤,又有心热内盛这种情况,西洋参比人参的温补效果更好。

西洋参和人参的主要区别,在张锡纯的《医学衷中参西录》当中,有非常准确、非常精辟的概括,张锡纯说西洋参"其性凉而补",指出了它不仅是一个补气的药,而且它的药性是偏于寒凉的,我们书上说的是偏于苦寒,苦就是指能够清;因西洋参性凉而补,故"凡欲用人参不能受人参之温补者",就是凡是在临床上准备用人参,但是这个患者又不接受或者不太适应人参之温补,"皆可以此代之","以此"就是指西洋参。也就是西洋参和人参相比,主要是它的药性偏于寒凉,所以对气虚而兼有热的,或者兼有阴伤,阴虚生内热的,它比人参更为适合,这一点区别是最主要的,所以我们对于西洋参,就通过和人参的比较,就主要抓住这点。

我们在前面已讲过,人参是七分属阳,三分属阴。那么西洋参呢?它既是补气药,又是补阴药,那可能就是五五开,对于津伤口渴,所以主要就不是益气生津了,可能直接养阴生津,也是一个很重要的功效,所以它更适合热病气津两伤的口渴,或者阴虚消渴。

至于安神增智这样的问题,书上就回避了,到底西洋参能不能代替人参或者有没有人参的类似作用,现在证据还不充分,所以我们的书上对于这个问题避而不谈,其实应该进一步观察研究,但很可能也是相似的,也更宜于有虚热者。

如果说要大家比较人参和西洋参,那么主要就在补气和生津这两个方面,重点抓住西洋参能气阴双补,它既是个补气药,又是个补阴药,所以性能也不一样,药性当中的寒性,药味当中的苦味,都来源于它是个清补药,苦能清泄,这点我们今后学了典型的补阴药以后,认识还会加深,这里简单地、初步地有一个印象。

还有一个问题,就是西洋参属不属于十八反,在有的书上,西洋参也列为十八反,认为是诸参之一。我们认为,过去口诀当中的诸参,应该是在《神农本草经》那个时候使用的诸参,在《神农本草经》使用的参,只有五种参,人参、沙参、苦参、玄参、丹参,所以有的十八反歌诀里面,写的就是五参,而不是诸参,明确地限定在当时命名当中有参字的五种药。西洋参在我们书上的出处是《增订本草备要》,这是后人在《本草备要》上增加的药,《本草备要》是清初汪昂编的一本书,后来又有少量药物补充,所以西洋参最早使用就是在清代的初期,也就是 300 来年,由于它不属于《神农本草经》里面的参,所以我们不应该轻易地或者在证据不充分的情况下,也认为它是反藜芦的,当然把西洋参和藜芦同用,可能性也是非常小,几乎是不可能同用的,但是要把这作为十八反的内容,那也要有科学证据,所以我们教科书在使用注意当中,没有这方面的要求。

党参 是在明末清初之时,因山西地区的人参大量采挖,森林被破坏,人参资源非常匮乏,人们希望找到一个人参的代用品,党参就是在产人参的同一个地区,在山西的五台山,当时的潞州,就是上党地区这一带,发现了这种某些方面有类似于人参功效的一个药物,后来把它叫做党参,有的又叫潞参、潞党参或者台党参。大家要注意,这个党参和古书里面的上党人参是不同的药,古代文献当中的上党人参,指的是五加科的人参,是我们前面讲的第一味补气药,党参是后来从明代以后才开始使用的。

那么党参能不能代替人参?如果把这个问题解答了,对于党参的功效、主治和应用基本上也就掌握了。所以我们就党参能不能代替人参来进行阐述。可以说在部分的功效和主治方面,党参是大致可以代替人参的;但是在很多方面,完全代替不了。

首先,党参没有补元气的作用,当然更不能大补元气,所以对于元气虚脱,党参代替不了人参,因为党参本身就没有这方面的功效,不具备这方面的治疗作用,这不是一个用量的问题,所以有的人就很风趣地说过,它本身就没有这个功效,你再加大剂量,就是把元气虚脱的患者泡在党参水里面,元气虚脱也不会改善,就说明它没有这个功效,所以这一点是不可取代的。

至于在补脏腑之气方面,党参主要是补脾肺二脏之气,对于心气作用并不明显,肾气更不明显,所以书上对于另外的心肾两脏气虚,党参就没有只言片语。在党参功效里面,第一个功效就是补脾肺气,即能够补脾胃之气和补肺气。对于脾气虚引起的脘腹胀满、食少、便溏、倦怠、乏力,或者由于脾气虚而中气下陷,升举无力;以及脾气虚而不能统摄营血而出现的出血证,这些方面党参基本都可以代替人参使用;对于肺气虚出现的久咳虚喘、容易外感,或者卫表不固而出现的气虚自汗,这些基本可以用党参来代替,但关键是要增大剂量。

这样代替使用,在清代或者在现代比较早的时间里面,有一定的临床意义,

477

因为当时人参的资源不多,价格也比较昂贵。尤其是在 20 年前,那时的医保制度规定,人参是属于自费的药品,除了在用于急救的情况下,一般的虚证,比如脾肺气虚,如果患者使用了,就得自己去付费,但是党参当时是全部作为医保支付,在任何情况下都不要患者自己付费,在那样的一种背景下,所以很多古代用人参来治疗脾肺气虚诸证的方剂当中,医生在临床用药时,都是开党参。但是到了现在,就是最近几年,其意义已经不像当年那么明显。原因是人参的药材非常丰富了,价格也是低廉的,这主要是人参的大量人工栽培所致,而且有的人参由于生长期很短,市场上能够见到的很多可能是两年生,最多就是三年生,质量是比较差的。所以用这种人参,它补脾肺之气的强度,可能比党参也强不了多少,而且从价格来讲,都是几十块钱就可以买 1 公斤,没有价格上的优势了,因而在当代的临床上,治疗一般的脾肺气虚证,就没有必要一定要用党参去代替,这样就显得必要性不是很充分了,所以现在很多临床医生,譬如说用四君子汤来治疗一般的脾、肺气虚证;或用补中益气汤治疗一般的中气下陷,就直接用人参;当然对于儿童,因不宜用人参,也会以党参代替。不过一般在处方中很少写成人参,大多数写人参的某一种规格,比如红参、生晒参等。由上可见它可以代人参,只是在一般的脾肺气虚证,但必须加大剂量。

第二,在生津方面,党参也是既能够益气以生津,又有一定的直接生津止渴的作用,类似于人参,也是比人参作用微弱一些,原则上也是可以代替使用。现在国家批准的中成药中,有个生脉口服液,就是古方生脉散的新制剂,原方是人参、五味子、麦冬这三味药组成的,在现在的制剂里面有两个不同的产品,一个产品是用人参的,另一个产品是用党参的,在市售的商品成药当中,注明了哪种是用人参的生脉口服液,哪种是用党参的生脉口服液。一般来说,用人参的作用要优于用党参的。

不过,党参具有补血作用,它不但是补气药而且是补血药,能气血双补,可以用于血虚证。对于血虚证,它当然包括了益气生血这个间接的功效,这也是阳生阴长,即用补气的药物来促进补血的作用。但是它同时又有补血作用,这是一个直接的作用。因此益气和生血,党参是两者兼有,而人参只是通过益气而生血,没有直接的补血作用。到目前为止,一般还不认为人参是一个气血双补的药物,只认为它基本上是一个补气药。所以在这一点上多数人认为是党参具有的,而人参没有。但事实上人参应该也有直接的补血作用,如《珍珠囊》言其能"养血";《本草正》言其"气虚、血虚俱能补";现代研究人参增强人体造血功能,能促进骨髓造血细胞和相关因子的生成,从而使红、白细胞数目和血红蛋白含量增加,促进红细胞的分化等;临床单用人参皂苷为主的提取物,治疗贫血,疗效可靠。

另外,在一些扶正祛邪的方当中,比如益气解表方中,用以扶正的也可以用党参,当然也是不如人参。

根据前面我讲的这些内容,可以很清楚地知道,如果要用党参来代替人参,有一定的范围,主要是在补益脾肺之气、生津止渴、扶正祛邪三个方面,基本上可以代替人参,但必须加大剂量;而在益气救脱、安神增智方面,它代替不了人参;另外党参能气血双补,所以对血虚证有直接的作用,这是人参所没有的。那么从这几个方面,就可以把它们的异同点对比出来。

太子参 来源于石竹科的异叶假繁缕,用的是它的块根。

这个药从功效的字面表述看,类似于西洋参,能气阴双补,它既是一个补气药,又是一个补阴药。但是它的作用非常平和,作用不强,所以对于元气虚脱,它根本无能为力,没有这个作用。也就是说它只是对于一般的脏腑气阴两伤,尤其是肺,比较次要是心、脾也可以用。太子参对肾的作用也是不明显的,也可以说基本没有作用,主要是在我们书上说的这三脏,肺为主,包括脾和心,尤宜气阴两伤的情况,有平和的作用。它的滋味也非常平淡,性能中的苦味,也是它微有一点偏于清泄的原因,所以有的书写的是微寒;若写为平性,它也应是平而微偏寒的。所以,在性能和功用方面,它类似于西洋参,尤其是能气阴双补,既是补气药,又是补阴药,但是作用非常平和,因此它主要适合于儿童。儿童本为稚阴稚阳之体,用不着用作用很强的药物,尤其是它不作用在肾,不像人参、西洋参都有可能作用在肾,一旦过用,有可能造成儿童性早熟这一类潜在的不良反应。太子参没有这样的作用和特征,儿童不需要用作用很强的,尤其是能作用于肾的补气药。

由于太子参没有这些弊端,刚好符合儿科的这种生理的、病理的一些特点和用药的要求,所以这个药的名称就是这样来的。太子就是儿童的意思,儿童最为适合,所以在有的书上,太子参又叫孩儿参或者童参,它都是一个意思,都是说明这个药儿童比较多用,比较适合。但是不能因此而产生误解,好像这个药一定只适用于儿童。其实对于成人肺、心、脾的气阴两伤,如果不是很重,不需要峻补,太子参也是很常用的药,有的时候加大它的剂量,比如说我们书上的用量可以用到 30 克,有的人超过 30 克的处方也是有的。

补充说明的一点,就是太子参一名,在清代和我们当代的本草里是同名异物,比如说清代,在《本草从新》、《本草纲目拾遗》这些书里面都提到了太子参的名称,那里面的太子参,其实指的就是人参比较幼嫩的根,比如说刚刚生长 1 年,或者 1~2 年的,尤其是园参,在栽种的时候,如果植株过密了,就生长不好,中途要拔掉一部分,让剩下的能够充分地接受光照,这样留下来的人参就长得比较

479

好,这就是一般所说的匀苗的过程,拔掉的幼嫩人参当时叫做太子参,它的作用和人参是一样的,只是比较缓和而已。因为那个时候没有使用石竹科的太子参,所以这个古方里面的太子参和我们现代方剂处方里面的太子参不一样。

太子参和党参一样,也是后世才使用的,党参是出自增订的《本草备要》,是清代的中期才开始使用的;太子参是近 50 年才开始使用,所以也不应该列入十八反的内容,在我们这个书上,也没有这方面的要求。

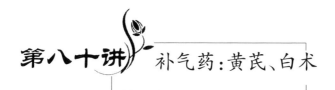

第八十讲 补气药：黄芪、白术

黄芪 是一种豆科植物，蒙古黄芪或者膜荚黄芪等，用的是根部。入药的根切片以后，是黄白色的，黄就是根的颜色，它的表皮，或者切片以后的断面，都有淡淡的黄色，这是根据颜色来命名；芪的本字，在古代本草里面，是老字下面一个日字，是这个"耆"字。其字义有年长的意思，比如说一群老年人当中年龄最大的一位，可以称为耆年之人，就是最年长者。那么也可能是在秦汉时期，当时对于黄芪在补气药当中，可能认为作用最好，可能认为它还在人参之上，所以有的还提出它"补气第一"。因为有这样的认识，所以就叫黄耆，就用"耆"字。后来可能便于书写，就改为了现在这个"芪"，它没有什么意思。如果我们在查阅古代文献的时候，很多书上还是写的原来的本字，就是耆年的耆，这是在名称上要注意的一点。

黄芪作为一个补气药，它主要也是作用在脾肺两脏。它首先能够补脾气，所以我们书上的功效是"补脾肺气"，其中首先包括了补脾气，所以它可以用于一般的脾气虚。在前面概述当中，我们已经说了脾气主要是主运化的；脾还能够升清、统血。脾气虚可以表现为运化功能降低，比如出现了纳食不佳，消化力降低，脘腹满闷，倦怠乏力等基本的症状；也可以因为脾气虚，造成了水湿内停，出现了痰饮、水肿、小便不利，或者泄泻、大便稀溏这些水湿内盛证。脾虚生气不足，脾不能升清，就可能出现中气下陷，也叫做脾虚气陷；或脾气虚了，可能出现脾不统血病症。其实从理论上来讲，黄芪基本上都是可以使用的，这个和人参大同小异，配伍的原则与药物也基本一样，这些可以对照人参和概述当中讲的内容来看。

黄芪作为一个补脾气的药，它最大的个性特长，就是既能补脾气，又能升举脾胃清阳之气，能够升阳举陷，所以在脾气虚当中，如兼有中气下陷，或者脾虚下陷，黄芪就比人参更为常用，更为重要。如果脾虚气陷，患者下腹部经常有一种下坠感，老是觉得重坠、不舒服，更主要是可以出现一些脏器下垂，如胃下垂、脱肛、子宫脱垂，或者其他的一些脏器下垂。最有名的代表方剂就是补中益气汤，虽然方中有人参这一类补脾气的药，但是以黄芪为君药，主要就是使用黄芪的这个特征。它在补脾气的药当中，它又长于升举脾胃清阳之气，这时常常配伍我们

481

各　论

在解表药中学过的柴胡、升麻这些药物;如果说脾不升清表现出来的是泄泻,那么也可以配伍葛根,因为葛根本身有升阳的作用,它长于升阳止泻。所以在补脾气方面,对于黄芪,大家首先要牢牢记住的一个特征,就是兼有升阳举陷,既能补脾气,又能升举脾胃清阳之气这一特点。

黄芪又是一个长于补肺气的药,可治一般的肺气虚。我们前面说了肺主呼吸、主声音,肺气虚往往出现呼吸比较微弱,声音比较低微,对于这些证候黄芪也可以用。但是一般的肺气虚出现了久咳虚喘、呼吸无力,黄芪的疗效不如人参,所以在用于一般的肺气虚当中,人参使用率比黄芪高得多,而且临床的疗效也要好一些。

如果是因为肺气虚,而不能很好地宣发卫气,而卫气又是来源于中焦,也是来源于水谷精微中比较剽悍的那一部分,这要靠肺气的宣发,才能循行于全身,流行脉外,尤其是能够充养卫分。我们在《黄帝内经》里面讲卫气是"温分肉,肥腠理,司开合"的,如用现在的术语来表述,卫气能温养肌肤,使之比较温煦,有光泽,毛发比较荣润;使机体保持应有的对外邪的抵抗力,使人体正气比较健旺,能够御邪,不轻易地感受外邪;使机体不至于出汗太多引起自汗,也不致于因为毛窍郁闭而不能出汗,它是两个方面都可能调节的,这些主要是通过卫气的基本生理功能维护的。

482

黄芪通过补益肺气,能够促进卫气宣发到肌表,能更好地温养肌肤,抵御外邪和司开合,使汗液正常调节。如果卫气在这方面出现了异常,黄芪就优于人参。因为它不但能够补肺气,还能益卫固表,使流行在体表的卫气更加强盛,尤其是对于容易感受外邪的人。体虚容易外感,这时往往不但是脾肺气虚,而且也有卫气虚,这个时候,黄芪就比人参重要,最有名的玉屏风散,黄芪和防风、白术配伍在一起使用,可以增强对外邪的抵御能力,用于经常感冒的人。现在也常治疗一些变应性鼻炎,稍稍有一点风吹,就马上喷嚏不断,流清涕,这也是由于感受了风邪,卫外不固,所以也常用玉屏风散。

另外如果是肌表不固,自汗不止,属气虚自汗,那么黄芪经常作为一个补卫气药,又能固肌表,也是在方当中作为主药,这里玉屏风散也可以用,当然它也可以配伍其他的固表止汗药,比如说当归六黄汤里面重用黄芪,也是用它来固表止汗。所以补肺气的药当中,它又能够益卫固表,也要抓住这个很重要的特征。

对于黄芪另外的功效,一是利尿,它主要是益气利尿,一般是用于气虚水肿。如果脾气虚,水液运化失调,往往可以形成水肿。黄芪在临床上治疗的水肿,基本上偏于虚证的比较适合,尤其是偏于气虚的,当然阳虚的也可以和温阳药一起使用,如附子、肉桂等。如果是湿热水肿,黄芪就不适合,它主要用于虚证。

二是托毒生肌。这也是由于气血亏虚。黄芪本身是一个补气药,因为气旺能够生血。气血两虚,当然正气不能使脓毒外出,所以有的人疮痈溃破以后,脓毒老是不停地分泌出来,长期不能干净,疮面就不能愈合,这时通过补益气血,能够托毒外出,有利于生肌,所以黄芪也是比较常用的;如果说兼有阳虚,还可以配伍鹿茸这类药,有血虚的,还可以配伍当归,所以黄芪、当归、鹿茸之类,都是用于阳气或者气血虚衰而不利于疮疡的邪毒外出和伤口愈合的时候,都是常用的药物。如果仍有邪毒的时候,还应当配伍一点清热解毒药。这个也是黄芪很特殊的作用,但是它的基本作用是和补气作用联系在一起的,它也是通过补气或者益气生血,从而达到了托毒生肌这样一个间接的效果,所以它是用于气血亏虚的疮痈难溃,或者溃后难敛。

另外黄芪通过它的补气作用,前人还认为它能益气活血,气是血液运行的动力,如果气虚了,当然也容易气滞血瘀,如果出现了因气虚而血滞的病证,那么黄芪可以达到益气活血的效果,所以在治疗一些瘀血证时,比如说风湿痹病,或者中风的后遗症,它们不但有瘀血阻滞,关键还有气虚,气推动无力,这时所经常使用的补阳还五汤或者三痹汤里面,黄芪就和祛风湿药或者活血化瘀药一起同用,效果很好,其实这时它的基本作用就是益气活血。

最后是益气生血,虽然至今还不认为黄芪是补血药,它没有直接的补血功效,但是对于血虚证,有的时候以黄芪为主药,在当归补血汤中,它和补血的当归配伍在一起,黄芪的用量超过当归数倍,作为方中第一位的重要药物,就是取其阳生则阴长,气旺能生血。

不过我也要告诉大家,黄芪和人参一样,古代文献也有谓其能补血者,现代的药理研究和临床应用也得到证实,应该也具有直接的补血作用;历来一直认为黄芪是归脾、肺二经的药,目前临床单用,尤其是注射剂,对心系疾病应用广泛,疗效确切,可见其也应有补心气之功。

在用法里面,适当地注意一下,就是它生用和蜜制使用不同,蜜炙主要是用来增强它补气的作用,气虚多用炮制品,如果要用它来利尿、托毒生肌,一般用生的更适合一些。

白术 来源于一种菊科的植物,入药部位是它的根茎。白术和我们前面在化湿药当中所学的第一味药物苍术,在古代是不分的,所以今后大家学习张仲景的一些处方,统称叫做术,后来陶弘景发现术有两种,不但它们的植物形态明显不同,而且功用也有区别,所以慢慢地就一分为二,就把术分为了白术和苍术两种药。前面学过的苍术,主要是产在江苏的茅山一带,所以又叫做茅术,那是地道药材,质量比较好;白术则是主产在浙江的于潜,地道药材又称为于术,所以有

483

的医生开处方,不写白术,就写于术,就是指优质白术的意思,但现在一般都要求写正名。

白术的第一个功效,补脾气,所以它可以用于脾气虚证。白术在补脾气的药当中,历代本草学家常常把它称为"脾脏补气健脾第一要药",就把它称为是补气药当中最重要的一个药。对这一句话,要正确地理解。前人的这一句话,绝不是说它补脾气的作用在这一类药物当中是最强的。比如说脾气虚,有倦怠乏力这些症状,人参的作用是最强的;如果脾气虚,又有清阳不升,中气下陷,则黄芪的作用是最强的。

那么为什么前人没有去强调人参、黄芪是脾脏补气健脾的第一要药,只是在白术这个药当中,给予这样高的评价。这是因为联系到脾的生理病理在临床上的特殊性。由于脾是主运化的,脾气虚运化无力,不但表现在纳食的功能、消化的功能、散布精微物质的功能降低了;更主要的是对水湿的运化,脾主运化,包括了对水湿的运化,如果脾不虚,那么水湿就能正常地散布或者排泄,如果脾气亏虚,对水湿的运化功能也随之降低,就很容易出现水湿内停,也就是出现脾虚生湿的病理表现,所以脾虚以后,不但倦怠乏力,肢体沉重,往往与湿浊阻滞有关,不完全是气的充养不够造成的。另外脾气虚也很容易出现泄泻,大便溏薄,这也是湿浊内盛。另外也可引起痰饮水肿,妇女的白带过多。所以在脾虚证当中,经常会出现脾虚而又有湿邪,或痰湿内盛的情况。这时用白术,它既是一个补气健脾的药,又能够通过燥湿、利尿,有效地排除因脾虚而停滞于内的湿浊。由于白术就是一个偏于温燥的药物,能够符合脾在病理状态下的需要。在中医理论里面,有脾喜温燥这样的说法,白术就是一个温燥药,它为脾所喜,能够满足脾在病理状况下的需要,既能够补气健脾,改善脾气虚的一些病理改变,也能够有效地消除脾气虚而伴有的湿浊内停的情况。所以在脾虚而出现的湿邪阻滞、倦怠乏力、身体困重,或者吐泻、痰饮水肿、白带过多这些证候当中,白术是最适合的,所以它是从这个角度提出的,它为脾所喜,既能够补虚,又能够祛除湿邪,所以称它是脾脏补气健脾的第一要药。

我们书上在应用一里面,首先谈了治一般的脾虚证,它可以和人参、党参、黄芪这一类药配伍使用,特殊性的地方是,它能针对兼有湿浊内停的脾虚证,所以四君子汤当中用白术,一方面是补气健脾,可以增强人参的作用;另一方面,又可以针对因为脾气虚而生湿的这种病理改变。而且对于一些脾虚湿盛的,往往还要以白术作为方当中很重要的君药,比如说脾虚泄泻用参苓白术散、七味白术散,七味白术散里面有很多补气健脾药,专门以白术来命名就是为了强调它既健脾补气又燥湿止泻。治疗脾虚引起痰饮,一般使用苓桂术甘汤,白术在该方里面

484

也很重要。脾虚水肿,可能有的补脾药不适合使用,比如说在五苓散、四苓散这些方里面人参通常就不选用,白术在这些方中其实除了起利尿作用以外,与它的补气健脾实际上也是有关系的,决不是完全不相干的。所以在治疗这一类病证的方剂里面,往往白术显得比一般的补气药重要。结合我们书上的应用一,完全可以了解它的这个特征。

白术又是一个可以燥湿的药,所以在性能里面又有一个苦味,苦能燥,白术是一个苦温燥湿药。它的燥湿功效一般要结合到补脾气,主要是用于脾气虚兼有湿浊内停的时候使用。但是相对于苍术来讲,它的燥湿作用不如苍术,所以如果是偏于实证的,湿浊内盛比较重,脾气虚又不是很明显,一般用苍术。白术往往和补脾气联系在一起,所以书上的主治当中,没有专门把燥湿分列相对应的一项应用或主治。

另外,白术也有一定的利尿作用,但它的利尿作用弱于黄芪,而且和黄芪不同,黄芪是益气利尿,主要用于气虚水肿,实证一般很少用或者不用。白术不同,对于水肿虚实均宜,气虚的,它可以作为黄芪这一类药的辅助药物,利尿不伤正气,虚证也能用;如果是实证,白术燥湿利尿祛邪的力量也很强,它不是一个典型的滋补药,对于实证也不碍邪,不影响邪气的祛除。所以对水肿证,白术不管虚实,临床上应用都是比较广泛的。

至于固表止汗,也类似于黄芪,但力量也弱于黄芪,常常作为黄芪的一个辅助药,比如玉屏风散,里面有黄芪,也有白术,但是黄芪是主要药,白术是次要药,主次比较分明。另外在解释白术固表止汗机制的时候,一般也和黄芪不一样,黄芪是脾肺双补,本身就能够直接补肺气,使卫气强健;而白术仅是补脾气,因为卫气出自中焦,通过补气健脾,有利于卫气的生成,是从这个角度来解释,反正始终就避开了肺,这对于白术来说是一个很重要的特征和知识点。

在这一节我们前面已学的药物,一直到现在,人参、西洋参、太子参、党参、黄芪都是脾肺双补的药,既能补脾气,又能补肺气。但白术就不一样了,它没有补肺气的作用,它只有一个补气功效,就是补脾气。那么为什么会这样?就是因为白术是温燥的,脾喜温燥,所以特别强调这一点,而肺在中医学当中,认为是肺体属金,性喜凉润而恶温燥,温燥之性最容易损伤肺津,如秋天的温燥,肺就很容易受邪,所以它不喜欢温燥,白术由于它明显的温燥性不为肺所喜,所以一般不称它是补肺气的药。那么在临床上是不是肺气虚就不能用白术呢?同样使用,但是对它解释的方法是补土生金,通过补脾胃之气,脾为生气之源,间接地有利于肺气虚证。正如固表止汗,白术的作用与治疗肺气虚也是有关系的,但一般不从补肺气来解释,而说它是直接补脾气,有利于卫气的生成,卫气出自中焦,所以这

485

是学白术的时候很重要的一点。

过去有一个考试题，失误率是很高的，比如说作为单选题，问"以下除哪味外都是脾肺双补之药"，选项有人参、党参、黄芪、白术、山药，这就需要排除一味不是脾肺双补的药，那么这五味药当中，前面的人参、党参、黄芪，加上我们后面马上要学的山药，都是脾肺双补的，既能补脾气，又能补肺气，其中白术不是。反过来又可以作为一个多选题，以下哪些药是脾肺双补药，同样也不应该选白术，选白术就是一个错题，答案就是错的，这就是在学这个药的时候，对于这一点可能掌握得不是很牢固，不管哪一个中药学的教材书，或用的教材参考，都没有明确提出白术能补肺气，原因我前面讲了，主要是因为白术的温燥之性，它并不是不可以用，是在中医药理论当中不这样解释。

关于白术安胎，也是和它的补脾气密不可分的，用于脾气虚，或者脾气虚湿浊内停，在受孕早期出现了吐泻，影响了胎儿的发育。所以白术的安胎，应该是和补脾气联系在一起，有脾虚的情况可以使用，当然脾肾两虚也有脾虚存在，它配伍另外一些补肾药，也可以使用。

学了白术以后，往往需要和苍术进行比较。苍术和白术相同的地方，就是四个字，健脾燥湿，或者说补脾气燥湿，也可以健脾燥湿四个字。但是白术以健脾补气为主，主要用于脾虚有湿，是偏于虚证；苍术以燥湿为主，以健脾为辅，主要用于实证。所以在本草的文献里面谈到这一点的时候，前人就说白术用于"卑监之土"，卑监就是低洼不足的意思，卑就是卑躬屈膝的卑，监，监理、监视的监，"卑监之土"，就是比较低的，偏虚的。苍术适合于"敦阜之土"，"阜"就是阜新的阜。敦阜就是高出来的土堆，就是有余的，偏于实证，就这么几个字，表明白术和苍术，一个偏于主实证，一个偏于主虚证，白术治疗卑监之土，苍术主敦阜之土，这是主要的相同地方。另外兼有的功效完全不同，白术能够固表，苍术能够解表，能够发汗解表，所以白术是用于表虚不固的自汗，苍术是用于外感风寒；另外白术还能利尿安胎，可以用于脾虚水肿和脾虚胎动不安；苍术还能祛风湿，或者说还能明目，可以用于治疗夜盲证或者风湿痹病，尤其是湿浊偏盛的痹病。所以二者相同或者相似的，就是健脾燥湿，但各有侧重；不同的是兼有功效，白术能够固表、利尿、安胎；苍术能够解表、祛风湿、明目，所以这样比较出来，就比较全面。

白术的用法，也适当注意一下，就是用来健脾止泻的时候炒用，其他的原则上还是适合生用，尤其是脾虚泄泻，有的还用土炒白术，炒白术、焦白术都可以，增强它燥湿止泻的作用。

第八十一讲 补气药：山药、扁豆、大枣

山药 在古代本草文献里叫"薯蓣"，就是书上它的植物来源，是薯蓣科多年生的蔓生草本植物薯蓣。所以今后像古方中的薯蓣汤、薯蓣丸，就是山药汤、山药丸。那么为什么原来的薯蓣变成了山药呢？根据文献记载，唐代有一个皇帝叫李豫，不能用蓣字；宋代又有一个皇帝叫赵曙，他又不许用薯字。所以先是改成薯药，后来又把薯字去掉了，薯药后来改为了山药，反正这些具体的用不着记，知道与避讳有关即可。

山药的主要产区在河南，四大怀药之一，所以优质的山药又称为怀山药，简称怀山，因为河南过去称为怀庆府。四大怀药，怀地黄是前面学的凉血药；怀牛膝在活血化瘀药里面学了；这里的怀山药，还有个怀菊花，怀菊花只是产量大，质量并不好，菊花质量好的是在安徽、浙江，如杭菊花、亳菊花或者滁菊花。

山药的功效，书上写的是"补脾肺肾气，益脾肺肾阴"。对于学习这个药物的功效和主治，我总结了三句话，可以帮助理解和记忆。第一句话"气阴双补"，意思是山药既是补气药，同时又是补阴药。也就是我们书上的第一组功效，"补气益阴"，它能补气，当然就是补气药；能益阴，又是补阴药。现在有的书上，第一组功效为补脾肺肾气，第二组功效益脾肺肾阴，也是包括了气阴双补，在前面指出既能够补气，后面指出又能够补阴，这是关于第一句话的来历。第二句话，叫做"脾肺肾兼治"，这是讲它的作用部位，即书上所说的"补脾肺肾"。第三句话，"略兼涩性"。不论对于气或阴，也不论哪一个所作用的脏腑，它都略微有一点收敛的性质，这句话在功效里面虽然没有，但在应用中是指出了的。

对于这样的三句话，下面进行一些有关分析。首先是气阴双补，如果山药作用在脾，它既能补脾胃之气，又能补脾胃之阴，所以它可以用于脾气虚的证候，也可以用于脾胃阴虚的证候；略兼涩性，对于脾来讲，易出现腹泻，需要收涩，那么它就略有一点止泻的效果，因为脾虚容易出现大便溏泄。所以山药作用在脾，虽然不是典型的收涩药，但对缓解泄泻是有帮助的，尤其是炒用的时候。一般的脾气虚表现，我们前面讲得多了，不必重复；脾胃阴虚，主要是胃阴虚，症状主要是口干舌燥，但运化功能基本正常；而脾阴虚是在脾气虚基础上兼有口渴，或者有一点伤阴而见脉细数等症状，它也是适合的，尤其是脾虚兼有口渴或者腹泻，山

487

药是一个非常适合的药物。如果它是作用于肺,既能补肺气,又能补肺阴,略兼一点涩性,就是能够敛肺气,当然也是略微有一点。它对于肺气虚、肺阴虚又有久咳虚喘的症状,也是很适合的。第三个部位它作用在肾,它既能补肾气,又能补肾阴,肾阴可能更多的是指阴精,是肾精亏耗。其略有涩性,就是在肾气不固出现遗精、滑精、遗尿、尿频,或者白带过多;也可能肾不纳气,久咳虚喘时,山药还可以发挥一点敛肾气或敛肺肾之气的作用。它只是略兼,所以不是典型的收涩药,但它有这方面的倾向性。记住了这三句话,我们就可以分析它的临床应用情况。

在我们书上的应用一中,主要介绍脾。脾气虚,运化无力,消化不良,虚弱羸瘦,体倦乏力或兼有便溏腹泻;当然脾虚也可能湿浊下注,引起白带过多等,山药都可以用,如参苓白术散和完带汤中,其与人参、白术等配伍。在第二段的应用二中,用于肺气虚或者肺阴虚,兼有肺气不敛的虚咳或者虚喘、久咳虚喘,如在七味都气丸中,山药与地黄、五味子等同用。第三段是介绍肾气虚,肾精亏耗,尤宜于兼有肾气不固,遗尿、尿频、遗精、滑精,或者白带过多等,比较有代表性的是地黄丸之选用山药。

书上的应用四,讲它用于消渴,实际上是综合利用。消渴我们前面讲人参的时候谈过了,它可能累及的脏腑主要是在中焦的脾胃,下焦的肾和上焦的肺;它的基本病因、病理就是气阴两伤。山药刚好有全面的针对性,它作用的部位也就在这三脏,它又是气阴双补的药,所以能够针对消渴的基本病因病机,因此在消渴病当中,山药也是不管病位在中焦、下焦、上焦,都可以配伍使用,所以这不是特殊的地方,只是前面功效的综合应用。

实际上在临床应用的时候,还应当了解山药两方面的特征,第一个是它的药性非常平和,作用也相当缓和,性平力缓,它本身是一个食品,可药食两用,比如在八宝粥,或者一些肥儿粉,这样的一些保健食品当中,山药使用率是非常高的。如果把它作为一个一般的食品,比如炖肉,常用鲜山药,干的也可以。它药食两用,所以用量比较大,我们书上说可以用到 60~250 克,250 克就是半斤了,那可以当主食了。另外一点是过去中药学里面不太强调的,是我们这个书首次提到的,其实在补气药当中,山药是一个营养比较丰富的药,即富含营养成分的一个补气药,像前面人参、黄芪这一类补气药基本上没有什么营养物质,就是增强机体脏腑的功能,它主要不在补充营养物质,但山药不一样,它既像人参、黄芪那一类药增强机体功能,又补充身体必需的一些营养物质。过去对于补虚药,在中药学里面,都回避了这个问题,或者说对营养的这个问题,观点不明确,没有这个提法,但我们这个书上就提到了它是一个作用比较缓和的,或者说气平性缓的药,同时它又富含营养成分,所以对于一些营养不良的体虚患者,它还兼有另外的意义。这个供大家参考,虽然不是很重要,不是中医使用补虚药的主要目的,中药的补虚药和西药的一些所谓的营养药,概念是不一样的,中药的补虚药更多的是强调扶助正气,振奋功能,但是对一部分补虚药,也不能完全排除它的营养价值,所以对山药这一类的药物,有必要加以强调。

所以对于山药,它的功效主治,我们就不展开讲,就根据我前面说的那三句话,尤其重要的是气阴双补,它的作用脏腑很简单,脾肺肾兼治。

山药在用法上,同样是适当地注意,就是如果它用于脾虚的便溏腹泻,一般宜炒用。炒用了以后,它补阴的作用就不太明显,但是健脾除湿止泻的作用就有所增强。

白扁豆 这是一个很次要的药,扁豆是豆科的一种缠绕藤本植物,藤很长,有的可能 20～30 米或更长,藤在树上、篱笆上面缠绕。它所结的豆角,就是常见的蔬菜,形状像一个弓状,下面要平直一点,上面是一个圆弧状,整个豆荚是弓形的,这种蔬菜在全国很多地方都出产,在夏秋天是很常见的,所以它本身也是一个食品。根据它开花颜色的不同,里面的种皮有的是黑的,有的是白的,这个和我们前面讲牵牛是一样的,开白花的,它种皮是白的;开深色花的,它种皮比较深,甚至是黑的。一般入药都喜欢用白种皮的,所以称为白扁豆,实际上是同一个品种。

扁豆药用,功效就是补脾气,或者也可以叫健脾,健脾和补脾气,实际上是同一类功效,补脾气就是比较典型的补虚药,作用可能明显一点;健脾是不太典型的补虚药,它对脾虚也有治疗作用,两种表述有很细微的一点区别。所以白扁豆,有的书上说的是健脾,有的说的是补脾气,就像前面的白术,我这里说的补脾气是补气健脾,就是把两种功效的不同表述都列出来,故称补脾气健脾。它的补脾气,或者健脾作用是非常微弱的,往往作为脾气虚用药的一个辅助,而且是很次要的辅助药。

另外,它又有化湿的作用,可以治疗湿阻中焦,所以治疗脾虚兼有湿阻中焦,或者暑湿证,这个药两个方面同时发挥作用,但力量都不强。比如治疗暑湿证用香薷散,它配伍香薷、厚朴这些药物使用。在治疗脾虚腹泻的一些方当中,比如说参苓白术散里面,它也是很次要的一个药物,所以大家知道这个药物的两个功效就够了,就是健脾化湿或者补脾气化湿。

在它的用法中提到,一般健脾要炒用,炒用了以后,增强了温燥作用;书上还谈到炒了以后毒性降低,可能大家就要发生误解,扁豆本身就是一个很安全的食品,应该是没有毒性的,为什么会这样讲?扁豆一旦生吃,是很容易中毒的,很多

489

豆类都是如此,包括我们常说的四季豆,或者有的地方叫二季豆,生吃的时候,因为它含有红细胞的凝集素,很容易产生中毒,那么当它煮熟了以后,就没有毒了,是非常安全的。这点告诉大家,不能生用,不要生吃扁豆,和不要生吃其他豆类一样,但本身它不是一个毒药,作为食品是相当安全的。

大枣　是比较次要的药,也是大家很熟悉的食品。

大枣的第一个功效是补气健脾,也可以称为补中益气。有的书上叫补益脾胃,其实补的也是气,而且基本是作用在脾胃。其相应的主治是脾胃气虚证,但作用一般,多作为人参、白术等药的辅助;且有一定的滋腻性,脾虚湿盛者也不尽相宜。但它富含营养成分,对脾虚而营养不良者,颇为适宜,这种证候过去较为多见。

另一组功效是养血安神,这四个字既是并列关系,又是因果关系。其养血是作为补血药用,没有心神不宁的血虚,包括西医学的贫血,也常与熟地、当归等药同用。对于心血不足,心神失养者,可以通过养血以充养心神,又可直接安神。在张仲景的甘麦大枣汤中,就是这样的用法。

以其甘缓之性,也可缓和一些药物的毒性,因此又具有解毒的功效。如张仲景的十枣汤,用大枣缓和甘遂、大戟和芫花的毒性。

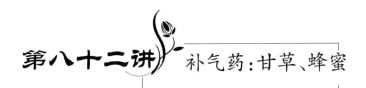

第八十二讲 补气药：甘草、蜂蜜

甘草 甘的意思，大家应该非常熟悉，甘就是甜，这种豆科植物的根有明显的甜味，它含一种化学成分叫甘草甜素，如果把甘草甜素萃取出来，它的甜度是蔗糖的 500 倍，所以是根据它的真实滋味来命名的。生甘草是甘草切片而成的；蜂蜜炮制了的叫炙甘草，或蜜炙甘草。

甘草是应用最广泛的一个药，广泛应用的原因之一，或者说最主要的原因是它的功效比较多。甘草的第一组功效，第 5 版及其他不少教材都叫补脾益气，我们讲的是补脾气，又补充了一个补心气，第 5 版等教材对甘草补心气的功效没有明确地提出来，因为这一功效比较常用，所以我们做了补充。甘草作为一个补气药，它主要是作用在心和脾。

第二组功效第 5 版教材叫润肺止咳，我们这里叫祛痰止咳，实际上都可以，就是说甘草有一点润肺的作用，因为它不是典型的补阴药，所以润肺的作用不强，如果是炙用会明显一些。它也有一定的祛痰、平喘作用，其实它是祛痰止咳平喘的药。

比较特殊的功效，是缓急止痛和缓和药性；另外我们这里多了一个解毒的功效，就是解热毒及解药食毒，简单地说就是解毒，在不少书上的应用里面把它的应用情况介绍得比较详细，但是功效里面漏掉了，它其实主要有五个方面的功效，我们对它的功效作一个简单的介绍。

甘草作为一个补气药，首先是补脾气，是这一节药物的共性，每一个补气药物都具有的。甘草作为补脾气的药，也可以叫补中气，但是它的作用非常缓和，所以在一般的补脾气的方当中，大多数都选用，但一般都作为次要的辅助药来增强人参、黄芪、白术、山药这些补气药的补脾气作用。比如说四君子汤中，它就和人参、白术一起使用。

我这里作了补充，说它有补心气的作用，这是张仲景就开始用甘草来治疗脉结代、心动悸，实际上是一种心气虚引起的，现在研究甘草有一定抗心律失常的作用，所以对心律失常又属于心气虚的一些患者，能够减轻或者得到治疗。前面我说过，如果有明显心动悸的感觉，功能性的可以缓解，如果器质性的，药物是非常难见效的，当时是在讲安神药的时候说过的。代表方就是《伤寒论》的炙甘草汤,甘草在一般的方剂当中,用量都非常小,一般就用1钱,即3克左右,而在炙甘草汤当中,它可以用到1两,用到30克左右,用量是很大的,它大剂量用的时候,就表现出比较明显的补心气的作用。因为有炙甘草汤,所以很多人就认为甘草治疗脉结代、心动悸是一个作用很好的补心气药物,其实甘草单味药的补心气作用应该是比较一般,不如人参这些药物,炙甘草汤虽然用炙甘草来命名,是因为炙甘草用法比较特殊,张仲景可能考虑到它的特殊性,所以把它作为命名的药,或者把它作为君药,炙甘草汤里面还有人参、地黄、阿胶、麦冬等,其实这是一个阴阳气血俱虚证,甘草在里面主要是起一个辅助作用。至于补心气,里面有人参;补心阴,有麦冬、阿胶;温心阳还有桂枝,所以它是复方的效果,大家知道它有这么一个功效,可以补心气,这是对教材作的一点补充。

下面谈祛痰止咳这个功效,按照5版教材是润肺止咳,其实它也能祛痰平喘,对于痰咳喘都有一定的作用,它虽然有一点润肺作用,前人也说它甘润,因为它不是典型的补阴药,所以补阴并不明显。现在研究发现,它对发炎的咽喉部有保护作用,所以临床上在痰咳喘以及咽喉不利的治疗方剂当中,甘草的使用非常普遍,寒热虚实都可以使用。后面大家学祛痰止咳平喘药,治疗风寒咳喘,比如说三拗汤配伍麻黄;治疗风热咳喘的桑菊饮中,它配伍桑叶、菊花;治疗肺燥咳嗽的桑杏汤,配伍桑叶、杏仁;治肺肾阴虚的百合固金汤有甘草;治肺寒痰饮的苓甘姜辛五味汤等均有甘草。总之以后大家慢慢来体会,这里只是简单了解。虽然有的书上只写了润肺止咳,但是应该知道它也有祛痰和平喘的效果,在临床上治疗咳痰喘,不管寒热虚实,包括咽痒引起的咳嗽,它都能用,这是它应用的广泛性。

关于缓急止痛,中医认为,人体出现疼痛最主要的原因是不通,各种病邪导致了气血的凝滞,不通则痛,那要温经散寒,温通经脉,活血行气等。但是有另外的一种疼痛,不是因为气机阻滞,也不是经脉或者血脉不通,而是经脉或者内脏处于挛急状态,称为挛急性疼痛,这种疼痛以胃肠比较多见,肢体也可能出现。甘草对这种挛急性疼痛有减轻或者治疗的作用,前人就把甘草的这个作用叫做缓急止痛,它缓和内脏、肌肉和筋脉的拘挛,从而达到止痛的效果。就因为甘草具有浓烈的甜味,所以在五味理论当中,就总结了甘不但能补,还能缓,这个缓就包括了缓急止痛,因为甘草在这方面有明显的作用,所以才出现了这一种五味理论。甘草用于筋脉或是肢体、内脏的挛急性疼痛,常常配伍白芍,这就是张仲景的芍药甘草汤,配伍以后缓急止痛的作用就成倍地增加,这也是一种相须为用的配伍关系,所以是一个很经典的方,很经典的配伍,下面学白芍的时候我还会提到,以后学《金匮要略》的时候这也是要掌握的一个方,所以我们书上在应用四中,有主治脘腹和四肢挛急的内容,脘腹主要是内脏,四肢主要是肢体的筋脉。

　　要给大家补充的一个功效是解毒,甘草的解毒如果是用生甘草,它有一定的清热解毒作用,所以生甘草也可以算是清热解毒药,和前面学过的清热解毒药一样,用于热毒疮痈,或者热毒的咽喉肿痛。治疗热毒疮痈,与金银花合用,就叫金银花汤。治咽喉肿痛的甘桔汤,甘草和桔梗两味药的利咽作用都是很常用的。玄麦甘桔汤里面也有甘草,治疗的是有热毒,或有阴虚的咽喉不利,当然甘草的清热解毒作用也一般,往往也是作为长于消痈肿的清热解毒药的辅助,比如说作为蒲公英、金银花、连翘、黄连这些药物的辅助。

　　另外,甘草的解毒,还包括解药毒,它和一些有毒药物配伍,可以使毒性有所降低,比如说四逆汤当中,传统一般认为是干姜杀附子毒,比较强调干姜,其实甘草在解毒方面具有重要的作用,现在研究也证实了抵附子的毒性,可能甘草比干姜还要明显,所以四逆汤中用甘草也有解药毒的因素。更多的是误服了毒药,比如说用附子、乌头过量,或者煎煮时间不够,或者炮制的工夫不到,发生了一些轻微中毒反应,此时用甘草的煎剂,对毒性有一定的降低或者缓解。

　　它也可以治疗食物中毒,比如说吃野蕈或者吃其他一些有毒的食物,出现了腹泻腹痛或者其他比较轻微的中毒症状,在古代甘草也是非常常用的。甘草解食物毒是非特异的解毒药,不是针对某一种具体的药食毒,很多植物或者药物中毒它都有一定的作用,古人对这个作用非常强调,说甘草"能够解七十二种金石毒、一千二百种草木毒",当然这是一种夸张,也就是说它能够解各种药物或食物毒。研究发现,一方面甘草里面的甘草酸对很多药物或是食物的毒素可以中和,有一定的解毒能力;另外它可以增强人体对毒素的耐受性以达到解毒的效果。当然这个解毒应该说是有限度的,现在有些剧毒的物质,如毒鼠药或者农药,仅靠甘草可能就不行。我们讲中药性能的时候,讲了救治中毒的一般原则,刚刚吃进去的毒物应该让它吐出来,如果吐不出来,那就要减少它的吸收,尽快让它排泄,比如说要服用一些牛奶、豆浆,让胃黏膜减少吸收,已经吸收了就要利尿,尽快地把它排出来,还要注意特效解毒药的使用,当然要采用综合措施。这里说的解毒,是在当时的医疗条件下,只有用一些口服药的方法来处理时,它应用比较广泛,我们书上的应用三就是讲它清热解毒和解毒的应用。

　　另外,甘草缓和药性,叫调和药性也可以。缓和药性,一方面包括前面的缓和毒性,属于解毒的范畴。另外第二种情况,是有的药物比较峻猛,它并不一定是毒性,和甘草配伍之后,可以降低它峻猛的性质。比如说临床认为麻黄的作用比较峻猛,发散的作用比较强,所以和甘草同用,它的辛温发散作用就有所缓解;比如说大黄,如果认为泻下作用峻猛了一点,大黄和甘草合用,大黄的苦寒攻下

493

作用也会缓和一些;又比如说白虎汤里面,认为石膏、知母寒凉性太盛,加一点甘草,也会使它比较缓和一点,这是把药物峻猛的性质降低,就是我们书上说的缓和药性。那为什么变成了调和二字?主要是甘草在临床应用中其实还有第三种情况,这个"和"是矫味,大家最容易理解,甘草非常甜,有的中药口感不好,在方里面加上2~3克的甘草,可能那个药的口感就比较好一些,起一个矫味的作用。今后大家学方剂还会说它能够调和诸药。一个方剂里面,有的药性不一致,峻缓的程度也不一致,为了使这个复方能够很协调,步调一致,所以在中药的复方里面加上一点甘草,起一个调和诸药的作用,这是方剂学有待深入研究的一个问题,可能涉及的面比较广,对于不同的方剂它可能起不同的作用,但总体来说,是使这个方剂更加协调,疗效更好,更有针对性。

以上是甘草主要的功用情况。为什么甘草在临床处方的时候应用非常广?第一是它的功效很多,比如说在补气的方当中用,或其他的补虚方中,因为补气药广泛地用于血虚、阴虚或者阳虚,所以甘草除了气虚以外的虚证,也都可以选择使用,所以在虚证当中有它的广泛性;它既能祛痰又能止咳又能平喘,对于痰咳、喘咳病,不管寒热虚实,甘草都可以作为辅助药来使用,也比较广泛;尤其是它的调和药性,作为一个矫味剂,在这方面应该说绝大多数的方剂都在使用;加上它的清热解毒还有其他方面的解毒作用,所以它应用广主要是基于这些原因。现在还有一种说法,甘草在中药的复方当中可能起一个增效的作用,比如说止咳平喘、清热解毒,或者是止痛、补虚的方当中,它不仅仅是一个辅助,也可以增效,能够增强其他药物的功效,这还有待研究,只是一种新的观点。

当然也不是所有中药方都要加甘草,不能发生误解,有的处方是不适合的,最不适合的就是十八反中的一组药,即书上使用注意当中,大戟、甘遂、芫花、海藻与甘草属于配伍禁忌,不能够一起使用。另外甘草甜味很重,前人认为它能壅中助湿,中焦湿浊内盛的一般不用甘草,否则不利于除湿调中,所以很多治疗湿阻中焦的方里面并没有甘草。

书上最后还谈到甘草不能够大剂量长期使用。在日本的药典里曾要求一天服用甘草不超过5克,且不能连续服用。甘草对胃溃疡有缓急止痛的作用,治疗消化性溃疡需要长期服用,多服久用的结果,是有人脸上长出一些毛,脸变得很圆,皮下脂肪增多,就像服用类固醇之类药物所产生的反应。在古典文献里也有记载,张锡纯认为大剂量长期服用甘草会让人产生浮肿,其实是把皮下脂肪堆积认为是水肿。甘草里的一些成分的化学结构很像肾上腺皮质激素,所以会出现那种反应,有人还会造成类固醇类糖尿病,这是使用中要注意的。

在用法上,清热解毒用生甘草,补脾气、心气用炙甘草。治疗痰咳喘可以用生的,也可以用炙的,因人因证而异。

蜂蜜 是蜜蜂科昆虫中华蜜蜂和意大利蜜蜂用花粉酿的蜜,也是大家熟悉的食品。

蜂蜜虽然也是甘味很浓的药,但它是脾肺双补的。对于脾胃气虚,它和大枣相似,作用一般,但富含营养,尤其是很多补气药通过蜜炙,可以增强补气之力;一些补脾之方做成滋膏剂,不但便于服用,也可增效。

蜂蜜的补肺气作用,可以用于肺气虚;加之它又能润肺止咳,对肺气虚或阴虚肺燥者,尤为多用,也是在炮制止咳平喘药或做膏剂的赋型剂多用。

其解毒,可以外用于疮痈、烧烫伤;对药食毒也有一定作用,如《金匮要略》以其与乌头同煎,以解毒增效。

其缓急止痛类似于甘草而力较弱,不如甘草多用。其润肠通便,可内服,也可直肠给药。如张仲景的蜜煎导,就是将蜂蜜炼至不粘手时,做成栓剂塞入肛门,以收通便之效,这也称得上是世界上最早的栓剂。

由上可以知道,所有的补气药都能补脾气,或者叫补中益气。大部分药还能补肺气,包括人参、西洋参、党参、太子参、黄芪、山药。蜂蜜可认为有也可认为没有,我们就认为没有补肺气作用,蜂蜜是具有润肺作用的。少数药物又能补心气,有人参、西洋参、甘草;个别药能补肾气,如人参、西洋参、山药。西洋参、太子参为气阴双补之药,既补气又补阴。党参和大枣为气血双补,既补气又补血。黄芪和人参有益气生血之效。

495

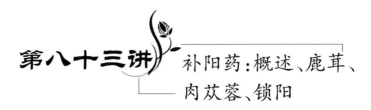

第八十三讲 补阳药：概述、鹿茸、肉苁蓉、锁阳

补阳药概述

从理论上而言，补阳药是能纠正阳气虚衰，以补阳为主要功效，治疗阳虚证的药物。阳虚有心阳虚、脾阳虚、肾阳虚。但我们这一节所学的药物主要是补肾阳的。个别的药物能作用于脾，但不多。下面要学的药没有补心阳的，补脾的也很少，因为这类药多分在温里药了，例如附子、肉桂、桂枝及温心阳的干姜，所以本节的药物主要治疗肾阳虚。

这类药物的基本功效为补肾阳，或叫温肾阳、助肾阳。若是药性较温，又没有明显滋补作用的药物，习惯称为温阳药，如桂枝、肉桂等；但若用来治疗性功能低下的药物叫做补肾壮阳，这是用语习惯。

主治当然是肾阳虚证。在中医基础里我们学了肾的生理功能和相应的病理改变，在中医诊断里我们学过肾阳虚证候。肾有多方面的生理功能，其中肾阳能温煦形体，若肾阳虚就会出现畏寒身冷，这与表证的恶寒有区别，恶寒是突然发生，人在体温升高时会感觉到冷；畏寒是患者长期存在怕冷的情况，比一般人要多穿些衣服，这是形体得不到温煦所致。肾主生长发育，肾阳虚会导致生长发育不良。对于小儿，民间有个顺口溜："七坐八爬九生牙"，十个月能站立，一岁时可以行走，一岁半前囟门会闭合。若成长比这个慢的话，就是生长发育迟缓。在成人体现在早衰，腰膝酸软冷痛，也是因为肾主生长发育的功能低下了。另外肾主生殖，肾阳虚会导致女性不孕，男性不育，性功能低下，生殖方面的功能受到了影响。肾藏精，肾阳虚也会导致肾封藏精的功能降低，出现滑精、遗精、遗尿、尿频。肾主水，肾阳虚不能正常主水，这可能出现两种极端。一是开而不合，造成夜尿频多；另外是合而不开，小便不利，水湿内停，出现水肿。肾又能主骨，肾阳虚也会引起骨痿弱无力。另外肾能温运脾阳，肾阳虚不能温运脾阳，又会造成虚寒性腹泻。肾、肺共同主呼吸，肾阳虚还会导致肾不纳气。由此可见肾阳虚的临床表现很多，历来补肾阳药在临床使用比较随意。所谓随意，是指分化不够。到底这味补阳药对肾阳哪个方面的功能最有效，我们不知道。例如：附子、肉桂的温助肾阳有没有区别,我们不知道! 附子、肉桂在方剂中一般是同用,从张仲景的肾气丸用于治疗肾阳虚开始,既用附子又用肉桂,治疗肾阳虚不能温煦形体,究竟哪个好? 用以促进生长发育方面谁好? 在促进生殖功能、强筋骨、温煦脾阳、纳气入肾方面,有无区别? 对很多补阳药也是以后要逐步深入研究的问题。在补阳药的选择方面比较随意,而且还表现在复方中药味较多,认识不是非常深入。当然也有不少药物已发现在某些方面有一定优势,所以我们在介绍具体的补阳药时,结合现在已有的认识加以区分,可供临床使用有针对性做出选择。以上是补阳药的基本功效、基本主治。

接下来是兼有功效。有的补肾阳药能益精血。精血为肾阴肾阳的物质基础,尤其是温助肾阳会消耗精血。因为一般的补阳药药性温燥,它主要是使人体功能兴奋。就好像是汽车,如果提高速度,跑的距离远,消耗的油也就多。这类既能补肾阳又能益精血的药是比较理想的补阳药,可以从根本上解决问题。如果不能益精血而且比较温燥,只是暂时性地兴奋阳气的药,兴奋之后会更耗伤精血。所以这类的药物要注意配伍补精血的药物。

能补精血的补阳药物除了用于肾阳虚之外,还常用于精血亏虚或精血不足证。精血不足证就是肝肾亏虚,并且没有明显寒热倾向。肾阳虚则有明显的寒象,肾阴虚有明显的热象。肾虚表现出四肢无力、腰膝酸软、头昏耳鸣、眼花、牙齿松动、头发脱落稀少,中老年人出现未老先衰,儿童生长迟缓,但是没有寒热可辨,这叫精血不足证,一般用补精血的药物。这类药物同时又有补阳的作用,药性是偏温的,那就要选用大量的补精血药,甚至配伍一些清补的药,使整个方剂比较平和,这些药也是治疗精血不足证的重要药物。

有些药物兼有强筋骨的作用。肾是主骨的,肾阳虚有可能出现骨痿,骨软无力,骨折后也不易愈合,这类药就比较适合,用于肾虚或肝肾亏虚、筋骨痿软。妇女绝经后大量骨钙丢失,更易出现腰膝酸软、关节疼痛,这类药都十分常用。

有一部分药物既能补肾阳又能固肾气,既是补阳药又是收涩药,适用于肾阳虚兼有肾气不固的证候。肾气不固一般都偏寒,属于肾阳虚的范畴。在肾阳虚的基础上,有精气不节制的耗散,例如男性的遗精、滑精,女性的崩漏、白带过多。男女都有的尿频、遗尿、夜尿多等,这属于肾气不固,用兼有固肾气的补阳药较适合。

能够补肾阳的药,有的还能补肺定喘,是肺肾双补的药,适合用于肾阳虚而肾不纳气所出现的虚喘。这些都是这类药物的兼有功效。

这类药物的药性偏于温热,有温补的功效,张景岳说:"阳虚者,补而兼暖",既补虚又要温里散寒。这类药都有甘味,有部分药物可能还有其他的味,如辛、涩、咸等。归经则是都归肾经,补精血的、健筋骨的和肝有关,肝藏血、肝主筋,这类药还能作用于肝经。能补肺定喘的还能作用于肺经。有少数能温脾阳的药又能作用于脾经,这些都是根据兼有功效所决定归经。这类药的温散作用趋向偏于升浮。这类药物中,也是整个补虚药中唯一有毒的药是仙茅。

在配伍方面,寒重者要配伍温里药,肾气不固者要配伍收涩药,肾不纳气者要配伍补肺气的药物,脾肾阳虚、久泻不止就要配伍补气健脾药,如果是较温燥的药,要配伍补精血的药,如熟地、何首乌、枸杞子等,配伍是根据患者的不同临床表现而定的。

这类药的使用注意是这类药绝大多数是温燥的,所以有热的,尤其是阴虚燥热的不能使用。

下面就介绍比较重要的一些补阳药,也是我们大纲上要求的,这些补阳药在补虚药这一章里面,药的味数比较多,但是我们要求比较低,也就是我们前面说的,对阳虚证,这些药的个性特征不是很鲜明,应用比较随意,临床上很像活血化瘀药,很多瘀血证都可以用,在这里面再要分它们的个性特征,目前很难,还分不出来。

下面结合兼有功效,将补肾阳的药分成:①补肾阳益精血药;②补肾阳强筋骨药;③补肾阳固肾气药;④补肺肾定喘嗽药。分这么四个组,又好学,又好记。

补肾阳益精血药,这一组药可以用于肾阳虚证的多种不同表现,尤以肾阳虚而有精血不足者最宜。一般的肾阳不足都有不同程度的精血亏虚,这类药也可制约一些温阳药的燥性,从这个角度来说,其应用十分广泛。适当配伍,这类药也可用于精血不足,即寒热不明显的肝肾亏虚证。

鹿茸 来源于鹿科的梅花鹿或者马鹿没有骨化的幼角。梅花鹿的毛是棕黄色,间杂有白色斑点。马鹿的毛是青灰色的,或赤褐色,个头要大一些。鹿茸都是取自梅花鹿和马鹿的雄兽,雌兽是没有角的,雄兽的头上有角。这个角到了冬末或早春是要掉的,到了春天就从额头部分重新长出角来。刚开始的时候就是一个圆柱状的突起,这个时候很幼嫩,一般这时采就可惜了,太嫩了,有的在商品里面把它叫茄子茸,就好像蔬菜里面吃的茄子。不要用那种刚冒出来,这时只是一个圆柱形的突起,量也很小。前者叫花鹿茸,又叫黄毛茸,一般都要用分了一至两个岔的角,分一个岔的叫做二杠茸,分两个岔的叫三岔茸。后者叫马鹿茸或青毛茸。马鹿的角分岔要多一些,一个岔的叫单门,两个岔的叫莲花,三个叫三岔,四个叫四岔……在春天的时候,也就是没有角化的时候,及时把它采集起来。春天它长得很快,有的时候24小时,它的重量可以增加100克,这个速度是相当快的,有的30～40天,就长到十多市斤。已经骨化了的角就不能用了,只能作为鹿角用。所以在没有骨化的时候，尤其是在一两个分岔的时候锯茸，是最佳的。在过去只有把鹿猎杀了以后，才能把它锯下来，作为鹿茸用。现在是人工驯养，在养到 3 岁以后，能够采收时，就把它锯下来，一年一般可以锯两次，这是关于鹿茸的药材情况。

鹿茸作为一个补阳药，它主要的功效是补肾阳。在补肾阳的药当中，它的作用是最强的，所以把它称为峻补元阳之品。因此一般的肾阳虚证，不管表现出什么样的症状，都可以把鹿茸作为一个补阳的重要药物来使用。但是在临床上往往并不这么普遍，为什么？一是因为药源的问题，尤其是过去不能驯养取茸的时候。二是因为药物价格，就是经济上的问题。因为鹿茸过去完全是来自野生的鹿，药源非常少，价格也非常昂贵；现在虽然有人工驯养，但是这个资源仍然不是很丰富，而且价格仍然是很高的。实际一般都是比较重的阳虚证，才用它来峻补元阳；比较轻微的，当然可以用，这是理论上讲的，实际上不可能都用，就是前面讲的价格和药源的问题。

鹿茸在补肾阳的药物当中，一是作用强，素来称它能够峻补元阳；更主要的是它能够益精血，既补肾精，同时又能补血，可以连在一起，合称益精血。所以前人把鹿茸称为"血肉有情之品"，也就是它在补肾阳，振奋功能的同时，又提供物质基础，它不容易导致前人所说的"火起锅干"。这是称它血肉有情之品的主要原因，就是它一般不需要再配伍其他补精血的药。它在补阳的同时，也照顾到了补阳药的不足之处，温而不燥，所以不需要再配伍补精血的药。所以我们书上对于很多阳虚证的配伍都谈到它。

但有一个问题需要说明。既然它是一个峻补元阳的药，能够峻补肾阳，为什么亡阳证不用鹿茸而用前面的附子？因为鹿茸相对于附子而言，属于一个缓补的药，尽管它补阳的作用很强，但是收效缓慢，所以一般的阳虚证，服用鹿茸要见到一定的效果，至少在一两天以上，需要比较长时间，临床都是少量地服用，逐渐地见效。而亡阳证是阳气虚脱为衰竭的程度，需要马上见效，要速效的药，只有附子和干姜配伍，才能够挽将要亡失的阳气于顷刻之间，所以附子能回阳救逆，它具有这方面的功效，才用于急性的阳气虚衰。这种危急情况，鹿茸不行，尽管它被称为峻补元阳，其补阳的作用在补阳药当中屈指可数，但是它收效缓慢，缓不济急，实际上是鹿茸不具有相应的药效作用。它的优势是在补肾阳的同时，还能补精血以提供物质基础，所以它用于一般的慢性病，不适合危重的亡阳证。

另外，鹿茸也有很好的强筋骨作用，尤其是对于肾阳虚兼有筋骨痿软者，它也是经常选用的。对于鹿茸的补精血、强筋骨，如果和药性比较平和的药或者偏于清补的药配伍在一起，临床上它也不一定用于阳虚证，这时它就用于肾精不足

499

证或者肝肾不足证,这个我们在《中医诊断学》里面已经学过。如果肾虚有明显的寒象,那么一般把它诊断为肾阳虚证;如果肾虚有明显的热象,有阴虚生内热,那么把它诊断为肾阴虚证;如果肾虚没有明显的寒热表现,一般就把它诊断为肾精不足证或者肝肾不足证。在这种情况下,用的药就比较平和,不需要明显的温补,也不需要明显的清补,就是采用平补。但是鹿茸它本身是偏温的,再和其他平性的补精血药配伍,或者和有的偏寒的补精血药配伍在一起,那么整个这个方就是滋补肾精的或者平补肝肾的,所以它也可以用于肾精不足证和肝肾不足证。肾精不足证和肝肾不足证主要表现在早衰,未老先衰,常常出现头昏耳鸣、腰膝酸软这样为主的一些证候。比如说鹿茸和枸杞子、女贞子、龟甲、菟丝子、熟地这些药配伍在一起,完全可以用于一般的精血亏虚,这不是典型的阳虚证,所以它的补精血、强筋骨也可以单独地使用。

书上讲它还有固冲任的功效,实际上这是鹿茸补肾阳、益精血在妇科病当中的一种应用,它是从另外一个辨证体系,即从奇经八脉的辨证体系总结出来一个功效。因为在奇经八脉中,不管冲脉、任脉都是起于下焦胞中。鹿茸在有的书上还说它可以补督脉,因为督脉是诸阳脉的总汇,实际上这个也是和补肾阳联系在一起的,从奇经八脉的角度来讲,它能补督脉。这里所说的奇经八脉辨证,对于很多妇科病,因为冲为血海,任主胞胎,妇科病出现了胎动不安、月经失调、不孕这些病证,从这个角度来讲就是冲任亏损,冲任不调。临床上鹿茸对此有治疗作用,从这个辨证体系来讲,它就能固冲任。实际上按照脏腑辨证,它也是肾气虚、肾阳虚或者肾精亏损,实际上是从不同的角度总结出来的功效,在妇科病当中,更多的是按照奇经八脉辨证,所以我们书上也把它放在了用于肾阳虚的下面,并没有把它的主治单独分出来,只是在功效中有这种不同的提法。

另外关于托毒生肌,也是由于肾阳虚、精血亏损,引起疮疡脓成以后,要么不容易溃破,或溃了以后,脓也不容易干净,或脓液干净了,疮疡不容易收敛。对此鹿茸也是一个很好的药,这和我前面讲黄芪的时候提到黄芪的作用完全相似,只不过表现为一般的气虚情况下,就用黄芪,或者一般的气血虚,就用黄芪加当归这一类来托毒敛疮生肌;如果是表现出了明显的阳虚,寒象比较重者,如果单纯地用黄芪、当归可能温阳散寒的作用还不够,往往还要用鹿茸,就是这个虚证的轻重、寒象的轻重不同而已,它们都可以使用。

鹿茸也可以作为一个补血药用于血虚证,现在临床有的治疗贫血,用鹿茸也是有效的,尤其是贫血表现出了阳虚现象的患者。所以我们现在对补血和补精,把它分开了,一分为二,《中药学》书中是统称益精血。将其分开的道理,一是肾精不足证,可以用鹿茸,那些方里基本上把它作为一个补精药;单纯的血虚,尤其是现在治疗贫血,鹿茸可以单用,又把它作为补血的药,所以它的补精和补血,是可以分开的,所以在这二者中间加了一个逗号来隔开。

鹿茸要注意服用的方法:一是原则上不适合于汤剂,它的很多成分在煎汤中不能溶出,不能利用;也有人用鹿茸泡酒服,实际上鹿茸做酒剂也不是很好,鹿茸里面有一部分是醇溶的,有一部分是水溶的,都不能全面地利用,最好的方法就是做散剂,不管它醇溶的成分,水溶的部分,都能够全面地利用,所以最佳的是研细粉,做丸散来使用。二是在服用的时候,还要注意从小剂量开始,因为在临床上,有的表现为阳虚的患者使用鹿茸后,从理论上来讲,用了应该有效,但是突然间用量大了,出现虚不受补,马上产生助火或者风阳上动的一些情况。过去我就亲眼见到过一个中年患者,是一个典型的阳虚证,应该说是可以服用鹿茸的,但是他比较心切了一点,医生叫他少量服,他自己一次就服用到了 3 克左右,一个礼拜都不到,这个患者就面部充血,头发脱落,还流鼻血,最后还用滋阴降火的药,治疗了很长时间才缓解。所以我在前面讲补虚药的使用注意当中提到要注意缓急,如果急性的一些虚证,那它太缓了,比如说亡阳证,如果服用鹿茸,就缓不济急;反过来讲,有的慢性虚弱证,尤其阳虚证,骤然间用大剂量,就容易产生虚不受补。所以鹿茸在服用的时候,要从小剂量开始,比如说开始每一次用 0.3 克,服用 1 周左右,患者完全接受了,再加到每次 0.5 克左右,慢慢地再服用一段时间,再每次服用 1 克左右,一定要循序渐进,才不会出现风阳升动,或虚不受补的情况,这是需要注意的一点。

在我们书上还谈了两个附药,鹿角胶和鹿角霜。如果在野外收集到了脱落的老鹿角,是冬春换角时掉的。将鹿角锯为短段并水漂处理后,加水煎煮,把里面的一些有效成分提取出来,再加以浓缩,最后制成的胶叫鹿角胶,简称叫鹿胶。鹿角胶入药主要在于补精血,补精血的作用与鹿茸完全不相上下,其他方面的作用,尤其是在壮阳方面,可能比较次一些。

提取了鹿角胶剩下来的残渣就叫鹿角霜,因此鹿角霜的各种作用就非常微弱,而且还兼有一点收敛的性质,所以冲任不固出现了崩漏,或者疮疡不敛,一般可以用作用比较平和的鹿角霜来治疗。如果要补肾阳,或者补精血,那么它的作用就不够。大家看一下鹿角胶和鹿角霜的内容,要求知道有这样两种药材。如果使用鹿角胶,也要烊化服,这是前面讲过的特殊服法,或炒珠做散剂,我们在今后讲阿胶的时候,再来讲怎样烊化和炒珠。

肉苁蓉 是一个寄生性的草本植物,它没有绿叶,整个茎是肉质的,很鲜嫩,有的地方把它炖肉吃,味道有一点像肉的味道,又是肉质的,这就是肉苁蓉肉字的来历。

肉苁蓉,作为一个补肾阳药,它的作用比较平和,比较缓慢,前人说它从容不迫,故又有从容之名,后来加上了一个草字头,是说明它的药效特征,它虽然是一个温阳的药物,但它不偏于燥热,也不峻烈,所以是比较平和的一种缓补药物。这个药物既能够补肾阳,又能益肾精,所以一般的肾阳虚,都可以配伍使用。由于它没有温燥的性质,在临床上辨证,没有明显寒象的肾精亏损证,就是肾精不足证,它和鹿茸的情况是一样的,在配伍的情况下,配伍一些平和的,甚至于补阴药,对于肾精不足证,也可以使用。

近年来,肉苁蓉作为治疗肾精亏损证用得很多,肾精亏损,或者说肝肾亏损,实际上就是一种早衰,现在主要把它作为一个抗衰老药在使用,用它来益寿延年,延缓衰老;实际肉苁蓉也可以健筋骨,目前更多用于中老年骨质疏松而筋骨无力之证。所以在近年来,肉苁蓉的资源破坏很大,现在常常供不应求。

这个药除了补虚,还能润肠通便,尤其是阳虚或者精血亏耗,兼有肠燥便秘,在老年人比较多,对此是比较好的滋补品和润肠药,前人说它不像有的药那么滋腻,比如说地黄;也不像有的药那么温燥,所以比较受欢迎,作为一个延缓衰老的药物,尤其适合长期服用。

肉苁蓉一般生长在北方的沙漠,或者半沙漠地方,是一种寄生性的草本植物,当地在采收时,如果干燥而温度较高,就把它掩埋在沙当中,一半露在外面,很容易干燥;如果采收的季节是阴雨天,那么就把它浸泡在盐水湖里面,那个湖泊里面含盐分很高,就相当于泡泡菜放在盐分很高的水里面,它不会腐烂变质,就便于把它保存起来,这样的就称为盐苁蓉,也就是像我们前面讲附子的时候,盐附子是不得已而为之的一种权宜之计,并不是为了增强它的入肾功能,才有意把它丢到盐水湖里面去的,实际上在用的时候,也要把盐苁蓉用水来漂,把里面的盐味漂去,仍然要用淡苁蓉,它不是为了增强入肾,是为了避免腐烂而采取的一种不得已的方法。肉苁蓉比较简单,所以就了解它这两方面的功效。

锁阳 功用和肉苁蓉是一样的,只不过作用更加缓和,在没有肉苁蓉的情况下,完全可以用锁阳来代替,所以我们知道了肉苁蓉,也就知道了锁阳,所以对于锁阳就不多讲了。

第八十四讲 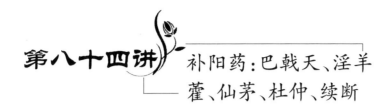 补阳药：巴戟天、淫羊藿、仙茅、杜仲、续断

本讲介绍第二组补阳药——补肾阳强筋骨药。

补肾阳强筋骨药

这一组的药更长于健筋骨，但不能益精血，因此这一组药较温燥，需要配伍益精血药，尤多用于肾阳虚而有筋骨不健者；也宜于骨折而难于愈合者。这类药也可用于痹病日久，累及肝肾而兼筋骨不健者，其中有的和祛风湿药的第三节相似，本身也是祛风湿药。

巴戟天 作为一个补肾助阳的药，在这一组药当中，它和后面两味药相似，它的作用比较明显，但是温燥性相对最小。因为这一组药中，它们都兼有祛风湿的作用，对于祛风湿，辛能祛风，苦能燥湿，都有一定的温燥之性。相比之下，巴戟天在这三味药中，温燥的性质最不明显，尽管这样，它也是属于性偏温燥的补阳药，所以这一类的药用于阳虚证，更适合于肾阳虚的筋骨痿软，对于一些生殖功能低下，或者阳痿这些病证，这些药容易耗伤肾精，所以这一类的药，一般都要求配伍补肾精的药，或者补精血的药，这样才能够达到我前面讲的不至于火起锅干，就是既于锅下添火，又于锅中加水，所以在配伍的时候，要适当地加以注意，单独用这一类的药就有温燥之嫌，这是关于巴戟天的第一个功效，补肾助阳。

503

在我们这个书上，巴戟天又加了一个益肾精，这三个字可要也可不要。因为这一类药本身就是偏于温燥的，补肾精的作用一般都不会强，如果说它补肾精的作用强，它就不会燥，因为不强，所以在过去的中药教科书里面，巴戟天的功效一直没有这三个字，但是在文献记载中，巴戟天在有一部分本草学里面，又谈到了它有一定的补精作用。我们即使承认它的这个功效，它也是比较微弱的，所以对益肾精三个字，它有那么一点作用，由于很不明显，也可以忽略。如果为了和现有的其他教材能保持一致，我们就不要求记，这不是它的一个很主要的特征。如果强调这一点，也不是完全没有意义，它的温燥比较小，这与它有一定的补精的作用也是密切相关的，但是这个功效不重要。

另外，这个药又是一个祛风湿的药，所以也可以用于风湿痹病。可见它既是

一个补虚药,实际上也是一个祛邪药,它的药性是辛温的,有的书上说是辛、苦、温的药,它既可以祛风,也可以散寒,还可以除湿,有一定的温燥之性。

关于它的强筋骨功效,它既可以用于肾虚的筋骨痿软。因为肾藏精,肝藏血,精血同源,肾虚肾精不足,往往也会影响到肝血亏耗,这个时候它不仅仅是骨骼失养,筋也可能同样失掉了充养,表现出来是筋骨同时都痿软无力。所以单纯的肾阳虚,或者肝肾两虚,出现了筋骨痿软,它都可以使用。风湿痹病日久,累及肝肾引起了筋骨痿软,也可以用。这就是我们在祛风湿药第三节当中,兼有强筋骨作用的风湿药,五加皮、桑寄生或者狗脊这类药,它们互相之间都有密切的关系,功用大同小异,只不过我们前面在祛风湿药当中学的那几味药,一般称的是补肝肾、强筋骨;而在这里一般说的是补肾阳,就是它温补作用更明显一些,更主要是作用在肾,当然还有其他的原因,我们在讲后面药的时候再来提及。所以这一类药,和前面的五加皮、桑寄生、狗脊可以前后对照,它们都是既可补虚的药,又是祛风湿的药,可以用于肾虚,或者肝肾两虚的筋骨痿软,比如说五加皮用于小儿发育不良的五迟、五软;桑寄生也可以用于肝肾亏虚的证候,也常用于胎动不安,现在甚至肝阳上亢也可以使用。那么这一类的药,同样是这样的情况,既用于肾阳虚,也用于风湿痹病兼有筋骨痿软者。

关于这个药的名称,现在不是很清楚,这个"巴"一般认为与产地,过去的川东地区,就是现在的重庆市和湖北的西部或者西北部的这个地方有关,这一带过去称为巴。为什么叫戟天,这个还不清楚。

巴戟天有很明显的特征,它用的是根,根皮非常厚,而且粗细很不均匀,一段一段的,就像我们见到的动物的大肠,有的一节特别粗,中间又有一段很细,再一段又是很粗,它的根皮很厚,里面的木质的心很细,就像讲远志那种情况,当然它比远志要粗得多。所以在药材加工当中,有要求去心的,也是因为它的木质部占整个根的比例并不是很多,所以现在的药材里面,往往多是不去心的,这是关于巴戟天的药材情况。

临床上有时候常常用盐水来炮制,制了以后认为能增强它入肾补虚的作用,另外也降低它的燥性,所以作为一个补肾药,一般是要求炮制的,如果主要用于祛风湿,也可以生用。

淫羊藿 这个药名是以该药物的功效来命名的,它本身是小檗科的一种草本植物,最典型的是它有三个小的枝,每一个枝上有三片小叶,所以有的把它叫做三枝九叶草,这是它比较典型的药材外观的性状。我们前面讲藿香的时候,说过"藿"就是比较粗糙的豆叶,淫羊藿也是叶片比较粗糙,类似于豆类的叶那样,而且前人认为羊吃了这种草以后,交尾的能力增强,次数增多,所以根据它的这个作用,把它命名为淫羊藿。对于这个名称,过去有的人认为不是很文雅,所以又给它取了一个名称,叫做仙灵脾。但是要注意,有的人把仙灵脾误认为是前面讲过的威灵仙。威灵仙是祛风湿药,仙灵脾是我们这里要学的一个补肾阳的药物。

淫羊藿作为一个补肾阳的药,它基本作用也是补肾阳,但是在这一组药当中,它的壮阳作用相对比较明显,我前面说它的名称就是根据这个作用来命名的。现在研究发现,淫羊藿能够使男性的精子数目增多,而且精子的活力增强,所以对于男性因为是精子的数目过少或者活力不够,而引起的不育症,它有一定的治疗作用。而且对于阳痿也有一定的改善。所以在中药当中,都是强调它主要针对肾阳虚的性功能下降或者生殖机能降低,就是说长于治疗肾阳虚患者。在功效中往往加上一个壮字,把它称为补肾壮阳药。这里的壮阳是狭义的,主要是针对肾阳虚引起的性功能减退,或者生殖机能降低。可见在传统用语上,有一个小小的区别,因此淫羊藿的这个作用强于巴戟天,所以巴戟天在书上的功效中就没有"壮"字,但是其他的书上也有加"壮"字的。巴戟天在这方面也是有作用的,也可用于阳痿,生殖机能低下这一类的证候,但是它不如淫羊藿,因此,淫羊藿在我们书上应用的第一行后面,专门强调其"能够补肾阳,以壮阳见长",主要就是从这个角度来强调的,再联系到它的名称来历,这很容易记住的。

淫羊藿的温燥性质强于巴戟天,更加温燥,所以用淫羊藿来壮阳,治疗不育或者阳痿,就更要配伍补精血的药,因为肾阳要以肾精作为物质基础,或者以精血作为物质基础,所以不能单纯地振奋功能,不然的话就容易进一步地耗伤肾精。

另外,它也能祛风湿,又常用于风寒湿痹病,它的强筋骨同样可以用于肾虚的筋骨痿软,也可以用于风湿痹病而兼有的筋骨痿软,而且这方面的作用也比较明显,在古代本草里面,淫羊藿有一个别名叫弃杖草,好像筋骨痿软的时候,离不开一个手杖,帮助行路、爬山或运动,那么用了这个药以后,不需要拐杖来帮忙了,意思就是使筋骨强健,步履有力了。它对腰膝酸软有改善,所以现在治疗骨质疏松、骨关节退化的这些腰腿疼痛处方中,淫羊藿出现的频率是比较高的,还有人作了单味药研究,也发现它能够增强骨的密度,所以从实验研究方面也验证了淫羊藿是长于强筋骨的一个药物。

另外在新的书上,加上了一个祛痰止咳。对这四个字大家也是可以记,也可以不记。为什么不要求记,因为淫羊藿是近 20~30 年,在应用的时候才发现它可以治疗咳喘痰多,而且通过药理实验研究也得到了验证,尤其是属于阳虚的患者更适合。

至于它能够降血压，比如用于治疗妇女更年期引起的血压偏高，这也是当代对淫羊藿应用的一个发展。那么记住了它，我们知道了它发展的一些动态，完全可以在临床上选择使用。但不硬性要求，这是因为现在其他版本的教材，对淫羊藿的这个功效还没有及时地增补，在其他的书上没有要求，所以基于这一点，如果要以其他教材为准，可能就不涉及淫羊藿止咳平喘、祛痰止咳的内容，所以从这个角度来讲，我们不是严格要求，但是从应用的价值来讲，大家最好把它记住，这也是我们把它放在功效正文里面的主要理由。

仙茅　也是补肾阳药，也用于治疗阳痿或者生殖机能低下、性功能降低这一类证候。

最早仙茅是通过佛教，从印度在唐代传入到中国来的，所以我们书上讲该药首先见于《海药本草》，作者是唐代的李珣，这是一本以收载外来药为主的本草。根据史书里面的一些资料，或者本草文献里面的一些记载，在唐代以前，在宫廷里面，或者在一些士大夫人群中间，经常依靠服用一些矿物药，希望能够壮阳，即增强性功能、提高生殖功能，或者达到其他的健身目的。所谓的服石风气，就是服用矿物药。因为服用矿物药，比如说以朱砂这些药为主，会造成严重的不良后果，很多人都发生中毒。到唐代这个时候，慢慢地认识到了矿物药的危害性，所以当时从南亚地区来的一些传教的人，带来了仙茅这种药，当时就献给了皇帝，唐明皇李隆基还作为一个秘方保存，秘而不外传，宫外的人并不知道，就在宫中使用，后来安史之乱，这种记载散落民间，民间知道这种仙茅是一个壮阳药后，就普遍地都把它作为一个壮阳药来服用。

其实在补益药当中，它是唯一的一个有毒的药物，由于过用了，也会产生中毒的症状，比较轻的，可以出现麻木、舌头肿胀，严重的也可出现昏厥、抽搐，甚至引起更严重的，比如导致死亡这样的后果。所以后来到了宋代，仙茅作为一个壮阳药，因长期地使用，它的毒副反应在民间也普遍知道了，所以这种风气也就慢慢地淡下来了。因此在《经史证类备急本草》中，就引用了当时一首诗，叫做《仙茅诗》，其中就指出了仙茅是有很明显毒副反应的，诗中说"使君昨日才持去，今日人来求墓铭"，意思是前面你还在要求服用仙茅，但是今天就听说在找人给你写墓志了，这么快就引起了死亡，当然这是一种形容，也是告诫人们，要充分注意仙茅的不良反应，尤其作为一个壮阳药，不能轻易地服用，长期服用。所以我们这里仙茅是作为一个一般了解的药物，它是补虚药当中，唯一有明显毒副性的药。

它的基本功效，仍然是九个字，补肾阳，强筋骨、祛风湿。它的应用和巴戟天、淫羊藿完全一样，但是它的温燥性更强，而且有一定的毒性，所以用的时候，就更需要配伍补肾精的药物。以上这三种药物,大家可以联系在一起,因为它们的功用一样,温燥性按照我们讲义上的顺序是逐步增强的。至于它们不同的功效,我们仅供参考,比如说巴戟天的补肾精,淫羊藿的祛痰止咳等。

杜仲 下面的杜仲和续断,是很相似的两味补阳药。

杜仲来源于杜仲科的乔木,用它的树皮。杜仲的命名,是传说当中一个人的名字,因为他长期服用杜仲,最后益寿延年,收到了比较好的效果,当然古书上把他神化了,说他成仙了,所以就以他来命名。

在有一段时间,杜仲相当紧缺,因为主要是用它的树皮,树过多地剥掉了皮以后,有的会死掉。加上它的生长周期比较长,要几年以后才可以剥皮。后来大量种植,现在很多地方都栽种了杜仲,所以药材还是相当丰富的。

杜仲的药材很容易鉴别。它的皮里面含有一种特殊的杜仲胶,就像橡胶一样,我们见到的皮用刀切,它里面的丝是切不断的,所谓的藕断丝连,杜仲的丝就比藕多得多了。如果我们把杜仲的皮切断,用力一拉,其中银灰色的、亮亮的杜仲胶,完全把杜仲皮连在一起,所以这是非常容易鉴别的。所以,杜仲一般是要炒制的,不炒没有办法配方,比如说一片有 500 克,切了之后,整个是连在一起的,用力才能把它扯断。杜仲胶放在锅里面受热以后,马上就断了,就成了一小块一小块的,这样便于配方;而且炒了以后,有效成分在汤液当中溶出会明显增加,所以一般杜仲都要炒用,而且炒的时候,还要加一点盐水,叫盐水炙杜仲,这也是为了增强它的入肾之趋向。

我们书上的杜仲,在功效里写了十个字:补肾阳、强筋骨、止痛、安胎。但是在现有的中药学教材上,杜仲的功效一般是八个字:补肝肾、健筋骨、安胎。第一组叫做补肝肾,我们把它改为补肾阳,因为在补肝和补肾当中,它的重点是补肾阳。因为杜仲分类就在补阳药当中。这样明确地把补肾阳提出来,放在第一位。它和这一类药就完全保持了一致性;又突出了杜仲的重点,在分类上也显得比较协调。

对肾阳虚证,它有多方面的疗效。就是用于阳痿、生殖功能低下,也是一个很重要的、有明显疗效的一个药物。它的补肾阳作用是肯定的,所以我们把它独立出来了,我前面说了像杜仲这一类药,也有一点温燥。那么补肝肾中的补肝是补什么,现在回答不了,根据现在的《中医诊断学》,肝的虚只有肝阴虚和肝血虚。那么补肝就容易理解为补肝血、补肝阴,但是像杜仲这类温燥药,不可能是补肝血,或者补肝阴的药,所以它补肝的功效还有待于观察和总结,所以我们就把补肝给淡化了,就强调它是一个补肾阳的药。究竟补肝是一种怎么样的功效,我们逐渐地再来研究,当然这是教材的一个变化,这样改变是不是很有道理,有待商讨。大家也可以记它就是补肝肾，它本身就是归肝、肾二经。它同时强筋骨，肾主骨，肝主筋，也可以和补肝肾前后呼应，这也不是不可以，那是习惯这样书写，但是这样就有我前面说的两个问题。一是因为补肾阳是它最主要的功效。对于肾阳虚它有确切的疗效，它应该有补肾阳的功效，应该独立出来。那么独立出来了以后，补肝是补肝的什么，现在还没有办法回答；能不能说它补肝气或温肝阳，现在没有这个提法，也没有相应的诊断标准。我们实际上是采用了一种回避的态度，所以这两种表述，我认为可以并行，都可以。学术上的问题，是互相商量，互相讨论的。

我们又加了一个止痛。杜仲在补阳药当中是确切存在止痛作用的，古代杜仲使用最多的是把它的补肝肾、强筋骨和止痛联系在一起，很多方都是治疗肾虚腰痛。古方当中杜仲常常强调这一点，因为它本身有良好的止痛效果。古今的民间都有这样的一个顺口溜，就说："腰杆痛，吃杜仲"，主要指肾虚腰痛，它能够发挥很好的补肾作用，而且还有止痛作用，现代的药理学研究也证实了它有良好的止痛效果，所以基于这一点，我们就把八个字，变为了十个字。增加了止痛二字，实际上它是和主治肾虚腰痛不可分的，视为一个整体在临床上应用。

此外，杜仲安胎，治疗肾虚尤其是肾气虚的胎动不安，也是一个有效的药物。

现代研究杜仲有一定降血压的作用，所以常常作为治疗高血压的一个辅助药。尤其是高血压患者当中，有偏于肾虚的，更为适合，不是明显的肾虚，用杜仲作为一个辅助性的治疗药也是可以的。这是关于杜仲的简单介绍。

续断　续断和杜仲一样，也是补肾阳、强筋骨、止痛，而且安胎。这十个字完全一模一样。所以在应用方面也大同小异，一般认为杜仲的补肾阳作用比续断要强一些，对于有些阳痿患者，杜仲比续断的效果明显。在其他方面，比如说肾虚腰痛，筋骨痿软，或者胎动不安，同样地适用，而且这两个药经常配伍在一起，所以很相似。

不同的地方在于：续断根据它的名称可知，它能够用于骨伤科，能够活血通络、续接筋骨。它用以治疗筋伤骨折，除了补肝肾、健筋骨以外，又表现在活血通络，或者活血止痛方面，因其有那么一点活血化瘀的作用。照理说，这个活血化瘀药，对于孕妇是应该慎用的。但是续断的活血化瘀作用不强，微微有这方面的倾向性，其实它用于骨伤科，主要是用来补肝肾、强筋骨，有利于损伤筋骨的愈合。比如说骨折、筋伤、关节脱位，更多的用它来补肝肾、健筋骨，或者止痛，活血只是有一点。所以在临床上用来安胎的时候，有一部分患者因为劳伤，用力不慎导致了胎动不安，也有一点瘀血阻滞。这种情况可能用续断来安胎，就比用杜仲更有针对性一些。由于它的活血化瘀作用很不明显，基本上都是作为一个补虚药在使用,单纯地用于活血化瘀不多,只是作为一个很次要的辅助作用。

关于续断,就作这些比较少的要求,为什么这样?因为续断的品种,从古到今经过了很多次的变化。最早的续断,在秦、汉和南北朝时期,所用的"节节断"者,可能是桑寄生;后来到唐宋时候用的续断,用的是马蓟,是凉血止血药中大蓟那一类菊科植物的根,所以当时很强调它的止血作用。后来又用唇形科的植物,可能来源于类似丹参的糙苏,它又有较明显的活血作用。现在我们见到的这种续断,续断科的这种续断,最早能够查到它的出处是明代的《滇南本草》。也就是说明代的《滇南本草》以后的续断才是我们现在临床上用的。以前的续断往往不是这个品种。如果说它是桑寄生,它也能补肝肾,也能安胎。如果是大蓟,它本身就能够凉血止血。所以在唐宋时期的续断,就强调了它的止血功效,现在我们有的书上,还提到了续断止血的问题。如果是糙苏,因为它品种不一样了,功效也会不同。现在的续断,止血的作用不明显,所以我们没有保留。这些供大家参考,也是我们没有过多地讲续断的原因。就是因为品种的关系,不能把《滇南本草》以前所有的功效都完全累加到现在续断的上面,这是不合理的。正因为品种的多次改变,才出现了同一味药既安胎,又活血疗伤的矛盾现象,对此应该引起关注。

509

第八十五讲 补阳药：补骨脂、益智、菟
丝子、沙苑子、冬虫夏草、
蛤蚧、紫河车

本讲介绍补阳药中的第三组——补肾阳固肾气药和第四组——补肺肾定喘嗽的补阳药。

补肾阳固肾气药

下边四味种子类的药材，都是来源于植物的种子。这四味药就是补骨脂、益智仁、菟丝子和沙苑子，都是兼有固肾气作用的补阳药，它们既能够补肾阳，又能够固肾气。这个固肾气是广义的，肾气不固表现出来是尿频、遗尿，对此它们能够缩尿；表现出遗精、滑精，它就能够固精；表现出来是妇女白带过多，那么它就是应该能止带，它们能够固精、缩尿、止带，所以既是补阳药，又是收涩药，这是一个特征。第二点，这四味药，可以说又是脾肾双补的药，它既能够补肾阳，同时还能够温脾阳，治疗脾肾阳虚的一些证候，所以把这些共性抓住，这四味药也是很容易理解和记忆的。

补骨脂　最初是外来药，唐代才开始使用，药名是音译文字，在文献中相似发音的中文名较多，后来就结合其功效与温肾健骨有关，所以以此作为正名。

它有一个别名叫破布纸，或破故纸；另外有一种药也叫破布纸，或破故纸，它的两枚种子像肾的形状，所以误认为是补肾药，其实它是清热利咽药，名为木蝴蝶，真正的补骨脂是豆科植物，豆荚的果肉附着在种子上，干了以后是黑的，所以有的医生会写黑骨脂，木蝴蝶不是补阳药，这样书写是为了避免使用混乱。

补骨脂作为补肾阳药，可用于多种肾阳虚证，书上应用一中的阳痿，腰膝冷痛，是肾阳温煦功能低下，为常见肾阳虚证，不一定有肾气不固，因为它有比较强的温肾散寒作用，所以也可广泛使用。治腰膝冷痛常配伍附子、肉桂等；但由于其为温燥的药，所以配菟丝子、胡桃避免其温燥。而治滑精、遗尿，又利用了其固肾气的功能，这才是它的优势。尿频，遗精很多是实证，滑精才是虚证，为肾气不固，以后还会讲的。

应用三中用于治脾肾阳虚泄泻，最有名的代表方为四神丸，方中补骨脂发挥

的功效有三:一补肾阳,二固肾气,三温脾止泻,它本身又是收涩药。腹泻最常见的是脾虚,水湿内停,出现大便稀溏。对于久泻不止,则与肾有关,中医理论认为,"肾不伤不久泻",所以久泻实为脾肾两虚,而它可以脾肾双补,为临床上治脾肾阳虚久泻不止的主要药物。四神丸中它不仅治标,又可治本。因为是虚寒证,所以要配伍温性强的吴茱萸,不仅温脾又可燥湿,泄泻本身就有湿,又用五味子来增强补肾收涩的作用。

近年来药理学的研究发现:该药有明显的祛痰、止咳、平喘作用,可用于慢性支气管炎,表现为肾阳虚或肾气虚者;并有止血作用,还可用于尤其妇科崩漏、月经过多,但对于阴虚火旺不适合。

盐炙用可以增强温肾缩尿作用。

益智 在有些书中称为益智仁,现在药典改成益智了;但习惯上将其果实称为益智,将去壳后的种仁称为益智仁。此为姜科植物的果实,砂仁、白豆蔻和它的外形很像。

作为补阳药,也可治一般肾阳虚证,如应用于阳痿、腰膝冷痛,原则上也是可以的。但因其温肾阳作用不如补骨脂,故没有补骨脂应用广泛,所以在书上淡化其治一般肾阳虚证的作用,但许多补肾阳方中仍有选用,只是并非其优势。这个药的优势在于将两种功效结合起来,既能温肾阳,又能固肾气,所以用于固精缩尿,最长于缩尿以治尿频、遗尿。治疗肾气不固而致夜尿频多、遗尿最有名的方剂是缩泉丸,方中主要的药为益智,加上前面的乌药,能温散肾与膀胱的寒气;山药能补肾、固肾气、略有收涩,所以组合在一起。益智作用于肾和补骨脂非常相似,不过补骨脂偏于温阳,而这味药偏于缩尿。

另外,此药也是脾肾双补,故能治脾肾阳虚的久泻不止,但脾肾阳虚的久泻不止更多是责之于肾,益智温肾作用不如补骨脂,但其偏重于温脾,故可治疗脾胃虚寒,哪怕是没有虚象的脾胃寒证,可以和白豆蔻、砂仁共同使用,故应用二中的食少、胃脘冷痛、大便溏泄,若是没有肾阳虚,只有脾阳虚,甚至于脾不虚只是寒湿内盛,该药可作为温中散寒的药物来使用,和前面学过的很多温中药,如砂仁、草豆蔻、高良姜等一样,只要脾胃有寒都能用。

在这么多的温中药当中,益智有一个显著特征,即摄涎唾。脾肾阳虚或脾阳虚的患者,由于水不化气,不能温化水湿,水湿上泛造成唾液很多,控制不住,这是脾阳虚或脾肾阳虚,不能制约津液造成的症状。这是它在众多温脾肾药中最显著的特征,和补骨脂相似,它既能补肾阳又能固肾气,是脾肾双补的药,在温肾固肾气方面长于缩尿,在温脾方面长于摄唾。小儿长牙时,多涎唾,往往不是脾肾阳虚,是因为胃火旺,热迫津液外溢,为胃火上炎的表现,需要和此区别开来。

菟丝子 为寄生性的草本植物,藤是肉质的;因为是寄生植物,所以没有绿叶,藤茎只有1~2毫米左右,有的是黄的,有的是淡红色;种子在春天发芽后,马上断掉,没有根,然后缠绕在其他植物上,前人因为找不到根,所以又叫无根藤,或无娘藤,入药部分是种子。

菟丝子分在补阳药中,所以有补肾阳作用,但不只补肾阳,又能益肾精,故不温燥,为一味较好的补阳药。在书上称为"补阳益阴",这要正确理解,其补阳为补肾阳,故偏温补,尽管写的是平性,实际上仍为偏温的药,在使用注意中写得很清楚,补阳药一般偏温,它也不例外。但为何称它又能补阴呢?因为在文献中的阴阳用了两种分法,一种是以精气分阴阳,温肾气的就叫补阳,补肾精的就称为补阴;另一种用寒热分阴阳,治疗虚寒证的就叫补阳药,治疗虚热证的就叫补阴药。这里说的补阳益阴是以精气分阴阳,本品主要是补阳药,同时又能益肾精,是一种温而不燥的药,这和补阳药与补阴药的两分法不一样,所以阴虚火旺禁用。书上的应用一中的补肾阴就是补肾精,肾精是肾阴肾阳的物质基础,所以有些治疗肾阴虚的方中可能会有菟丝子,但配伍了大量清补的药,但它大多用于肾精亏损证,并非阴虚火旺证。菟丝子可用于一般的肾阳虚证,它温阳而不燥热,所以使用广泛,加上其温性不是很明显,所以对肾精不足或精血不足,肾虚没有明显的寒热表现者,如对儿童的生长发育迟缓,中年人未老先衰,此时用菟丝子很适合。同时它又是收涩药,能够固肾气,将这两种功效结合起来,治肾阳虚又有肾气不固的证候使用最多。

另外,菟丝子也是温脾止泻药,这里介绍的三味药都是脾肾双补,只不过菟丝子温脾阳的作用不如前两味,但仍可使用,故书上应用三中说用于脾虚便溏和泄泻,本品有补脾止泻的功效,但此应用相对少一点。

菟丝子与前两味药相比,多了一种功效,能够补肝益目。因为其为补精的药,精和血相互滋生,人的视力要好,就要精血充养,若精血亏虚则视力减退、视物昏花,老年人精血不足,视力就慢慢衰退,它是补肾精的药,通过补肾精对肝血也有帮助,所以为治疗慢性眼病的要药,《中医眼科学》中很多治眼退行性疾病的方药中,菟丝子为常用药,经常配伍枸杞子等药使用。所以菟丝子为作用于肾、肝、脾三脏的补虚收涩药,但不要认为它是治阴虚火旺的补阴药。

沙苑子 学了菟丝子后,沙苑子功用也差不多,只需作一简单比较。除了补脾止泻不明显外,沙苑子和菟丝子的功用完全一样,作用于肝肾方面,相似于菟丝子但力量弱于菟丝子,故不若菟丝子常用。作用在肾,仍然是温肾阳,略有一些益肾精的作用,同样能够固肾气;另外也能够养肝明目,治疗视力减退也常用,故常和菟丝子一起使用作为辅助,其作用也不如菟丝子。

512

前面这四味药为补肾阳又固肾气的药,在下一章收涩药中还有山茱萸、桑螵蛸,也属于这一类药,讲到的时候再说。

补肺肾定喘嗽的补阳药

这组药能够补肾阳,又能补肺气、定喘嗽,所以为肺肾双补。这一类药也能够益精血,所以临床上对一般的肾阳虚,例如腰膝冷痛、不育不孕都能广泛使用;对于没有明显寒热的精血不足,如儿童发育不良、成人早衰,配伍后也是很常用的。但其最主要的特征是在补肺肾的同时能够止咳平喘,在中医基础理论中学过,人的呼吸是由肺和肾共同完成的,肾虚会造成呼吸无力,尤其是吸入的气不够,吸少呼多,造成呼吸急促,即虚喘。肾不纳气在肾阳虚、肾气虚和肾阴不足证中都可能出现,这一类药比较适合于肾气虚和肾阳虚的患者。至于阴虚火旺又有肾不纳气者,则要用滋肾阴的药物,比如前面的磁石,既养肝肾之阴又定喘,但其性偏寒故尤为适合。这一组药物常配伍补肺药或祛痰止咳平喘药。

冬虫夏草 主产于大陆西部的高原上,一般在海拔 4000 米左右,是一种植物和动物的复合体,动物为绿蝙蛾的幼虫,冬天在草甸下冬眠,植物为一种真菌——冬虫夏草菌,寄生在幼虫的虫体上,到第二年的夏天六七月份左右,当气候温和时,长出真菌高约 2～3 厘米,简称为虫草。因其生长环境要求严格,是至今唯一不能人工培育的一种药,现在培育成功的只有草的部分,十多年前,有一些用来治疗肺肾两虚的中成药,宣称用人工培育的虫草,其实仅只有草的部分而已,和真正的虫草差异大,只能部分代替,其人工培育仍在研究中。类似于冬虫夏草的有几十种,可是能作补药用的现在就只有一种。

虫草作为一种补阳药,可用于各种阳虚证。因为它既温肾阳,又可益肾精,或益精血,所以对于肾阳虚,是较为理想的药物。其温性也不太强,所以也常用于肾精不足和精血亏虚者。

它又是一种补肺气的药,所以一般的肺气虚、易感冒、倦怠乏力、病后调养皆可用;但其主要优势在肺肾双补,又能止咳定喘化痰止血,所以最佳的主治为书上的应用二,肺肾两虚久咳虚喘。虫草最特殊的应用为劳嗽痰血,即肺结核,因患者消瘦、病程长,属于虚劳的范畴,故称劳嗽。较剧烈的久咳,不只有痰,并且痰中带血,虫草不仅补肺气,更有化痰止血的功效,可使以上诸症得到缓解。但本品可补肺气,不能补肺阴。今后学《中医内科学》,大家会发现一个问题,就是肺结核的劳嗽痰血,在中医学的认识中,"阴虚者十之八九,阳虚者十之一二",大量的是阴虚火旺,用补阳的虫草并不适合,应选用滋阴降火的药,前人为何用虫草呢?因为临床有效。但与辨证又不符合,于是用两种途径来解决此矛盾。一是通过配伍,虫草若是在复方中,配伍大量的滋阴降火药,所以书上应用二中说肺阴不足的劳嗽痰血,要配伍沙参、阿胶、川贝等,温补的虫草配伍大量补阴药,整个方就变成补阴的清补方;另外,虫草又经常作为食疗,此时对阴虚劳嗽的患者要用来炖鸭,鸡是火禽助热,鸭是水禽滋阴清热,所以虫草炖鸭为清补的食疗,故一般没有用虫草炖鸡的。药性不吻合古人为何还要用?现代药理实验得知,虫草对结核杆菌有一定作用,在筛选的 100 多种中药中,虫草是名列前茅的,当然今天以此抗菌作用已经不重要了。

现在研究发现它可增强免疫功能,在抗心肌缺血、抗衰老、抗肿瘤、抗辐射等方面,均有较明显的作用,免疫力低下,易感冒、易气喘、早衰、亚健康及肿瘤患者等人群,都宜使用。但其资源有限,所以价格逐年急剧飙升,其实现在的价格和作用是极不相称的,急需对野生资源加以严格而有效的保护。

蛤蚧 《新修本草》中说之所以叫蛤蚧,是因为这种动物"旦暮自呼其名",也就是以其鸣叫之声来命名。地道产区在广西,干燥后任意两只绑在一起,雌雄配一起的说法没依据。

蛤蚧也是一个补肺肾定喘嗽的药,补肾也是补肾阳,作为补肾阳的药,也有益精血的作用,故也不易耗伤精血,从应用二中可见,所有的肾阳虚,蛤蚧皆能用,类似鹿茸,但没鹿茸强而已。一般的精血亏虚,在配伍的情况下也可用。它和虫草一样,最主要的特性是肺肾双补,又能止咳平喘,在其所有功效中,其温肾阳的作用相对是比较显著的,故尤其适合肾阳虚而肾不纳气的久咳虚喘,这是我们书上的应用一中所强调的,此种肾不纳气,主要是肾阳虚,这是蛤蚧有别于虫草的地方,虫草优势是在劳嗽痰血,而蛤蚧则是肾阳虚而导致的肾不纳气。

紫河车 紫河车又叫胎盘、人胞或胞衣。此药也是肺肾双补,也有一定定喘嗽的作用。作为补阳药,也可温肾阳,益精血,多种肾阳虚证皆可用,最佳的也是肺肾两虚出现久咳虚喘。由于在这一组药中,相对而言其止咳平喘的作用较差,故一般对于已经发作的喘咳没有什么优势,主要作用在没发作时,作为一种固本而减少发作的药物。从应用三可知,在冬天天气很冷,很多老年人久咳虚喘容易发作,而在夏天时可缓解,这时服紫河车可减轻其发生,甚至得到治疗,其在治标方面疗效不太好,主要用来固本。

此药本身就是补阳药,所以一般肾阳虚或精血不足都可广泛使用。该药补气和补血作用也比较显著,可补肺气、补脾气,一般的血虚证和气虚证皆可单独使用。补虚药只有四类,本品放在三类中都可以,放在补气药中则可补脾气、补肺气、补心气,尤其是补肺气,可以增强人体的抵抗力,不易感受外邪,故有本草学家说"如欲在表的卫气盛,诸药不如紫河车之妙",认为它比黄芪还要好,这虽

514

然是一部分人的观点,但真有临床实践基础。现代研究发现,其所含的许多物质可以增强人体免疫功能,现在通过生物技术把胎盘内的蛋白作为注射剂使用。因为取胎盘要产妇自愿,故现在大量用动物胎盘。但要安全才可以做注射剂,做成口服制剂要求就不用那么严格。作为补气药,肺气虚、心气虚、脾气虚都可用;作为补阳药,可广泛用于各种阳虚证;且能益精血,紫河车也可用于一般血虚证。只因偏温,故不能成为补阴药,只能符合补虚药中的三类药的特点。紫河车从唐代入药以来,是非常受重视的药物,其具体功效可概括为精气血均补的温阳药。

这三种药都最宜做丸散剂,也可炖服;在汤剂中利用度不高,因有的成分不溶于水或煎煮过程会被破坏,而且用量更大,也不适合。

515

第八十六讲 补血药:概述、当归、熟地黄、白芍、何首乌、阿胶、枸杞子、龙眼肉

补血药概述

1. 含义 什么叫补血药?当然是治疗血虚证的药物,基本功效就是补血二字,主治就是血虚证。根据中医脏象学说,与血关系最密切的是心、肝、脾,心主血,肝藏血,脾统血,脾统血是脾气的作用,治疗脾不统血要通过补气药,与补血没有直接关系,所以实际上补血药治疗的血虚证只与心肝两脏密切相关。血主濡之,要是心肝得不到阴血的濡养,就会产生一些病理改变,临床上把它叫做血虚证。

心是主神志的,心得不到血的濡养,主神志的功能就降低,就会出现心悸、失眠、健忘、多梦,这主要是血不养心。心主血脉,心血不足,也会出现淤阻,即所谓的虚滞。心,其华在面,得不到血的充养,会出现面色萎黄,或者是面白无华;心开窍于舌,血虚则舌质很淡。肝开窍于目,肝得不到血的濡养,肝的外窍功能也会受影响,出现视力降低,视物昏花。肝,其华在爪,如果血虚了,爪甲会苍白。妇女月经全靠肝血充养,如果肝血亏虚那么就无血应时以下,要不就经期延后,因为来源没有了,到了时候血海不满,就不能下泄。比如说 28 天的周期可能就变成了 1 个半月;量也很少,色质也淡,严重的话就闭经,这就是肝血亏虚。发为血之余,血都不够了,当然就没什么剩余了,就不能充养毛发,头发就比较干枯,容易脱落,比较稀少。

西医和中医的血都是血管里流动的红色液体,但是西医是从微观着眼,具体检查血液的成分和量是不是正常。中医则是根据宏观,从心肝的功能判断。中医的血虚,西医可称做贫血,很多西医的贫血就是中医的血虚,但并不完全相等。古代的条件不可能检查血液的成分和量是否正常,西医诊断是贫血的,在中医学中,有可能是血虚,也有可能是阳虚、气虚,还有可能是阴虚,不一定就是血虚;中医诊断为血虚的,很多不是西医的贫血,如血不养心出现的心悸失眠,血不养肝出现的眼睛干涩,视物昏花,与贫血大多是两回事。

2. 性能特点　补血药药性大多数偏温,补气药中的大枣、党参,气血双补,也可说是补血药,是微微偏温的;活血药中的鸡血藤,也是偏温的补血药。在这节要学到的药温性多,像当归、熟地、何首乌、龙眼肉,只有白芍是偏寒的。所有的补血药都有甘味,甘能补当然包括补血在内。当归还有辛味,因当归又是活血药;有的药有酸涩味,因有收敛的作用,如白芍、何首乌。关于归经已多次强调,凉血药,止血药,活血药,补血药,凡是作用于血分的药,最基本的归经就是心、肝经。补血药补血时作用趋向不明显,各药均为无毒之品。

3. 配伍应用　从气和血的关系看,气可生血、运血,补血药最常配伍补气药。阴和血互相影响,若血虚兼阴虚,就配伍补阴药;对于补阳药,若是有寒象者亦可用。心神不安配伍宁心安神药,月经不调配伍调经药,视力减退配伍明目药。一般补血方中可加少量活血药,补而兼行,使补而不滞,就像工厂生产了产品要流通,要有销路,要不然堆积在仓库里就要亏本。中医认为要补而兼行,补而兼通,有利于加强补血的效果。

4. 使用注意　补血药有的较凝滞,会影响脾胃功能,作为丸散剂时不容易消化,凝滞性更明显,脾胃功能不好或便溏腹泻时要慎用,可加补气健脾、行气除湿的药来改善脾胃的功能。

当归　是伞形科植物,叶片像芹菜,也有香味,以根入药。质量最好的当归产在甘肃的岷县,称为秦归。甘肃岷县在春秋战国时称秦州,秦始皇的先辈受周天子的封赏,最早就封在甘肃的岷县,后来势力渐渐扩大才占领甘肃、陕西一带,成为战国时的秦国。

当归作为补血药治疗血虚证,往往考虑到它的兼有功效,当归既是补血药又是活血药,又可治疗瘀血证,它是兼有活血作用的补血药,所以适合血虚兼有瘀血者。当归温性也较明显,有一定的散寒作用,在书上没有明确为一种功效,但在应用中强调了虚寒性的腹痛。作为补血和活血化瘀药也要考虑到它的散寒功效,它是温性药,适合于寒证。

当归的补血、活血和散寒都与止痛相联系,如寒邪凝滞收引,不通则痛,散寒就有利于宣通,以缓减疼痛。另外,人体筋脉得不到濡养就会出现拘挛,所以当归也有一定的甘缓作用,这是通过补血作用,使筋脉的挛急得到缓解。活血能使血脉流畅,当然通就可以不痛。

当归作为补血药,适合于有瘀、有寒和有痛的血虚证,前人说"当归补血而主动",动就是活血化瘀,也包括温通。当归又可做活血调经药,在临床上为治疗妇女月经不调很常用的药,因为妇女的月经不调最多就是与血虚、寒凝、血瘀有关。当归本身是芳香的,前人认为是血中气药,引起妇女月经失调病多因气郁,当归

517

对气郁也有好处,如调经名方四物汤,就以当归为君药。

当归也能治血虚大肠失于润养出现的肠燥便秘,可和其他润肠通便药配伍在一起使用,所以它也是润肠通便药。

当归用酒制,酒有温通之力,故其活血、散寒力更强。前人说当归身长于补血,当归尾(就是它的支根或须根),偏于活血化瘀,既要补血又要活血或者说和血,就用全当归,大家知道有此一说即可,具体情况还有待研究。

熟地黄 简称熟地,为生地的加工品,加工方法为古人说的"九蒸九晒",即反复蒸晒到黑色加深,"其黑如漆",第二味道要发生变化,变甜了,"其甘如饴"。

生地和熟地是中药通过炮制,改变性能和功用,扩大临床应用范围的典型例子。生地主要是凉血,药性偏于苦寒,为清热凉血药,治热证,苦能清泄;也有甘味,因其能养阴生津。经过炮制后的熟地,它主要功效就不是凉血,而是补血,性能就变成了甘温了,苦味没有了,从性能上来说苦味也不成立。

熟地最基本的两种功效,一为补血,治血虚证。当归与熟地在补血方面有什么不同?当归主动,治血虚兼有瘀血或兼有寒凝疼痛者,当归最为适合。熟地主静,若血虚兼有出血,或有出血倾向,比如说妇科月经量比较多或经期较长,这也是一种出血倾向,宜用熟地。根据熟地的兼有功效,血虚而有阴精亏耗者,也是用熟地就比当归好。因当归兼有活血作用,若有出血或出血倾向可能会加重出血。当归和熟地在补血方面最大的区别就是:一个主动,一个主静,主动就是补血兼能化瘀,主静就是补血兼能养阴精,临床应根据不同血虚证调整这两个药的主次。我个人的观点:四物汤应该没有固定君药,用于兼瘀、兼寒而疼痛明显者,当归则为君药;若用于阴血俱虚,并兼出血倾向者,则又应以熟地为君。客观地讲,这个君药不是终身制的。

另一个功效是补精,其相应的主治是精血不足。就是体虚没有明显的寒热倾向,如儿童的生长发育不良,成年人的未老先衰,就是书上说的"腰酸脚软,头晕眼花,耳鸣耳聋,须发早白等一切精血亏虚之证"。其实前面我也反复说过,补精血就是延缓衰老,或促进儿童发育,这是比较平和的一种功效,宜于体虚没有明显寒热的精血不足证,这是熟地最基本的功效和主治。

为何书上在其补血之后有个滋阴?熟地的滋阴,和前面讲菟丝子的补阴是一样的,也是以精气分阴阳,气属阳,精属阴,因为熟地也是一种偏温性的药,不是清补药。由于阴精是肾阴肾阳的物质基础,所以熟地对肾虚的患者,肾阴虚的可以用,比如说知柏地黄丸、大补阴丸,是治疗肾阴虚阴虚火旺的方,选用了熟地;治疗肾阳虚用桂附地黄丸或肾气丸,熟地又配伍肉桂、附子治疗肾阳虚;张景岳的左归丸、右归丸,一个是治疗阴虚,一个是治疗阳虚,都是重用熟地。只要是

518

肾虚,不分阴阳,熟地都用,重点是配伍,肾精不足,肾气不固,熟地也能用。

书上的应用二讲,"阴虚不足,潮热,盗汗,遗精,消渴"用熟地,我前面已讲过了,六味地黄丸、知柏地黄丸,它配伍了其他的补阴药,如果不配伍补阴药,那六味地黄丸中应该用生地比较适合,因为虚热比较盛,生地可滋阴退虚热。阳虚证同样可以用。所以,大家应正确了解熟地的滋阴或是补阴的说法,其实就是补阴精,不是典型的清补药,这点必须要明确。

在第二个功效补精的后面,又有一个益髓。因为"精生髓",人的髓是由肾精所化生,骨髓脊髓充盈了,脑海就得到充养,所以又有"髓聚成海"的说法。可见精、髓、脑是一体的,主要的物质都在精,这是补精的一种结果,所以这个益髓是可有可无的。

熟地最基本功效就是补血和补精四字,因为精又是属阴的,所以一般就把滋阴或者补阴也作为一种功效,而且比较强调;加上补肾阴的地黄丸又非常有名,所以就成了习惯,其实,熟地的补阴和下一节各药的补阴是不同的。

熟地在补血药当中比较滋腻,所以熟地在炮制的时候,有的人就加入陈皮或砂仁,也有的砂仁、陈皮都加,让它不至于影响脾胃。但是有的人反对,比如张景岳说用熟地就是要用它的宁静,不需要再用温燥药物来影响它的宁静之性,所以反对加入砂仁、陈皮。但有人担心熟地影响肠胃,所以要加行气化湿的药,以利于消化吸收。其实,现在的熟地一般都用汤剂,在汤剂中对脾胃影响非常小,能不加就最好不加,熟地就更能发挥主静的优势。

白芍 在书上白芍的第一个功效是养血,养血就是补血的意思。白芍在补血药这一节里面是作用最不明显的,所以治疗血虚证,白芍一般都只作为辅助药,如在四物汤中,它是作为熟地、当归的补充,这是它在治疗血虚证的基本方中的应用,可见称其养血,在于强调它不是太典型的补血药。

第二个功效是敛阴:白芍的敛阴,一种情况是减少出汗。汗也是一种阴液,比如说在桂枝汤里面用白芍是一种敛阴止汗。因为敛阴包括了止汗,真正的阴虚盗汗,加白芍也可以起到辅助的作用。我们下面讲收涩药的时候会提到治疗阴虚盗汗,白芍对滋阴降火药也会有辅助,敛阴就包括了止盗汗。另外,对于血分有热引起的出血,敛阴有利于减少出血,这时就应该是敛阴血,在治疗血热妄行,或者阴虚崩漏,有些方里面也用白芍,它是用以敛阴止血的,但它只是有利于止血,它本身不是止血药。

我们书上的应用一中,后面的崩漏、自汗、盗汗都是用了白芍的敛阴作用。前面的月经不调,主要是以其养血治疗血虚的月经不调,它发挥的是养血的作用,应注意在不同主治中,它的临床意义是不一样的。

519

第三个功效，柔肝止痛，用于脘腹和筋脉拘挛性的疼痛。我们在讲甘草的时候，提到过芍药甘草汤，这时候白芍和甘草配伍在一起，对于挛急性的内脏或者肢体疼痛，可以明显地增强止痛作用。芍药甘草汤是非常有名的一个方，很多治疗挛急性的疼痛方都是在这个方的基础上加其他的药物组成，所以应用是比较广的。但是有一个问题，我在讲甘草治疗挛急性疼痛的时候，称为缓急止痛，为什么白芍不叫缓急止痛，要称柔肝止痛？其实白芍也可以称为缓急止痛，甘草也可以称为柔肝止痛，没有本质区别。但是习惯上就常常把它们区分开了，主要是受中药五味理论的影响。因为五味理论当中有一个甘能缓，甘草治疗挛急性疼痛，就认为和它的甘味有关，认为它的甘味性能缓和了筋膜、内脏的挛急，所以疼痛就减轻或消除了。白芍历来不重视它的甘味，因为它不是典型的补虚药，一直到第五版教材，白芍的味里面都没有甘味，后来的第六、第七版教材，因为它分类是归在补虚药这一类，也符合甘能补的药，所以现在的书上才有了甘味。过去的书没有重视白芍的甘味，就不认为它是缓急药，那它的这一功效怎么办？它没有甘味当然不能称为缓急，不适合甘能缓的理论，就结合白芍的养血敛阴来分析，筋脉为什么会挛急？因为是得不到阴血的充养，所以筋脉就出现了挛急的状态，也就是肝的筋脉不柔和，那么白芍通过养血敛阴，它不挛急了，就说明筋脉或者肌肉柔和了，所以就把白芍跟养血敛阴联系起来，认为这是柔肝止痛。这就是受到中药五味理论的影响，出现了同一种作用的不同表述，因为甘草有甘味，但白芍不重视甘味，所以这个区别大家要分也可以，不分也可以，指的都是芍药甘草汤，治疗的都是脘腹或肢体筋脉的挛急性疼痛，表述的都是同一种功用。

白芍在一些调经方里面，也是用它来柔肝止痛，其实就是利用其止痛来治疗痛经，或者行经腹痛。

另外就是平抑肝阳，因为白芍是植物药，避免说平肝潜阳，回避了潜字，所以有的书上就是两个字"平肝"，或者平抑肝阳、平肝抑阳、平肝阳都可以。治疗肝阳上亢，平肝潜阳是治标，白芍本身又能够养血敛阴，其实肝阳上亢与肝的阴血不足及肾阴不足有关，所以白芍对于肝阳上亢可以兼顾这种病的根本原因和症状，我们前面学平肝药，每一味药的配伍几乎都提到了可以和白芍同用，比如说牡蛎谈到了配白芍，龙骨谈到了配白芍，珍珠母、石决明都谈到了配伍白芍，反过来说，白芍在治肝阳上亢的方当中应用最广，它和任何一种平肝药都可以配伍，就证明了它的应用是最广泛的。为什么最广泛呢？因为我以后讲龟甲、鳖甲的时候，会提到龟甲、鳖甲的药源不丰富，尽管它们的滋阴作用更好，但是临床上往往不能满足需求，也有的人不太接受动物药。但是白芍能够人工大量栽培，这个药的资源很丰富，所以在标本兼顾的平肝药中就显得比较重要，应用也很广泛。

加上它又有明显的止痛作用,肝阳上亢主要表现是眩晕头痛,在我们学过的平肝药当中,除了白芍、天麻,其他都是没有止痛作用的,而白芍的止痛作用很明显,它也能够有效地缓解肝阳上亢的头痛症状,这也是它使用比较广泛的又一个原因。这些只供大家参考,其实大家记住白芍的功用即可。我前面讲的这些,只是作了一些说明,是为了帮助大家理解。

在后面使用注意当中有一个反藜芦,也是只有照顾十八反完整性的意义,医生不可能将二者同用。

我还要说的是,在张仲景的时代,赤芍和白芍是不分的,今后大家学《金匮要略》和《伤寒论》时,里面用的都叫芍药,后来分成了赤芍药和白芍药,都应列入十八反。现在赤芍药放在清热凉血药,赤芍药的功效就是八个字,活血止痛,或者化瘀止痛,另外就是清热凉血,所以放在清热凉血药,清热凉血为其第一功效。我们现在知道,白芍的十二个字功效,养血敛阴、柔肝止痛、平抑肝阳。这两味药的功效,按书上的表述,是不是仅仅只有止痛二字是相同的,是赤芍、白芍共有的功效,其他的完全不相同了。其实赤芍和白芍功效是不应该这么悬殊的,为什么呢?就是芍药这种植物,如果把它的根挖起来,把表面的皮刮干净,再放到水里面煮,然后加工出来的就是白芍,如果挖起来以后,尤其是比较细的,外面的皮不去掉,直接晒干,也作赤芍用。当然赤芍的来源主要是川芍药这种植物的根,川芍药根比较粗大,挖起来去掉皮,把它煮熟,也可以作为白芍用,所以在商品药材当中,赤芍和白芍的来源是互相交叉的,因而就说明它们的功效不应该如此悬殊。那么为什么造成了这样的悬殊?是因为它们的侧重点不一样,有的功效被忽略了,所以产生了这种现象。前面我讲《本草备要》的时候,举了白芍的例子,我说过白芍在《本草备要》当中认为能活血脉,就是有活血化瘀功效,但是现在因为白芍已经有四种功效,有十多个字了,再加上活血脉、利小便,内容就更多了,大家可能就更难记。所以对于白芍,活血也可止痛,它也可以活血止痛或者化瘀止痛,其实这是相似的,只不过赤芍比较强,白芍比较弱,白芍活血止痛的作用,或者说活血的作用就被淡化了,是没有明确写出来,但并不说明白芍完全没有活血作用,古代很多本草文献都有这方面的记载,只是当代的中药学没有了这种记载。白芍也能够清热凉血,它首先是归肝经的,药性是偏寒的,是补血药当中唯一一个偏寒凉的药,能够作用在肝经又是偏寒的,那肯定是能凉血的,只是说它的凉血的作用不如赤芍,其实它的敛阴用于阴虚血热的崩漏月经过多,其中本身就包括了白芍有一定的凉血作用,所以大家这样来思考,两个药就不会非常悬殊了,只是我们现在教科书上的文字从字面上来看,非常悬殊。其实白芍也有活血或凉血的作用,只不过它不如赤芍,我们就不再强调它了,反过来说,赤芍有没有白芍的一些功效？也不是完全没有，譬如说柔肝止痛，赤芍也是可以和甘草配伍；另外，肝阳上亢，赤芍也是能用的，所以就不要把它们完全绝对化，要正确来理解。当然现在养血方面，赤芍还没有发现，但是白芍本身就不强，不是典型的养血药。在张仲景的方当中，现在来看，适合用白芍我们就用白芍，适合用赤芍我们就用赤芍。如果我们回到张仲景的当时，其实主要是用赤芍，因为张仲景当时的芍药是野生的，没有经过现代这些加工炮制，所以更偏向于赤芍，这也仅仅供大家参考，这是我个人的观点。

何首乌 是一种蓼科植物的块根。它的命名，是来源于一个人的名字。何首乌藤也叫夜交藤，是前面学过的养心安神药。据宋代的文献记载：有一个姓何的人，早年身体不太好，因服用这种没有名字东西以后，身体强健了，中年得子，封建社会有儿子了当然很高兴，就把他儿子取名何能嗣，有能传宗接代之意；然后能嗣长大了，也长期服这东西，后来能嗣又有了儿子，也长期服用此物，能嗣的儿子年龄比较大时，头发非常好，最后他的爷爷说，你干脆就叫何首乌吧。为何我要说这些呢？以上这些并不是事实，只是一个传说。但说明了一个问题，就是何首乌能延缓衰老。年龄比较大了头发还是乌黑的，这是可能的。但现在对何首乌有很多误传，真正头发变白了要让它变黑，谈何容易，那不是何首乌能解决的问题。学了该药以后，对何首乌的功用要有正确的判断，用它来延缓衰老，使头发衰退减慢，这也许是可行的。已经满头白发，不可能让它变回来，不懂中医中药的人这样讲情有可原，我们作为专业的医生就绝不能信口开河。这是关于名称的一点题外之话。

这种块根挖起来晒干，里面有一点淡淡的红色，叫生首乌，经过反复地蒸反复地晒，有的还要加黑豆这些辅料来炮制，叫制首乌。在临床用的时候，生首乌和制首乌是需要分开来使用的，处方的时候也要写清楚。

首乌经过了九蒸九晒，它的功效是益精血，治疗的是精血不足证，凡儿童生长发育不良，或者中年人未老先衰，都较常用。历来都认为它能促进生长发育和延缓衰老，是中药当中的抗衰老药，尤其是中老年人更为多用。何首乌之所以受到重视，因为关于何首乌的传说也很多，名气也就大了。大家看参考资料引《本草纲目》的记载，说它"为滋补良药"。为什么是良药呢？李时珍认为这个药作为抗衰老的药，有它的特殊优势，它不寒不燥。因为滋补药，有的是偏寒的，比如后面要讲的女贞子、墨旱莲；有的温燥，如淫羊藿、补骨脂。称其功在地黄、天冬诸药之上，地黄、天冬滋腻，寒性也明显，长期使用可能影响脾胃的功能，脾胃的功能一影响，体质也受到影响，何首乌不会影响脾胃，便于长期服用。因为用于延缓衰老，就需要长期服用，制首乌适合长期服用。基于这些因素，所以认为它是

522

滋补良药,不是它的作用强。实际上补精血,它不如熟地、枸杞子,当然更不如鹿茸,作用是很一般的,只是像李时珍这些本草学家或者医学家认为它适合长期服用,所以受到了高度的关注。今后大家学方剂,如七宝美髯丹用本品,因为衰老延缓了,容颜就保持青春,连胡须也很美了,那是一种形容;不过该方集多种滋补良药于一方,何首乌究竟有多大作用,是很难分清楚的。

生首乌能够润肠通便,也可叫缓泻通便。因为首乌本身能补精血,精血就有滋润作用,所以习称润肠。根据现在的研究,生何首乌里面也含蒽醌类的化学成分,蒽醌是大黄、芦荟或者番泻叶所含的泻下成分,它泻下的成分和大黄是同一类成分,只是含量少,所以又叫缓泻通便,像虎杖、决明子,都含同一类的成分,生首乌和虎杖、决明子的缓下是大同小异的,能治疗比较轻的肠燥便秘。这种成分不耐高热,所以大黄作为攻下就应生用,不炮制是保证它里面的泻下成分不破坏,在汤剂中就要后下,不能久煎,制首乌的蒽醌成分已破坏了,所以没通便的作用。解毒也与这类成分有关,所以它生用可以治疗热毒疮痈,或者是皮肤瘙痒。制首乌主治的皮肤病是慢性的皮肤病,皮损粗糙已经角质化了,它养精血,其实用来润肤,那是养血润肤,也是可以用的。但它不是疮痈,它的意义不一样。生首乌的解毒作用不强,所以对疮痈一般很少用,除非是本身有便秘,同时考虑润肠情况下,顺便清热解毒。

另外,首乌不管生用或者制用对于疟疾古方都有选用,认为都有一定的作用,所以截疟既可用生的也可用制的,看患者情况,如果他偏于体虚精血不足,那么用制首乌,如果没精血亏虚且有热毒,就用生首乌。书上功效的表述不是很规范,而且混在一起,应注意理解。

苦、涩是生首乌的味,甘、涩是制首乌的味。制首乌对肾气不固也有一定收敛作用,也宜用于精亏且肾气不固者。

补充说明一点,长期使用何首乌一定要炮制,而且火候还要到位,蒽醌类的成分要尽量破坏,因其有肝毒性,如果长期服用生何首乌,会影响肝功能,古人对慢性毒性无法认识,若长期服用肝功能出了问题,古人不会找到原因,因为何首乌名气很大,认为它是一个很好的补虚药,就是出了问题也不会归罪于它,想不到会是何首乌惹出的麻烦,现在清楚了,就应该引起足够注意。

阿胶 "阿"字只能读汉语拼音中的"a",其读音与产地有关,最好的阿胶,也就是道地产地在山东东阿县,在秦汉就有了这个县,2000多年了,为何这个县叫东阿呢?它有一口水井叫东阿井,用这井里面的水来制的阿胶的质量非常好。前人说这水井所制阿胶,到了夏天不会黏臭,冬天不会龟裂,质量非常稳定。后来就把用东阿井制的胶叫阿胶,现在东阿井不存在了,很多地方都在生产,但古

523

人是这样命名的。目前阿胶的原料是驴皮,所以也叫驴皮胶。古代很多动物的皮都是制阿胶的原料,现在就专门用驴皮。

阿胶的第一个功效是补血,治疗血虚证。今后大家学《方剂学》会发现在补血剂中,没有一个组方中有阿胶,但《中药学》又称阿胶是补血的重要药物。什么道理导致了这种现象呢?其实这是古人使用阿胶非常精确的表现。临床上的血虚证大多是心肝功能失调,如心血虚出现心悸、失眠、健忘,血管里的血不一定减少,质量也不一定降低了;如视力减退,血管里的血也没减少,但中医认为是肝血虚不能养肝明目所致。另有一种血虚,就是血管里面的血量少了或质量降低了,阿胶治疗的血虚主要是后者,对心肝功能的调理不如熟地、当归。我们学的补血方剂,基本上是以调理心肝功能为主的。那么阿胶在怎样的情况下用最好?就是结合它的另一个功效,使两个功效共同发挥作用,用于失血而导致的血虚,阿胶能比较快地促进营血的生成,类似西医学中的失血性贫血,这时用阿胶效果最好,所以古人一般的血虚证很少用阿胶,对出血引起的血虚证多用,比如妇女因为崩漏,月经过多,或者长期出血或外伤大出血,肺结核长期大量咳血,这时古人用得比较多。今后大家在这种情况下使用阿胶效果要比较好些。

作为止血药,阿胶还常用于出血证,因其性平,可以和前面学过的四类止血药分别配伍,广泛使用于各个部位的出血,仍然是以出血而兼血虚者最为相宜。

阿胶的第三个功效是补阴,微有清补之效。通过补阴能够润肺,治疗肺燥,往往配伍养阴润肺药,比如桑叶、麦冬这些药物,如清燥救肺汤。另外还可补心阴,补心阴有益于清降心火,通过滋阴可以除烦,书上功效强调润肺,但是应用三中还有用于阴虚心烦失眠等症,并列举了黄连阿胶鸡子黄汤,主要就是用来滋阴除烦,用于心阴虚心火亢旺证。

书上应用一是治血虚证,应用二是出血证,二者结合起来就是出血而致的血虚证,这才是用阿胶用得比较多的最佳主治,应用三和四都是滋阴,一是作用在肺,一是在心。

大家要注意阿胶的用法:入汤剂要烊化冲服,其操作方法是把阿胶敲碎放在小碗里面,少量加一点水,然后放在锅里蒸,蒸2~3分钟阿胶就融化了,烊化就是让阿胶从固体变成液体或半流体状。服药时把它分次加在药汤里面,搅匀一起吞下,这叫烊化冲服。做散剂时止血宜蒲黄炒,润肺宜蛤粉炒,炒成阿胶珠才能粉碎。具体方法是:先将阿胶微微加热,使其变软,趁热切成均匀的小方块;另将蛤粉或蒲黄等在锅中炒烫至一定温度,再将切好的阿胶块放进去快速翻炒至圆珠状,且内无糖心为度。

枸杞子 在前面讲地骨皮的时候提到过,枸杞子与地骨皮是同一植物(茄科植物枸杞、宁夏枸杞的根皮）的不同入药部位，地骨皮是根皮，枸杞子是宁夏枸杞的成熟果实。

在书上枸杞子的功效是：补肝肾，益精血，明目。主要是益精血。前面已多次讲过，补精血是主治精血不足或肝肾亏虚的，所以历来也把枸杞子作为延缓衰老和保健之用。又因精血是肾阴和肾阳的物质基础，因此，它也在补阴和补阳的方中广泛使用，如《景岳全书》的左归丸和右归丸中都有本品。

言其补肝肾，也就是补肝血、益肾精，与益精血是一回事，只是前者针对脏腑而言，后者针对物质而言，并无实质区别。其明目实际上也是益精血反映在眼科病中的特殊效果，因其主治的眼目昏花、视力减退，皆系肝肾精血不足所致。将明目单独列出，只是表示它在眼病方中较为常用，如大家都很熟悉的杞菊地黄丸。

药理研究表明：枸杞子有提高人体免疫力、降低胆固醇、抗血管粥样硬化、保肝、降血糖、降血压等多方面的作用，所以成为人们喜好的食品和保健食品。

龙眼肉　它的功效就是作用在心脾，在心有一点养心血的作用，在脾有一点补脾气的作用，但都非常微弱，一般用于心脾两虚，如在归脾丸中作为一个辅助药，略有一点养心血、补脾气的效果。

其实补血药很多，像活血药中的鸡血藤，补阳药当中一些补精血的药也包括了补血，如鹿茸、紫河车，另外补气药中的党参、大枣也是补血药。

525

第八十七讲 补阴药：概述、北沙参、南沙参、麦冬、天冬

补阴药概述

1. 含义 补阴药就是以补阴为主要功效，常用于治疗阴虚证的药物。我们书上把补阴细化了，说的是"能够滋养阴液，纠正阴液亏虚，生津润燥"，实际上就是说补阴。补阴药，也叫滋阴药、养阴药。滋阴、养阴是相同的术语，不同的称谓而已。

2. 功效与主治与性能 这一类药的基本功效可以说补阴，也可以说养阴，有的也说益阴，主治证就是阴虚证。这一点和补阳药不一样，补阳药的基本功效是补肾阳，主要是用于肾阳虚证。人体的肾阴也是真阴，也是阴的根本，那补阴药为什么不是以补肾阴为主要功效，主要治疗的也不是肾阴虚证呢？关键是药物所决定的。前面的补阳药中，能够补心阳、补脾阳的已经在温里药当中介绍了，剩下来在补虚药这一章里面的补阳药，基本上都是补肾阳的，所以在解释它的含义的时候，是根据药物的实际情况。补阴药就不一样，它涉及的药物较多，五脏六腑的阴都有补阴药，因此我们学习补阴药这一节的时候，就要清楚补阴下面包括了补肺阴、补心阴、补脾阴、补胃阴、补肝阴、补肾阴，相应地就有心阴虚、肺阴虚、脾阴虚、胃阴虚、肝阴虚、肾阴虚这些不同的阴虚证。

人体的阴液对于人体有两大基本作用：一个是濡润作用，人体的肌肤、孔窍、内脏之所以能够滋润，关键是有阴液的濡润。第二是制约阳气，使阳气不偏亢，保持相对的平衡状态。反过来讲，如果人体的阴液亏耗了，出现了阴不足的状态，它产生的病理变化主要也表现在两方面的失调：一方面，不能濡润，出现的就是干燥，就是内燥，比如说口干舌燥、大便干燥、皮肤干燥，或者眼角干燥、毛发比较干燥。另外，阴虚不能制约阳气出现虚热，所以阴虚证的共同表现，一是干燥；二是虚热。在不同的脏腑，要结合不同的生理功能来理解和记忆。在肺，除了干燥，比如说咽喉干燥、鼻腔干燥、痰比较干燥这些症状以外，还有肺气上逆的咳喘。在心，除了共有的一些阴虚症状，还有心神失养所致的心悸失眠、心烦，这和心血虚的症状基本上是一样的。如果在脾胃，脾胃主要表现在以口渴为主，当然

526

还有如脘腹出现的一些不适症状、痞闷不舒、干呕、恶心呃逆、肠燥便秘等。肝肾阴虚，主要出现的是虚火内生，五心烦热、骨蒸潮热、盗汗，或者肝阴虚可以出现视力降低、眼目干涩、月经失调等。这些临床表现要结合诊断学的内容。

再要说明一点，就是很长时间以来，补阴药治疗的阴虚证，除了肺阴虚、心阴虚、肝阴虚、肾阴虚，又加了一个胃阴虚，没有说脾阴虚。我们这个书脾阴虚和胃阴虚，都并列出来。其实脾阴虚是客观存在的，只不过脾和胃相比较，临床上胃阴虚更常见。因为根据中医理论，脾属阴土，喜欢温燥；胃是阳土，喜欢凉润，所以热邪更容易伤胃阴。尤其是温病学治疗更主张重视胃阴，因为临床见到的温热病，伤胃阴的比较普遍。所以受温病学派的影响，慢慢地就把脾阴虚淡化了，对胃阴虚特别地强调，所以提胃阴虚的比较多。实际上脾阴虚也有，所以我们书上把它写出来，这两种处理的方式都可以。

典型的补阴药，为什么这里称典型的补阴药呢？因为现在的阴虚和阳虚是以寒热来分的。典型的补阴药就治疗典型的阴虚证，也就是治疗的是虚热证，典型的补阴药就应该是一个清补药，就是张景岳说的"阴虚者，要补而兼清"，既要补虚，又要清热，这样的补阴药才是我说的典型补阴药，就是以寒热两分来产生的补阴药。对于典型的补阴药，它在补阴的同时，就一定有另外两个密切相关的功效。第一个相关功效是润燥，它能够补哪一脏的阴，就能够润哪一脏的燥，比如说能够补肺阴，就能润肺燥。但是需要注意的是，有的脏腑没有明显的燥症，比如心阴虚，心阴虚在临床上没有典型的燥的症状，就不管它。这个燥如果是在脾胃，它主要是表现出口干舌燥，相应的功效就是生津止渴，对于脾胃来说，能够润燥的就是生津止渴。第二，典型的补阴药是清补药，兼有清热的作用，它能补哪一脏的阴，同时就能清哪一脏的热，比如说能够补肺阴的就能够清肺热；能够补心阴的就能够清心热；能够补胃阴的就能清胃热；能够滋补肝肾之阴的一般都能退虚火，就是退虚热，这个是一个共同规律。掌握了这个规律，对于补阴药的学习非常方便，如典型的补肺阴药，这三个功效都同时存在，补肺阴、润肺、清肺热。如果作用在胃，它肯定就能够养胃阴、清胃热、生津止渴、润肠通便，这就是一连串顺理成章的知识。典型的补肝肾阴的药，都是退虚热的药，前面学过的知母、玄参、生地这些药都能滋肾阴，也是退虚热的药；我们这一节要学的龟甲、鳖甲、墨旱莲、女贞子，它们也是滋肝肾之阴的药，都能够退虚热。这样我们记功效和主治，可以完全脱离讲义，离开书本，只要知道它作用哪个脏腑，就可以把功用都写出来。比如麦冬，我们后面会学它是归肺、心、胃经的，麦冬能够养肺阴、清肺热、润肺燥；能够养心阴、清心热或清心除烦；能够养胃阴、清胃热、生津止渴，甚至于润肠通便。这样记忆起来非常方便，大家一定要掌握这个规律，就是补阴药同时具有润燥和清热这两方面的作用,这就是典型的补阴药。有典型的就有不典型的,如熟地、山药等,虽然在功效中称其补阴,但为温性或平性的药,不可能清热,清润温燥也不很明显,它们的补阴是以精气分阴阳而总结的,理论体系完全不同。

典型的补阴药,把上述特征掌握以后,这一类药的性能也就容易掌握了。这一类典型补阴药,都是清补的药,所以它们的药性都是偏寒的。前面的补阳药都是偏温的温补药,典型的补阴药都是偏寒的,这完全是以寒热分的阴阳。甘能够补虚,药味除了甘能补以外,一般都有苦味,这个苦味就是表示这些药具有清泄的作用,它又是清热药,所以典型的补阴药,除了甘味,往往还有苦味,至少要写一个微苦,因为其清热是次要的,对于绝大多数的药都是这样的。

归经,就根据主治的阴虚证的不同,归经有明显的区别,没有规律性,所以学好补阴药的关键是归经,把归经记住了,什么问题可以说基本上解决了。比如我前面说的麦冬,只要知道它是归肺、胃、心经的,它的功效解决了,性能问题也解决了,后面的主治应用基本上也解决了。所以补阴药的归经,是学习的第一重点,也是难点。当然这一节里面,有少数药不是典型的补阴药,比如说黄精,它不是清补药,它的补阴实际上也是补精血,精血属阴,所以和山药、熟地的情况是一样的,它主要也是用于精血亏虚的病证,而不是治疗典型阴虚内燥、阴虚内热所用的真正补阴药,所以它的药性不是偏于寒性的,当然就不适合用我说的这个规律。因此我说有一个前提是典型的补阴药,一定是用寒热两分的补阴,是治疗虚热证的这一类的补阴药,这是一个主要的立论前提。但是这一类药在这一节里面是最多的,所以可以算一个规律问题。

这类药的作用趋向是沉降的,均无毒性。

3. 配伍应用 不同脏腑的阴虚证,有不同的临床表现,其配伍就有一些差异性,比如说肺阴虚往往有痰咳喘,可以配伍止咳平喘化痰药;胃阴虚,如果出现了恶心呕吐,可以配伍止呕药,出现了肠燥便秘,可以配伍润肠通便药;心阴虚,出现了是心烦、心悸、不眠,配伍养心安神药;肝肾阴虚以虚火亢旺为主,补阴药本身能够退虚热,有时候还要和退虚热的药物配伍在一起使用。

4. 使用注意 这一类药的使用注意很多方面类似于清热药,寒证不宜使用。因为它有滋腻性,湿邪内盛,或者痰湿内盛的,一般也不宜使用,这都属于一般性的证候禁忌,很容易理解和记忆。

这一节的具体的药物,我就是主要把它们的归经介绍一下,它们的功效主治自然就可以解决了。

北沙参 按书上讲它是典型的补阴药,是清补的药,所以是偏寒的,也有苦味,这个苦表示它能清泄。它主要作用的是肺、胃两经。所以对于肺来说,它可以补肺阴,书上的补肺是补肺阴,它也可以清肺热,其实还可以润肺燥,尽管我们的教材功效里面没有,对于北沙参来说,它是存在的。它能够补肺阴、润肺燥、清肺热,所以主要用于肺阴虚的燥热咳嗽,有燥有热,它能够三者兼顾。它可以与同类的药配伍,如果痰咳喘的时候,还可以配伍止咳平喘祛痰的药。

它又作用于胃,按照我前边说的学习方法,它能够养胃阴、清胃热,又能生津止渴,也常常与同类药配伍。如果出现恶心呕吐,可以配伍清胃止呕药;如果有肠燥便秘,配伍润肠通便药等。我们书上有的写了、有的没有写,这些原则都是适合的。所以对于北沙参来讲,要记住了肺胃二字,把主治和配伍共性的问题,把它套进去,北沙参基本上就应该掌握了。

另外,北沙参在我们教科书上没有配伍禁忌要求,不是十八反的药。但有的书上有这种要求,我们不主张。因为北沙参的出处是《本草汇言》,《本草汇言》是明代末年由倪朱谟编著的一部本草书,远远在《神农本草经》之后1300多年,它不应该是十八反的内容,所以不应该把反藜芦强加在北沙参身上。因为它和传统的沙参植物来源完全不一样,它是伞形科的植物,我们今后见到的药材,凡是根比较直、比较硬、比较脆的沙参就是北沙参。

我补充一点供以后使用北沙参时参考:目前一般认为北沙参补肺胃之阴的作用优于南沙参,可能这一结论缺乏实践依据。北沙参是作为防风的代用品而出现于宋代的,不知为何在明末一下变成了南沙参的代用品,药理学的初步研究表明,其与防风的相同之处更多,对此有必要认真研究。

南沙参 就是《神农本草经》上的沙参,它的来源是桔梗科的多种植物,入药是用它的根,这个根非常空疏,就像塑料泡沫,也很轻,所以沙参在很多地方,尤其是在西南地区把它叫做泡参,因其比较空泡,质地比较轻而得名。大家一定要搞清楚,《神农本草经》的沙参是南沙参,后来因为有了北沙参,相对于北沙参而言,才把它称为南沙参。其实南沙参北方也产,只不过在长江流域和长江以南的省区产得多一些。北沙参除山东、辽宁等北方地区外,现在很多南方地区都产,但是最早在宋明时期,它主要产地在山东这一带,相对来说偏北一点。现在南北已经没有意义了,两种沙参,地不分南北,同样都出产。

南沙参也是作用于肺胃的补阴药,也是比较典型的清补药,也是偏寒性的,所以南沙参的味中加上了一个微苦,以表示它能清泄;有的书上没有加,也是可以的,它的真实滋味是完全没有苦味的。

对于肺和胃,它和北沙参一样,也就不重复了。南、北沙参有两点不同,第一点,一般认为在滋阴方面,就是在滋养肺胃方面,北沙参的力量略强于南沙参,只

529

能说是略强,强度不是悬殊得很大。此说可能源于清代《本草逢原》,该书称:"沙参有两种,北者质坚性寒,南者体虚力弱。"第二,南沙参略有一点补气祛痰的作用,如果说肺阴虚兼有一点肺气虚,咳嗽有痰,则用南沙参更好。如果脾胃阴虚兼有一点脾胃的气虚,南沙参也可以作为补气健脾药来使用,只不过力量很单薄,一般没有把它专门作为补气药使用,也仅仅是倾向性。所以南、北沙参相同是主要的;不同点一是力量的强弱,北沙参强一点;另外,兼有功效中,南沙参多了一个补气祛痰。

南沙参是《神农本草经》的一种参,所以它是属于十八反当中反藜芦的参。

麦冬 是一种百合科常绿草本植物的块根,麦冬的原名叫麦门冬,从《神农本草经》开始,就以麦门冬为正名,近年来《中华人民共和国药典》把中间的门字省掉了,简称麦冬,所以我们现在就与药典同步,也把中间的门字去掉,所以今后大家应该知道,凡是过去处方里面的麦门冬,就是我们现在讲的这个麦冬,是同一种药物,只是在不同的时候,使用的正名选用了不同的名称。

麦冬主要的作用部位是在肺经、胃经和心经,所以它有的功效与主治和前面讲的沙参是一样的。如果麦冬作用于肺经,它也能够补肺阴、清肺热、润肺燥,所以在临床上肺阴虚有燥热的,可以像前面的南沙参、北沙参一样地使用。但不同的是,麦冬的滋阴效果,也包括了清热和润燥的效果,都强于前面的两味药,不但它的滋阴作用要强一些,尤其是在养肺阴、清肺热的同时,它还长于利咽喉。所以阴虚肺燥咽喉不利、咽喉疼痛,前面讲的那两个药很少使用,而麦冬经常使用,比如说有名的经验方玄麦甘桔汤,就是它和前面我们讲过的清热解毒、清热凉血的玄参一起配伍,还另外配伍桔梗,主要是用于阴虚肺热的咽喉不利,就取其长于利咽喉。

麦冬作用在胃经,它的养胃阴和生津止渴、清胃热的作用也优于前面的两味药。所以我们今后在方剂里面,比如《金匮要略》的麦门冬汤,或者《温病学》当中治疗口渴津伤的很多方剂里面,如沙参麦门冬汤里面都加麦冬,就说明这个作用,它也比前面的药更强一些。在养胃阴的同时,它还能够润肠通便,这是前面两个药都不明显的。所以治疗热病伤津、肠燥便秘时和生地、玄参配伍,就是有名的增液汤。麦冬在作用于养胃生津的同时,能够润肠通便,这是它的又一个特征。

另外麦冬作用于心,能够养心阴、清心热,所以常常用于心阴虚、心热盛出现心烦不眠等症状。它除了有与下面的百合一样的清心热、养心阴的功效,而且作用更强一些以外,它也略有宁心安神的作用。所以在治疗心神不宁的方中,比如说天王补心丹中,麦冬也作为一个安神药使用。

陶弘景提出:用麦冬应"抽去心,不尔,令人烦"。验之于临床并未发现如此,自明末以来已基本不要求了。

天冬 原名也是天门冬,现在也是和药典同步,把门字省掉了。天冬和麦冬是同科的植物,都是百合科的,也是一种草本植物的块根。它是很细小的一个草本植物。它长在下面的块根也和麦冬的形状是一样的,如长纺锤状,但是要粗大一些,可能有指头这么粗,一般可能有 8~10 厘米长,还有更长的,粗的可达 2 寸长,个头比麦冬大很多。

天冬和麦冬的功效和主治也非常相似,处方时有人将其书写为二冬。它们相似的地方,第一是作用在肺,它也能够补肺阴、清肺热、润肺燥,它的强度是超过麦冬的。所以对肺阴虚燥热比较盛的,一般选用天冬,不是很盛的选麦冬。另外一个相同的是作用在胃,都能够养胃阴、清胃热,又能够生津止渴、润肠通便。天冬滋阴、润燥、清热、生津的作用都强于麦冬,常常同时使用,这也是相同的。

不同的地方,主要是麦冬又作用于心经,又有养心阴、清心除烦安神的效果;而天冬没有这方面的功效。所以在心阴虚,心热比较盛,心悸失眠的方当中,比较少用天冬。天冬又作用在肾,我们前面讲凡作用在肾的补阴药,能够滋肾阴、退虚热。那么对于肾阴虚、阴虚火旺的方当中常常用天冬,如《症因脉治》主治肾阴虚的三才封髓丹,其与熟地等药同用;而对于肾阴虚且火旺者,少用麦冬。以上是这两个药物相同和不相同的地方。

第八十八讲 补阴药：玉竹、石斛、百合、黄精、墨旱莲、女贞子、龟甲、鳖甲

玉竹 它的别名叫葳蕤或萎蕤，这样的别名以后会在方剂中出现。

玉竹也是主要作用在肺、胃的补阴药，所以它的功效与应用和沙参相似，也能治疗肺阴虚、肺热或是肺燥证；也可以治疗胃阴虚、口渴或者胃热证。玉竹是一个性能或功效都比较缓和的药物，在同类药当中，它不容易敛邪，尤其是对于一些素体阴虚又感受风热的阴虚外感发热，临床上会首先考虑选择玉竹和解表药配伍，所以书上在应用一中称其"不滋腻敛邪"。阴虚感冒是患者在感冒以前就属于阴虚有热的体质，这个时候如果是只养阴液就不利于解表，不利于邪气的驱除；如果专祛表邪，解表药一般都会伤阴，所以阴虚要加重。对于这种证候必须一方面补阴，一方面祛邪，既用发散风热的解表药物，又要兼顾本身就有阴虚的素体，所以就用滋阴药和解表药共同组成滋阴解表方。在滋阴药当中，首先就会考虑玉竹，所以孙思邈的葳蕤汤和后来温病学派常用的加减葳蕤汤，都是表现这一治法的代表方，我们书上就重点强调了这个特点。

另外，在我们书上玉竹的用法中，有清热生用和滋补制用的说法，这个可以不管它，因为玉竹一般都是用生品，大家以后去看《中药炮制学》，也不会提到玉竹要这么炮制，所以不管是清热也罢，养阴也罢，都是用生的，这个清热和养阴密不可分，所以炮制大家可以把它忽略掉。

如果麦冬和玉竹相比较，现在的书上认为麦冬作用的部位是肺、胃、心，而且对此三脏的滋阴、清热、润燥的作用更强一些，而且还有它的特殊性，比如说作用在肺的时候，它能够利咽喉，常常用于咽喉不利，咽喉疼痛；作用于胃，能够润肠通便，治疗肠燥便秘；作用于心，它又能够养心清热，除烦宁心，用于心阴不足，热扰心神的心烦、心悸、失眠，常在治这样的一些病证的方当中使用，这是关于麦冬的简单的情况。玉竹实际上也是可以养心阴、益心气的，如《神农本草经》言其"主中风暴热，不能动摇"；《日华子本草》言其"润心肺"；《本草新编》对此十分强调，称："中风之症，萎蕤与人参并服，必无痿废之忧；惊狂之病，萎蕤与人参同饮，断少死亡之痛。"，目前一般书上都没有提到，但也常用于治疗冠心病和心衰等。

532

石斛 是兰科植物,在长江流域及其以南的很多地方都有,开的花也比较鲜艳,可以作为观赏,把它种在盆景的石块或吊在树上都可以生长得很好。石斛的种类有上百种,同属也有六七十种,很多同属植物都可以作为石斛使用。石斛的繁殖和生长方式很特殊,对环境要求较苛刻,长期没有注意资源保护,野生石斛已被列为濒危保护品种,近年来开始受到重视,不少地方开展了仿野生种植,或组胚苗繁殖研究。

石斛作用的部位是胃经和肾经。作用在胃主要是养胃阴、清胃热、生津止渴。它养胃、清热、生津的作用是比较强的,反过来说它就比较滋腻,在能够作用于胃的补阴药当中,它是比较容易敛邪的。温热病比较容易伤胃阴出现津伤口渴,如果邪气比较盛,一般不主张过早使用石斛,这个时候选用玉竹没有任何问题,前面我们学的其他几味药,例如沙参、麦冬也是很常用的,石斛相对来说在邪气不盛的时候使用比较恰当一些,因为它相比更易敛邪,尤其是有表邪的时候一般都用玉竹。

除了胃以外,石斛还可以作用于肾,但作用比较次要,作用在肾的补肝肾之阴的药能够退虚热,所以石斛也能治疗阴虚火旺,我们书上应用二中有"用于阴虚津亏的虚热不退"。主要是因为肾阴不足,虚火亢旺,石斛可以和前面学过的生地、玄参、知母以及后面的一些补阴药同用。

533

我们的教科书在此外中,还提到了石斛可以明目和强腰膝,是因为我们书上举了一个方叫做石斛夜光丸,是一个很有名的方,它是治疗精血亏虚,加上肾虚有热,出现视力减退、腰膝酸软疼痛的方,因为这个方是用石斛来命名,叫石斛夜光丸,所以一般就认为石斛除了滋阴降火以外,还可以明目和强腰膝。其实这有点像我们前面讲苏合香丸的情况差不多,因为苏合香是比较温的药,宜用于寒闭,这个方虽然用苏合香来命名,但是方里面开窍作用最强的是麝香,还有冰片、安息香,所以苏合香丸的温开,不能把主要功效归在苏合香的头上,可能麝香才是开窍的要药。石斛夜光丸也类似这种情况,这个方有明目、强腰膝的作用,但是在这个方里面石斛主要还是滋肾降火或是补肾阴、退虚热,和应用二的用法是一样的,这个方之所以能明目或者能够强腰膝,是因为中方有很多补肝肾益精血的药,就从书上已经列举出来的熟地、菟丝子、枸杞子这些药,都是补肝肾、补精血作用很强的药,所以这个方的主治证关键是精血亏虚,方中能补精血的不只是石斛,这个观点大家可以作为参考。

百合 是百合科植物百合和卷丹等的肉质鳞片。百合科植物下面有个鳞茎,鳞茎是由很多鳞片组成,我们最熟悉的这类百合科植物就是我们吃的葱、蒜,在食品当中用的就是它们的鳞茎,也是有很多鳞片,葱白一层一层的,蒜一瓣一瓣的,百合也是一瓣一瓣组成的,圆的一个球茎是没有把鳞片剥开,有的鳞片比较大,有的比较小,都可作为药来用。开橘红色花的叫做卷丹,它的鳞片也可以做百合用。百合既是一种药物,也是一种食品,不管是炒来食用或是煮粥都可以。在市场上也有新鲜的百合,所以这个药也是比较平和的一个药。

百合作为一个补阴药,它的归经是肺和心。这个药物比较特殊,作用在肺,它能够补肺阴、清肺热、润肺燥,这点和前面的沙参、麦冬、天冬、玉竹的作用大致一样,尽管它的作用比较缓和,但是它又有直接的止咳作用,所以书上就说它"润肺止咳",润肺实际上是包括了补肺阴、清肺热或润肺燥这三个方面,所以肺阴虚、肺热或是肺燥都可以用百合,应该说它在这方面没有麦冬、天冬补肺阴的作用那么明显,但是前面的药物没有直接的止咳作用。肺阴虚、肺燥或是肺热很容易出现咳嗽,尤其是干咳或是热痰咳嗽,这是百合的一个优势,有一个方叫做百合固金汤,治疗肺肾阴虚又有燥热的咳嗽,或痰中带血,虽然百合滋阴或清热的作用都不如方里面的生地、熟地、玄参这些药,但它作用比较全面,所以用它来命名,大家理解它的这一个性特征,对于今后学好百合固金汤或者用好百合固金汤会有帮助。大家学这个方的时候就知道,就补阴这一点来说百合是没有优势的,该方中其他补肺阴药物的补阴作用虽然强,但是没有止咳作用,因为这个方的主治证有明显的咳嗽,而且痰中带血,如果咳嗽不制止,咳血就会加重,这个时候补阴有个过程,能够迅速地缓减咳嗽症状也就有更好的疗效,所以这个方命名的时候一定有很多思考。注意百合是补肺阴并兼有止咳作用的唯一一种补阴药。

另外,书上说的清心安神,清心就是养心阴,养心阴就能够清心除烦,百合也具有这样的作用,既能够养心阴又能够清心除烦,因为它本身是个微寒的药,和清肺一样作用也不是很强,前面的麦冬、生地、玄参都是能够养心阴清心除烦,但是这些药不是安神药。麦冬虽然可以算得上是安神药,但书上没有明确提出来,所以也就不要求了。而百合既是养心阴的药,同时也是安神药,或者说是养心清心安神的药物,它治心阴虚热邪扰心出现心神不宁的症状,同样是标本兼治,既治疗心阴虚、心热这个致病原因,又能够缓减因为心阴虚、心热盛引起的心悸失眠、烦躁不安,或者其他一些精神失宁的症状,所以它也有优势。张仲景的《金匮要略》中,就有几个由百合来命名的方,如百合地黄汤、百合知母汤之类,就是治疗热邪扰心,热邪虽然不盛,但是心阴受损,出现了一些神志症状。之所以把它称做百合病,其中一种观点就是认为百合有这种治疗优势,所以这类疾病用百合来命名。在我们《中药学》中,就给大家简单介绍百合作用在肺和心两脏,在补肺阴的同时它能够直接止咳,在补心阴的同时它又是宁心安神的药,在使用该药的时候,这个特征都应该加以关注。

黄精　也是百合科的植物,它的植株比玉竹高大,根茎也比玉竹要粗,功用也是比较类似的药。

我们书上提到黄精的功效是"润肺滋阴,补脾益气"。润肺就是养肺阴,滋阴指的是滋肾阴,后面的补脾,就包含了养脾阴、补脾气。关于黄精的功效,我们回忆一下讲山药的时候,总结了三句话,第一句话是气阴双补,就是山药既是补气药,又是补阴药,这里的黄精同样是气阴双补,既是补气药,又是养阴药,只不过山药偏于补气,所以放在了第一节补气药里面;而黄精着重于补阴,所以放在第四节,一个偏于补气,一个偏于补阴。第二句话提到脾肺肾兼治,黄精同样是脾肺肾兼治,它能够补脾气又能补脾阴,能补肺气又能补肺阴,既能补肾气也能养肾阴,所以跟山药也是一样的。在第一句话中已经说了黄精是偏于养阴的,在补气的方中应用比较少,在补阴的方当中,相对用得比较多一点,但总体上,黄精在临床上都不太常用,因为它作用比较平和,而且有一定的滋腻性。上次讲山药的第三句话是具有涩性,黄精没有收涩作用,所以山药对于脾可以止泻,对肺可以敛肺,对于肾可以固肾气或者说固肾精。黄精就只有山药的前面两句话,就是气阴双补和脾肺肾兼治,但偏于补阴,通过这样的回忆,对黄精就可以有一个简单的了解。

为什么说黄精主要作用在于脾,而没有明确提出胃?因为它不是典型的生津止渴药,温热病一般不会用这个没有清胃生津止渴的药,所以我们就把它排除开了。

前面的六味药,沙参、北沙参、麦冬、天冬、玉竹、黄精,是主要作用在肺胃的补阴药,提胃也包括了脾,这六个药重点都是在治肺阴虚证或是脾胃的阴虚证,只不过麦冬多了一个补心阴,天冬、石斛和黄精多了一个补肾阴,这样大家就好记一些。

前面这些补阴药,主要都是作用在中上焦的,虽然天冬、黄精、石斛也作用在肾,但这是它们最次要的功用,天冬主要还是在肺胃,黄精主要也在脾肺,石斛主要是在胃,其次才在肾。后面这些没介绍的药,重点就不在中上焦了,主要作用在下焦,是以肝肾为主的补阴药。因为肾阴是阴液的根本,尤其是肾阴亏耗常常会出现五心烦热,潮热盗汗,或是遗精,妇女的崩漏等阴虚火旺证,下面这些药就是在肝肾阴虚、虚火亢旺这方面应用的补阴药。

墨旱莲　在开的花将要凋谢或快结果实的时候,里面有淡淡的黑色,墨就是这样来的,它所开的花有一点像莲花,长在旱地里面,因此得名。这是一种20~30厘米高的菊科草本植物。

书上说墨旱莲滋阴益肾,主要是滋肝肾之阴,可以用于肝肾阴虚,不管火旺

535

或是无热者都可以使用。火旺就是典型的阴虚火旺证，火不太重的其实就是我们说的精血亏虚，它也是可以用，后者配伍其他比较平淡或者兼有温煦作用的肉苁蓉、熟地、枸杞子这类补精血药，墨旱莲偏于寒凉，这样两类不同药性的药组合在一起，整个方就比较平和，比较适用于这种类精血不足。如果是明显的阴虚火旺，它就是典型的滋补肝肾之阴，又可以退虚火的药，但就墨旱莲单味药本身而言，比较适用于有热的，因为它偏于寒凉，能够退虚热。

第二个功效，墨旱莲又是一个凉血止血药，所以它可以用于血热妄行，血热妄行有实热亦有虚热所致，不管实热还是虚热，墨旱莲都可以用，但相对来说更适合虚热。

女贞子　女贞是一种乔木植物，到处都有，不少地方当作行道树，种在街道的旁边，用的是成熟的果实，成熟以后就像黑色葡萄的颜色，但是比较小，只有绿豆那样大。

女贞子在补肝肾之阴方面和墨旱莲是相似的，能够补肝肾之阴，又能退虚热，所以常常用于阴虚火旺，这两个药相似而且相须为用。女贞子和墨旱莲组合在一起就是一个有名的经验方，叫做二至丸。为什么叫做二至？墨旱莲一般是在夏至的时候开始开花，就可以采收；女贞子在十二月成熟，主要在冬至前后采收，因为在夏至采收墨旱莲，冬至采收女贞子，在农历的两个重要节气夏至和冬至采收，所以叫二至丸。女贞子除了用来治疗肝肾阴虚的阴虚火旺，也能够治疗精血亏虚，用法和墨旱莲的情况是一样的。

除此以外，女贞子的明目作用较常用，所以单独独立出来，而墨旱莲又多了一个凉血止血的功效，他们的共同点就是补肝肾滋阴，退虚热，多用于肝肾阴虚、虚火亢旺的证候，在兼有功效当中，墨旱莲凉血止血，女贞子养肝明目。

龟甲　大家有没有认真观察龟是几个甲？龟的背上有甲，腹部也有甲，背上的甲叫做背甲，腹部的甲叫做腹甲，在编写第五版教材的时候，当时规定只用腹甲，腹甲比较厚，所以又称为龟板。这个药材在七八十年代供不应求，后来研究它的背甲，背面的甲比较薄一些，做过药理实验，背甲、腹甲没有区别，于是药典就规定龟的背甲和腹甲等同入药，名称统一叫龟甲，就不再分背甲和腹甲。其实古代也是不分背甲腹甲都用，后来认为腹甲比较厚一些，背甲比较薄一些，就一度只用腹甲，叫做龟板，在20多年前又把它改回来，现在就叫做龟甲不再叫龟板了，这是关于该药名称的变化。另外，在有的处方里面，加了一个败字，叫做败龟板。如果今后大家看到一些古方，可能会保留这个败字，因为现在没有败龟板，也没有什么意义。龟甲或龟板是古人作占卜用的一种物品，把它放在火上烧，烧了以后看龟甲的裂纹怎么裂开，巫师就来判断未来要算的事情是福、祸、凶、吉。

但是现在没有巫师,所以也不会有这样的龟板,这是古代用的,这只是一个小常识。

龟甲的第一个功效是滋阴,也就是滋肝肾之阴,但对龟板来说主要在肾,长于补肾阴。对于滋补肾阴或是滋补肝肾之类的药,又能降火,可以叫做滋阴降火,它既能补肝肾之阴又能够退虚热,所以它能够治疗阴虚火旺证,大补阴丸主要就是用龟甲的这一功效。

另外,它还可滋阴潜阳,龟甲既是滋补肝肾药,又是平肝潜阳药,前面讲平肝药的时候说过,肝阳上亢是由于肝肾阴虚不能制约阳气,阳气亢逆于上,所以平肝药是治标的,必须配伍补肝肾之阴的药来治本,才能标本兼顾,疗效才会好。龟甲对于肝阳上亢本身能潜阳又能补肝肾之阴,是标本兼顾,是一个滋阴潜阳的重要药物,如果药源允许,它肯定比磁石、赭石、牡蛎、龙骨或者珍珠母、石决明等药要好一些。那些药中,有些尽管只能平肝潜阳,但是药材丰富,配伍其他补阴药也可以达到一样的作用。龟甲作为治疗肝阳上亢的药,相对是一个很好的药,但药源有限,价格也较高,其应用受到一些限制。

其滋阴降火,主要是用于阴虚火旺证,骨蒸潮热、盗汗、五心烦热等。我们书上还提到用于阴虚有热的崩漏,月经过多,其实选用龟甲主要也是用来滋阴降火。为什么会出现崩漏、月经过多、血热妄行,在《黄帝内经》里面就有"阴虚阳搏谓之崩"的论述,为什么形成崩漏?绝大多数是阴虚火旺所引起,这时候用龟甲既能够滋阴降火又有补血、止血的作用,也是一个针对性很强的选择。

另外,龟甲还可以补精血,补肾精就能够健骨,补血就能够养心,龟甲后面应用中的益肾健骨,用于筋骨痿软,小儿发育不良或囟门不闭合,它通过补肾精就能够健骨。如果心血虚出现失眠健忘,养血就可以宁心安神,所以后面的功效都与补精血相关。

在龟甲炮制的时候要注意先用砂来烫,因为它有一定的腥味,炒了以后马上放入冷醋中,这就叫做砂烫醋淬或叫做砂炒醋淬,这样可使它变得比较酥脆,又可以避免它的腥味,既矫味又能够增强疗效,我们书上称为醋炙,实际上醋炙不如醋淬好。

鳖甲 是鳖的甲壳,鳖类似于龟,但是鳖只是背上有甲,腹部是软的,所以它不像龟上下都有甲,只有一个背甲。

鳖甲在滋阴潜阳或是滋阴降火方面和龟甲是相似的,作为一个滋阴药不如龟甲,龟甲比较强一些,鳖比较弱一些。在潜阳方面也比较相似。但是鳖甲长于降虚火,降虚火的作用优于龟甲。温热病后期或是阴虚内热证,出现潮热、盗汗、骨蒸,用鳖甲的机会就比龟甲多,比如青蒿鳖甲汤,因为它退虚热的作用更强

537

一些。

二者相似的是都可以用于阴虚火旺或是肝肾精血亏虚、阴虚阳亢。但兼有功效不同，鳖甲多了一个软坚散结，其中张仲景的鳖甲煎丸最有影响，用以治疗与脾或肝肿大有关的癥积，但肝脾肿大，尤其是硬化，都是比较难治的。

鳖甲炮制和龟甲一样的，砂烫以后再用醋来淬。

后面的这四味药都是补肝肾之阴的，其共同点是既用于阴虚火旺证，又可以用于精血亏虚证，比较重要的是龟甲和鳖甲，龟甲和鳖甲相比是龟甲滋补作用比较好，补阴或补精血作用较强一些，所以功效应用内容也比较多，但是软坚散结的功效龟甲不具有。

第八十九讲 收涩药：概述；固表止汗药：麻黄根、浮小麦、糯稻根须；涩肠止泻药：五味子、乌梅

收涩药概述

1. 含义 以收敛固涩为主要作用的药物，也可以简称以收涩为主要作用的药物，叫收敛固涩药。但书上在收敛固涩后面加了一句话，"治疗滑脱不禁证的药物叫做收涩药"，收敛固涩药，可以简称收涩药，也可简称固涩药，还可简称收敛药，所以基本功效可以称收敛固涩，也可以叫收涩、收敛、固涩，都是可以的。滑脱证下面会介绍。

2. 功效与主治 这类药的基本功效在前面讲总论的时候，其实已经提到了，当时提到收敛就是增强机体的约束力，这是一种引申义。固涩是指不滑利、不流畅，人的气血津液不容易耗散，也有收敛的意思。人的正气或者机体对于气血津液约束力增强了，加上又比较牢固就不容易流失，这样的作用就叫收敛固涩，简称收涩、固涩。这种功效就是使人体对气血津液增强约束的一种作用。约束增强了，就不容易流失耗散，不容易过度排泄于体外，所治疗的就是滑脱证。李时珍给滑脱证作了一个解释："脱者散而不收"；散就是气血精津任意地耗散，无节制地向外流失排泄，人体失掉了正常的约束来制止气血精津，因而出现过分耗散流失，这种证候就叫滑脱证，这是这一类药的基本主治。

由于滑脱证在临床上又应具体地区分：气不断耗散主要在肺，就是肺气不敛，肺气不敛主要是久咳虚喘，出气多进气少；血不敛就是出血，表现为各种出血证；精津不敛就比较多了，有自汗盗汗，是一种津液外泄，汗是人体的津液所化生的，由阳气的作用而宣泄至体外叫汗。久泻久痢也会使人津液过多流失；另外就是上一章讲到的肾气不固，出现遗精、滑精、尿频、遗尿、带下、崩漏，这样的症状都属于滑脱不禁证。

针对这些不同的滑脱不禁证，收敛固涩药的功效也要进行相应的分化：治疗肺气不敛的叫敛肺，或叫敛肺止咳、敛肺平喘；治疗出血是收敛止血，我们前面的止血药已经介绍了不少，这一章还有一部分药也是能够收敛止血的。治疗自汗

539

盗汗称为止汗,也可叫固表,或者固表和止汗合起来一起叫做固表止汗,也可以单独使用。治疗久泻久痢的叫止泻,也可以叫涩肠,固涩的是大肠,连起来就叫涩肠止泻,也可分开单独称涩肠或者止泻。治疗遗精、滑精叫固精,前面讲补阳药已经有很多这类药了,这是狭义的固精,不是广义的,广义的是固肾的精气。治疗尿频、遗尿的叫缩尿,就是减少尿的次数和量;治疗白带过多的叫止带。固精缩尿止带的作用,又可统称固涩肾气,这又是高一个层次的术语了。

所以,学习收涩药,最重要的就是要掌握每个药物在哪些方面表现出收涩,会治疗哪些具体的滑脱证,这是学好收涩药的关键。因为具体的收涩药不是面面俱到,如我们前面学过的一些收涩药,比如龙骨、牡蛎就是比较常用的收涩药。当初我讲的时候就说了,龙骨、牡蛎的收涩,一个是敛汗,可以治疗自汗、盗汗;另外一个在于固涩肾气,具有固精、缩尿、止带这方面的作用,可以治疗遗精、滑精、尿频、遗尿或者白带过多,基本上没有敛肺或涩肠止泻等方面的作用。像酸枣仁也可以说是一个收涩药,这个药就更单一,就只是敛汗,其他的收涩作用都没有。补阳药当中,如补骨脂、菟丝子也是收涩药,它们的固涩作用一是固肾气,包括了固精、缩尿、止带,另外就是涩肠止泻,没有敛汗,也没有敛肺功效。前面这些例子都说明了学习收涩药要落实到它具体能收什么,能涩什么,这样才算到位,今后才能够准确选择使用。

学习这类药的重点也是难点,关键就是掌握各药具体的收敛固涩功效。为便于大家掌握,对于具体药物将分为三节介绍。

3. 性能特点　　在药性方面没有规律,有的偏温,有的偏寒,有的比较平和,但是典型能清热能或典型的温里药比较少,一般的药性不重要,只有个别药要掌握。比如说五倍子,它本身就是清热药,偏于寒凉;而桑螵蛸本身就是补阳药,温性比较明显。这样两极的药不多,就这么两三味药,其他的药性意义不大。药味,根据五味理论,酸味和涩味都是能收涩的,所以收涩药一般都有酸味或涩味;具体是酸或是涩,则要结合真实滋味。归经要看这个药有哪些具体的收涩作用,比如固表止汗的主要归肺经及心经,自汗一般是肺卫不固;盗汗和心有关,因为中医理论认为汗为心液,盗汗一般是阴虚火旺,逼迫心液外泄,所以止汗的药主要作用于肺和心。涩肠止泻主要归大肠,和脾胃、肾也有关。固摄肾气的固精、缩尿、止带药,主要归肾经;另外止带既关乎肾,同时还关乎脾,因为白带是一种比较秽浊的分泌物质,和湿有关,脾失健运、湿浊下注,也可能造成白带过多,所以它既和肾有关,也和脾不运化有关。止血药的归经就是心、肝。收涩的作用趋势是偏于沉降的,因为沉就是向内,这类药主要是表现为向内的功能,作用趋势主要是沉降的。这类药物中的罂粟壳是有毒的,大家学了以后会知道。

4. 配伍应用   收涩药可以和很多药配伍,但最重要的只有一类,就是配伍补虚药。为什么配伍补虚药?因为收涩药是用来治疗滑脱不禁证的,而滑脱不禁证根本的病因病机是正气亏虚,不能约束气血津液,导致气血津液大量耗散;但收涩药是治标的,补虚药才是治本的,只有配伍补虚药才能标本兼顾,所以对于这类药物的配伍最为重要,其他都可以忽略,补虚药是不能忽略的,这个理由比较简单。

5. 使用注意   一是因证选药,根据不同的滑脱证,选适合的收涩药:自汗、盗汗选止汗的药,肾气不固选固精缩尿止带药,久泻久痢选涩肠止泻药等。二是证候禁忌,收涩药治疗滑脱证,如果是邪气盛,正气没有虚,一般就不能只用收涩药,不然就要闭门留寇。如果说在祛邪的方当中,加上了少量收涩药,对于绝大多数的药物并不影响,比如说小青龙是治疗外感风寒又有寒饮,为什么加五味子?五味子是收涩药,在很多发散风寒或温化寒饮的药当中加一味收敛药对全方没有影响。另外,又如二陈汤,在燥湿化痰的药物中加了乌梅,乌梅是收涩药,但也不影响二陈汤对湿痰的治疗。这里讲的闭门留寇,是邪气盛又专门用收敛的治法,方药是以收涩药为主才容易闭门留寇;或者方中有敛邪作用很强的药,如罂粟壳,才会有这种情况,一般的收涩药不会。中病即止,一般不会有问题,如过用涩肠药可能就要便秘等,这也是要注意的,但是它没有普遍的意义。

补充一点,汗出过多,有虚有实,止汗药也是用于气虚或阴虚汗多。温热病的气分证,汗也多,但不能止汗,要清热泻火,把热邪清了,就不逼迫津液外泄,不能敛汗留邪。

固表止汗药

收涩药比较多,分成三个组,第一组是固表止汗药,主要用于气虚或阴虚所致的自汗、盗汗。这里只讲两味药,但是能止汗的药很多。

麻黄根   我们学中药的第一味药是麻黄,是发汗解表的药,它是上面的草质茎,是发汗的,它下面的根是止汗的,是相反的两个作用。

麻黄根是平淡的药,书上说的是甘平,甘是说明它的滋味不是很特别,现在的书上,麻黄根中加了一个涩味,因为它是收涩药,所以味是甘平或甘涩平都可以。麻黄根既可用于治疗自汗,也可治疗盗汗。在中医学当中,把这种不是因运动,也不因为天热,也不因为衣服穿得很厚,但比一般人容易出汗,出汗也比本人正常的时候多,并且患者是在清醒状态下的出汗,叫做自汗。自汗绝大多数是因为气虚,或者说肺卫气虚,肌表不固。另外一种情况是患者入睡以后,在不知道的情况下出汗,当醒来以后,发现内衣或枕巾被套都是湿的,这叫盗汗,盗汗绝大多是因为阴虚。所以常常就说气虚自汗,阴虚盗汗。这是就一般情况而言的,但不能绝对化,气虚也有盗汗,阴虚也有自汗,只不过比较少而已。麻黄根用于气虚自汗,一般配伍益气、固表止汗的药,最常用的是黄芪、白术。黄芪、白术本身也是止汗药,又是补气药,尤其是黄芪益卫固表,所以用得最多。阴虚盗汗就配伍滋阴降火的药,如龟甲、鳖甲、女贞子、墨旱莲、酸枣仁;配龙骨、牡蛎这些同类药也可以,主要要配伍滋阴降火药。白芍是自汗盗汗都可以用的。

大家可能要问麻黄的发汗作用最强,怎么麻黄根又是一个止汗药?当年李时珍就非常困惑,就在《本草纲目》中说:"麻黄发汗之气驶不能御,而根节止汗效如影响,物理之妙,不可测度如此。"意思是太奇妙了,没办法解释。现在很多人做过研究,认为麻黄的发汗,主要成分是挥发油,麻黄根没有挥发油,但是这仅仅说明了麻黄根不能发汗,并没说明麻黄根可以止汗,这个问题还没有最终的回答,所以还有待进一步研究。在书上它没有第二种功效,其实它也能止咳平喘,这一点与麻黄有相似之处,只是它能敛汗,外感风寒不宜。

浮小麦 和普通小麦是同一种植物的种子,和前面的麦芽不一样,麦芽是大麦,这个是小麦。是小麦中不丰满的果实,这种果实叫颖果。为什么不饱满而是干瘪的,是因为授粉时没有授到粉。授到粉的就饱满,里面含有很多淀粉,有一部分没有授到粉,里面就不饱满,没有淀粉。在加工面粉时,用水来淘洗清洁,不饱满的很轻,就浮在水面上,然后把它分离出来,所以叫浮小麦,它跟加工面粉的小麦有一定的区别。

这味药的基本功效也是固表止汗,但是它和麻黄根不同,它略有一点补气的作用,可以补肺气,补心气,但是作用很弱,一般不单独作为补气药用,只是在治疗自汗的时候,考虑到它本身有补气的作用,所以对于气虚的自汗,它可以标本兼顾。它又有一点除热之功,这个除热事实上是有一点养阴、退虚热的作用,所以又是个养阴退虚热的药,对于阴虚盗汗,它也是适合的,但是不单独作为滋阴退热的药,也只是在做止汗药的时候,可以考虑它的兼有功效,因为它不论是益气或养阴退热,作用都是非常微弱的。

浮小麦有主张生用的,也有主张炒用的,都缺乏充分依据。从理论上讲,治疗盗汗可能生用较好。

这就是本节中的两味固表止汗药,固表止汗用得多的药是我们前面已经学过的黄芪、白术、龙骨、牡蛎、酸枣仁、白芍,这六味药都是很常用的敛汗药;后面还有一部分,学了以后可以和浮小麦和麻黄根相联系。只不过这两个药唯一的功效就是止汗,所以我们把它们分别出来。

糯稻根须 一般没有这个药材,大家知道这个药就是水稻中一种糯米,糯米是做元宵比较黏的稻米,当收割水稻以后,收集下面的须根,把它清洗干净,晒干备用,可以止汗,这个药就不要求了。

涩肠止泻药

涩肠止泻药主要用于久泻久痢。泄泻有虚有实,实证不可用收涩药,比如我们前面讲的水湿泄泻,是用车前子利尿渗湿的方法,就不能收涩。痢疾一般更不可使用收涩药物,古人曾经说痢无涩法,因为痢疾是湿热或者热毒所致,是不能收涩的,要清热燥湿,清热解毒,甚至要通因通用。只有长期治疗都没有治愈,邪气已经没有的时候,才能用收涩药。止泻药常常要和补脾补肾的药配伍,因为脾不虚不泻,肾不伤不久泻,久泻久痢往往是脾肾两虚,这在讲补益药的时候已交待了,主要就是配伍补脾或补肾的白术、山药、补骨脂等药。本节药中有部分也是敛肺止咳平喘药,也宜于久咳虚喘。

五味子 是木兰科藤本植物成熟的果实。使用的有五味子和华中五味子两个不同品种:五味子主要产在东北地区,结的果实要大一点,果肉也较厚,因为主要产在东北地区,又称北五味子;华中五味子分布的地区比较广,相对于北五味子,它就叫南五味子,华中、华南、西南都有,分布偏南一些,一般认为北五味子质量比较好。

为什么叫五味子?古人认为它五味俱全,辛、甘、酸、苦、咸都有。但我反复尝过,怎么也尝不出五味都有,酸味很明显,果肉是酸的。有没有甘味呢?似乎是有一点。咸味、苦味、辛味都不明显。

这个药功效较多,我们书上是一种表述方法:敛肺滋肾,生津敛汗,涩精止泻,宁心安神。另外一种表述是:首先它是一个收涩药,收涩就包括敛肺、固精、涩肠、敛汗。这个固精是广义的,广义的固精也叫固精气或固肾气,又包括了狭义的固精、缩尿、止带,如果大家不好记的话,就用排除法:在所有具体的收涩作用中,除了止血之外,五味子全有。我前面讲概述时说了,具体的收敛固涩包括了敛肺、敛汗、涩肠、固精、缩尿、止带、止血,除了止血,五味子都有,所以它是一个收涩作用较广泛的药。另外,它又是补虚药,能补肺气、心气和滋肾。同时还能生津止渴、宁心安神。这也是一种记忆的方法,我就用另外这种方法来介绍。

首先,五味子是一个补气药,古人非常重视,从孙思邈开始就高度评价五味子是补气的药物。补气药主要是补肺气、脾气、心气、肾气,五味子基本上都有。

五味子具有补肺气的作用,同时它又是收涩药,对于肺来说,它又具有敛肺的作用,它既能补肺气,又能敛肺气,就常用于治疗久咳虚喘。久咳虚喘和肾气虚也有关系,对于五味子来说,它在补肺肾的同时,又能止咳平喘。所以书上的应用一说它用于肺气虚,补肺汤用五味子配伍黄芪等,治疗肺气虚的久咳虚喘;若是肺肾两虚,书上提到了都气丸,就是六味地黄丸加上五味子,治疗肾气虚或肺肾两虚的久咳虚喘。其实五味子作为一个敛肺止咳的药,有的时候对于实证,在祛邪为主的方中它也在用,比如张仲景的小青龙汤、苓甘姜辛五味汤,但更多是用于虚证,这是把它的补气和收敛作用结合起来。

作为一个补肾气的药,它能固肾气,包括了固精、缩尿、止带,所以遗精、滑精、遗尿、尿频、白带过多,它可以配伍益智仁、补骨脂、菟丝子这类补肾固肾药。

另外,五味子也能补心气,作为一个补心气的药,它又能宁心安神,可用于心气虚的心神不安、失眠健忘,单用五味子也有效果,比如在中成药里面就有五味子糖浆,用这一味药治疗神经衰弱,失眠健忘。但是大家注意,对于邪气盛,比如心火旺盛者,那就不适合,因为它偏于收敛、补虚,所以也是用于虚证的心神不宁。对心火亢旺,或痰热较盛,睡眠不好,有人不辨证,说怎么喝了五味子糖浆,觉更不好睡,因为它不是虚证,它和人参的情况差不多,热邪扰心不能用。它既能补心气又能补肺气,所以又可联系到它的敛汗,我前面说了,自汗是由于肺气虚,肌表不固,盗汗是热迫心,津液外泄,所以它又可以治疗自汗、盗汗,往往又和补心气、补肺气有相关性,治疗气虚自汗配伍黄芪这类的药,治疗阴虚盗汗配伍滋阴降火药,像白芍、酸枣仁这些都可选用。

五味子对于脾也有作用,主要表现在生津止渴,可治疗气虚或气阴两虚的口渴多饮,最有名的就是生麦散,五味子配伍麦冬和人参,麦冬是补阴的,人参是补气的,这是个很有名的方。脾肾两虚往往出现久泻久痢,五味子是一个脾肾双补的涩肠止泻药。

所以从补气的角度看,五味子都有相关性,既能补气,又考虑到它的收涩或其他的一些功效:心气虚表现心神不宁,肺气虚表现肺气不敛,肾气虚表现肾气不固,脾气虚表现津液不足或气阴两伤的口渴或腹泻,都可以使用。

乌梅 是蔷薇科乔木植物乌梅成熟的果实。

我们把它放在第二组药,首先是涩肠止泻,理论上宜用于久泻久痢,泄泻和痢疾没有邪气的时候,它能缓解这种泻痢的症状。其实,乌梅收敛性不强,如果有邪气,在祛邪的同时完全可以配伍使用,它并不容易敛邪,夏天天气很热,可能很多人都有热邪,但喝乌梅汤并没有敛邪,可见它不易敛邪。所以有的古方治疗痢疾,乌梅和黄连同用,它不影响对湿热或热毒痢疾的治疗;对于有一定邪气的腹泻也可以用,书上说它用于久泻久痢,能涩肠止泻,比如固肠丸,配伍的都是收涩药。后面又举了一个《圣惠方》的乌梅丸,配伍黄连治天行下痢不能食者,所谓天行下痢就是在同一时间,同一范围内,很多人同时患痢疾,也可以叫时行痢疾,也就是温病学派所说的疫毒痢,是细菌性痢疾,互相传染,在大范围内很多人同时都感染了,中医对此解释为湿热或热毒,所以它和黄连配伍,黄连易伤胃,如果患者胃口不开,加乌梅还有一点开胃的作用,另外也可以不耗伤阴津,这里举的例子不完全是久泻久痢,所以实证也可以用。

第二个功效,敛肺止咳,治疗肺虚久咳,一般是配伍补肺药,或者是收敛性较强的治疗久咳虚喘的药。在书上举的一服散,配伍罂粟壳,又配伍了补肺的阿胶,那肯定是虚证久咳不止。但是乌梅同样是因为它的收敛性不强,所以咳喘有实邪的,它也不完全禁用,比如多次提到二陈汤里面本身就有乌梅,它敛肺的同时又有一定的祛痰止咳作用,所以对于实证,在配伍的情况它也能用。

另外,它还有两种比较特殊的功效,第一是安蛔,我们讲驱虫药时说了,蛔虫腹痛剧烈的时候,不能驱虫,这时驱虫就会刺激它,就更加躁动不安,可能往上进入胆道,进入到胆管后就会引起蛔厥证,西医叫胆道蛔虫,会剧烈腹痛,就是急腹症,有的就要动手术,那后果就严重了;有的把小肠钻穿了,成了肠穿孔,蛔虫会跑到腹腔里去,也是一种急腹症,所以在蛔虫腹痛的时候,要让它安静下来,不要让它乱动,安蛔主要的药就有乌梅;前面学过的花椒也有安蛔的作用,但用得最多的是乌梅,因为它比较安全,没有毒性,尤其是儿童,蛔虫证在过去儿童最多见,但现在很少了,这个功用比较特殊。

乌梅又可以生津,这个不学中药都会知道,大家喝乌梅汤主要是为了生津止渴,有一个成语,望梅止渴,不用吃,想到乌梅口渴都会减轻,是生津止渴功效的一种扩展。要注意的是,为什么会口渴,一是阴虚,所以很多养胃阴的药,如麦冬、沙参、玉竹、石斛都能生津止渴。另外,气虚津液生成不足,那就要益气生津,比如人参、黄芪也能治疗口渴,叫益气生津。还有一种情况,热盛,这时应清热生津或泄热存津,前面清热泻火药中学的很多药,如葛根、天花粉、芦根、淡竹叶等,尤其是典型的清热泻火药,都能清热生津,用于热病口渴。乌梅哪一类都不是,因为它既不是养阴的,阴虚口渴,它不是养阴生津;气虚津液生成不足,它不是补气药;热病伤津,它不是清热药。它偏于温性,其实就是一个酸味刺激了津液分泌,缓解了口渴,另外,想到乌梅的酸,有时唾液都会增加,李时珍说乌梅为什么生津,这是"感召相应",李时珍的观点非常前卫,它不属于传统中医生津的范畴,当然李时珍这个"感召相应"应该包括了刺激,又相当于条件反射,想到它的酸味引起了这种反应,在当时就有这个观点,应该说是非常难能可贵的。

第九十讲 涩肠止泻药：诃子、石榴皮、肉豆蔻、赤石脂、禹余粮、椿皮、五倍子、罂粟壳；固精缩尿止带药：山茱萸、覆盆子、桑螵蛸、金樱子、海螵蛸、莲子、芡实

诃子 是一种外来药，刚传到中国时叫诃梨勒，或诃黎勒。这个黎字，因为是外来药的音译，有写这种同音字的，《金匮要略》中叫诃黎勒。传到中国后，按照中文的命名方式，它是灌木的果实，很多果实都用子字为名，桃的果实叫桃子，李的果实叫李子，杏的果实叫杏子，诃黎勒的这种果实按照中文命名的习惯就叫诃子。音译是梵文的音，传入中国的药当中还有梵文音译名，如庵摩勒、毗梨勒，这三种发音都有勒字的三种果实，是受佛教和梵文的影响。这里告诉大家诃子和诃黎勒是同一种药，诃子是成熟或接近成熟的果实，没有成熟的果实叫藏青果。青果就是橄榄，诃子的幼果形状像橄榄，后面要讲的功效也相似于橄榄，它主要是通过西藏，从唐代以前就开始传入了，所以叫藏青果，很多人不知道藏青果是一种什么药，其实就是没有成熟的诃子。

诃子和乌梅在收涩方面非常接近，所以它也是涩肠止泻药，理论上来讲也是用于久泻久痢，但是也是因为它的收敛性不强，所以对于有邪气的，也不完全禁用。另外，它也可以敛肺止咳，也用于肺气虚或肺肾两虚的久咳虚喘；但是诃子，尤其是生用时，又能清肺利咽，所以对于肺热咳嗽，咽喉不利也能用。为什么幼果叫藏青果？青果就是橄榄，就是清肺热、利咽喉的药，诃子也类似于青果，能清肺热、利咽喉，所以对于咳嗽、咽喉不利，虚实都用，故以藏青果为名。诃子还能利咽开音，前面学过蝉蜕也可开音，治声音嘶哑，虚证的声音失哑诃子较适合，但是实证咽喉不利、咽喉痒痛，它也能用，所以诃子的这一种功用和有的书上的表述不一样。涩肠就是止泻，敛肺就是止咳，下气就是减轻咳喘，我们教材说的降肺气，就是止咳平喘的意思。利咽它主要是治疗声音哑，这是诃子功用的简单情况。

诃子生用，偏于清利咽喉；煨后偏于涩肠和敛肺。

石榴皮 是涩肠止泻专药，它的收敛性较强，一般用于久泻久痢，有邪气的一般不宜用，它不像乌梅不容易敛邪。石榴果实去了里面的种子，剩下外面的果

546

皮就是药材。

石榴皮除了作为止泻药,还有一定的止血作用,但在书上功效中没有提到,只是在后面应用中谈到治疗崩漏带下,就是收敛止血,这点大家可以记,不记也没关系。

另外,不少版本的教材上其功效里还有杀虫二字,应该删掉,这是错误的。古代本草有很多都说石榴皮能杀虫,但是那个石榴皮是树的根皮,能够杀虫的是石榴根皮,不是石榴果实的皮,这是把两种不同的石榴皮混为一谈了。因为石榴根皮的毒性较大,现在没有把它作为一个驱虫药来用,临床不会用石榴根皮作为驱虫药,现在就忽略不计了。

肉豆蔻　肉豆蔻科的肉豆蔻是一种热带乔木植物,主要产在马来西亚或印度尼西亚,台湾、广东、广西也有。它外面的果皮是绿的,接近成熟时果实要裂开,果皮裂开了,里面就一个种子,种子和槟榔非常相像,切开以后的花纹和槟榔的花纹一样,有白红相间的花纹,但是槟榔很硬,而这个药材质地非常松软,称为肉豆蔻,就是因为果实是肉质的,指甲都可以把它刮下来,硬度有点像花生米,有的花生米可能还比它要硬一些,它比较松软,闻起来较香,为什么称豆蔻,它有豆蔻的芳香气味,而且有豆蔻的类似功效。

这个药作为收涩药只有止泻的功效,它的收涩作用很单一,就是涩肠止泻。作为一个涩肠止泻的药,它非常有特色,第一个特色,它温性很强,本身就是温里药,或者温中散寒的药,所以它治疗的久泻久痢,应该是虚寒性的,应有明显的寒象,要用它来温中散寒。第二,肉豆蔻最可贵的一个特征,在于没有一般止泻药的弊端。所有的止泻药,不管是中药的止泻药,或者是西药的止泻药,在止泻的同时,都会影响肠胃的运动,胃肠的运动受到影响,一方面会胃口不开,胃纳不佳,食欲降低,另一方面由于胃肠运动缓慢,会产生腹胀,前面学的五味子、乌梅,或者诃子、石榴皮,及西药当中几乎所有的止泻药,都难免或多或少影响患者的食欲,或者引起腹胀,而肉豆蔻刚刚相反,不但不影响,反而开胃行气,这是止泻药当中最难找到的、非常理想的特点,但是,它温性较强,有热的不适合。

它之所以称为豆蔻。我们前面学的白豆蔻、草豆蔻,或者没有学的红豆蔻,全是姜科草本植物,这个药不是姜科植物,是高大的乔木树上结的果实,用豆蔻来命名就是它有类似于白豆蔻、草豆蔻的温中行气的功效。肉豆蔻对于没有泄泻的中焦有寒,有气滞,出现冷痛、食欲不振、腹胀也可以用。

书上谈到肉豆蔻可以煨用,煨了就是减少挥发油,就是为了增强它的收涩作用,一般作为第一个功效使用时,比较适合用煨的;如果单独把它作为温里药温中行气,生的比较好。西藏高原的人要吃酥油茶,那里天气比较冷,又是以肉食为主,过去没有什么蔬菜,胃肠运动会受到影响,他们在喝酥油茶时,放少量肉豆蔻粉末在里面,因为它本身的香气是非常好闻的,不但酥油茶很香,另外又有温中行气作用,这是一举两得的事情,所以在西藏高原肉豆蔻是非常受欢迎的。

赤石脂和禹余粮　两种都是矿物药,都能涩肠止泻,它们的止泻主要是因这两种矿物的粉末,尤其是作为散剂时,进入肠道会吸附大量水分,由于水分被吸附,所以大便里的含水量较少;同时这种粉末可以黏附在肠壁上,保护肠道,减少刺激和运动,减轻腹泻,从西药的药理作用来说,这两种药就是吸附性止泻药。过去有不少人对其止泻很不以为然,就说这种矿物的粉末不宜做散剂吞服,很多人不敢作为一个止泻药物来用,后来德国人利用这种类似的矿物,研成很细的粉末,作为吸附性止泻药,开发为一种止泻西药,商品名叫思密达,就是作为散剂其实非常安全。我举这个例子就是为了说明,这两个药作为散剂用,对久泻不止不但有效,而且没有什么不良反应,效果很不错,不能因为是传统药就认为不科学,而用西医西药的观点研发出来就能风行全球,其实机制是一样的,都是利用质地很疏松,吸附性很强,吸湿性很强的特点,肠道的水分太多了,蠕动太强了,它把水分吸收掉一部分,然后又减轻肠蠕动,用来治疗这种腹泻,水泻就会减轻,但一般是没有邪气为宜。

我在前面讲温经止血药时谈到过灶心土,又叫灶心黄土,当时说没有这个药,现在如果说是要用黄土汤这一类方止泻或止血,就可以用赤石脂来代替。当时我提了这样一句,就是灶心黄土可以止呕,但赤石脂没有止呕的作用,除这一点以外,其余功用是完全可以代替的。赤石脂和禹余粮除了止泻,还可以止血,或治疗妇女的带下,它也有比较广泛的收涩作用,但止泻是主要的。

另外,外用它也是通过它的吸附作用,减少分泌,有利于疮疡的愈合,所以外用是敛疮生肌的药。这两味药又是相须为用的,应该说功用完全是一样的,但是我们书上的表述有所不同,禹余粮中没有说敛疮生肌,其实也有这种作用,所以这两味药以赤石脂为主,记住了赤石脂,那么禹余粮的功效其实就记住了。

椿皮　分香椿和臭椿两种,香椿就是春天发的芽可以煎鸡蛋做菜吃的那种树,另外,还有一种是臭椿,臭椿皮就是樗皮,是书上苦木科的那种。正规应该用臭椿,但很多地方是用香椿。这个药我们不要求,大家看一下,它既是清热燥湿药,又是收涩药,作为一个清热燥湿药,它可治疗湿热证,例如湿热泄泻,湿热痢疾,湿热带下,要配伍黄芩、黄连这一类清热燥湿药;同时它又是收涩药,对于泄泻痢疾和白带过多,又可用于虚证,这时应配伍补虚药和其他收涩药,它有双重性,既可作为祛邪药,又可作为收涩药。

五倍子　这个药既是清热药又是收涩药,它是这章药里面明显偏于寒性的药,因为它有清热功效。作为一个收涩药,具体的收敛固涩功效它都具有,比五味子还要多,五味子没有止血作用,五倍子止血作用也有,我在讲概述时所说的具体的收敛固涩功效它全部都有,大家就对这个药作这么一点了解。它既是清热药,又是收涩药,收涩功效面面俱到,都可以用,尤其适宜于虚热滑脱证。

实际在临床上,这个药很少用,因为这个药含的鞣酸特别多,优质的五倍子含的鞣酸超过百分之七十,所以服用后胃很不舒服,胃有一种紧缩感,但是它作用是较强的,所以有时候也可以用,它没有毒,只是胃里面感觉不舒服。

这个药用得最多的是在工业上,一个是皮革工业,生的皮革要鞣制,要加鞣酸,所以常用五倍子。第二是印染工业,纺织品上要染各种颜色,也需要它,所以用得很多,在医药方面用得不多,不过目前发现可用于糖尿病,但疗效还有待观察。

这个药是两种蚜虫形成的,它们分别长在盐肤木或青麸杨的叶上,蚜虫去刺激它的叶时,这个叶要分泌,蚜虫也要分泌,虫就长在里面,它是蚜虫的虫瘿。李时珍编《本草纲目》时,不知道它应该是植物药,还是动物药,它吊在树叶的表面上,好像就是树叶上的一种赘生物,但是里面又有很多小蚜虫。其实既有蚜虫的分泌物,也有树叶的分泌物,所以李时珍搞不清楚它是哪一类,这是正常的,现在也不好分它是植物药,还是动物药,但是动物的成分多一些,因为蚜虫的分泌物是主要的,以自然属性分类的《中药鉴定学》也只好将其列入"其他类"的药中。因为今后可能会用到,所以讲一下。

罂粟壳 是这章唯一有毒的药,不但有毒,也有成瘾性。罂粟大家应该比较熟悉,它的花五颜六色的,非常好看,果实就像古代的陶罐。罂粟壳的罂,就是一种陶罐的意思,土陶罐古代尤其多。粟有什么意思呢? 这里面的种子,白的,圆圆的很小,就像粟米,就像是罂里面装了很多粟米,用它的外壳,所以叫罂粟壳。

在果实长到一定程度时,在表面上划一些小口,就有分泌物流出来,这分泌物就是鸦片。鸦片再精制就是吗啡,吗啡里面有很多生物碱,现在吸毒吸的海洛因,就是其中的一种生物碱,所以这是毒品主要的来源。鸦片在唐代《新修本草》就开始用,一直用到清代,过去并没有作为毒品,就作为药用,只要你运用得合理,没有把它作为毒品来吸食,也是有药用价值的,唐代叫底野迦,《本草纲目》叫阿芙蓉,它并没有成为毒品,后来在错误观念的指导下,才成为毒品。

在西药里,鸦片也一直作为药物用,一是止泻,二是止咳,三是镇痛,中药里面的罂粟壳,也包括了类似鸦片的作用。第一作为一个止咳药,就是书上说的敛肺,罂粟壳的敛肺,收敛性非常强,一定要没有邪气而且也没有痰湿,这种很顽固的咳,才可以少量地用来敛肺止咳平喘,西药里面治非常严重的咳嗽用的可待

549

因,也是鸦片里的一种生物碱,其实可待因也是用来敛肺,西医用它来镇咳,也要没有感染,没有痰才用,所以和中医的认识完全是一样的。

二是涩肠止泻,它的收敛性也很强,主要是抑制肠道的蠕动,肠道不蠕动,内容物就很难推进,所以就不易排出,所以就减轻了腹泻,在西药的药理学里面,它是属于抑制性止泻药,我们前面说的那些止泻药是吸附性和收敛性的,它是抑制性止泻药,能抑制胃肠的运动,所以病人容易产生气胀,更容易影响胃口,只是在不得已时,才用罂粟壳来止泻,也是要没有邪气,所以朱丹溪把罂粟壳的涩肠止泻,叫做“收后药”,什么叫收后,没有办法解决了,最后才利用它来治这个顽固的泄泻,所以一定要没有邪气。

另外是止痛,很多疼痛,例如跌打损伤、脘腹疼痛、肿瘤患者,痛得受不了,西医就用鸦片里的一种生物碱——哌替啶注射止痛,其实罂粟壳里面就有少量鸦片也含有的吗啡,所以有类似的作用。因此这个药在临床上用的时候就要非常审慎,不能盲目用。

前面讲的乌梅、诃子、石榴皮等止泻药,在西药里面又是一种特殊的止泻药,这些特殊的止泻药就是在肠壁上形成一层保护膜,减少一些刺激,使肠的蠕动减轻,这是介于这两种之间的一个止泻药,所以它的敛邪并不是很明显,在西药学中叫收敛性止泻药。

固精缩尿止带药

固肾气的药,又叫固精缩尿止带药,或涩精缩尿止带药,也就是广义的固精药。用于治疗肾虚精气不固出现的一些症状。涩精又叫固精,它治疗的是遗精、滑精,滑精一般都是虚证,完全不能控制;遗精实证偏多,或者说本身就是正常的生理现象,是不能用收涩药的。尤其是青年人,到了一定的时间,出现遗精是一种正常的生理表现,不需要治疗;另外在实证当中,很多是属于下焦湿热,湿热扰动精室,或者心火上炎,心神不宁,也会扰动精室。心火上炎的就需要清心火,所以有的遗精就用黄连、莲子心、栀子,都会有很好的效果;另外下焦有湿热的,或肝胆火旺的,用龙胆泻肝汤也会有很好的效果。所以对于一般的遗精,它都不需要用收涩药,或者补精药,用了以后反而加重。只有很频繁,没有节制,不能控制的遗精或者滑精,真正属于肾气亏虚、肾气不固的才能使用。过去由于中国人的观念认为精是很重要的,是人体的宝贵成分,一出现遗精就非常紧张,所以就盲目用涩精药,造成很多弊端。在临床上一定要正确地使用,没有虚象的绝对不能用涩精药物。缩尿是治疗尿频遗尿,夜尿频多。尿频也是有虚有实,前面学的淋证,最重要的一个症状就是尿频,半小时或一刻钟就要小便,非常频数,但是那是由于湿热使膀胱失约，尿液失掉了约束而出现的症状，这时也不能缩尿，更要利尿通淋，要通因通用才能有疗效。西医学认为是尿路感染产生的一种膀胱刺激症状，需要抗感染，也不主张缩尿。所以缩尿虽然是治疗尿频的，必须是真正由于正气亏虚以后，才能使用。止带用于妇女的白带过多，白带是一种正常的生理性分泌物，正常的也不需要治疗，白带过多也是有虚有实，实证大多是由于湿浊下注或湿热下注，出现了带脉不固，这个就要燥湿或清热燥湿，我们前面学过的龙胆、苦参、黄柏或白芷都能燥湿止带，或清热燥湿止带，这是由于湿热所造成的带下，是实证。虚证也是由于肾虚不摄，脾虚失运，导致了带脉不固，这种带下一般量多而且很清稀，没有什么异味。所以，涩精缩尿止带药治疗的遗精、尿频和白带过多，都是有虚有实，这类药用于虚证，不用于实证。

山茱萸 这类药当中最主要的是山茱萸，是山茱萸科的一种小灌木，用成熟果实表面的果皮，因为它类似于酸枣仁和大枣，所以有人就把山茱萸叫枣皮或酸枣皮，大家不要混淆，它既不是大枣的果皮，也不是酸枣仁的果皮，它和大枣和酸枣仁没有关系，虽然有枣皮和酸枣皮这种名称，但是植物来源不相干，分别来源三种不相同的植物。

山茱萸可以放在补虚药，在补虚药当中，它也类似于何首乌、枸杞子、菟丝子、肉苁蓉，主要是补肝肾、补精血，所以山茱萸可以广泛地用于精血不足的多种病证。单纯的精血不足，它可配伍地黄、枸杞子等。多次说过精血是肾阴肾阳的物质基础，所以肾阴虚，它可以配伍滋阴降火的补阴药，肾阳虚可以配伍温热性的补阳药。知柏地黄丸、左归丸是治疗肾阴虚的，里面有山茱萸；肾气丸，又叫桂附地黄丸，配伍了肉桂、附子；右归丸是治疗肾阳虚的，也有山茱萸。临床治疗肾阴虚、肾阳虚、肾气虚、肾精不足，都广泛地使用山茱萸，主要就应用它的补肝肾、益精血作用。

但是这个药物又是收涩药，它的收涩主要表现在固肾的精气。这个固精气也是广义的，就是固肾气，所以既有肾虚或肝肾两虚又有精气不固，出现了遗精、滑精、尿频、遗尿、崩漏、带下这种情况最适合，因为把它的补虚作用和收涩作用同时都利用起来了，这是山茱萸最重要的功用。另外，它还有一个敛汗和止血作用，这两个作用不明显，而且是部分人的观点，我们尊重这些医家之言，所以也把它作为一种功效，在书上也谈到了山茱萸治疗大汗不止，但是在配伍人参、附子、龙骨、牡蛎之后，在应用二中治疗虚汗不止是配伍了其他能够敛汗的药。另外，略有一点止血，就是它用于崩漏、月经过多，其实主要的是用来固肾气和补精血，这并不是它的主要功效，它主要是补肝肾、益精血和固摄肾气。

覆盆子 覆盆子不要求，今后在复方里面可能会碰到，因为它的作用很多，既能补肝肾，又能固肾气，类似于山茱萸，但功力甚弱。为什么作用弱？和桑椹的情况差不多，这个成熟了的野果，就像草莓一样，形状也像草莓，只不过没有草莓大，它只有指头那么大，成熟时是乌黑的，但成熟了就不能干燥，不能保存，所以采收时一般都没有成熟，没有成熟作用就不好，因此它在方里面是很次要的。为什么叫覆盆子？一种观点，李时珍认为把它的果柄去掉了，就像一个瓦罐的形状翻覆向下；但寇宗奭说盆就是尿器，晚上因为要小便，必须要尿器，因为用了它以后，肾气固摄了，不要尿器了，就把尿器翻过来放在一边，所以叫覆盆子。不同说法也都有好处，能够帮助我们记忆覆盆子的功效。

桑螵蛸　大家很熟悉，与螳螂这种动物有关，它在树干产卵时，先要做一个卵鞘，产的卵就在里面，所以一般附着在树干上。把它收集起来，先要蒸一下，为什么蒸？不蒸虫卵几天就孵化了，然后小的螳螂就爬出来了，它的虫卵是药用有效的部位，所以蒸过后虫卵就杀死了，才有效。也有说生用会滑肠，蒸用可以避免。

桑螵蛸本身就是补阳药，温性较明显，所以一般的肾阳虚证，不管表现什么情况，不能温煦形体、不能主水、不能纳气、不能温运脾阳等，都可以作为一般的补阳药，类似于鹿茸、淫羊藿这类药的使用。但是桑螵蛸和补骨脂、益智更类似，它是兼有固肾气作用的补阳药，所以最多是用于肾气虚又兼有肾气不固的患者。在肾气不固当中，尤其是遗尿、尿频是桑螵蛸最佳的作用，所以在古方里面，用得最多的是用来缩尿，民间很多地方把桑螵蛸叫做流尿狗，有的叫流尿果，其实就是它能缩尿，治疗一些老年或儿童因肾气虚、肾气不固导致的小便频多，这个可以把它放在前面和补阳药一起讨论。

金樱子　是到处都有的一种蔷薇科蔓生灌木，茎上有刺。成熟的果实也是像一种古代的陶器，成熟时是黄色，所以叫金樱子，就是以这种成熟的果实入药。

金樱子既能止泻，又能固肾气，在临床上比较常用，因为它是成熟时采收，它的作用就比覆盆子要强一些，所以用得多一点。大家要知道它有固肾气和涩肠这两个功效。

海螵蛸　又叫乌贼骨，这个也是大家比较熟悉的，因为它是海生动物，药用部分质轻而似桑螵蛸。用的是它里面的贝壳，它的贝壳是长在肚子中间，和其他的贝壳类不一样。

这个药作为一个收涩药，只是有一点固肾的作用，但是很不明显，略能止泻，作用也不强，真正作为收涩药用得不多。另外制酸止痛类似于牡蛎、海蛤壳，因为它也是含碳酸钙，煅了以后也是氧化钙，能够中和胃酸。因为它很容易粉碎，比较细腻，所以作为制酸止痛药，它比牡蛎或者海蛤壳用得多一些。外用也和牡蛎或者海蛤壳一样，也是可以用来收湿，这个药也不要求了，现在可能只是在部分方里面用来制酸止痛，其实也是很不常用。

莲子　后面有两种药比较重要一点，植物莲，全身都是药，成熟的种子叫莲子。莲须，就是莲的花蕊，很细，1厘米左右长，也是一种收敛肾气的收涩药。胚芽叫莲子心，是清心热的药。莲房使用不多，也是收涩药。荷叶，主要是除湿、清暑热或升阳的药，所以夏天煮粥时里面加一些荷叶做成荷叶粥，用来解暑。另外藕节是止血药。

莲子是个心脾肾都能补的药，类似于山药。作为补脾，主要是补脾气，又能止泻，能治疗脾虚泄泻。既能补肾气，又能固肾的精气，所以能治疗遗精、滑精、尿频、遗尿、白带过多或崩漏。另外，能养心气，又能宁心安神。所以是作用于心脾肾的补气药。它没有山药的养阴，或气阴双补功效，它是单一的补气，山药作用在肺和脾肾，而莲子作用于心和脾肾。莲子也是食品，八宝粥里面也有，又可磨粉吃，莲子粉也是一个营养保健食品。它的应用主要就根据功效，是心脾肾的补气药，也有相应的收涩作用。

芡实　和莲子是同类植物，都是睡莲科的，叶片浮在水面上，较小，果实也要小一些，和豌豆大小差不多。

芡实的功效和莲子在脾、肾方面完全一样，既能补脾气又能止泻，既能补肾气又能固肾气。应用的证候一样。但莲子能补心安神，芡实没有；芡实的除湿作用强一些，所以治疗白带或腹泻应用得稍稍广一点，功效中就多了一个除湿作用。其实莲子也是可以止带的，所以不是绝对的区别。这两个药的主要不同点，莲子能作用在心，芡实除湿的作用稍稍强一点，也是食品。前面的金樱子是陆生植物，生长在山坡上，芡实是水生植物，生长在水池里，二药都能固精、止泻，配伍在一起协同增效，就是一个有名的经验方水陆二仙丹。

553

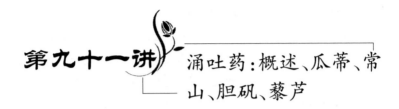

第九十一讲 涌吐药：概述、瓜蒂、常山、胆矾、藜芦

涌吐药概述

涌吐药，一看标题应该很清楚，就是服用了以后能够导致呕吐。这些药物能够对胃黏膜造成刺激，使人出现反射性的呕吐。

在临床上，这一类药物是用来体现吐法的，中医的治法大家知道主要有八法，汗、吐、下、和、温、清、消、补，祛邪的方法有三种，一是汗法，就是解表的方法，祛除表邪；二是泻下的方法，驱逐胃肠内的多种邪气；三是涌吐的方法，吐出中上焦的有害物质或者邪气。

涌吐的方法在当代的临床也有一席之地，不但中医临床可能会使用，西医也经常使用这种方法，原理是一样的。只不过下面具体记载的涌吐药物，临床不太常用了，这种方法还是很重要，现在一般都是让患者多饮一些水，然后刺激舌根部，或者咽喉的上部，就是传统的探吐方法，就是让患者把口张开，用压舌板在舌根部比较重地压几下，有的人马上就恶心呕吐，就能达到涌吐的目的。传统的文献记载，是用禽类翅膀上的羽毛，比如说鹅的羽毛，当然一定要清洗很干净，然后用羽毛刺激咽喉上部，因为羽毛很柔软，不会伤到喉咙，也会引起呕吐，不一定要服药物。

古代主要是服用药物，西药当中也有催吐药，原理也是刺激胃黏膜，造成恶心呕吐。关于涌吐药的概述部分，大家重点了解两个问题：第一个问题，是涌吐药的适用范围。第一种情况，误食毒物停留胃中，未被吸收。误食毒物，有的是不小心、不知道而食用了，有的是有意，要轻生，发现了要急救，首先要把毒物吐出来，这样可避免机体吸收造成中毒，这时如果是西医治疗，也是用涌吐的方法。大家应掌握的关键是毒物未被吸收，吸收了就吐不出来，所以强调是刚刚进入胃中的时候。如果吸收了，就要让尽快地排泄，过去是多喝水，采用利尿，或者泻下的方法。现在输液也会促进毒物从尿液排出来。已经吸收了的，还要注意应用特效的解毒药去中和毒素。中药也有一些解毒的药物，也可以用。另外，饮食停滞不化，尚未入肠，腹部胀满，就是东西吃得太多，胃里面非常难受，这个也有条件,也是刚刚食入不久,有的人应酬喝酒过量了,对人体会有一定伤害,这时用手指刺激自己的舌根,把过量的酒吐出来。饮食停滞也是同样的道理,如果食入已久,比较轻的就用消食药,比较重一点的,可能要泻下导滞,促进排泄。第三种情况是痰涎壅盛,阻碍了呼吸,一般的痰涎壅盛用祛痰药,呼吸困难的时候,祛痰药往往缓不济急,用涌吐药有利于尽快把痰吐出来,缓解呼吸困难。第三种情况,在今天的临床上可能更多是采用其他方法了,比方说用吸痰器,用涌吐的方法就比较少了,前面两种情况,不管中医还是西医碰到了都会采用。

第二个问题,是服用了以后或者要用的时候应注意什么问题。这些内容就是概述的最后两段文字。涌吐,对于不需要的人,就是一种毒性反应,所以这类药物都是有毒的,孕妇若不是不得已的情况,不能用。为什么要说不得已?比如说误食了毒物,如果这个毒物毒性非常剧烈,为了挽救生命,首先要保全的还是孕妇的生命,不然腹中的胎儿也谈不上保全,所以要权衡利弊,不是全部不能用,一般情况下尽量不要用。二是身体虚弱者,涌吐会严重地耗伤正气,一定要慎用。第三,胃部有溃疡、胃炎,都会加重病情,所以也应慎用。第四,用的时候不能过量,过量会引起剧烈的呕吐,很难控制,后果也比较严重,另外也容易造成中毒。第五,产生了呕吐以后,要注意保护胃气,一般不能马上进食,过几个小时以后,应该吃流质类食物,吃粥,或者吃羹类,或者饮牛奶、豆浆,也能够保护胃黏膜,要等胃气恢复了,才吃干的或不容易消化的食物。

在本章概述当中,一是掌握主治,二是掌握使用注意。

瓜蒂 教科书上有三味药,第一味药叫瓜蒂。这种甜瓜的果肉部分是可以吃的,不会造成涌吐,瓜蒂是上面的果柄,那一段较长的果柄会对胃黏膜造成刺激,是过去临床上比较常用的涌吐药。

书上说该药还可以引去湿热,文献记载,将瓜蒂碾成很细的粉,把它吹到鼻腔里面,只用一点点,比如说20～30毫克,古人说如黄豆大小,过一会儿鼻腔就要流出黄色的液体,对黄疸的治疗有好处,近年还报道有人用了有一定的效果,这个可供参考。因为我没有用过,有一点怀疑,怎么喷一点瓜蒂粉在鼻腔里,黄疸就会好,有点不好理解,但是用了的医生觉得确有其效,可能大家以后应用的时候也不太多,知道有这么一回事就可以了。在书上应用二中,有个"嗜一字许",也就是鼻腔给药。我们可能在影视中看见过清代的一些人吸鼻烟,烟放到指甲上,吸进鼻里去,这就叫"嗜"。"一字",我上次说过用古代的铜钱抄药粉,遮住了一个字的药粉,可能也就是与黄豆大小差不多。

常山 常山是一种小灌木,主要是用根,这种植物的叶就是很多古书上说的蜀漆。作为涌吐用,主要是用它的根。前面说的三种情况,凡是需要涌吐的都可使用这个药,它刺激胃黏膜的作用很强,引起呕吐也比瓜蒂要剧烈,是古人比较常用的一种涌吐药物。

常山和蜀漆在中医古代文献当中,主要是用来治疗疟疾的,所以我们应知道它很重要的一个功效就是截疟。在目前发现的植物类药当中,常山所含的生物碱对于疟原虫可能是最强的。我在前面讲青蒿的时候,花了比较多的时间讲青蒿素的研发背景,是因为奎宁类药物产生了耐药性,奎宁类药最早也是来源于一种小灌木,是南美洲的一种小灌木里面的生物碱。其实常山的截疟作用比金鸡纳、奎宁类强。如果把常山里面的常山碱萃取出来,它的截疟强度,可能会达到奎宁的 100 倍。那为什么现在研究青蒿素,奎宁类也用了 100 多年,而没有把常山的生物碱萃取出来用,在临床上现在也没有作为一种截疟药物来使用呢?因为它的截疟成分就是涌吐成分,在截疟的同时,凡是服用了的人都会有严重的恶心呕吐,患者受不了。如果能够解决这个问题,既让它保持原来的截疟强度,又能够明显降低它的毒副作用,就是不产生涌吐,那肯定是对医学的一个很大贡献。所以很多人都关注常山的截疟,知道它作用很好,但是怎么利用,现在仍是一个大问题。文献上很多古方里面都有常山或蜀漆用来治疗疟疾,因为它的作用比较好,大家应该知道这么一种情况。

胆矾　在古代的文献记载中原名叫石胆,它的主要化学成分是含五分子结晶水的硫酸铜。

这个药也是比较常用的涌吐药,在西医的临床上,很长时间也把它作为一个涌吐药来使用。它服用以后,可在胃黏膜表面形成一片薄膜,是与胃黏膜表面的蛋白质形成一层保护层,可减少毒物的吸收,另外又保护了胃黏膜,减少毒物对胃黏膜的刺激。在催吐时,西医临床经常也用比较低浓度的硫酸铜溶液。中医用胆矾也是这样用的,如每次 0.3 克,溶在几百毫升水当中,浓度很低,然后饮用或灌服,既达到了洗胃的目的,又达到了催吐的目的,这也是现代比较常用的方法。

这个药物也可以外用,外用的道理是同样的,它使溃疡形成一种薄膜,以减少分泌物,就可以收湿敛疮,使疮疡容易愈合。书上说胆矾在外用的时候就能够"解毒收湿,蚀疮去腐",这是浓度不同的两种结果。如果浓度很低,那它形成的就是一层保护膜,减少分泌,就是收湿敛疮,而且有一点解毒作用。如果浓度比较大,比如说把它放在火上煅烧,去掉结晶水,再碾制成细粉末撒布,它的浓度就很大,那它就是一个腐蚀药,当疮疡脓很多的时候,就使脓栓腐肉减少或脱落,伤口就容易愈合,这叫蚀疮去腐。下面一章,讲外用药的时候,还要提到这样的功效。在不同浓度情况下使用胆矾,如果浓度低,就是收湿敛疮,如果浓度高,则蚀疮去腐,那么究竟多大的浓度算低,多大的浓度算高,这在临床有一个探索过程,因为每一个患者疮疡的情况都不一样。

藜芦 有的教材还要求了解藜芦,这是一种百合科植物的根。这一味药的毒性很大,现在都不主张内服,就是作为催吐药一般也不会选用,所以现在的教科书,都不再收这个药了,因为它没有什么临床利用价值,只是在十八反当中,为了十八反的完整性,五种参,细辛和芍药,包括白芍和赤芍,都不能和藜芦配伍使用。主要因为这个原因,所以在现在的《临床中药学》仍然多次提到这个药,这里就不必了解它,就只知道在十八反当中,它是和哪几种药不能同用,这也仅仅是理论上的一点意义。

557

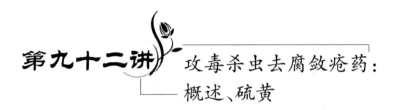

第九十二讲 攻毒杀虫去腐敛疮药：概述、硫黄

攻毒杀虫去腐敛疮药概述

教科书中最后一章原来叫外用药及其他，现在改为攻毒杀虫去腐敛疮药。为什么发生这种变化？因为外用和内服是相对的，它不是一种功效，是一种给药的方法，给药的途径。《临床中药学》是按照功效分类的，外用不是功效，它不符合这个分类的基本原则，所以有必要加以改变。尤其是加上其他二字，含义不明确，其实就是有的药不便于归类，那些当时不便于归类的药，现在都有办法解决了，已经放在其他的章节里面了。

任何一种中药，内服和外用都是相对的。这一章要讲的药，过去虽然叫做外用药，其实一般都有内服的先例，说明它们也是可以内服的，有的药内服还有特殊的疗效，其中有一部分，现在也常常内服，也有一些特殊的疗效，所以它们不是绝对地只能外用。而我们前面学的各章药，从解表药到涌吐药，虽然一般是内服，但是几乎没有不可外用的，所以内服和外用不是区别这些药物应用的主要因素，因此现在根据这些药物的主要功效，就称为攻毒杀虫去腐敛疮药。

这是四种不同的功效：攻毒，其实就是解毒。为什么叫攻毒呢？这些药物都有毒性，来源于以毒攻毒，所以把它们的解毒功用就称为攻毒。主治的对象是疮痈肿痛，它们和前面学的清热解毒药都是适用于同一种证候，只不过这一部分的药可能毒性比较大，相对应用比较少一些。另外一个原因是解毒药一般都是清热药，这章里面有的攻毒药不是寒性，不好说清热解毒，只能说它们有攻毒的功效。这个应用，就是疮痈初期红肿疼痛的阶段。

杀虫，杀灭的是皮肤的寄生虫。当然，传统所说的杀虫比较模糊，可能皮肤有寄生虫，也可能没有，就是很顽固的皮肤瘙痒，古人是通过推理的方法，为什么皮肤严重瘙痒？可能是因为虫的关系，所以有的能够治疗瘙痒性皮肤病的药，也把它叫做杀虫。现在这里说的杀虫，主要指的是疥虫，是狭义的。疥的本意，在古文字里面，就是瘙痒的意思，皮肤瘙痒都可以统称为疥。现在狭义的疥就是疥虫，寄生在人的皮肤上，是一种传染性皮肤病。疥虫很小，就像针尖那么大，如果我们视力很好,在光线比较好的情况下,可以看得见,而且它是有肢节的,能够动,如果用一个放大镜放大 10～20 倍,就能清楚地看见它在动。这是由于接触患了疥疮的患者,比如说握手,或者共同使用了用具,有的时候在外面旅游观光,旅馆里面床单没有更换,消毒不严,有 1 个虫卵附着在手上,最多 1 个星期,虫卵就孵化成 1 个小的疥虫,这个疥虫就在皮肤上钻一个小小的孔,出现一个小红点,然后就瘙痒,不停地要去抓。它一般是寄生在皮肤的皱褶,像手指缝、腹股沟都是最容易寄生的地方,它的传染性是很强的,疥虫引起的皮肤病就叫疥疮。

古代的疥,包括了另外的瘙痒性皮肤病,如果去查阅古代的文献,就会发现有多种不同的疥。比如文献里面有一种水疥,就是现在西医学皮肤病当中的丘疹性荨麻疹,有的儿童皮肤上经常出现像绿豆、豌豆、花生米那么大小的红丘疹,瘙痒,皮疹反复出现,这是被一些昆虫叮咬了,当时并没有过敏,过了一段时间以后,不光是在被叮咬的部位,在全身的任何一个部位,都可能出现这种丘疹。另外还有一种麦疥,就是在小麦收获的季节,在田里面劳动,被一些物理的因素或者是昆虫的因素,刺激了皮肤,导致了皮肤过敏,产生了皮肤瘙痒,也可能是全身性的,现在就叫麦收性皮炎。还有一种马疥,就是西医皮肤科说的结节性痒疹,结节可能有花生米或豌豆大小,比较硬,比较痒。这些瘙痒性皮肤病,在古代都以疥来命名,这是广义的疥,现在一般指的是狭义的疥,是引起疥疮的这种疥虫。

这种杀虫的主治,除了疥,还有癣,我们书上很多药都提到治疗疥癣。这里所说的癣,是中医学当中的癣,凡是皮肤比较粗糙,或者角质化了,中医都称为癣,就像苔藓一样,皮肤不光滑,很粗糙,这和西医所说的癣不一样。西医学当中的癣是霉菌感染,或者真菌感染。比如中医所说的牛皮癣,大多长在颈部,皮肤很粗糙,就像水牛颈部的皮,因为水牛过去耕田,颈部用力,经常摩擦刺激,就很粗糙,完全角质化了,中医就把颈部粗糙、角质化了而且很痒的皮肤病叫做牛皮癣,在西医学里面叫神经性皮炎。有的西医学叫癣,比如说手癣,中医就叫鹅掌风;西医叫脚癣,中医里面就叫烂脚丫,不一定叫癣。所以今后大家见到了癣这样的中文名的时候,一定搞清楚是中医的概念还是西医的概念,二者不完全相同,当然有的时候是相同的,真菌感染也会引起皮肤粗糙、角质化,中医可能也会称为癣。很多杀虫药主要就是治疗疥癣,讲了这么多时间,就为了说明杀虫的主治,一个是疥,一个是癣。

去腐,一是去掉脓栓,化脓性感染,溃破了以后局部有很多脓液,脓液和正常的组织之间连接在一起,就把它称为脓栓。脓栓不脱落,疮口就不能愈合。用了去腐药,能使脓栓脱落,这就相当于西医学中的清创,它是用手术的方法处理掉。互有优势,用中药比较简单,在这方面可能也有特色和优势。但是现在使用越来越少了,我们后面要讲去腐药有的是重金属,有的是毒药,现在比较敏感,其实用于去腐就那么一两次,不会对人体造成伤害,应该说是利大于弊的,这也是应该传承的一种特殊的治疗手段。另外就是去掉腐肉,它不一定是疮痈,但是有腐烂了的组织,如果用西医的观点,仍然是要清创,有的伤口感染了,引起了组织坏死,让这些坏死的组织脱落,也叫去腐,去腐的目的是有利于新的肉芽生长。肉芽要生长,疮面才能愈合。所以去腐的目的就是去掉腐烂的组织或脓栓,使肉芽新生,利于疮面的愈合。

敛疮,就是去腐以后,没有腐肉了,没有脓栓了,疮疡仍旧不容易愈合的时候,在局部用药,可促进疮口愈合,这叫敛疮。分泌物减少了,肉芽组织就容易生长,所以愈合就比较容易。

这一类药,主要就这四个方面的作用。除了杀虫以外,另外的三个功效,是针对疮痈的不同阶段:攻毒,在初期红肿的时候用;去腐,在脓成且溃破了以后,脓液不容易干净的时候用;敛疮,最后的一个阶段,没有脓液了,但是伤口没有长好的时候用,都是针对疮痈的几种外用方法。杀虫,主要是为了止痒,是治疗瘙痒性皮肤病,当然也包括了皮肤寄生虫引起的瘙痒性皮肤病。

这四种功效大多是外用,外用可以直接把药碾成粉末,洒在局部疮口上面,也可以做成膏药来外贴。做成药捻,也是一种很特殊的方法,都是局部给药。什么叫药捻呢?就是把药加工成很细的粉末后,用一种特殊的纸,把药粉裹成条状,可能就像牙签,或比牙签稍稍粗一些,里面是药粉,外面是一种特殊的纸。有瘘管就把它插进去,腐肉就会脱落,脱落了以后,瘘管就会愈合。比如痔疮患者,如果瘘管长到了臀部,要用手术的方法,那就要从臀部到肛门做一个很大的切口,很深很长,然后再把瘘管清除干净,最后缝合,这对局部的损伤是很大的,要缝很多针,有的还要留下瘢痕,也比较痛苦,时间也比较长,费用也比较高。如果用传统的药捻,就在瘘管里面插一根进去,有经验的外科医生就根据瘘管里面的情况,用不同浓度的升药,把它裹上插进去,可能不知不觉当中,瘘管里面的腐肉就脱落了,伤口愈合了,不留下瘢痕,从经济上来说也很实惠,这是中医外科当中非常有特色的一种治疗方法。这一类的药,不管散剂,或者做成膏药,或者做成药捻等,一句话,就是局部外用。用这类药物,要注意安全,注意安全有特殊的含义,一是局部用的时候不要影响正常的皮肤和肌肉,另外不能过量,因为一般都是有毒的,量大了,会造成中毒。

硫黄 是以非金属元素硫的单质入药,这种物质一般是分布在火山比较多的地方,收集起来直接可以入药。它来源于天然,所以有的把它称为天生黄。如果不是很纯净,要用升华的方法来重新把它精制一次,这样制过后叫升华硫。作为内服的硫黄,需要和豆腐同煮。和豆腐同煮,是因为豆腐是偏于碱性的蛋白。硫黄里面含的一些有毒物,主要是一些酸性的化合物,比如硫化氢,与豆腐一煮,碱性的蛋白就会吸附掉酸性的化合物,使硫黄比较纯净,更加安全。真正的单质硫对人是比较安全的,它不容易吸收,毒性也相对小,所以要内服的都要求用豆腐来煮,主要的原因就是在这里。

硫黄作为外用药的时候,能够攻毒、杀虫、收湿、止痒,这四个功效都有一定的作用。

攻毒,用于疮痈肿痛,入复方或者单味使用硫黄涂擦,对疮痈肿痛的减轻或者消散,有一定的好处,但是这个作用不强,加上对疮痈肿痛能够攻毒解毒的药很多,所以一般不会考虑硫黄。

收湿止痒对于湿疹,既直接止痒,又可减少分泌物以减轻瘙痒,尽管可以用,但也是用得不多。当然如果把止痒和前面的杀虫联系在一起,应用就比较多了。

硫黄外用,最主要的功效是杀虫,就记这两个字,其实就够临床使用了。杀虫的主治,主要是疥癣。但是疥癣,包括我们前面刚说过的疥,主要是指疥疮。过去在对于麻风病认识不清楚的情况下,认为麻风是很恐惧的,但民间常常有一个说法,就是说"宁肯和麻风病同床",就在一块生活、一起吃住,"也不愿意和疥疮患者同房",同房,是指住在一个房间,其意思就是在同一个房间里面,若稍有不注意就会给传染上,就强调它的传染性是很强的,这种皮肤的寄生虫病,开始的时候是一个红色的小丘疹,实际上是疥虫寄生在皮肤里面钻了一个小的隧道,它就生活在里面产卵、繁殖,很痒,很容易感染,所以有的时候还会出现脓疱,往往患有疥疮的人,经常和脓疱疮同时发生,因经常去抓搔,就感染了。硫黄是杀灭疥虫很强的药物,而且又安全,不容易中毒,如果全身都有丘疹,在全身涂抹也不会有什么不良反应,所以不但是中医千百年以来用硫黄来治疗疥疮,就是西医在当代的临床上,基本上还是以硫黄制剂为主。如果是儿童,皮肤比较娇嫩,一般使用5%的硫黄软膏局部涂擦;如果是成年人,尤其是经常做体力劳动的,可能粗糙些,最多可以用到10%,或15%,浓度稍稍大一点,在局部连续擦3~5天,每天擦2~3次,对于疥疮的治疗是100%的,有肯定的效果。但是疥疮治疗起来又异常麻烦,临床上经常又没有见到是100%的疗效,这是为什么?关键是患者使用的东西消毒处理麻烦,比如用过的衣被、毛巾、睡过的床单,都需要消毒处理,可能都会附着虫卵或者成虫,如果不消毒,再一次感染又开始出现,所以反复不愈的原因,不是因为硫黄的效果不好,而是对使用过的物品消毒处理不到位,没有完全把成虫或者虫卵杀死。我这里讲这么多,主要就是强调硫黄最有价值的就是杀灭疥虫,对疥疮的治疗有效,今后临床见到这种病,主要还是使用硫黄制剂,如硫黄软膏,现在有这种成药。

至于我们书上谈到的白秃疮,是一种头癣,所以硫黄的主治,除了疥还有癣。中医学的癣和西医学的癣不一样,但是硫黄,不管是中医学所称的癣,或者西医学称的癣,都是有效的。西医学当中称的癣,主要是霉菌感染,硫黄局部使用,它就会产生硫化氢,或者五硫磺酸,因为皮肤表面有酸性的分泌物,就生成硫化氢和五硫磺酸,对于霉菌有很强的抑制作用,所以真正属于西医学所说的癣,是很有效的。中医学说的癣,有的是真菌感染,有的是因为皮肤出现了苔藓样变,比较粗糙,比如说中医学说的牛皮癣,西医叫神经性皮炎,它不是真菌感染,但在中医学里面是属于癣一类的,就是因为它的局部皮损有苔藓样变。硫黄的化合物,前面讲的五硫磺酸或者硫化氢这一类,能够溶解皮肤角质,使角质化的程度减轻,也可以缓减瘙痒,不去抓搔,皮肤的角质化也不会那么严重,所以对于中医所说的这种癣,硫黄也有一定的效果。

内服作为补火助阳的药,在古代,硫黄是受到比较高的重视,比如说肾阳虚的阳痿、哮喘,或者因为阳虚推动无力,大便不能正常地排泄,大肠失于传导的冷秘,就是患者没有什么明显的腹胀、腹痛,就是排便困难,排便无力,它也可以温阳通便。也就是说可以用于多方面与肾阳有关的阳虚证,如喘咳、便秘、阳痿都使用。临床用了以后,它的效果不是很明显,所以在当代中医临床中使用不多。但是有一个作用比较可靠,就是阳虚的冷秘,它服用了以后,能够收到通便的效果。

硫黄的用量,掌握在书上说的每次 1～3 克以内,且炮制使用,一般不会中毒。硫的单质不活动,不容易消化吸收。一般产生中毒反应,主要都是硫黄服用了以后,在肠道里面和酸性的物质发生了反应,生成了的硫化氢对中枢神经有很明显的抑制,很容易造成神经的中毒症状,这不是硫本身,而是它的化合物所产生的不良反应。

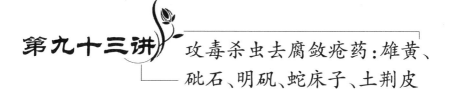

第九十三讲　攻毒杀虫去腐敛疮药：雄黄、砒石、明矾、蛇床子、土荆皮

雄黄　是一种含砷的化合物,它的成分是二硫化二砷。在药材中,一般红色深的质量就比较好,纯度就比较高。如果药材表面颜色浅,只是淡红,把它敲开里面是红白相间,里面就含了很多的氧化砷,它就不全是雄黄了,里面就夹杂大量的砒霜,这个毒性就很大。另外,有的颜色比较浅的,又叫做雌黄,它是另外的一种硫化砷,是三硫化二砷的化合物,毒性也是比二硫化二砷的毒性要更大一些。所以,从外观颜色判断雄黄的质量,是有很大意义的。

雄黄的功效就是四个字,第一是攻毒,第二是杀虫。书上的应用一是用于疮肿、湿疹、疥癣、蛇虫咬伤。它的攻毒作用主要是用于疮痈,其次是蛇虫咬伤,都属于中医的热毒证,这叫做以毒攻毒。雄黄在古方里面使用,和朱砂的情况比较相似,不论内服或者外用,都可以攻毒,都可以治疗疮肿痛。但是在当代的临床当中,通过内服作为攻毒药,基本上没有使用了,只是在很经典的一些中成药里面,因为按照原方来生产,里面可能含有雄黄,仍然还在内服,除此之外,医生在临床开处方的时候,都是作为外用。通过外用,雄黄对疮痈肿痛有确切的消肿止痛作用,有比较明显的效果,现在仍然使用。对于蛇虫咬伤,当然重点在虫,一些有毒的昆虫,局部咬伤了以后,出现红肿痒痛,用雄黄制剂来外搽,对于消肿、止痛、止痒都有作用,也表现为攻毒。至于毒蛇咬伤,那不是雄黄能够解决问题的了,应该综合性救治,以免延误病情。

至于这里面谈到的疥癣,尤其是疥,主要也是指疥疮,雄黄对于疥虫有比较强的杀虫作用,但是它的安全性不如硫黄好,而且雄黄在皮肤上经常涂擦,还可能留下色素沉着,造成皮肤上的红斑很久都不能消去,所以使其在临床应用上受到一定的限制,对于疥虫,用得更多的是硫黄,雄黄可以作为辅助药,使用相对要少一点。

书上谈到的湿疹,下面举了《医宗金鉴》的二味拔毒散,其实主要是因为二味拔毒散里面的枯矾,就是后面要讲的明矾,让它失掉结晶水以后的粉末,是这个复方的主药,对湿疹有效的是二味拔毒散。雄黄单味药,对于湿疹不是很适合的药,如果仅用这个枯矾,不用雄黄,不用二味拔毒散,对湿疹的效果并没有明显的影响。所以书上尽管说了湿疹,其实应该理解为是复方二味拔毒散之功,如果要归功的话,主要归于里面的枯矾。雄黄有一定的腐蚀性,湿疹局部糜烂的地方也比较多,如果涂搽的范围比较广,可能就不安全。即使是范围不广,它的腐蚀性对湿疹皮损的愈合,有时候也会受到一定的影响。

应用二有用于蛔虫和蛲虫,古方常常把雄黄作为内服的制剂驱蛔虫,这个作用不明显,也是不安全,所以现在通过口服以驱蛔虫,没有人再使用雄黄,这一主治已没有什么意义了;对于蛲虫,主要是雌虫晚间在肛门产卵的时候,如果在肛门周围涂上以雄黄为主的制剂,或者把它制成栓剂塞在肛门里,对杀灭蛲虫是有效的,这点应该给予肯定。

另外,书上还谈到用它来祛痰、截疟,治疗哮喘或疟疾。治疗疟疾还不完全肯定,现在也没有人使用。哮喘,用得多的是氧化砷,就是后面要讲的砒霜,雄黄类似于砒霜,对于因为有宿痰而引起的哮喘,冷哮,它的效果不如氧化砷,后面在讲砒霜的时候,再简单地说这个药。

这个药物的使用注意,除了书上在正文最后所强调的,不论内服外用,不能过量,孕妇不能使用这些之外,另外注意和朱砂一样切忌火煅,如果火煅了以后,硫化砷就变成了氧化砷和二氧化硫;二氧化硫就升华掉了,剩下来就是氧化砷,氧化砷就是砒霜,过去有的本草文献上就说,"雄黄火煅毒如砒",实际上不是好像砒一样,它本身就已经变成了砒霜,所以一定不能火煅。另外,不管内服或者包括外用的雄黄,一般都要用水飞。水飞,可以碾制很细的粉末,便于制剂,更重要的是在水飞的时候,里面的氧化砷很容易溶解在水里面,就倒掉了,剩下来就是比较纯的二硫化二砷,比较安全,所以雄黄毒性降低,而且腐蚀性、刺激性也减轻。

砒石 砒石也是一种砷的氧化物,成分是三氧化二砷。过去有的医生,在给患者使用砒石的时候,因为人人皆知,这个药是中药当中的第一大毒药,一般人都有畏惧的心理,为了消除患者的这种畏惧,因此医生就把这个砒石叫做信石,因为它主要产在江西信州,这个名称主要是以产地命名的,现在的上饶地区过去叫信州,后来有人又把这个信字拆开,就把它叫做人言。我们可能会常常听到说"人言可畏",最早的本义,实际上是指砒石或者砒霜的毒性很大,使人闻而生畏,后来才逐渐引申为对那些流言蜚语,一般的人都很害怕,所以就有了另外的一层意思。

砒石有红的和白的两种不同的颜色,红色的称为红砒,因为里面含有硫化砷,硫化砷就是雄黄或者雌黄,所以它有红色,不是很纯,因此就出现这个颜色;另外有白色的,为块状或粉末状,称为白砒,这种是比较纯的氧化砷,二者的功用是一样的,毒性都很大。虽然红砒里面含有硫化砷,但比例并不是很高,它实际还是比较纯的,不过白砒的毒性更大一点。

砒石的功用,在书上外用是蚀疮去腐,攻毒杀虫。浓度比较大的时候,它是一个腐蚀药,主要就作为蚀疮去腐药使用。砒石的蚀疮去腐,重点在蚀疮,就是疮痈脓液已经形成,它自己不能溃破,脓液积在里面就会越积越多,对组织的破坏就更加严重,所以就要及时地让脓有出路。要使脓有出路,在中医外科临床当中有两种方法,一种办法是相当于西医的切开引流,也是用一种器械在患处开上一个口,开口之前有的还要用麻药,这一点中西医没有什么区别,让脓通过切口能够排出去。但传统的用法,更多的是用药物来腐蚀,使疮痈容易出脓的地方腐蚀一个小孔,或者一个小口,也是为了排脓。

砒石的蚀疮去腐,常常是用来蚀疮。疮痈脓成后,不能溃破,或脓栓不能脱落,脓液不干净,这时就类似于前面的升药作用,它既蚀疮,也能拔毒使脓栓脱落。砒石的去腐作用,也包括其他的情况,比如说脓已经不多了,但腐肉不能和正常的组织分离开来,它去掉腐肉,其实也是一个腐蚀作用。另外,对于一些不需要的赘生异常组织,或者是已经腐烂、坏死的组织,必须消除,有利于新的肉芽组织生长等情况,也可以用砒石来去腐。过去治疗痔疮,对于痔核要让它坏死掉,使痔疮得到治疗,曾经很常用的枯痔散,里面经常用的是砒石,甚至作为注射剂,当然也是在局部应用。但是因为砒石的毒性很大,用量很低有时候也会造成严重的全身中毒,甚至中毒死亡,所以后来用的枯痔散,更多的是改用较安全的明矾。如果痔疮形成了瘘管,也可和升药一样,把它制成药捻,但要加赋形剂,插在瘘管里面,让它的组织坏死掉。在教科书应用四当中还有个走马牙疳,走马牙疳是儿科病中很严重的一种疾病,其发病是由于感染了一种厌氧杆菌,它的症状就是在牙龈很快出现组织腐烂,而且发出恶臭,严重的很容易累及周围的面颊,面颊也会出现大面积的坏死。走马就是言其病情发展非常迅速。对走马牙疳,在过去就是要尽快把已经坏死了的牙龈或者周围面颊部的组织,要把它腐蚀掉,就可避免再向里面好的组织扩展,就缓减它的走马之势,实际上也是用来去腐。目前对于一些皮肤肿瘤,比如皮肤癌,有的也是在皮肤癌的周围,将用砒石作成的一些小棒插入,造成局部的坏死、脱落,都是用的这个功效。

至于攻毒和杀虫,攻毒主要也是针对疮肿,这个药局部外用有一点促进肿痛减轻或消散的作用。杀虫主要也是指毒杀疥虫,但是要注意,这两个功效,该药比例都要非常小,也就是浓度要非常低,不让它达到腐蚀的浓度剂量,不然的话疮痈还在红肿阶段,过早地腐蚀,会对疮痈会造成严重的后果。杀虫同样也要注意,如果同时使周围组织发生了溃烂,这也是很严重的。所以控制浓度的问题,对于砒石外用十分重要。

内服作为劫痰平喘药,是治疗内有宿痰而出现的冷哮,过去有一个较为常用而且很有名的方,叫紫金丹。方里面就是以砒石为主加淡豆豉,很小剂量地服用,能够控制冷哮的症状。这里面的淡豆豉是作什么用,可以回到前面学淡豆豉的时候,我说它没有除烦的作用,栀子豉汤才有,淡豆豉在里面是起一个缓和药性,或者和胃、保护胃气的作用。紫金丹里面的淡豆豉,同样是如此,其中的目的之一,因为砒石的毒性很大,加一点豆豉,它有解毒的作用,而且能够和胃,保护胃气;同时也能起一个赋形的作用,因为在紫金丹里面,使用砒石的量很少,不便于剂量的掌握,就加比较多的其他药,让它们混合在一起。现在临床已经非常少用了,但这个疗效是比较肯定的。

砒石毒性很大,尤其要注意用量,我们书上写的是每次服用 10～40 毫克。但是在其他书上,是 1～4 毫克,可能这是一个误数。现在的《中华人民共和国药典》,每次是 1～4 毫克。但要说明一下,这个是最保守量。砒石在 1 毫克左右,几乎是不能有什么药效的,在临床上用,可能 10 毫克才是比较可靠的有效量,而且仍是比较保守的量。所以我前面对这个 1～4 毫克的量,提出了一点怀疑。如果说以《中华人民共和国药典》为准,就应该写 1～4 毫克,和《中华人民共和国药典》保持一致,但实际上 1～4 毫克,只是一个试探性的量,很难收到应有的效果。如果使用到 40 毫克,那又偏大了,一般 10 毫克左右是比较合理的。今后大家如果要使用砒石,可供参考。因为对大量古方的研究,一般都在十多毫克,就是 1 毫克,对有的比较敏感的人,或者特殊体质的人,也会产生明显的中毒反应,但这是个体差异,对于绝大多数患者来说,10 毫克是安全的,是不会出现中毒的。

白矾 白矾就是明矾,过去很多的人,把它作为饮用水的澄清剂,有的地方夏天饮用河水或者井水,比较浑浊的时候,添加它后会使水里面的一些泥沙,或者其他杂质发生沉淀,使水变得比较清澈。另外作为食品的添加剂,常见的油条,它可以使吸油的量降低,变得比较酥脆,所以在里面加少量的明矾。另外粉丝,尤其那种淀粉质量不是很好的,比如用番薯这一类加工的淀粉,生产出来的粉丝一煮就变成糊状,那么加一点明矾,使它凝固,就不容易出现这种现象,所以在不少的食品里面,过去都添加本品。它主要的化学成分叫做硫酸钾铝,含比较多的铝,食用以后,尤其对儿童的智力发育不利;成年人出现早老性痴呆,好像与过多地摄入了铝也有一定的关系,明矾是目前比较敏感的一个话题,一般都不主张在食品里面去添加了,这应该引起重视。

白矾作为外用,它的功效很多,收湿止痒、攻毒杀虫都可以使用。杀虫主要也是指疗虫,攻毒是治疮疡,或者蛇虫咬伤,收湿是治湿疹、湿疮,湿疹、湿疮因为

566

水湿的浸渍会瘙痒;疮痈肿痛有时候也会痒;皮肤的寄生虫更会引起瘙痒,所以它的止痒和另外的三个功效又是结合在一起的,杀虫止痒、攻毒止痒、收湿止痒,可以广泛地用于很多瘙痒性的皮肤病。但是要注意一点,使用的浓度要低,虽然明矾在这一类药当中的毒性是比较小的,一般书上都没有说它有毒,认为它是无毒的,它的浓度很容易过大,如果明矾浓度大的时候,就是一个腐蚀药,就不是一个收湿敛疮,也不是一个攻毒止痒的药物了。比如说治疗痔疮注射明矾,浓度比较高,整个痔核都会坏死脱落,这时主要就成了一种腐蚀药,和前面我们学的胆矾是一样的,所以大家要注意。

明矾内服,书上的几个功效也是比较肯定的,尤其是止泻,对于功能失调的水泻,明矾服用了以后,它可以和肠壁上的一些蛋白质结合,产生一种保护膜,就减轻了肠道因受刺激而蠕动增强,本身它也有抑制作用,抑制肠道的蠕动,所以它的止泻效果是非常肯定的,效果也非常迅速。但是也因为它不是非常安全的药,用量也不是很好掌握,在临床上把它作为止泻药,其实用得不多,但是肯定有效。如果是严重的水泻不好控制的时候,可以少量地一两次内服一点。

至于止血,不管内服和外用,止血和止泻的机制是差不多的,它主要是对局部保护,减少出血。其清热化痰,包括了祛痰和消痰两个方面。肺热咳嗽痰多,可以用明矾,有利于呼吸道热痰的咳出,这个应用也是比较少。在古方里,作为一个清热消痰药,治疗痰阻心窍而引起的癫狂、癫痫等这一类有神志失常的疾病,最有名的就是白金丸,其中白就是白矾,和郁金同用,郁金清心,明矾消痰,全方共同清化热痰,这在临床上应用得比较多点。因为这一类的病本身就难治,要有多好的疗效,也很难讲,不是很简单的几次药,或者用一点白金丸,就能明显收效的。

另外关于退黄,明矾内服有一定的利疸退黄作用,在一些复方里面作为辅助药,张仲景就开始使用了,现在药效学的研究也证实了。因为服用对胃有一定的刺激,所以应用也并不广泛。

我一开始就说过,明矾是含有结晶水的硫酸钾铝晶体,把它放在一个容器里面,在火上去烧,然后它就变成一种熔融的状态,就从固体变为流体状,最后失掉了结晶水,就成了很空疏、很干燥、很松脆的块状,叫做枯矾,这种枯矾就容易研成很细的粉末,所以在外用制剂当中,它便于加工,它的收湿作用更强,对于湿疹、湿疮外用,一般都需要用枯矾。

蛇床子 是一种植物药,来源于伞形科的草本植物蛇床的成熟果实。

这个药物外用也能够燥湿、杀虫、止痒,它的止痒也是和能燥湿杀虫联系在一起的。燥湿实际上包括了收湿,就是我们前面说的收湿敛疮,对湿疹、湿疮也可以外用。为什么用燥湿这个术语,是其含义更广,除了能收湿以外,对于寒湿所致的痹病,或者妇女的带下,内服时也有治疗作用,这个作用不能称为收湿,就叫燥湿,加上它有苦味,苦能燥。

杀虫主要是指阴道滴虫,对滴虫性阴道炎,局部给药,有一定的杀虫作用。对于疥疮、疥癣这一类的作用是比较弱的,不是很明显,那主要靠的是硫黄。所以在外用方面,就作简单的了解。但是临床用得很广,很多外用的中成药制剂,里面的主要成分往往都有蛇床子,主要就是用它来燥湿杀虫止痒。

另外,蛇床子内服,又是一个温肾阳的药,类似于前面学过的巴戟天、补骨脂这类药,所以各种肾阳虚证,不管男性或女性,用了都有一定的作用。从这一点而言,它又可以分在补阳药那一节里面,是一种有效而且安全的药物。

土荆皮 只外用,主要治疗西医所称的癣,它杀虫,其实这个虫就是真菌,所以局限于治真菌感染,其他的皮肤病一般是不用的。

第九十四讲 攻毒杀虫去腐敛疮药:升药、轻粉、铅丹、炉甘石、硼砂

升药 是化学合成药,是用汞即水银、硝酸钾就是硝石(又叫火硝)、明矾三种原料,先坐胎,即把它们调和成结块状放在一个容器的底部,上面用容器把它扣住,然后把接缝密封起来,在下面烧火,最后通过升华反应,在上面这个容器底部收集凝结的块状物,所以叫升药,它是用升华的方法炼制出来的。形成物的中心部分是红的,叫做红升,周围一圈的颜色偏黄,则叫黄升。要注意升药它是由三味药制成的,叫三仙丹,又叫做升丹,也叫做小升丹,是和大升丹相对而言的。有人又常把它叫做红升,但它不能够称为红升丹。在第六版教材,或者其他很多书上,就把升药又称为红升丹,这是不对的。红升丹除了这三种原料,还要加雄黄,还有一些其他成分,各地的配方不尽相同,但一定有雄黄这三味药,它的腐蚀性、刺激性,比升药强得多,那种才叫红升丹。这里只能叫红升,名称一定要正确,不能乱使用。

这个药是中药里面排脓祛腐的专药,疮痈脓成以后,脓栓不容易脱落,或者形成瘘管,主要就是用的这个药,中医外科当中使用最普遍,而且很特殊,效果也非常好。比较有经验的中医外科医生,使用升药的时候,关键就是掌握它使用的火候,什么时候去排脓化腐,用多大的浓度,该用时往往用煅石膏粉,也可以用生石膏粉来稀释,把它作为一个稀释浓度的辅助成分。根据它们的比例,比如说是九份煅石膏粉,一份升药,就叫九一丹;依此类推,用八份煅石膏粉、二份升药,叫八二丹;还有七三丹、六四丹、五五丹。如果这个比例倒过来是用九份升药,一份煅石膏粉,那就是脓栓或者腐烂的组织很严重,这时要用比较强的腐蚀力,这个就叫九转丹,倒的九比一。临床使用主要就是根据它的不同浓度,来选择它不同的适应证。

升药主要的化学成分是氧化汞,氧化汞的毒性虽然是比较大的,但相对还是比较安全的。过去治疗梅毒这一类病,升药也作为内服,但是很容易引起中毒,尤其是引起慢性中毒,所以现在不主张把它作为内服的制剂。就是外用的时候,它刚刚升炼出来都要求去火毒,就是把它放在锅里面煮,或者蒸笼里面蒸,有的把它放在潮湿的地上,放在一张纸上,或者布上,尽量摊开,放一段时间。所谓的

569

去火毒,非常有道理,去火毒去的是什么?是因为在炼制升药的时候,同时又生成了硝酸汞,硝酸汞的腐蚀性非常强,如果用了以后,局部灼热疼痛,患者很难受,硝酸汞是很容易溶解于水的,所以在水里面煮,在锅里面蒸,或者放在比较潮湿的地方,它稀释了以后,硝酸汞就会溶解掉,实际就成了比较纯的氧化汞,这就是古人去火毒的真实内涵。

轻粉 在中药当中,轻粉是一种应用比较早的汞制剂,是唐代就开始使用的,已有 1000 多年。这种汞的化合物是用水银、明矾为主要原料,还加入食盐制得的一种白色的、片状的一种结晶体化合物,主要的化学成分是二氯化二汞,又叫做氯化低汞。轻粉因为它的结晶体比较轻,所以有这个名称,有的叫腻粉,有的叫峭粉。轻粉在汞的化合物当中,它的毒性仅仅是比硫化汞,就是比朱砂大一些,比其他的汞的化合物,如升药或者三仙丹(以硝酸汞为主)那些药的毒性就明显要小一些,在汞的氯化物当中,它毒性是最低的,氯化高汞对人体的毒性就很大。

轻粉在临床上也是外科比较常用的药,该药在我们的书上有攻毒、杀虫、止痒、收湿、敛疮等五个方面的功效,每个方面的功效都是比较明显的。

用以攻毒,它可以外用于疮痈肿痛,但是它更主要的应用是在古代治疗梅毒。汞制剂当中,因为轻粉相对来说毒性比较小一点,所以用得更多。前面讲的升药,就是氧化汞,过去也治疗梅毒,它的毒性就比轻粉大很多,所以过去治疗梅毒,在内服的汞制剂中常常使用轻粉。尽管这样,因为梅毒需要服药的时间是比较长的,所以很多患者还是会造成慢性中毒,尤其是容易出现口腔黏膜、牙龈的糜烂,因为它可以通过唾液腺分泌出来,在口腔里面造成腐蚀性,过去要求服用这一类的汞制剂,服药后要漱口,其实漱了口,并不能解决根本问题,只是把当时残存在口腔里面的药给漱掉了,但是它可以从唾液腺分泌出来,再进入口腔,那不是漱口能够完全解决的,所以仍然会有口腔、牙龈的糜烂。我们前面在讲土茯苓的时候,说土茯苓对梅毒有一定的治疗作用,而且能够解汞毒,因为在当时用以治疗梅毒,常常也用轻粉这一类的药物,所以发现土茯苓具有双重功效。由于现在治疗梅毒有更好的化学药品,汞的制剂也就没有人使用了,所以这个攻毒目前在临床当中,主要是治疗疮痈肿痛,作为一般的攻毒消痈的药。

轻粉用来杀虫,对疥虫也有比较强的作用,只不过因为它的毒性比硫黄大,而且作用并不优于硫黄,所以相对来说,硫黄就是治疗疥疮的要药,而轻粉就不能这样称,但是常常配伍在一起使用,在一些治疗疥疮的方当中,比如说过去常用的外用药一扫光,是比较有名的治疗疥疮的经验方,里面就有这样配伍使用的方法。

收湿也是局部外用于湿疹、湿疮，或者分泌物比较多的疮疡，它通过收湿有利于疮面的愈合，所以敛疮和收湿也是密不可分的。但是轻粉前面的这些功效，都是在用量很轻，即浓度不高的情况下使用，这些外用都要加稀释剂，加入其他药作为稀释剂，才能够发挥这些功效，如果用量大一点，浓度高一点，它也是有明显腐蚀性的，也可以作为蚀疮药，所以临床有时候把轻粉也作为排脓毒的药，脓毒多，脓栓不脱落的时候，浓度要比较高一点才行。

铅丹　是氧化铅，是用铅加热氧化而形成的。铅丹有很多别名，有的叫黄丹，有的叫樟丹、东丹、虢丹，名称不少。铅丹的商品药材，颜色深浅经常不一样，因为它含的各种氧化铅的比例不一样。其中有很多种氧化物，主要有氧化铅，还有二氧化三铅、三氧化四铅、过氧化铅等。每一种氧化铅的颜色深浅不一样，由于它含的比例不一样，所以有的橘红色比较深，有的比较浅，这不影响它的作用，一般都可以等同地作为铅丹使用。

铅丹是一种应用历史较为悠久的外用药，也有多方面的功效，攻毒、杀虫、收湿、生肌、止痒，一般都能使用，也都有一定的效果。但是现在使用并不广泛了。局部少量地用，铅丹也是安全的，它可以用于多种外科病证，如疮肿、皮肤瘙痒、皮肤寄生虫、湿疹都能用。如果说用量浓度大一点，它也有比较轻微的腐蚀作用，这个腐蚀作用当然远远不如砒霜，也不如升药这一类汞化合物的作用，若使用比较高的浓度，也可以用来排脓蚀疮去腐。铅丹在临床上，可能在这些外用的矿物药当中，在古方里面应用是最广泛的，因为它有多方面的作用，相对来说，在外用适量的情况下，它并不容易引起明显的中毒反应。

它有一个特殊的地方，就是中药传统的一种制剂，叫黑膏药。黑膏药的基质是黑的，加热后使它变软，然后涂在厚的纸或布上，比如说临床经常使用的狗皮膏等，民间都是普遍知晓的，这些外用的硬膏可以主治风湿痹病、跌打损伤，用以祛风湿、活血化瘀，或者消散经脉当中的寒邪、痰凝；另外也可以用于疮痈肿痛。关键是这个膏药基质，把它涂在布上或者牛皮纸上，加热把它分开以后，一般还要加所谓的精料，比如说对于疮痛，可能有的要加牛黄、蟾酥、冰片这一类的药；如果对于风湿痹病的疼痛，则经常要加马钱子、麝香及其他的祛风湿药，跌打损伤可以加三七粉等，所以临床应用是相当广的。这个硬膏药，或者称为黑膏药，主要是用铅丹来生产的，先是用植物油，最好的植物油是芝麻油，它对皮肤的刺激性小，一般加热到300℃，就是传统说的滴水成珠的时候，那就是凭制膏药的药工的经验了，温度过低了不行，过高了也不行。如果温度过低了，火候就嫩了，这样生产出来的膏药贴在皮肤上，受热以后，就会很软，容易流到很远的部位，比如晚上睡觉，就会从纸或布周围流出来，可能就污染了床单或衣服。这种过嫩的

571

膏药,黏性很强,污染用品后很难除去;如果温度过高,就老了,贴在皮肤上贴不稳,3~5分钟就掉了。所以火候的掌握非常重要,油中加入铅丹的最佳火候,就是刚说的滴水成珠的时候,然后油就离开火,把铅丹加在里面搅拌均匀,就是传统黑膏药的基质了。从化学上来讲,这就是一个皂化反应,实际上生成的是一种铅肥皂。过去我们洗衣服不是用现在的洗衣粉或者洗洁精这一类,都是用肥皂,肥皂就是用脂肪油和氢氧化钠反应生成的钠肥皂;过去在医院里面清洁药瓶、医药器械,有一种像软膏状的肥皂,那是钾肥皂,它是脂肪油和氢氧化钾生成的钾肥皂;中药学中的黑膏药实际是铅肥皂。

炉甘石　它主要是含碳酸锌的矿石。临床上使用的时候,一般都要煅,火煅以后,碳酸锌就变成了氧化锌,使它的收湿作用增强。因为炉甘石在应用的时候,主要是用来敛疮生肌、收湿止痒,收湿作用增强了,疗效就更好了;而且在炉甘石里面,往往会夹杂一些有机物,煅烧的时候,有机物就完全炭化了,就变得比较纯净;这样也容易制剂,煅了以后,它比较酥松,更容易研成很细的粉末。

炉甘石的基本作用是收湿、止痒、生肌,主要是用于皮肤疮疡,当分泌物比较多时,能减少分泌物,分泌物减少了,瘙痒也就减轻,这样局部的疮面也容易愈合。至于炉甘石在眼科当中的应用,那也是它收湿止痒生肌的一种特殊主治在眼科病里面的特殊应用。炉甘石作为眼药,主要是用于眼睑糜烂,比如西医的睑缘炎,眼睑周围发炎糜烂了,用炉甘石实际上就是对于眼睑起一个收湿生肌敛疮的作用。只不过在眼科当中,把它叫做明目,或者叫清热明目,这也是可以的。另外炉甘石作为眼药,若用于眼翳,眼翳我在讲蝉蜕的时候就讲过,是前人认为眼表面有一个东西影响了视线,炉甘石局部外用可以促进其炎性溃疡愈合,其实也是一种收湿生肌,只不过在眼科学里面把它叫做明目退翳,它的作用机制都是一样的,都是收湿生肌。

在过去的中药书里面,认为炉甘石没有毒性,我们这次加了,因为它内服的量大了也会中毒,而且一旦中毒以后,还很麻烦,要解救是非常困难,所以它并不是一个完全没有毒性的药,内服的时候量必须掌握好,为了告诫使用者,就是为了不要引起中毒,所以我们加上了,这是提醒注意。

炉甘石一般只外用,不内服,这是一直称它是无毒的原因,过去它不内服,只是局部用以收湿止痒。但是最近几年来,有的人提出少量服,比如说每次服用几十到一百毫克,用来补锌,因为氧化锌里面有比较高的含锌量。如果人缺锌,就会发生一些相应的病理改变,具体有哪些表现目前还不是很统一。所以,现在很多儿童的补锌制剂,有的就认为可以用炉甘石来作为补锌的药,当然是不是可靠安全还不好说,只是有这样的报道。但是还有一个事实,在藏药当中,炉甘石一直是作为可以内服的药,在一定的用量范围内,可以内服,我也曾经问过一些藏医,他们认为没有发现中毒的,关键可能是因为用量很小的关系。它在中药里面是从来不内服的,但近年来这个已经有改变,究竟它可不可以内服,要肯定下来还为时过早,有的人认为它能补锌,这样的量能不能达到补锌的目的,而且这样的量,长期地服用,是不是真正地安全,都要注意。这些仅供大家参考,就是说现在不是绝对不能内服。

硼砂 最后还有一味药,硼砂,它是四硼酸钠含有结晶水的结晶体,一般入药的时候也是要用火煅的,和煅明矾一样让它失掉结晶水,变得比较酥松了,处方时就称为煅硼砂。这个硼字拆开,就是两个月字,加个石字旁,所以有的医生开处方,把硼砂写成月石,这是用拆字的方法命名。

硼砂作为外用,它主要是清热解毒,尤其是在五官科,比如说咽喉肿痛、口舌生疮,会常用冰硼散,这是最有代表性的,配伍冰片、玄明粉、少量的朱砂,局部给药。另外也可以在眼药里面使用,疮痈红肿疼痛,都可以局部外用。

内服有清热祛痰作用,而且这个作用还很明显。也是因为这个药物的用量不能大,用量大了会造成中毒,中毒了以后,现在还没有解救的药物,更难解救,所以一般也不主张内服。如果要内服,那就是只用一两次,量一定要用得很准,绝不能超量。

整个临床中药学就讲这些内容,有些地方不可能讲得很细,有一些问题,通过以后方剂或者临床学科的学习会进一步了解。

573

药名索引

575

577

579